Bewusstseinsstörungen und Enzephalopathien

Bewußtseinsstörungen und Hirnödem

Hans-Christian Hansen
(Hrsg.)

Bewusstseins-störungen und Enzephalopathien

Diagnose, Therapie, Prognose

Mit 125 Abbildungen

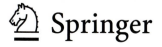

Herausgeber
Prof. Dr. Hans-Christian Hansen
Klinik für Neurologie und Psychiatrie
Friedrich-Ebert-Krankenhaus Neumünster GmbH
Neumünster
E-mail: hc.hansen@fek.de
　　　　hansen@uke.de

ISBN 978-3-642-36914-8　　　　　　　　ISBN 978-3-642-36915-5 (eBook)
DOI 10.1007/978-3-642-36915-5

Die Deutsche Nationalbibliothek verzeichnet diese Publikation in der Deutschen Nationalbibliografie; detaillierte bibliografische Daten sind im Internet über http://dnb.d-nb.de abrufbar.

SpringerMedizin
© Springer-Verlag Berlin Heidelberg 2013
Dieses Werk ist urheberrechtlich geschützt. Die dadurch begründeten Rechte, insbesondere die der Übersetzung, des Nachdrucks, des Vortrags, der Entnahme von Abbildungen und Tabellen, der Funksendung, der Mikroverfilmung oder der Vervielfältigung auf anderen Wegen und der Speicherung in Datenverarbeitungsanlagen, bleiben, auch bei nur auszugsweiser Verwertung, vorbehalten. Eine Vervielfältigung dieses Werkes oder von Teilen dieses Werkes ist auch im Einzelfall nur in den Grenzen der gesetzlichen Bestimmungen des Urheberrechtsgesetzes der Bundesrepublik Deutschland vom 9. September 1965 in der jeweils geltenden Fassung zulässig. Sie ist grundsätzlich vergütungspflichtig. Zuwiderhandlungen unterliegen den Strafbestimmungen des Urheberrechtsgesetzes.

Produkthaftung: Für Angaben über Dosierungsanweisungen und Applikationsformen kann vom Verlag keine Gewähr übernommen werden. Derartige Angaben müssen vom jeweiligen Anwender im Einzelfall anhand anderer Literaturstellen auf ihre Richtigkeit überprüft werden.

Die Wiedergabe von Gebrauchsnamen, Warenbezeichnungen usw. in diesem Werk berechtigt auch ohne besondere Kennzeichnung nicht zu der Annahme, dass solche Namen im Sinne der Warenzeichen- und Markenschutzgesetzgebung als frei zu betrachten wären und daher von jedermann benutzt werden dürfen.

Planung: Dr. Christine Lerche, Heidelberg
Projektmanagement: Claudia Bauer, Heidelberg
Lektorat: Volker Drüke, Münster
Projektkoordination: Michael Barton, Heidelberg
Zeichnungen: Fotosatz-Service Köhler GmbH, Würzburg
Umschlaggestaltung: deblik Berlin
Fotonachweis Umschlag: © Meckes/Ottawa – eye of science
Herstellung: Crest Premedia Solutions (P) Ltd., Pune, India

Gedruckt auf säurefreiem und chlorfrei gebleichtem Papier

Springer Medizin ist Teil der Fachverlagsgruppe Springer Science+Business Media
www.springer.com

Vorwort

Neurologisch-psychiatrische Krankheitsaspekte geraten unabhängig von der primären Krankheitsursache in den Vordergrund, wenn bei schwer kranken Patienten eine Gehirnbeteiligung individuelle Merkmale wie Identität und Kommunikationsfähigkeit erschüttert, bedroht und sogar zerstört. Gleichzeitig scheint der Erklärungsbedarf zu wachsen, wenn im klinischen Alltag bei mangelnder Anamnese und verminderter Untersuchbarkeit spezielle Schlaganfall-Zeichen und andere strukturelle Läsionen in der Bildgebung fehlen, aber Bewusstseinsstörungen den Zustand prägen.

Dieses Buch entstand, weil eine zusammenhängende Darstellung zu Bewusstseinsstörungen, die eben bei sehr vielen Erkrankungen richtungsweisende Verlaufspunkte markieren, bislang ebenso fehlte wie eine systematische Übersicht zu den akut auftretenden sekundären Hirnerkrankungen, Enzephalopathien genannt. Wenn das Buch dazu beiträgt, deren Erfassung, prognostische Einschätzung und Behandlung zu erleichtern oder der Abstimmung unter den Mitarbeitern förderlich ist, vielleicht auch den Gesprächen mit den Angehörigen, und nicht zuletzt dem Kontakt zum Patienten zu mehr Klarheit verhelfen kann, ist sein Zweck erreicht. Dann hat sich die Arbeit der Autoren gelohnt.

Ein Anliegen dieses Werks ist es, im Alltag ungenau verwendete Begriffe und Untersuchungswege systematisch zu erläutern und abzugrenzen. Aktualisiertes Grundlagenwissen, Definitionen, Skalen und neue pathophysiologische Erklärungsansätze zu den sekundären Hirnfunktionsstörungen sind zu einem praxisnahen Nachschlagewerk verbunden, das besonders im Mittelteil zahlreiche nützliche Übersichten und Tabellen beinhaltet. Viele einfache Regeln und Merksätze sollen der für die akuten Bewusstseinsstörungen und Enzephalopathien typischen interdisziplinären Patientenbetreuung zugutekommen, in die neben Neurologen beispielsweise Internisten, Chirurgen und Anästhesisten, Neurochirurgen und Psychiater sowie alle Intensiv- und Notärzte eingebunden sind.

Ich danke allen Mitautoren, dass sie sich mit ihrem enormen spezifischen Fachwissen in dieses Konzept eingebracht haben, um ein klinisch nutzbares Werk vorzulegen, und keine Mühe gescheut haben, ihre Beiträge mehrmals zu revidieren, um Redundanzen zu vermeiden. Stolz bin ich, dass sich zahlreiche befreundete Kollegen beteiligt haben, deren Expertise generell bevorzugt und gern eingeholt wird. Viele wichtige Impulse hat das Buch den Mitarbeitern des Springer-Verlags zu verdanken, insbesondere Frau Dr. Christine Lerche, Frau Claudia Bauer, Herrn Volker Drüke und Herrn Michael Barton. Mein Dank geht auch an alle meine klinischen und theoretischen Lehrer, die mir so viel Rüstzeug für Neurologie, Intensivmedizin und Psychiatrie überließen, dass sie mir als Vorbilder und Orientierungshilfe bis heute präsent geblieben sind. Sie nehmen ihren Platz ein neben vielen Freunden und den langjährigen Mitarbeitern im FEK-Neumünster, deren fortlaufende Unterstützung mir eine stringente Fertigstellung bei fortlaufender »Realitätskontrolle« möglich machte. Vor allem danke ich meiner Familie für ihr geduldiges Verständnis für mein Arbeitspensum und ihre liebevolle Ermunterung im Alltag und in ganz besonderer Weise meinem Lehrer und Freund PD Dr. Stephan Zschocke für zahllose Anregungen und Einblicke in die Neurophysiologie und darüber hinaus.

Hans-Christian Hansen
Neumünster/Hamburg, im Herbst 2013

Inhaltsverzeichnis

I Bewusstseinsstörungen

1 Definitionen und Symptome 3
H.-C. Hansen, H. Förstl
1.1 Einleitung: Das Bewusstsein 4
1.2 Quantitative Bewusstseinsstörungen 5
1.3 Qualitative Bewusstseinsstörungen 18
Literatur 29

2 Pathophysiologie von Bewusstseinsstörungen 33
H.-C. Hansen
2.1 Grundlagen 34
2.2 Allgemeine Hirnschädigung 36
2.3 Strategisch platzierte Läsionen 39
Literatur 40

3 Ursachenspektrum von Bewusstseinsstörungen 41
H.-C. Hansen
3.1 Zerebrovaskuläre Ursachen 42
3.2 Traumatische Ursachen 42
3.3 Neoplastische Ursachen 44
3.4 Entzündliche Ursachen 45
3.5 Systemische und enzephalopathische Ursachen 46
Literatur 52

4 Klinische Differenzialdiagnostik bei akuten Bewusstseinsstörungen 53
H.-C. Hansen, T. Bartsch, G. Deuschl
4.1 Klinische Basis- und Zusatzdiagnostik 54
4.2 Episodische Bewusstseinsstörungen 70
4.3 Die transiente globale Amnesie 79
Literatur 83

II Enzephalopathien

5 Definition, Ursachenspektrum und Differenzialdiagnose 87
H.-C. Hansen
5.1 Definition und Diagnose 88
5.2 Symptomatik 88
5.3 Verlauf 88
5.4 Bezug zwischen Verlauf, Symptomatik und Laborwerten 88
5.5 Ursachen 89
5.6 Differenzialdiagnose von Enzephalopathien 90
5.7 Chronische hereditäre Enzephalopathien im Erwachsenenalter 92
Literatur 93

6 Symptomatik der Enzephalopathien 95
H.-C. Hansen, A. Münchau
6.1 Spektrum der klinischen Symptomatik 96
6.2 Neuro-psychiatrische Störungen 97
6.3 Bewegungsstörungen 98

6.4	Epileptische Krampfanfälle	105
6.5	Vegetative Störungen	110
	Literatur	111

7 Neuropathologie der Enzephalopathien — 113
C. Hagel

7.1	Einleitung	114
7.2	Enzephalopathien kardiovaskulärer Genese	114
7.3	Primär hämorrhagische Enzephalopathien	115
7.4	Metabolische und toxische Enzephalopathien	116
7.5	Hereditäre degenerative Enzephalopathien	119
7.6	Mitochondriopathien	122
7.7	Spongiforme Enzephalopathien	123
7.8	Enzephalopathien mit primär entzündlicher Komponente	124
	Literatur	128

8 Pathophysiologie von Enzephalopathien — 129
H.-C. Hansen

8.1	Neurotransmitterstörungen	130
8.2	Gliagewebe und Blut-Hirn-Schranke	132
8.3	Determinanten der Enzephalopathie-Symptomatik	134
	Literatur	137

9 Differenzialdiagnostisch relevante Untersuchungsbefunde bei Enzephalopathien — 139
O. Jansen, C. Cnyrim, S. Zschocke, H.-C. Hansen, W. Haupt, T. Weber

9.1	Neuro-Radiologie	140
9.2	Elektroenzephalographie	149
9.3	Evozierte Potenziale	155
9.4	Biochemische Befunde	160
	Literatur	164

III Allgemeines Management und Prognose von Bewusstseinstörungen und Enzephalopathien

10 Systematik von Anamnese und Befund bei Bewusstseinsstörungen und Enzephalopathien — 169
H.-C. Hansen

10.1	Grundsätzliches Vorgehen und Voraussetzungen	170
10.2	Anamnese	170
10.3	Untersuchungsbefunde	170
	Literatur	173

11 Diagnostik und Prognostik von Bewusstseinsstörungen und Enzephalopathien — 175
H.-C. Hansen, O. Jansen, C. Cnyrim, G. Hamann, K. Helmke, T. Weber, S. Zschocke

11.1	Standard- und Stufen-Labordiagnostik, Serum/Urin	176
11.2	Prinzipien der neuro-radiologischen Untersuchungstechniken mit Schnittbildverfahren und Indikationen	180
11.3	Ultraschallverfahren	183
11.4	Labordiagnostik Liquor	188
11.5	Elektroenzephalographie (EEG)	192
11.6	Evozierte Potenziale (EP)	197
	Literatur	198

12	**Therapie von Bewusstseinsstörungen und Enzephalopathien**	203
	H.-C. Hansen	
12.1	Ursachenbehebung und Erstmaßnahmen	204
12.2	Spezielle Therapieoptionen	206
	Literatur	218
13	**Verlaufsmonitoring von Bewusstseinsstörungen und Enzephalopathien**	219
	H.-C. Hansen, W. Haupt, S. Zschocke	
13.1	Allgemeine Prinzipien und diagnostische Skalen	220
13.2	Delir-Skalen	221
13.3	Koma-Skalen	222
13.4	Skalen zur Koma-Remission	224
13.5	Prognostisch relevante Parameter	225
13.6	Klinische Befunde und Prognose	228
13.7	Neurophysiologische Befunde und Prognose	234
13.8	Serum-Biomarker und Prognose	242
13.9	Bildgebung und Prognose	243
13.10	Intrakranieller Druck und Prognose	244
	Literatur	245

IV   Spezielles Management und Verlauf von Enzephalopathien

14	**Enzephalopathien nach globaler Hypoxie**	253
	H.-C. Hansen	
14.1	Epidemiologie und Pathophysiologie	254
14.2	Klinische Befunde und Verlauf	255
14.3	Prognostische Bedeutung klinischer Befunde	257
14.4	Diagnostik und Differenzialdiagnose	258
14.5	Prognostik mittels technischer Befunde	258
14.6	Integration klinischer und apparativer Befunde zur Prognostik	261
14.7	Therapie	261
	Literatur	262
15	**Septische Enzephalopathie**	265
	C. Terborg, W. Müllges	
15.1	Einführung und Definition	266
15.2	Pathophysiologie und Neuropathologie	266
15.3	Klinik, Diagnostik, Verlauf	266
15.4	Therapie	268
	Literatur	269
16	**Hepatische Enzephalopathien**	271
	K. Weißenborn	
16.1	Definitionen, Epidemiologie und Pathophysiologie	272
16.2	Klinische Befunde und Verlauf	273
16.3	Diagnose und Differenzialdiagnose	274
16.4	Therapie und Prognose	275
	Literatur	276
17	**Renale Enzephalopathie**	279
	W. Müllges, C. Terborg	
17.1	Einordnung	280
17.2	Urämie	280

17.3	Charakteristische Komplikationen der Urämie	283
17.4	Besonderheiten ausgewählter neurologischer Medikationen bei Urämie	284
17.5	Prognose	284
17.6	Glomeruläre Filtrationsrate: Bestimmung und Näherungsformeln (ein Anhang)	285
	Literatur	285

18 Enzephalopathien bei Hormon- und Elektrolytstörungen ... 287
H.-C. Hansen

18.1	Einleitung	288
18.2	Natriumstörungen	292
18.3	Kalzium-, Magnesium- und Phosphatstoffwechsel	294
18.4	Osmotisches Demyelinisierungssyndrom (ODS) und Zentrale Pontine Myelinolyse (ZPM)	296
18.5	Endokrine Enzephalopathien	299
	Literatur	301

19 Enzephalopathien bei Enteropathien und nutritivem Mangel ... 303
F. Erbguth

19.1	Entzündliche Darmerkrankungen	304
19.2	Enzephalopathie bei Hepatitis C	308
19.3	Pankreatische Enzephalopathie	308
19.4	Mitochondriale neuro-gastrointestinale Enzephalopathie (MNGIE)	308
19.5	Afebrile epileptische Anfälle bei milder Gastroenteritis	308
19.6	Nutritive Mangelzustände – Vitamin- und Folsäuremangel	309
19.7	Hypervitaminosen	313
19.8	Enzephalopathien im Rahmen konservativer Diagnostik und Therapie von Enteropathien	313
19.9	Neurologische Komplikationen operativer Behandlungen	313
	Literatur	314

20 Vaskulär vermittelte Enzephalopathien (VE) ... 315
H.-C. Hansen, G. Hamann

20.1	Einleitung	316
20.2	Die arteriosklerotische Mikroangiopathie und Arteriolosklerose (hypertensive Enzephalopathie oder M. Binswanger)	316
20.3	Zerebrale Amyloid-Angiopathie (CAA)	318
20.4	Angiitis bei zerebraler Amyloid-Beta-Angiopathie (Amyloid-beta-related Angiitis, ABRA)	319
20.5	Eklamptische Syndrome	319
20.6	Posteriores Reversibles Leukenzephalopathie-Syndrom (PRES)	320
20.7	Reversibles zerebrales Vasokonstriktionssyndrom (RCVS)	321
20.8	Hereditäre Angiopathien	322
20.9	Sonstige vaskuläre Enzephalopathien	324
	Literatur	326

21 Enzephalopathien bei Infektionserkrankungen ... 327
M. Friese, C. Gerloff, T. Weber

21.1	Infektiös-toxische Enzephalopathien	328
21.2	Infektiös-entzündliche Enzephalopathien	332
	Literatur	339

22 Enzephalopathien durch Autoimmunprozesse und Tumorerkrankungen ... 343
H. Prüß, L. Harms, F. Leypoldt

22.1	Enzephalopathien bei Immunprozessen gegen extraneurale Antigene	344
22.2	Autoimmune Enzephalopathien und metastatische Affektionen des zentralen Nervensystems	350
	Literatur	357

23	**Enzephalopathien bei Stoffwechselerkrankungen**	359
	A. Münchau, F. Erbguth	
23.1	Hereditäre Enzephalopathien	360
23.2	Enzephalopathien bei erworbenen/getriggerten Stoffwechselleiden	369
	Literatur	373
24	**Enzephalopathien bei psychiatrischen Erkrankungen**	375
	J. Reiff, D.F. Braus	
24.1	Einleitung	376
24.2	Neuronale Plastizität und Stresserfahrung	376
24.3	Psychiatrische Krankheitsbilder	376
24.4	Schlussbemerkung	380
	Literatur	381
25	**Enzephalopathien als Folge von Epilepsien und Antikonvulsiva bei Erwachsenen**	383
	H. Meierkord	
25.1	Einleitung	384
25.2	Epileptische Enzephalopathien	384
25.3	Experimentelle Daten	386
25.4	Klinische Daten	388
25.5	Zusammenfassung	389
	Literatur	389
26	**Enzephalopathie-Syndrome durch Medikamente/Toxidrome**	391
	H.-C. Hansen	
26.1	Einleitung	392
26.2	Medikationseffekte unterhalb toxischer Bereiche	392
26.3	Spezielle medikamentöse Syndrome	395
	Literatur	400
27	**Toxische und physikalisch bedingte Enzephalopathien**	403
	L. Harms, H. Prüß	
27.1	Toxische Enzephalopathien durch (bio-)chemische Substanzen	404
27.2	Enzephalopathien durch physikalische Noxen	412
	Literatur	416
28	**Enzephalopathien durch Gebrauch und Entzug von Alkohol und Drogen**	419
	F. Erbguth	
28.1	Drogenaufnahme und zerebrale Komplikationen	420
28.2	Diagnose und Differenzialdiagnose drogenassoziierter Enzephalopathien	420
28.3	Therapeutische Prinzipien	421
28.4	Kurzprofile der Enzephalopathien ausgewählter einzelner Drogen	421
	Literatur	428
	Stichwortverzeichnis	429

Über den Herausgeber

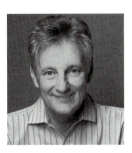

- Aufgewachsen in Heide/Holstein und Bremen
- Medizinstudium an den Universitäten Antwerpen (Belgien), Kiel und Hamburg
- Facharztausbildung (Neurologie, Intensivmedizin, Geriatrie), Habilitation und Lehrtätigkeit an der Universität Hamburg
- Familiärer Schwerpunkt in Hamburg
- Forschungsaufenthalte: London Hospital, UK, und Johns Hopkins University Baltimore, MD, USA
- Chefarzttätigkeit: Klinik für Neurologie und Psychiatrie im Friedrich-Ebert-Krankenhaus Neumünster GmbH und in der DRK-Fachklinik-Hahnknüll, Neumünster
- Wissenschaftliche Schwerpunkte: Neurologische Intensivmedizin und Neuro-Ophthalmologie, Neurophysiologie und Neuropsychiatrie
- Sprecher der Sektion Koma der Deutschen Interdisziplinären Vereinigung für Intensiv- und Notfallmedizin (DIVI)

Über den Herausgeber

Mitarbeiterverzeichnis

Bartsch, Thorsten, Prof. Dr. med.
Klinik für Neurologie
Universitätsklinikum Schleswig-Holstein
Schittenhelmstr. 1
24105 Kiel

Braus, Dieter F., Prof. Dr. med.
Klinik und Poliklinik für Psychiatrie und Psychotherapie
Dr.-Horst-Schmidt-Kliniken GmbH
Ludwig-Erhard-Straße 100
65199 Wiesbaden

Cnyrim, Christian, Dr. med.
Institut für Neuroradiologie
Universitätsklinikum Schleswig-Holstein, Campus Kiel
Arnold-Heller-Straße 3
24105 Kiel

Deuschl, Günther, Prof. Dr. med.
Klinik für Neurologie
Universitätsklinikum Schleswig-Holstein
Schittenhelmstr. 1
24105 Kiel

Erbguth, Frank, Prof. Dr. med.
Neurologische Klinik
Klinikum Nürnberg Süd
Breslauer Str. 201
90471 Nürnberg

Förstl, Hans, Prof. Dr. med.
Klinik für Psychiatrie und Psychotherapie der TU München
Klinikum rechts der Isar
Ismaninger Str. 22
81675 München

Friese, Manuel, Prof. Dr. med.
Neurologische Univ.-Klinik und Poliklinik
Universitätsklinikum Hamburg-Eppendorf
Zentrum für Molekulare Neurobiologie (ZMNH) und
Klinik und Poliklinik für Neurologie
Falkenried 94
20251 Hamburg

Gerloff, Christian, Prof. Dr. med.
Neurologische Univ.-Klinik und Poliklinik
Universitätsklinikum Hamburg-Eppendorf
Zentrum für Molekulare Neurobiologie (ZMNH) und
Klinik und Poliklinik für Neurologie
Falkenried 94
20251 Hamburg

Hagel, Christian, Prof. Dr. med.
Institut für Neuropathologie
Universitätsklinikum Hamburg-Eppendorf
Martinistr. 52
20246 Hamburg

Hamann, Gerhard, Prof. Dr. med.
Klinik für Neurologie
Dr. Horst Schmidt Kliniken GmbH
Ludwig-Erhard-Straße 100
65199 Wiesbaden

Hansen, Hans-Christian, Prof. Dr. med.
Klinik für Neurologie und Psychiatrie
Friedrich-Ebert-Krankenhaus GmbH Neumünster
Friesenstr. 11
24534 Neumünster

Harms, Lutz, Prof. Dr. med.
Neurologische Univ.-Klinik
Charité – Universitätsmedizin Berlin
Charitéplatz 1
10117 Berlin

Haupt, Walter, Prof. Dr. med.
Klinik und Poliklinik für Neurologie
Universität zu Köln
Kerpener Str. 62
50937 Köln

Helmke, Knut, Prof. Dr. med.
Abteilung für Pädiatrische Radiologie
AKK Altonaer Kinderkrankenhaus
Bleickenallee 38
22763 Hamburg

Jansen, Olav, Prof. Dr. med.
Institut für Neuroradiologie
Universitätsklinikum Schleswig-Holstein, Campus Kiel
Arnold-Heller-Straße 3
24105 Kiel

Leypoldt, Frank, Dr. med.
Neurologische Univ.-Klinik und Poliklinik
Universitätsklinikum Hamburg-Eppendorf
Zentrum für Molekulare Neurobiologie (ZMNH) und
Klinik und Poliklinik für Neurologie
Falkenried 94
20251 Hamburg

Meierkord, Hartmut, PD Dr. med.
Praxis für Neurologie und Psychiatrie
Stoffelsberg 5
86720 Nördlingen

Müllges, Wolfgang, Prof. Dr. med.
Neurologische Univ.-Klinik
Universitätsklinikum Würzburg
Josef-Schneider-Str. 11
97080 Würzburg

Münchau, Alexander, Prof. Dr. med.
Dept. für Bewegungsstörungen und Neuropsychiatrie
für Kinder und Erwachsenen
im Inst. für Neurogenetik
Univ. zu Lübeck
Maria-Goeppert-Str. 1
23562 Lübeck

Prüß, Harald, PD Dr. med.
Neurologische Univ.-Klinik
Charité – Universitätsmedizin Berlin
Charitéplatz 1
10117 Berlin

Reiff, Julia, Dr. med.
Klinik und Poliklinik für Psychiatrie und Psychotherapie
Dr.-Horst-Schmidt-Kliniken GmbH
Ludwig-Erhard-Straße 100
65199 Wiesbaden

Terborg, Christoph, PD Dr. med.
Neurologische Klinik
Asklepios Klinik St. Georg
Lohmühlenstr. 5
20099 Hamburg

Weber, Thomas, Prof. Dr. med.
Neurologische Klinik
Kath. Marienkrankenhaus gGmbH
Alfredstraße 9
22087 Hamburg

Weißenborn, Karin, Prof. Dr. med.
Neurologische Univ.-Klinik
Medizinische Hochschule Hannover
Carl-Neuberg-Str. 1
30625 Hannover

Zschocke, Stephan, PD Dr. med.
ehem. Universitätsklinikum Hamburg-Eppendorf
privat: Altonaer Straße 348 a
25469 Halstenbek

Abkürzungsverzeichnis

AAV	ANA-assoziierte Vaskulitiden
ABK	Akute Bergkrankheit
ABRA	Beta-Amyloid induzierte Angiitis (Aß-related Angiitis)
AD	Antidepressiva
ADC-Minderung	Scheinbarer Diffusionskoeffizient (apparent diffusion coefficient)
ADH	Anti-Diuretisches Hormon
ADEM	Akute disseminierte Enzephalomyelitis
AES	Alkoholentzugsskala
AGA	Anti-Gliadin Antikörper
AK	Antikörper
ALA	Aminolaevulinsäure
ALF	Akutes Leberversagen (acute liver failure)
AM	Arzneimittel
ANA	Antinukleäre Antikörper
APS	Antiphospholipid-Antikörper-Syndrom
AR	Autoregulation
ARAS	aufsteigendes retikulär aktivierendes System
ARDS	akute Schocklunge (adult respiratory distress syndrome)
ART	Antiretrovirale Therapie
BAK	Blutalkoholkonzentration
BBB	Blut-Hirn-Schranke (blood brain barrier)
BD	M. Behcet
BGA	Blutgasanalyse
BK	Berufskrankheit
BSG	Blutsenkungsgeschwindigkeit
CADASIL	zerebrale autosomal-dominante Angiopathie mit subkortikalen Infarkten und Leukenzephalopathie
CAM	confusion assessment method (Delirtestinstrument)
c-ART	ZNS-spezifische antiretrovirale Therapie (cerebral ART)
CBF	Zerebraler Blutfluss (cerebral blood flow)
CDT	Carbohydrat-defizientes Transferrin
CJD	Creutzfeldt-Jakob-Erkrankung (CJ-disease)
CK	Kreatinkinase
CLIPPERS	Chronic lymphocytic inflammation with pontine perivascular inflammation responsive to steroids
CO	Kohlenmonoxid
CPP	Zerebraler Perfusionsdruck
CPR	Kardiopulmonale Reanimation (cardiopulmonary resuscitation)
CR	Cornealreflex
CRP	C-Reaktives Protein
CSF	Liquor cerebrospinalis (cerebro spinal fluid)
CSS	Churg-Strauss-Syndrom
CSWS	Zerebrales Salzverlustsyndrom (cerebral salt wasting syndrome)
CTA	Computertomo-Angiografie
DAI	Diffus axonale Verletzung (diffuse axonal injury)
DSA	Digitale Subtraktions Angiografie
DD	Differentialdiagnose
DIC	Diffuse intravaskuläre Gerinnung
DKA	Diabetische Ketoazidose

DLB	Lewy Körperchen Demenz
DWI	Diffusionsgewichte MR-Bildgebung (diffusion weighted imaging)
DTI	Diffusion-Tensor-MR-Bildgebung (diffusion tensor imaging)
EEG	Elektroenzephalografie
EHEC	Enterohämorrhagische E.coli
EKP	Ereigniskorrelierte Potentiale
EKT	Elektrokrampftherapie
EP	Evozierte Potentiale
EZR	Extrazellulärraum
FACS	Durchflusszytometrie (fluorescence activated cell sorting)
FAEP	Frühe akustisch evozierte Potentiale
FHM	Familiäre hemiplegische Migräne
FIRES	Fieber induziertes refraktäres Epilepsie Syndrom
FLAIR	Fluid Attenuated Inversion Recovery (MRT Sequenz)
fMRT	Funktionelle Kernspintomographie
FR	Formatio reticularis
FTD	Frontotemporale Demenz (Lobärdegeneration)
GABA	Gamma –Amino- Buttersäure
GAD	Glutamatdekarboxylase
GCS	Glasgow Coma Score
GFAP	saures Gliafaserprotein (glial fibrillary acidic protein)
GFR	Glomeruläre Filtrationsrate
GHB	Gammahydroxybuttersäure
GLU	Glutamat
GNCSE	Generalisierter non-konvulsiver Status epilepticus
GOS	Glasgow Outcome Score
GTKSE	Generalisierter tonisch-klonischer Status epilepticus
HAART	Hochaktive antiretrovirale Therapie
HAD	HIV assoziierte Demenz
HAND	HIV assoziiertes neurokognitives Defizit
HAT	Humane afrikanische Trypanosomiasis
HE	Hepatische Enzephalopathie
HELLP-Syndrom	Hämolyse, erhöhte Leberwerte, Thrombopenie-Syndrom
HHÖ	Höhenhirnödem
HEMID	Hereditäre Multiinfarktdemenz
HERNS	hereditare Endotheliopathie, Retinopathie und Nephropathie- Syndrom
HIV	Humanes Immundefizienz Virus
HIT	Heparin induziertes Thrombopenie
HUS	Hämolytisch-urämisches Syndrom
ICB	Intrazerebrale Blutung
ICP	Intrakranieller Druck
IF	Intrinsic Factor
IH	Inhibitoren
IL	Interleukin
IRIS	Entzündliches Immunrekonstitutions-Syndrom (immune reconstitution inflammatory syndrome)
IVIG	Intravenöse Immunglobuline
JCV	John CunninghamVirus (Erreger der PML)
KM	Kontrastmittel
KW	Kohlenwasserstoffe
LGS	Lennox-Gastaut-Syndrom
LIS	Locked-In Syndrom

LP	Lumbalpunktion
LPS	Lipopolysaccharide
LR	Lichtreaktion der Pupille
LSD	Lysergsäurediethylamid
MAP	Mittlerer arterieller Druck (pressure)
MBS	Marchiafava-Bignami-Syndrome
MCS	minimal reaktiver Bewusstseins-Zustand (minimally conscious state)
MDMA	Methylendioxymetamphetamin
MDR	Muskeldehnungsreflexe
MELAS	Mitochondriale Enzephalomyopathie mit Laktazidose und Schlaganfall-ähnlichen Episoden
MERRF	Myoklonus Epilepsie mit ragged red fibers
ML	Mittellinie
MoAk	Monoklonale Antikörper
MMA	Methylmalonsäure (mm acid)
MMSE	Mini-Mental Status Test
MNGIE	Mitochondriale neuro-gastrointestinale Enzephalopathie
MNS	Malignes neuroleptisches Syndrom
MOV	Multiorganversagen
MPA	Mikroskopische Polyangiitis
MRT	Kernspintomografie (magnetic resonance tomography)
MTHFR	Methylen-tetrahydrofolat-reduktase
MTX	Methotrexat
NI	Niereninsuffizienz
NCL	Neuronale Ceroidlipofuszinose
NCSE	Non-konvulsiver Status epilepticus
NKH	non-ketotische hyperosmolare Hyperglykämie
NH_3	Ammoniak
NMDA	N-Methyl-D-Aspartat-Rezeptor (glutamaterger Rezeptor)
NNR	Nebennierenrinde
NPH	Normaldruckhydrozephalus (normal pressure hydrocephalus)
NSE	Neuronen spezifische Enolase
ODS	Osmotisches Demyelinisierungs-Syndrom
ONSD	Optikushüllendurchmesser
OPS	Organisches Psychosyndrom
OTC	Ornithin-Transcarbamylase
PACNS	Primäre ZNS-Vaskulitis
PADMAL	Pontine autosomal dominante Mikroangiopathie mit Leukoenzephalopathie
PAN	Panarteriitis nodosa
PBG	Porphobilinogen
PE	Plasmaaustausch
PET	Positronen-Emissions-Tomografie
PCT	Procalcitonin
PFC	Präfrontaler Cortex
PML	Progressive multifokale Leukenzephalopathie
PNP	Polyneuropathie
PNS	Peripheres Nervensystem
POCD	Postoperative kognitive Störung
PRES	Posteriores Reversibles (Leuk-)enzephalopathie Syndrom
Prion	Protein mit virusähnlichen Eigenschaften (proteinaceous infectious agent)
PrP	Prion-Protein
PSWC	Periodische scharfe Wellen Komplexe

PTBS	Posttraumatische Belastungsstörung
RA	Rheumatoide Arthritis
RAVLT	Rey auditory verbal learning test
RASS	Richmond Sedationsskala (Richmond agitation sedation score)
RCVS	Reversibles zerebrales Vasokonstriktionssyndrom
REM	Rapid eye movement
RF	Raumforderung
ROSC	Wiederkehr des Spontankreislaufs (return of spontaneous circulation)
SAB	Subarachnoidalblutung
SAE	Subkortikale arteriosklerotische Enzephalopathie
SCLC	Kleinzelliges Bronchialkarzinom (small cell lung carcinoma)
SCR	Screening
SDAT	Senile Demenz vom Alzheimer-Typ
SDH	Subduralhämatom
SE	Status epilepticus
SEP	Somatosensibel evozierte Potentiale
SIADH	Syndrom der inadäquaten ADH-Exkretion
SIRS	Systemisches Inflammations Response-Syndrom
SLE	Systemischer Lupus erythematodes
SNRI	Serotonin-Noradrenalin-Reuptake Hemmer
SPECT	Einzelphotonen-Emissions-CT (single photon emission computed tomography)
SSRI	Selektiver Serotonin-Reuptake Inhibitor
SSPE	Subakute Sklerosierende Panenzephalitis
S-Syndrom	Serotonin Syndrom
SDH	Subduralhämatom
SHT	Schädel-Hirn-Trauma
SR	Schmerzreiz
SREAT	Steroid responsive Enzephalopathie bei Autoimmunthyreoiditis
SWI	Suszeptibilitäts gewichtetes MRT (susceptibility weighted)
TB	Tuberkulose
TCD	Transkranielle Doppler-Sonografie
TGA	Transiente globale Amnesie
TEA	Transiente epileptische Amnesie
TH	Therapeutische Hypothermie
TIA	Transitorisch ischämische Attacke
TNF	Tumornekrosefaktor
TTP	Thrombotisch thrombozytopenische Purpura
UAW	Unerwünschte Arzneimittelwirkung
US	Ultraschall
VE	Vaskulär vermittelte Enzephalopathien
VEP	Visuell evozierte Potentiale
VOR	Vestibulo-Okulärer Reflex
VPA	Valproinsäure (valproic acid)
VS	vegetative state (apallisches Syndrom, auch »Wachkoma«)
VSG	variant surface Glycoprotein
WE	Wernicke Enzephalopathie
WML	Marklagerläsion (white matter lesion)
ZAS	Zentral anticholinerges Syndrom
ZNS	Zentrales Nervensystem
ZPM	Zentrale pontine Myelinolyse
ZVD	Zentraler Venendruck

Bewusstseinsstörungen

Kapitel 1   Definitionen und Symptome – 3
H.-C. Hansen, H. Förstl

Kapitel 2   Pathophysiologie von Bewusstseinsstörungen – 33
H.-C. Hansen

Kapitel 3   Ursachenspektrum von Bewusstseinsstörungen – 41
H.-C. Hansen

Kapitel 4   Klinische Differenzialdiagnostik bei akuten Bewusstseinsstörungen – 53
H.-C. Hansen, T. Bartsch, G. Deuschl

Definitionen und Symptome

H.-C. Hansen, H. Förstl

1.1 **Einleitung: Das Bewusstsein – 4**

1.2 **Quantitative Bewusstseinsstörungen – 5**
1.2.1 Aufrechterhaltung und Störungen – 5
1.2.2 Somnolenz, Stupor (bzw. Sopor), Koma – 8
1.2.3 »Vegetative state (VS)« und »minimally conscious state (MCS)« – 10
1.2.4 Hirntod – 15
1.2.5 Locked-In-Syndrom – 16

1.3 **Qualitative Bewusstseinsstörungen – 18**
1.3.1 Organische Psychosyndrome – 18
1.3.2 Delir (= Verwirrtheitszustand) – 21
1.3.3 Demenzsyndrom – 26
1.3.4 Akinetisches Syndrom (akinetischer Mutismus) – 28

Literatur – 29

1.1 Einleitung: Das Bewusstsein

H.-C. Hansen

Die Frage nach Herkunft, Sitz und Funktionsweise des Bewusstseins beschäftigt die Menschen seit Jahrhunderten und gilt als so genanntes »Leib-Seele-Problem« noch als ungelöst. Der »Dualismus«, der die Trennung von Geist und Materie betont (Descartes, Leibniz), findet seine Grenzen in der Frage der Interaktionsweise beider Bereiche. Dem auf neuro-physiologische Erkenntnisse verweisenden »monistischen Materialismus« fällt es wiederum nicht leicht, zu erklären, wie materielle neurale Substrate die nicht-materielle, »seelische« Existenz hervorbringen. Im Weiteren entstand die Sichtweise eines »nicht-reduktiven Materialismus« zur Erklärung des menschlichen Bewusstseins: Danach sind mentale Zustände die Folge materieller Hirnveränderungen, ohne dass sie sich auf einzelne Hirnfunktionen zurückführen lassen. Mit dem Wechsel zur Makroebene neuronaler Netze soll ein Informationszuwachs entstehen, der sich aus der Summe der Mikrozustände nicht zwanglos ableiten lasse. Kritiker sehen hierin nach wie vor einen dualistischen Ansatz – und so wird bis zum heutigen Tage nach den Vehikeln des Bewusstseins gesucht (Eccles, sog. »Quanten«). So bleibt die Frage offen: Wer dirigiert das Orchester?

Menschen nehmen nicht nur einfach passiv wahr, sie repräsentieren aktiv eine äußere Welt in ihrem Gehirn und bilden sie in Wahrnehmungsprozessen individuell ganz unterschiedlich ab. Wie wir gleichzeitig eine Welt erleben und uns dessen gewahr werden (engl. phenomenal awareness), hat mit individuellen Erfahrungen und Erwartungen zu tun, ist aber im Detail unbekannt. Im materialistischen Verständnis (Searle, Roth, Bateson, Singer) entspringt das Bewusstsein dem subjektiven Erleben des wachen Menschen, der mit gedanklichen Interaktionen äußere und innere Erlebnisräume begleitet (»Emergenz«). Vergegenwärtigt man sich die Subjektivität innerer Prozesse und Zustände von Empfindung und Erkenntnis (Searle 2000), wird das Problem der Erfassung von Bewusstsein und seinen unterschiedlichen Zuständen überdeutlich und unermesslich. Stets basieren Einschätzungen der Bewusstseinslage und der Denkinhalte eines Menschen (z. B. Patienten) auf einem äußeren Eindruck über dessen Wachheit bzw. Mutmaßungen über die psychischen Abläufe eines anderen Menschen (z. B. Arztes). Es sind allenfalls die exekutiven Leistungen kognitiver, emotionaler, sprachlicher und damit letztlich motorischer Art, die dem außen stehenden Beobachter suggerieren oder anzeigen können, dass sich bewusstes Erleben vollzieht. Hierzu können zählen: Wahrnehmung und Reaktion, exploratives Verhalten und Interesse, Gedächtnis und Antizipation sowie alles andere, was eine irgendwie geartete Aufmerksamkeit für die Umwelt anzeigt. Dies wird in den folgenden Krankheitsbildern hinsichtlich der objektivierbaren Außen- und der interpretierten Innenansicht besprochen.

> **Bewusstseinsdefinition
> für praktisch-medizinische Zwecke**
> Im medizinischen Kontext wird unter »Bewusstsein« schlicht das Wissen und die Wahrnehmung um die eigene Person (»das Ich«) und die umgebende Welt verstanden. Erforderlich ist hierzu eine anhaltende Wachheit bzw. die Weckbarkeit aus dem Schlaf.

Man unterscheidet ein quantitatives von einem qualitativen Bewusstsein. Damit werden die Funktionen der Wachheit/Weckbarkeit von der gedanklichen Helligkeit und den gedanklichen Inhalten getrennt betrachtet.

Die aktuelle internationale Diagnosenklassifikation ICD-10-GM (Internationale statistische Klassifikation der Krankheiten und verwandter Gesundheitsprobleme, 10. Revision) listet die Bewusstseinsstörungen im Unterkapitel R40 des Kapitel XVIII (Symptome und abnorme klinische und Laborbefunde, die anderenorts nicht klassifiziert sind). Im klinischen Alltag ist oft die Herstellung des Zusammenhangs zur Ätiologie informativer (z. B. traumatisches Koma mit Hirnödem: S06.1, hypoglykämisches Koma E10.06). Die ältere Fassung (ICD-9-CM) verwendete hierzu den Schlüssel (ICD-9: 780.0x). Hierunter wird nach wie vor nur das Koma von den übrigen oft nicht näher bezeichneten Zuständen abgegrenzt. Andere zumindest aufgeführten Zustände wie das »apallische Syndrom« (G93.80) und LIS wurden bislang nicht definiert (Gosseries et al. 2011).

Quantitatives Bewusstsein Das quantitative Bewusstsein entspricht der Wachheit oder Vigilanz (engl. wakefulness). Als Grundvoraussetzung für bewusste Prozesse gibt sie sich im Wachzustand durch gerichtete Aufmerksamkeitsreaktionen und im Schlaf als Weckbarkeit zu erkennen. Erste Reaktion ist meist eine Lidöffnung, und weitere Anzeichen sind Blickkontakt, verbale Reaktion und gerichtete motorische Handlung.

Fehlen bei einem Menschen mit geöffneten Augen aber jegliche Anzeichen einer Wahrnehmung, einer Aufmerksamkeit oder andere gezielte Reaktionen, ist er nur »scheinbar wach«. Dieser Zustand ähnelt entfernt dem »vegetative state« (▶ Abschn. 1.2.3).

Qualitatives Bewusstsein Das qualitative Bewusstsein betrifft die Ordnung und Klarheit der gedanklichen Abläufe, also die Fähigkeit zu einem gerichteten Denken. Es erfordert neben einer ausreichenden Wachheit die Fähigkeit zum Lösen von bzw. dem Festhalten an gedanklichen Einzelschritten. Weitere Aspekte des qualitativen Bewusstseins als gedachter Summe aller Denkabläufe sind »Luzidität« und »Besonnenheit« (engl. awareness). Eine Störung dieses Bereichs erscheint weniger als Bewusst-

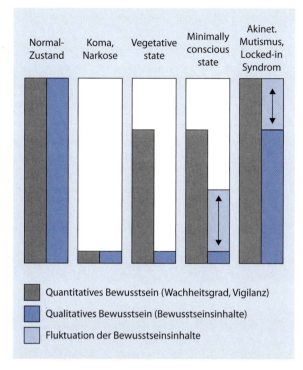

Abb. 1.1 Gesamtübersicht verschiedener Störungen des Bewusstseins. Schematisch dargestellt sind jeweils der Anteil der qualitativen und der quantitativen Störung für die jeweilige Störung. Für den qualitativen Bereich ist die mögliche Schwankungsbreite durch Pfeile markiert. Die unteren Areale markieren den Unsicherheitsbereich, der bei einer einmaligen Beurteilung nicht ganz ausgeschlossen werden kann (Reste von Wachbewusstsein im Koma und im vegetative state), (Mod. nach Laureys et al. 2004)

seinsminderung, sondern eher als Bewusstseinsveränderung (z. B. eine Bewusstseinstrübung).

Quantitatives und qualitatives Bewusstsein können dissoziieren, d. h. unabhängig voneinander ausfallen. Sie können aber auch im Wechsel miteinander oder gemeinsam kombiniert beeinträchtigt sein und in den Schweregraden variieren, woraus sich das Spektrum der klinisch relevanten Störungsbilder ergibt (◘ Abb. 1.1; ◘ Tab. 1.1).

1.2 Quantitative Bewusstseinsstörungen

H.-C. Hansen

1.2.1 Aufrechterhaltung und Störungen

Bewusstsein lässt sich als globale Hirnleistung auf kein einzelnes Hirnareal begrenzen. Offenbar sind die Interaktionen vieler Hirnregionen erforderlich, mindestens die der Hirnrinde und des Hirnstamms. Als wesentliche funktionelle Grundlage für die Wachheit gilt die Intaktheit der Formatio reticularis, des Hirnstamms mit ihren vielfältigen Projektionen in die Hirnrinde. Hierfür wurde der Begriff »aufsteigendes retikuläres aktivierendes System (ARAS)« geprägt (◘ Abb. 1.2). Die Erregung des ARAS und die anderer subkortikaler Kerne sowie der Großhirnrinde hält nach den klassischen Experimenten von Moruzzi und Magoun (1949) »wach«. Zum ARAS gehört das Netzwerk grauer Substanz in den nahe der Mittellinie gelegenen medialen Kernzonen der Formatio reticularis (FR). Dieser Bereich des zentralen (periaquäduktalen) und dorsalen (tegmentalen) Hirnstamms setzt sich nach kaudal über die Medulla oblongata in das zentrale Rückenmarksgrau, nach rostral in die intralaminären, retikulären und paramedianen Thalamuskerne sowie in den Hypothalamus fort. In Brücke und Mittelhirn ist sie auf die dortige Haubenregion konzentriert. Diese überwiegend cholinergen Hirnstammneurone erhalten Afferenzen (gewissermaßen »Weckreize«) aus den Kollateralen der sensorischen Afferenzen (nozizeptiv, vestibulär).

Für bewusstes Erleben ist die Funktionsbereitschaft von großen Teilen des Hirnstamms, des Dienzephalons (Thalamus und Hypothalamus) und des Neokortex eine Grundvoraussetzung. Besonders kritisch ist für die Aufrechterhaltung des Bewusstseins nach klinischer Erfahrung der mesodienzephale Übergangsbereich. Schon kleinere Läsionen in diesem Bereich (Thalamus und/oder Mesenzephalon) wie auch dort gelegene Funktionsstörungen können gleichermaßen ausgeprägte Bewusstseinsstörungen induzieren, wie dies von ausgedehnten beidseitigen Schädigungen der Hirnrinde bekannt ist (▶ Abschn. 2.1).

Die medianen, überwiegend serotonergen Raphekerne der FR projizieren wie die noradrenergen Zellen des Locus coeruleus vor allem in den Hypothalamus, den hippocampalen und frontalen Kortex. Sie sind z. T. entscheidend an der Schlaf-Wach-Regulation beteiligt. Aus den intralaminären und paramedianen Thalamuskernen ziehen weit verteilte (»unspezifische«) erregende Projektionen in die Hirnrindengebiete und das Striatum, während die retikulären Thalamuskerne vorwiegend auf die spezifischen »Relaiskerne« des Thalamus rekurrieren und dort inhibitorische Rückkopplungsfunktionen wahrnehmen (◘ Abb. 1.3). Eine Stimulation der FR bewirkt eine Inhibition retikulärer Thalamuskerne, so dass deren eigener inhibitorischer Effekt auf die Weiterleitung sensorischer Informationen durch die laterale Kerngruppe entfällt, mithin die Hirnrinde vermehrt afferente Signale empfangen kann. Das Ergebnis der Aktivierung der FR ist eine Verstärkung der spezifischen Afferenz bei allgemeiner Aktivierung kortikaler Strukturen. Prozesse wie die gerichtete Aufmerksamkeit und Reizselektion werden dann wieder mit kortikofugalen Interaktionen zum Thalamus realisiert, so dass man das ARAS nicht vereinfachend als »Bewusstseinszentrum«, sondern als wesentliches Stellglied in der Bewusstseinskontrolle auffassen kann.

Tab. 1.1 Übersicht der klinischen Befunde bei Bewusstseinsstörungen und ihrer Differenzialdiagnosen

Syndrom	Läsion	Vigilanz	Kognition	Okulomotorik	Extrem.-Motorik	Prognose*
Koma	Hirnstamm und/oder bihemisphäriell/bithalamisch	Augen geschlossen SW-Phasen möglich	Erloschen	Fehlende Blickfolge und -zuwendung	Keine gezielten Bewegungen	Tod, VS und Restitution möglich
Vegetative state, syn. »Wachkoma«	Hirnstamm und/oder bihemisphäriell/bithalamisch	Wach, Augen offen SW-Phasen vorhanden	Erloschen	Fehlende Blickfolge und -zuwendung	Keine gezielten Bewegungen	Restitution unwahrscheinlich aber möglich
Minimally conscious state (MCS)	Hirnstamm und/oder bihemisphäriell/bithalamisch	Wach, Augen offen SW-Phasen vorhanden	Stark eingeschränkt	Blickfolge und -zuwendung teilweise erhalten	Wenig gezielte Bewegungen möglich	Restitution unwahrscheinlich, aber möglich
Hirntod	Großhirn, Hirnstamm und Kleinhirn: kompletter Funktionsausfall	Augen geschlossen Keine SW-Phasen	Erloschen	Fehlende Blickfolge Reflexmotorik komplett erloschen	Tetraplegie Spinalisationszeichen möglich	Keine Restitution möglich
Hypersomnie	Temporäre Blockade des ARAS bithalamisch	Übermäßiger Schlaf >12 h/d	Erhalten in Wachphasen	Blickfolge erhalten in Wachphasen	In Wachphasen sicher erhalten	Restitution möglich, abhängig von Grundkrankheit
Akinetischer Mutismus	Defiziente frontale Aktivierung, z. B. bithalamisch	Wach, Augen offen SW-Phasen	Eingeschränkt	Fixation und Blickwendung intakt	Keine, auch nicht auf SR	Restitution selten, abhängig von Grundkrankheit
Locked-In-Syndrom	Oberer ventraler Hirnstamm	Wach, Augen zu SW-Phasen	Erhalten	Vertikale Blickwendung oft intakt	Tetraplegie	Restitution unwahrscheinlich, aber möglich

* Prognostische Aussagen sind im Einzelfall anhand der speziellen zerebralen Läsionsverteilung, des Alters und der Kenntnis des Verlaufstrends genauer eingrenzbar

> Die Stimulation des ARAS induziert eine Weckreaktion (arousal), sein Ausfall führt zum Koma.

Unter quantitativen Bewusstseinsstörungen versteht man die pathologische Abnahme der Bewusstseinshelligkeit. Quantitative Bewusstseinsminderung bedeutet auch eine Minderung oder den Ausfall der Weckbarkeit. Der Patient fällt, soweit überhaupt erweckbar, nach einem wirksamen Weckreiz umgehend wieder in die Bewusstseinsminderung zurück. Die Unterscheidung der fließenden Schweregrade Somnolenz, Stupor und Koma und zu ihren Folgesyndromen (z. B. vegetative state und minimally conscious state) erfolgt durch die neurologische Untersuchung. Prinzipiell soll sie klären, ob sich der Patient gezielt oder ungezielt auf äußere Reize einstellt, ob er dem Reiz gezielt ausweichen, ihn abwehren oder sogar antizipieren kann. Entscheidend ist die auf ein Ziel gerichtete Reaktion. Klinisch relevant ist dann neben dem aktuellen Schweregrad noch der Trend der Bewusstseinsstörung, insbesondere in der zeitlichen Dynamik. Die Beobachtungen des spontanen Verhaltens und der akustischen, taktilen oder optischen Weckreize sind in ► Kap. 4 bzw. ► Kap. 10 beschrieben.

> **Cave**
> Jeder akute Ausfall von Vigilanz und Weckbarkeit stellt einen Notfall dar: Betroffene Patienten können sich nicht adäquat schützen vor Sturz, Aspiration und kardiorespiratorischen Komplikationen.

Für Patienten in einem reaktionslosen Wachzustand (z. B. akinetisches oder apallisches Syndrom) sind sehr spezifische Untersuchungen erforderlich, um zu klären, inwieweit Reizvermeidungs- oder Reizzuwendungsverhalten auftritt. Dies wäre der Ausdruck einer Kontaktaufnahme mit der Außenwelt. Verglichen damit stehen

1.2 · Quantitative Bewusstseinsstörungen

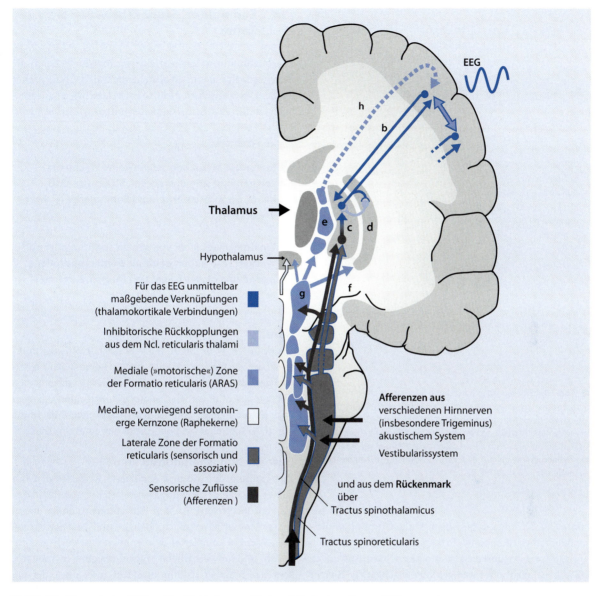

Abb. 1.2 Elemente des ARAS und ihre Verbindungen. (Mod. nach Zschocke u. Hansen 2011)

neuro-physiologische oder neuro-radiologische Befunde klinischen Alltag im Hintergrund. Gewisse ZNS-Aktivierungen auf äußere Reize lassen sich mittels EEG und evozierten Potenzialen abbilden (bioelektrische Reagibilität, ▶ Abschn. 11.5). Befunde der funktionellen MRT können ebenfalls auf eine zerebrale Aktivierungsmöglichkeit hinweisen, erlauben im Einzelfall aber keinen Rückschluss auf das persönlich Erlebte.

Die ausgeprägteste und tiefste Bewusstseinsstörung stellt das Koma dar, das oberflächlich einer Narkose ähnelt (engl. unarousable). Sind die dem Koma zugrunde liegenden Ursachen reversibel, erwacht der Patient mit dem prämorbiden kognitiven und emotionalen Leistungsniveau (»Koma-Remission«). Im Falle der Irreversibilität des Komas und dem Verlust aller Hirnfunktionen werden die Kriterien für den Hirntod geprüft. Ansonsten führt die weitere Erholung aus dem Koma stets in eine andere Bewusstseinsstörung (◘ Abb. 1.4), zunächst in das so genannte Wachkoma oder »vegetative state« (VS). Dessen typische Reaktionslosigkeit kann über längere Zeiträume oder auf Dauer persistieren. Treten dann doch zunächst fragmentarisch wieder Anzeichen eines Bewusstseins von sich selbst oder der Umgebung auf, spricht man vom minimal reaktiven Zustand oder »minimally conscious

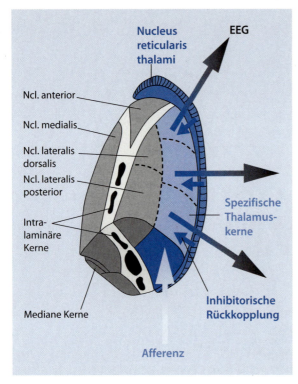

Abb. 1.3 Schematische Darstellung der rechten thalamischen Kerngruppen (paramedian, lateral, intralaminär und retikulär). Die inhibitorischen Effekte der retikulären Thalamuskerne (blaue Pfeile) bremsen die Weiterleitung von spezifischen Afferenzen über die laterale Kerngruppe zum Kortex. Durch diese Steuerung der retikulären Thalamuskerne gelingt es der FR, das Aktivitätsniveau des Kortex zu modulieren. (Aus Zschocke u. Hansen 2011)

state« (MCS). Auch in günstigen Verläufen mit kompletter oder nahezu kompletter Erholung werden transient ein »vegetative state« und die anderen Bewusstseinsstörungen (◘ Abb. 1.2) mehr oder weniger kurz durchlaufen. Hierfür wird gelegentlich pauschal der unglückliche Begriff des »Durchgangssyndroms« verwendet, der für Patienten mit einer guten Prognose reserviert sein sollte.

Dass ein Durchgangssyndrom vorliegt bzw. vorgelegen hat, lässt sich leider erst *ex post* in Kenntnis des weiteren Verlaufs festlegen. Denn klinisch vollzieht sich jede Erholung aus dem Wachkoma über ein MCS und einen Verwirrtheitszustand mit dem Kernsymptom »Aufmerksamkeitsdefizit«. So ein Zustand ähnelt dem deliranten Psychosyndrom und kann zur weiteren Restitution führen oder aber zu verbleibenden Leistungsstörungen auf kognitiver oder affektiver Ebene (organisches Psychosyndrom). Dementsprechend sagt der Begriff »Durchgangssyndrom« in der Akut-Beurteilung des Kranken sehr wenig aus. Er sollte daher allenfalls in gutachtlichen Beurteilungen, also nachträglich, Verwendung finden.

1.2.2 Somnolenz, Stupor (bzw. Sopor), Koma

Bei quantitativen Bewusstseinsstörungen erscheint die Symptomatik einem Außenstehenden als pathologischer Schlaf: Der Mensch ist nicht so erweckbar wie ein normal Schlafender. Zur Schweregradbestimmung entscheidend ist die Fähigkeit zur gezielten Reaktion auf verschieden starke Weckreize.

> **Komatöse Menschen zeigen keine Wachheitszeichen und sind unweckbar. Stuporöse sind kaum, Soporöse schwer und Somnolente leichter erweckbar.**

> **Ein Koma liegt *nicht* vor, sobald spontan oder auf Weckreiz die Augen geöffnet werden und/oder irgendeine gezielte Reaktion (Augen/Extremitäten/Sprache) auszulösen ist.**

Koma

Als Koma (ICD-9: 780.01, ICD-10: R.40.2) wird der unerweckbare Zustand bezeichnet, in dem **keine willkürlichen und gezielten** Reaktionen möglich sind. Dies gilt auf allen Ebenen, also für verbale Leistungen, Augenbewegungen und Extremitäten- und Gesichtsreaktionen. Mit Koma durchaus vereinbar sind ungezielte Bewegungsmuster.

Untersuchungsbefunde im Koma

Zur Prüfung der Motorik applizierte Reize werden mit keiner gezielten Bewegung beantwortet (Zugreifen, Hinblicken, Wegtreten). An den Extremitäten können ungezielte Abwehrbewegungen, Beuge- und Strecksynergismen oder ein kompletter Bewegungsverlust vorliegen. Im Koma sind unwillkürliche Augenbewegungen möglich, aber keine aktive Lidöffnung. Hebt man die Lider an, sind ungezielte ruckartige Augenbewegungen (Nystagmen, sakkadische Muster) oder träge Bewegungen (sog. schwimmende Bulbi) im Koma möglich (► Kap. 4). Die Auslösung von Lauten (z. B. Stöhnen) spricht nicht gegen ein Koma, wohl aber eine verständliche verbale Antwort. Hinsichtlich psychischer Prozesse ist die Wachheit im Koma so hochgradig reduziert, dass eine inhaltliche Informationsverarbeitung nach heutigem Kenntnisstand nicht ablaufen kann. Der Zustand ähnelt äußerlich stark dem der Narkose durch eine Anästhesie.

Da sich Zweifel an der Lückenlosigkeit einer Bewusstseinsminderung bei Narkosen ergaben (sog. »Awareness«-Phänomene), werden auch immer wieder Zweifel an der Erinnerungslosigkeit von Komazuständen geäußert. Derlei schwierig zu evaluierende psychische Erlebnisse aus komatösen oder auch postkomatösen Phasen sind ein

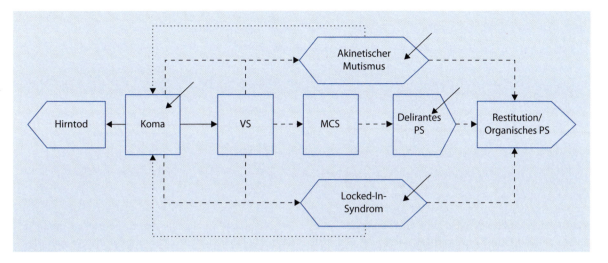

Abb. 1.4 Entwicklungsverläufe von Bewusstseinsstörungen und ihrer Differenzialdiagnosen. Der Einstieg zu Erkrankungsbeginn findet über das Koma, das Delir, das Locked-In-Syndrom und den Akinetischen Mutismus statt (Pfeile). Zustände wie das VS, MCS oder der Hirntod werden nur sekundär erreicht, stets ist hierzu der komatöse Zustand zu durchlaufen. Eine Koma-Remission ohne diese Zwischenstadien (hier nicht gezeigt) ist nur bei reversibler und rasch beseitigter Ursache zu erwarten

ernst zu nehmendes Problem im Hinblick auf eine nachhaltige psychische Traumatisierung. Überschneidungen ergeben sich zum Posttraumatischen Belastungssyndrom nach längerer Analgosedierung und Delir in der Intensivtherapie (▶ Abschn. 1.3.2).

Somnolenz und Sopor (▶ ICD-9: 780.09)

In diesen Zuständen besteht eine teilweise Erweckbarkeit, ausweislich einer gezielten Reaktionsweise auf äußere Reize. Typisch ist für beide Schweregrade der rasche Rückfall in den pathologischen »Schlaf« (besser: schlafartige Bewusstseinsstörung).

Bei **Somnolenz** (ICD-10: R.40.0, engl. somnolence, obtundation) besteht zumindest eine kurzzeitige und verlangsamte Weckreaktion auf lauten Anruf. Der Patient fällt nach einer kurzen und gezielten Orientierungsreaktion (verbal/okulär/tastend) rasch wieder in den pathologischen Schlafzustand zurück.

Ist der Patient im **Sopor** (ICD-10: R.40.1, engl. stupor), reicht der Anruf als Weckreiz nicht, und es werden stärkere Weckreize erforderlich. Im Gegensatz zum Koma lässt sich der Patient noch durch einen stärkeren Reiz erwecken (z. B. Schmerz), was an einer gezielten Reaktion darauf erkennbar wird. Er fällt aber rasch in den pathologischen Schlafzustand zurück.

Abgrenzung zum »Psychogenen Pseudokoma«

In der psychoreaktiv begründbaren Bewusstseinsstörung erscheint der Patient zwar wie komatös oder soporös, befindet sich aber lediglich in einer schweren Gehemmtheit aller extern gerichteten psychischen Abläufe. Im Englischen oft als »stupor« bezeichnet, sind im Deutschen hierfür die psychiatrischen Begriffe der Konversions- und der Dissoziationsstörung gebräuchlich. Solche psychogenen Zustände treten oft nach (subjektiven) Extrembelastungen auf. Gehäuft bestehen psychiatrische Ko-Morbiditäten.

In der klinischen Untersuchungssituation stellt sich ein solcher Patient subtil auf externe Reize ein, erkennbar an gerichteten Reaktionen wie Tonusverschiebungen auf Körperlageänderung oder anderen schutzreflektorischen Bewegungen (Zukneifen der Augen, Armfalltest). Solche diskreten, eindeutig über die Reflexmotorik hinausgehenden, zweckdienlichen motorischen Handlungen gestatten den Rückschluss auf eine verfügbare Willkürmotorik und schließen ein Koma aus (▶ Abschn. 4.2.1).

Abgrenzung zum »vegetative state« (Wachkoma)

Beim »vegetative state« fehlen wie beim Koma gezielte motorische Handlungen, aber es kommt in den »Wachphasen« zur Augenöffnung. Gemäß vieler Koma-Definitionen, die die fehlende Augenöffnung fordern, wäre dann ein Patient nicht mehr komatös. Zweckmäßiger erscheint für Koma und Wachkoma das gemeinsame Abnormitätskriterium »Keine gezielten Blickbewegungen«. zu bedenken sind anderweitige blickmotorische Ausfälle, die die Diagnose fehlleiten können (z. B. Locked-In-Syndrom, Hirnnervenparesen).

Glasgow Coma Scale (GCS)

Eingeführt zur strukturierten Erstbeurteilung von Trauma-Patienten, diente die Skala ursprünglich zur schnellen

Tab. 1.2 Das Punktesystem der Glasgow Coma Scale

Wertung	A: Augen öffnen (1-4)	V: Verbale Kommunikation (1–5)	M: Motorische Reaktion (1–6)
6 Punkte	–	–	Befolgt Aufforderungen
5 Punkte	–	Konversationsfähig und orientiert	Gezielte Schmerzabwehr
4 Punkte	Spontan	Konversationsfähig, desorientiert	Ungezielte Schmerzabwehr
3 Punkte	Auf Aufforderung	Unzusammenhängende Worte	Beugesynergismen
2 Punkte	Auf Schmerzreiz	Unverständliche Laute (Stöhnen)	Strecksynergismen
1 Punkt	Keine Lidreaktion	Keine verbale Reaktion	Keine motorische Reaktion

Klärung der Schwere des SHT und zur Lösung der Frage, ob am Unfallort ein Koma vorliegt oder nicht (Teasdale u. Jennett 1974). Obwohl die GCS über weite Strecken der Skala gar nicht den Komazustand weiter differenziert, hat er sich nunmehr knapp 40 Jahre später weltweit in der Akutmedizin etabliert und ist alltäglich auch in der Intensivmedizin im Gebrauch.

Gewertet werden für die GCS folgende drei Befunde:
- die beste motorische Antwort der Extremitäten auf Schmerzreizung,
- die Augenöffnung und
- die verbale Kommunikation.

Hieraus wird ein Summenscore gebildet (◘ Tab. 1.2), der relativ eng mit der Prognose des Patienten korreliert. 15 Punkte signalisieren als Maximalwert eine Bewusstseinsklarheit, 10–14 Punkte leichtere Bewusstseinsstörungen, und die Werte 3–5 bilden ein »tiefes Koma« ab. Über den Grenzwert, der Komazustände niedrigerer Stufen abbildet, besteht keine Einigkeit; verschiedene Autoren nennen Werte von 7 bis 9. Diese Unschärfe ist durch die Vielzahl der möglichen Einzelkombinationen und auch durch Störeinflüsse verständlich. Letztlich behilft man sich anstelle des GCS-Summenwerts mit der anschaulicheren Angabe der Einzelwerte, und zwar in der Reihenfolge: Augen-, Verbal-, Motor-Score. (z. B. 1-2-1), wobei für intubierte Patienten das T in der Mitte die fehlende Untersuchbarkeit der Achse V herausstellt (z. B. 1-T-1). Für die Praxis ist also mit dem GCS in Verlaufsuntersuchungen einigermaßen der Trend abzubilden, bei weitem aber nicht die Komplexität des Komas. Andere Skalen, wie Innsbruck Score, Edinburgh Score, WFNS, Four Score (Wijdicks 2005), haben einen engeren Bezug zur Prognose als GCS, sind allerdings in der Datenerhebung aufwändiger (► Abschn. 13.3).

> Mit dem GCS kann die Indikation zur Schutzintubation zur Abwendung einer Aspiration festgelegt werden (keine ausreichende Reaktion bei Bewusstseinsstörung) – sie liegt bei 9 Punkten.

Die Komatiefe ist detaillierter zu beurteilen durch den Einbezug folgender Hirnstammfunktionen (► Kap. 4):
- Pupillenweite und -reaktion,
- Cornealreflexe,
- vestibulo-okuläre Reflexe,
- Atmung/Schluck- und Hustenreflexe,
- pathologische Augenstellung,
- pathologische Augenbewegungen (Nystagmen/Sakkadenstörungen).

1.2.3 »Vegetative state (VS)« und »minimally conscious state (MCS)«

In diesen Zuständen scheint zwar eine gewisse Wachheit (Vigilanz, arousal) vorhanden zu sein, aber kein Bewusstsein von der Umwelt und sich selbst. Die Aktivierung geistiger Abläufe scheint auf das Geringste begrenzt (engl. minimally conscious) oder ganz ausgefallen (vegetative state) zu sein. Wesentliches Merkmal ist, dass gezielte oder gerichtete motorische Handlungen nur spärlich (MCS) oder gar nicht (VS) zu beobachten sind und die Reflexmotorik weit überwiegt.

Klinische Einschätzungen dieses Zustandes erfordern spezielles Wissen, viel Erfahrung und einige Zeit. Sie sind von erheblicher prognostischer Relevanz: Haben Patienten nämlich bereits das MCS erreicht, besteht unabhängig von der Grunderkrankung eine bessere Aussicht auf funktionelle Erholung im Vergleich zu Patienten im VS. Bessere Chancen liegen zudem vor, wenn es sich um eine traumatische Ursache (SHT) der Bewusstseinsstörung handelt und nicht um andere, nicht-traumatische Ätiologien (Hypoxie, Schlaganfall).

◘ Abb. 1.5 zeigt den Zeitverlauf der prozentualen Remissionsraten über zwölf Monate, ermittelt an 200 Patienten mit traumatischen (oben) und nicht-traumatischen Ursachen (unten).

Untersuchung Wiederholte Untersuchungen neurologisch-psychiatrischer Funktionen, insbesondere hinsicht-

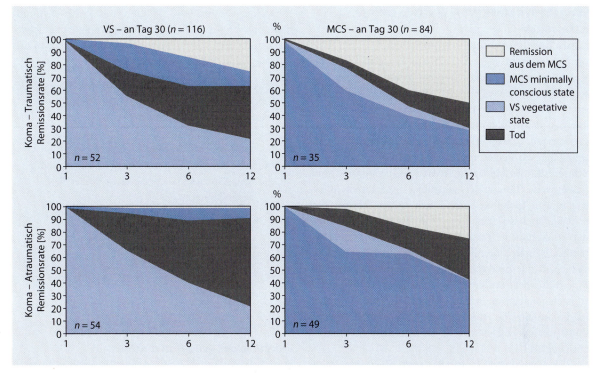

Abb. 1.5 Prozentuale Remissionsraten von Bewusstseinsstörungen im Zeitverlauf über elf Monate. Die Daten (Bruno et al. 2012) wurden ab dem ersten Monat nach Erkrankungsbeginn prospektiv erhoben und stammen von insgesamt 200 Patienten mit traumatischen (oben) und nicht-traumatischen (unten) Koma-Ursachen. Die linken Grafiken beziehen sich auf Patienten, die sich nach 30 Tagen noch im apallischen Syndrom (vegetative state, VS) befanden, die rechten solche Fälle, die bereits in den minimally conscious state (MCS) gelangt waren. Deutliche Unterschiede ergeben sich für die Mortalität (dunkelgraue Felder, größer beim nicht-traumatischen Koma und bei VS nach 1 Monat) und für die Remissionsrate aus dem MCS (hellgraue Felder, vermehrt in Patientengruppen mit traumatischen Koma-Ursachen und mit früherem Erreichen des MCS)

lich Spontanmotorik und Reaktion auf externe Reize, klären, ob der Patient eine Intention zur Exploration der Umwelt zeigt, ob er sich intentionell zu- oder abwendet, ob es zur Reizabwehr kommt. Unter Verwendung persönlich besonders bedeutsamer Reize wie Stimmen, Düfte, Geschmacksstäbchen, betastbare Objekte wird systematisch geprüft, ob ein exploratives Verhalten ausgelöst werden kann (z. B. Betasten, optische Orientierung, Abwehr). Hierzu unterstützen Skalen zur Erfassung der Koma-Remission, (▶ Kap. 13.4). Die starke Fluktuation der Responsivität scheint für die hohen Raten von Fehleinschätzungen mitverantwortlich zu sein (15–43%). Die durch Hirnschädigungen erlittenen Teileinbußen (z. B. Sprach- und Sehstörungen), die Medikationseffekte oder auch nur die allgemeine Verlangsamung aller Abläufe tragen allesamt dazu bei, dass Besserungen oft schwer zu erkennen sind.

Seit einigen Jahren wird intensiv diskutiert, ob maßgeblich nur ein exekutives Defizit diese Symptomatik prägt und die Patienten sehr wohl psychische Funktionen aufweisen, die sie aber nicht ausdrücken können (Laureys u. Boly 2007). Gezeigt wurde, dass einzelne Hirnareale auf Aufforderung ähnlich wie bei gesunden Kontrollpersonen aktivierbar sind, ohne dass Korrelate bewusster Handlung klinisch erkennbar wurden (Owen et al. 2006). Ob die hierzu notwendigen Methoden (fMRT, PET, EEG), die derzeit in wenigen speziellen Zentren zu Forschungszwecken eingesetzt werden, im klinischen Alltag wichtige Beiträge leisten können, bleibt abzuwarten.

> **Zugrunde liegende Läsionen des VS und MCS**
> 1. Ausgedehnte kortikale Veränderungen, multifokal oder diffus, laminare Nekrose einzelner Hirnrindenschichten (Teilnekrosen, radiologisch schwer darstellbar)
> 2. Diffuse Marklagerveränderungen (Leukenzephalopathie), Schwerpunkt axonal (z. B. traumatisch) oder Markscheide, bilaterale Thalamusnekrosen, z. B. vaskulär

Die Läsionstypen 2 und 3 sind bei MCS-Patienten seltener als bei VS. Im Gesamtspektrum ergeben sich aber keine grundsätzlichen Unterschiede.

»Vegetative state (VS)« (▶ ICD-10-GM: G93.80, ICD-9: 780.03)

Klinischer Befund und Zustandsbild

Im Vordergrund steht die schwere Einschränkung der Kommunikationsfähigkeit und der Willkürmotorik, einschließlich eines weitgehenden Sprachverlustes. Dagegen ist die Reflexmotorik erhalten und oft sogar enthemmt, so dass beispielsweise Husten, Gähnen und Schlucken gelingen können. Unwillkürliche Massenbewegungen der Extremitäten wie Beuge- und Strecksynergismen zeigen die Schwere des Zustandes an. Weitere Leitsymptome sind: phasenweise Öffnung der Augenlider ohne gezielte Blickwendungen, irreguläre Schlaf-Wach-Zyklen mit gestörter Schlafarchitektur (Landsness et al. 2011), Blasen-/Mastdarm-Inkontinenz. Erstmals wurde dieser Zustand 1940 von Kretschmer unter der Vorstellung einer Abkopplung der Hirnrinde als »apallisches Syndrom« beschrieben. Eine einheitliche topische Zuordnung zu ZNS-Strukturen ist nach heutiger Kenntnis nicht möglich. Wahrscheinlich ist die funktionelle Diskonnektion zwischen Hirnstamm und Hirnrinde, meist in Höhe der Stammganglienregion, entscheidend.

Die Untersuchung **visueller und blickmotorischer Funktionen** ergibt, dass der Patient auch bei geöffneten Augen (in den sog. Wachphasen) nicht reproduzierbar den Blick zuwendet, nicht fixiert und nicht adäquat auf optische Reize (Bedrohung, Zielverfolgung) reagiert. Einzelne Autoren allerdings lassen die mitunter schwer auszuschließende Fixation (subjektiver Eindruck!) als atypische Manifestation ebenso zu wie unangemessene einzelne Wörter oder Wortfetzen (Schnakers u. Majerus 2012).

Als Kernsymptomatik des VS gilt das Fehlen jeglicher Anzeichen von absichtsvoller Handlung, elektiver Reizreaktion, Aufmerksamkeitslenkung, erlernter Reizantwort, Selbstwahrnehmung, Sprachverständnis oder -ausdruck. Gleichwohl können Einzellaute und einzelne Wörter produziert werden, jedoch nicht auf Aufforderung.

Speziell an den Augen ist festzustellen: kein Fixieren, kein Zuwenden, kein Verfolgen von Blickzielen, kein optokinetischer Nystagmus, keine Lidschlussreaktion bei »optischer Bedrohung«.

Reflektorische Bewegungsmuster sind variabel erhalten oder enthemmt, z. B. an den Augen (vestibulo-okuläre Reflexe), im Gesicht (Glabella-Reflex) oder im oralen Bereich (Schlucken, Lippen lecken, Kauen, Gähnen). Sie zeigen ebenso wie enthemmte spinale Reflexe die weitreichenden supraspinalen Läsionen an (Fluchtschablonen, Greifreflexe). Komplexe Schreckreaktionen oder ein stereotypes Grimassieren, Lächeln oder Weinen können vorhanden sein, in Abhängigkeit von der Intaktheit einzelner subkortikaler Regelkreise im Hirnstamm und im limbischen System. Der englische Begriff des »vegetative state« verweist darauf, dass vegetative Funktionen wie Atmung, Herzschlag, Verdauung, Miktion und Schlafrhythmus funktionieren. Im nicht-medizinisch geprägten Sprachgebrauch und der Laienpresse verwendet man oft den in sich widersprüchlichen Begriff »Wachkoma«.

> **Diagnostische Kriterien des »vegetative state« (Multi-Society Task Force 1994a, b)**
> - Vollständiger Verlust des Bewusstseins über sich selbst oder die Umwelt
> - Keine Fähigkeit zu gerichteter Kommunikation
> - Verlust von willkürlichen oder sinnvollen Verhaltensänderungen
> - Verlust von Sprachverständnis und Sprachproduktion
> - Blasen- und Mastdarm-Inkontinenz,
> - Erhaltener Schlaf-Wach-Rhythmus
> - Erhaltene Hirnstamm-, spinale, hypothalamische und autonome Reflexe

Prognose des »vegetative state«

Das VS ist grundsätzlich ein potenziell reversibler Zustand, auch wenn viele Patienten bis zum Tode »apallisch« bleiben. Denn auch nach Monaten im VS kann sich der Zustand der Patienten ganz erheblich verbessern, sie können eventuell gar eine Bewusstseinsklarheit mit weitgehender geistiger Funktionsfähigkeit erlangen. Die Erholung ist am Übergang in ein MCS und dann darüber hinaus erkennbar. Zu den Erholungsraten (▶ Abschn. 13.6.4) liegen leider nur kleine Fallserien vor, wobei die größte Untersuchung von Patienten stammt, die vor 20 Jahren behandelt worden waren (MSTF 1994, Übersicht bei Giacino 2004). Heute beträgt die Lebenserwartung der meisten VS-Patienten 4–6 Jahre (Todesursachen: vegetative Instabilität, Infektionen, Thrombembolien), aber einzelne Verläufe über 15 Jahre wurden berichtet.

Man spricht beim Erwachsenen vom »persistent VS« (»noch andauerndes Wachkoma«), wenn der Zustand mindestens einen Monat nach der maßgeblichen Hirnschädigung anhält. Zeiträume darüber hinaus sind prognostisch ungünstiger, aber nicht aussichtslos. Sie werden als »permanentes VS« (irreversibles Wachkoma) bezeichnet (12 Monate nach traumatischer, 3 Monate nach nicht-traumatischer Hirnschädigung; Jennett u. Plum 1972; Giacino 2004). Die oft verwendete Abkürzung PVS ist insofern unglücklich gewählt.

Prognostische Vorteile ergeben sich für jüngere Patienten und für traumatische Ursachen gegenüber z. B. ischämisch-hypoxischen Ätiologien. Die Lütticher Arbeitsgruppe um Laureys berichtete über 116 Patienten, die sich einen Monat nach Erkrankungsbeginn noch im VS befunden hatten (Bruno et al. 2012). Sie sahen bei 10% der nicht-traumatischen Patienten funktionelle Erholungen (Wechsel in MCS und darüber hinaus, jeweils 8% und 2%) und bei 37% der Fälle nach traumatischer Hirnschädigung (jeweils 14% und 23%). Die 1-Jahres-Mortalitäten lagen bei 70% bzw. 42% der Fälle, so dass 20% der nicht-traumatischen und 21% der traumatischen Fälle nach einem Jahr im VS noch lebten.

> Aufgrund fehlender belastbarer Langzeitdaten verwenden viele Kollegen in der praktischen Arbeit nach Überschreiten dieses 12-monatigen Zeitraums die sprachliche Beschreibung »weitere relevante Besserung hochgradig unwahrscheinlich« anstelle von »Besserung unmöglich«.

Ein »inkomplettes VS« existiert nach diesen Überlegungen nicht, und es kommt aus dem VS auch nicht zu einem direkten Wechsel in die Symptomfreiheit. Berichte über überraschende Koma-Remissionen in der Laienpresse beruhen daher meist auf Fehleinschätzungen unerkannter Zwischenzustände wie MCS.

Stellt sich das Bewusstsein wieder ein, geschieht dies nur schrittweise und ist erkennbar an ersten gerichteten Handlungen in der sprachlich-oralen Motorik oder/und der Blick- oder Extremitätenmotorik. Dies markiert den Übergang in das MCS (▶ Abschn. 1.3.2).

Die Erholung aus dem apallischen Syndrom vollzieht sich stets in mehreren typischen Schritten, die von Gerstenbrand und Mitarbeitern ausführlich beschrieben wurden (Gerstenbrand 1967, 1977; Gerstenbrand u. Rumpl 1983). Sie prägten den Begriff der »sieben Remissionsstufen«, die nacheinander in fließenden Übergängen durchlaufen werden. Danach beginnt der Patient erst ab der fünften Stufe, seine Lage zu realisieren, weil bis dahin noch massive Störungen in Bezug auf Gedächtnis, Aufmerksamkeit und allgemeiner Informationsverarbeitung stark einschränken (Übergang Korsakow-Syndrom zu organischem Psychosyndrom). Die Übergänge finden auch hier oft unmerklich statt, da nicht zu jeder Tageszeit der gleiche Zustand »aktivierbar« ist. Typisch werden in der Erholungsphase zuvor Enthemmungsphänomene wie Zwangsgreifen, orale Enthemmung und sexuelle Aktivitäten beobachtet, die als Ausdruck mangelnder Impulskontrolle und sozialer Wahrnehmung/Empathie verständlich sind und präfrontale Funktionsstörungen widerspiegeln.

Die Stufen lauten nach Gerstenbrand:
- apallisches Syndrom (entspricht dem »vegetative state«),
- primitiv-psychomotorische Phase (entspricht MCS),
- Phase des Nachgreifens,
- Klüver-Bucy Phase,
- Korsakow-Phase- Phase,
- Phase des organischen Psychosyndroms,
- variabler Residualdefekt.

Zur korrekten prognostischen Einschätzung sind pflegerische bzw. ärztliche Kurzkontakte oft nicht ausreichend, da die psychischen Leistungen stundenweise schwanken und dann falsch als fehlend eingeschätzt werden können. Vorgeschlagen wurde, solche Reaktionsprüfungen zu besonders geeigneten, ausgewählten Zeitpunkten der zirkadianen Rhythmik durchzuführen (»you are only coming through in waves«, Bekinschtein et al. 2009a). Überraschende Tagesschwankungen und Berichte von gezielten Reaktionen durch Therapeuten und Angehörigen bedürfen daher sorgfältiger Überprüfung, ob sich tatsächlich ein Wandel vom VS zum nächsten Stadium (MCS) vollzieht.

»Minimally conscious state« (MCS, minimal reaktiver Zustand, minimaler Bewusstseinszustand) (▶ ICD-9: 780.09, bislang nicht detaillierter kodierbar)

Hierunter werden Bewusstseinszustände zusammengefasst, bei denen sich mindestens geringe Anzeichen von Wahrnehmung nachweisen lassen oder eine erste reproduzierbare Kontaktaufnahme mit der Außenwelt, die eine teilweise Wiedererlangung des Bewusstseins anzeigt. Die Schwere der Störungen von Antrieb, Tempo, Wahrnehmung und Exekution erlauben jedoch noch keine detaillierte Kommunikation oder gezielte Willensbekundung. Einheitliche verbindliche Diagnosekriterien existieren bislang nicht (ICD-9: 780.09). Geprägt wurde der MCS-Begriff erstmals in Konsensus-Kriterien (Aspen Neurobehavioral Conference Workgroup, Giacino et al. 2002) und wurde dann weiterentwickelt (Giacino et al. 2004).

Klinischer Befund und Zustandsbild

Entscheidendes Merkmal sind Bewegungsmuster, die über rein reflektorische motorische Abläufe hinausgehen. Erste zielgerichtete Abläufe sind oft phasenweise an Bewegungen des Mundes, der Hand, des Fußes, des Kopfes und/oder der Augen zu erkennen. Zuwendung, Abwehr und erste adäquate emotionale Reaktionen sind wesentliche Phänomene. Diese schwanken oft im Tagesverlauf, denn es besteht noch ein gestörter Schlaf-Wach-Rhythmus. Im Unterschied zum vorangehenden VS scheint sich im MCS der Schlaf mit abwechselnden REM- und Non-REM-Phasen zu normalisieren (Landsness et al. 2011).

Vorgeschlagen wurde die weitere Differenzierung in »MCS-minus« und »MCS-plus«, je nachdem ob bereits auf Aufforderung gezielte motorische Handlungen (wie Objektgebrauch, gestische Kommunikation, Ja/Nein-Verbalisationen) (»MCS-plus«) erfolgen oder die Motorik nur reflexiv auf Außenreize oder spontan explorativ (mittels Augen/oder Hände) (»MCS-minus«) auftritt (Bruno et al. 2011). Das »MCS-plus« würde dieser Differenzierung zufolge fließend in den Zustand des schweren organischen Psychosyndroms überleiten.

Geht die Funktionalität darüber hinaus, kann man von einem »minimally« conscious state nicht mehr sprechen (Übersicht unten; Giacino 2002). Dies ist der Fall bei
- Wiedererlangung interaktiver Kommunikation (mehr als Ja/Nein-Antworten),
- funktionellem Gebrauch von zwei oder mehr verschiedenen Objekten,
- reproduzierbaren kontextkonformen affektiven Reaktionen.

Bei vielen Patienten im MCS muss man annehmen, dass die Aufmerksamkeits- und Gedächtnisprozesse so stark geschädigt sind, dass sich in diesem Zustand noch kein tieferes Verständnis der Umwelt und der persönlichen Situation (Orts- und Namensgedächtnis) einstellt und sich die Betroffenen fast nichts einprägen oder lernen können. Wahrscheinlich dominiert eine oberflächliche konkrete Kognition, die nur zu einer bruchstückhaften und vereinfachten Auseinandersetzung mit der Umgebung befähigt.

Diese Situation erfordert gleichwohl einen umso größeren Aufwand, wenn es um die Motivation zur Aktivierung in Pflege, multimodaler Therapie oder um Mitarbeit in diagnostisch-medizinischen Maßnahmen geht. Der Inhalt aller bettseitig geführten Gespräche sollte gut auf das wiederkehrende Sprachverständnis abgestimmt sein.

Über die »Innenansicht« dieses Zustandes des MCS verfügen wir über so gut wie kein Wissen – ähnlich wie bei Patienten im VS. Die paradoxe Vorstellung von Leere und Bewusstlosigkeit fällt beim »vegetative state« und MCS angesichts der geöffneten Augen besonders schwer. Das Wiederauftreten von REM-Schlafphasen deutet auf das Vorkommen von Traumzuständen, eventuell auch mit Traumerlebnissen (Landness et al. 2011). Die sich häufenden Mitteilungen über gelungene Aktivierungen einzelner Hirnregionen (Inseln erhaltener Aktivierbarkeit), gemessen mittels funktioneller MRT und EEG, suggerieren zwar die Möglichkeit innerpsychischen Erlebens. Sie lassen aber keinen Rückschluss auf das Gesamterleben, das Bewusstsein von sich selbst oder etwa eine Lebensqualität zu.

Experimentelle Verhaltensstudien zeigten, dass bei einzelnen MCS-Patienten ein basales Lernverhalten nachweisbar sein kann, ohne dass sich dieses in einfachen klinischen Untersuchungen offenbart. So zeigten Bekintschein et al. (2009b) bedingte Lidschlussreflexe bei MCS-Patienten, die in Antizipation eines zweiten auf der Kornea applizierten Luftzugs auftreten. Sie belegten damit, dass die Testperson sich auf diese Situation einstellt. Die Diskussion, inwieweit diese interessanten Befunde prognostische Relevanz besitzen oder Therapieentscheidungen mitgestalten können, ist nicht abgeschlossen. Viele Neurologen, die an diesem Buch mitarbeiten, äußerten ihre Besorgnis, dass dieser Zustand viel schwerer zu ertragen sein könnte als die Bewusstlosigkeit im »vegetative state«.

Da aber letztlich niemand weiß, wie sich dieser Zustand »anfühlt«, sind die allfälligen Fragen in Bezug auf Lebensqualität und hinsichtlich der Indikation lebensverlängernder Maßnahmen bei diesen chronisch bewusstseinsgestörten Patienten nicht in genereller Weise zu beantworten (Laureys u. Boly 2007). Entscheidungen über eine Therapieeinwilligung oder -begrenzung richten sich allein nach den Wertvorstellungen und Maßstäben des Betroffenen vor seiner Erkrankung. Für den Arzt sind nach gültiger deutscher Rechtsprechung die vorab getroffenen Verfügungen für diesen Zustand verbindlich (▶ Abschn. 12.2.9). Liegen solche Verfügungen oder äquivalente Aussagen nicht vor und sind auch keine Vorsorgevollmachten eingerichtet, treffen oft überforderte Angehörige auf Ärzte, die aus den o. g. Gründen zwar allgemeine Stellungnahmen abgeben, aber keine Patentlösungen aufzeigen können. Es kommt in der Regel immer wieder zur Einzelfallentscheidung.

Als zentrale Frage schält sich oft heraus, ob der Betroffene für sich diesen Dauerzustand minimaler (oder sogar aufgehobener) Kommunikations- und Entscheidungsfähigkeit als erhaltenswert angesehen hätte oder in diesem Zustand keine weiteren Hilfen pflegerischer Art (künstliche Ernährung und Flüssigkeitszufuhr) oder durch medizinische Therapie (Beatmung, Kanülenwechsel, Antibiotika) beanspruchen wollen würde. In die Diskussion wird oft ein Effekt namens »disability paradox« eingebracht, der beschreibt, dass viele körperlich schwerstbehinderte Menschen von unerwartet hoher Lebensqualität berichten. Die Übertragbarkeit auf Patienten in reaktionslosen Zuständen ist ungewiss.

> **Symptomatik des MCS**
> **(in Anlehnung an Giacino 2002, 2004)**
> - Zustand einer global und schwer verminderten Reaktivität bei erhaltener Wachheit mit phasenweise geöffneten Augen
> - Reproduzierbar ist eines der folgenden Anzeichen der Wahrnehmung des Selbst und der Umwelt
>   1. Befolgen einfacher Aufforderungen
>   2. Reproduzierbare verbale (oder gestischer) Antwort auf Ja/Nein-Fragen (wahrheitsunabhängig)
>   3. Verständliche sprachliche Äußerungen (unabhängig von Inhalt)
>   4. Zielbewusstes motorisches Verhalten (Bewegungen oder affektive Verhaltensmuster), die in einer sinnvollen Relation zu relevanten

> Umgebungsstimuli stehen und die kein Reflexmuster darstellen, wie
> - anhaltende Fixation oder Blickfolge, Blickzuwendung betreffend bewegender Objekte,
> - Greifen nach und exploratives Betasten von Objekten (wobei eine klare Beziehung zwischen Ort des Objektes und Richtung des Greifens/Tastens nachweisbar ist),
> - Berühren oder Festhalten eines Objektes (so dass eine typische Objekteigenschaft wie Größe oder Form berücksichtigt wird),
> - Vokalisationen oder Gesten, die als direkte Antwort auf eine Frage auftreten,
> - adäquates Lachen oder Weinen als Reaktion auf sprachliche oder visuelle emotionale Reize, das bei emotional neutralen Stimuli nicht auftritt.

Prognose des MCS

Grundsätzlich kann sich der Patient im MCS hinsichtlich der Bewusstseinslage weiter verbessern, über die Erholungsmöglichkeiten liegen aber nur wenige systematische Untersuchungen vor (▶ Abschn. 13.6.4). Nach klinischen Erfahrungen kommt es fast nie zur vollständigen Erholung, und meistens verbleibt eine schwere neurologische Behinderung. Günstiger ist die Prognose dann, wenn das MCS sich rasch nach der Hirnschädigung einstellt und der Patient somit nur kurze Phasen im Koma und im Wachkoma verbrachte. Die Zeiträume, in denen Besserungen erreicht werden, sind noch weniger untersucht als beim VS. Viele Autoren gehen im Vergleich zum VS von einem längeren Zeitraum als zwölf Monate aus, bis ein permanentes MCS angenommen werden muss (Giacino 2004; Laureys u. Boly 2007). Letztlich stellt, obwohl die Chance auf weitere Besserung größer ist als aus dem VS, auch das MCS oft einen bleibenden Zustand dar.

Prognostische Vorteile ergeben sich im Altersgruppenvergleich für jüngere Patienten und im Diagnosenvergleich für traumatische Ursachen gegenüber z. B. ischämisch-hypoxischen Ätiologien. Die Lütticher Arbeitsgruppe untersuchte 84 Patienten, die einen Monat nach Erkrankungsbeginn im MCS vorgefunden wurden. Im anschließenden 1-Jahres-Zeitraum ereigneten sich funktionelle Erholungen aus dem MCS in einem Prozentsatz von 26% für nicht-traumatische und 48% für traumatische Ursachen (Bruno et al. 2012). Die Mortalität lag bei 33% bzw. 23%, und ein Verbleiben im MCS wurde mit 39% bzw. 29% angetroffen.

> Grundsätzlich gilt: Je dynamischer der Krankheitsverlauf ist, d. h., je rascher eine Besserung eintritt, desto mehr Aussichten bestehen auf Besserung. Bei Vorliegen traumatischer Ursachen ist die Prognose im Durchschnitt günstiger als bei nicht-traumatischen (Giacino 2004).

1.2.4 Hirntod

Konzept

Menschen, die im Koma unter definierten Voraussetzungen alle Zeichen der irreversibel erloschenen Hirnfunktion aufweisen, sind hirntot. Der Hirntod gilt als sicheres Todeszeichen des Menschen, da nach Aufhebung der Gesamtfunktion des Großhirns, des Kleinhirns und des Hirnstamms die Grundlage allen spezifischen menschlichen Lebens und Erlebens fehlt. In dieser individuellen Katastrophensituation können zwar noch über einige Zeit vom Gehirn unabhängige Regelungskreise (hormonell, immunologisch, kardio-vaskulär) durch intensivmedizinische Maßnahmen aufrechterhalten werden. Zur Rückkehr in ein selbstbestimmtes oder gar autonom führbares Leben bestehen jedoch keine Chancen.

In der Intensivmedizin ermöglicht diese Todesfeststellung eine durch Hirnfunktionsverlust sinnlos gewordene Therapie zu beenden, so dass kein irreversibel komatöser Patient ohne irgendeine Aussicht auf Therapieerfolg weiter behandelt wird. Obwohl prinzipiell vom Vorgang oder der Frage nach einer Organspende unabhängig, wurde die Definition der Hirntodkriterien missverständlicherweise im deutschen Transplantationsgesetz angesiedelt.

Diagnostisches Vorgehen

Voraussetzungen Zur Feststellung des vollständigen Verlusts und der fehlenden Aussicht auf Wiederherstellung von Hirnfunktionen wird in drei Schritten (◘ Abb. 1.6) vorgegangen: Zunächst wird geprüft, ob die Voraussetzungen zur Diagnostik vorliegen (z. B. keine Intoxikation, kein metabolisches Koma) und welcher Art der Hirnschädigung (Ort, Ausmaß) das Koma begründet.

Funktionsausfall der Hirnstammfunktionen Dann muss der Funktionsausfall aller erkennbaren Hirnstammfunktionen durch zwei unabhängige Untersucher sorgfältig geprüft werden. Ergeben sich Zweifel, sind diese durch geeignete Zusatzuntersuchungen auszuräumen oder die Hirntod-Diagnostik ist abzubrechen.

Irreversibilitätsnachweis Drittens ist der Irreversibilitätsnachweis zu führen, wozu neben der wiederholten Untersuchung in angemessenem Abstand (je nach Lebensalter,

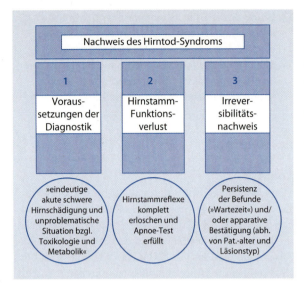

Abb. 1.6 Schematischer Ablauf der Hirntod-Diagnostik. Sie beruht auf der Prüfung von spezifischen Voraussetzungen, Befunden des Hirnstammfunktionsverlusts und Irreversibilitätskriterien, die man auf drei konsekutive, zu bestätigende »Säulen« verteilt hat

Ort und Art der Hirnschädigung) auch technische Zusatzbefunde hinzugezogen werden können. Sind diese nicht eindeutig oder ergeben sich anderweitige Zweifel, ist die Hirntod-Diagnostik ebenfalls nicht aussagekräftig. Sie bedarf dann weiterer ergänzender Untersuchungsmethoden, bis alle Zweifel ausgeräumt sind, bzw. ist abzubrechen.

Somit muss stets zur Diagnose »Hirntod« ein in allen Anteilen kongruenter neurologischer Befund des vollständigen zerebralen Funktionsverlustes vorliegen. So reicht z. B. eine zweite Teiluntersuchung etwa bis zum Vorliegen einer genügenden Anzahl positiver Befunde, nicht aus. Ferner darf auch keine Einzelbeobachtung gegen die Diagnose »Hirntod« sprechen.

Abweichend von diesem Vorgehen wird in anderen Ländern der Funktionsverlust ausschließlich an die Hirnstammfunktionen geknüpft, so dass auch vom »Hirnstammtod« gesprochen wurde. Den in Deutschland geltenden Anforderungen an die Todesfeststellung genügt diese Auffassung nicht: Hierzulande wird die Großhirnfunktion über indirekte Kriterien zwingend mit berücksichtigt (primäre Schädigungslokalisation und Erkrankungsverlauf). In jedem Fall ist nach den hiesigen Bestimmungen zunächst der Ort der primären Hirnschädigung festzulegen. Danach ergibt sich das weitere Vorgehen im Hinblick auf den Irreversibilitätsnachweis.

Praktische Probleme

Auch der erfahrene und geübte Untersucher (und nur solche sind zur Hirntod-Diagnostik berechtigt!) kann vor Schwierigkeiten in der Ausführung stehen, die zum Abbruch der Diagnostik führen. Typische Probleme können sein: unzureichender Blutdruck, nicht durchführbarer Apnoetest, nicht untersuchbare Hirnstammreflexe (z. B. vorbestehend ausgefallene Pupillenreaktion, stark verschwollene Augenlider) und verbliebene Medikation (Analgosedierung) und Intoxikation. Zu berücksichtigen ist als Differenzialdiagnose gelegentlich das Locked-In-Syndrom.

1.2.5 Locked-In-Syndrom
(▶ ICD-10: G83.80)

Die weitestgehende körperliche und sprachliche Regungslosigkeit infolge einer neurologischen Erkrankung gilt als eine der gefürchtetsten Behinderungen. Seit Jahrhunderten sind Beschreibungen von »in sich eingeschlossenen« Menschen (engl. locked in) bekannt, auch in der Literatur erwähnt (etwa in »Der Graf von Monte Christo« von A. Dumas, 1846). Die Betroffenen erleben diesen hilflosen Zustand bei wachem Bewusstsein; das Syndrom wird hier dennoch wegen der Verwechslungsmöglichkeiten mit Koma und Hirntod besprochen.

Dem Locked-In-Syndrom (LIS) liegt immer eine Unterbrechung efferenter kortikospinaler und kortikobulbärer Bahnverbindungen zugrunde, typischerweise durch eine Läsion im ventralen oberen Hirnstamm zwischen den oberen und unteren Hügeln der Vierhügelplatte (Plum u. Posner 1966). Die Patienten sind komplett gelähmt. Weil aber die oberen Anteile des Okulomotoriuskernes (zuständig für vertikale Augenbewegungen) erhalten bleiben, sind die Patienten zu Augenbewegungen noch in der Lage. Auch afferente Verbindungen und wesentliche Wahrnehmungs- und Integrationsfunktionen bleiben erhalten, weil der zerebrale Kortex zumeist verschont wird. Entsprechend der Intaktheit medianer und dorsaler Ponsbezirke, die den Schlaf-Wach-Rhythmus regulieren, bleibt der Patient wach. Diese Patienten sind völlig bewusstseinsklar und verstehen alles, was um sie herum geschieht. Im EEG ist demnach ein reagibler alpha-Rhythmus zu finden. Der Patient ist stets klinisch und im EEG auf Außenreize erweckbar, was nur an den vertikalen Augenbewegungen erkennbar ist. Mit entsprechender Übung können die Betroffenen einen binären Code erarbeiten (Augen nach oben = Ja, Augen nach unten = Nein), der eine Verständigung ermöglicht. In Einzelfällen sollen Patienten mit dieser Methode sogar Manuskripte diktiert haben.

> **Locked-In-Syndrom**
> Im LIS bestehen eine Tetraplegie und eine Anarthrie bei erhaltenem Bewusstsein (Haig et al. 1987).

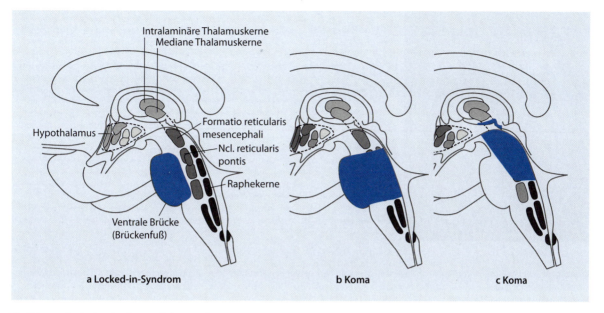

Abb. 1.7 Locked-In-Syndrom. Lokalisation der typischen ventralen Hirnstammläsion (blauer Bereich in a). Im pontomesenzephalen Übergang verschont sie die dortige Haubenregion mit den Elementen der Formatio reticularis. Schematischer Sagittalschnitt. (Aus: Zschocke u. Hansen 2011). Die in bunt dargestellten Läsionen induzieren dagegen ein Koma (blaue Bereiche in b und c)

Ursachen des LIS
Es besteht eine Läsion im ventralen Bereich der Brückenbasis, etwa durch
- bilaterale Infarkte (Basilaristhrombose),
- Blutungen, Trauma (Kontusion oder Dissektion),
- pontine Myelinolyse, Tumore,
- Infektionen (Abszess, Hirnstammenzephalitis).

Klinische Befunde und Zustandsbild

Erkennbar ist das LIS an der erhaltenen Fähigkeit des Patienten im LIS, willkürlich bzw. auf Aufforderung auf- oder abwärts zu blicken, mitunter auch zu blinzeln. Entscheidend ist die umschriebene Lokalisation der Hirnstammläsion im ventralen pontinen Bereich. Sie spart mesenzephal die vertikale Blickmotorik und die Lidbewegungen aus und verschont tegmental die für das Wachbewusstsein notwendigen Anteile der Formatio reticularis (Abb. 1.7).

Klinisch besteht eine Tetraparese mit aufgehobenen horizontalen Blickbewegungen und Schluckfunktionen. Meist ist kein selbstständiges Atmen und Husten, kein scharfes binokulares Sehen und oft keine taktile Wahrnehmung gegeben. Massenbewegungen der weitgehend oder komplett gelähmten Arme und Beine treten als Strecksynergismen auf. In der Mimik kommt es zu ähnlichen Enthemmungen, genannt »Affektinkontinenz«, mit Zwangsweinen, -gähnen, -grunzen (Bauer et al. 1980). Sind Bewegungsreste vorhanden, spricht man von einem inkompletten LIS. Sind infolge mesenzephaler Läsionsausdehnung auch die vertikalen Augen- und Lidbewegungen plegisch, spricht man vom totalen LIS (Bauer et al. 1979).

Denken und Emotionalität gelten dagegen als nicht wesentlich beeinträchtigt, bei genauerer Testung sind kognitive Teilfunktionen mitunter gestört (z. B. Aufmerksamkeit, Exekution, visuelles und verbales Gedächtnis; Smith u. Delargy 2005). Gehör und Gesichtsfeld verbleiben überwiegend intakt, es sei denn, es kommt zu weiteren Läsionen wie Ischämien im hinteren Stromgebiet oder zu einer zerebralen Hypoxie (Abb. 1.8).

Der verheerende Zustand, sich bei wachem Bewusstsein nicht mitteilen zu können und gleichzeitig zur aktiven Realitätskontrolle unfähig zu sein (Exploration der Umgebung unmöglich), begünstigt die Verzerrung von Realitätswahrnehmungen. Es entsteht oft ein Übermaß an geistiger Aktivität und schwer abgrenzbaren Traumzuständen, die als Oneiroide bezeichnet werden und von den Patienten im Nachhinein berichtet werden.

Chronische Zustände des LIS sind möglich, so dass nicht selten 10 Jahre (Überlebensraten in einzelnen Studien bei 80%) überlebt werden. Einzelfälle, in denen Patienten 20 Jahre und länger überlebten, sind bekannt (Doble et al. 2003). Pulmonale Komplikationen entzündlicher Art (Pneumonien nach Atelektasen, Aspiration) und Zirkulationsstörungen (Lungenarterienembolie nach Thrombose) sind die häufigsten Todesursachen. Die Prognose hängt vom Alter und von Vorerkrankungen ab (günstiger: Trauma, früher Behandlungsbeginn). Fälle mit guter Erholung wurden beschrieben, zumindest Teilerholungen der Schluckfähigkeit und einzelne Willkürbewegungen sind immer wieder zu erreichen.

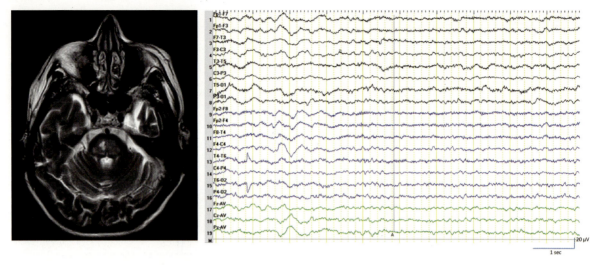

Abb. 1.8 58 Jahre, männlich. Patient im Locked-In-Syndrom nach akuter Basilaristhrombose mit pontiner Infarzierung (CCT links) und transienter zerebraler Hypoxie bei Kreislaufstillstand/Apnoe in der Akutphase. – 5 Monate nach dem Ereignis ergeben sich klinische Hinweise auf gezielte Fingerbewegungen und gelegentliche Zuwendungsreaktionen der Augen. Das EEG zeigt zu diesem Zeitpunkt (rechts) eine Beschleunigung der Grundaktivität bei akustischer Stimulation. Retrospektiv lag ein hypoxisches Enzephalopathie-Syndrom vor, das sich über ein MCS besserte

Entgegen der häufig zu hörenden Einstellung, dass diese Patienten in der Akutphase »besser gestorben wären«, bestätigen viele Untersuchungen, dass sich die Betroffenen selbst fast nie den Tod wünschen. Die Lebensqualität scheint nach Untersuchungen von Bruno et al. (2011) größer als erwartet, wobei allerdings ein Selektionsbias dieser aus aktiven Selbsthilfegruppen stammenden Probanden nicht ganz auszuräumen ist. Ein wichtiger Faktor ist die Rückkehr in den häuslichen Rahmen. Wesentlich tragen hierzu die Ausschöpfung von multimodalen Rehabilitationsverfahren (Physiotherapie, Ergotherapie, Logotherapie) und der Einsatz von Kommunikationshilfsmitteln bei, wobei Zeigetafeln bis zur PC-gestützten Funktionssteuerung mit Lidern und Augen zum Einsatz kommen. Hierfür ist oft ein großer Personal- und Zeitaufwand nötig.

1.3 Qualitative Bewusstseinsstörungen

H.-C. Hansen, H. Förstl

1.3.1 Organische Psychosyndrome

Ist das qualitative Bewusstsein gestört, bezieht sich dies auf die inhaltliche Ebene, namentlich auf die Bewusstseinsinhalte, und nicht auf die Wachheit (▶ Abschn. 1.2). Klinisches Leitsymptom ist in diesen Zuständen eine gestörte Kommunikation, die auf Veränderungen von Wahrnehmung, Kognition und Affekt schließen lassen. Die resultierenden Verhaltensstörungen bewegen sich in einem weiten Spektrum: vom mehr oder weniger auffallenden Antriebsmangel bis zu agitierten und aggressiven Zuständen mit erheblichem Gefährdungspotenzial.

Einzelsymptome

Organisches Psychosyndrom (OPS) Als »organisches Psychosyndrom (OPS)« bezeichnet man derartige quantitative Bewusstseinsstörungen und neuro-psychiatrische Symptome, die sich auf eine fassbare und relevante zerebrale Erkrankung zurückführen lassen. Betroffen sind dann kognitive Leistungen wie zentrale Informationsverarbeitung, Aufmerksamkeit, Wahrnehmung, Denken, Gedächtnis, Antrieb und auch die emotionalen Bereiche (Affektlage und -regulation). Ihr Auftreten setzt meist voraus, dass eine zerebrale Störung über umschriebene Areale und einzelne Funktionssysteme hinausgeht und umfangreichere kortikale-subkortikale Regelkreise einbezieht.

Die Symptomatik des OPS tritt von Fall zu Fall sehr variabel aus und gestattet keinen verlässlichen Rückschluss auf die jeweilig zugrunde liegende Pathologie. Daher kommen ursächlich viele reversible und irreversible körperliche »organische« Akuterkrankungen in Frage, die das ZNS primär oder sekundär beeinträchtigen.

Begrifflichkeiten Den historisch gewachsenen Begriff des OPS nutzt man weiterhin im Sinne einer »exogenen Psychose« – zur systematischen Vereinfachung und Abgrenzung von den »nicht-organischen« »endogenen Psychosen« (z. B. Schizophrenien, Depressionen, auch Angststörungen). Mit immer tieferem Einblick in Zell-Zell-Interaktionen und subzelluläre Abläufe wurden und werden jedoch bei beiden Zuständen neurobiologische Abläufe gefunden, die das Kommunikationsverhalten in hohem

1.3 · Qualitative Bewusstseinsstörungen

◘ Tab. 1.3 Hirnlokale Psychosyndrome

Syndrom	Kernsymptomatik	Klassischer Ort der Schädigung
Frontalhirnsyndrome	Dysexekutive Syndrome	
Dorsolateral	Verluste bezüglich kognitiver Flexibilität, Abstraktionsvermögen, Handlungsplanung	Frontalhirnkonvexität
Medio- und orbitofrontal	Typ inhibitorisch: Stimmungsstörungen, Antriebsmangel Typ disinhibitorisch: Alterationen von Affekt, Kritikfähigkeit, Sozialverhalten, Impulskontrolle	Basales Frontalhirn
Aphasie-Syndrome	Verlust expressiver und rezeptiver sprachlicher Fähigkeiten	Sprachdominante Hemisphäre: frontal und temporo-parietal
Gerstmann-Syndrom	Agraphie, Akalkulie, Fingeragnosie, Rechts/links-Schwäche	Sprachdominante Hemisphäre: Gyrus angularis und supramarginalis
Korsakow-Syndrom	Amnesie, Konfabulation, Desorientiertheit	Limbisches System, v. a. Corpora mamillaria, Hippocampus
Klüver-Bucy-Syndrom	Mangel an Empathie, emotionalem Ausdruck und Angstempfinden Enthemmtes Sexualverhalten, Neigung zu »oralem« Verhalten, Ess-Störungen	Frontalpole der Temporallappen unter Einbeziehung des limbischen Systems, v.a. der Amygdala
Neglect-Syndrome	Störungen Raumorientierung (intra- und extrapersonal; Rechts/links-Schwäche)	Nicht-sprachdominantes Parietalhirn
Balint-Syndrom	Simultanagnosie, optische Ataxie, okuläre Apraxie	Bihemisphäriell am parieto-temporo-okzipitalen Übergang
Anton-Syndrom	Rindenblindheit und Anosognosie	Bihemisphäriell okzipital

Umfang erklären. Dabei prägen die Hirnfunktionen unser Verhalten, aber unser psychisches Erleben übt Effekte auf das neuronale Substrat aus (► Kap. 24).

Zerebrale Herdzeichen (»localizing signs«) Diese Zeichen weisen auf örtliche Schwerpunkte von zerebralen Krankheitsprozessen (► Abschn. 4.1.3). Meist sind es sensomotorische Hemisyndrome oder zentrale Sehstörungen (Hemianopsie). Wegweisend sind auch kognitive Teilleistungsstörungen (◘ Tab. 1.3), wie z. B. räumlicher Neglect, Amnesie, Aphasie, Agnosie, Apraxie und exekutive Dysfunktionen.

Deren Erfassung setzt allerdings eine ausreichende Kooperationsfähigkeit des Patienten bei der neurologisch-psychiatrischen Untersuchung voraus, die gelegentlich wegen der allgemeinen zerebralen Funktionsstörungen im OPS fehlen kann. Gleiches gilt, wenn gravierende Verhaltensstörungen auftreten, etwa bei Frontalhirnsyndromen (z. B. Aspontaneität, Apathie oder auch Wut, Aggression). Daher kann im klinischen Alltag die Abgrenzung zwischen »neurologischen« Erstdiagnosen (z. B. limbische Enzephalitis) und »psychiatrischen« Erstdiagnosen (z. B. »endogene Psychosen«) misslingen, insbesondere bei fehlender Anamnese und eingeschränkter Untersuchbarkeit infolge eines Mangels an Kooperation bei der Untersuchung.

Mit ausreichender Zeit und klinischer Erfahrung gestatten wiederholte neurologische Untersuchungen letztlich meist doch, bei Patienten mit akutem OPS die korrekte Zuordnung zu einer diffusen Enzephalopathie oder einer lokalisierbaren zerebralen Erkrankung (z. B. Schlaganfall, limbische Enzephalitis) vorzunehmen.

Gelegentlich können die kognitiven Störungen so diskret ausgeprägt sein, dass das klinische Bild – trotz einer zerebralen Ursache – eine »endogene« Psychose glaubhaft kopieren kann.

Wie im Einzelfall das psychopathologische Erscheinungsbild infolge einer schweren Erkrankung ausfällt, ist kaum vorauszusagen. Die Symptomatik scheint eher mit (zerebralen) Vorerkrankungen, dem Lebensalter des Patienten, den verabreichten zentral wirksamen Medikationen und ggf. Entzugssituationen zu tun haben als mit der Grunderkrankung selbst. Als bedeutsamster Faktor gilt ihre Rasanz oder Dynamik, so dass z. B. eine massive Sepsis beim gesunden 18-Jährigen schwere Psychosyndrome erzeugen kann.

Chronische organische Psychosyndrome Chronische organische Psychosyndrome zeichnen sich durch längeres Bestehen (> 6 Monate) und fehlende quantitative Bewusstseinsstörungen aus. Sie sind Folge einer chronischen ZNS-

Affektion. Typisch sind erworbene Gedächtnisstörungen, zunehmender Verlust von Intelligenzleistungen, Veränderung der Persönlichkeit (Motivation, Verarbeitungsgeschwindigkeit, emotionale Kontrolle, Sozialverhalten). Wird hierdurch die Alltagsbewältigung maßgeblich beeinträchtigt, spricht man ab einer 6-monatigen Krankheitsdauer vom »demenziellen Syndrom« (▶ Abschn. 1.3.3). Zerebrale Herdzeichen fehlen dann in der Regel, sind aber z. B. bei vaskulär geprägter Demenz möglich. Beim älteren Menschen liegen meist neurodegenerative und vaskuläre Prozesse zugrunde. Aber dennoch muss stets nach behandelbaren Krankheitsgrundlagen gesucht werden.

Das **Vorstadium** des akuten OPS ist oft uncharakteristisch, mit leichten Störungen der Befindlichkeit und des Schlaf-wach-Rhythmus. Die Liste der unspezifischen Symptome beinhaltet u. a. innere Unruhe, Überempfindlichkeit für Licht oder Geräusche, Kopfschmerzen, leichte Ablenkbarkeit, Umstellschwierigkeiten, Ängstlichkeit und vegetative Störungen, z. B. gastrointestinaler oder kardiovaskulärer Art. Mitunter wird von einem plötzlichen Beginn berichtet und selten – soweit überhaupt erinnerlich – über fokale zerebrale Symptome, wie Hemianopsien etc.

Im **Vollbild** des akuten OPS betreffen die psychischen Funktionsstörungen sehr verschiedene Teilbereiche. Sie zeigen die eher diffuse (1 und 2) oder eher örtlich umschriebene (3) Schädigung an.

> **Teilbereiche des akuten organischen Psychosyndroms**
> 1. Qualitative Bewusstseinsstörungen mit
>   – Antriebs-, Verhaltens- und Tempostörungen jeglicher Art (Antriebsminderung, psychomotorische Verlangsamung, Unruhe, Erregung)
>   – Merkfähigkeits- und Gedächtnisstörungen
>   – Aufmerksamkeits- und Orientierungsstörungen (meist zum Ort, auch zur Zeit, schließlich zur Situation und Person)
>   – Affektstörungen (traurige Verstimmung, manischer Affekt, Affektstarre, -labilität)
>   – Wahrnehmungs- und Denkstörungen (Umstellfähigkeit, Sinnestäuschungen, Wahn)
> 2. Quantitative Bewusstseinsstörungen: Somnolenz – Sopor – Koma
> 3. Teilleistungsstörungen in den Bereichen
>   – Sprache (sprachdominante Hemisphäre)
>   – Raumwahrnehmung (nicht-sprachdominante Hemisphäre)
>   – Handlung, Planung (vorwiegend frontale Hirnstrukturen)
>   – Episodisches Gedächtnis (medialer Temporallappen)

Als »hirnlokale« Psychosyndrome werden umschriebene psychische Leistungsminderungen bezeichnet, die aus einer fokal zerebralen Störung resultieren (zerebrale Herdzeichen). Ausnahmen von dieser strengen Lokalisationslehre sind möglich. Hierzu zählen grundsätzlich die in ◘ Tab. 1.3 aufgeführten Syndrome.

Häufige Syndrome mit qualitativen Bewusstseinsstörungen

Je nach Art und Ausmaß der beeinträchtigten psychischen Funktionen kann eine typische Konstellation den klinischen Gesamteindruck im akuten OPS prägen. Klinisch ist beispielsweise von Belang, ob sich der Patient eher **agitiert oder apathisch** verhält:

Sinken Gedächtnisfunktionen und Antrieb, eventuell auch Aufmerksamkeit und Denktempo, in einen kritischen Bereich, gelingt die fortlaufende Realitätskontrolle nicht mehr. In der Folge ist der Patient desorientiert und stark verlangsamt. In dieser Spielart imponiert die qualitative Bewusstseinsstörung in leichter Ausprägung als **Ratlosigkeit** oder **Benommenheit**, in mittlerer Form als **Apathie** und in schwerer Form als **Dämmerzustand und Mutismus**. Bei dem ebenso häufigen akuten »**Verwirrtheitszustand**« (amentielles Syndrom) ist der Antrieb dagegen eher gesteigert, und andere Denk- und Wahrnehmungsstörungen treten auf. Paranoide Denkinhalte und speziell Trugwahrnehmungen (Halluzinationen) können bei allen Antriebssteigerungen und bei hypervigilanten Zuständen auftreten. Kommen dann noch vegetative Zeichen wie Schwitzen und Bluthochdruck/Tachykardie/Tachypnoe hinzu, ähnelt die Symptomatik immer mehr einem Alkoholentzugsdelir, ohne es zu beweisen (DD Thyreotoxikose, Drogen, Sepsis).

Andere Spielarten des akuten OPS werden geprägt von formalen Denkstörungen und Enthemmungsphänomenen:
- **Perseverationen** (haftendes Denken) zeigen eine verringerte Umstellfähigkeit an;
- **Sprunghaftigkeit** zeigt die Unfähigkeit zum Beibehalten eines zentralen Denkthemas;
- **Umtriebigkeit und aggressive Durchbrüche** entstehen, wenn die Impulskontrolle versagt.

Viele der in der deutschen Nervenheilkunde entwickelten Einteilungen der akuten qualitativen Bewusstseinsstörungen erfassten alle wesentlichen Merkmale (fakultativ reversibel, vigilanzmindernd), setzten sich aber nicht dauerhaft und nicht international durch. Beispiele sind die »Durchgangssyndrome« nach Wieck (1956), die sich im Alltag ja erst *ex post* bewahrheiten oder der »exogene Reaktionstyp« nach Bonhoeffer (1917), der die begleitende Vigilanzstörung als kritisches Detail eines organischen

1.3 · Qualitative Bewusstseinsstörungen

Tab. 1.4 ICD-10-Einteilung des Organischen Psychosyndroms

F04	»Organisches amnestisches Syndrom« oder Korsakow-Syndrom, nicht durch Alkohol oder andere psychotrope Substanzen bedingt
F05	Delir, nicht durch Alkohol oder andere psychotrope Substanzen bedingt
F06	Andere psychische Störungen aufgrund einer Schädigung oder Funktionsstörung des Gehirns oder einer körperlichen Krankheit, z. B. Halluzinose, organisch affektives Syndrom
F07	Persönlichkeits- und Verhaltensstörungen aufgrund einer Krankheit, Schädigung oder Funktionsstörung des Gehirns

---

Definition des Delirs (ICD-10)

Das akute organische Psychosyndrom entspricht gemäß ICD-10 einem Delir, wenn gleichzeitig oder im Wechsel
- Wachheit und Schlaf-Wach-Rhythmus (quantitatives Bewusstsein) sowie
- Steuerung der Bewusstseinsinhalte (qualitatives Bewusstsein, u. a. Gedächtnis, Aufmerksamkeit, Denkabläufe) so stark beeinträchtigt sind, dass
  1. Desorientierung und
  2. starke Fluktuationen zwischen Beschleunigung und Verlangsamung der Denkabläufe auftreten.

Syndroms hervorhob, auch wenn dies als fakultativ gelten muss. Begriffe aus dieser Zeit – Verwirrtheitszustand, Halluzinose, Erregungszustand, Dämmerzustand – werden bis heute verwendet, obwohl sie als akute Psychosyndrome nicht scharf voneinander abzugrenzen sind, die entsprechenden Verhaltensweisen im klinischen Alltag zeitweise stündlich ineinander übergehen und keine eindeutigen Schlüsse zulassen, sieht man von einer gewissen Bevorzugung von Dämmerzuständen nach bzw. bei epileptischen Syndromen ab.

Die aktuell gebräuchliche internationale Klassifikation ICD-10 grenzt die verschiedenen OPS rein deskriptiv nach Symptomclustern und Anamnesedetails voneinander ab, stets unter der Prämisse einer ursächlichen organischen Erkrankung (Tab. 1.4; Details siehe Anhang).

1.3.2 Delir (= Verwirrtheitszustand)
(▶ ICD-10: F 05)

Das Delir ist das häufigste aus voller Gesundheit (*de novo*) auftretende akute OPS. Folgt es einer überstandenen quantitativen Bewusstseinsstörung, kann es in ein persistierendes chronisches OPS übergehen oder in die weitere Genesung überleiten.

Delirante Syndrome betreffen über ein Viertel aller älteren hospitalisierten Patienten und viele Patienten auf Intensivstationen (Prävalenz 60–80% bei Beatmung und 20–50% ohne Beatmung, Shehabi et al. 2010). Sie belasten den Krankheitsverlauf erheblich, sowohl hinsichtlich der Grunderkrankung als auch der in Mitleidenschaft gezogenen Hirnfunktionen. Das Auftreten eines interkurrenten Delirs erhöht – unabhängig von Alter, Geschlecht und Schwere der Grunderkrankung – die Mortalität und die Morbidität, gemessen am Anstieg von Demenz und Hilfebedürftigkeit.

Pathophysiologie

Als unspezifische Reaktion des ZNS erinnert das Delir an eine »akute Organinsuffizienz des Gehirns«. Die Symptomatik tritt auf, wenn das Gehirn mit hinreichend vielen unverträglichen Einflüssen konfrontiert wird. Es klingt nach dem Abstellen aller deliriogenen Faktoren erst verzögert ab, was Tage, bisweilen zwei Wochen dauern kann.

Zur Delirauslösung reicht oft schon ein Defizit der cholinergen Transmission. Auf struktureller Ebene betrachtet, bedarf es multilokulärer zerebraler Funktionsstörungen oder Läsionen, was dem Netzwerkcharakter der für Bewusstseinsprozesse zuständigen Regelkreise entspricht.

Die im Delir regelhaft pathologischen EEG-Befunde (teils Verlangsamung in den Theta- und Delta-Bereich, teils Verdeutlichung schneller β-Komponenten) zeigen an, dass es sich überwiegend um eine bilaterale Störung thalamo-kortikaler Projektionen handelt. Der präfrontale Kortex, der posteriore parietale Kortex und der temporale und okzipitale Assoziationskortex scheinen in der Pathogenese des Delirs häufig eine Rolle zu spielen.

Beteiligt sind im Wesentlichen cholinerge und noradrenerge Neurotransmittersysteme. Aber auch GABAerge, dopaminerge und serotonerge Substanzen können Delirsymptome provozieren. Dysbalancen zwischen Exzitation und Inhibition, die die neuronale Stabilität und die sichere Neurotransmission gefährden, genügen zur Delirauslösung. Zusätzlich spielen lokal im ZNS ablaufende inflammatorische Prozesse (Mikroglia-vermittelt) eine Rolle, die nach heutiger Vorstellung von systemischen Auslösern wie zirkulierenden Zytokinen oder Endotoxin angestoßen werden. Für einzelne Mediatoren zeigten sich signifikante Unterschiede in Gruppenvergleichen zwischen deliranten und nicht-deliranten Kontrollpatienten (z. B. Matrixmetalloproteine, Girard et al. 2012). Sie leisten aber bislang im Einzelfall keinen diagnostischen Beitrag. Auch vaskuläre

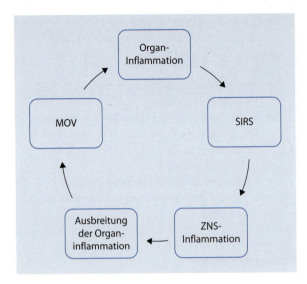

Abb. 1.9 Hypothese des Circulus vitiosus zwischen der systemischen und zerebralen Organinflammation (SIRS = Septisches inflammatorisches Response-Syndrom, MOV = Multiorganversagen)

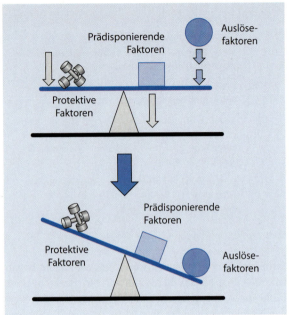

Abb. 1.10 Delirauslösung: Das Verhältnis zwischen protektiven prädisponierenden und auslösenden Faktoren ist gewöhnlich ausgeglichen (Bild oben) oder es überwiegen günstige Faktoren (nicht gezeigt). Zu einer Delir-Episode kommt es, wenn dies Gleichgewicht durch ein Überwiegen der Auslösefaktoren und/oder der Prädisposition gestört ist (Bild unten). (Mod. nach Steiner 2011)

Faktoren im Sinne der Mikrozirkulationsstörung können maßgeblich beteiligt sein, z. B. durch septische Mikrothromben oder andere Koagulopathien. Diskutiert wird, ob der inflammatorische ZNS-Prozess in einem Circulus vitiosus (■ Abb. 1.9) seinerseits das systemisch inflammatorische Syndrom befördert und seine weitere Verteilung in andere Organsysteme unterhält.

Auslöser und Disposition

Viele synaptische Funktionsstörungen, seien sie strukturell (z. B. durch Infarkte) oder funktionell ausgelöst (z. B. toxisch), münden in ein Delir. Dies geschieht mitunter schon durch Einzelfaktoren (z. B. Drogenintoxikation), öfter in einer Kombination (z. B. Kokain und Vasospasmen). Entscheidend ist oft das Zusammenspiel (■ Abb. 1.10) der auslösenden und prädisponierenden (»Risiko«-)Faktoren gegenüber den protektiven Faktoren.

Zu den häufigsten **Auslösefaktoren** zählen die unerwünschten Folgen einer Pharmakotherapie, die internistischen Erkrankungen sowie die Operationen und Narkosen. Deliriogen sind auch viele senso-motorische Beeinträchtigungen, die der Realitätskontrolle im Wege stehen wie Fixierung, Seh- und Hörstörungen, fremde und unverständliche Umgebung. Schlaganfälle oder Hirntraumen, über die die Patienten wegen Aphasie bzw. Amnesie oder Agnosie nicht unbedingt berichten, kommen ebenso in Frage. Unsere gebräuchliche mnemotechnisch geordnete Übersicht über die häufigsten Auslöser gibt ■ Tab. 1.5.

> Das Delir ist keineswegs allein an Entzugssituationen gebunden.

Als **Risikofaktoren** prädisponieren zerebrale Vorschädigungen zwar zum Delir, stellen aber keine absolute Bedingung dar (Kalisvaart et al. 2006). Sie können sogar ganz fehlen, solange die akute Noxe genügend stark ausgeprägt ist (z. B. Sepsis, Leberversagen). Das **Lebensalter** kommt als besonderer »Risikofaktor« wohl auch über zerebrale Vorschädigungen bzw. Reservekapazitäten ins Spiel. Gebrechliche ältere Menschen vertragen generell weniger Belastung in Bezug auf ihre zerebrale Funktionalität (z. B. Schlafentzug).

Die protektiven Faktoren sind schwer fassbar. Sie entsprechen vermutlich weitgehend denen, die bei Demenz wirksam sind (kognitive Reserve, ▶ Abschn. 1.3.3).

Risikofaktoren für die Entwicklung eines Delirs
— Hohes Alter, Blindheit und Taubheit
— ZNS-Vorschäden, z. B. Demenz und psychiatrische Anamnesen
— Infektionen, Fieber, septisch-inflammatorisches Response-Syndrom (SIRS)

- Postoperative Phasen, v.a. kardial/Transplantationspatienten
- Schmerz, Luftnot
- Polypharmakotherapie
- Suchtkranke (Polytoxikomanie) im Entzug. Benzodiazepine! Raucher!
- Akute Restriktionen der Mobilität (Schienung, Fixierung)
- Schlafstörungen
- Unterhydrierte und -ernährte
- Akuter Harnverhalt (z. B. Prostataleiden)

Tab. 1.5 Mnemotechnische Übersicht über die häufigsten Auslöser des Delirs

D	**DDD: D**elir bei Demenz/Drogeneffekt/Drogenentzug einschl. Medikamente (drugs)
E	Epilepsie/ZNS-Läsionen
L	Lunge, Leber, Niere, Endokrinium
I	Infektionen
R	Retention/Restriktion (Fixierung)
I	Invasive und schmerzhafte Einflüsse
U	Unbekanntes Terrain (Sehen/Hören)
M	Metabolische Störung (O_2/Elektrolyte/Wasser)

Im klinischen Alltag geben Medikationseffekte und Substanzentzüge als häufigste Auslöser den deliriogenen Ausschlag. Vermittelt durch Interaktionen und Änderungen des Metabolismus können auch freiverkäufliche Substanzen die Effekte bisheriger laufender Medikationen verstärken, obwohl diese gar nicht in der Dosis geändert wurden.

Hierunter fallen (Clegg u. Young 2011) z. B. Benzodiazepine, Substanzeffekte mit (un)erwünschten anticholinergen Effekten wie Opioide, Antihistaminika und Steroide, Substanzeffekte mit (un)erwünschten dopaminergen Effekten wie Kalzium-Antagonisten oder Dopamin-Agonisten oder auch Entzugssituationen (gestörte GABA-erge Inhibition im Alkohol- und Benzodiazepinentzug).

> Im Delir sind bis zum Beweis des Gegenteils strukturelle Hirnschädigungen wie Schlaganfall, Blutung, Trauma, Infektion des ZNS oder auch epileptische Ursachen zu bedenken. Bei Hinweisen sind sie durch geeignete Diagnostik auszuschließen (▶ Kap. 3).

Klinische Befunde und Verlauf

Prodromi Entwickelt sich ein delirantes Syndrom *de novo*, werden die Aufmerksamkeitsstörungen meist erst von Dritten bemerkt, z. B. als konfuse Kommunikation. Treten Apathie und Urteilsschwäche (typisch: Bagatellisierung) auf, erklären sie das oft gestörte Hilfesuchverhalten. Missdeutungen von realen Sinneseindrücken (illusionäre Verkennungen) und Halluzinationen lenken gern den Verdacht auf eine psychiatrische Erkrankung. Delirien nach abklingender quantitativer Bewusstseinsstörung sind anfangs eher von akinetischen und apathischen Zuständen geprägt. Im Verlauf treten durchaus hyperaktive Episoden im Wechsel hinzu. Sie bedingen den erhöhten Zuwendungsbedarf auf der Krankenstation zur ständigen Re-Orientierung und Rückversicherung.

Vollbild Das ausgeprägte Delir ist charakterisiert von raschen Fluktuationen, Störungen von Aufmerksamkeit, Gedächtnis, Denkabläufen und Psychomotorik und Tag-Nacht-Rhythmus. Typisch und unverzichtbar zum Delir gehören unzusammenhängendes Denken mit partieller Desorientierung und intermittierende Störungen der Vigilanz, die von Somnolenz bis Koma reichen. Spektakuläre Symptome wie ängstliche Erregung, motorische Unruhe, Nesteln, ständiges Träumen und Fantasieren können vorliegen oder fehlen, ebenso Über- oder Unteraktivierungen des sympathischen Nervensystems (Schwitzen, Tachykardie und Tremor). Nicht alle Patienten zeigen später eine vollständige Amnesie für den Zeitraum der Verwirrtheit. Manche beklagen »flashbacks« und später die Symptome des Posttraumatischen Belastungssyndroms. Amnestische Phasen werden mit »deliranten Trauminhalten« gleichsam aufgefüllt und gewinnen später übermäßige Bedeutung (Themen wie Fremdbestimmung, Gefangenschaft, Fixierung, Aburteilung, Selektion).

> **Delir: Symptome gemäß ICD-10**
> - Störung von Bewusstsein und Aufmerksamkeit (→ Aufrechterhaltung/Umstellung)
> - Störung des Schlaf-Wach-Rhythmus (→ Tag-Nacht-Umkehr, Schlaflosigkeit)
> - Störung von Kognition, Denken, Gedächtnisbildung (Merkfähigkeit), Wahrnehmung (→ unzusammenhängendes Denken, Desorientiertheit, Ratlosigkeit)
> - Störung der Psychomotorik (→ Apathie, Verlangsamung, verstärkte Schreckreaktionen, Redefluss)
> - Störungen des Affektes (→ Angst, Reizbarkeit, Aggression, Euphorie)
> - Zeitliche Kriterien (1. Rasche Wechsel im Tagesverlauf; 2. Dauer unterhalb 6 Monate; DD Demenz)

Nach deutscher Systematik kommen im Delir stets psychotische Phänomene hinzu (Halluzinationen, Wahnbildung, Agitiertheit). Sie sind aber beim Delir gemäß ICD-

Tab. 1.6 Delirformen

Erregtes Delir Hyperaktive Formen (~30%)	Gemischtes Delir Mischformen (~50%)	Ruhiges Delir Hypoaktive Formen (~20%)
Psychomotorische Unruhe Agitiertheit, Irritabilität Angst, Verkennungen Halluzinationen, Wahn, Wut Oft vegetative Symptome	Rasche Wechsel zwischen hyper- und hypoaktiven Phasen	Apathie, Rückzugstendenzen Interessen- und Affektarmut Mangelnde Kontaktaufnahme Verminderte Bewegung Selten vegetative Symptome
DD: Intoxikation, Entzug, Demenz, Schizophrenie, affektive Erkrankung, Angst	DD: Komplex-fokale Krampfanfälle, Intoxikation/Entzug, Katatonie, malignes Neuroleptika-induziertes Syndrom, bipolare affektive Erkrankung, Angst	DD: Demenz, beginnendes malignes Neuroleptika-induziertes Syndrom, Depression, Angst

10 nicht obligatorisch. Der deutsche Ausdruck »Prädelir« soll darlegen, dass entweder vegetative oder psychotische Symptome vorhanden sind. Sind sie beide vorhanden, handelt es sich um ein »vollständiges Delir«.

Als Pole eines Spektrums psychomotorischer Subtypen werden nach der Antriebslage die **hyperaktive und hypoaktive Form** unterschieden (Meagher et al. 2000). Sichere hirnlokale Zuordnungen lassen sich aber hieran nicht knüpfen, wenngleich akute Frontalhirnsyndrome eher zur hypoaktiven Auslenkung neigen. Rasche, z. T. stündliche Oszillationen zwischen beiden Formen im »gemischten Delir« sind am häufigsten. Das hyperaktive Delir zeigt Tendenzen zu psychotischem und aggressivem Verhalten, zu nächtlichen Schlafstörungen und auch zu vegetativen Störungen wie Bluthochdruck, Tachykardie und Schwitzen. Das hypoaktive Delir neigt hingegen zu Apathie und Akinese (◘ Tab. 1.6).

Differenzialdiagnose

Die Differenzialdiagnosen sind durch die neurologische und psychiatrische Untersuchung abgrenzen. Anamnese und technische Verfahren stehen sehr in Hintergrund.

Wesentliche Differenzialdiagnose ist eine Demenz mit krisenhafter Verschlechterung im Delir (ICD-10: F05.1). Zwar ist die Desorientierung beiden gemein, aber der zeitliche Rahmen einer Demenz ist viel länger gesteckt. Häufig ist erst nach abgeklungenem Delir zu klären, ob eine Demenz eine Rolle gespielt haben kann.

> **Hyperaktive (Erregungs-)Zustände ähnlich eines Delirs können auch durch psychiatrische Erkrankungen wie eine verworrene Manie, eine schizophrene Psychose oder durch neurologische Erkrankungen wie eine sensorische Aphasie oder eine TGA nachgeahmt werden.**

Bei hypoaktiven Zuständen wird oft die Frage nach einer Depressionserkrankung oder einer Demenz aufgeworfen.

(Zu spezieller Diagnostik und Delir-Monitoring ▶ Abschn. 10.3.1 und ▶ Abschn. 13.2).

Verlauf und Komplikationen: Konsequenzen des Delirs

Delirante Syndrome verursachen erhebliche Kosten. Die Gründe liegen im erhöhten pflegerischen und ärztlichen Aufwand, in Verzögerungen und Störungen des Heilungsverlaufs mit der Folge längerer Liegezeiten und dem erhöhten Rehabilitationsaufwand. Verhältnismäßig günstige Erholungsmöglichkeiten bestehen bei metabolisch-toxischen Ursachen.

Typischerweise klingen delirante Psychosyndrome nach Beseitigung der Ursache innerhalb einiger Tage ab. Ist aber in der zweiten Behandlungswoche weiter keine Besserung erkennbar, sollten Untersuchungen auf weitere bislang übersehene Ursachen erfolgen.

> **Übersehene »zweite Ursache«**
> - Adjuvante Pharmakotherapie (z. B. Opioide)
> - Entzug unbekannter Substanzen
> - Intoxikation (z. B. Digitalis, Lithium)
> - Non-konvulsiver Status epilepticus
> - Meningo-Enzephalitis, Neurotrauma (SDH), zerebrovaskuläre Erkrankungen
> - Enzephalopathien (z. B. endokrin/Elektrolytstörung)

Als Komplikationen der hyperaktiven Variante drohen Selbstgefährdung durch Weglauftendenz, Stürze, akzidentelle Extubation und Fremdgefährdung durch ungesteuerte Aggression. Im hypoaktiven Fall sind es Lagerungsschäden, Aspiration und Pneumonie im verlängerten Krankenlager. Sie hinterlassen bei den Überlebenden gehäuft körperliche und kognitive Einbußen (Ely et al. 2004;

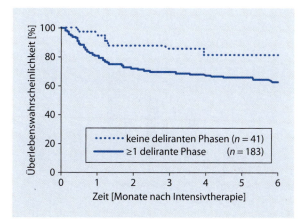

Abb. 1.11 Sterberaten, gemessen in zwei Gruppen von Intensivpatienten (n=224) und dargestellt nach Kaplan-Meier im Zeitverlauf über 6 Monate. Die geringere Sterberate von Patienten, die im intensivmedizinischen Verlauf nie eine Delir-Symptomatik entwickelt hatten, erreicht statistische Signifikanz (nach 6 Monaten: 34% vs. 15%, p=0,03). Nach Adjustierung für Alter, Krankheitsschwere und Begleiterkrankungen verbleibt das Delir als signifikant beitragender Faktor für die Mortalität nach einem halben Jahr

Young u. Inouye 2007; Girard et al. 2010). Delirante Syndrome erhöhen die Letalität (Ely et al. 2004; ◘ Abb. 1.11). Auf der Intensivstation verlängert das Delir sehr oft die Behandlungsdauer durch erschwerte Beatmungsentwöhnung (»weaning«). Selbstextubation und akzidentelle Katheterentfernung sind ständige Risiken (Girard et al. 2008).

Mehrere Metaanalysen zeigen, dass diese nachteiligen Effekte unabhängig von der Schwere der Grunderkrankung, dem Alter, dem Geschlecht und der prämorbiden geistigen Leistungsfähigkeit auftreten (Witlox et al. 2010). Aktuelle Studien berichten, dass nach dem Delir eine drastische Verschlechterung der kognitiven Leistung eintreten kann, insbesondere bei vorbestehend manifester Demenz (Fong et al. 2012) oder leichter kognitiver Störung (Saczynski et al. 2012). Erhöhte Einweisungsraten zur Heimversorgung sind in Metaanalysen nachweisbar (Witlox et al. 2010).

Tierexperimentell ist das Geschehen als Folge einer progressiven Neurodegeneration nach überstandener systemischer Inflammation nachvollziehbar (Endotoxin-Modell der Maus; Cunningham et al. 2009).

Prävention, Therapie und Prognose

Das Ausmaß des multidimensionalen Problemkomplexes Delir rechtfertigt alle Anstrengungen um eine effektive Prophylaxe, Erkennung und therapeutische Gegensteuerung. Die Vielzahl der möglichen Auslöser eröffnet diverse präventive Interventionsmöglichkeiten, nicht nur auf der medikamentösen Ebene (Vermeidung von Interaktion, Überdosierung und Entzug). (Zur speziellen Psychopharmakotherapie des etablierten deliranten Syndroms ► Abschn. 12.2.5. Zur verlassenen Strategie der Alkoholzufuhr zur Delirprävention ► Abschn. 28.4.)

Präventiv sollen solche Strategien am besten greifen, die die Belastungen einer Hospitalisation (Bewegungs- und Schlafmangel, Dehydratation) abmildern und die Realitätskontrolle begünstigen (Deprivation, Mangel an geistiger Tätigkeit), d. h. die Orientierung fördern. Das längere Fehlen eines Tag-Nacht-Rhythmus, der diurnal zwischen aktiven Phasen im Hellen und Ruhephasen in der Dunkelheit wechselt, unterstützt hingegen eine Delirentwicklung. So gehen neben den medizinischen Aspekten auch bauliche und betriebliche Abläufe in die Überlegungen zur Prävention ein, im Sinne eines geeigneten konstanten überschaubaren Behandlungsmilieus für Akutpatienten. Eine mittlerweile historische Studie verglich die Behandlung von n=100 Intensivpatienten, verteilt zwischen fensterlosen und befensterten Stationsbereichen: Die Delir-Inzidenz betrug 18% in Räumen mit, 40% in Räumen ohne Fenster (Wilson 1972).

Maßnahmen zur Delir-Prävention

Nicht-Pharmakologische Interventionen
- Entfernung aller potenziellen Auslöser
- Angehörige einbeziehen, aufklären
- Erleichterung zur Orientierung und Bewältigung (Tageslicht, Hörgerät)
- Schaffung eindeutiger Umgebung, Kommunikation im Krankenhaus
- Zuwendung, Allianz mit Bezugspersonen
- Erhaltung alltäglicher Routinen
- Schutz bezüglich Eigen- und Fremdgefährdung
- Sicherheit herstellen bei expansivem Verhalten (Fixierung)

Medizinische Interventionen
- Volumenkontrolle (Hydratation)
- Ernährungskontrolle inkl. Thiamin, Mg, Elektrolytkontrollen
- Stoffwechselkontrolle: Niere, Leber, Ammoniak, Hormone, Vitamin B12, Folsäure

Pharmakologische Interventionen
- Beendigung potenziell deliriogener Medikationen
- Butyrophenon-Neuroleptika: Haloperidol
- Behandlung von Entzugssyndromen

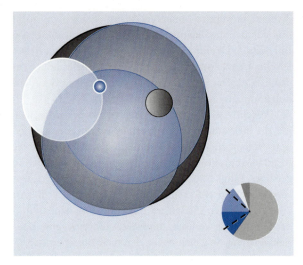

Abb. 1.12 Das meist gezeigte Tortendiagramm unten rechts zum relativen Anteil einzelner Demenzformen suggeriert separate diagnostische Kategorien, die jedoch der Natur demenzieller Erkrankungen im höheren Lebensalter nicht entsprechen. Hier überlagern sich die fast immer deutlich ausgeprägte Alzheimer-Amyloid- und Neurofibrillenpathologie mit Mikro- (80%) und Makroangiopathie (50%) sowie anderen neurodegenerativen, entzündlichen und traumatischen Hirnveränderungen. Die oben gewählte symbolische Form der Darstellung der zerebralen Multimorbidität im Venn-Diagramm ist angemessener als die Trennung in eine Serie einzelner Demenzformen. Gegenwärtig sind die exakten Bereiche der Überschneidung von Diagnosen, hier farblich angedeutet, noch in der Diskussion

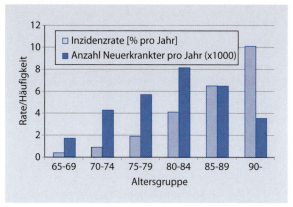

Abb. 1.13 Demenzinzidenz und Prävalenz. Gezeigt ist die Entwicklung von Erkrankungsraten über verschiedene Altersstufen. Die Rate der Demenz-Patienten, die aus der Bevölkerung jedes Jahr neu hinzukommen (new cases, jährl. Inzidenz, dunkel blaue Balken), nimmt in der 9. Dekade wieder ab. Insgesamt wächst aber der Gesamtbestand an Demenzkranken in der Bevölkerung über alle Altersgruppen (hell blaue Balken, Prävalenz). (Nach Bickel 2012, pers. Mitteilung)

1.3.3 Demenzsyndrom

Demenzen treten sowohl primär im Rahmen einer »eigenen« chronischen Demenz-Erkrankung, als auch sekundär im Anschluss an akute organische Psychosyndrome verschiedener Genese auf. Bei angeborener Minderbegabung spricht man nicht von einer Demenz – stets geht es um Verlust und Verfall vorab erworbener Fähigkeiten.

Auslöser und Epidemiologie

Die häufigsten Ursachen sind neurodegenerative und vaskuläre ZNS-Prozesse. Wegen vielfältiger Überschneidungen und Ko-Morbiditäten ist die Grenze zwischen beiden Ätiologien (»gemischte Demenz«) fließend (Abb. 1.12).

In der Pathophysiologie der Demenzen spielen – ähnlich wie beim Delir – jene zerebralen Funktionsstörungen eine Rolle, die die Großhirnhemisphären voneinander diskonnektieren. Insofern kommen Enzephalopathien jeglicher Art als Auslöser in Frage, z. B. toxisch-medikamentöser oder infektiöser Herkunft. Umschriebene einseitige Funktionsstörungen dagegen reichen zur Erklärung einer Demenz nicht aus.

Demenzerkrankungen sind in jedem Lebensalter möglich, sie nehmen aber mit dem Lebensalter stark zu (Verdopplung ca. alle 5 Jahre; Abb. 1.13). Demenzen stellen nicht den normalen Alterungsprozess dar. In jedem Lebensalter können reversible kognitive Störungen auftreten und z. B. durch metabolisch-toxische Ursachen oder Störungen der Liquorzirkulation (Hydrozephalus aresorptivus) begründet sein. Bei progressiven Erkrankungen sind präfinal Demenzsyndrome möglich (Tumore, CJD, myotone Dystrophie). Am häufigsten sind die neurodegenerativen Prozesse. Sie lassen sich pathologisch recht gut differenzieren (beta-Amyloid-, tau- oder α-Synukleinopathien), sind aber zu Lebzeiten besonders initial und in Spätstadien wegen sehr starker Überlappung der Symptome nicht sicher voneinander abzugrenzen. Es handelt sich um:
– M. Alzheimer, (AD)
– Fronto-temporale Lobärdegeneration, (FTLD)
– Lewy-Körperchen-Erkrankung (DLB) und
– die Demenzen bei Bewegungsstörungen wie M. Parkinson, M. Huntington, CBD, PSP, MSA.*

Sicher ist, dass der klinische Manifestationszeitpunkt erst viele Jahre nach dem Beginn der Ablagerungs- und Abbauprozesse eintritt. Diskutiert wird, dass ein gewisses Mindestmaß an Ablagerungen und Synapsen-/Zellverlusten ohne kognitive Einbußen in Abhängigkeit von der sogenannten »kognitiven Reserve« vertragen wird. Diese unscharf definierte Ressource zur Kompensation lässt sich am ehesten durch das erworbene Bildungsniveau bemessen.

---

* CBD, Corticobasale Degeneration PSP, Progressive supranukleäre Lähmung MSA, Multisystematrophie

> **Potenziell reversible kognitive Störungen**
> - **Nutritiv-toxische Störungen:** Alkohol, Vitaminmangel ($B_{12, 6, 1}$, Folsäure), Lösungsmittel, Radiatio
> - **Traumatische Syndrome und Liquorfluss-Störungen:** Subdural-Hämatom (SDH), Normaldruckhydrozephalus (NPH), Kontusionsfolgen
> - **Metabolische Enzephalopathien:** z. B. Niere, Leber, kardio-pulmonale, endokrine Insuffizienz
> - **Elektrolytstörungen:** Natrium, Calcium, Phosphor
> - **Medikamentenbedingte Störungen:** Sedativa, Analgetika, Antikonvulsiva
> - **Infektiös-entzündlich:** Lues, Tbc, CJD, HIV, Borreliose, M. Whipple
> - **Autoimmun-entzündlich:** Vaskulitiden und Kollagenosen, Multiple Sklerose, Hashimoto-Thyreoiditis, paraneoplastische Enzephalopathien

Klinische Befunde und Verlauf

Die Leitsymptome sind kognitive Störungen bei erhaltener Wachheit. Betroffen ist in den meisten Fällen (aber nicht zwingend) die Merkfähigkeit, definitionsgemäß begleitet von weiteren kognitiven Einschränkungen. Verschiedene Schweregrade lassen sich unterschieden – zur Diagnose eines Demenzsyndroms entscheidend ist eine Minderung der Alltagskompetenz über mindestens sechs Monate. Die psychopathologische Symptomatik kann von vielfältigen zentral-motorischen Ausfällen begleitet sein (pyramidale und extrapyramidale Syndrome). Krampfanfälle treten beispielsweise bei neurodegenerativer und vaskulärer Demenz gehäuft auf. Störungen des Geruchssinns sind typisch bei AD, DLB, Parkinsondemenz, aber nicht bei vaskulärer Demenz. Der Verlauf von Demenzerkrankungen ist fortschreitend und kann schließlich in den AM (▶ Abschn. 1.3.4) oder das VS führen. Quantitative Bewusstseinsstörungen gehören nicht zum Demenzsyndrom, treten aber bei deliranter Komplikation und als Hypersomniezustände bei der DLB auf (▶ Kap. 4).

Die Diagnostik des Demenzsyndroms erfolgt zweistufig:
- Syndromdiagnose (Liegt Demenzsyndrom vor?),
- ursächliche Aufklärung (Welche Demenzform?).

Syndromdiagnose Die Syndromdiagnose ergibt sich aus der Anamnese und der ärztlichen Untersuchung einschließlich kognitiver Leistungstests. Geprüft werden die Kriterien, die in der folgenden Übersicht aufgelistet sind (▶ Übersicht »Diagnosekriterien des Demenzsyndroms nach ICD-10«). Werden sie nicht erfüllt, kann z. B. das OPS »leichte kognitive Störung« vorliegen (ICD-10: F06.7, erhaltene Alltagsbewältigung trotz mindestens zwei kognitiver Leistungsstörungen). Hierbei handelt es sich oft (10–15%), aber keineswegs immer um ein prädemenzielles Vorläufersyndrom. Stets sind dann u. a. Enzephalopathien und depressive Syndrome abzugrenzen.

> **Diagnosekriterien des Demenzsyndroms nach ICD-10**
> Obligate Kriterien:
> 1. eine an die Symptomatik gebundene alltagsrelevante Einschränkung der Lebensführung,
> 2. eine Dauer über 6 Monate,
> 3. kognitive Störungen mindestens aus beiden folgenden Bereichen:
>   a. Störung des Gedächtnisses
>   - Störung von Aufnahme, Speichern und Wiedergabe neuer Inhalte
>   - Verlust von früher gelerntem und vertrautem Material
>   b. Beeinträchtigung des Denkvermögens mit Folgen wie:
>   - Reduzierte Urteils-/Einsichtsfähigkeit
>   - Ideenfluss vermindert, verlangsamt, haftend
>   - Beeinträchtigung der Informationsverarbeitung, abstraktes Denken gestört
>   - Orientierungsstörung
>
> Fakultativ vorhanden sind:
> - Störungen der emotionalen Kontrolle: Motivation, Sozialverhalten, Stimmung
> - weitere hirnlokale neuro-psychologische Defizite: Aphasie, Apraxie, visuell-räumliche konstruktive Störung
> - Persönlichkeits-/Wesensänderung/Verhaltensstörungen

Zur ätiologischen Diagnostik Werden zunächst Screening-Untersuchungen eingesetzt, dann ggf. Liquor-Analysen. Die neuroradiologische Bildgebung dient zunächst der Ausschlussdiagnostik und der Identifikation seltenerer behandelbarer Ursachen (SDH, NPH, Leukenzephalopathie). Erst in zweiter Linie werden bildgebende Verfahren zur Differenzierung der häufigeren Demenzursachen eingesetzt, wobei SPECT- und PET-Techniken zunehmendes Interesse finden.

Schweregradeinteilung Die Schwergradeinteilung orientiert sich an Gedächtnis und Alltagsbewältigung. Empfohlen wird die Erfassung mittels Skalen. Problematisch sind anfängliche Verleugnung von Defiziten und das Vermeidungsverhalten. Realisiert der Betroffene die Situation, treten oft Ängste und Depressionen auf. Spätere Stadien beinhalten schwere Verhaltensstörungen wie aggressive Ausbrüche und paranoide Denkinhalte. Vieles erklärt sich aus dem Unvermögen, vertraute Abläufe, Personen und die gewohnte Umgebung und schließlich sich selbst zu wiederzuerkennen.

> **Obligate Screening-Untersuchungen bei Demenz**
> - Neuropsychiatrische Anamnese und Befund
> - Psychometrische Testung
>   - Teil 1 betreffend Kognition: MMST (alternativ Demtect, TFDD, SKT)
>   - Teil 2 betreffend Schweregrad: GDS, CDR
> - Neuroradiologische Bildgebung: mindestens CCT
> - EEG und EKG
> - Umfangreiche Serum-Labor: Elektrolyte (inkl. Kalzium, Mg), Vitamin B_{12}, Folsäure, Kreatinin, Harnstoff-N, Blutbild mit Differenzierung, BSG, AST, ALT, γ-GT, AP, TSH

> **Demenzstadien nach ICD und orientierende typische Testergebnisse**
> Leicht (MMST 25-20, GDS 3-4)
> - Leichte, aber messbare Schwierigkeiten beim Lernen, gesteigerte Vergesslichkeit
> - Schwierigkeiten in der Organisation komplexerer Leistungen
> - Unabhängig in Lebensführung, Verkehrstauglichkeit kann erhalten sein
>
> Mittelgradig (MMST 19-10, GDS 5)
> - Schwere Defizite des Neugedächtnisses
> - Einfache, gewohnte Leistungen können noch erbracht werden
> - Nicht mehr imstande, unabhängig zu leben oder am Straßenverkehr teilzunehmen
>
> Schwer (MMST ≤ 9, GDS 6-7)
> - Aufgehobenes Neugedächtnis, fragmentiertes Altgedächtnis
> - Unfähigkeit zu einfachen Tätigkeiten

Prävention und Therapie

Kausale und effektive Präventionsmöglichkeiten oder Therapien stehen heute für viele Erkrankungen zur Verfügung, die unbehandelt zu einer Demenz führen würden (z. B. Phenylketonurie, Bluthochdruck, zerebrale Raumforderungen).

Eine neuere Metaanalyse (Barnes u. Yaffe 2011) konnte zeigen, dass in der westlichen Welt nicht etwa bei Hypertonus und erhöhten Blutfetten besonders viel Boden gut zu machen wäre; bei den hauptsächlichen und behandelbaren Risikofaktoren, die noch nicht hinreichend bewältigt sind, handelt es sich um Bewegungsmangel, Fettleibigkeit und Depression.

Bei der manifesten Demenz steht eine Vielzahl von unterstützenden, im weiten Sinne pflegerischen Verfahren zur Verfügung, die sicher in vielen Fällen mit gutem Erfolg angewandt werden. Aus methodischen Gründen ist wissenschaftliche Evidenz für deren Effektivität nur schwer zu gewinnen. Bekannt ist, dass bei Patienten mit einer zugrunde liegenden Alzheimer-Krankheit Cholinesterase-Hemmer und der Glutamatantagonist Memantin zu einer signifikanten symptomatischen Verbesserung führen, die einer Parallelverschiebung des Krankheitsverlaufs um 6–12 Monate entspricht. Kausale Therapieansätze sind in Entwicklung, scheinen jedoch bei manifester Demenz zu spät zu kommen, falls die Symptome in erster Linie durch neurodegenerative Hirnveränderungen bedingt sind.

1.3.4 Akinetisches Syndrom (akinetischer Mutismus)

Der akinetische Mutismus beruht in erster Linie auf einer maximalen Antriebsstörung, bei dem der Patient zwar wach, aber nicht-responsiv erscheint, ähnlich wie beim apallischen Syndrom (VS, ▶ Abschn. 1.2.3) oder Locked-In-Syndrom (▶ Abschn. 1.2.5). Im Vollbild ist eine Inkontinenz vorhanden, weil selbst zur Stuhl- und Harnkontrolle keine Kraftanstrengung aufgebracht wird. Kognitive Leistungen sind möglich, aber wegen der fest fehlenden motorischen Reaktion schwer prüfbar. Soweit aus späteren Schilderungen zu erfahren, sind Wahrnehmung und Gedächtnis beeinträchtigt, aber nicht erloschen. Hochgradig gestört sind Antrieb und Motivation, soziales Interesse und Urteilsfindung.

Pathophysiologie und Auslösung

Unabhängig von der Nosologie wird das Syndrom verursacht durch Läsionen im
- vorderen paramedianen Thalamus/Striatum,
- mittelliniennahen Frontalhirn,
- mesodienzephalen Übergang oder
- posterioren Dienzephalon (Schiff et al. 2002).

Im Vordergrund steht entweder eine mangelnde Aktivierung des Frontalhirns und assoziierter kortikaler Regionen selbst oder der gestörte Ausgang frontaler Signale in motorische Hirnareale, wobei ein dopaminerger Mangel dominieren soll.

Zu den vielfältigen Erkrankungen, die zum akinetischen Mutismus führen, zählen Hydrozephalus und arterielle oder venöse Zirkulationsstörungen, die zu beidseitigen frontalen Schädigungen führen. Auch Traumen, Blutungen und Vasospasmen nach SAB kommen in Frage.

Die typische Prädilektionsstelle betrifft das Territorium der Heubner'schen Arterie, sie wird bevorzugt von Vasospasmen nach Blutungen aus Aneurysmen der A. cerebri anterior involviert (Toyoda 2012). Einzelbeschreibungen bei PML (Naito et al. 2012), Hypoxisch induzierter Enzephalopathie (Rozen 2012) und Wernicke Enzephalopathie (Mann u. Degos 1998) liegen vor. Der AM ist eine der vier wesentlichen Störungen der Prionenzephalopathie CJD (Otto et al. 1998; ▶ Kap. 21). Im Endstadium neurodegenerativer Demenzsyndrome (z. B Alzheimer) ist der Akinetischer Mutismus ebenso möglich wie als Medikamentenreaktion, z. B. auf Tacrolimus oder Calcineurin-Inhibitoren (Toledo Perdomo et al. 2012) sowie auf Baclofen und Phenytoin.

Klinisches Bild

Die Patienten sind wach, liegen teilnahmslos, apathisch mit offenen Augen im Bett. Sie zeigen keine oder fast keine Spontanbewegungen und leisten oft auch keine überzeugende Abwehr von Schmerzreizen, stehen nicht auf, drehen sich nicht um.

Dieser Zustand körperlicher Regungslosigkeit (Akinese) – sowie scheinbar auch geistiger (Affektarmut) – und Sprachlosigkeit (Mutismus) wird akinetischer Mutismus genannt. Das Syndrom beschrieb erstmals Cairns 1941 bei einer 14-jährigen Patientin mit einer komprimierenden Zyste im Bereich des III. Ventrikels. Wichtig ist, dass die Augen überwiegend geöffnet sind, Schlaf-Wach-Zyklen auftreten und insgesamt das Syndrom fluktuierend auftreten kann. Die Reaktionsbereitschaft schwankt zudem auch im Hinblick auf die Reizintensität, und somit können Abgrenzungen zum MCS schwierig sein. Optische Schutzreflexe und optokinetische Nystagmen lassen sich zumindest phasenweise auslösen.

Differenzialdiagnose

Differenzialdiagnostisch sind ein depressiver oder dissoziativer Stupor zu bedenken (▶ Abschn. 4.2.1). Eine vergleichbar schwere Antriebsstörung (Abulie) kann durch andere Enzephalopathien oder Medikamente (insbesondere Dopaminantagonisten) ausgelöst werden. Abzugrenzen sind Locked-In-Syndrom, »Wachkoma« und minimal reaktiver Zustand (▶ Abschn. 1.2.3 bzw. 1.2.5).

Therapie und Verlauf

Die Restitution ist möglich, aber unwahrscheinlicher bei destruktiven und großen Läsionen vaskulärer oder traumatischer Genese und den progressiven Enzephalopathien.

Zu speziellen pharmakologischen Therapiemöglichkeiten liegen wenige günstige Erfahrungen mit dopaminergen Substanzen (Müller u. von Cramon 1994) und mit Olanzapin (Spiegel et al. 2008) vor sowie positive Einzelfallberichte über Atomoxetin und Mefloquin (PML bei HIV-Enzephalopathie, Naito et al. 2012). Im Einzelfall war Magnesium wirksam (Rozen 2012).

Literatur

Bauer G, Gerstenbrand F, Rumpl E (1979) Varieties of the locked-in syndrome. J Neurol 221(2): 77–91

Bauer G, Gerstenbrand F, Hengl W (1980) Involuntary motor phenomena in the locked-in syndrome. J Neurol 223(3): 191–8

Bekinschtein T, Cologan V, Dahmen B, Golombek D (2009a). You are only coming through in waves: wakefulness variability and assessment in patients with impaired consciousness. Prog Brain Res 177: 171–89

Bekinschtein TA, Shalom DE, Forcato C, Herrera M, Coleman MR, Manes FF, Sigman M (2009b) Classical conditioning in the vegetative and minimally conscious state. Nat Neurosci 12(10): 1343–9

Bonhoeffer KL (1917) Die exogenen Reaktionstypen. Archiv für Psychiatrie und Nervenkrankheiten 58: 50–70

Bruno MA, Bernheim JL, Ledoux D, Pellas F, Demertzi A, Laureys S (2011) A survey on self-assessed well-being in a cohort of chronic locked-in syndrome patients: happy majority, miserable minority. BMJ 1(1): e000039

Bruno MA, Ledoux D, Vanhaudenhuyse A, Gosseries O, Thibaut A, Laureys S (2012) Prognosis of Patients with Altered State of Consciousness . In: C Schnakers, S Laureys (Eds) Coma and Disorders of Consciousness, pp 11–23. Springer, London

DIMDI (2012) www.dimdi.de/dynamic/de/klassi/downloadcenter/icd-10-gm/version2012/systematik/

Doble JE, Haig AJ, Anderson C, Katz R (2003) Impairment, activity, participation, life satisfaction, and survival in persons with locked-in syndrome for over a decade: follow-up on a previously reported cohort. J Head Trauma Rehabil 18(5): 435–44

Fong TG, Jones RN, Marcantonio ER, Tommet D, Gross AL, Habtemariam D et al. (2012) Adverse outcomes after hospitalization and delirium in persons with Alzheimer disease. Ann Intern Med 156(12): 848–56

Gerstenbrand F (1977) The Apallic Syndrome. Springer, Berlin Heidelberg New York

Gerstenbrand F (1967) Das traumatische apallische Syndrom: Klinik, Morphologie, Pathophysiologie und Behandlung Springer, Berlin Heidelberg New York

Gerstenbrand F, Rumpl E (1983) Das prolongierte Mittelhirnsyndrom traumatischer Genese. In: Neumärker KJ (Hrsg) Hirnstammläsionen, S 236–48. Enke-Verlag, Stuttgart

Giacino JT (2004). The vegetative and minimally conscious states: consensus-based criteria for establishing diagnosis and prognosis. NeuroRehabilitation 19(4): 293–8

Giacino JT, Ashwal S, Childs N et al. (2002) The minimally conscious state: definition and diagnostic criteria. Neurology 58: 349–53

Girard TD, Ware LB, Bernard GR, Pandharipande PP, Thompson JL, Shintani AK et al. (2012) Associations of markers of inflammation and coagulation with delirium during critical illness. Intensive Care Med 38(12): 1965–73

Gosseries O, Bruno MA, Chatelle C, Vanhaudenhuyse A, Schnakers C, Soddu A, Laureys S (2011) Disorders of consciousness: what's in a name? NeuroRehabilitation 28(1): 3–14

Haig AJ, Katz RT, Sahgal V (1987) Mortality and complications of the locked-in syndrome. Arch Phys Med Rehabil 68(1): 24–7

Internationale statistische Klassifikation der Krankheiten und verwandter Gesundheitsprobleme, 10. Revision - German

Modification (ICD-10-GM), herausgegeben vom Deutschen Institut für Medizinische Dokumentation und Information, DIMDI, in 50676 Köln

Jellinger KA (2009) Funktionelle Pathophysiologie des Bewusstseins. Neuropsychiatrie 23, 115–33

Jennett B, Plum F (1972) Persistent vegetative state after brain damage. A syndrome in search of a name. Lancet 1: 734–7. URL: PM:4111204

Kretschmer E (1940) Das Apallische Syndrom. Z Neurol Psychiat 169: 576–9

Landsness E, Bruno MA, Noirhomme Q, Riedner B, Gosseries O, Schnakers C, Massimini M, Laureys S, Tononi G, Boly M (2011) Electrophysiological correlates of behavioural changes in vigilance in vegetative state and minimally conscious state. Brain 134(Pt 8): 2222–32

Laureys S, Boly M (2007) What is it like to be vegetative or minimally conscious? Curr Opin Neurol 20(6): 609–13

Laureys S, Owen AM, Schiff ND (2004) Brain function in coma, vegetative state, and related disorders. Lancet Neurology 3: 537–46

Laureys S et al. (2010) Unresponsive wakefulness syndrome: a new name for the vegetative state or apallic syndrome. BMC Medicine 8: 68 (http://www.biomedcentral.com/1741-7015/8/68)

Meagher DJ, Hanlon DO, Mahony EO, Casey PR, Trzepacz PT (2000) Relationship between symptoms and motoric subtype of delirium. J Neuropsychiatry Clin Neurosci 12: 51–6

Monti MM, Vanhaudenhuyse A, Coleman MR, Boly M, Pickard JD, Tshibanda L et al. (2010) Willful modulation of brain activity in disorders of consciousness. N Engl J Med 362(7): 579–89

Moruzzi G, Magoun HW (1949) Brain stem reticular formation and activation of the EEG. Electroencephalogr Clin Neurophysiol. 1949 Nov;1(4):455–73

The Multi-Society Task Force on PVS (1994a) Medical aspects of the persistent vegetative state (1). The Multi-Society Task Force on PVS. N Engl J Med 330 (21): 1499–1508. URL: PM:7818633

Multi-Society Task Force on PVS (1994b) Medical aspects of the persistent vegetative state (2). The Multi-Society Task Force on PVS. N Engl J Med 330 (22): 1572–9. URL: PM:8177248

Owen AM, Coleman MR, Boly M, Davis MH, Laureys S, Pickard JD (2006) Detecting awareness in the vegetative state. Science 313(5792): 1402

Plum F, Posner JB (1966) The diagnosis of stupor and coma. Philadelphia: FA Davis

Posner JB, Saper CB, Schiff ND, Plum F (2007) Plum and Posner's Diagnosis of Stupor and Coma, 4th ed. Oxford University Press, New York

Saczynski JS, Marcantonio ER, Quach L, Fong TG, Gross A, Inouye SK, Jones RN (2012) Cognitive trajectories after postoperative delirium. N Engl J Med 367(1): 30–9

Schnakers C, Majerus S (2012) Behavioral Assessment and Diagnosis of Disorders of Consciousness. In: Schnakers C, Laureys S (Eds) Coma and Disorders of Consciousness, pp 1–10. Springer, London

Searle JR (2000) Consciousness. Ann Rev Neurosci 23: 557–78

Smith E, Delargy M (2005) Locked-in syndrome. BMJ 330(7488): 406–9

Steiner LA (2011) Postoperative delirium. Part 1: Pathophysiology and risk factors. Eur J Anaesthesiol 28: 628–36

Teasdale G, Jennett B (1974) Assessment of coma and impaired consciousness. A practical scale. Lancet 2(7872): 81–4

Wieck HH (1956) Zur Klinik der sogenannten symptomatischen Psychosen. Dtsch Med Wochenschr 81: 1345–9

Wijdicks EF, Bamlet WR, Maramattom BV, Manno EM, McClelland RL (2005) Validation of a new coma scale: The FOUR score. Ann Neurol 58(4): 585–93

Wilson LM (1972) Intensive care delirium. The effect of outside deprivation in a windowless unit. Arch Intern Med 130(2): 225–6

Witlox J, Eurelings LS, de Jonghe JF, Kalisvaart KJ, Eikelenboom P, van Gool WA (2010) Delirium in elderly patients and the risk of postdischarge mortality, institutionalization, and dementia: a meta-analysis. JAMA 304(4): 443–51

Zeman A (2001) Consciousness. Brain 124: 1263–89

Zschocke S, Hansen HC (2012) Entstehungsmechanismen des EEG. In: Zschocke S, Hansen HC. Klinische Elektroenzephalographie, 3. Aufl. Springer, Berlin Heidelberg New York

Literatur zu AM

Mann MW, Degos JD (1988) Akinetic mutism in Wernicke-Korsakoff disease: a case report. J Neurol Neurosurg Psychiatry 51(4): 588–90

Müller U, von Cramon DY (1994) The therapeutic potential of bromocriptine in neuropsychological rehabilitation of patients with acquired brain damage. Prog Neuropsychopharmacol Biol Psychiatry 18(7): 1103–20

Naito K, Ueno H, Sekine M, Kanemitsu M, Ohshita T, Nakamura T, Yamawaki T, Matsumoto M (2012) Akinetic mutism caused by HIV-associated progressive multifocal leukoencephalopathy was successfully treated with mefloquine: a serial multimodal MRI Study. Int Med 51(2): 205–9

Otto A, Zerr I, Lantsch M, Weidehaas K, Riedemann C, Poser S (1998) Akinetic mutism as a classification criterion for the diagnosis of Creutzfeldt-Jakob disease. J Neurol Neurosurg Psychiatry 64(4): 524–8

Rozen TD (2012) Rapid resolution of akinetic mutism in delayed posthypoxic leukoencephalopathy with intravenous magnesium sulfate. NeuroRehabilitation 30(4): 329–32

Shetty AC, Morris J, O'Mahony P (2009) Akinetic mutism – not coma. Age Ageing 38(3): 350–1

Schiff ND, Ribary U, Moreno DR, Beattie B, Kronberg E, Blasberg R et al. (2002) Residual cerebral activity and behavioural fragments can remain in the persistently vegetative brain. Brain 125(Pt 6): 1210–34

Spiegel DR, Casella DP, Callender DM, Dhadwal N (2008) Treatment of akinetic mutism with intramuscular olanzapine: a case series. J Neuropsychiatry Clin Neurosci 20(1): 93–5

Toledo Perdomo K, Navarro Cabello MD, Pérez Sáez MJ, Ramos Pérez MJ, Agüera Morales ML, Aljama García P (2012) Reversible acute encephalopathy with mutism, induced by calcineurin inhibitors after renal transplantation. J Nephrol. doi: 10.5301/jn.5000080

Toyoda K (2012) Anterior cerebral artery and Heubner's artery territory infarction. Front Neurol Neurosci 30: 120–2

Literatur zum Delir

Clegg A, Young JB (2011) Which medications to avoid in people at risk of delirium: a systematic review. Age and Ageing 40: 23–9

Cunningham C, Campion S, Lunnon K, Murray CL, Woods JF, Deacon RM, Rawlins JN, Perry VH (2009) Systemic inflammation induces acute behavioral and cognitive changes and accelerates neurodegenerative disease. Biol Psychiatry 65(4): 304–12

Ely EW, Shintani A, Truman B, Speroff T, Gordon SM, Harrell FE Jr, Inouye SK, Bernard GR, Dittus RS (2004) Delirium as a predictor of mortality in mechanically ventilated patients in the intensive care unit. JAMA 291(14): 1753–62

Ely EW, Girard TD, Shintani AK, Jackson JC, Gordon SM, Thomason JW, Pun BT, Canonico AE, Light RW, Pandharipande P, Laskowitz DT (2007) Apolipoprotein E4 polymorphism as a genetic predisposition to delirium in critically ill patients. Crit Care Med 35(1): 112–7

Literatur

Kalisvaart KJ, Vreeswijk R, de Jonghe JFM, van der Ploeg T, van Gool WA, Eikelenboom P (2006) Risk factors and prediction of postoperativedelirium in elderly hip-surgery patients: implementation and validation of a medical risk factor model. J Am Geriatr Soc 54: 817–22

Maclullich AM, Ferguson KJ, Miller T, de Rooij SE, Cunningham C (2008) Unravelling the pathophysiology of delirium: a focus on the role of aberrant stress responses. J Psychosom Res 65(3): 229–38

Shehabi Y, Riker RR, Bokesch PM, Wisemandle W, Shintani A, Ely EW (2010) Delirium duration and mortality in lightly sedated, mechanically ventilated intensive care patients. Crit Care Med 38(12): 2311–8

Weiner MF (2012) Impact of Delirium on the Course of Alzheimer Disease. Arch Neurol 17: 1–2

Young J, Inouye SK (2007) Delirium in older people. BMJ 334(7598): 842–6

Literatur zur Demenz

Barnes DE, Yaffe K (2011) The projected effect of risk factor reduction on Alzheimer's disease prevalence. Lancet Neurol 10(9): 819–28

Pathophysiologie von Bewusstseinsstörungen

H.-C. Hansen

2.1 Grundlagen – 34
2.1.1 Örtliche Verteilung von Funktionsstörungen und Läsionen – 34
2.1.2 Anatomische und neurohumorale Grundlagen von Bewusstseinsstörungen – 34
2.1.3 Läsionsmuster bei quantitativer Bewusstseinsstörung – 35
2.1.4 Läsionsmuster bei qualitativer Bewusstseinsstörung – 36

2.2 Allgemeine Hirnschädigung – 36
2.2.1 Formen des Hirnödems – 37
2.2.2 Folgen von Raumforderung und Hirnschwellung – 37
2.2.3 Herniationstypen und intrakranieller Druck – 38

2.3 Strategisch platzierte Läsionen – 39
2.3.1 Pontomesenzephal – 39
2.3.2 Mesodienzephal – 39
2.3.3 Thalamisch – 40

Literatur – 40

2.1 Grundlagen

Bewusstseinsstörungen werden von zerebralen Funktionsstörungen sehr unterschiedlicher Art und Ausdehnung hervorgerufen. Ihr gemeinsamer Nenner ist die Störung der Neurotransmission in den entscheidenden ZNS-Bereichen. Die neuroradiologisch nachweisbare Läsion kann als Ursache fehlen. Daher gewinnen klinische Befunde und andere technische Verfahren hier an Bedeutung. Andererseits liefert das MRT vielfach unerwartete Zusatzbefunde, z. B. im Balken oder im Marklager, die sich wiederum der klinischen Untersuchung entziehen und ein wichtiger subklinischer Hinweis auf eine systemische Noxe sein können (enzephalopathische Befundmuster in ▶ Kap. 9).

2.1.1 Örtliche Verteilung von Funktionsstörungen und Läsionen

Das Spektrum reicht von diffus weit im Gehirn verteilten Funktionsstörungen bis zu kleinsten, in den Bewusstsein aufrechterhaltenden Strukturen des ARAS (▶ Abschn. 1.2.1) platzierten Läsionen. So genügt im oberen Hirnstamm eine Pathologie unterhalb 10 mm Durchmesser, um ein Koma zu erzeugen. Besonders diese Situation kann sich dem akuten Nachweis im Routine-CCT entziehen. Für solche kleine Läsionen mit klinisch großer Auswirkung wurde der Begriff der »strategischen Lokalisation« geprägt (▶ Abschn. 2.2). Am anderen Ende des Spektrums befinden sich die allgemeinen oder globalen Hirnschädigungen wie das diffus-axonale Hirntrauma (▶ Kap. 3) oder die Purpura cerebri (▶ Kap. 20). Diese entziehen sich wegen mikroskopisch kleiner neuronaler Schädigungen noch häufiger dem CCT-Nachweis. Die Thiaminmangel-Enzephalopathie vereint beide genannten Eigenschaften mit strategisch platzierten, winzigen multiplen Läsionen (▶ Abschn. 19.6.1). Das im Alltag häufigste Beispiel ist die hypoxische Enzephalopathie mit weit verteilten, aber ebenfalls selektiven diffusen neuronalen Nekrosen in Kortex, Basalganglien und Zerebellum.

Zu Bewusstseinsstörungen kommt es aber auch, wenn sich größere umschriebene (»fokale«) ZNS-Primärpathologien ausdehnen, auf kritische Funktionssysteme übergreifen und diese dann **sekundär** schädigen. Die Bewusstseinsstörung ist dann (meist) nicht erstes klinisches Zeichen der Erkrankung.

Beispiele sind:
- Ein Großhirnprozess schädigt den oberen Hirnstamm.
- Ein Hirnstammprozess expandiert nach rostral und schädigt auch das Dienzephalon.
- Ein Prozess bedingt einen Liquoraufstau durch Verschluss der Abflusswege (Aquäduktstenose) und führt zu einer beidseitigen Großhirnschädigung.

2.1.2 Anatomische und neurohumorale Grundlagen von Bewusstseinsstörungen

Zur Erhaltung eines Wachbewusstsein sind funktionell intakte Strukturen innerhalb des ARAS (aufsteigendes retikulär aktivierendes System, ▶ Abschn. 1.2.1) und seiner angrenzenden Strukturen erforderlich. Maßgeblich sind Läsionen der tegmentalen Strukturen des Mittelhirns und der Brücke (Locus coeruleus, Raphekerne, Nucleus pontis oralis). Auch bilaterale dienzephale, thalamische und ausgedehntere kortikale Schädigungen kommen in Frage.

Die unterschiedlichen Störungen der Neurotransmission treten sowohl bei Schädigungen struktureller Art als auch bei Störungen des Funktionsstoffwechsels auf. Typisch ist der Überschuss in noradrenergen und der Mangel in cholinergen Systemen (◘ Abb. 2.1). Man geht davon aus, dass unter den Transmittern das Acetylcholin zwar die größte Rolle spielt, seine Wirkung aber stark vom Wirkort abhängt (»prokomatöse« Effekte im pontinen Tegmentum).

Cholinerger Mangel Dem cholinergen Mangel soll die größte Bedeutung zukommen. Durch ihn kommt es zur Verminderung der physiologischerweise breit angelegten Aktivierung kortikaler Neurone. Anticholinerge Substanzen sind eng mit der Delir-Auslösung verknüpft. Teilweise sollen die deliriogenen Effekte von Opioiden auf Störungen der Rezeptorbindung in diesem System beruhen. Ferner steht das Acetylcholin in engem wechselseitigen Bezug zu neuro-inflammatorischen ZNS-Abläufen an der ortsständigen Mikroglia: Zum einen stören inflammatorische ZNS-Reaktionen die Acetylcholinsynthese, zum anderen vermag das fehlende Acetylcholin nicht die Aktivität der Mikroglia zu bremsen. In der Folge induziert – nach heutigem Stand der Dinge – die überaktive Mikroglia mittels proinflammatorischer Zytokine die weitere Schädigung der neuronalen Elemente (van Gool et al. 2010) sowie Apoptose-Prozesse, rekrutiert weitere mikrogliale Zellen und reduziert schließlich die synaptische Plastizität auch durch Aufwärtsregulation inhibitorischer GABA-A-Rezeptoren (Hughes et al. 2012). All dies erklärt die bekannten nachteiligen Aspekte (Deliriogenität) von therapeutisch verabreichten GABA-ergen Substanzen wie Benzodiazepine.

Überschuss an Dopamin Ein Überschuss an Dopamin wird besonders bei deliranten Psychosyndromen ange-

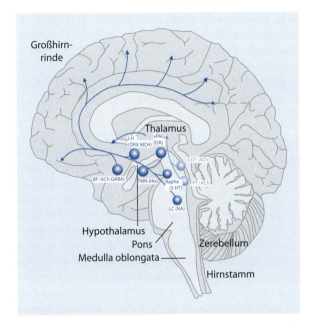

Abb. 2.1 Anatomie und Biochemie des aszendierenden Arousalsystems (LC = Locus coeruleus; NA = Noradrenalin; DA = Dopamin; 5-HT = Serotonin; LH = lateraler Hypothalamus; BF = basales Vorderhirn; vPAG = ventrales periaquäductales Grau; His = Histamin; TMN = Tuberomammillarkern; ORX = Orexin; MCH = melaninkonzentrierendes Hormon; ACh = Acetylcholin; GABA = γ-Aminobuttersäure; LDT = laterodorsale Tegmentumkerne; PPT = Nucleus pedunculopontinus). (Aus: Jellinger 2009).

troffen, umgekehrt ein psychotisches Erleben mit Dopamin-Antagonisten gebessert. Bei Patienten mit VS und MCS (▶ Abschn. 1.2.3) werden dopaminerge Agonisten wie Bromocriptin und Reuptake-Hemmer wie Amantadin und Methylphenidat eingesetzt.

Übermaß an Noradrenalin Ein Übermaß an Noradrenalin wird u. a. mit hyperaktiv deliranten Zuständen in Verbindung gebracht, wobei sich Dopamin und Acetylcholin wechselseitig beeinflussen.

Serotonerges System Alterationen des serotonergen Systems sind bei Bewusstseinsstörungen noch nicht ausreichend erforscht. Ein Überschuss wurde bei Lern- und Gedächtnisstörungen gefunden, steht aber in engem Bezug zum cholinergen Mangel. Serotonin-Präkursoren und die SSRI Bupropion und Fluoxetin stehen als deliriogen im Verdacht, aber bewirkten im Tiermodell auch gegenteilige Effekte.

Glutamatsystem und GABA-erge Neurone Minderaktivitäten im Glutamatsystem und die Überaktivität Gaba-erger Neurone stehen in wechselseitiger Beziehung.

2.1.3 Läsionsmuster bei quantitativer Bewusstseinsstörung

Für quantitative Bewusstseinsstörungen sind **grundsätzlich bilaterale Funktionsstörungen** im ARAS des Hirnstamms oder darüber (in Thalamus, Zwischenhirn und Großhirn) verantwortlich. Weil dienzephale und mesenzephale Läsionen nahe an der Mittellinie liegen, wird bei primär einseitigen Läsionen (z. B. ICB) rasch funktionell auch die Gegenseite einbezogen, z. B. durch Schwellungsphänomene. Einseitige kortikale und thalamische Läsionen hingegen, die keine Verlagerung der ARAS-Elemente in den zerebralen Mittellinienstrukturen bewirken, begründen keine Störung des Bewusstseins und allenfalls ein hirnlokales Psychosyndrom (▶ Abschn. 1.3.1). Zu keiner Störung des Bewusstseins führen rhombenzephale Läsionen (Medulla oblongata) und ventrale Läsionen des Hirnstamms (sog. Locked-In-Syndrom).

Die örtliche Begrenzung von Funktionsstörungen auf einzelne Läsionsorte ist natürlich wegen der weit verzweigten zerebralen Verbindungen stark vereinfachend und problematisch, denn keine Hirnregion arbeitet isoliert für sich. Fehlfunktionen der einen ZNS-Region haben stets Auswirkungen auf andere ZNS-Abschnitte. Es resultieren retro- und anterograde Effekte, die teils morphologischer, teils neurohumoraler Art (Neurotransmitter) sind. Beispiele sind die transsynaptische Degeneration und die Diaschisis und vermutlich auch die »spreading depression«. Dennoch taugt das ARAS-Modell zur Erklärung der Beobachtungen, dass Funktionsstörungen und Läsionen bestimmter Hirnareale besonders häufig mit quantitativen Bewusstseinsstörungen einhergehen, andere dagegen nicht. Besonders kritisch sind bilaterale Läsionen im paramedianen Thalamus und im Tegmentum (Haube) von Pons und/oder Mesenzephalon.

Hintergrundinformation
Genauso wie experimentelle Transsektionen auf Mittelhirnniveau und im mesodienzephalen Übergang bei Versuchstieren ein Koma erzeugten (F. Bremer im Jahr 1935) tritt auch beim Menschen durch thalamomesenzephale Läsionen eine quantitative Bewusstseinsstörung auf.[1] Voraussetzung ist, dass die Läsion bilaterale Funktionsstörungen verursacht – streng einseitige Läsionen reichen in der Regel nicht aus (Parvizi u. Damasio 2003). In der Praxis kann das initiale Ödem einer akuten Läsion (Blutungen, Infarkte, Traumata usw.) eine Größenzunahme des Prozesses verursachen und zum Koma führen. Nach Abzug des Ödems bildet sich das Koma dann wieder zurück. Insofern darf dieser frühe klinische Befund nicht zu einer falsch-negativen Prognose verleiten. Die am weitesten kaudal lokalisierte Läsion, die eine Bewusstseinsstörung erzeugt, ist die über die Mittellinie reichende beidseitige Läsion der Brückenhaube (Tegmentum pontis) auf Höhe der trigeminalen Efferenzen (zit. n. Young et al. 1998). Kernspintomographische Untersuchungen (Parvizi u. Damasio 2003) machen für eine Bewusstseinsstörung folgende neuroanatomische

---

[1] Frédéric Bremer (1892–1982) war ein belgischer Pionier der Neurophysiologie des Hirnstamms und des Schlafs.

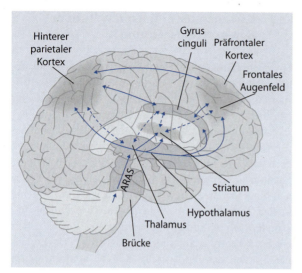

Abb. 2.2 Qualitative Bewusstseinsstörungen setzen ZNS-Funktionsstörungen an mehr als einem Ort voraus. Dies ist der Fall, wenn sich funktionelle Diskonnektionen beispielsweise zwischen frontalen und parietalen Bereichen einer Hemisphäre oder zwischen Hirnarealen beider Seiten ergeben. (Aus: Jellinger 2009)

Bezüge im tegmentalen rostralen Pons und im pontomesenzephalen Übergang wahrscheinlich: die Nuclei tegmentalis laterodorsalis, pontis oralis und parabrachialis sowie den Locus coeruleus und den rostralen Raphekernkomplex, einschließlich ihrer Verbindungen.

> Als Ursache von quantitativen Bewusstseinsstörungen kommen alle akuten Einwirkungen in Frage, die bilateral am ARAS oder seiner Verbindungen in den Kortex die Impulsleitung oder die synaptische Funktion beeinträchtigen. Dabei ist es gleichgültig, ob sie nur den Funktionsstoffwechsel stören oder schon strukturelle Schäden setzen.

2.1.4 Läsionsmuster bei qualitativer Bewusstseinsstörung

Bezüglich einer Störung der Bewusstseinsinhalte (**qualitative Bewusstseinsstörung**) lassen sich keine vergleichbar genauen Läsionsmuster angeben. Sie treten vor allem bei **bilateralen zerebralen Funktionsstörungen und Läsionen außerhalb des ARAS** auf, die die topisch unschärfer lokalisierten »allgemeinen zerebralen Funktionen« wie Antrieb, Aufmerksamkeit oder Tempo der Gedankenabläufe beeinträchtigen. Das ist z. B. häufig der Fall, wenn akut die Verbindungen zwischen parieto-okzipitalen und frontalen Regionen ausfallen (Abb. 2.2). Unterschiedliche Funktionsstörungen können jede Spielart der deliranten Psychosyndrome erzeugen (von antriebsarm bis erregt), ohne dass man diese im Einzelfall bislang genauer voraussagen könnte. Genauere Abgrenzungen sind vermutlich deswegen unmöglich, weil psychische Teilfunktionen von weit verzweigten Netzwerken aufrechterhalten werden, über deren Kompensationsfähigkeit wenig bekannt ist. Ein struktureller Schaden ist nicht erforderlich, es reicht eine medikamentös-toxische Funktionsstörung der Neurone.

Aus klinischer Erfahrung kann jedoch gesagt werden, dass delirante Psychosyndrome bei zerebralen Läsionen oberhalb der Hirnstammebene gehäuft auftreten, wenn
- sie beidseitig lokalisiert sind,
- fronto-parietale Diskonnektionen bewirken,
- im Rahmen einseitiger Läsionen besonders visuelle und akustische Wahrnehmungsfunktionen hochgradig gestört sind oder erlöschen,
- gravierende zerebrale Vorschädigungen (medikamentöser Einflüsse, neurodegenerativer Art) vorliegen.

Typische Beispiele sind im klinischen Alltag ein akutes posteriores Hirnödem beim PRES oder der große beidseitige Posteriorinfarkt (▶ Kap. 20) mit den begleitenden hochgradigen visuellen Ausfällen. Neben anders lokalisierten akuten beidseitigen Hirnläsionen können auch einseitige akute zerebrale Schädigungen dies bewirken, wenn zusätzliche vorbestehende Einschränkungen vorliegen, etwa durch kognitive Störungen, schlechtes Hörvermögen oder Schmerzzustände. Möglicherweise reduzieren all diese Wahrnehmungsdefizite bzw. Belastungen die Verfügbarkeit psychischer Ressourcen und zerebraler Kompensationsvorgänge derart, dass krankheitsbedingt bereits kritisch geminderte Aufmerksamkeitsprozesse nicht mehr ausreichend aufrechterhalten werden, um eine Realitätskontrolle und Orientierung zu gewährleisten.

2.2 Allgemeine Hirnschädigung

Als Ursachen für eine akute multifokale Schädigung mit diffus verteilter ZNS-Pathologie kommen folgende Enzephalopathien in Betracht:
- mikrozirkulatorische Hypoxien und Ischämien (Mikrothromben durch Gerinnungsaktivierung in Sepsis/Trauma, nach Herz-/Kreislaufstillstand),
- traumatische Verletzungen (Hirnödem nach axonalen Zerreißungen),
- diffuse Blutungen (Purpura cerebri bei Thrombopenie, z. B. im Multiorganversagen),
- Entzündungen und maligner arterieller Hypertonus (Hirnödem, Öffnung der Blut-Hirn-Schranke),
- metabolisch-toxische Störungen mit exogenen Substanzen und akkumulierten Stoffwechselprodukten, auch nach Status epilepticus.

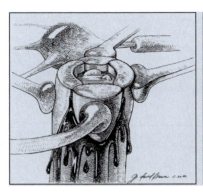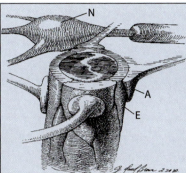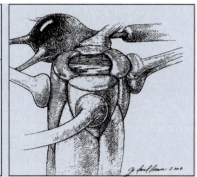

Abb. 2.3 Prototypen des Hirnödems: Die mittlere Abbildung zeigt die intakten und nicht geschwollenen Elemente der Bluthirnschranke (BBB) mit Endothelzellen (E), umgebenden Gliazellen und Neuronen (N). Beim vasogenen Hirnödem (links) tritt Plasma in den interzellulären Raum aus, durch Leckagen der BBB (z. B. Inflammation, Tumor). Beim zytotoxischen Ödem (rechts) findet sich eine Zellschwellung infolge von Funktionsstörungen der Membranpumpen (Bsp.: hypoosmolare Störung, Energiemangel bei Hypoxie). A: Astrozyten-Endfüßchen. Aus: Leech u. Shuman 1982

Unter den metabolischen Störungen gilt die globale zerebrale Hypoxie nach Kreislaufstillstand als typisches Beispiel einer globalen Schädigung, obwohl selektiv erhöhte Vulnerabilitäten bestimmter Hirnareale existieren (▶ Kap. 14). Bei ausreichender Tiefe und Dauer der Hypoxie ist letztlich eine schwere globale Schädigung unausweichlich. Der Zeitraum der tolerablen Unterbrechung der zerebralen Perfusion wird wenig variabel um 5 Minuten beziffert. Eine Asystoliedauer über 10–15 Minuten beim Menschen in Normothermie induziert weit ausgedehnte neuronale Nekrosen.

2.2.1 Formen des Hirnödems

Alle oben genannten Schädigungen können eine Hirnschwellung auslösen. Unterschieden werden sie nach dem Zustand der Blutgefäße (Blut-Hirn-Schranke/Vasomotoren) und der Zellmembranen von Neuronen und Gliazellen (◘ Abb. 2.3).

Vasogenes Hirnödem Man spricht von einem vasogenen Hirnödem, wenn sich die Blut-Hirn-Schranke öffnet und Plasma in den Interzellularraum zwischen den Neuronen und Gliazellen übertritt. Dies tritt bei Entzündungen und Tumoren durch eine Beeinträchtigung der endothelialen tight-junctions auf und reagiert mehr oder weniger auf Kortikosteroide.

Zytotoxisches Hirnödem Von einem zytotoxischen Hirnödem ist auszugehen, wenn die Ionenpumpen durch Zustände eines relativen oder absoluten Energiemangels versagen. Dies führt zur Anschwellung der Gliazellen und der Neuronen, aber nicht zu einem Austritt von Flüssigkeit zwischen die Zellen. Kortikosteroide beeinflussen diesen Prozess nicht. Typische Beispiele sind die ischämische und die kontusionelle Hirnschädigung sowie das Ödem im Bereich einer Hirnblutung.

Vaskuläre Hirnschwellung Beide Formen werden unterschieden von der vaskulären Hirnschwellung, die durch Vasoparalyse, Kongestion und Anstieg des intrakraniellen Blutvolumens gekennzeichnet ist. Ursachen hierfür können ein Trauma oder venöse Zirkulationsstörungen sein, Kortikosteroide wirken nicht abschwellend.

Liquoraufstau Eine vierte Form der Hirnschwellung ist rein mechanisch durch Liquoraufstau zu erklären. Meist handelt es sich um eine weitere pathologische Verengung von physiologischen Engstellen der Liquorwege (obstruktiver Hydrozephalus). Ursachen sind Raumforderungen durch Tumore, Blutungen und andere fokale Schwellungen (Infarkte, Entzündungen). Da Kortikosteroide nicht abschwellend wirken, stehen neurochirurgische Optionen ganz im Vordergrund (externe Ventrikeldrainge).

2.2.2 Folgen von Raumforderung und Hirnschwellung

Durch zerebrale Raumforderung, Blutung oder Schwellung verlagert sich pathologisch verändertes und umgebendes, gesundes Hirngewebe. Dies kann horizontal zur Seite über die Mittellinie (ML) hinaus geschehen, man spricht dann vom »ML-Shift«. Dadurch geraten andere Hirnareale in Bedrängnis, werden durch Druck geschädigt und führen zu weiteren Funktionsstörungen. Besonders die mesodienzephalen ARAS-Strukturen werden vom horizontalen Shift betroffen. Nach Untersuchungen von

■ **Tab. 2.1** Beziehung zwischen horizontaler ML-Verlagerung und Bewusstseinslage. (Mod. nach Ropper 1998)

Horizontaler Shift am Corpus pineale	Bewusstseinslage
Unter 3 mm	Wach
Zwischen 3 und 6 mm	Somnolent
Zwischen 6 und 9 mm	Soporös
Über 9 mm	Komatös

Ropper (1989) korreliert die Größe des ML-Shifts (gemessen am Corpus pineale) mit der Tiefe der Bewusstseinsstörung. Inwieweit dies noch durch die Prozessdynamik bedeutend modifiziert wird, ist nicht untersucht. Misst man den ML-Shift am Septum pellucidum, korreliert die Bewusstseinsstörung weniger eng mit der horizontalen Verlagerung (Ropper 1998). Die differenzierte Beziehung zwischen dem Grad der Bewusstseinsstörung und dem Ausmaß einer horizontalen Verlagerung (gemessen am Corpus pineale) zeigt ■ Tab. 2.1.

> Geringe im CT messbare Verlagerungen der zerebralen Mittellinienstrukturen unter 3 mm erklären überhaupt keine Bewusstseinsstörung. Koma ist durch Verlagerungen ab 8 mm plausibel.

2.2.3 Herniationstypen und intrakranieller Druck

Ursache der Herniationsphänomene sind expansive zerebrale Pathologien, die Druck auf das benachbarte Hirngewebe ausüben und dadurch kompressionsbedingte Sekundärschäden setzen. Die häufige unkale Herniation bietet folgende klinische Befunde:
– kontralateralen Babinski-Zeichens,
– Anisokorie,
– Auslösbarkeit von Massenbewegungen (Beuge- oder Strecksynergismen).

Die verschiedenen zerebralen Herniationssyndrome erläutert ■ Abb. 2.4.

Außerdem steigt der Druck innerhalb des Schädels (Intrakranieller Druck, ICP) exponentiell und nicht linear an. Diese Beziehung ist als »Monro-Kellie-Doktrin« bekannt. Sie wurde von zwei schottischen Anatomen, die den Schädel als eine »rigid box« begriffen, bereits um die Jahrhundertwende zum 19. Jahrhundert vorausgesagt. Sie besagt, dass der ICP bei Addition gleicher (kleiner) Volumina zunächst nicht, dann wenig, schließlich immer mehr

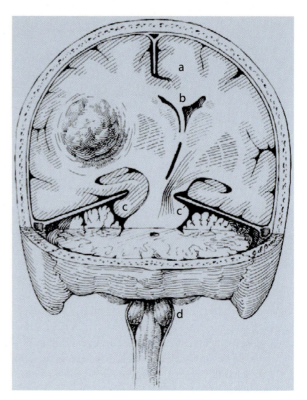

■ **Abb. 2.4** Herniationssyndrome. **a** Subfalxiale Herniation (unter der Falx hindurch), **b** laterale Herniation (durch die ML-Strukturen), zentrale transtentorielle Herniation mit vertikaler Verschiebung und/oder unkaler Herniation **c** und Kernohan's Einkerbung **c'**, **d** tonsilläre Herniation mit Kompression der Medulla oblongata durch verlagerte Kleinhirnanteile. (Aus: Leech u. Shuman 1982)

ansteigt, was auf einer sinkenden Compliance beruht. Schließlich erklärt sich die finale Dekompensation der Hirnzirkulation bei unkontrolliertem Hirndruckanstieg, das der intrakranielle Druck das Gefäßbett komprimiert. Ein solch progressiver Hirndruckanstieg wird durch die sekundären Ischämien mit ihren eigenen zytotoxischen Ödembildungen nicht nur unterhalten, sondern »angeheizt« (Circulus vitiosus).

Die Folge kritisch steigenden intrakraniellen Drucks sind vaskuläre Beeinträchtigungen, die im Kompartiment des höchsten Drucks erst die venösen Niederdruckbereiche, später die arteriellen Bereiche erfassen. Beide Prozesse sind natürlich vorrangig bei intakter Schädelkontinuität von Bedeutung, da nur so der intrakranielle Raum begrenzt ist. Umgekehrt erklärt sich die für Druck und Zirkulation günstige Wirkung einer Entlastungs-Trepanation. Die exponentielle Beziehung zwischen ICP und intrakraniellem Volumen zeigt ■ Abb. 2.5.

Bewusstseinsstörungen lassen sich damit durch expansive Raumforderungen (mit oder ohne Hirnödem) erklären:

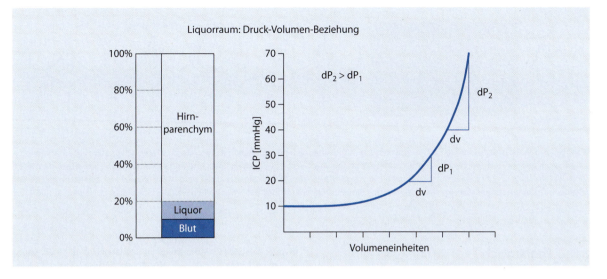

Abb. 2.5 Exponentielle Druck-Volumenbeziehung innerhalb des Neurokraniums, bekannt als »Monro-Kellie-Doktrin«. Grundsätzlich werden je ca. 10% des intrakraniellen Volumens durch Blut und Liquor, die übrigen 80% durch Hirngewebe eingenommen. Im anfänglichen flachen Verlauf der Kurve werden Volumenzuwächse innerhalb des Schädels durch Verschiebungen von Blut, Liquor und Gehirn in Reserveräume wie dem Spinalraum abgepuffert. Mit sinkender Compliance kommt es zu einem stetigen Anstieg des Drucks: Gleiche Volumenanstiege (dV) führen zu immer größerem Druckzuwachs (dP). Schließlich eskaliert der ICP durch kleinste Druckschwankungen

Es findet eine horizontale Parenchymverlagerung über die Mittellinie mit Verziehung und Funktionsstörung der Mittellinienstrukturen des ARAS (seitliche Herniation) und unter dem Falx statt – mit der Gefahr vaskulärer Kompression und Hirninfarzierungen (subfalxiale Herniation).

Es gibt vertikale Parenchymverlagerung in die hintere Schädelgrube (transtentorielle Herniation) mit Kompression u. a. mesenzephaler ARAS-Strukturen durch vertikale (zentrale Herniation) und seitliche Kraftvektoren (unkale Herniation). Unkale Verschiebungen irritieren den N. okulomotorius – mit der Folge einer Anisokorie – und die Bahnsysteme des Hirnstamms (zweites positives Babinski-Zeichen).

Durch die kritische Erhöhung des ICP ist eine ausreichende Durchblutung anderer Hirnbereich nicht mehr gewährleistet ist (Folge: multiple Endstrominfarkte). Dies tritt ein, wenn die Differenz zum systemischen Blutdruck (MAP) kritische Bereiche erreicht und Werte von 50 mmHg unterschreitet. Man bezeichnet diese Differenz als zerebralen Perfusionsdruck, es gilt: CPP = ICP–MAP.

Zur Behandlung der ICP-Erhöhung bieten sich an:
1. die Ventrikeldrainage von Liquor,
2. die Minderung des intrakraniellen Blutvolumens (CBV) durch Senkung des Hirnstoffwechsels und
3. die externe Herniation von Schädelinhalt durch Trepanation nach außen mit oder ohne Exstirpation der Raumforderung.

2.3 Strategisch platzierte Läsionen

Die kleinsten Läsionen, die Bewusstseinsstörungen induzieren, liegen entweder im ARAS selbst oder in ihren proximalen Verbindungen zum medianen Thalamus und weiter (beidseitig) zum Cortex cerebri.

2.3.1 Pontomesenzephal

Im **dorsalen Pons und Mesenzephalon** (Mittelhirnhaube) können Entzündungen und traumatische Schädigungen, vor allem Infarkte und atraumatische Blutungen zu akuten lokalen Funktionsstörungen im ARAS führen. Die kleinen neuronalen Nekrosen der Wernicke-Enzephalopathie (WE, ▶ Abschn. 19.6.1) befinden sich an eben dieser strategischen Stelle im periaquäduktalen Grau und um den dritten Ventrikel (paramediane Thalamuskerne). Bei WE ist im CCT die Pathologie an den Fornices, im MRT an den Corpora mamillaria zu erkennen (Swenson u. St Louis 2006).

2.3.2 Mesodienzephal

Im **mesodienzephalen Übergang** liegen die aufsteigenden Bahnsysteme des ARAS nah beieinander und trennen sich, um links und rechts den medianen Thalamus in seinem posterioren Abschnitt zu durchqueren. Die Pathologien entsprechen dem bereits genannten Spektrum auf ponto-mesenzephaler Ebene.

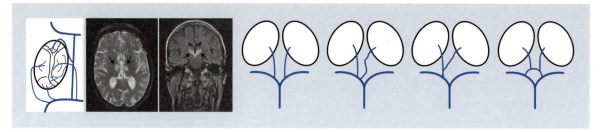

Abb. 2.6 Beidseitige paramediane Thalamusinfarkte mit resultierender Bewusstseinsstörung durch strategische Läsionslokalisation. Schematisch gezeigt sind die typische arterielle linksseitige Thalamus-Versorgung (oben links) und ihre Varianten (Reihe unten) aus dem Kopf der Arteria basilaris und ihrer Äste. Einige der nach Percheron eingeteilten Aufteilungsvarianten bergen die Möglichkeit einer doppelseitigen selektiven Thalamusischämie (MRT rechts, Pfeile) durch einen einzelnen und zumeist embolischen Gefäßverschluss. (Aus: Nolte et al. 2001)

2.3.3 Thalamisch

Eine typische strategische Läsion ist die Okklusion der Gefäßversorgung durch beidseitige thalamische Infarkte im oberen Anteil des hinteren arteriellen Stromgebiets. Dieser (zumeist embolische) Verschluss *eines* Gefäßes entsteht, wenn wegen einer Gefäßvariante beide Seiten nur aus einem Gefäß des hinteren Stromgebiets versorgt werden (sog. Arterie von Percheron, Abb. 2.6). Solche thalamischen Infarzierungen können auch als Teil größerer Infarktgebiete vorkommen, und sie werden z. B. bei Erkrankungen der Hirnbasisarterien beobachtet (Granulomatöse Prozesse, erregerbedingte Vaskulitis, Pilzbefall). Bilaterale Blutungen, die die Thalamusregion einbeziehen, wirken sich gleichartig aus.

Literatur

Hughes CG, Patel MB, Pandharipande PP (2012) Pathophysiology of acute brain dysfunction: what's the cause of all this confusion? Curr Opin Crit Care 18(5): 518–26

Jellinger KA (2009) Funktionelle Pathophysiologie des Bewusstseins. Neuropsychiatrie 23, Nr. 2: 115–33

Jiménez Caballero PE (2010) Bilateral paramedian thalamic artery infarcts: report of 10 cases. J Stroke Cerebrovasc Dis 19(4): 283–9

Jodar M, Martos P, Fernández S, Canovas D, Rovira A (2011) Neuropsychological profile of bilateral paramedian infarctions: three cases. Neurocase 17(4): 345–52

Kernohan J, Woltman H (1929) Incisura of the crus due to contralateral brain tumour. Arch Neurol Psychiatry 21: 274–87

Leech RW, Shuman RM (1982) Neuropathology-a summary for students. Harper & Row, New York Illinois

Nolte CH, Endres M, Jungehülsing GJ (2011) Vaskuläre Syndrome des Thalamus. Nervenarzt 82: 231–41

Parvizi J, Damasio AR (2003) Neuroanatomical correlates of brainstem coma. Brain 126: 1524–36

Ropper AH (1989) A preliminary MRI study of the geometry of brain displacement and level of consciousness with acute intracranial masses. Neurology 39(5): 622–7

Ropper AH (1998) Ch 4 Transtentorial Herniation. In: Young GB, Ropper AH, Bolton CF (eds) COMA. McGraw Hill, New York

Swenson AJ, St Louis EK (2006) Computed tomography findings in thiamine deficiency-induced coma. Neurocrit Care 5(1): 45–8

van Gool WA, van de Beek D, Eikelenboom P (2010) Systemic infection and delirium: when cytokines and acetylcholine collide. Lancet 375: 773–5

Young GB, Ropper AH, Bolton CF (eds) (1998) COMA. McGraw Hill, New York

Ursachenspektrum von Bewusstseinsstörungen

H.-C. Hansen

3.1 Zerebrovaskuläre Ursachen – 42

3.2 Traumatische Ursachen – 42
3.2.1 Primäre Bewusstlosigkeit nach Kopfverletzung – 43
3.2.2 Sekundäre und anhaltende Bewusstseinsstörung nach SHT – 44

3.3 Neoplastische Ursachen – 44

3.4 Entzündliche Ursachen – 45

3.5 Systemische und enzephalopathische Ursachen – 46
3.5.1 Temperatur – 47
3.5.2 Ammoniak – 48
3.5.3 Säure-Basen-Status (pH) – 49
3.5.4 Glukose – 51

Literatur – 52

Die Ursachenklärung ist bei Bewusstseinsstörungen neben der Stabilisation der Vitalparameter von größter Bedeutung, da sich die gesamte weitere Versorgung hieraus ableitet. Zudem ist ein sehr zeitnaher Therapiebeginn von prognostischer Bedeutung, z. B. bei entzündlicher, vaskulärer, traumatischer und metabolischer Genese.

Bewusstseinsstörungen (BS) signalisieren stets eine Funktionsstörung des Nervensystems, die das ARAS einbezieht. Dabei spielt es keine Rolle, ob dieser Funktionsstörung eine primär zerebrale Erkrankung zugrunde liegt oder ob eine extrazerebrale Grunderkrankung zur akuten zerebralen Stoffwechselstörung führt (u. a. Kreislaufinsuffizienz, Hypoglykämie, Intoxikation; ▶ Abschn. 4.2.3). Epileptische Anfälle treten bei beiden Möglichkeiten auf. Sie sind im Rahmen eines Anfallsleidens oft der einzige Grund für rezidivierende akute Bewusstseinsstörungen (▶ Abschn. 4.2.2). Schließlich lösen psychogen bedingte Krisenzustände (▶ Abschn. 4.2.1) ähnliche Zustandsbilder aus, die mit einer ebenfalls akuten Störung der Wachheit und des Kontaktverhaltens einhergehen, jedoch mit anderen klinischen Zeichen.

Auslöser und Schweregrad der Bewusstseinsstörung sind nicht fest miteinander gekoppelt. Viele metabolisch-toxische Krankheitsprozesse durchlaufen das Stadium der komplett reversiblen Schädigung, aber einige Noxen (Glukose- und Sauerstoffmangel, Gifte wie Frostschutzmittel) bewirken schon nach sehr kurzer Einwirkungszeit profunde Hirnschädigungen.

Wichtige Gründe für fulminante Verschlechterungen der Bewusstseinslage, die sich in wenigen Minuten bis zum tiefen Koma entwickeln, sind Prozesse in der hinteren Schädelgrube. Bei dort angesiedelten Gewebeschwellungen sind die Kompensationsmöglichkeiten am geringsten, und das ARAS kann leicht mit einbezogen werden (auf ponto-mesenzephaler Höhe). Markante Beispiele sind die Basilaristhrombose und die Kleinhirnblutung sowie das infratentorielle subdurale Hämatom und Empyem (Adriani et al. 2012). Ähnlich katastrophale Folgen haben Hypoxien, Hypoglykämien und einige Zellgifte.

Prinzipiell liegen bei primär zerebralen Prozessen mit akuten Bewusstseinsstörungen ätiopathogenetisch die gleichen Hirnerkrankungen zugrunde wie anderen akut-neurologischen Syndromen. Als Ursachen dominieren:
— zerebro-vaskuläre (ischämisch oder hämorrhagisch),
— zerebral-entzündliche (septisch/enzephalitisch/meningitisch),
— zerebral-traumatische,
— metabolisch-toxische (häufig: Medikamente, Drogen, Hypoxie, selten: Zyanide, Kohlenmonoxid),
— psychogene,
— epileptische.

Von knapp 360 akut bewusstseinsgestörten Patienten in einer interdisziplinären Notaufnahme lag bei 55% eine primär zerebrale Ursache vor (Krampfanfälle: 39%, Hirnblutungen: 6%, Hirninfarkte: 7%). Bei 15% wurden Synkopen, bei 20% eine andere »internistische« Ursache der Bewusstseinsstörung diagnostiziert, und bei 7% eine »psychiatrische« Ursache. Letztlich wurden nur 3 von 4 Patienten initial der korrekten Fachabteilung zugewiesen (Hosseiny et al. 2011). Ähnliche Ergebnisse in ihrem nicht-traumatischen Patientengut (n=500) berichteten Levy et al. schon 1981 (zerebrovaskuläre Ursachen: 50%, globale hypoxische Enzephalopathie: 20%, metabolisch-toxische einschließlich septisch-entzündlicher Ursachen: 30%).

Den chronischen Psychosyndromen liegt dagegen ein noch breiteres Auslösespektrum zugrunde. Es beinhaltet über die genannten Ursachen hinaus auch neoplastische und degenerative Prozesse. Epileptische Anfälle (fokale oder generalisierte beim Tumor) oder delirante Syndrome (bei Demenz) begründen gelegentlich eine akute Bewusstseinsstörung. Dem genaueren Vorgehen im Untersuchungsgang bei Bewusstseinsstörung widmet sich ▶ Kap. 4. Erste und entscheidende Weichenstellungen ergeben sich oft aus fremdanamnestischen Informationen über Beginn und Verlauf der Bewusstseinsstörung (Tabletteneinnahme, Trauma, Vorerkrankungen etc.).

3.1 Zerebrovaskuläre Ursachen

Das weite Spektrum der ischämischen ZNS-Erkrankungen reicht von der globalen ZNS-Ischämie, z. B. nach Kreislaufstillstand (▶ Kap. 14), über den umschriebenen fokalen Hirnstamminfarkt mit primärer BS bis zum hemisphäriellen Infarkt mit sekundärer Einbeziehung des ARAS.

Die zur Bewusstseinsstörung führende fokale ischämische oder hämorrhagische Veränderung kann infra- oder supratentoriell lokalisiert sein und wird benannt nach dem Ort des Gefäßverschlusses oder der Blutung (◘ Tab. 3.1 und ◘ Tab. 3.2). Außerhalb des ARAS bewirken vaskuläre Pathologien bei Expansion sekundäre Bewusstseinsstörungen durch Ödembildung oder Zunahme der Einblutung. Sowohl raumfordernde große Infarkte als auch große Blutungen verlagern dann die dienzephalen ARAS-Strukturen zur Seite. Dieser »shift« der Mittellinie (ML) gilt als indirektes Maß für die dienzephale ARAS-Schädigung (▶ Abschn. 2.2.2).

3.2 Traumatische Ursachen

Die traumatische Hirnschädigung gilt als häufigste Koma-Ursache im jungen Lebensalter, weist ein Geschlechtsverhältnis um 2–3 : 1 auf (Männer : Frauen). Im höheren

3.2 · Traumatische Ursachen

□ Tab. 3.1 Zerebrale Ischämien als Ursache von Bewusstseinsstörungen

Infarktorte	Pathogenese	Typisches Syndrom (Beispiel)
Infratentorielle Infarkte	**Früh:** strategische ARAS-Läsion **Spät:** ICP-Steigerung durch Liquorflussblockade z. B. am Aquädukt, sek. Stauungsblutungen (venöse Duret'sche Blutungen)	Basilarisembolie/-thrombose Hirnstamm- und Kleinhirninfarkte
Bi-thalamische Infarkte	**Früh:** strategische ARAS-Läsion **Spät:** ICP-Steigerung durch obstruktiven Hydrozephalus	Basilarisspitzensyndrom, ggf. Syndrom der Art. von Percheron
Supratentorielle große Infarkte mit raumfordernder Wirkung	**Früh:** meist keine BS **Spät:** Ödembildung, Einblutung, ML-Shift, Herniation	Kompletter Mediainfarkt Media- und Carotis-T-Verschluss
Multiple venöse Infarkte	**Früh:** Diffuse thalamo-kortikale Funktionsstörung, Ödembildung **Spät:** ICP-Steigerung	Massive Hirnvenenthrombose, Sinusthrombose
Multiple arterielle Endstrominfarkte	**Früh:** Diffuse Funktionsstörung thalamo-kortikal, Ödembildung **Spät:** ICP-Steigerung	Malaria, Sichelzellkrise, Eklampsie, Vasospasmen nach SAB und RCVS, Fettembolie, ABRA, Luftembolie

□ Tab. 3.2 Zerebrale Blutungen als Ursache von Bewusstseinsstörungen

Art der Blutung	Pathogenese	Typisches Syndrom (Beispiel)
Infratentorielle Blutungen	**Früh:** bei strategischer ARAS-Läsion **Spät:** sek. Stauungsblutungen (venöse Duret'sche Blutungen) ICP-Steigerung durch Liquorflussblockade am Aquädukt	Ponsblutung, Kleinhirnblutungen
Supratentorielle Blutungen mit raumfordernder Wirkung –intrazerebral (ICB) –extrazerebral	**Früh:** keine BS, außer bei ML-Shift mit strategischer ARAS-Läsion **Spät:** sek. ML-Shift durch Ödembildung, Nachblutung Herniation, ICP-Steigerung durch Liquorflussblockade (am Aquädukt, Seitenventrikel, For. monroei)	Atypische ICB (lobär) und typische ICB (loco typico, i.e. Stammganglien Subduralhämatom (atraumat.) Epiduralhämatom (atraumat.)
Infra- und supratentorielle intrazerebrale Blutungen mit Ventrikeleinbruch	**Früh:** s.o. **Spät:** ICP-Steigerung durch Liquorflussblockade mit obstruktivem Hydrozephalus	Blutung loco typico mit ependymaler Beteiligung
Multiple bi-hemisphärielle Blutungen	**Früh:** Diffuse Funktionsstörung **Spät:** ICP-Steigerung durch Ödembildung	Purpura cerebri, Rezidivblutungen bei CAA
Subarachnoidale Blutung	**Früh:** Zerebraler Zirkulationsstillstand Erhöhter ICP, globale Ischämie, frühe Anfälle **Spät:** Rezidivblutung, Hydrozephalus, Vasospasmen	Ruptur eines Hirnbasisarterienaneurysmas

Lebensalter tragen besonders Stürze zur Morbidität und Letalität bei. Da sich 25–60% der Unfälle unter Alkoholeinfluss zutragen, kann ein »toxischer Beitrag« zur initialen Bewusstseinsstörung bedeutsam sein. Das Erkennen äußerer Verletzungszeichen ist umso wichtiger, wenn die Anamnese fehlt oder zwangsläufig ausfällt (Intoxikation, Amnesie für das Trauma, Koma). Schädel-Hirn-Traumen (SHT) werden oft nicht beobachtet, berichtet oder erinnert!

3.2.1 Primäre Bewusstlosigkeit nach Kopfverletzung

Die primäre Bewusstlosigkeit nach einer Kopfverletzung ist das typische Kennzeichen eines SHT von relevanter Schwere. Sie zeigt die Gehirnerschütterung als Minimalvariante eines Hirntraumas an und verweist damit auf die Möglichkeit weiterer Hirnverletzungen und Komplikationen wie Blutungen. Kontusionsherde dagegen, die nicht an strategischer Stelle liegen (▶ Abschn. 2.3), begründen primär keine über die Dauer einer Gehirnerschütterung hinausreichende Bewusstseinsstörungen. Zwei Arten von Verletzungen dominieren:

Kontusionen Bei ausreichender Energie können direkt am Kopf angreifende (translationale) Krafteinwirkungen Quetschverletzungen des Gehirns durch den Hirnanprall am Schädel verursachen. Dies betrifft typischerweise Hirnbezirke, die kalottennah liegen oder auf der Schädelbasis ruhen, woraus sich die häufigen Vorzugslokalisationen ableiten lassen (fronto-orbital und -temporal). Contre-coup-Herde, gelegen auf der Gegenseite des Schädels in Bezug auf die Krafteinwirkung, werden teils durch Sogeffekte (negativer Druck), teils durch weiteren Knochenanprall erklärt. Ein- und Abrisse von Brückenvenen oder meningealen Arterien treten in Abhängigkeit von der Krafteinwirkung hinzu und komplizieren den Verlauf durch epidurale bzw. subdurale Blutungen.

Diffus axonales Trauma Wirken eher Torsions- oder Beschleunigungskräfte auf den Schädel ein, führen sie potenziell zu mikroskopisch kleinen Verletzungen der Bahnsysteme. Meist sind dies Hochgeschwindigkeits- und Schleuderverletzungen. Ein besonderer mechanischer Anprall der Kalotte gegen einen Gegenstand kann fehlen. Die Vorzugslokalisationen dieser traumatischen Läsionen sind die Marklager, die Balkenstrahlung und die langen Bahnsysteme zwischen Großhirn und Hirnstamm, u. a. dienzephal und thalamo-mesenzephal am ARAS. Dort finden sich patho-anatomisch und mitunter auch im MRT erkennbare Blutungen entlang der gedehnten und gezerrten Axone. Das Gleiche gilt für die Marklager, vorzugsweise subependymal.

3.2.2 Sekundäre und anhaltende Bewusstseinsstörung nach SHT

Sie erklären sich einerseits durch dynamische zerebrale Verletzungsfolgen, andererseits durch posttraumatische systemische Dysregulationen. Weitere Verletzungsfolgen können den Patienten auch auf zerebraler Ebene wegen eines hämorrhagischen Schocks massiv gefährden (Cave: Milzruptur)! Unter den zerebralen Ursachen dominieren posttraumatische intrakranielle Schwellungen und Blutungen, die tendenziell den intrakraniellen Druck (ICP) erhöhen. Es resultieren zum einen Geweberschiebungen (ML-Shift und Herniationsphänomene) sowie zum anderen diffuse zerebrale Perfusionsstörungen, sobald der zerebrale Perfusionsdruck (CPP) in kritische Bereiche absinkt. Dieser errechnet sich aus der Differenz von systemischem Blutdruck (MAP) und intrakraniellem Druck [CPP = MAP–ICP] und soll 50 mmHg nicht unterschreiten (Empfehlungen der Brain Trauma Foundation, www.braintrauma.org). Unterschreitungen des CPP unterhalb 60 mmHg über Zeiträume von sechs Minuten korrelierten bereits mit schlechteren Verläufen (Rickels 2003).

> Häufige Gründe für anhaltende oder sekundäre Bewusstlosigkeit nach einem Trauma sind neben Sedativa z. B. Hypotension, Hypovolämie, Einblutungen oder Hirninfarkte nach traumatischer Gefäßdissektion.

Wichtige Ursachen von Bewusstseinsstörungen nach einem ZNS-Trauma sind in ▢ Tab. 3.3 aufgeführt.

> Kontusionsblutungen sind auf dem 1. CCT meist noch nicht ausreichend absehbar und »blühen« verzögert auf, meist nach 12–24 Stunden. Besonders gefürchtet sind infratentorielle Blutungen, die wegen der lokal geringen Kompensationsmöglichkeiten (enge Liquorreserveräume) zu raschen Einklemmungszuständen führen.

Der anglo-amerikanische Begriff "talk and die syndrome" (Reilly et al. 1975) beschreibt griffig den tragischen Krankheitsverlauf eines zunächst am Unfallort noch (oder nach Gehirnerschütterung wieder) rapportfähigen Verunfallten, der dann aber – meist unter schweren Kopfschmerzen – wieder eintrübt und in den nächsten 72 Stunden zumeist unter Herniationszeichen verstirbt. Die deutsche Bezeichnung »**luzides Intervall**« verweist auf das irreführende Wohlbefinden des Patienten in der Zwischenphase. Unabhängige Risikofaktoren für diesen Verlauf sind eine Blutungsbereitschaft durch Medikamente (z. B. Antikoagulation) und – zumindest bei jungen Patienten – vermehrte extrakranielle Verletzungen (Davis et al. 2007).

3.3 Neoplastische Ursachen

Tumore und Metastasen manifestieren sich selten mit einer primären Bewusstseinsstörung. Auch bei hoher Malignität hirneigener Tumoren dominieren zunächst fokale Symptome oder chronische Psychosyndrome (z. B. Frontalhirnsyndrom), erst dann treten Hirndrucksymptome auf. Abrupte Bewusstseinsstörungen im Verlauf von Tumorleiden sind oft symptomatischen Krampfanfällen zuzuschreiben, die durch Chemotherapeutika begünstigt werden (z. B. MTX, ▶ Kap. 26). Nicht eindeutig geklärt ist die gelegentliche Ausprägung fulminanter Hirnödeme bei Tumor-Patienten. Diskutiert werden Effekte von Chemotherapeutika (Walker et al. 1988), serielle epileptische Anfälle, Zirkulations- und Elektrolytstörungen.

Tab. 3.3 Wichtige Ursachen von Bewusstseinsstörungen nach ZNS-Trauma

Zerebrale Komplikationen mit konsekutiver Herniation, ICP-Anstieg oder Enzephalopathie	Systemische Dysregulationen mit konsekutiver Enzephalopathie
Traumatische Hirnschwellung und Erhöhung des ICP – Fokal durch raumfordernde Kontusionen – Generalisiert (Kongestion, vasogenes oder zytotoxisches Hirnödem)	Hypoxisch-ischämische Enzephalopathie nach – Lungenverletzung – Spinale Verletzung & respirat. Insuffizienz – Aspiration von Mageninhalt
Traumatische intrakranielle Blutung und Erhöhung des ICP – Subdural – Epidural – Intrazerebral (Kontusionseinblutung) – Vasospasmen nach traumatischer SAB	Blutungsschock – Polytrauma/Cave extrakranielle Verletzungen an Skelett, Milz, retroperitoneal – Verbrauchskoagulopathie Nosokomiale Thrombosen – Venöse: Lungenarterienembolie nach tiefer Venenthrombose – Arterielle: Heparin-induzierte Thrombopenie, DIC
Gefäßverletzungen mit nachfolgenden Ischämien bzw. Blutungen – Dissektion (z. B. Carotis) – Fistelbildung (z. B. Carotis-Sinus-cavernosus) – Venenverletzungen	
Infektiöse Komplikationen bei offenem SHT – Traumatische Meningitis – Hirnabszess – Septische Venenthrombose	Sepsis-Enzephalopathie nach nosokomialen Infektionen
Epileptische Komplikationen (Kontusion, Infarkte)	Vaskuläre Enzephalopathie durch zerebrale Fettembolien (▶ Abschn. 20.9.), PRES (▶ Abschn. 20.6)
Posttraumatischer Hydrozephalus	Toxische Enzephalopathien durch Substanzen im Vorfeld der Verletzung (Kokain), Alkoholentzugsdelir und Wernicke-Enzephalopathie bei Malnutrition
Elektrolyt-/Hormonstörungen bezüglich Natrium (z. B. SIADH/Diab. insipidus, auch Infusionstherapie) und Hypopituitarismus (▶ Kap. 18)	Medikamentöse Enzephalopathien durch übermäßige Einwirkung von Analgosedativa, Propofol-Laktazidose

Ursachen für eine subakute Eintrübung von Tumor-Patienten (Giglio u. Gilbert 2010) sind:
- symptomatische Krampfanfälle,
- obstruktive Blockaden des Liquorflusses, z. B. bei tumorbedingter Aquäduktstenose,
- Enzephalopathien metabolisch-toxischer Art, z. B. nach Bestrahlung mit hohen Dosen und weit reichenden Feldern,
- Malnutritionseffekte (Thiaminmangel),
- infektiöse Komplikationen (Pruitt 1991) durch Immunschwäche nach Chemotherapie, z. B. Listerien, Toxoplasmen, Kryptokokken, JC-Virus,
- Tumoreinblutungen mit Massenverlagerung und Herniation,
- Hirninfarkte durch paraneoplastische Gerinnungsstörungen.

Zerebrale Metastasierungen Zerebrale Metastasierungen können mit oder ohne Einblutungen zu massiven Ödemen und Hirndruckerhöhung sowie zu einer Bewusstseinsstörung führen. Im Rahmen fortgeschrittener Krebsleiden können Bewusstseinsstörungen auch durch Enzephalopathien infolge verschiedener Organdysfunktionen und schwerer Malnutrition auftreten (in erster Linie Anämie, Thrombopenie, Vitamin-B1-Mangel).

Paraneoplastische Syndrome Bewusstseinsstörungen treten auch bei paraneoplastischen Syndromen auf (Ovarialteratom, limbische Enzephalopathie, bronchiales Kleinzellkarzinom, SIADH). Die endokrine Enzephalopathie als Manifestation einer hypophysären Tumorlokalisation oder ein hypernatriämischer Zustand durch ADH-Insuffizienz sind eine Rarität.

3.4 Entzündliche Ursachen

Anlass zur akuten Bewusstseinsstörung geben folgende Typen primär entzündlicher ZNS-Prozesse:
- fokal-entzündliche supratentorielle Prozesse (durch Massenverlagerung und Herniation),
- fokal-entzündliche infratentorielle Prozesse (durch direkte ARAS-Schädigung),
- diffuse entzündliche (vasogene) Ödem bei Hirndrucksteigerung/zentraler Herniation, z. B. bei fortgeschrittener bakterieller Meningitis.

Im Rahmen von Infektionen durch Bakterien, Pilze, Parasiten und Viren treten neurovaskuläre arterielle Komplikationen (arterielle Infarkte, Blutungen) auf und sind oft multipel und vaskulitisch induziert (Chow et al. 2011). Kongestive Schädigungen (Stauungsinfarkte/-blutungen) nach septischer Venenthrombose sind typische Komplikationen entzündlicher Prozesse und als Grundlage einer Bewusstseinsstörung möglich. Zudem neigen ZNS-Infektionen wie Meningitis und Enzephalitis zur Auslösung epileptischer Bewusstseinsstörungen, insbesondere bei hochfieberhaftem Verlauf. Dies betrifft insbesondere bakterielle, mykotische und parasitäre Infektionen, aber auch virale Enzephalitiden, wie z. B. durch Herpes-simplex-Virus (HSV). Die Sonderform der autoimmunen limbischen Enzephalopathie oder Enzephalitis ist klinisch eher durch delirante Psychosyndrome definiert, speziell durch mnestische Störungen und fokal-komplexe Anfälle (▶ Abschn. 22.2). Anfälle, bei Sepsis eher selten, müssen den Verdacht auf eine Herdenzephalitis bzw. Abszessbildung lenken (▶ Kap. 15).

Häufige Gründe für eine subakute Eintrübung bei entzündlichen Prozessen (Wilson u. Roos 2011) sind:
— raumfordernde Hirnabszesse, subdurale Empyeme,
— vaskulitische Infarzierung, oft multipel,
— Einblutungen, z. B. bei HSV-Enzephalitis, Mykosen,
— intrazerebral fortgeleitete Hirnvenenthrombosen bei septischer Thrombophlebitis,
— obstruktive Störungen des Liquorflusses durch entzündliche Adhäsionen,
— raumfordernde entzündliche (vasogene) Hirnödeme,
— SIRS und septische Enzephalopathie, evtl. Purpura cerebri bei Meningokokken-Sepsis,
— infektiös-toxische Verläufe mit Enzephalopathien wie PRES (▶ Abschn. 20.6).

Seltener kann sich eine akute Hirnstammenzephalitis durch direkte Inflammation der Strukturen des ARAS mit dem Leitsymptom »akute Bewusstseinsstörung« präsentieren. Weitere nicht-infektiöse Enzephalitiden, die zwar selten mit Bewusstseinsstörungen beginnen, sie aber im Verlauf ausprägen, sind
— Akute diffuse Enzephalomyelitis (ADEM)
— die Marburg-Form der MS,
— Hurst-Enzephalitis und
— die Multiple Sklerose im Spätstadium.

3.5 Systemische und enzephalopathische Ursachen

Trotz Absicherung durch die Blut-Hirn-Schranke (BBB) bleibt das Gehirn auf eine ausreichende Homöostase des Organismus angewiesen. Ist das »milieu intérieure«[1] derangiert, sind zerebrale Funktionsstörungen die Folge, meist gemeinsam mit anderen beteiligten Organen. Bewusstseinsstörungen treten auf, wenn der zerebrale Zellstoffwechsel in kritischen Bereichen des ARAS so stark entgleist, dass wichtige Parameter den physiologischen Bereich verlassen. Gelegentlich sind sie das erste klinische Krankheitszeichen, z. B. bei Sepsis.

Verallgemeinernd spricht man dann von metabolisch-toxischen Enzephalopathien, die sich als Reaktionen auf körpereigene, aber auch auf körperfremde Einflussfaktoren verstehen lassen.

Körpereigene kritische Parameter Zu den körpereigenen kritischen Parametern zählen in erster Linie: Blutdruck und Herzfrequenz, Sauerstoff (▶ Kap. 14 und ▶ Kap. 20) und pH (▶ Abschn. 3.5.3). In zweiter Linie betrifft dies auch ausscheidungspflichtige Metaboliten, die bei Kumulation zentrale Funktionen empfindlich stören können (z. B. Ammoniak, Laktat). Neben den erworbenen metabolischen Störungen spielen genetisch determinierte Mechanismen eine wichtige Rolle, sog. »inborn errors of metabolism«[2].

Körperfremde Auslöser Zu den körperfremden Auslösern von Enzephalopathien gehören externe Einflüsse physikalischer (z. B. Strahlung, Temperaturschwankungen) und chemischer Art (Gifte, Drogen und Medikamente). Seltener sind Toxinwirkungen durch Industriegifte, Kohlenmonoxid oder Gifte nach Tierbiss (▶ Kap. 27) sowie innerhalb des Organismus produzierte bakterielle Toxine. Solche Toxine, sezerniert von nicht neuro-invasiven Erregern, entstammen oft einem Infektionsgeschehen außerhalb des ZNS (z. B. EHEC und Legionellose; ▶ Abschn. 21.1).

Keime und Autoimmunprozesse Eine intermediäre Stellung nehmen körpereigene Mechanismen des Organismus ein, die durch Keime oder Autoimmunprozesse angestoßen werden und sekundär das ZNS schädigen. Das Spektrum reicht von schweren globalen Immunreaktionen (z. B. bei Sepsis, Lupus erythematodes), die nach Öffnung der Blut-Hirn-Schranke auch das zerebrale Kompartiment attackieren, bis zu örtlich ganz umschriebenen immunvermittelten Schädigungen von synaptischen Rezeptoren (▶ Abschn. 22.2).

Als gemeinsame Endstrecke in der Auslösung von Enzephalopathien wird eine Aktivierung des mikroglia-

---

1 Claude Bernard, französischer Physiologe und Mediziner (1813–1878), beschrieb u. a. erstmals synaptische Blockierungsphänome durch Curare und arbeitete über Homöostase und Erreger-Wirt-Beziehungen

2 Archibald Garrod, britischer Arzt (1857–1936), publizierte 1923 »Inborn errors of metabolism« (http://www.esp.org/books/garrod/inborn-errors/facsimile/).

3.5 · Systemische und enzephalopathische Ursachen

Tab. 3.4 Delir: Medikamentöse Auslösung

Anticholinerg wirkende Medikamente	Atropin, Scopolamin, Biperiden, Diphenhydramin, Spasmolytika, Antihistaminika Psychopharmaka: Neuroleptika inkl. Clozapin, Antidepressiva (TZA, Thioxanthene), Lithium
Dopaminerge Medikamente	L-Dopa, Bromocriptin, synthetische Dopa-Agonisten
Antikonvulsiva	Carbamazepin, Valproinsäure, Phenytoin, Topiramat
Antibiotika	Penicilline, Cephalosporine Gyrase-Hemmer, Sulfonamide, Isoniazid, Rifampicin, Metronidazol
Analgetika	Opiate (Morphin, Pethidin, Fentanyl, Pentazocin), Indomethazin, Lidocain
Varia	Kortikosteroide, Antidiabetika, Diuretika, Digitalis, Theophyllin, Piracetam, H2-Blocker, β-Blocker, Propylthiouracil, Virustatika
Entzüge	Alkohol, Medikamente (BZD)

TZA = trizyklische Antidepressiva; BZD = Benzodiazepine

len Systems diskutiert (▶ Kap. 8). Das aktivierte zerebrale Immunsystem sorgt dafür, dass einerseits die zerebrale Funktionsstörung über die Einwirkung des Auslösereizes hinaus in Gang gehalten wird, und prägt andererseits die relativ uniforme Symptomatik von Enzephalopathien durch humorale Mediatoren mit ihren Auswirkungen aus das System der cholinergen Neurotransmission (van Gool et al. 2010; ▶ Abschn. 2.1.2).

Medikamente, Gifte und Drogen Substanzen, die die entsprechenden Neurotransmittersysteme des ARAS alterieren, erzeugen auch Bewusstseinsstörungen. So lassen sich Narkosen, die man vereinfachend als reversibles Koma auffassen kann, durch GABA-Rezeptor-Agonisten wie Barbiturate, Propofol und Benzodiazepine (BZD) wie Midazolam mit Dosis-Wirkungs-Beziehungen induzieren. In niedriger Dosis werden nur sedierende Effekte induziert, was auch durch anti-adrenerge Substanzen in therapeutischen Dosen gelingt (Clonidin und Dexmedetomidin). Die Aufhebung des BZD-Effekts durch Antagonisten wie Flumazenil normalisiert die Bewusstseinslage.

Grundsätzlich sind gewollte oder ungewollte Bewusstseinsveränderungen durch Drogen (▶ Kap. 28), Giftstoffe (▶ Kap. 27) und gewisse Medikamente (▶ Kap. 26) in ähnlicher Weise über Neurotransmitter-Effekte erklären. Sie werden maßgeblich durch Aufnahme, Kumulation und Abbau der Substanzen gestaltet (▶ Kap. 26). Komplizierend kommen Veränderungen auf der zerebralen Rezeptor-Ebene hinzu. Ein Ausdruck von Gewöhnungseffekten ist die Down-Regulation von Rezeptoren (Alkoholentzug, ▶ Abschn. 28.4.1.4). Im Substanzentzug kann eine Rezeptor-Sensitivierung oder Up-Regulation zur Bewusstseinsstörung beitragen (z. B. Enthemmung der GABA-Inhibition beim Alkoholentzug).

Delir Beim Delir ist eine medikamentöse Auslösung überaus häufig. Sie allein kann ausschlaggebend sein, kommt aber häufiger gemeinsam mit anderen metabolischen oder läsionellen Krankheitsprozessen vor. Unter den vielfältig involvierten Transmittersystemen (▶ Kap. 2) spielen Defizite in der cholinergen und Überschüsse von noradrenergen Transmittern (Dopamin, Noradrenalin) die führende Rolle. Viele häufig eingesetzte medikamentöse Noxen lassen sich darauf beziehen (**Tab. 3.4**).

3.5.1 Temperatur

Hypothermie

Unterhalb einer Körperkerntemperatur von 36,5°C spricht man von milder Hypothermie (32–36,5°C), darunter von mäßiger (28–32°C) oder schwerer Hypothermie (unter 28°C). Ein hypothermes Koma ist erst auf der letzten Temperaturstufe zu erwarten. Schon zuvor treten delirante bzw. soporöse Zustände auf, auch motorische Störungen wie Ataxie und Dysarthrie.

Mit jedem abgesenkten Grad der Körpertemperatur fällt die Stoffwechselrate um 6%. Daher arbeiten die metabolischen Prozesse mit halber Kraft bei 28°C. (Die therapeutische Hypothermie verlangsamt die Abläufe in der neuronalen Schädigung, vermutlich auch Prozesse in der neuronalen Erholung (▶ Kap. 14).

Das zur Gegenregulation induzierte Kältezittern (shivering) sistiert wieder unter ca. 32°C. In diesem Temperaturbereich können schwere Bradykardien auftreten. Bei 28–25°C erscheint der Patient wie tot (»scheintot«) und weist ein Null-Linien-EEG auf. Unter 20°C droht die Asystolie. Dies erklärt die Regel »Niemand ist tot, solange er nicht warm und tot ist.«

Tab. 3.5 Ursachen der Hypothermie

Typ Hypothermie	Pathogenese	Auslöser
Akzidentelle	Extreme Kälteexposition	Immobilisation (u.a. Stürze) und Verweilen in kalter Umgebung (Wasser/Schnee)
Primäre	Regulationsausfall: Hypothalamische Funktionsstörungen	Thalamo-dienzephale Läsionen*, Balkenläsionen* periodische Hypothermie bei Balkenagenesie (Shapiro-Syndrom), kongenitale Syndrome
Sekundäre	Ausfall von Wärmegenerierung und -konservierung	Tetraplegie abwärts Segment Th 2, autonome PNP, schwere Parkinsonsyndrome Sepsis, Laktazidose Schilddrüsen-, NNR-, Hypophyseninsuffizienz Drogen, Alkohol und Medikationseffekte (Barbiturate, Neuroleptika**, Opiate)

* Wernicke-Enzephalopathie und lokale entzündliche Gewebeläsionen, Blutungen und Infarkte, z. B. bei tuberkulöser Meningitis, Lupus erythematodes, Sarkoidose, fortgeschrittener Multiple Sklerose.
** Antagonismus gegen Dopamin-Rezeptoren Typ D2 und Serotonin-Rezeptoren Typ 5-HT2 (z. B. Olanzapin; Kreuzer et al. 2012)

Tab. 3.6 Ursachen der Hyperthermie

Pathogenese	Auslöser
Verringerte Wärmeabfuhr	Hitzschlag, z. B. bei überhitzter Umgebung, Bekleidungsfehlern, Exsikkose Vegetative Störungen, z. B. spinal/PNP Anticholinerge Syndrome, Malignes neuroleptisches Syndrom
Gesteigerte Wärmeproduktion	Arbeitsbelastung, Hitzschlag, Maligne Hyperthermie, Serotonin-Syndrom, Malignes neuroleptisches Syndrom, Katatonie, Delir, Status epilepticus, Tetanus, SIRS Thyreotoxikose, Phäochromozytom, Salicylat-Intoxikation
Hypothalamische Funktionsstörung	Schlaganfälle, Enzephalitis, SHT, Sarkoidose Malignes neuroleptisches Syndrom

Bei den Ursachen wird die akzidentelle Hypothermie durch Kälteexposition von der primären und sekundären Hypothermie unterschieden (◘ Tab. 3.5).

Hyperthermie

Die Hyperthermien beruhen auf einer unausgeglichenen Bilanz infolge übermäßiger Produktion oder verringerter Abfuhr von körpereigener Wärmeenergie (◘ Tab. 3.6). Fieber (Temperatur >38,5°C) resultiert dagegen aus einer zentral-hypothalamischen Sollwertverstellung, die durch pyrogene Mediatoren wie Prostaglandin E2 ausgelöst wird.

Der enzephalopathische Krankheitsverlauf beim Hitzschlag manifestiert sich alljährlich in der heißen Jahreszeit, besonders bei Sportlern und älteren Menschen (▶ Abschn. 27.2.2). Feste Korrelationen zwischen dem Grad der Bewusstseinsstörung und der Temperatur bestehen aufgrund der vielen Einflussfaktoren nicht (insbesondere Dehydratationsgrad, Tempo). Tierexperimentelle Befunde zeigen metabolische Störungen und schwere EEG-Verlangsamungen ab 42°C. Ab Körpertemperaturen von 43°C sind im Regelfall Neuronenverluste vorhanden. Zur DD der hyperthermen Toxidrome s. ▶ Tab. 26.5.

3.5.2 Ammoniak

Stark fluktuierende und rezidivierende Bewusstseinsstörungen bis hin zum Koma mit seriellen Krampfanfällen können auf einem relevanten Anstieg des Serum-Ammoniaks beruhen. Bei chronischen Störungen wie Stoffwechseldefekten treten die erste Symptome in oder vor der Pubertät als Konzentrationsstörungen auf, auch Episoden mit Erbrechen, Kopfschmerz, Ataxie.

Ammoniak passiert leicht die BBB und wirkt ZNS-toxisch, v. a. auf Astrozyten. Es wird kontinuierlich produziert, lokal aber durch Einbau in Glutamat (zu Glutamin) detoxifiziert sowie insgesamt in der Leber zu Harnstoff umgewandelt. Dieser wird mit dem Urin und zusammen mit dem renal produzierten NH_3 ausgeschieden (als NH_4^+ zur Säureexkretion). Normale Ammoniakkonzentrationen liegen daher sehr niedrig, unter 40 µmol/l. Eine Hyperammonämie entwickelt sich, sobald der Harnstoffzyklus den Eintrag von Ammoniak blockiert oder nicht mehr bewältigen kann und wenn intestinales Blut in der Leber

Tab. 3.7 Ursachen der Hyperammonämie

Ursache	Enzephalopathie	Beispiele
Hepatologie	▶ Kap. 16	Portosystemischer Shunt und Hepatopathien, M. Wilson
Nephrologie Urologie	▶ Kap. 17	Extravesikale Harnableitungen (z. B. Ileum-Conduit) Schwere Harnwegsinfektionen Tubulopathien mit renaler Azidose
Hämatologie		Akute Leukämie, Multiples Myelom, Stammzell-Transplantationen
Angeborene Stoffwechselselektive	▶ Abschn. 23.1.2	Harnstoffzyklusdefekte, z. B. OTC-Mangel Aminoazidurien, Fettsäureoxidationsdefekte distal renale tubuläre Azidose Primärer Karnitin Mangel
Nutritiv-toxisch	▶ Abschn. 18.3.4	Sekundärer Karnitinmangel nach längerer künstlicher Ernährung, speziell bei neuro-muskulären Prozessen und Leber-/Niereninsuffizienz, Refeeding
Medikationen: antikonvulsiv, chemotherapeutisch, anästhetisch	▶ Kap. 26	Valproat (Ko-Faktoren: Topiramat, Phenytoin, Barbiturate) Salicylate (ähnlich Reye-Syndrom) 5-Fluorouracil, Asparaginase Halothan, Enfluran

Tab. 3.8 Symptomatik bei pH-Änderungen

Störung		Ursache	Neurologische Symptome
Alkalose	respiratorische	Hyperventilationssyndrom/Angst	Tetanie. Keine zentralen Folgeerscheinungen oberhalb pCO_2 17 mmHg (Vasokonstriktion)
	metabolische	Säureverluste: Renal, Magen, Mineralokortikoide, Hypokaliämie	Qualitative Bewusstseinsstörung, Kardiale Arrhythmie, Tetanie
Azidose	respiratorische	Hypoventilation zentraler, toxischer neuro-muskulärer, kardio-pulmonaler Ursache, Apnoe-Syndrom	Quantitative Bewusstseinsstörung/Kopfschmerzen durch schnellen Anstieg des pCO_2 Längere Erhöhung wird oft symptomlos vertragen
	metabolische	Organische Säuren, Verlust von Bikarbonat	Qualitative und quantitative Bewusstseinsstörung

nicht ausreichend detoxifiziert wird bzw. in der Niere keine Säureexkretion gelingt (tubuläre Azidose).

Die dekompensierte Hepatopathie ist die häufigste Ursache einer Hyperammonämie (▶ Kap. 16). Es kommen jedoch auch viele nicht-hepatische Gründe in Frage. Eine wichtige Rolle spielen Kombinationen von latent anwesenden, nicht seltenen Gendefekten (OTC-Mangel, ▶ Abschn. 23.1) mit weiteren Triggern wie Medikation, Fasten, Temperaturanstieg.

> Eine erste hyperammonämische enzephalopathische Bewusstseinsstörung kann auch nach jahrzehntelang gut vertragener Medikation auftreten (z. B. Valproat).

Fehlt verfügbares **Karnitin**, kumulieren Fettsäuremetaboliten und blockieren den Harnstoffzyklus mit der Folge eines Ammoniakanstiegs (Ling et al. 2012). Für prädisponierte Patienten mit erschöpften muskulären Karnitinspeichern oder reduzierter renaler oder hepatischer Synthese kann dies eine Rolle spielen. Insofern kann auch bei **längerer künstlicher Ernährung** eine Supplementation nötig werden, weil viele Formulierungen karnitinfrei sind (◘ Tab. 3.7). Bei L-Karnitin handelt es sich um eine körpereigene Substanz, die der Organismus aus Lysin und Methionin zwar selbst synthetisieren kann, zu ca. 75% aber über Fleisch, Fisch und Milchprodukte aufnimmt.

3.5.3 Säure-Basen-Status (pH)

Die azidotischen Änderungen im Säure-Basen-Stoffwechsel neigen eher zu enzephalopathischen Bewusstseinsstörungen als die Alkalosen (Folge sind neuro-muskuläre Störungen, speziell: Tetanie). Im Anschluss an die Übersicht (◘ Tab. 3.8) konzentriert sich dieser Abschnitt daher auf die metabolischen Azidosen.

Tab. 3.9 Ursachen der gestörten Ionenbilanz

Normale Anionenlücke (< 12 mval/l)		Erhöhte Anionenlücke (>12 mval/l)	
Renal	Bikarbonatverlust Diuretika Tubuläre Azidose Verdünnungsazidose	»milieu intérieure«	Urämie (defiziente Säureexkretion) Laktazidose (z.T. toxisch bedingt) Ketoazidose (Diabetes, Fasten)
Gastrointestinal	Diarrhöe Vermehrte Dünndarmsekretion Extravesikale Harnableitungen	Exogene Substanzen	Salicylsäure Paraldehyd, GABA Alkohole (Methanol und Ethandiol syn. Glykol)
Saure Salze	Chloridsalze v. NH_4^+, Lysin, Arginin		

* Anionenlücke: Für die Differenz [Na+]–[Cl-]–[HCO_3^-] gilt + 10–12 mEq/l als Normalwert. Werte darüber legen bei metabolischer Azidose die Anwesenheit vermehrter organischer Säuren (z. B. Laktat, Ketosäuren) oder Säuren toxischer Herkunft nahe – aus Alkoholen (Ethanol, Glykol), Paraldehyd, Eisen, Zyanide, Isoniazid.

Tab. 3.10 Klinische Symptome der Laktatazidose

Kompensatorisch	Hyperventilation
Neuro-muskulär	Myalgien und Paresen
Enzephalopathisch	Qualitative und quantitative Bewusstseinsstörungen, Koma, Hypothermie, Reflexausfälle (u. a. Pupille)
Vegetativ	Nausea, Erbrechen, Kreislaufschock (therapieresistent)
Renal	Akutes Nierenversagen

Leitsymptome der Azidosen Leitsymptome der Azidosen sind eine kompensatorisch vertiefte normofrequente Atmung (sog. Kussmaulsche Atmung, nach Kussmaul 1874) sowie – im Spätstadium – die schwere Katecholamin-resistente Herzinsuffizienz und Herzrhythmusstörungen. Antriebsmangel, Fatigue und Lethargie sind erste zentrale Symptome, gefolgt von Verwirrtheit, Somnolenz und Sopor, Koma. Krampfanfälle sind eher selten.

Metabolische Azidosen entstehen durch:
1. Akkumulation organischer Säuren (Laktat, Ketosäuren) oder
2. verminderte Elimination saurer Valenzen (Retentionsazidose) oder
3. Basenverlust (verminderte Bikarbonatrückresorption).

Berechnet man annäherungsweise die Ionenbilanz (Tab. 3.9), entspricht die Anionenmenge nur im dritten genannten Fall der Erwartung. Organische Säuren (Varianten 1 und 2) drücken sich durch den anionisch (negativ) geladenen Säurerest aus. Der Bikarbonatverlust (3) drückt sich häufig als Hyperchlorämie aus.

Laktatazidose Milchsäure kumuliert als Produkt der anaeroben Glykolyse und senkt den pH maßgeblich, wenn die Oxidationsleistung im Zitronensäurezyklus oder der mitochondriale Energiestoffwechsel insgesamt beeinträchtigt ist. Dies geschieht, obwohl ständig zirkulierendes Laktat durch Leber und Nieren eliminiert wird. Unterhalb von pH 7,25 (S-Laktat meist über 4–6 mmol/l) spricht man von einer Laktatazidose. Zwar schützt die intakte Blut-Hirn-Schranke vor zerebralen Effekten des zirkulierenden Laktats, da eine Sättigung des Transportproteins eintritt. Wenn aber bei ZNS-eigenen Erkrankungen mit lokal anaerobem Stoffwechsel das neurotoxische Laktat akkumuliert, drohen lokale irreversible neuronale Schäden. Gleichzeitig induziert eine Laktatazidose durch Minderung des Herzzeitvolumens eine ubiquitäre Gewebshypoxie. Zudem schädigt die zerebrale Autoregulation durch Vasoparalyse. Hieraus entsteht ein Teufelskreis, der die weitere Milchsäure-Akkumulation unterhält.

Die Ursachen der systemischen Laktatazidose sind vielfältig: Sepsis, Hypoxie, Kohlenmonoxid, Thiaminmangel, Leberversagen, Nierenversagen, Neoplasien, Diabetes mellitus, Medikamente (Biguanide [Metformin], Salizylate, Isoniazid, Propofol) sowie Kohlenhydrate (Sorbit, Fruktose) und Alkohole in toxischer Menge (u. a. Glykol, Äthanol).

Als Ursachen der zentralen Laktatanhäufung gelten zerebrale Hypoxie, Serie und Status von Krampfanfällen, mitochondriale Systemerkrankungen. Die klinischen Symptome der Laktatazidose sind in Tab. 3.10 angeführt.

3.5 · Systemische und enzephalopathische Ursachen

Tab. 3.11 Ursachen von Hypoglykämie-induzierten Bewusstseinsstörungen

Ursache	Enzephalopathie	Beispiel
Medikationen	▶ Kap. 26	Antidiabetika Salizylate, Chinin, Sulfonamid-Antibiotika, β-Blocker, Opiate
Endokrin	▶ Kap. 18	Insulinom, Addison-Krise, Hypopituitarismus
Hepatologie	▶ Kap. 16	Leberversagen, Reye-Syndrom
Angeborene Stoffwechseldefekte	▶ Abschn. 8.1 und ▶ Kap. 23	Fettsäureoxidationsdefekte Organoazidopathien, Ahornsirupkrankheit
Drogen und Gifte	▶ Kap. 26 und ▶ Kap. 27	Alkohole (Äthanol, Ethylenglykol, Methanol), Kokain

Tab. 3.12 Ko-Faktoren bei Hyperglykämie-induzierten Bewusstseinsstörungen

Ursache	Enzephalopathie	Beispiele
Endokrin	▶ Abschn. 23.2	Diabetes mellitus mit – mangelnder Insulinzufuhr – postoperativ/perinfektiös erhöhtem Insulinbedarf – Überfunktionen von Schilddrüse und Nebenniere
Stress	▶ Kap. 15	Sepsis, Myokardinfarkt, Schlaganfall
Medikationen	▶ Kap. 26	Steroide, Katecholamine, Thiazid-Diuretika, Duloxetin, Lithium, Olanzapin
Drogen	▶ Kap. 28	Amphetamine

Therapeutisch kann neben der Beseitigung des Auslösers und der pH-Restitution durch Pufferung eine Dialyse zur Entfernung der Milchsäure erforderlich sein (< pH 7,0). Bikarbonatinfusionen können u. a. wegen der Natrium- und Volumenbelastung nachteilig sein.

3.5.4 Glukose

Kennzeichnend für die Blutzuckerstörungen ist eine zusätzliche Neigung zur fokalen Enzephalopathie-Symptomatik. Sie weckt immer wieder den Anschein eines Schlaganfallgeschehens. Daher und wegen unter Glukopenie irreversibler Neuronenverluste (!) (▶ Kap. 7 und ▶ Abschn. 23.2) ist bei akut bewusstseinsgestörten Patienten und auch bei »Schlaganfallverdacht« die Blutzuckeruntersuchung obligat.

Hypoglykämie

Primär führt der Glukosemangel zur Schädigung der grauen Substanz (Polioenzephalopathie) mit Schwerpunkten in den subkortikalen Kernen und der Hirnrinde. Im Gegensatz zur hypoxischen Hirnschädigung ist der Thalamus selten betroffen. Niedrige Glukosewerte können lange (bis 30 mg/dL) symptomfrei vertragen werden, praktisch geht man von einer Symptomschwelle von ca. 65 mg/dL aus. Unterhalb von 10mg/dL muss mit tiefem Koma und Pupillendilatation gerechnet werden. Die klinische Symptome (▶ Abschn. 23.2) lassen sich einteilen in:
- Autonome Symptome: Tachykardie, Schweißausbruch, Blässe, Tremor, Angst, Unruhe, Mydriasis, Heißhunger
- Neuroglykopenische Symptome: Kopfschmerzen, Schwindel, Verhaltensstörungen (Reizbarkeit), Krampfanfälle, Herdzeichen (Halbseitenzeichen, Aphasien) qualitative und quantitative Bewusstseinsstörungen

Zu Hypoglykämie-induzierten Bewusstseinsstörungen tragen verschiedene Faktoren bei (Tab. 3.11).

Hyperglykämie

Man unterscheidet das diabetische Koma in seiner azidotischen und seiner hyperosmolaren Form:
- ketoazidotische Hyperglykämie mit S-Glukose > 300 mg/dl, pH < 7,3,
- hyperosmolare Hyperglykämie mit S-Glukose > 600 mg/dl, S-Osmolarität > 320 mosm/l, Volumendefizit ca. 5 Liter.

Neben dem zerebralen Allgemeinsyndrom kommen gehäuft fokale Symptome wie Aphasien, Sehstörungen und Hemisyndrome vor, besonders bei dysosmolaren Zuständen. Typisch sind kardiale Arrhythmien und Bauchschmerzen (»Pseudoperitonitis«).

Zu Hyperglykämie-induzierten Bewusstseinsstörungen tragen oft Ko-Faktoren bei (◘ Tab. 3.12).

Literatur

Adriani KS et al. (2012) The Diagnostic Pitfall of Infratentorial Subdural Empyema. Arch Neurol 69: 1076–77

Chow FC, Marra CM, Cho TA (2011) Cerebrovascular disease in central nervous system infections. Semin Neurol 31(3): 286–306

Davis DP, Kene M, Vilke GM, Sise MJ, Kennedy F, Eastman AB, Velky T, Hoyt DB (2007) Head-injured patients who "talk and die": the San Diego perspective. J Trauma 62(2): 277–81

Giglio P, Gilbert MR (2010) Neurologic complications of cancer and its treatment. Curr Oncol Rep 12(1): 50–9

Hemelsoet DM, De Bleecker JL (2007) Post-traumatic spontaneous recurrent hypothermia: a variant of Shapiro's syndrome. Eur J Neurol 14(2): 224–7

Hosseiny O, Fischer M, Isenmann S (2011) Patienten mit Bewusstseinsstörungen in einer interdisziplinären Notaufnahme. 28. Jahrestagung der Deutschen Gesellschaft für Neurointensiv- und Notfallmedizin in Leipzig, 12.01.2011–15.01.2011

Kreuzer P, Landgrebe M, Wittmann M, Hajak G, Schecklmann M, Poeppl TB, Langguth B (2012) Hypothermie unter Olanzapin. Nervenarzt 83(5): 630–7

Kussmaul A (1874) Zur Lehre vom Diabetes mellitus. Über eine eigenthümliche Todesart bei Diabetischen, über Acetonämie, Glycerin-Behandlung des Diabetes und Einspritzungen von Diastase in's Blut bei dieser Krankheit. Deutsches Archiv für klinische Medicin, Leipzig, 14: 1–46

Levy DE, Bates D, Corona JJ et al. (1981) Prognosis in non traumatic coma. Ann Intern Med 94: 293–301

Ling P, Lee DJ, Yoshida EM, Sirrs S (2012) Carnitine deficiency presenting with encephalopathy and hyperammonemia in a patient receiving chronic enteral tube feeding: a case report. J Med Case Rep 6(1): 227

Linker RA, Mohr A, Cepek L, Gold R, Prange H (2006) Core hypothermia in multiple sclerosis: case report with magnetic resonance imaging localization of a thalamic lesion. Mult Scler 12(1): 112–5

Philip G, Smith JF (1973) Hypothermia and Wernicke's encephalopathy. Lancet 2(7821): 122–4

Pruitt AA (1991) Central nervous system infections in cancer patients. Neurol Clin 9(4): 867–88

Reilly PL, Graham DI, Adams JH, Jennett B (1975) Patients with head injury who talk and die. Lancet 2(7931): 375–7

Rickels E (2003) Das Schädel-Hirn-Trauma. Intensivmed 40: 658–67

van Gool WA, van de Beek D, Eikelenboom P (2010) Systemic infection and delirium: when cytokines and acetylcholine collide. Lancet 375: 773–5

Walker RW, Cairncross JG, Posner JB (1988) Cerebral herniation in patients receiving cisplatin. J Neurooncol 6(1): 61–5

Wilson MR, Roos KL (2011) Infectious diseases and impaired consciousness. Neurol Clin 29(4): 927–42

Klinische Differenzialdiagnostik bei akuten Bewusstseinsstörungen

H.-C. Hansen, T. Bartsch, G. Deuschl

4.1	**Klinische Basis- und Zusatzdiagnostik – 54**	
4.1.1	Aufgabenstellung und grundsätzlicher Ablauf – 54	
4.1.2	Neurologische Basisuntersuchung – 56	
4.1.3	Neurologische Herdzeichen – 60	
4.1.4	Neurologische Syndrome bei Bewusstseinsstörungen – 63	
4.1.5	Klinisch häufige Befundkonstellationen – 65	
4.1.6	Zusatzdiagnostik bei Patienten mit Bewusstseinsstörungen – 69	
4.1.7	Meilensteine in der klinischen Beurteilung – 70	
4.2	**Episodische Bewusstseinsstörungen – 70**	
4.2.1	Psychogene Bewusstseinsstörungen – 72	
4.2.2	Epileptische Bewusstseinsstörungen – 74	
4.2.3	Nicht-epileptische Bewusstseinsstörungen – 76	
4.3	**Die transiente globale Amnesie – 79**	
4.3.1	Epidemiologie – 79	
4.3.2	Klinische Symptomatik, Verlauf und Prognose – 79	
4.3.3	Diagnose und Differenzialdiagnosen – 80	
4.3.4	Pathophysiologische Konzepte – 81	
	Literatur – 83	

4.1 Klinische Basis- und Zusatzdiagnostik

H.-C. Hansen

Die Basisdiagnostik zur diagnostischen Einordnung der Bewusstseinsstörung beruht auf Anamnese- und klinischer Befunderhebung, die durch erste Laboruntersuchungen ergänzt werden. So früh wie möglich strebt man eine Differenzierung zwischen den primären Hirnerkrankungen und den sekundären ZNS-Funktionsstörungen, die auf systemischen Grunderkrankungen beruhen, an. Das wichtigste Instrument hierzu ist die neurologische Untersuchung, aus der sich eine Syndromdiagnose ergibt (▶ Abschn. 4.1.3), die zunächst die diagnostische Eingrenzung zum Ort der maßgeblichen ZNS-Pathologie erlaubt (supra- vs. infratentoriell). Diese wird im Weiteren durch die – meist parallel beauftragte – technische Diagnostik bestätigt, korrigiert oder ergänzt. Die Kenntnis der a priori wichtigsten und häufigsten Differenzialdiagnosen von Syndromen in bestimmten Rahmenbedingungen erleichtert, fokussiert und beschleunigt das Prozedere (▶ Tabellen im Abschnitt 4.5).

Rein technisch ist in vielen Fällen keine ausführliche Fremdanamnese erhältlich und die klinische Untersuchung nur eingeschränkt durchführbar. Dennoch lohnt oft der erneute Versuch, auch wegen gelegentlicher »falscher Fährten« (▶ Abschn. 4.1.7). Anderenfalls muss man sich ganz auf technische Zusatzbefunde aus der Radiologie und dem Labor verlassen und darauf, dass sie mit der aktuellen Situation kausal eng verknüpft sind. Im Endstadium erzeugen schwerste Enzephalopathien, primär infratentorielle und multiple supratentorielle ZNS-Schädigungen das gleiche Bild eines tiefen Komas mit pathologischen Hirnstammreflexen. Dies spreizt die Differenzialdiagnose und -therapie sehr weit auf. Insofern strebt man zur erleichterten Interpretation aller Befunde auch hier und in jedem Fall nach reliablen Informationen aus dem frühen Verlauf, der Anamnese und der klinischen Untersuchung.

Im Idealfall bzw. bei guter klinischer Erfahrung liefert das CCT nur noch selten überraschende Befunde. Keinesfalls sollte man sich aber auf eine alleinige CCT-Diagnostik verlassen. Die Gefahr wäre hoch, Zufallsbefunden aufzusitzen (z. B. zurückliegenden Trauma- oder Schlaganfallnarben), denen man fälschlich eine ursächliche Rolle zuschreibt. So ist die Bildgebung eine überaus wichtige Ergänzung der Diagnostik. Bei Bewusstseinsstörungen kommt es stets auf den Abgleich klinischer neuropsychiatrischer Befunde mit neuro-radiologischen und Labor-Befunden an.

Die Diagnose von Bewusstseinsstörungen ergibt sich aus der kritischen Gesamtschau der
- medizinischen Anamnese (Fremdanamnese/ Vorerkrankungen/-medikationen),
- Umstände der Manifestation (Zeugen/Rettungsdienste),
- klinischen Befunde (internistisch/neurologisch/psychiatrisch),
- technischen Zusatzuntersuchungen (Serum, Neuroradiologie und ggf. EEG, Liquor).

> Ziel ist es, parallel zur Überwachung und Stabilisierung der Vitalparameter die Bewusstseinsstörung rasch einzuordnen und die auslösenden Ursachen abzustellen.

4.1.1 Aufgabenstellung und grundsätzlicher Ablauf

Fast immer erfolgt die Versorgung von Patienten mit akuten Bewusstseinsstörungen aufgrund der vitalen Gefährdung unter enormem Zeitdruck, denn im Koma drohen Aspiration und Herz-/Atemstillstand und im Delir Stürze und Weglauftendenz. Zudem neigen die auslösenden Erkrankungen oft zu rascher Progredienz, abgesehen von bekanntermaßen episodischen Störungen (▶ Abschn. 4.2). Ziel ist es, neben einer frühen Diagnosestellung und Therapieeinleitung zur Begrenzung von Organschäden die Stabilisation von Atmung, Kreislauf und Hirnstoffwechsel rasch her- und sicherzustellen (▶ Abschn. 12.1).

Gut übertragbar auf diese Patienten sind die im Notfallbereich geprägten Losungen »The Golden Hour« und »Time Is Brain« aus der Schock- bzw. Schlaganfallbehandlung. So ist die zeitnahe Behandlung auch bei vielen metabolisch-toxischen Enzephalopathien und deren Grunderkrankungen geboten, vergleichbar zu Meningitis oder Status epilepticus.

Sinnvoll ist ein gestaffeltes Vorgehen in der Untersuchung des Bewusstlosen gemäß ◘ Abb. 4.1.

Informationen über die Anamnese und vom frühen Erkrankungsverlauf liefern oft wertvolle Hinweise. Besonders Informationen zu Medikationen, Substanzabusus/-entzug sowie Angaben zur Manifestation und Verlaufsbefunde (Trends) erhöhen die diagnostische Sicherheit.

Die allgemeinmedizinisch-internistisch fokussierte Inspektion kann entscheidende Hinweise zur Genese erbringen. Wegweisende Hautveränderungen sind: Blässe, Blutungen (◘ Abb. 4.3), Zyanose, Osler-Knötchen, Entzündungen, Zoster, Einstiche sowie Medikamentenpflaster (z. B. Fentanyl). Weitere wichtige Befunde sind: Schock, Dyspnoe, Anurie, Exsikkose, Fieber, Kachexie, Ikterus, endokrine Stigmata, Atemgeruch und Verletzungszeichen (Hämatome an Orbita und Trommelfell, Liquorrhoe).

Von neurologischer Seite stehen motorische Phänomene und Hirnstammreflexe im Vordergrund. Gesucht wird nach Hirnstammzeichen, Meningismus, Hinweisen

4.1 · Klinische Basis- und Zusatzdiagnostik

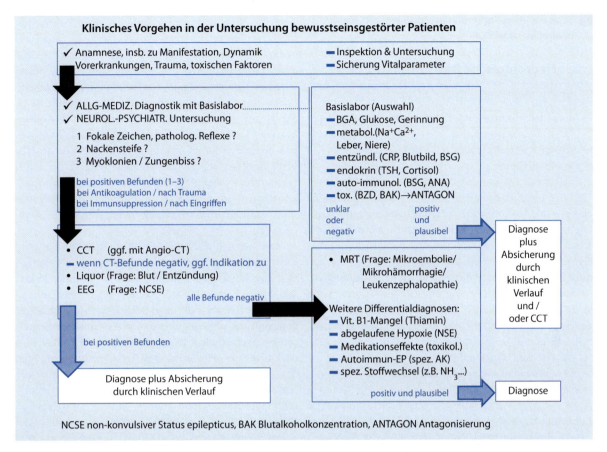

Abb. 4.1 Synopsis des klinischen Vorgehens in der Untersuchung bewusstseinsgestörter Patienten. Obligat sind die mit einem Häkchen gekennzeichneten Basisschritte Anamnese, allgemeinmedizinische und neuro-psychiatrische Untersuchung einschl. der Basislabordiagnostik (obere drei Kästen). Ergibt sich bei wegen unklarer oder negativer Befunde hieraus keine diagnostische Zuordnung, führt der weitere Pfad in die technischen Zusatzuntersuchungen (unten links). Sie sind unmittelbar bei jedem Patienten mit pathologischen neurologischen Befunden oder nach Trauma, nach Eingriffen sowie bei Gerinnungsstörungen und Immunsuppression angezeigt

auf stattgehabte Krampfanfälle (Zungenbiss/Einnässen) und fokalen zerebralen Funktionsstörungen (◘ Tab. 4.1)

Neurologischer Untersuchungsgang beim bewusstseinsgestörten Patienten
- Inspektion, insbesondere Myoklonien, Verletzungszeichen und Zungenbiss
- Verbale Ansprache (Lidöffnung)
- Augen
  - Pupillenstellung und -motorik (Lichtreiz)
  - Augenstellung und -motorik (Blickkommando, Vestibularreiz)
  - Lidstellung und -motorik (Kornealreflexe)
- Extremitäten und Gesicht
  - Stellung (Asymmetrie)
  - Motorik (Bewegungskommando, taktile Reizung, ggf. Schmerz)
- Muskeldehnungsreflexe und Pyramidenbahnzeichen (Babinski-Reflexe)
- Prüfung auf Nackensteife
- Bewertung von Atmung und Husten-/Schluckfunktionen

> Das Fehlen von Hirnstammzeichen bei bewusstseinsgestörten Patienten macht eine Enzephalopathie oder ein bilateral supratentorielles Geschehen wahrscheinlich.

Für eine enzephalopathische Genese des Komas sprechen:
- spontane konjugierte langsame horizontale Bewegungen der Augen,
- bilateral normalreaktive Pupillen,
- bilateral normalreaktive vestibuläre Reaktionen (VOR) bei Kopfrotation oder Eiswasserspülung.

> Schwere Intoxikationen unterdrücken z. B. Kornealreflexe und VOR.

4.1.2 Neurologische Basisuntersuchung

Sie klärt, ob
- quantitative und/oder qualitative Störungen des Bewusstseins vorliegen und
- wie stark sie ausgeprägt sind (Somnolenz-Sopor-Koma vs. Delir).

Wichtige Informationen ergeben sich aus der spontanen Haltung und Motorik von Kopf, Augen und Extremitäten. Die neurologische Untersuchung sucht nach neurologischen Ausfällen (◘ Tab. 4.1) und übermäßigen Bewegungen wie Myoklonien, Massenbewegungen oder Nystagmus. Zusätzlich erfolgen die wichtigsten Reflexprüfungen.

Unverzichtbar ist, analog zur Glasgow Coma Scale (▶ Abschn. 1.2), die Prüfung der Reaktionen auf Außenreize durch namentlichem Anruf und/oder gezielten Schmerzreiz mit Beobachtung
- der Lid- und Blickmotorik,
- der Extremitäten- und Gesichtsmotorik,
- der sprachlichen Leistungen.

Zur Schmerzreizung kommen verschiedene schädigungsfreie Techniken in Frage. Nozizeptive Reize an Sternum, Kieferwinkel, Fingernagel oder Nasensteg können in aufsteigender Reizintensität angewendet werden (Cave: Analgesie!). Auf beiden Seiten gesetzte Schmerzreize können auch genutzt werden, um Rückschlüsse auf Sensibilitätsdefizite durch Vergleich der Reaktionen zu ziehen. Stets kommt es auf die Reproduzierbarkeit der Ergebnisse an.

Erhöhung des intrakraniellen Drucks (ICP)
Sichere klinische Zeichen der ICP-Erhöhung sind Atmungsstörungen, Bradykardie und eine massive arterielle Blutdruckerhöhung, genannt »Druckpuls« (z. B. 45 Schläge pro Minute bei RR 230/115 mmHg). Durch diesen sympathomimetischen Kreislaufreflex soll der hohe ICP überwunden und die Hirnperfusion sichergestellt werden (Cushing-Reflex[1]).

> Cave
> Die »blinde« Blutdrucksenkung ist aus diesem Grunde beim bewusstseinsgestörten Patienten kontraindiziert; hiervon sind nur intrazerebrale Blutungen ausgenommen.

Als frühe Hirndruckzeichen werden Kopfschmerzen und Übelkeit genannt, die man allerdings häufiger aufgrund anderer Erkrankungen antrifft. Treten Erbrechen und quantitative/qualitative Bewusstseinsstörungen hinzu, wird ein primär zerebrales Geschehen zwar wahrscheinlicher, aber keineswegs sicher (DD: Hypertensive Krise, Sepsis und abdomineller Fokus, Intoxikation). Abgesehen vom Cushing-Reflex liefern nur Bewusstseinsstörungen, Nackensteife und neue fokale neurologische Ausfälle klare Hinweise auf die neurologische Ursache der Kopfschmerzen in dieser Situation. Weitere Zeichen fortgeschrittener Hirndruckerhöhung können der Singultus und natürlich Hirnstammzeichen wie Massenbewegungen sein.

Die Beurteilung der Sehnerven am Augenhintergrund führt in der akuten Bewusstseinsstörung selten weiter, da sich eine eindeutige »Stauungspapille« mit einer Latenz von 24–48 Stunden nach intrakranieller Druckerhöhung entwickelt (Hayreh 1968) und der Funduskopie oft Bewegungsunruhe und ungünstige Untersuchungsbedingungen im Wege stehen. Brauchbare Hinweise auf die Entwicklung eines »Hirndrucks« lassen sich mitunter aus den duralen Sehnervhüllen ableiten. Sie erweitern sich vor der Manifestation der Papillenschwellung durch pathologische Liquorfüllung und können indirekt sonographisch (B-Bild) (Hansen et al. 1994; Geeraerts et al. 2008) oder neuro-radiologisch mittels MRT/CCT (Rohr et al. 2011) dargestellt werden (▶ Abschn. 11.3.2). Für länger bestehenden erhöhten ICP eignet sich die Funduskopie in jedem Fall, hierzu sind weitere Verfahren wie die digitale Funduskamera in klinischer Erprobung (Thulasi et al. 2013).

Augen: Lid- und Blickmotorik
Die Stellung und die Motorik der Augen liefern wichtige Informationen über Funktionsstörungen (FS) des ZNS (◘ Tab. 4.1, ◘ Tab. 4.2, ◘ Tab. 4.3). Relativ geringe vertikale Schielstellungen (»Skew deviation«, Hertwig-Magendiesche Fehlstellung) sind aussagekräftiger als horizontale Divergenzen, bei denen unterschiedliche Störfaktoren mitspielen (physiologisch divergente Orbita-Achsen, demaskierte Heterphorien). Als »enthemmte« Augenbewegungen sind die Rucknystagmen (mit rhythmischer abwechselnd schneller und langsamer Phase) und die sakkadischen Blickstörungen (mit schnellen Hin- und Herbewegungen) von Interesse (◘ Tab. 4.1). Letztere beruhen auf einer Desintegration der im Hirnstamm generierten komplexen Sakkadenkommandos (Leigh u. Zee 2006). Manche Bewegungsstörungen der Augen besitzen selbst innerhalb der verschiedenen Hirnstammebenen eine lokalisierende Bedeutung; einige dienen nur als globaleres Kleinhirn-/Hirnstammzeichen und als Hinweis auf ein infratentorielle FS (z. B. Opsoklonus, Blickrich-

---

[1] Benannt nach Harvey W. Cushing (1869–1939), führender US-amerikanischer Neurologe und Neurochirurg seiner Zeit, der u. a. die Hypophysenchirurgie verbesserte (Cushing-Syndrom, ▶ Kap. 18).

Tab. 4.1 Nystagmen und sakkadische Blickstörungen

Bewegungsstörung	Merkmale	Auslöser
Zentral vestibulärer Ny	Monodirektionell*, Richtungswechsel mit der Augenposition möglich Spontannystagmus	L: zerebellär, bulbär, mesodienzephal
Peripher vestibulärer Ny Alexander'sches Gesetz	Multidirektionell**, Richtungskonstanz, schlägt nach kontralateral zur Seite der vestibulären FS; Spontannystagmus! – Zunahme: bei Blick in Schlagrichtung – Dämpfung: bei Blick zur FS	L: N. VIII (z. B. Neuritis vestibularis, Trauma) FS: benigner paroxysmaler Lagerungsschwindel
Blickinduzierter Ny, syn. »Blickrichtungs-Ny«	Nur bei vertikaler oder horizontaler Auslenkung der Augen Schlagrichtung wechselt jeweils mit der Blickrichtung	L: Kleinhirn, pontozerebelläre Bahnen FS: metabolisch-toxische Ursachen, z. B. Antikonvulsiva, Alkohol, Diazepam, Thiaminmangel-Enzephalopathie
Internukleäre Ophthalmoplegie (INO) mit dissoziiertem Ny und horizontaler Bulbusdivergenz	Beim Seitblick: Adduktion paretisch und Rucknystagmus auf dem abduzierenden Auge Bei Konvergenz: Adduktion intakt	L: kontralateraler Hirnstamm im fasciculus long. medialis auf Seite der Adduktionsparese FS: Thiaminmangel-Enzephalopathie, Trizykl. AD Beidseitige L bedingen zusätzlich vertikale Blickparese
Upbeat-Ny	Monodirektionell, Zunahme beim Blick nach oben	L: zerebellär, bulbär, mesodienzephal FS: metabolisch-toxische Ursachen, oft Thiaminmangel-Enzephalopathie
Downbeat-Ny	Monodirektionell, Zunahme beim Seitblick und nach unten	L: pontomedullär und hochspinal, zerebellär FS: synkopal, Thiaminmangel-Enzephalopathie metabol.-toxische Ursachen (Antikonvulsiva, Lithium, aromat. Kohlenwasserstoffe)
Schaukelnystagmus »Seesaw-Ny«	Vertikal-rotatorisch, dissoziiert und gegenläufig pendelnd, assoziiert mit Parinaud-Syndrom (tonischer Abwärtsblick)	L: mesodienzephal, parasellär FS: keine
Epileptischer Ny	Monodirektionell, richtungskonstant zusätzliche Myoklonien	L: supratentorielle epileptogene Läsionen FS: keine
Opsoklonus	Multidirektionelle Sakkaden in schnellen Serien ohne normales Sakkaden-Intervall	L: unspezifisch Hirnstamm/Zerebellum FS: metabolisch-toxische Ursachen wie Lithium, Trizykl. AD, Kokain, Diazepam, Hyperosmolares Koma, Cholinerges Syndrom; Paraneoplasie
Ocular flutter	Horizontale Sakkaden in schnellen Serien ohne normales Sakkaden-Intervall	L: unspezifisch Hirnstamm/Zerebellum FS: paraneoplastisch
Ocular bobbing	Vertikale Sakkaden mit Betonung der Abwärtsphase in unregelmäßigem Ablauf und Wiederholung	L: pontin FS: metabolisch-toxische Ursachen
Ocular dipping	Vertikale Sakkaden mit Betonung der Aufwärtsphase in unregelmäßigem Ablauf und Wiederholung	L: Schwere Enzephalopathien (z. B. hypoxisch) FS: metabolisch-toxische Ursachen

* Eine der Schlagrichtungen vertikal, horizontal, oder rotatorisch; ** mehrere der Schlagrichtungen vertikal, horizontal und rotatorisch; Ny = Nystagmus; L = Läsion; FS = Funktionsstörung; AD = Antidepressiva

tungsnystagmus). Lässt sich ein Nystagmus (Ny) nicht zwanglos einem peripher-vestibulären Muster zuordnen, sind Störungen des vestibulo-okulären Reflexes (VOR) im Hirnstamm und den angrenzenden Strukturen als erste Ursache zu bedenken.

Körper: Gesichts- und Extremitätenmotorik

Bewertet werden die spontanen Regungen und die Reaktionen des Patienten auf Ansprache und taktilen, ggf. schmerzhaften Reiz (◘ Tab. 4.4). Pathologische Bewegungsphänomene wie Myoklonien, Massenbewegungen

Tab. 4.2 Spontane Lid- und Blickposition

Funktion	Physiologie	Klinische Bedeutung
Horizontale Blickposition Physiologisch: maximale Divergenz: <10°, sonst: konjugiert und mittig	Funktionalität kortikaler und pontiner blickmotorischer Zentren Epileptische Phänomene: iktual: BW weg von Läsion, postiktual: zur Läsion	Konjugierte horizontale Blickwendung (BW) »deviation conjugée« Kortikale FS: BW zur Läsion Pontine FS: BW weg von Läsion
Vertikale Blickposition Physiologisch: gleiche Höhe, konjugiert und mittig	Funktionalität kortikaler und mesenzephaler blickmotorischer Zentren Epileptische Phänomene: im generalisierten Anfall: oft vertikale Blickwendung	Konjug. vertikale BW FS: mesodienzephal oder kortikale beidseits. Bsp.: zerebr. Hypoxie → Aufblick dorsal mesenz. FS → Abblick
Lidposition Physiologisch: symmetrische Lidspalte	Lidspaltenweite abhängig von der Lidhebung durch den N. okulomotorius und den Okulosympathikus	**Ptosis**: DD Horner-Syndrom/N.III Parese
Befund	**Pathophysiologie**	**Aussagekraft**
Horizontale Schielstellung (Konvergenz/Divergenz)	Ausfälle im Bereich der ponto-mesenzephalen Hirnstammbahnsysteme, der okulomotorischen Kerne/Nerven III und VI, zugehör. Augenmuskeln	FS: infratentoriell (DD Hirnnervenausfall) NB: Divergenz 5–10° physiolog.
Vertikale Schielstellung »Skew deviation«	Läsion in der zentralen Otolithen-Afferenz und der okulomotorischen Kerne/Nerven III und IV, zugeh. Augenmuskeln	FS: Hirnstamm und dienzephal
Unwillkürliche Blickbewegungen – Nystagmus – Sakkaden	Entkopplung der Blickstabilisation in Hirnstamm/Zerebellum wegen 1. Dysbalance in der vestibulo-zerebellären Augenkontrolle oder 2. Enthemmung der sakkadischen Augenmotorik.	FS: im Hirnstamm und Zerebellum, metabolisch-toxische Ursachen, selten epileptisch

BW = Blickwendung, FS = Funktionsstörung

und Singultus sind mit Koma gut vereinbar, eine gezielte Motorik aber nicht!

Massenbewegungen der Extremitäten, auch als Bewegungsschablonen, Synergismen oder (unglücklich) als »Streckkrämpfe« bezeichnet, treten in zwei unterschiedlichen Formen auf (◘ Abb. 4.2). Der monoton-schematisch wiederkehrende Bewegungsablauf ist von einer gezielten (Abwehr-)Bewegung auf einen Schmerzreiz gut zu unterscheiden, wenn man die Reizlokalisation ändert. Massenbewegungen zeigen eindrucksvoll eine schwere ZNS-Funktionsstörung im oberen Hirnstammbereich oder darüber an – sie sind aber keineswegs ein obligates Zeichen infauster Prognose! Fast immer liegen positive Babinski-Zeichen vor.

Solche Synergismen lassen sich durch Schmerzreiz auslösen und treten auch spontan wie »Krämpfe« auf, z. B. bei akuter Hypoxie oder globaler Mangeldurchblutung des Gehirns. Von epileptischen Myoklonien sind diese Bewegungen durch den gänzlich anderen Zeitverlauf zu unterscheiden: Es tritt kein Inkrement oder Dekrement wie bei einem epileptischen Anfall auf, sondern der Stimulus löst immer wieder einen gleichen Bewegungsrhythmus von 0,5–2,0 pro Sekunde aus.

Beuge-Streck-Synergismen Als Beuge-Streck-Synergismen (»Dekortikationsstarre«) wird das ruckartige beidseitige synchrone Beugen der Arme bei gleichzeitigem Strecken der Beine bezeichnet. Das Zeichen tritt bei funktioneller Diskonnektion des (intakten) Mittelhirns auf und dient als Indikator für schwere beidseitige supratentorielle oder zumindest dienzephale Funktionsstörungen. Typisch ist die monomorphe Adduktion-/Hyperflexion der Hand und Armbeugung zur Brust.

Streck-Streck-Synergismen Bei Streck-Streck-Synergismen (»Dezerebrationsstarre«) überstrecken gleichzeitig Beine und Arme beidseits und ruckartig wiederkehrend. Typisch ist die monomorphe Adduktions-/Hyperpronationsstellung der oberen Extremität und die Supinations-/Extensionsstellung der Füße. Das Zeichen tritt bei einer funktionellen Diskonnektion kaudal des Mittelhirns auf und dient als Indikator für eine Mittelhirnfunktionsstörung oder -läsion.

Tab. 4.3 Induzierte Lid- und Blickbewegungen (willkürlich, reflektorisch)

Funktion	Physiologie	Klinische Bedeutung
Lidöffnung auf Außenreiz	Funktion des ARAS (oberes Mittelhirn)	**Ausfall bedeutet Koma**
Willkürliche Blickmotorik Sakkaden und Folgebewegungen Spontan oder getriggert auf Anruf oder Schmerzreiz	Blickmotorik nach ipsilateral bedient sich der Funktionalität der kontralateralen Hemisphäre und des ipsilateralen Hirnstamms	**Horizontaler konjugierter Ausfall:** FS in kontralateraler Hemisphäre oder ipsilateralem Hirnstamm **Vertikaler konjugierter Ausfall:** FS bihemisphäriell oder auf Mittelhirnebene
Reflektorische Blickmotorik Vestibulo-okulärer Reflex Kopfimpuls-Test, Puppenkopfphänomen	Kopfdrehung induziert gegenläufige konjugierte Blickbewegung durch Aktivierung des ipsiversives Vestibularorgans (in Rotationsrichtung). Alternativ → Reizung durch Kaltspülung Intakte Reflexe belegen Funktionalität von Hirnstammkernen, -bahnsystemen, Vestibularorgane	**Totalausfall** kann medik.-toxisch bedingt sein oder eine Hirnstamm- bzw. Vestibularläsion anzeigen (s.u.) Intakte VOR → Komaursache außerhalb des Hirnstamms
Lidmotorik b. optischem Reiz: Lidschluss als Schutz auf optische »Bedrohung« von rechts wie von links	Belegt visuelle Restfunktion und faziale Innervation (zerebral kontralateral zum Reiz, fazial ipsilateral)	**Beidseitiger Ausfall:** Koma, VS **Einseitiger Ausfall:** FS kontralaterale Hemisphäre bzw. Läsion N. facialis
Befund	**Pathophysiologie**	**Aussagekraft**
Dyskonjugierte Blickmotorik = induzierbare Schielstellung	Desintegration der Blickmotorik auf Hirnstamm-/Hirnnerven-/Augenmuskel-Ebene	**FS infratentoriell** DD Orbitaläsion bei monokulärer Störung
Minderung und Verlust der kompensatorischen Gegendrehung der Augen	Zentral: Unterbrechung des VOR Peripher: Störung der Vestibularfunktion betr. horizontalem Bogengang	**Einseitiger Ausfall:** FS im Hirnstamm/bzw. vestibulär ipsiversiv (zur Drehrichtung) **Beidseitiger Ausfall:** ausgedehnte Hirnstamm-FS, Sedierung, Intoxikation
Schwimmende Bulbi – »rowing eye movements« – »ping/pong gaze«	Deaktivierung der kortikalen Blickstabilisation	Hinweis auf Enzephalopathie oder dienzephales Syndrom, z. B. bilateral supratentor. FS

Bei Somnolenz und Sopor kommen neben gezielter Abwehr oft Gähnen und andere orale Automatismen (Schmatzen) vor. Komplexere spontane physiologische Regungen (Seufzen, Räuspern, Niesen, Räkeln, Zurechtlegen der Arme oder Aufstellen/Übereinanderkreuzen der Beine) sind Argumente gegen eine profunde Bewusstseinsstörung wie Koma oder »vegetative state«. Sie zeigen eine Koma-Remission an oder deuten auf ein psychogenes Geschehen hin (»Pseudokoma«, ▶ Abschn. 4.2.1).

Psychische Funktionen

Mit der ersten lauten namentlichen Ansprache des Patienten beginnt auch die Untersuchung der kommunikativ-sprachlichen Funktionen. Seine Reaktion kann offenbaren, dass er sich mitteilen will. Nur ohne »Tubus« bieten sich offene Fragen nach der Orientierung zur eigenen Person oder zur Situation an. Beim intubierten wachen Patienten kann man das Sprachverständnis und die kognitiven Leistungen mit Ja/Nein-Fragen prüfen, indem deren Beantwortung durch Gesten oder Kopfnicken überprüft wird. Es eignen sich einfache, ausschließlich verbale Aufforderungen wie: »Drei Finger zeigen« o. Ä. Man kann auch das verfügbare Allgemeinwissen prüfen (»Schwimmt ein Stein auf Wasser?«) oder die Aufmerksamkeitsleistung mit einer Buchstabenliste (AABBAABABBA) aus Zielreizen (A) und Distraktoren (B), auf die der Patient fortlaufend richtig reagieren soll (Näheres: Delir-Monitoring mittels CAM-ICU, ▶ Abschn. 13.2). Die Glasgow Coma Scale verwendet bei Bewusstseinsstörungen die folgenden fünf Abstufungen:
- keine verbale Reaktion,
- unverständliche Laute,
- unzusammenhängende Worte,
- kommunikationsfähig, aber desorientiert und
- orientierte Kommunikation.

Tab. 4.4 Befunde der Extremitäten- und Gesichtsmotorik

Funktionsprüfung	Physiologie	Klinische Bedeutung
Gezielte Bewegungen sind spontan oder getriggert möglich, z. B. symmetrisches Grimassieren? Auf Anruf, Schmerzreiz?	Gezielte Motorik liefert Beleg für eine Funktionalität der jeweils kontralateralen Hemisphäre und ihrer motorischen Bahnsysteme	Kein Koma, wenn gezielte Motorik ein- beidseitig vorhanden ist Auf Anruf → SOMNOLENZ Auf SR → SOPOR
Befund	Pathophysiologie	Aussagekraft
Ungezielte Bewegungen	Schädigung der jeweils kontralateralen Hemisphäre	KOMA, wenn beidseitig FS: kontralat. Hemisphäre
Massenbewegungen Spontan oder auf SR – Beuge-/Streck-Mechanismen – Streck-/Streck-Mechanismen	Funktionelle Diskonnektion des Großhirns vom Hirnstamm (begleitend Babinski-Reflexe auslösbar) – Dienzephale Läsion: Diskonnektion des Mittelhirns – Mittelhirnläsion: Diskonnektion pontiner Strukturen	KOMA mit entsprechendem topischen Hinweis
Myokloniforme Bewegungsmuster beidseitig oder einseitig	**Beidseitig/Generalisiert**: Enzephalopathie oder multiple zerebrale Läsionen DD Epilepsie **Einseitig**: fokale epileptische Erregungssteigerung	FS: diffus, beidseitig FS: kontralat. Hemisphäre
Schlaffe Tetraplegie	Läsion unter pontomedullärer Ebene DD neuro-muskuläre/medikamentöse Paralyse	FS: unterer Hirnstamm DD neuromuskuläre Paralyse/Sedierung
Schlaffer Muskeltonus gehobene Extremitäten fallen schlaff auf Unterlage, liegen außenrotiert (DD Fraktur)	Akuter Verlust der zentralen Motorik	halbseitig (Hinweis auf FS kontralat. Hemisphäre) bzw. beidseitig (Hinweis auf FS Hirnstamm, bilateral hemisphäriell multiple FS)
Babinski-Reflex und andere spinale Automatismen	Enthemmung spinaler Reflexe durch fehlende supraspinale Kontrolle. Cave: Falsch-negativ bei neuro-muskulären FS!	FS: ipsilat. Pyramidenbahn Kein Beweis einer strukturellen Läsion!

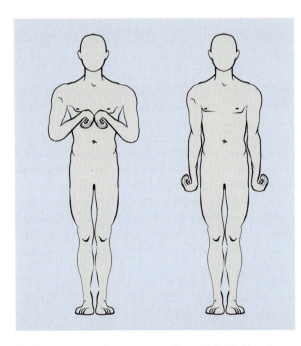

Abb. 4.2 Massenbewegungen im Koma. Die beidseitig auftretenden monomorphen Bewegungsmuster zeigen eine Funktionsstörung auf oberer Hirnstammebene oder darüber an. Links: Beuge-Streck-Synergismen, rechts: Streck-Streck-Synergismen

4.1.3 Neurologische Herdzeichen

Neurologische Herdhinweise und -befunde sind die »Indikatoren« für das primär fokale zerebrale Geschehen und spielen als Wegweiser zum Ort dieser Schädigung eine große Rolle. Daher nennt man sie auch »fokale Zeichen« oder »lateralisierende Zeichen«. Neben den fremdanamnestischen Berichten (z. B. rasender Kopfschmerz, Armparese) liefern sie die wertvollen topischen Hinweise auf einen intrakraniellen Ursprung der Störung, z. B. Seitendifferenzen der Arm- und Beinmotorik, Ausfälle von Hirnnerven- oder Hirnstammfunktionen (Tab. 4.5). Dies gilt auch für die Zeichen meningealer Reizung (zur Untersuchung: ▶ Abschn. 4.1.5).

Zur Erfassung zerebraler Herdzeichen ist eine gewisse Kooperationsfähigkeit des Patienten bei der Untersuchung erforderlich, die bei mäßig oder gering ausgeprägter Bewusstseinsstörung meist besteht. Selbst bei gravierenden Verhaltensstörungen, z. B. bei Frontalhirnsyndromen, lassen sich halbseitige Minderbewegungen bei längerer Beobachtung gut erkennen. Komatöse Bewusstseinsstörungen sind je nach Tiefe durch pathologische Massenbewegungen gekennzeichnet. Eine meningeale Schmerzreaktion kann im tiefen Koma fehlen.

Tab. 4.5 Zerebrale Herdbefunde und ihre Bedeutung bei Bewusstseinsstörungen

Funktion	Befund	FS: Supratentoriell	FS: Infratentoriell
Blickmotorik	Tonische Blickwendung, Blickparese	√	√
Pupillomotorik	Anisokorie und Lichtreflexausfall		√
Hirnstammreflexausfälle	LR, CR, VOR, HR		√
Extremitätenmotorik	Massenbewegungen		√
	Epileptische Anfälle	√	
	Halbseitige senso-motorische Störung	√	√
	Bewegungsstörungen (▶ Abschn. 6.2)	√	√
Psychische Teilleistungsstörungen	Ausfall Sprache, Raumwahrnehmung	√	
Artikulation, Schluckfunktion	Dysarthrie, Dysphagie	√	√
Visuelle Perzeption	Hemianopsie	√	

LR = Lichtreaktion; CR = Cornealreflex; VOR = vestibulo-okulärer Reflex; HR = Hustenreflex

Tab. 4.6 Hirnstammreflexe: Topische Diagnostik und medikamentöse Störfaktoren

Hirnstammreflex	Beteiligte Hirnstammebenen	Beteiligte Hirnnerven	Medikamentöse Störfaktoren
Pupillen-Reflex (LR)	Mesenzephal	N. II, Tractus opticus, N. III	Opioide, Augentropfen
Korneal-Reflex (CR)	Pontin	Nn. V, VII	Sedativa, Analgetika Relaxantien
Vestibulookulärer Reflex (VOR)	Pontin und mesenzephal	Nn. VIII, III, VI (horizontal) Nn. VIII, III, IV (vertikal)	Sedativa, Relaxantien HWS-Läsion
Husten-Reflex (HR)	Bulbär	N. IX, X	Sedativa, Relaxantien

Epileptische Anfälle Epileptische Anfälle sind nur verlässliche Herdzeichen bei klarem einseitigen (»fokalem«) Beginn. Ansonsten eignen sie sich kaum zur Differenzierung von primären oder sekundären zerebralen Bewusstseinsstörungen, weil internistische Erkrankungen oder metabolisch-toxische Auslöser auch Krampfanfälle provozieren. In der Notaufnahme wäre es daher beim »unklaren Krampfanfall« geschickter, zunächst ohne Präjudiz von einer »epileptischen Reaktion zu klärender Genese« zu sprechen (Janzen 1969). Ist man sogar hinsichtlich der epileptischen Genese unsicher (DD: Synkope/psychogene Störung etc.), spricht man besser wertfrei von einer »Bewusstseinsstörung zu klärender Genese«.

> Ruckartig streckende Massenbewegungen bei Herniation und ICP-Erhöhung werden oft als epileptische Myoklonien verkannt! Gleichzeitiges Erbrechen spricht bei unklaren motorischen Entäußerungen eher gegen Epilepsie und für intrakranielle Hypertension! Blässe und rasche Re-Orientierung passen besser zu einer Synkope!

Hirnstammzeichen Die Untersuchung der physiologischen Hirnstammreflexe ist unabhängig von der Kooperationsfähigkeit des Patienten. Beliebig wiederholbar, gestattet sie Einblicke in die Funktionstüchtigkeit einzelner Abschnitte des Hirnstamms durch die klare topische Zuordnung der Reflexe. So werden präzise Aussagen über eine Pro- oder Regredienz des Krankheitsgeschehens entlang des Hirnstamms möglich, vorausgesetzt, dass keine Medikamenteneffekte oder Gesichtsverletzungen die Befunde beeinflussen (◘ Tab. 4.6). Pathologische Hirnstammreflexe wie der Korneo-Mandibularreflex und manche pathologische Spontanbewegungen (Singultus, Gaumensegelmyoklonus und faziale Myokymien) zeigen an, dass z. T. massive Funktionsstörungen im Hirnstamm vorliegen. Analog zu den okulomotorischen Enthemmungsphänomenen werden sie als Ausdruck einer Enthemmung motorischer Regelkreise gewertet. Eine Hypothermie verändert die Pupillenlichtreaktion und den Hustenreflex erst unterhalb von 32°C, die übrigen Reflexe erlöschen später (<28°C, Danzl u. Pozos 1994).

Die Untersuchung der Pupillen betrifft ihre Weite und ihre Lichtreaktion und erfolgt jeweils im Seitenvergleich. Der Ausfall der Pupillenreflexe ist immer pathologisch, aber auch durch Augen-/Sehnerverkrankungen begründbar. Er tritt nicht bei metabolisch-toxischen Enzephalopathien auf, abgesehen von schwersten Schädigungen (z. B. hypoxisch).

Tab. 4.7 Falsch lokalisierende neurologische Befunde und ihre Pathophysiologie. (Mod. nach Larner 2003)

»False localizing sign«	Erwartung	Abweichung	Pathophysiologie
→ Hemisyndrom ipsilateral zur RF → Mydriasis kontralateral zur RF	Unkale Herniation bei supratentorieller RF → kontralat. Hemisyndrom → ipsilat Mydriasis	Hirnstamm weicht zur Gegenseite aus, rotiert, verkantet	Kompression von Pedunculus cerebri und kontralat. N. III am kontralat. Tentorium (Kernohan's notch)
→ periphere Hirnnervenparesen Nn. V, VI, VIII kontralateral zur RF	Unkale Herniation bei supratentorieller RF → kontralat. Hemisyndrom		Kompression von Hirnnerven an kontralateralen petrösen Strukturen
Ataxie → nicht infratentoriell	Ataxie entspricht fokalem Zeichen infratentoriell (zerebellär)	Läsion supratentoriell	Läsion betrifft kortikozerebelläre Efferenzen
Dysarthrie → nicht infratentoriell	Dysarthrie entspricht fokalem Zeichen infratentoriell (zerebellär)	Läsion supratentoriell	Läsion betrifft kortikobulbäre Efferenzen
Zwerchfellparese → nicht spinal	Zwerchfellparese entspricht spinalem Zeichen (Segment C4)	Läsion infratentoriell	Läsion komprimiert eine aberrant nach kranial verlaufende Arteria vertebralis, die oberes Zervikalmark speist

RF = Raumforderung

Die parasympathisch-konstriktorische Wirkung überwiegt meist die sympathischen Einflüsse, die zur Dilatation der Pupille führen. Bei Sympathikusläsionen kommt es so zur einseitigen Miosis, bei parasympathischen Ausfällen zur Mydriasis. Bei Bewusstseinsstörungen ist dies häufig der Fall, wenn die vom parasympathischen Kerngebiet (Ncl. Edinger-Westphal) zum Auge ziehenden Fasern (Nn. ciliares breves) zentral oder in ihrem Verlauf mit dem N. III geschädigt werden.

Anisokorie Die Anisokorie ist ein wichtiges fokales Zeichen, das auf eine primär zerebrale Ursache der Bewusstseinsstörung hinweist. Ausnahmen bilden die physiologische Anisokorie, ophthalmologische Erkrankungen (z. B. Iritis) und eine akzidentelle Inokulation, z. B. von Blütenresten der Engelstrompete bei der Gartenarbeit (Hildebrand et al. 2004). Bei der häufigeren physiologischen Anisokorie fehlen die Anzeichen einer Lähmung, denn die weitere Pupille kontrahiert (physiologisch) ausgiebiger als die engere Gegenseite. Dies ist bei einer Anisokorie mit pathologischer Mydriasis genau umgekehrt. Funktionsstörungen des Sehnervs dagegen bewirken nie eine Anisokorie.

Eine pathologische Anisokorie liegt dann vor, wenn
- die weitere Pupille (Mydriasis) bei Beleuchtung nicht besser kontrahiert als die Gegenseite oder
- die engere Pupille (Miosis) sich trotz dunkler Umgebung nicht weiter dilatiert als die Gegenseite.

Wissenswert sind Kenntnisse über die gelegentlich eingeschränkte Aussagekraft neurologischer Herdzeichen: Weder schließt ihr Fehlen den primär zerebralen Krankheitsprozess aus, noch sind sie stets lokalisatorisch eindeutig. »Falsch lokalisierende neurologische Befunde« (Larner 2003) finden sich z. B. infolge ungewöhnlicher mechanischer Abläufe bei transtentorieller Herniation. Auch werden sie durch lange Bahnsysteme vermittelt (Tab. 4.7). Neben der möglichen Fehleinschätzung der »kranken« Seite kann es passieren, dass ein Hirnstammzeichen (z. B. Massenbewegungen) als erster erhobener Befund fälschlich als Indikator des primären Ausgangspunktes gewertet wird. Insofern ist die zerebrale Bildgebung in Fällen mit infratentoriellen Zeichen obligat. Speziell können Intoxikationen wesentliche Herdzeichen unterdrücken. Das mögliche Vorliegen einer Intoxikation kann durch die Verabreichung von Antagonisten überprüft werden.

> **Die Minderung von Intoxikationseffekten ist rasch möglich durch i.v.-Gabe von Flumazenil (Benzodiazepine), Naloxon (Opioide) und Physostigmin (anticholinerge Substanzen).**

Gefürchtet ist die unerkannte Hirnblutung bei einem schwer intoxizierten (gestürzten) Patienten, die sich in einer tiefen Bewusstseinsstörung nicht als neurologisches Herdzeichen ausdrücken kann. Die CCT-Indikation wird daher in Fällen mit schlechter Untersuchbarkeit, bei Verletzungszeichen oder bei Antikoagulation großzügiger gestellt.

Tab. 4.8 Neurologische Syndrome bei Bewusstseinsstörungen

Typischer Verlauf	Herdzeichen
Supratentoriell, einseitig Koma entwickelt sich schrittweise mit dem Ausfall der Hirnstammreflexe	**Früh:** Kontralaterale Hemiparese, Blickwendung zur Läsionsseite. Evtl. fokale Anfälle kontralateral. Hirnstammreflexe anfangs intakt **Spät:** Massenbewegungen im dienzephalen und mesenzephalen Syndrom, Sekundäre Tetraparese. N.III Parese[2], ipsilaterale Hemiparese, Ausfall weiterer Hirnstammreflexe
Infratentoriell Koma oft plötzlich mit raschem Verlust von Hirnstammreflexen	**Früh:** meist primäre Tetraparese und z. T. Massenbewegungen, zentrale Okulomotorikstörungen, Hirnstammreflexe gestört **Spät:** Schielstellungen, Dysarthrie, Dysphagie, Atmungsstörungen
Supratentoriell, multipel, DD ENZEPHALOPATHIE Koma mit intakt bleibenden Hirnstammreflexen	Fokale Zeichen wie Hemi- und Tetraparesen von Beginn an möglich, in geringer Ausprägung. Hirnstammreflexe stets intakt, später Ausfälle mgl. Generalisierte Myoklonien, Anfälle, Tremor

> **Fallstricke in der Interpretation neurologischer Herdbefunde bei Bewusstseinsstörung**
> - Eingeschränkte Befunderhebung durch die mangelhafte Kooperation (Delir bei Demenz)
> - Eingeschränkte Untersuchbarkeit durch Drogen- und Medikationseffekte (keine Schmerzreaktionen)
> - Primäre Läsion liegt in einem klinisch stummen Areal (z. B. frontal, rechts temporal)
> - Fokales Zeichen bezieht sich auf eine vorbestehende zerebrale Läsion (alter Schlaganfall)
> - Fokales Zeichen ist die Folge einer systemischen Schädigung (Enzephalopathie) mit besonderem Schwerpunkt (z. B. bei Glukosestörungen, dysosmotischen Enzephalopathien und toxischen Enzephalopathien sowie bei einer Wernicke-Enzephalopathie)
> - Falsch lokalisierende neurologische Befunde

4.1.4 Neurologische Syndrome bei Bewusstseinsstörungen

Bei Bewusstseinsstörungen ergeben sich drei wesentliche, voneinander leicht differenzierbare klinische Syndrome aus der Kombination von neurologischen Herdzeichen. Sie zeigen den Ort der gestörten ZNS-Funktion oder Schädigung in den typischen Lokalisationen an (◘ Tab. 4.8). Im nächsten diagnostischen Schritt gilt es zu prüfen, ob in der Gesamtschau dieser und aller technischen Befunde Kompatibilität zwischen den klinischen Informationen auf der einen Seite (Anamnese und Syndrom) und den technischen Befunden auf der anderen Seite (z. B. neuroradiologische/laborchemische Befunde) besteht. In anderen Fällen lässt sich ein Beweis der Diagnose jedoch erst im Nachhinein in Kenntnis des weiteren klinischen Verlaufs führen.

Supratentorieller, einseitiger Beginn

Akute zerebrale Läsionen vaskulärer, traumatischer, entzündlicher und neoplastischer Ursache lösen oft fokale neurologische Symptome aus. Die begleitenden fokalen neurologischen Ausfälle (zerebrale Herdzeichen) richten sich nach dem jeweiligen zerebralen Schädigungsort. Fokale Krampfanfälle sind in diesem Rahmen als irritative Läsionsfolge möglich, werden aber nicht immer erkannt. Komplex-fokale Anfälle führen zu qualitativen, generalisierte zu quantitativen Bewusstseinsstörungen. Das Maximalsyndrom Status epilepticus kann in diesem Rahmen läsionell ausgelöst werden (z. B. Enzephalitis, Schlaganfall, Trauma), aber auch durch Enzephalopathien (z. B. PRES, Alkohol- und Drogenentzug).

Typisch sind der Ablauf einer sekundären Eintrübung und der sekundäre Ausfall von Hirnstammreflexen nach den ersten neurologischen Krankheitszeichen. Hirndruckzeichen (Kopfschmerzen, Erbrechen) und Bewusstseinsstörung treten beim Übergang in das dienzephale Syndrom auf. Unbehandelt sind danach Zeichen der Herniation zu erwarten (▶ Abschn. 2.2.3).

Infratentorieller Beginn

Primäre Hirnstammprozesse führen meist rasch oder unmittelbar zur Bewusstseinsstörung, in Kombinationen mit neurologischen Herdzeichen des Hirnstamms. Typisch sind Ausfälle der Hirnstammreflexe. Vereinfachend teilt man die Syndrome nach der Höhe ein (mesenzephal, pontin, bulbär, ◘ Tab. 4.9). Die Pro- oder Regredienz des Geschehens lässt sich oft entlang dieser Befunde gut nachvollziehen.

---

2 Zeichen der Okulomotoriusparese: Auswärtsschielen, Mydriasis, LR-Ausfall

Tab. 4.9 Funktionsstörungen auf den Hirnstammebenen Mesenzephalon, Pons, Medulla oblongata und das zugehörige Profil der neurologischen Ausfälle

Syndrom	Augen					Extremitäten		Respiration
	Stellung und Reflexe (VOR)	Pupille-D [mm]	Pupillen-Reflexe	Korneal-Reflexe	Kalorische Reizung	Motorik und Reaktion	Husten-Reflex	Atmung (A)
Dienzephal –Früh	»Schwimmend« keine Divergenz** VOR: ++	Eng* 1–3 mm, evtl. Anisokorie	++	+	Intakt (tonische R)	Wälzbewegungen, Hemiparesen B einseitig +	+	Normal bis Cheyne-Stokes
Dienzephal –Spät	Intermittierend divergent VOR: ++	Eng* 1–3 mm	++	+	Intakt (tonische R)	Beuge-Streck-Muster B beidseitig +	+	Typ Cheyne-Stokes-A
Mesenzephal	»Überwindliche Divergenz« VOR: (+) bis –	Mittel 3–5 mm, evtl. Anisokorie	(+) bis –	+	(+) bis dys-konjugiert	Streck-Streck-Muster B beidseitig +	+	Hyperventilation
Pontin	Divergenz VOR: - oder (+) dyskonjugiert	Eng* 1–3 mm, evtl. Anisokorie	(+) bis –	(+) bis –	Ausfall	Schlaffe Tetraparese B beidseitig +	+	Ataktische-A, Tempo↓↑
Bulbär	»Fixierte Divergenz« VOR: fehlt	Variabel weit, z. T. eng*	(+) bis –	(+) bis –	Ausfall	Schlaffe Tetraparese B beidseitig +	(+) bis Ausfall	Typ Cluster-A Typ Schnapp-A Ausfall

* Zentrales Horner-Syndrom; ** Fusionsstörungen demaskieren evtl. vorbestehende latente Schielstellungen; B = Babinski-Zeichen; R = Reaktion; VOR = vestibulo-okuläre Reflexe

Typische Hirnstammzeichen sind Störungen der Atmung, des Bewusstseins, der Pupillen- und Augenmotorik (speziell vertikale Schielstellungen), außerdem Schluck- und Sprechstörungen sowie ein- oder beidseitige Halbseitenausfälle der Sensomotorik. Pathologisch enthemmte Bewegungsmuster wie Singultus, Opsoklonus oder korneo-mandibuläre Reflexe treten auf. Halbseitig betonte Prozesse im Hirnstamm zeichnen sich manchmal durch ein »gekreuztes Verteilungsmuster« aus, mit ipsiläsionalen Hirnnerven-Ausfällen und kontralateralen Extremitätensymptomen. Dies beruht auf der distal der Läsion gelegenen Kreuzung der senso-motorischen Bahnsysteme. Zerebelläre Symptome und Zeichen (Ataxie) gesellen sich durch Beteiligungen ponto-zerebellärer Bahnsysteme ebenso hinzu wie vegetative Zeichen (Horner-Syndrom durch Beteiligung der dorsolateralen zentralen Sympathikusbahn). Im Hirnstamm sind isolierte senso-motorische Ausfälle (ohne typische Hirnstammzeichen) bis zu einer gewissen Läsionsgröße auch möglich, ohne dass begleitende Bewusstseinsstörungen auftreten. Stets bedarf es hierzu größerer und dorsal im Hirnstamm gelegener Prozesse.

Genau hierin liegt die Tücke der Basilararterienthrombose: Oft beginnt ein solcher Verschlussprozess zögerlich mit nur umschriebenen Perfusionsstörungen und eher fluktuierend-geringgradigen neurologischen Ausfällen. Dies mündet schließlich in immer größere Infarktzonen im Hirnstamm mit entsprechend schweren neurologischen Ausfällen, einschließlich sekundärer Bewusstseinsstörungen. Treten dabei keine typischen Hirnstammzeichen auf, imponieren diese »rein klinisch« fälschlich als multiple supratentorielle Läsionen.

Multipel supratentorieller Beginn

Multiple Läsionen und Funktionsstörungen der Hemisphären erklären zwar bilaterale neurologische Herdzeichen. Sie kommen aber im Vergleich zu der Situation großer raumfordernder Läsionen in viel geringerer Ausprägung vor, sind durch die Bewusstseinsstörung schwerer zu erkennen und fehlen oft bei symmetrischer und bei Mit-

4.1 · Klinische Basis- und Zusatzdiagnostik

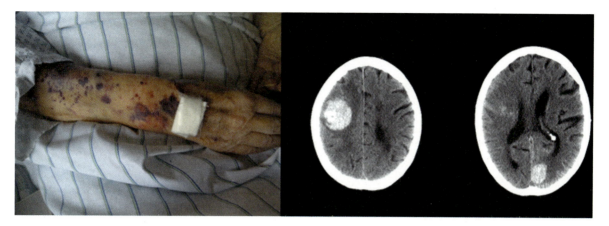

Abb. 4.3 Petechien und Sugillationen: 71-jährige Patientin, bekannte chronisch lymphatische Leukämie. Anamnestisch seit zwölf Stunden verlangsamt und inaktiv. Bei Aufnahme apathisch und desorientiert, nicht merkfähig, aber wach. In der CCT (rechte Bildseite) zeigen sich bilateral intrazerebrale Blutungen, die Haut (linke Bildseite) ist von Blutungen übersät. Labor: Thrombopenie 1/nL. Rekompensation nach Transfusionsbehandlung. (Bildrechte: Prof. Jahnke, Radiologie FEK Neumünster; mit freundl. Genehmigung)

tellinien-naher Läsionsverteilung sogar ganz. Im Verlauf kommt es unerwartet zur raschen Eintrübung, ohne dass fokale klinische Zeichen im Vordergrund stehen. Beispiele sind das Basilaris-Spitzensyndrom (Thalamusinfarkte), die innere Hirnvenenthrombose, die Hirnstammenzephalitis und das doppelseitige Subduralhämatom (◘ Abb. 4.4). Ihre Leitsymptomatik der akuten isolierten Bewusstseinsstörung (zerebrales Allgemeinsyndrom, ► Kap. 6) ähnelt einer Intoxikation oder einer metabolischen Enzephalopathie. ◘ Abb. 4.3 zeigt den Fall multipler Einblutungen bei Delir und Thrombopenie.

Ebenso präsentieren sich metabolisch-toxische Syndrome und andere Enzephalopathien überwiegend als zerebrales Allgemeinsyndrom (► Kap. 6). Sie sind frei von neurologischen Herdzeichen, von wenigen Ausnahmen abgesehen. Die Hirnstammreflexe sind intakt. Myoklonien werden z. T. durch Stimuli getriggert (► Abschn. 6.2).

> **Typische neurologische Befunde nicht-fokaler Art**
> - Bilateral abnorme Pupillenweite: symmetrische Mydriasis, Miosis
> - Bilateral instabile Okulomotorik: Opsoklonus, »ocular bobbing«, konjugierte vertikale Blickdeviation, zentral-vestibulärer Nystagmus
> - Bilaterale Myoklonien: multifokal, generalisiert
> - Vegetative Zeichen: Nausea, Erbrechen, Kreislaufstörungen

> Einige Intoxikationen können die Hirnstammreflexe vollständig unterdrücken, speziell die vestibulo-okulären Reflexe und die Kornealreflexe. Eine Analgesie mindert sowohl die Kornealreflexe als auch die übrigen Schmerzreaktionen.

4.1.5 Klinisch häufige Befundkonstellationen

Prämorbide Dispositionen
Bewusstseinsstörung bei Immunschwäche
Risikogruppen Onkologische Grunderkrankungen, Patienten unter Immun-/Chemotherapie nach Transplantation oder wegen Autoimmunerkrankungen, schwere Malnutrition und Kachexie, HIV, i.v.-Drogen- und schwere Alkoholexposition, schlecht eingestellter Diabetes mellitus. Längere Kortisontherapie induziert schwere Hautveränderungen (brüchig, zur Einblutung neigend).

> **Cave**
> Diese Patienten erleiden z.T. infektiöse Prozesse fast fieberfrei und ohne Nackensteife!

Häufigere DD Infektiöse ZNS-Prozesse (Pilze, Tbc, Toxoplasmen) und Enzephalopathien (viral: JC-Virus, Cytomegalie-Virus, VZV), Neoplastische ZNS-Prozesse (speziell Lymphom) Vaskuläre und Metabolische Enzephalopathie, u. a. nutritiv (Wernicke-Enzephalopathie) sowie Sepsis/Endokarditis/Hirninfarkte.
- Speziell zu prüfen: Indikationen zu MRT/LP, einschließlich Mikrobiologie/Serologie

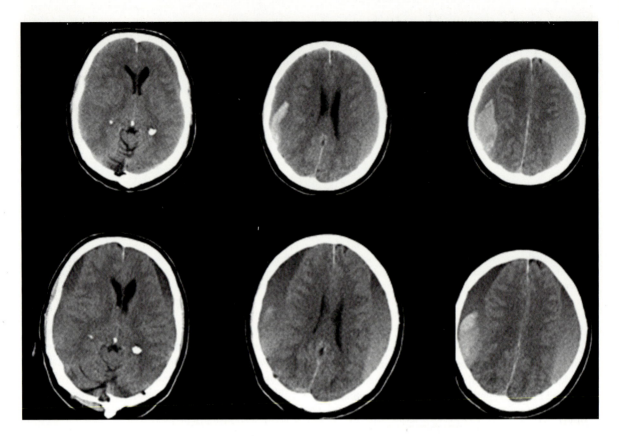

Abb. 4.4 Beidseitig symmetrische supratentorielle Läsion als DD zur Enzephalopathie: 48-jähriger Patient, antikoaguliert. Leichte Kopfschmerzen nach Fahrradsturz vor zehn Tagen, jetzt Müdigkeit und Konzentrationsstörungen. Neurologisch o. B., insbesondere keine Somnolenz, keine Minderung der Merkfähigkeit, des Tempos und der Gedächtnisleistung. CCT bei Aufnahme zeigt (obere Reihe) bilaterale Subduralhämatome, die am dritten Tag (untere Reihe) bei unverändertem Befinden und neurologischem Befund trotz normalisierter Gerinnung weiter zunehmen. Klinisch war das Syndrom von einer Enzephalopathie nicht zu unterscheiden! (Bildrechte: Prof. Jahnke, Radiologie FEK Neumünster; mit freundl. Genehmigung)

- Labordiagnostik: Blutbild, einschließlich Lymphozytenanzahl/-typisierung (Lymphomdiagnostik), Entzündungsparameter, Serologie (HIV, JCV). Liquor-Pilzdiagnostik (u. a. Kryptokokken)

Bewusstseinsstörung mit psychiatrischer Grunderkrankung

Risikogruppen Psychopharmakologisch behandelte schwere psychiatrische Grunderkrankungen, Behandlungskrisen (Setting-, Therapeutenwechsel, Medikationsumstellungen), Anamnestische Selbstverletzungs- oder Suizidale Krisen. Suchterkrankungen mit illegalen Drogen. Alkoholbelastung: Hautveränderungen wie Teleangiektasien, spider naevi, Aszites, Palmarerytheme, caput medusae und Polyneuropathie (generelle Zeichen der Lebererkrankung)

Häufigere DD Krampfanfall und Status epilepticus, dissoziativer Zustand, Stupor bei Psychose (kataton) oder bei Depression, Intoxikations-/Medikationseffekte einschl. Toxidrome, Suizidversuch, Enzephalopathie bei Malnutrition (Wernicke-Enzephalopathie), Endokarditis und Sepsis bei i.v.-Drogenabusus, Wasserintoxikation, Hypoxie bei Lungenarterienembolie und Thrombose im Krankenlager, Hirninfarkte

- Speziell zu prüfen: Temperaturverlauf, Indikationen zu CCT, EEG
- Labordiagnostik: BGA, Blutbild, Elektrolyte, Entzündungsparameter, Blutkulturen, CK im Verlauf, Prolaktin im Verlauf, Drogenscreening, Medikamentenspiegel

Begleitende typische Symptome

Bewusstseinsstörung mit »Krämpfen« – ohne fokale Hinweise

Häufigere DD Entzug (Alkohol, Sedativa, Antikonvulsiva), Zentral anticholinerges Syndrom, Intoxikation (Alkohole, Kokain, Amphetamin, prokonvulsive Medikationen,

selten: Cholinergika, Kohlenmonoxid). Enzephalopathien: Hypoglykämie, hypoxisch, Elektrolyte (Na$^+$, Ca^{++}), urämisch, toxisch. Supratentorielle Läsionen, z. B. Trauma, Enzephalitis, Schlaganfall (Carotisverschluss)
- Klinische Hinweise auf Anfälle sind: Wangen- oder Zungenbiss, Enuresis, Enkopresis
- Speziell zu prüfen: Indikation zur CCT (ZNS-Trauma als Ursache oder Sturzfolge!), zur LP
- Labordiagnostik: CK- und Prolaktinanstieg (niedrige Spezifität und Sensitivität)

! Cave
Verwechslung Krampfanfall mit Massenbewegungen, Hinweis: Erbrechen bei ICP ↑

Bewusstseinsstörung mit Kopfschmerzen und Erbrechen – ohne Nackensteife
Häufigere DD Hirndruckerhöhung, Hirnvenenthrombose, Hypertensive Krise, akute Hyperkapnie, Trauma (◘ Abb. 4.4), Akuter Hydrozephalus (neoplastisch/infektiös), beginnende Sepsis, akute Hypoglykämie, akute Hyperkalzämie, Urämie, Dialyse, RCVS, Eklampsie. Toxische Formen: Drogen (sympathomimetisch), selten: Kohlenmonoxid, Höhenkopfschmerz

Sonderformen Schwere SAB ohne Nackensteife, Vaskulitis mit Infarkten/Carotisdissektion mit Hals-/Kopfschmerzen und Infarkten, schwere Infektionen ohne Fieber und Nackensteife (z. B. apurulente Meningitis), komplexe Migräne mit Basilaris-Symptomatik
Beiträge zum Kopfschmerz leisten Dehydratation, Fasten, Kohlenhydratintoleranz.
- Speziell zu prüfen: Fieber, RR, Dyspnoe, Nackensteife im Verlauf (Analgesieeffekte), Indikation zur CCT
- Labordiagnostik: CRP, BGA, Blutbild, d-Dimere, ggf. CO-Hb (bei Dyspnoe)

Bewusstseinsstörung und Atemgeruch
Häufigere DD Intoxikationen, Organversagen. In den seltensten Fällen handelt es sich um Foetor ex ore (Gingivaerkrankungen). Die korrekte Bezeichnung für schlechte Atemluft lautet Halitosis (◘ Tab. 4.10).
An sich geruchslos sind: Kohlenmonoxid (Patienten können nach Rauch riechen), Glykol, oft auch Zyanide. Metalle in gasförmigem Zustand bewirken metallischen Geschmackseindruck beim Patienten.
- Speziell zu prüfen: Umgebungsanamnese, Dyspnoe
- Labordiagnostik: umfassend einschl. BGA, Laktat

Bewusstseinsstörung und Temperaturerhöhung
Häufigere DD Sepsis mit Enzephalopathie, Endokarditis mit multiplen Hirninfarkten, Dehydratation, Meningoenzephalitis, Toxidrome (Zentral anticholinerges Syndrom, Serotonin-Syndrom, MNS), infektiös-toxische Enzephalopathien
- Zu prüfen ist: Temperaturverlauf, Entzündungszeichen und -herde, CK-Werte und Muskeltonus, Indikation zum CCT bei zentralen Herdzeichen
- Labordiagnostik: CK, Entzündungsparameter incl. CRP, PCT. Mikrobiologie (incl. BK) Echokardiografie

Bewusstseinsstörung und Hypothermie
Häufigere DD Immobilisation und Verweilen in kalter Umgebung, Sepsis mit Enzephalopathie, Thiaminmangel, akute dienzephale Läsion (vaskulär, traumatisch, entzündlich) Endokrine Enzephalopathie (Schilddrüsen-, NNR-, Hypophyseninsuffizienz), Drogen, Alkohol und Medikationseffekte (Barbiturate, Neuroleptika, Opiate)
- Speziell zu prüfen: Temperaturverlauf, Entzündungszeichen und -herde, CK-Werte und Muskeltonus, Indikation zum CCT bei zentralen Herdzeichen
- Labordiagnostik: CK, Entzündungsparameter incl. CRP, PCT, Hormone und Vitamin B1. Drogen-Screening, Mikrobiologie (inkl. BK)

◘ **Tab. 4.10** Atemgeruch als diagnostischer Hinweis

Atemgeruch	Metabolisch-toxische Ursache	Enzephalopathie
Alkoholisch	Äthanol, Isopropanolol, Methanol (nicht Glykol)	▶ Abschn. 27.1.3 ▶ Abschn. 28.4.1
Süßlich (frische Leber)	Leberversagen	▶ Kap. 16
Fruchtig (Obstartig)	Ketoazidose (Azeton)	▶ Abschn. 23.2
Urinartig	Urämie	▶ Kap. 17
Faulig	Ösophagus/Atemwege und Sepsis	▶ Kap. 15
Nach Bittermandeln	Zyanide (fakultativ)	▶ Abschn. 27.1.3
Nach Knoblauch	Organophosphate, Arsin	▶ Abschn. 27.1.3
Nach faulen Eiern	Schwefelwasserstoff	▶ Abschn. 27.1.3
Nach Ether (Diethylether)	Schwefelkohlenstoff	▶ Abschn. 27.1.3
Chemisch (Reinigung)	Aromatische KW, Lösungsmittel	▶ Abschn. 27.1.2
Nach Fisch	Phosphin	▶ Abschn. 27.1.3

Neurologisches Syndrom

Bewusstseinsstörung ohne zerebrale Herdzeichen

Häufigere DD: multifokale ZNS-Prozesse, metabolisch-toxische Enzephalopathien Bei jüngeren Patienten liegt meist eine Intoxikation, bei älteren Patienten eine metabolische Störung vor. Bei operierten Patienten: Sepsis, Blutung (Abb. 4.3), Hirninfarkte nach Absetzen der Prophylaxe oder bei HIT, ggf. Medikamenteneffekte (Toxidrome).

- Speziell zu prüfen: Verletzungszeichen, Hinweise auf Krampfanfall, Intoxikation (Medikamentenpflaster); zerebrale Bildgebung spätestens dann erforderlich, falls Bewusstseinsstörung nicht zwanglos erklärbar und zeitgerecht remittiert
- Labordiagnostik: umfassend einschließlich Glukose, Blutgerinnung, Blutbild, BGA (Basislabor 2; Tab. 4.15)

Bewusstseinsstörung mit zerebralen Herdzeichen/speziell ohne Hirnstammzeichen

Häufigere DD Blutung, Hirninfarkt, Trauma, Hirnabszess, Meningoenzephalitis mit fokalem Schwerpunkt, Postiktuale Symptomatik, Zufallsbefund wg. ZNS-Vorerkrankung, Hypoglykämie, hyperosmolares Coma diabeticum, urämische und hepatische Enzephalopathie.

- Speziell zu prüfen: Verletzungszeichen, Krampfanfallhinweise; zerebrale Bildgebung ist ggf. unter Narkosebedingungen zu erzwingen (→ CCT, MRT, ggf. CT-Angiographie/Doppler der Carotiden); bei rascher Vollremission durch metabolische Korrektur (Glukose etc.) ggf. verzichtbar
- Labordiagnostik: Serum-Glukose, CK, Prolaktin, Blutgerinnung

Bewusstseinsstörung mit zerebralen Herdzeichen/speziell mit Hirnstammzeichen

Typisch sind: Schielstellung der Augen (speziell vertikal), Pupillenstörungen, Ptosis, Nystagmus, Dysarthrie und (spez. einseitig) gestörte vestibulo-okuläre Reflexe, Minderungen der Kornealreflexe.

Die topische Basis-Diagnostik besteht aus:
- Pupillenreflexe, Isokorie (mesenzephal),
- Kornealreflexe (pontin),
- Würgereflex, Hustenreflex (medullär).

Häufigere DD 1. Primäre Hirnstammschädigung durch Blutungen, Infarkte (Basilaristhrombose), Entzündungen, Wernicke-Enzephalopathie, 2. sekundäre (Herniations-) Syndrome aufgrund fortgeschrittener supratentorieller RF

- Speziell zu prüfen: Verletzungszeichen, Krampfanfallhinweise; zerebrale Bildgebung ist ggf. unter Narkosebedingungen zu erzwingen (→ CCT, MRT, ggf. CT-Angiographie/Doppler der Carotiden); bei rascher Vollremission durch metabolische Korrektur (Glukose etc.) Bildgebung u. U. verzichtbar
- Labordiagnostik: Serum-Glukose, CK, Prolaktin, Blutgerinnung

Bewusstseinsstörung mit Nackensteife

Kopfschmerzen mit Nackensteife gelten als wichtiger Indikator für SAB und Meningitis. Sie kommen aber auch bei primär extrazerebraler Ursache der Bewusstseinsstörung vor (Hypertensive Krise, urämische Enzephalopathie). Reflektorisch steif gehalten wird die HWS auch nach Frakturen und bei dortigen Infektionen.

Häufigere DD SAB, Meninigitis, Meningeosis Karzinomatosa, Raumforderung hintere Schädelgrube, Trauma des kraniozervikalen Übergangs, parapharyngealer Abszess, Tetanus mit Ophisthotonus, Stiff-Person-Syndrom.

Auch im Vergleich von Anteflexion und Rotation kann die reflektorisch »einschießende« Steifigkeit des Nackens bei Kopfbeugung schwer zu beurteilen sein – speziell bei älteren Patienten, z. B. mit Parkinson-Rigor oder degenerativen Halswirbelsäulensyndromen. Zur Klärung können andere Dehnungszeichen (Auslösung von Kopfschmerzen beim Lasègue-Manöver, Kernig-Zeichen) oder eine Kiefersperre beitragen.

- Speziell zu prüfen: Indikation zur Lumbalpunktion (für Meningitis meist unumgänglich).

 Cave
Die Untersuchung auf Nackensteife hat bei möglichem Trauma wegen Halswirbelsäulen-Instabilität zu unterbleiben! Die reflektorische Starre des Nackens kann im Koma und beim hohen Querschnitt »falsch-negativ« fehlen.

Bewusstseinsstörungen mit pathologischer Pupillenweite

Anisokorie erfordert als Hirnstammzeichen die umgehende neurologische Diagnostik.

Beidseitig erweiterte oder verengte Pupillen kommen vor bei toxischen Syndromen, die die Opioid-Rezeptoren oder das sympathische/parasympathische Nervensystem betreffen. Abgesehen von schweren Formen (posthypoxisch) treten bei Enzephalopathien keine Pupillenstörungen auf.

Pupillenerweiterungen bzw. -verengungen können auch als diagnostische Hinweise dienen (Tab. 4.11 und Tab. 4.12).

Tab. 4.11 Pupillenerweiterungen als diagnostischer Hinweis

Mydriasis beidseits	Ursache
Anticholinergika, Gifte und Medikationen	Scopolamin, Atropin Trizykl. AD, Antihistaminika, Botulinumtoxin
Sympathomimetika	Amphetamine, Kokain, Koffein, Angst
Drogen und Gifte	Pilze, LSD, Tollkirsche, Engelstrompete
Schwere Enzephalopathien	Hypoxie, z. B. COPD Hypoglykämie
Intrakranielle Hypertension	Hirnödem, Herniation, Hirntod
Cavernosus-Syndrom und Paraselläre Prozesse	Beidseitige N.III Affektion, z. B. Trauma, Meningitis, Hypophysen-Apoplexie,
Dorsales Mittelhirnsyndrom	Parinaud-Syndrom (Hirnstammzeichen für commissura posterior)
Pupillotonie	Test: verdünnte Pilocarpin AT

Tab. 4.12 Pupillenverengungen als diagnostischer Hinweis

Miosis beidseits	Ursache
Opioid-Agonisten	Fehlgebrauch, Medikamenten-Pflaster, Codein
Drogen Gifte	Opiate, Heroin Cholinesterase-Hemmer, muskarinhaltige Pilze
Medikationen	Alpha-Blocker, Physostigmin, Barbiturate
Pontine Läsionen, Dienzephale Läsionen	Bds. Horner-Syndrom
Ophthalm. Augentropfen	Glaukomtherapie

4.1.6 Zusatzdiagnostik bei Patienten mit Bewusstseinsstörungen

Die klinisch gewonnene Auffassung zur Ursache der Bewusstseinsstörung wird mit den Ergebnissen aus weiteren diagnostischen Verfahren abgeglichen. Ziel ist die Kongruenz in der Gesamtschau der Befunde einschließlich klinischen Verlaufs gemäß ◘ Abb. 4.1.

Labordiagnostische Verfahren
Serumanalysen sollten stets in abgestufter Vorgehensweise erfolgen. Urin- und Blutprobenaservate dienen zu rechtsmedizinischen Zwecken (»K.O.-Tropfen«[3]).

Liquoranalysen und mikrobiologische Verfahren sind generell bei Patienten mit Nackensteife und entzündlichen Syndromen aus diagnostischen Gründen zu erwägen. Die Laktaterhöhung im Liquor im Vergleich zum Serum ist eher prognostisch hilfreich. Kulturen von Blut, Urin, Rachenabstrich, Stuhl, Sputum, Katheterspitze und Liquor sind je nach Infektionsverdacht indiziert. Auf mykologische Kulturen ist bei immunsupprimierten Patienten ggf. speziell hinzuweisen.

Zerebrale Bildgebung
Die CCT wird generell zur Basisdiagnostik im Akut- oder Notfallbereich favorisiert und auch zur Verlaufsuntersuchung großer Befunde. Indikationen liegen vor bei Bewusstseinsstörungen:
- mit Hirnstammzeichen und Verdacht auf Herniation (generell),
- mit neuen zerebralen Herdzeichen, soweit nicht eindeutig durch Vorschäden erklärt,
- mit Trauma (Hinweise aus Anamnese oder Befund, insbesondere Sturz/Anfall),
- mit Verdacht auf erstmaligen epileptischen Anfall,
- mit Verdacht auf Subarachnoidalblutung,
- mit Gerinnungsstörung (z. B. Antikoagulation),
- mit Verdacht auf Liquorzirkulationsstörung.

Bleiben damit die Symptome ungeklärt, besteht die Indikation zur Angio-CCT, ggf. MRT bei Bewusstseinsstörungen mit vermuteter Ursache
- im infratentoriellen Bereich wie Basilarisperfusionsstörungen, Hirnstammenzephalitis,
- im supratentoriellen Bereich betreffend des venösen Abschnitts (Hirnvenenthrombosen) oder des arteriellen Abschnitts (Carotisverschluss, multiple beidseitige Hirnembolien).

MRT-Untersuchungen liefern bei Enzephalopathien und vaskulären/entzündlichen Pathologien häufig spezifischere Befunde (▶ Abschn. 9.1). Nach Ausschluss von ZNS-Prozessen mit umgehender Therapiekonsequenz können sie bei den meisten Enzephalopathien mit aufgeschobener Dringlichkeit durchgeführt werden. Voraussetzung dafür ist eine eingeleitete neuroprotektive Behandlung zur Sicherstellung einer suffizienten Hirnperfusion und -ernährung (u. a. O_2, Glukose und Thiamin).

Neurophysiologie
Indikationen zur akut durchgeführten EEG-Diagnostik ergeben sich

---

3   https://www.polizei.schleswig-holstein.de/internet/DE/VorbeugungBeratung/Verhaltenstipps/KoTropfen/ko-tropfen-hinweise-aerzte.html

Tab. 4.13 Fremdanamnese: Wegweisende Vorbotensymptome (Beispiele)

Hinweis	Potenzielle Ursachen der Bewusstseinsstörung
Trauma-Anamnese, jedwede Sturzereignisse	Traumatische ZNS-Läsionen
Drogen, Abschiedsbrief, Suizidäußerungen	»Überdosis« an Drogen/Medikamenten, Entzugssyndrome
Vormedikationen	Blutung bei Antikoagulation, Infektion bei Immunsuppression, Anfallsprovokation
Kopfschmerzen im Beginn	Blutdruckkrise, SAB, Meningitis, Vergiftung
Fokale Vorboten-Symptome, Myoklonien	Epileptische Genese
Heißhunger, Schweißausbruch	Vegetative Erstsymptome bei Hypoglykämie
Perakuter (»schlagartiger«) Erkrankungsbeginn	Subarachnoidalblutung, Hypoxie, Krampfanfall, Herzrhythmusstörung, infratentorieller Hirninfarkt/Massenblutung, ZNS-Trauma, Lungenembolie, Aortendissektion
Subakute Bewusstseinsminderung (»langsame Eintrübung«)	Supratentorielle Infarkte, Basilaristhrombose, ICB, sudurales und epidurales Hämatom, Enzephalopathien: toxische (Alkohol, Medikamente, Drogen, inhalative Noxen) entzündliche ZNS-Prozesse und Sepsis, Dehydration und Elektrolytstörung, endokrine Insuffizienz, Organversagen Leber, Niere
Allergische Dispositionen	Kreislaufschock
Umfelderkrankungen (weitere Betroffene)	Infektiös-toxische Exposition (Meningokokken, CO)

— zum Ausschluss eines non-konvulsiven Status epilepticus,
— zum Ausschluss oder Beweis eines dissoziativen Zustandes,
— zur Abschätzung des Fehlens oder Vorhandenseins bioelektrischer Reagibilität im Koma.

4.1.7 Meilensteine in der klinischen Beurteilung

Die folgenden Übersichten und Tabellen dienen als Checklisten-artige Orientierungshilfe für die Erhebung von Anamnese und Befund ohne Anspruch auf Vollständigkeit (Tab. 4.14, Tab. 4.15 und Tab. 4.16). Stets ist die Sicherung der Vitalparameter vorrangig vor der klinisch-diagnostischen Beurteilung.

Anamnese zu Vorerkrankungen
Rezidivierende Bewusstseinsstörungen
Epilepsie, Kardiale Vorerkrankungen (Arrhythmien), Störungen der Metabolik (z. B. Ammoniak, organische Säuren)
   Relevante Vorerkrankungen
— Neurologische: Schlaganfälle, Hirntrauma, Epilepsie
— Internistische: Diabetes mellitus, Immundefizienz, Infektionen, Allergie
— Tumoranamnese, Blutungsneigung
— Organerkrankungen: kardiovaskulär, hepatische, renale
— Psychiatrische: Alkohol- und Drogenkonsum Persönlichkeitsstörungen, Psychose, Depression, Trauma

Medikation
— Antikoagulation → intrakranielle Blutung/Bagatelltrauma
— Immunsuppression → ZNS-Infektionen/Lymphome
— Prokonvulsive Substanzen → Anfallsrisiko

Von erheblicher Bedeutung können besondere Umstände des Erkrankungsbeginns sein, so dass stets eine Fremdanamnese eingeholt werden sollte. Wegweisende Vorbotensymptome und Informationen sind in Tab. 4.13 angeführt.

4.2 Episodische Bewusstseinsstörungen

H.-C. Hansen

Akute und transiente Bewusstseinsstörungen beruhen häufig auf kurzen Störungen des zerebralen (Energie-)Stoffwechsels oder auf einer Dysbalance zwischen neuronaler Exzitation und Inhibition. Die Folgen sind vermehr-

Tab. 4.14 Klinisch wegweisende Befunde: allgemeinmedizinisch und neurologisch

Vital-Funktionen	Atmung, Kreislauf, Temperatur	Basisdiagnostik
Bewusstseinsstörung	Schwere (Score) und Dauer	Somnolenz, Sopor, Koma, Delir
		Hinweis auf
Neurologische Untersuchungsbefunde	– Zeichen meningealer Irritation	Meningo-Enzephalitis, Subarachnoidalblutung, Tetanus
	– Zeichen fokaler Hirnschädigung	Primär supratentorielle Läsion
	– Zeichen eines Krampfanfalls	Primär supratentorielle Läsion
	– Speziell Hirnstammzeichen	Primär infratentorielle Läsion
Internistische Untersuchungsbefunde	– Belüftung, Dyspnoe, Ikterus, Oligurie – Körpertemperatur – Petechien, Anämie	Organdysfunktion, Sepsis Schilddrüse Auto-Immunerkrankung, Sepsis
	– Hautveränderungen, u. a. Exantheme, Enantheme, Ödeme	Allergisch toxische Reaktionen Nutritive Defizite
	– Narben, Wunden, Nadel-Einstiche, Nekrosen – Erbrechen	z. B. Sepsis, Selbstverletzungen, Tierbisse Unspezifisch (z. B. Vergiftung)
Verletzungszeichen	– Brillenhämatom, Hämatotympanon, Otorrhöe, Mastoidhämatom (Battle'sches Zeichen) – Kopfzwangshaltung (DD Nackensteife)	Kopftrauma, Schädelbasisfraktur HWS-Trauma/-Fraktur
	– Hautkolorit, Zentralisation	Schock (septisch/hämorrhagisch)

Tab. 4.15 Labordiagnostik Serum

Stufe	Testgruppe	Ausschluss
Basislabor 1 (Point of Care)	Glukose und Blutgasanalyse	Hypoxie, Hypoglykämie, Azidose
Basislabor 2 (Zentrallabor)	Natrium, Kalzium, Kalium, Blutbild Gerinnungsanalytik, einschl. D-Dimer CRP, Leukozytose Harnstoff, Kreatinin, CK ALT, AST, yGT, LDH, Bilirubin Troponin	Elektrolytstörung Anämie, Thrombopenie Pro-/Antikoagulation Entzündungsparameter Organversagen Niere Organversagen Leber Kardiale Ischämie
Ergänzende Diagnostik Nach Bedarf (Zentrallabor)	Blutkulturen, BSG Autoimmun-AK, Anionenlücke, Osmolarität Hormone (TSH, fT4, fT3, Kortisol), ACTH-Test Ammoniak, Vitamin B1, NSE, Phosphat, Drogensuchtests, Metalle, spez. Toxikologie	Sepsisverdacht Autoimmunerkrankungen Endokrines Versagen Leberinsuffizienz angeborene Stoffwechseldefekte Toxische Syndrome

NSE = Neuronenspezifische Enolase

Tab. 4.16 Häufige falsche Fährten in der Versorgung von Patienten mit Bewusstseinsstörungen. (Mod. nach Dietrich u. Erbguth 2012)

Instrument	Täuschungen und Fehlinterpretationen	Beispiele
Manifestation und Anamnese	Strecksynergismen als Krampfanfall verkannt Frisches Trauma überdeckt Primärerkrankung Desinformationen übernommen	Neue Erkrankung mit ICP ↑ bei z. B. suggestiver Alkoholanamnese Sekundäre Hypoxie nach SAB Spontanerkrankung statt Gewaltdelikt
Klinische Befunde	Fokaler Befund als supratentorielle Läsion aufgefasst Fokaler Befund nicht ermittelt	Schlaganfall statt Hypoglykämie Ungünstige US-Bedingungen bei Intoxikation, Delir, Prothesen
Technische Befunde	CCT-Normalbefund als Ausschluss verkannt Path. CCT-Befund als führend eingeschätzt Path. CCT-Befund in anderen Kontext eingestuft Laborbefund nicht zutreffend oder fehlt	Unberücksichtigtes Zeitfenster der Schlaganfalldemarkierung, von Angio-CT abgesehen Unspezifische geringe Hirnschwellung Ödem: Venenthrombose statt Trauma, von Angio-CT abgesehen Entnahme-, Übermittlungsfehler

te Exzitationen im epileptischen Krampfanfall, verminderte Exzitationen in der globalen zerebralen Hypoxie sowie Inhibitionen im Anschluss an einen Krampfanfall (postiktuale Funktionsstörung). Die nicht-psychogen ausgelöste Bewusstseinsstörungen beruhen auf
- global zerebralen Störungen der Hirndurchblutung (Schock, Herzrhythmusstörung),
- global zerebralen Störungen der Oxigenierung (respiratorisches Versagen, Asphyxie),
- global zellulären Störungen der Metabolik (Ammoniak, Azidose, Hypoglykämie, Zellgifte),
- fokaler oder globaler neuronaler Erregungssteigerung (epileptische Anfälle).

Differenzialdiagnostisch wichtig sind psychisch begründbare, mehr oder weniger kurze Einbrüche des Wachbewusstseins (Hyperventilation, Affektkrämpfe und die dissoziativen Störungen). Episodisches, vermehrtes Einschlafen wird als Hypersomnie (syn. Schlafsucht) bezeichnet. Sie wird eher zu den Schlaf- als zu den Bewusstseinsstörungen gerechnet. Belege für kurze Schlafphasen liefert die EEG-Ableitung in der Episode (»microsleep-Episoden«). Als schwer gilt eine Hypersomnie, wenn unfreiwillig täglich Einschlafepisoden vorkommen – auch bei körperlicher Betätigung oder beim Essen, im Gespräch, beim Autofahren, beim Arbeiten – und dadurch mit schweren sozialen und beruflichen Einschränkungen verbunden sind. Zur Differenzialdiagnose sind zu bedenken:
- Hyperkapnie-Syndrome (insb. Schlaf-Apnoe-Syndrome),
- hypothalamisch-dienzephale Läsionen (z. B. nach SHT, Enzephalitis),
- Lewy-Körperchen-Erkrankung (degenerative Demenz, oft Halluzinationen),
- bi-thalamische Läsionen (arterielle und venöse Infarkte; ▶ Kap. 20),
- Intoxikationen, Drogen (▶ Kap. 26 und 28),
- Narkolepsie-Syndrome (typisch: Kataplexie, hypnagoge Halluzinationen, Schlaflähmungen),
- Hypothermie-Syndrome (▶ Abschn. 3.5.1),
- dissoziative Zustände, Depressionssyndrome,
- Kleine-Levin-Syndrom (episodisch, mit Ess-Störung und Hypersexualität).

4.2.1 Psychogene Bewusstseinsstörungen

Die auf psychischen Mechanismen beruhenden Störungen des Kommunikations- und Kontaktverhaltens können den klassischen quantitativen Bewusstseinsstörungen und den epileptischen Anfällen täuschend ähneln. Fast alle mehrere Merkmale epileptischer Anfälle fehlen, z. B. ein gesetzmäßiger Ablauf mit postiktualer Verlangsamung, z. B. die Stürze mit Folgeverletzungen, der Zungenbiss, das Einnässen und das Einkoten. Ko-Morbiditäten sind häufig vorhanden: einerseits zu psychiatrischen Störungen wie Ess-Störungen und Persönlichkeitsstörungen, Suizidalität, Psychosen, andererseits aber auch zu Epilepsien! Die häufig anzutreffende heitere Unbekümmertheit des Patienten nach der Episode (»la belle indifférence«) scheint auch dann aufzutreten, wenn man keine bewusstseinsnahen Anteile der Störung findet.

Da die Merkmale von Koma und Epilepsie bei näherer Betrachtung fehlen, wurden die Begriffe »Pseudo-Koma« oder »Pseudo-Epilepsie« verlassen. Unter der Bezeichnung »**dissoziative Störungen**« versteht man allgemein die Aufhebung der gedanklichen Integration der motorischen und psychischen Funktionen des Menschen, die wie Gedächtnis, Wahrnehmung, Bewusstsein zur Orientierung und damit zur »Realitätskontrolle« fortlaufend nötig sind. Trennen sich Teilfunktionen durch Dissoziation ab, resultiert eine Bewusstseinsänderung und wird oft von Amnesie begleitet. Bei prädominanter Abtrennung des Bewusstseins, also im Sinne der »Ohnmachtsanfälle«, reichen dissoziative Störungen von kurzen »Tagträumereien« über Trance- oder Absence-artigen mutistischen Abwesenheitszuständen bis zu tagelangen Koma-ähnlichen Episoden, genannt dissoziativer Stupor. Dissoziative Störungen fluktuieren in typischer Weise und neigen zu ganz abrupten Wechseln in eine ungetrübte Wachheit. Es kommen auch durch massive Motorik geprägte Wutanfälle (engl. »tantrums«) oder »symbolische Anfälle« (Abreaktions-, Konversionsanfälle) vor.

Auslösende Situationen von dissoziativen Störungen sind aversive Reize wie subjektive Zurückweisungen oder Überforderungen bei Persönlichkeitsstörungen oder die Trauma-Reaktivierung bei einer Posttraumatischen Belastungsstörung. In gewisser Weise ähneln die Abläufe dann einem Totstell- oder Fluchtreflex, der sich der bewussten Kontrolle entzieht.

Als dissoziative Syndrome mit einem besonderen Schwerpunkt auf der qualitativen Bewusstseinsänderung kommen neben der exzessiven Tagträumerei vor: dissoziative Trance, Amnesien und Fugue. Letztere umschreibt das unerwartete Verlassen gewohnter Wohn- und Arbeitsbezüge, das zwar geordnet abläuft, aber mit Amnesieperioden und längeren Intervallen einhergeht (bis zu Monaten!). Ein solches Herumstreunen oder Umherreisen wurde auch als Poriomanie bezeichnet (◘ Abb. 4.5). Eine besondere dissoziative Störung des Bewusstseins auf qualitativer Ebene ist das Ganser-Syndrom mit dem typischen plötzlichen Beginn und Ende einer amnestischen Störung. Es hat einen engen Bezug zu einer schweren psychischen Belastung wie Geiselnahme oder Haftantritt. Typisch sind die Symptome ungefähres Antworten (»Vorbeiantworten«), läppisches Verhalten, Konversionsstörungen, visu-

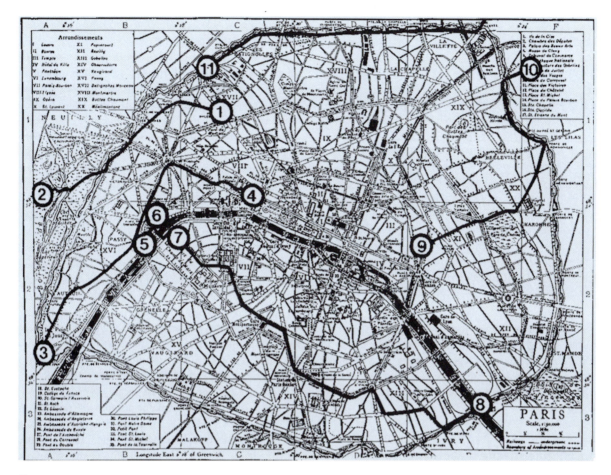

Abb. 4.5 Paris, Charcot 1888. Die Karte zeigt Wege durch Paris, die ein 37 Jahre alter Bote in drei dissoziativen Fugue-Episoden über jeweils 14, 43 und gut 50 Stunden zurücklegte. Charcot, der selbst eine epileptische Genese favorisierte, zeichnete das Schaubild 1889 anhand der erfolgten Zustellungen

elle und akustische Pseudo-Halluzinationen und weitere qualitative Bewusstseinsstörungen mit Amnesie. Die intakte Orientierung ist letztlich am steten »haarscharfen Vorbeireden« gut erkennbar (»3 × 3 = 10«) und gestattet die Differenzierung vom Delir (▶ Abschn. 1.3). Die Pseudohalluzinationen im Ganser-Syndrom treten nicht auf bei der transienten globalen Amnesie (TGA, ▶ Abschn. 4.2.4). Tagtraumartige Zustände und Fehlhandlungen sollten von »microsleep-Episoden« im Rahmen von Hypersomnien und Apnoe-Syndromen abgegrenzt werden.

Weitere wichtige psychoreaktive Störungen des Bewusstseins sind der psychotische oder depressive Stupor, der nur selten ohne vorbekannte schwere psychiatrische Erkrankung auftritt. Das Rückzugsverhalten des Patienten resultiert hierbei aus schwersten inhaltlichen und formalen Denk- und Antriebsstörungen. Im Nachhinein wird oft klar, dass der Patient z. B. unter imperativen oder drohenden Stimmen mutistisch, akinetisch und kataton wurde. Differenzialdiagnostisch ist bei psychosenahen Zuständen an Enzephalitiden zu denken, speziell an die limbische Form mit NMDA-Rezeptor-Antikörpern (▶ Abschn. 22.2). Andere Formen sind bewusstseinsnahe Störungen mit vorgetäuschter Reglosigkeit oder Halbseitensymptomatik zur Erlangung eines Vorteils (z. B. Haftverschonung, Auslieferungsbegehren) oder eines anderen sekundären Krankheitsgewinns. Primär muss man wohl in den »psychogenen Fällen« zumeist von einem verschlüsselten Hilferuf des Betroffenen ausgehen.

> **Typische Befunde bei psychogenen Bewusstseinsstörungen**
> - Diskrepanz zwischen Komatiefe und normalem übrigen Untersuchungsbefund
> - Aktives Zukneifen der Augen bei versuchter passiver Lidöffnung
> - Aktiver Kieferschluss bei versuchter Mundöffnung
> - Wechselseitige Abwendungen in Bezug auf den Untersucher

- Erhaltene Kontrolle der Armmotorik im Armfalltest (Loslassen über Kopf des Patienten)
- Visuelle Fixation im VOR-Manöver/Vermeidung des Blickkontakts
- Gezielte Positionswechsel von Körper oder Kopf in »unbeobachteten« Phasen (wie Schlucken, Räuspern, Umwenden, Räkeln)
- Maximale bogenartige Überstreckung des Rückens (»arc de cercle«)
- Rhythmische Beckenbewegungen
- Myoklonien, Stottern und Mutismus, die je nach Kontaktverhalten stark schwanken
- Demonstrative Symptompräsentation, schwankend je nach Anzahl der Anwesenden
- Eigenanamnese von selbstschädigendem Verhalten, erkennbare Selbstverletzungen

Eine quantitative Bewusstseinsstörung vom Grad des Koma kann bei ausreichender Reglosigkeit durch die EEG-Ableitung ausgeschlossen werden, da sich anders als im Koma in der dissoziativen Störung ein normaler α-Grundrhythmus mit erhaltener Reaktion auf Außenreize darstellt.

4.2.2 Epileptische Bewusstseinsstörungen

Epileptischen Krampfanfällen liegt eine exzessive neuronale Erregung zugrunde, die sich in typischen reversiblen Verhaltensstörungen äußert, u. a. auch in qualitativen und quantitativen Störungen des Bewusstseins. Synchron zu den spezifischen Entladungen im EEG treten folgende klinische Erkennungsmerkmale des Krampfanfalls auf:
- repetitive senso-motorische Phänomene (z. B. Myoklonien der Extremitäten und Lider),
- repetitiv-stereotype psychische Vorgänge und komplexe Verhaltensweisen (z. B. orale Automatismen oder sprachliche Äußerungen).

Generalisierte Anfälle zeigen ausgedehnte EEG-Befunde und dauern im Mittel 2 bis maximal 3 Minuten bis zur Beendigung der Myoklonien. Bei längerer Dauer spricht man vom »prolongierten Grand-Mal-Anfall« – darüber (ab 5 Minuten Dauer) vom Status epilepticus generalisierter Anfälle. Fokale Anfälle bleiben definitionsgemäß örtlich begrenzt. Sie richten auch bei längerer Dauer weit weniger Schäden als der Grand-Mal-Status an. Ausgenommen von dieser Regel sind komplex-fokale Anfälle. Hierbei handelt es sich um fokale Erregungssteigerungen in fronto-temporalen Strukturen, die qualitative Bewusstseinsstörungen auslösen (z. B. gedankliche Intrusionen, Déjà-vu-Erlebnisse).

Die zeitliche und örtliche Begrenzung des epileptischen Geschehens im Gehirn wird aktiv durch inhibitorische Prozesse geleistet und ist keineswegs Ausdruck passiver neuronaler Erschöpfung (Zschocke u. Hansen 2012). Somit ist die Beendigung des Anfallsgeschehens ein wichtiges Indiz intakt verbliebener Hirnfunktionen. Klinisch ist dies am zeitgerechten Sistieren motorischer Phänomene und dem Wiedererwachen aus dem Anfall erkennbar (Ablauf des Grand-Mal, ▶ Abschn. 6.3).

Umgekehrt signalisieren die Prolongation oder das rasche Wiederauftreten eines Anfalls eine neuro-metabolische Krise, die den Übergang in den lebensbedrohlichen Status epilepticus markiert. Treten Anfälle in Serien und später ohne nennenswerte postiktuale Erholungsphasen oder sogar kontinuierlich auf, spricht man vom Status epilepticus (▶ Kap. 25). Hierbei gerät der zerebrale Stoffwechsel binnen erstaunlich kurzer Zeiträume in eine Laktatazidose und Hypoxie, die schwere Folgeschäden begründet (▶ Kap. 25). Bereits ab einer Dauer des Grand-Mal von 5 Minuten ist von der Manifestation eines Status epilepticus auszugehen. Längeres Warten mit der Therapie verschlechtert die Prognose zusehends.

Die Ausprägung der Anfallssymptomatik richtet sich nach der primären Lokalisation und dem weiteren Weg der epileptischen Erregbarkeitssteigerung. Breitet sich das fokal-epileptische Geschehen über eine Hemisphäre aus, wandern die epileptischen senso-motorischen Symptome über die kontralaterale Halbseite des Körpers entlang der zerebralen Repräsentationen, genannt »Homunculus« (◘ Abb. 4.6). In diesen Fällen spricht man vom Jackson-Anfall (»march of convulsion«). Fokale Epilepsien lösen dann eine Bewusstseinsstörung aus, wenn die Erregung generalisiert oder das limbische System primär oder sekundär einbezieht. John Hughlings Jackson beschrieb als Erster den Zusammenhang von »dreamy states«, also epileptischen traumähnlichen Bewusstseinsstörungen zum Gyrus uncinatus und zum limbischen System.

Der stattgehabte Krampfanfall ist oft zu erkennen an:
- Bissverletzung an Wange oder lateraler Zunge,
- Enuresis oder Enkopresis,
- subkonjunktivaler Blutung
- Sturz mit Sekundärverletzungen (Ausfall der Schutzreflexe),
- Amnesie (ausgenommen einfach fokale Anfälle),
- Dämmerzustand mit allmählicher Re-Orientierung.

Generalisierte Anfälle Generalisierte Anfälle beziehen beide Großhirnhemisphären ein und lösen in erster Linie Bewusstseinsstörungen quantitativer Art, Stürze und tonisch-konische Krämpfe aus (Grand-Mal). In zweiter

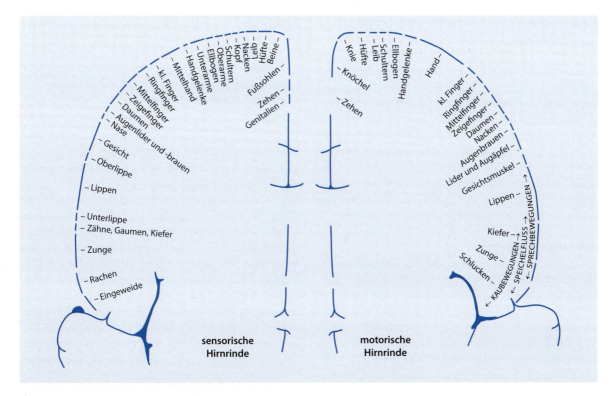

Abb. 4.6 Die somatotope Zuordnung von definierten Hirnabschnitten zu Körperpartien kann man als Landkarte des Körpers auf der motorischen (rechts) und sensorischen (links) Hirnrinde darstellen. Das sich ergebende Zerrbild, »der Homunculus«, wurde schon von J. Hughlings Jackson (1835–1911, englischer Neurologe und Pionier der Epilepsieforschung) postuliert und später intraoperativ von Penfield (1891–1976, kanadischer Neurochirurg) bewiesen

Linie sind Abscencen (Petit-Mal) zu bedenken, die sich ohne Sturz wie eine »kurze seelische Pause« manifestieren, begleitet von Myoklonien im Kindes- und Jugendalter. Der Abscencen-Status wurde auch bei älteren Patienten beobachtet, nach Benzodiazepin-Abusus (Fernández-Torre 2001) und noch nach jahrzehntelanger Anfallsfreiheit von einer juveniler Absence-Epilepsie (Bauer et al. 2007).

Fokale Anfälle Fokale Anfälle bedingen Bewusstseinsstörungen, wenn fronto-temporale Bezirke involviert sind (fokal-komplexe Anfälle), ansonsten spricht man von »einfach fokalen« Anfällen. Im Status fokal-komplexer Anfälle kann man qualitative Bewusstseinsstörungen wie bei einem hypoaktiven Delir erwarten. Der Beobachter sieht einen iktualen Dämmerzustand, also eine stark fluktuierende Verlangsamung und Responsivität mit repetitiven Verhaltensmustern (Nesteln, Schmatzen, Umherwandern) und diskrete Myoklonien. Typische fokale EEG-Befunde sprechen für die Diagnose des Status fokal-komplexer Anfälle und grenzen einen Abscencen-Status ab (generalisierte EEG-Veränderungen). Die Remission der Bewusstseinsstörung gelingt in vielen dieser Fälle, aber die Diagnose »Status epilepticus« oft mit großem Zeitverzug (Sheth et al. 2006).

Nach dem Krampfanfall (Iktus) besteht eine sogenannte postiktuale zerebrale Funktionsstörung, die oft gut im EEG erkennbar ist (▶ Abschn. 11.4). Klinisch entspricht dies einer verzögerten Erholung des Wachbewusstseins und langsamer Re-Orientierung. Solche Aufwachphasen, in denen die Patienten schlafend oder vigilanzgemindert angetroffen werden, halten meist wenige Minuten bis Stunden an. Postiktuale Dämmerzustände können aber bei Vorschädigungen oder bei älteren Menschen auch über 1–2 Wochen andauern (Cloyd et al. 2006). Gefürchtet sind die innerhalb der Re-Orientierungsphase sich gelegentlich anschließenden qualitativen Bewusstseinsstörungen, für die die Patienten noch amnestisch sind und in denen sie ihr Verhalten nicht ausreichend steuern können. Postiktuale Erregungszustände mit Weglauftendenz und aggressivem Verhalten begründen vorübergehende Sicherungsmaßnahmen (▶ Abschn. 12.2.6).

> **Krampfanfälle treten als Folge primär zerebraler Erkrankungen auf, können aber auch eine sekundär-traumatischen Hirnverletzung nach sich ziehen. Häufig liegen Krampfanfällen mehrere disponierende Faktoren zugrunde, oft auch metabolisch-toxische Enzephalopathien.**

4.2.3 Nicht-epileptische Bewusstseinsstörungen

Gemeinsamer Nenner dieser Störungen ist der massive Abfall der zur kontinuierlichen zerebralen Energiegewinnung nötigen Substrate Sauerstoff und Glukose. Sofortige Bewusstseinsänderungen und andere Verhaltensstörungen sind die Folge eines drastischen Substratmangels (z. B. Hypoglykämie [▶ Abschn. 23.2], zerebrale Hypoxie [▶ Kap. 14]) oder einer Einwirkung von Zellgiften wie Zyaniden und Kohlenmonoxid (▶ Kap. 27). Daneben können Atmungsstörungen über den Kohlendioxidgehalt des Blutes die zerebrale Homöostase gravierend beeinflussen.

Atmungsstörungen

Die pathologisch geminderte und die übermäßige Respiration können Bewusstseinsstörungen auslösen. Dysregulationen des Säure-Basen-Haushalts und Effekte an der zerebralen Gefäß-Autoregulation spielen eine wichtige Rolle. Bei ausreichend tiefer Hypokapnie kommt es im Rahmen der respiratorischen Alkalose zum Abfall des ionisierten Kalziums mit nachfolgender zerebraler Vasokonstriktion und zu einer daraus resultierenden zerebralen Minderdurchblutung.

> **Respiratorische Auslöser von Bewusstseinsstörungen**
> - Psychogene Hyperventilation und Affektkrämpfe im Kindesalter: Hypokapnie und zerebrale Vasokonstriktion
> - Apnoe-Syndrome (z. B. schlafbezogen): Hyperkapnie mit respiratorischer Azidose und Gefäßdilatation

Therapeutisch sind bei Hyperventilation die Rückatmung der Ausatemluft wirksam und eine »Tüte« sehr hilfreich. Beim Schlaf-Apnoe-Syndrom hingegen kommt es zur narkotisch wirksamen Hyperkapnie. Dies ist bei vielen neuromuskulären Erkrankungen auch nachts im REM-Schlaf wegen der physiologischen Inhibition der Atemhilfsmuskulatur bedeutsam. Wird bei chronischer Hyperkapnie in grenzkompensierten respiratorischen Situationen »reflexartig« Sauerstoff verabreicht, besteht ein hohes Risiko zur Auslösung einer sofortigen Apnoe, da der (nur noch) Hypoxie-getriebene Atemstimulus entfällt und der hyperkapnische Patient nicht mehr weiteratmet.

> **Keine Sauerstoffgabe bei chronischer Hyperkapnie ohne Beatmungsbereitschaft wegen potenziellem Wegfall des übrig gebliebenen Atemantriebs durch die Hypoxie!**

Synkopen

> **Synkopen**
> Synkopen sind die häufigste Ursache von nicht-epileptischen Bewusstseinsstörungen und beruhen auf einer passageren zerebralen Minderdurchblutung.

Das zerebrale Gefäßbett verfügt über eine Autoregulation (AR), die den zerebralen Blutfluss (CBF) unter besonderen systemischen Bedingungen aufrechterhält. Hierfür sorgt eine intrinsische Kopplung der Hirngefäßdurchmesser an den metabolischen Bedarf: In Zeiten eines hohen metabolischen Bedarfs, bei Azidose, bei ungenügendem lokalem pO_2 und bei Blutdruckabfall kommt es zur örtlichen bzw. ausgedehnten Vasodilatation. Hoher Blutdruck und Alkalose führen dagegen zur Vasokonstriktion. Mit der Variation des Gefäßtonus sind auch gegenläufige Schwankungen des zerebralen Blutvolumens (CBV) verbunden, was den Hirndruck mit beeinflusst (Monro-Kellie-Doktrin, ▶ Abschn. 2.2). Von großer Bedeutung sind die Arbeitsbereiche und Grenzen der AR. Sie erlauben in der Regel keine weitere Vasodilatation unterhalb eines systolischen Blutdrucks von 50 mmHg. Bei chronischem arteriellen Hypertonus verstellen sich diese Grenzen nach oben (Rechtsverschiebung der Kennkurve, ◘ Abb. 4.7). Unterhalb der Autoregulationsgrenze besteht ein linearer Abfall des CBF mit dem Blutdruck und das Risiko von zerebralen Endstrominfarkten. Oberhalb der oberen AR-Grenze ist hingegen ein ungebremster linearer CBF-Anstieg einzukalkulieren. Er birgt die Gefahr endothelialer Verletzungen der Blut-Hirn-Schranke (BBB) bei exzessiver Blutdrucksteigerung, mit der Folge von Blutungen und vasogenen Hirnödemen, z. B. PRES (▶ Kap. 20).

Beim Herz-Kreislaufstillstand oder einer globalen schweren respiratorischen Hypoxie durch Asphyxie sind Bewusstseinsstörungen unvermeidlich, und es stellen sich nach sehr kurzer Zeit irreversible neuronale Schädigungen ein (◘ Abb. 4.8). Zwar fallen sie bei erhaltener Blutzirkulation in der Asphyxie etwas geringer als bei Asystolie aus, da die Metabolite abtransportiert werden (weniger Azidose). Beide Zustände führen aber bei ausreichender Dauer zu den gleichen Endresultaten diffus verteilter zerebraler Ischämien mit der Betonung auf selektiv vulnerablen Zonen und ggf. zum Tode (▶ Kap. 14).

Bewusstseinsstörungen durch zerebrale Mangeldurchblutung werden auch als vasomotorische Anfälle oder Synkopen bezeichnet. Sie sind die häufigsten nicht-epileptischen Anfälle im Jugendalter und führen gewöhnlich zum Tonusverlust und Sturz auf den Boden. Dieser sorgt für einen Blutdruckanstieg und bringt lagerungsbedingt den CBF und das Bewusstsein rasch wieder in Gang. Insofern sind die meisten dieser synkopalen Anfälle nicht

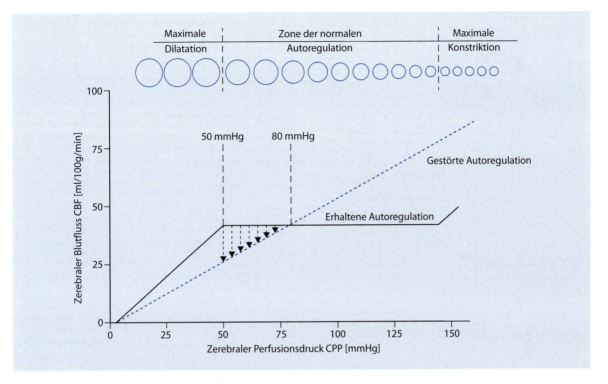

Abb. 4.7 Funktions- und Arbeitsbereich der zerebralen Gefäß-Autoregulation, dargestellt als Kennkurve im Flussgeschwindigkeits-Druck-Diagramm. Unter normalen Bedingungen ändert sich der Vasotonus stets so, dass der zerebrale Blutfluss (CBF) über einen weiten Bereich hinweg konstant bleibt und erst unter einer kritischen Druckgrenze (CPP) abzufallen beginnt (durchgezogene Linie). Die obere Reihe symbolisiert den Gefäßquerschnitt, der sich reflektorisch aufweitet, sobald der Blutdruck abfällt (linke Bildhälfte), bzw. beim Blutdruckanstieg verengt (rechts Bildhälfte). Bei gestörter Autoregulation (gepunktete Kennlinie) kommt es zum pathologischen Abfall des CBF mit der Gefahr von Infarzierungen (senkrechte Pfeile nach unten), wenn der CPP in kritische Bereiche abfällt (variable Grenze bei 50–80 mmHg). Dieser Bereich verschiebt sich bei langfristiger Blutdruckerhöhung nach rechts, so dass Infarzierungen dann schon bei niedrigeren Druckwerten auftreten können

lebensbedrohlich, soweit man von sekundären Verletzungen und kardialen Komplikationen absieht. Dem Symptomenkomplex der »Synkope« (Tab. 4.17) liegt eine Vielzahl verschiedener Ursachen zugrunde.

Präsynkopen Als Präsynkope werden Vorstadien des Bewusstseinsverlustes bezeichnet, bei denen der Patient die zerebrale Mangeldurchblutung durch sinnvolle Manöver wie Lagewechsel abfangen konnte. Therapeutisch kommt es auf die Vermeidung von Auslösemechanismen an.

Konvulsive Synkopen Diese Synkopen zeichnen sich durch motorische Phänomene wie hypoxische Myoklonien oder tonische Reaktionen aus. Sie sind bei der Mehrzahl der Synkopen vorhanden und kein Zeichen schlechter Prognose, führen aber oft zur Verwechslung mit epileptischen Anfällen. Urininkontinenz ist bei vasomotorischen Anfällen generell die Ausnahme und spricht, genau wie längere und stärkere motorische Reaktionen und die verzögerte Re-Orientierung nach dem Ereignis eher für eine epileptische Genese (Tab. 4.16).

Reflektorische Synkopen Reflektorische Synkopen resultieren durch die Aktivierung kardiodepressorischer Reflexe, z. B. durch Karotisdruck, Husten oder Miktion mit Bauchpresse, Schlucken, Schreck, Schmerz, Übelkeit. Pathophysiologisch spielt eine erhöhte vagale Aktivität mit nachfolgendem Abfall der Herzfrequenz und des Gefäßtonus eine wichtige Rolle (Synonyme: vasovagale oder neurokardiogene Synkope). Konditionierend wirken Wärme, Exsikkose, Orthostase.

Orthostatische Synkopen Diese sind dadurch charakterisiert, dass längeres Stehen oder schnelles Aufrichten zur krisenhaften Verschlechterung der zerebralen Durchblutung führt. Neurogene Ursachen wie autonome PNP oder spinale Läsion, Systemerkrankungen können eine Rolle spielen. Bei posturalen Tachykardiesyndrom sind überschießende Anstiege der Herzfrequenz bei Orthostase ausschlaggebend. Konditionierend wirken Hypovolämie, Fieber.

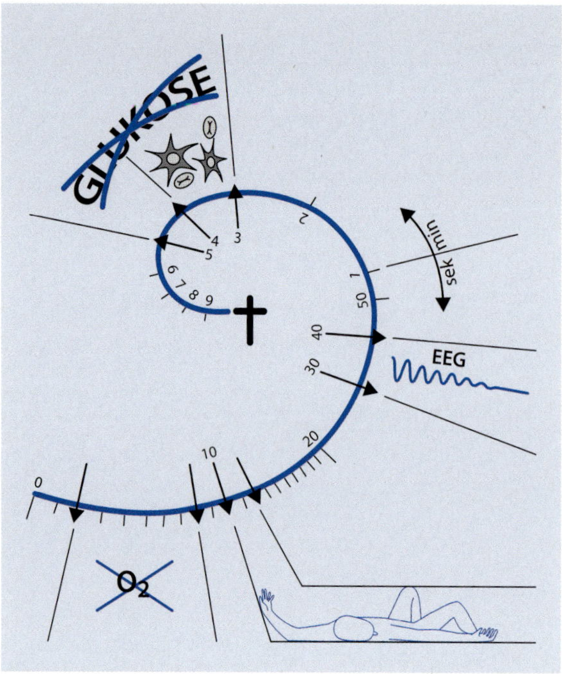

Abb. 4.8 Zeitstrahl der neurobiologischen Effekte durch den Wegfall der zerebralen Sauerstoffzufuhr, anschaulich dargestellt als »Todesspirale«. Wenige Sekunden danach (10 Sek.) kommt es zur Bewusstlosigkeit, dann zum Zusammenbruch des EEG (40 Sek.). Ab der dritten Minute beginnen neuronale Zelluntergänge, die sich in wenigen weiteren Minuten zur Totalnekrose des ZNS komplettieren (weniger als 10 Minuten). (Aus: Mattle u. Mumenthaler 1970; mit freundl. Genehmigung)

Tab. 4.17 Symptomspektrum bei Synkope und epileptischem Anfall. Keines der Einzelsymptome vermag die Anfälle allein voneinander sicher zu trennen. Am ehesten diskriminiert der Verlauf der Re-Orientierung in der Erholungsphase

	Synkope (vasomotorischer Anfall)	Epileptischer Anfall
Prodromalsymptome	Schwarzwerden vor den Augen, Leeregefühl im Kopf (wie Watte), Schwindel, Übelkeit, Erbrechen, Gähnen, Schweißausbruch Häufig Blässe Tachykardie/Bradykardie	Aura je nach fokalem Beginn, z. B. epigastrisch, z. B. visuell Erbrechen sehr selten Selten Blässe Zyanose bei G-Mal
Kernsymptome	Tonische und klonische motorische Reaktionen: kürzer, weniger rhythmisch, asynchron Selten Zungenbiss (median) Selten Urininkontinenz	Initialschrei Tonische und klonische motorische Reaktionen: Grob, länger anhaltend Schweißausbruch Lateraler Zungenbiss Urininkontinenz
Erholungsphase	Rasche Re-Orientierung (<30 Sek.) Ausnahmen: Sek. Hirntrauma	Prolongierte Re-Orientierung Ausnahmen, z. B. frontale Anfälle

G-Mal = generalisierter Krampfanfall; SHT = Schädel-Hirn-Trauma

Kardiale Synkopen Kardiale Synkopen treten auf bei bradykarden und tachykarden Herzrhythmusstörungen sowie bei verminderter kardialer Auswurfleistung (Low-output-Syndrom). Der koronaren und/oder myokardialen Grunderkrankung entsprechend finden sich in dieser Gruppe viele Patienten mit schlechter Prognose, die dringend der eingehenden kardiologischen Betreuung bedürfen. Diese Synkopen können bei prolongierter Dauer schwere zerebrale ischämisch-hypoxische Enzephalopathien nach sich ziehen (▶ Kap. 14).

Tumarkin-Syndrom Die Patienten leiden unter vagalen Symptomen und Reflexen auf einen starken vestibulären Reiz, der bei Vertigo-Attacken, z. B. im Rahmen des gutartigen Lagerungsschwindels, auftritt und die Synkope triggert. Einige Patienten verlieren beim Hinlegen (!) das Bewusstsein, manchmal noch vor der Schwindelwahrnehmung. Andere erleiden solch starke vestibuläre Reize im Rahmen der Menière-Erkrankung.

Überschneidungen zwischen Synkopen und epileptischen Anfällen ergeben sich in wechselseitiger Richtung:

Adams-Stokes-Anfälle

Schwere bradykarde Herzrhythmusstörungen triggern eine hypoxische zerebrale Reaktion mit Bewusstseinsstörung, Myoklonien und epileptischem Krampfanfall.

Iktuale Bradykardien

Diese können als Symptom eines Anfalls – meist eines fokal komplexen Anfalls – auftreten und eine sekundäre kardiale Synkope auslösen.

4.3 Die transiente globale Amnesie

T. Bartsch, G. Deuschl

Störungen der Gedächtnisfunktion begleiten oft den Beginn einer Enzephalopathie oder sie treten im Verlauf hinzu. Die transiente globale Amnesie (TGA) beschreibt eine akut einsetzende isolierte Gedächtnisstörung, die antero- und retrograde Bereiche ausschließlich des deklarativen Gedächtnisses betrifft und in typischer Weise ohne Therapie zügig und vollständig abklingt (Bartsch u. Deuschl 2010).

4.3.1 Epidemiologie

Die TGA tritt meist um das 60.–70. Lebensjahr auf, die Inzidenz liegt bei 3–8/100.000 Einwohner pro Jahr (Berli et al. 2009). Vor dem 40. Lebensjahr wurde sie bislang nicht beschrieben, und TGA-Episoden sind nach unseren Erfahrungen auch jenseits des 80. Lebensjahres selten. Rezidive kommen in 6–10% vor; auch sind dreimalige Episoden, zumeist im Laufe von mehreren Jahren, beschrieben worden (Quinette et al. 2006).

TGA-Episoden sind nicht selten mit momentanen emotionalen oder körperlichen Belastungen assoziiert. Häufiger berichtet wurden: Eintauchen in kaltes Wasser, Duschen, Schmerzen, körperliche Anstrengung, Valsalva-assoziierte Manöver, Geschlechtsverkehr, medizinische Prozeduren (z. B. Arztbesuch, Angiographie) und emotionale und psychologische Stress-Situationen wie Streitgespräche, Beerdigungen, das Empfangen schlechter Nachrichten etc. Mittels Clusteranalyse charakterisierten Quinette et al. (2006) bezüglich der Auslöser drei verschiedene Patientengruppen:
- ängstliche Persönlichkeitsstruktur/nach emotionalem Stress (mehr Frauen),
- nach körperlicher Anstrengung (mehr Männer),
- Migräneanamnese (nicht in akuter Migräneattacke!) (Frauen und Männer unter 56 Jahre).

4.3.2 Klinische Symptomatik, Verlauf und Prognose

Das Syndrom beginnt akut mit einer massiven Störung des Neugedächtnisses und einem Speicherdefizit für neue Informationen, so dass die Behaltensspanne auf bis zu 1–2 Minuten sinkt. Gleichzeitig ist auch das Altgedächtnis betroffen, so dass der Abruf noch nicht lange zurück liegender Erinnerungen (gestern Abend, letzter Sommer) deutlich gestört sein kann. Dies gilt aber nicht für länger zurück liegende Erinnerungen, z. B. aus der Kindheit und Jugend sowie Daten zur eigenen Person. Die mnestischen Defizite betreffen besonders die persönlichen autobiographischen Erinnerungen (Bartsch et al. 2011). Ebenfalls beeinträchtigt sind räumliches Lernen und Navigation sowie die Fähigkeit zur Durchführung einer vormals geplanten, »prospektiven« Handlung aus der Erinnerung (Bartsch et al. 2010; Hainselin et al. 2011). Semantisches und prozedurales Gedächtnis sind gewöhnlich ausgespart, wohingegen bei einigen Patienten die Arbeitsgedächtnisleistung gestört sein kann (Quinette et al. 2003). Klinisches Bild und neuro-psychologisches Profil entsprechen einer typisch hippocampalen Amnesie (Jager et al. 2009a).

> **Diagnosekriterien der transienten globalen Amnesie (TGA) (Caplan 1985; Hodges u. Warlow 1990)**
> - Akut beginnende und ausgeprägte Neugedächtnisstörung
> - Dauer mindestens 1 Stunde, Rückbildung innerhalb von 24 Stunden
> - Fehlen von weiteren fokalen Ausfällen
> - Fehlen von weiteren Merkmalen organischer Psychosyndrome oder Bewusstseinsstörungen wie »Desorientierung zur Person«
> - Kein vorangehendes Kopf-Trauma oder Epilepsie
> - Klinische Symptome, die über die Gedächtnisstörung und leichte vegetative Beschwerden hinausgehen, d. h. Somnolenz, starke Kopfschmerzen, Erbrechen, Verwirrtheit, oder eine inkomplette Rückbildung über mehr als 24 Stunden sprechen gegen eine TGA
>
> Eine Altgedächtnisstörung ist während der TGA zumeist vorhanden, wird aber in den gängigen Diagnosekriterien nicht abgebildet.

TGA-Patienten bemerken ihren Gedächtnisausfall während der akuten Episode nicht; d. h., sie verfügen über kein explizites Wissen über ihre Störung. Daher wirken sie ratlos, irritiert und nicht selten verängstigt – sie »fühlen«, dass etwas nicht stimmt, können dies jedoch nicht beschreiben (Noel et al. 2008). Also fragen sie – häufig im Minutentakt – nach den situativen Umständen (»Wie bin ich hierhergekommen?« und »Was mache ich hier?«). Dennoch bleiben die Patienten zur eigenen Person orientiert, und einige klagen über Begleitsymptome wie Übelkeit, Schwindel oder Kopfschmerzen. Dieser amnestische Zeitraum der TGA verbleibt als Gedächtnislücke.

Das Gedächtnisdefizit bildet sich regelhaft nach 3–12 Stunden zurück, und in den Folgetagen treten keine vergleichbaren Störungen auf. Trotz kompletter Restitution der mnestischen Funktionen am Folgetag fühlen sich viele Patienten noch einige Tage erschöpft, irritiert und ängstlich. In älteren Studien berichtete länger andauernde Gedächtnisdefizite sowie persistierende affektive und ängstliche Syndrome (Mazzucchi et al. 1980; Caffarra et al. 1981) wurden nicht bestätigt (Uttner et al. 2007, 2012; Jager et al. 2009a; Neri et al. 1995; Noel et al. 2011). Das Risiko auf Demenz und Schlaganfall ist nicht erhöht, TGA-Betroffene zeigen im Vergleich zu Patienten mit einer transitorisch ischämischen Attacke (TIA) durchschnittlich weniger zerebro-vaskuläre Risikofaktoren.

> **Klinisches Bild einer TGA (Sander et al. 2012)**
> – Anterograde Amnesie: Reduktion der Behaltensspanne auf 30–180 Sekunden
> – Desorientierung: zur Zeit und Situation, jedoch nicht zur Person
> – Ratlose Unruhe: Patient erscheint beunruhigt, stellt wiederholt gleiche Fragen
> – Gleichzeitige retrograde Amnesie: kann zur örtlichen Desorientiertheit führen, da die Betroffenen nicht in der Lage sind, die vorausgehenden Tage und Stunden zu rekonstruieren
> – Erhaltene Fähigkeit zur Verrichtung komplexer Tätigkeiten

4.3.3 Diagnose und Differenzialdiagnosen

Die Diagnose wird klinisch anhand der Diagnosekriterien nach Caplan (1985) sowie Hodges und Warlow (1990) gestellt (▶ Übersicht). Hierzu ist die neurologische Untersuchung obligat und eine Fremdanamnese naturgemäß unabdingbar, um Beginn und Verlauf zu eruieren. Weitere Untersuchungen in der Notaufnahme beinhalten Laborparameter und eine zerebrale Bildgebung, ebenso das EEG.

Befunde, die gegebenenfalls über eine akute hippocampale Amnesie hinausgehen (z. B. Vigilanzminderung, Danebenreden, apraktische Störungen, starke Kopfschmerzen, Erbrechen, Verwirrtheit), oder eine ausbleibende komplette Rückbildung in 24 Stunden lenken den Verdacht auf andere Ursachen. Mit einem neuropsychologischen Screening (MMST, RAVLT, Uhrentest, Rey-Figur, Altgedächtnistest) lassen sich subjektive von objektivierbaren Gedächtnisstörungen trennen, und das Ausmaß und die Art der Amnesie (anterograd, retrograd, kombiniert) kann eingeschätzt werden. Das EEG zeigt bei TGA keinen verlässlich pathologischen Befund (Cabrera-Naranjo et al. 2012).

> **Differenzialdiagnose einer TGA**
> – Zerebrale Ischämie, vorwiegend im hinteren Stromgebiet
> – Intoxikationen, Medikamentennebenwirkungen
> – Komplex-fokale, dyskognitive Anfälle, transiente epileptische Amnesie, postiktuale Episoden
> – Posttraumatische Amnesie
> – Psychogene Fugue, dissoziative Zustände
> – Hypoglykämie

Differenzialdiagnose TIA Ischämien im hinteren und auch vorderen Stromgebiet können klinisch eine TGA imitieren (Szabo et al. 2009), weil der Hippocampuskopf von Ästen der A. cerebri posterior und der A. choroidea anterior versorgt wird. Strategische Insulte im Versorgungsgebiet der Thalamoperforatoren können eine dienzephale Amnesie auslösen, die u. U. wie eine TGA ausgebildet ist. Liegen nennenswerte vaskuläre Risikofaktoren vor, stehen zerebrale Herdzeichen zur Diskussion – fehlt die Fremdanamnese oder ist die Symptomatik nicht eindeutig, ist die erweiterte vaskuläre Abklärung inklusive MRT sinnvoll.

Differenzialdiagnose TEA Bei häufigem (>3/Jahr) Auftreten amnestischer Episoden ist eine »transiente epileptische Amnesie« (TEA) als Ausdruck rezidivierender iktualer Ereignisse mittels EEG-Ableitungen zu erwägen (Butler et al. 2007). Das Erkrankungsalter liegt zwischen 50 und 60 Jahren, zwei Drittel aller Patienten sind männlich, die Prävalenz der TEA ist unbekannt. TEA-Episoden halten kürzer an (durchschnittlich 30–60 Minuten) und treten häufiger auf (im Schnitt einmal pro Monat) als TGA. Ein weiterer Hinweis auf TEA kann das morgendliche Auftreten beim Aufwachen sein, wegen des Zusammenhangs zwischen Schlafbeendigung und Erregungssteigerung.

> **Diagnostische Kriterien einer »transienten epileptischen Amnesie« (TEA) (Zeman et al. 1998)**
> – Anamnese für wiederholte und beobachtete transiente amnestische Episoden (>3/Jahr)
> – Intakte kognitive Funktion (Fremdanamnese)
> – Hinweise für das Vorliegen einer Epilepsie durch:
>   – epilepsietypische EEG-Befunde
>   – Auftreten anderer klinischer Zeichen einer Epilepsie (orale Automatismen, olfaktorische Halluzinationen etc.)
>   – günstigen Effekt einer antikonvulsiven Medikation

In der TEA können die Betroffenen akut kaum neue Informationen abspeichern (anterograde Amnesie) und ältere Erinnerungen nicht abrufen (retrograde Amnesie), wobei das anterograde Defizit im Vergleich zur TGA häufig milder und partieller ausgeprägt ist. Weitere typische Begleitsymptome sind olfaktorische oder gustatorische Halluzinationen (50%), orale Automatismen wie Kauen und Schmatzen oder andere Perioden, in denen der Betroffene nicht adäquat reagiert. Nur wenige Patienten entwickeln eindeutige »komplex-fokale« oder »dyskognitive« Anfälle, und generalisierte tonisch-klonische Anfälle sind eine Seltenheit. Bei ungefähr einem Drittel der TEA-Patienten zeigt sich eine epileptiforme Aktivität im EEG, z. T. erst nach wiederholten Registrierungen.

Weitere Differenzialdiagnosen einer TGA sind rezidivierende Hypoglykämien (insbesondere bei jungen, diabetischen Patienten), Intoxikationen und psychiatrische Erkrankungen, wie z. B. dissoziative Zustände, psychogene Fugue oder akute depressive Zustände. Psychogene Amnesien sind hingegen zumeist durch eine im Vordergrund stehende retrograde Amnesie charakterisiert.

> Rezidivierende kurze amnestische Episoden lenken den Verdacht auf TEA, begleitende fokalzerebrale Ausfälle lassen an die Möglichkeit einer TIA denken.

Neuro-radiologische Bildgebung
Schnittbildverfahren ohne Kernspintomographie liefern bei TGA keine erklärenden Befunde, dienen aber zum Ausschluss alternativer Pathologien. Hochauflösende MRT dagegen stellen noch 48–72 Stunden nach der akuten Phase diagnostisch verwertbare Korrelate im lateralen Hippocampus dar, in Form von typischen punktförmigen Diffusionsstörungen (◘ Abb. 4.9). Sie zeigen ein zytotoxisches Ödem selektiv im CA1-Areal des lateralen Hippocampus an, wo besondere Aufgaben in der Gedächtnisverarbeitung verrichtet werden und eine besondere Empfindlichkeit gegenüber metabolischen Einflüssen bestehen. Solche Läsionen bilden sich innerhalb von 2–3 Wochen vollständig zurück – ohne Hinweise auf strukturelle Folgeschäden. Läsionen, die über eine punktförmige Verteilung hinausgehen und z. B. den gesamten lateralen Hippocampus oder den ganzen anterioren oder posterioren Teil umfassen, sprechen eher für eine Ischämie oder einen Zustand nach epileptischem Krampfanfall.

> Die Diagnose einer TGA kann in vielen Fällen mittels hochauflösendem MRT positiv bestätigt werden.

Praktische Empfehlungen für die MRT-Bildgebung bei TGA (Bartsch u. Deuschl 2010)
— MRT, bevorzugt 3 Tesla
— Zeitfenster: 24–72 h nach der akuten TGA
— DWI/ADC/T2 axial parallel und koronar zum Hippocampus ausgerichtet
— 3 mm (DWI) oder 2 mm (T2) Schichtdicke zur Minimierung eines Parzialvolumeneffekts
— Hoher b-Wert (b=2000–3000 s/mm^2)

4.3.4 Pathophysiologische Konzepte

Im Detail ist die Pathophysiologie nicht geklärt, aber Gemeinsamkeiten zwischen Enzephalopathien und TGA können in Glutamat-vermittelten Prozessen bestehen. Eine wichtige Hypothese geht von einer Überaktivität glutamaterger Übertragung mit einem zytotoxischen Effekt auf die CA1-Neurone aus, wobei der genaue Auslöser der pathophysiologischen Kaskade noch unbekannt ist. Viele Mechanismen, letztlich auch »Stressmechanismen« sind über Glukokortikoid- und Mineralkortikoid-Rezeptoren in der Lage, eine Glutamat-abhängige Zytotoxizität in hippocampalen Neuronen auszulösen und Lernprozesse zu stören (Bartsch u. Deuschl 2010; Einzinger et al. 2008). Diskutiert werden auch Migräne-assoziierte Mechanismen (teilweise positive Migräneanamnese), jedoch sind TGA während einer akuten Migräneattacke sehr selten. Gegen ischämische Abläufe spricht, dass TGA-Patienten kein erhöhtes Schlaganfallrisiko aufweisen. Zwar wurde auch vermutet, dass venöse Kongestionen des Hippocampus eine TGA auslösen, weil vielfach dysfunktionale Venenklappen in der V. jugularis gefunden wurden und viele einer TGA vorangehenden Ereignisse mit einem Valsalvamanöver vergesellschaftet sind. Die Anatomie des venösen Abflusssystems mit ihren zahlreichen Kollateralen spricht allerdings eher gegen diese Möglichkeit.

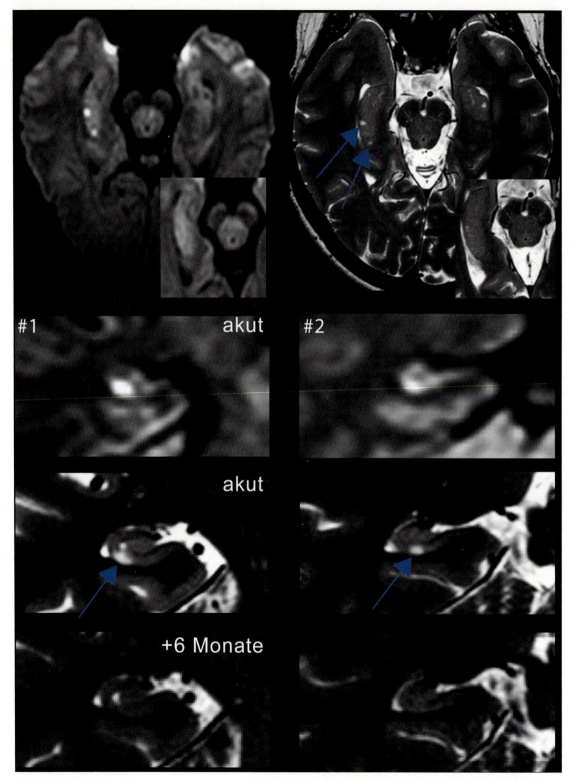

Abb. 4.9 Repräsentatives MRT (3T) einer TGA-Patientin, welche zwei DWI-Läsionen im lateralen linken Hippocampus zeigt, die ihrerseits mit einer entsprechenden T2-Läsion einhergeht. Die koronaren Aufnahmen lokalisieren die Läsionen in das CA1-Areal. In der Nachuntersuchung sechs Monate später lassen sich die Läsionen oder strukturelle Folgen der Läsion nicht mehr nachweisen. (Mod. nach Bartsch u. Deuschl 2010)

Literatur

Bartsch T, Deuschl G (2010) Transient global amnesia: Functional anatomy and clinical implications. Lancet Neurol 9: 205–14

Bartsch T et al. (2010) Focal lesions of human hippocampal CA1 neurons in transient global amnesia impair place memory. Science 328: 1412–5

Bartsch T et al. (2011) CA1 neurons in the human hippocampus are critical for autobiographical memory, mental time travel, and autonoetic consciousness. Proceedings of the National Academy of Sciences of the United States of America 108(42): 17562–7

Bauer G, Bauer R, Dobesberger J, Benke T, Walser G, Trinka E (2007) Absence status in the elderly as a late complication of idiopathic generalized epilepsies. Epileptic Disord 9(1): 39–42

Berli R et al. (2009) Transient global amnesia – not so rare after all. Swiss Med Wkly 139(19–20): 288–92

Butler CR et al. (2007) The syndrome of transient epileptic amnesia. Ann Neurol 61(6): 587–98

Cabrera-Naranjo F, Saiz-Diaz RA, Gonzalez-Hernandez A, de la Pena-Mayor P, Gonzalez de la Aleja J (2012) Usefulness of electroencephalograms in evaluating transient global amnesia. Rev Neurol 55(2): 81–6

Caffarra P et al. (1981) Neuropsychological testing during a transient global amnesia episode and its follow-up. Acta Neurol Scand 63(1): 44–50

Caplan L (1985) Transient global amnesia. In: PJ Vinken, GW Bruyn, HL Klawans (Eds) Handbook of Clinical Neurology, pp 205–18. Elsevier: Amsterdam

Cloyd J, Hauser W, Towne A, Ramsay R, Mattson R, Gilliam F, Walczak T (2006) Epidemiological and medical aspects of epilepsy in the elderly. Epilepsy Res 68, Suppl 1: S39–48

Danzl DF, Pozos RS (1994) Accidental hypothermia. N Engl J Med 331(26): 1756–60

Dietrich W, Erbguth F (2012) Die ersten 24 Stunden – Der Patient mit Bewusstseinsstörung aus neurologischer Sicht Dtsch Med Wochenschr 137(23): 1253–8

Enzinger C et al. (2008) Transient global amnesia: diffusion-weighted imaging lesions and cerebrovascular disease. Stroke 39(8): 2219–25

Fernández-Torre JL (2001) De novo absence status of late onset following withdrawal of lorazepam: a case report. Seizure 10(6): 433–7

Geeraerts T, Merceron S, Benhamou D, Vigué B, Duranteau J (2008) Non-invasive assessment of intracranial pressure using ocular sonography in neurocritical care patients. Intensive Care Med 34: 2062–7

Hainselin M. et al. (2011) Can we remember future actions yet forget the last two minutes? Study in transient global amnesia. J Cogn Neurosci 23(12): 4138–49

Hansen HC, Helmke K, Kunze K (1994) Optic nerve sheath enlargement in acute intracranial hypertension. Neuroophthalmology 14: 345–54

Hayreh SS (1968) Pathogenesis of oedema of the optic disc. Doc Ophthalmol 24: 289–411

Hildebrand A, Moirandat-Rytz S, Höllinger P, Federspiel B (2004) Eine ungewöhnliche Ursache einer einseitigen Mydriasis. Schweiz Med Forum 4: 370–1

Hodges JR, Warlow CP (1990) Syndromes of transient amnesia: Towards a classification. A study of 153 cases. J Neurol Neurosurg Psychiatry 53: 834–43

Jager T et al. (2009a) Selective disruption of hippocampus-mediated recognition memory processes after episodes of transient global amnesia. Neuropsychologia 47(1): 70–6

Jager T et al. (2009b) The transience and nature of cognitive impairments in transient global amnesia: a meta-analysis. J Clin Exp Neuropsychol 31(1): 8–19

Janzen R (1969) Elemente der Neurologie. Springer, Berlin Heidelberg New York

Larner AJ (2003) False localising signs. J Neurol Neurosurg Psychiatry 74: 415–8

Leigh RJ, Zee D (2006) The Neurology of Exe movements, 4th ed. Oxford University Press, New York

Lothman E (1990) The biochemical basis and pathophysiology of status epilepticus. Neurology 40(5), Suppl 2: 13–23

Mattle H, Mumenthaler M (1970) Neurologie, 3. Aufl. Thieme, Stuttgart

Mazzucchi A. et al. (1980) Neuropsychological functions in the follow-up of transient global amnesia. Brain 103(1): 161–78

Neri M et al. (1995) Transient global amnesia: memory and metamemory. Aging 7(6): 423–9

Noel A. et al. (2008) Psychopathological factors, memory disorders and transient global amnesia. Br J Psychiatry 193(2): 145–51

Noel A et al. (2011) Influence of patients' emotional state on the recovery processes after a transient global amnesia. Cortex 47(8): 981–91

Quinette P et al. (2006) What does transient global amnesia really mean? Review of the literature and thorough study of 142 cases. Brain 129(Pt 7): 1640–58

Quinette P et al. (2003) Working memory and executive functions in transient global amnesia. Brain 126(Pt 9): 1917–34

Rohr AC, Riedel C, Fruehauf MC, van Baalen A, Bartsch T, Hedderich J, Alfke K, Doerner L, Jansen O (2011) MR Imaging Findings in Patients with Secondary Intracranial Hypertension. AJNR 32(6): 1021–9

Sander D, Bartsch T, Poppert H (2012) Transiente globale Amnesie. Leitlinien für Diagnostik und Therapie in der Neurologie. http://www.dgn.org/leitlinien-online-2012/inhalte-nach-kapitel/2274-leitlinie-2012-transiente-globale-amnesie-amnestische-episode.html, zuletzt gesehen 06.06.2013

Sheth RD, Drazkowski JF, Sirven JI, Gidal BE, Hermann BP (2006) Protracted ictal confusion in elderly patients. Arch Neurol 63(4): 529–32

Szabo K et al. (2009) Hippocampal lesion patterns in acute posterior cerebral artery stroke: clinical and MRI findings. Stroke 40(6): 2042–5

Thulasi P, Fraser CL, Biousse V, Wright DW, Newman NJ, Bruce BB (2013) Nonmydriatic ocular fundus photography among headache patients in an emergency department. Neurology 80: 432

Uttner I et al. (2007) Transient global amnesia – full recovery without persistent cognitive impairment. Eur Neurol 58(3): 146–51

Uttner I et al. (2012) Long-term outcome in transient global amnesia patients with and without focal hyperintensities in the CA1 region of the hippocampus. Eur Neurol 67(3): 155–60

Varon J (2007) Diagnosis and management of labile blood pressure during acute cerebrovascular accidents and other hypertensive crises. Am J Emergency Med 25: 949–59

Zeman AZ, Boniface SJ, Hodges JR (1998) Transient epileptic amnesia: a description of the clinical and neuropsychological features in 10 cases and a review of the literature. J Neurol Neurosurg Psychiatry 64(4): 435–43

Zschocke S, Hansen HC (2012) Klinische Elektroenzephalographie, 3. Aufl. Springer, Berlin Heidelberg New York

Enzephalopathien

Kapitel 5	**Definition, Ursachenspektrum und Differenzialdiagnose – 87**	
	H.-C. Hansen	
Kapitel 6	**Symptomatik der Enzephalopathien – 95**	
	H.-C. Hansen, A. Münchau	
Kapitel 7	**Neuropathologie der Enzephalopathien – 113**	
	C. Hagel	
Kapitel 8	**Pathophysiologie von Enzephalopathien – 129**	
	H.-C. Hansen	
Kapitel 9	**Differenzialdiagnostisch relevante Untersuchungsbefunde bei Enzephalopathien – 139**	
	O. Jansen, C. Cnyrim, S. Zschocke, H.-C. Hansen, W. Haupt, T. Weber	

Definition, Ursachenspektrum und Differenzialdiagnose

H.-C. Hansen

5.1 Definition und Diagnose – 88

5.2 Symptomatik – 88

5.3 Verlauf – 88

5.4 Bezug zwischen Verlauf, Symptomatik und Laborwerten – 88

5.5 Ursachen – 89

5.6 Differenzialdiagnose von Enzephalopathien – 90
5.6.1 Fokale Läsionen – 90
5.6.2 Bilateral multiple Läsionen – 90
5.6.3 Differenzialdiagnostisches Vorgehen bei Enzephalopathien – 91

5.7 Chronische hereditäre Enzephalopathien im Erwachsenenalter – 92

Literatur – 93

5.1 Definition und Diagnose

Unter dem Begriff »Enzephalopathie« werden ätiologisch heterogene, aber klinisch ähnliche Erkrankungsbilder zusammengefasst, bei denen grundsätzlich eine zerebrale Stoffwechselstörung für die Symptomatik weit mehr verantwortlich ist als strukturelle ZNS-Schäden.

> **Enzephalopathien**
> Enzephalopathien sind definiert
> - als diffuse ZNS-Funktionsstörungen mit heterogener Ätiologie und
> - durch eine nachvollziehbare ZNS-Belastung (metabolisch-toxisch-inflammatorisch) mit multifokalen neuro-psychiatrischen Befunden, klinischen Zeichen und potenziell akut-reversiblem oder chronischem Verlauf (stationär/progressiv), die stets eine Ausschlussdiagnose darstellen.

Der Begriff leitet sich aus dem Griechischen ab und bedeutet so viel wie Leiden (πάθεια, pátheia) des Gehirns (ἐγκέφαλος, enképhalos). Eine allgemeingültig vereinbarte Definition liegt nicht vor. Das NINDS (National Institute for Neurological Disorders and Stroke, Bethesda, MD, USA) formuliert:

> Encephalopathy is a term for any diffuse disease of the brain that alters brain function or structure.

Eine solch weit gefasste Definition eröffnet ein Sammelbecken für viele unterschiedliche, unscharf abgrenzbare oder sogar spekulative Krankheitsbilder. Breite Überschneidungen ergeben sich u. a. zu psychiatrischen Krankheitsbildern und zu toxikologisch/infektiösen Themen. Eines davon ist die »Myalgische Enzephalopathie«, das laut Wikipedia dem »Chronisches Erschöpfungssyndrom« gleichzusetzen und »in einer schweren Form möglicherweise retroviralen Ursprungs« ist. Hierfür wurde ICD-10: G93.3 registriert.

Typisch für Enzephalopathien, wenngleich nicht spezifisch, ist die mehr oder weniger ausgedehnte bilaterale Verteilung von Funktionsstörungen, die in schweren Verläufen auch Läsionen im ZNS erzeugt. Klinische, bioelektrische und teilweise auch morphologische Befunde gehen stets über eine einzelne lokale Hirnregion hinaus. Akute und chronische Formen sowie vorübergehende oder anhaltende Symptomatiken sind möglich.

Als Ursachen (▶ Abschn. 8.1) kommen vielfältige extrazerebrale Auslösefaktoren wie Organerkrankungen und zentral wirksame Substanzen in Frage, seltener primär angelegte neurometabolische Störungen. Die Differenzialdiagnose (▶ Abschn. 8.2) umfasst alle bilateral diffus verteilten primär strukturellen ZNS-Schädigungen, z. B. traumatischer, embolischer oder hämorrhagischer Art. Sind solche an der MRT-Auflösungsgrenze für Strukturschäden angesiedelt (bei Standardgeräten um 1–2 mm), ist die Differenzierung z. B. von der hypoxischen Enzephalopathie zu Lebzeiten schwierig.

5.2 Symptomatik

Klinisch manifestieren sich Enzephalopathien als neuropsychiatrische Funktionsstörungen und gehen teilweise mit Krampfanfällen, Bewegungsstörungen und vegetativen Ausfällen einher. Das Spektrum reicht von leichten Störungen der Informationsverarbeitung über das Delir bis zum Koma (▶ Kap. 6). Hirnlokale neurologische Ausfälle infolge selektiver örtlicher Schwerpunktschädigungen sind zwar selten, aber für einige Enzephalopathien sogar pathognomonisch. Sie können als klinische Herdzeichen imponieren.

5.3 Verlauf

Die diagnostische Zuordnung einer Enzephalopathie zu einer Ursache ist oft erst im Nachhinein möglich. Sie erfolgt in der Gesamtschau aller im Verlauf erhobenen Befunde unter Berücksichtigung der Ausschlussdiagnostik.

Die neuro-psychiatrische Symptomatik der Enzephalopathien kann ganz früh und als erster Indikator einer Funktionsstörung anderer Organe auftreten. Oft beginnt sie schon, bevor die zugrunde liegende Organdysfunktion klinisch apparent wird, z. B. bei Sepsis, Leberinsuffizienz, Elektrolytstörung. Jede Enzephalopathie durchläuft zunächst ein Stadium der reversiblen ZNS-Funktionsstörung. Die Schwelle der Reversibilität schwankt von Ursache zu Ursache erheblich: von Sekunden bei der hypoxischen Schädigung bis zu Tagen und Jahren bei der Schädigung durch hormonelle Dysregulation oder Malnutrition. Zur Auslösung einer anhaltenden ZNS-Schädigung mit strukturellen Schäden der Neurone (Nekrose/Apoptose) und der Glia (Schwellung/Aktivierung) und entsprechenden irreversiblen klinischen Folgen sind stets intensivere metabolisch-toxische Belastungen erforderlich. Dabei spielen zerebrale Vorschäden gewissermaßen als »Wirtsfaktor« eine bahnende Rolle für die Symptomatik.

5.4 Bezug zwischen Verlauf, Symptomatik und Laborwerten

Die auslösenden Faktoren und die klinische Ausprägung der Enzephalopathie stehen in einem etwas unscharfen und variablen Bezug. Zu den im Serum messbaren Absolutwerten besteht oft keine enge Bindung. So werden langsam aufgebaute mäßige Dysregulationen des Stoffwechsels wie die chronische Hyponatriämie und der geringe Folsäuremangel oft lange Zeit »neurologisch gut vertragen«. Deutlicher ist eine Bindung zur zeitlichen Dynamik der Stoffwechselstörung, insbesondere zu Änderungsraten. Im Regelfall läuft die Rückbildung der Enzephalopathie-Symptomatik der Normalisierung der Laborparameter hinterher. Gedeutet wird dies als verzögerte Normalisierung der Metabolik im ZNS-Kompartiment, z. B. im Falle der langsamen Restitution der zerebralen Osmolaritätsstörungen (▶ Kap. 18).

Die sichere Zuordnung einer Symptomatik zur Enzephalopathie ergibt sich aus der Verlaufsbeurteilung
- von klinischen Symptomen,
- von einwirkenden metabolisch-toxischen Faktoren,
- von einem evtl. therapeutischen Ansprechen (Antidote/Substitution/Detoxifikation),
- der Kompatibilität zur Zusatzdiagnostik.

5.5 Ursachen

Enzephalopathien führen in allen Altersgruppen zu Symptomen, die transient auftreten oder verbleiben. Manche manifestieren sich typischerweise sehr früh im Leben, d. h. vor, unter und gleich nach der Geburt. Die meisten Enzephalopathien treten im Laufe des Lebens bei schweren Erkrankungen oder erst im hohen Alter als Komplikation des vielfach vorerkrankten und medikamentös behandelten Menschen auf.

Ihr örtliches und zeitliches Auftreten im ZNS steht in folgendem Zusammenhang mit den Auslösern:

Örtlich Charakteristisch ist eine multifokale oder diffus verteilte neuro-metabolische Störung, die primär im zerebralen Stoffwechsel angelegt sein kann oder die sekundär von außen, durch extrazerebrale Einflüsse auf das Gehirn einwirkt. Letztere können exogene, also körperfremde Noxen physikalischer oder biologisch-chemischer Art sein – oder auch endogene, d. h. körpereigene Noxen aus Erkrankungen anderer Organsysteme (▶ Übersicht). Die Schwere von Enzephalopathien – gemessen am Verlauf und an der Prognose – wird dabei auch durch zerebrale Vorschädigungen modifiziert.

Zeitlich Viele Enzephalopathien durchlaufen ein Stadium der vollständigen Reversibilität. Für die einzelnen Auslöser ist charakteristisch, bis wann dieses besteht und ab wann irreversible Schäden einsetzen. Absolute Grenzen sind dabei im Einzelfall schwer zu definieren und vom »Dosiszeitprodukt« abhängig, also vom Produkt aus Zeitdauer und Intensität der Normabweichung. Insofern ist oft nur nach rechtzeitiger Erkennung und Abstellen der Ursache eine gute Erholung des Patienten zu erwarten.

Enzephalopathie-Auslöser

Häufige körpereigene (endogene ZNS-toxische) Enzephalopathie-Auslöser
- Normale Metabolite in unphysiologischen Konzentrationen
  - Glukose, Ammoniak, CO_2, Mangan, Kupfer, Eisen, Blei, Zink, Bilirubin und dessen Metaboliten, Porphyrine und Vorstufen
  - Steroide, Schilddrüsenhormone und Parathormon
  - Ketone, Laktat, organische Säuren, Zytokine, Sauerstoffradikale

Häufige körperfremde (exogene ZNS-toxische) Enzephalopathie-Auslöser
1. Drogen und Genussmittel
   - Äthanol, Kokain, Opiate, Heroin, Amphetamin-Derivate (»Ecstasy«), Amyl- und Butylnitrit, Cannabis
2. Potenziell neurotoxische Pharmaka (Auswahl)
   - Methotrexat, Ciclosporin, Monoklonale AK, Folsäure-Antagonisten, Antikonvulsiva, Stickoxid, Barbiturate, Vitamin A und Retinoide, Steroide, Heparin
3. Varia (Auswahl)
   - Kohlenmonoxid, Ozon, Zyanide, Methanol, Ethandiol (»Glykol«), Metalle, Lösungsmittel, Pestizide
   - Röntgenstrahlung, tierische und pflanzliche Gifte

Die jeweiligen neurometabolischen Störungen leiten sich aus Störungen der Funktion und der Interaktionen von Neuronen und Gliagewebe ab (◘ Tab. 5.1).

Beeinträchtigungen des Hirnstoffwechsels mit entsprechenden akuten oder chronischen enzephalopathischen Symptomen sind zu erwarten, wenn eine oder mehrere bedeutsame extrazerebrale Organinsuffizienzen in Kombination bestehen, wie bei der urämischen, hepatischen, hypoxischen oder septischen Enzephalopathie. Mit Enzephalopathien ist bei ausreichend starken Auslösern grundsätzlich immer zu rechnen. Im höheren Alter und ab einer gewissen zerebralen Vorschädigung werden Enzephalopathie-Symptome leichter ausgelöst, und unter diesen Bedingungen kann schon eine anlaufende, nicht-fulminante Sepsis zur schwer verlaufenden septischen

Tab. 5.1 Funktions- und Interaktionsstörungen von Neuronen und Gliagewebe

Störung	Beispiele
Energiestoffwechsel allgemein	O_2-Stoffwechsel, Zellgifte (CO), Perfusionsstörungen
Zellmetabolismus	Hormone, toxische Substanzen, Radiatio, »inborn errors«
Membranfunktion	Elektrolyte (Natrium, Kalzium, Phosphor), Spurenelemente
Synapsenfunktion	Metabolische Endprodukte (Urämie, Leberversagen, »inborn errors«)
DD: Mikrostrukturelle Läsionen	Purpura, Neurotrauma, multi-embolische Läsionen

Enzephalopathie führen, z. B. bei vorbestehender Demenz oder Hirntrauma.

Historische neuropathologische Einteilung Die historische neuropathologische Einteilung der Enzephalopathien in die der Erkrankungen der grauen Substanz (Polioenzephalopathien) und der weißen Substanz (Leukenzephalopathien) spielt im klinischen Alltag keine führende Rolle. Nach neueren Erkenntnissen ist in den meisten Fällen von einer übergreifenden Beteiligung sowohl des Gliagewebes als auch der Neurone auszugehen. Zudem setzt die intravitale bildgebende Diagnostik mit der örtlichen Läsionsverteilung meist andere wichtigere Akzente, etwa die Beteiligung der Stammganglien, der hinteren Hirnabschnitte.

Hereditär angelegte Stoffwechselstörungen Hereditär angelegte Stoffwechselstörungen (»inborn errors of metabolism«) manifestieren sich in allen Entwicklungsstufen und Lebensabschnitten – nicht nur unmittelbar postpartal.

Für einige Ätiologien ist der Beginn der Symptomatik im Erwachsenenalter typisch und erklärt sich aus der langsamen Anhäufung toxischer Metaboliten (z. B. Kupfer beim M. Wilson). In anderen Formen spielen bei der Manifestation besondere Co-Faktoren eine Rolle: mehr oder weniger unspezifische Belastungen wie Operation/Infektion (Porphyrie) oder ein Diätfehler (hereditäre Kohlenhydratstörungen). Manche Enzephalopathien manifestieren sich nach Bagatellverletzungen (»vanishing white matter disease«; familiäre hemiplegische Migräne, ▶ Abschn. 23.1, ◘ Tab. 5.7). Andere benötigen je nach Gendefekt einen spezifischen medikamentös-toxischen Auslöser (z. B. Valproatgabe beim subklinischen OTC-Mangel, ▶ Abschn. 23.1.2).

Exogene toxische Einflüsse Nach exogenen toxischen Einflüssen kann die zerebrale Symptomatik sofort und perakut nach der betreffenden Exposition einsetzen (z. B. Hypoxie, Hypoglykämie). Sie kann auch mit einiger Verzögerung auftreten, wenn keine direkte neuro-metabolische Störung resultiert, weil sich ein langsamer Ausgleich über die Blut-Hirn-Schranke vollzieht oder die Glia eine Zeit lang kompensieren kann, so dass u. a. Membrangradienten stabil bleiben. Besonders lange Latenzzeiträume sind z. B. bei exogenen lipophilen Substanzen möglich. Sie ergeben sich aus deren Umverteilung von körpereigenen Depots wie dem Fettgewebe in das ZNS, die mit einer jahrelangen »endogenen« Belastung verbunden ist (Metalle, Lösungsmittel). Allerdings werden für die Anerkennung solcher Berufskrankheiten in der Regel akute symptomatische Expositionsereignisse auf toxischem Hintergrund erwartet. Möglich sind nach einer einmaligen exogenen Belastung auch verzögert beginnende, aber progressive Verläufe, die selbst nach nur einmaliger kurzer Exposition angestoßen werden, z. B. durch verzögerte Demyelinisierung nach Heroinkonsum, Bestrahlung, Hypoxie oder beim JC-Virus. Direkte Letalverläufe spielen sich nach ganz umschriebener Exposition ab und sind durch einen massiven enzephalopathischen Einbruch im Energiestoffwechsel bedingt (Drogen, Kohlenmonoxid, Hypoxie).

Endogene metabolisch-toxische Störungen Endogene metabolisch-toxische Störungen stellen die größte Gruppe dar. Das breite Ursachenspektrum der nach Erkrankungen anderer Organsysteme erworbenen Enzephalopathien entspricht in weiten Teilen den Auslösern des »deliranten Syndroms« (▶ Abschn. 1.3.2).

5.6 Differenzialdiagnose von Enzephalopathien

5.6.1 Fokale Läsionen

Das unspezifische Leitsymptom der Bewusstseinsstörung stellt sich auch bei fortgeschrittenen strukturellen Erkrankungen im supra- und infratentoriellen Kompartiment dar, speziell bei raumfordernden expansiven Läsionen (▶ Abschn. 2.2) und bei strategisch platzierten Läsionen (▶ Abschn. 2.3). In jedem Fall sind die Strukturen des ARAS beteiligt, meist am mesodienzephalen Übergang. Mittels bildgebender Diagnostik sollte versucht werden, eine der möglichen ZNS-Läsionen dort darzustellen oder auszuschließen (z. B. Blutung, Infarkt, Trauma, Enzephalitis).

5.6.2 Bilateral multiple Läsionen

Bilateral verteilte Läsionen können auch ohne prägnante neurologische Herdzeichen unter dem scheinbaren Bild

5.6 · Differenzialdiagnose von Enzephalopathien

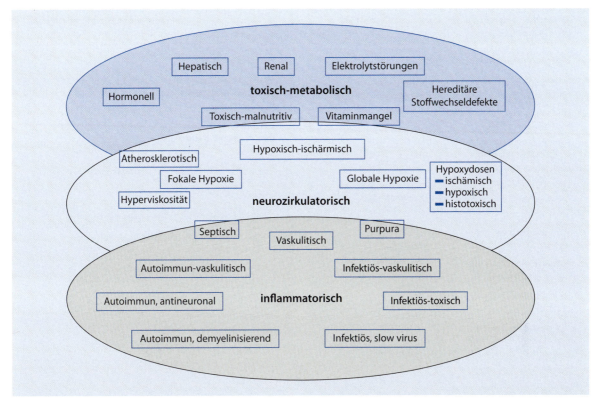

Abb. 5.1 Synopsis der typischen Ursachen akuter und subakuter Enzephalopathien. Die meisten Auslöser lassen sich nach dem initialen Pathomechanismus in eine der drei Gruppen »Toxisch-metabolisch«, »Neurozirkulatorisch« und »Immunologisch« zuordnen. Diese grobe Aufteilung vernachlässigt, dass viele Noxen von vornherein multiple Mechanismen der ZNS-Schädigung anstoßen und sich diese Überschneidungen im weiteren pathophysiologischen Ablauf (s. ▶ Abb. 8.4) noch verstärken. Nicht in diesem Schema aufgeführt sind Enzephalopathien nach physikalischen Hirnschädigungen und Epilepsien

einer Enzephalopathie auftreten. Neben symmetrischen, größeren Läsionen und assoziierten Ödemen bei beidseitigen intrakraniellen Hämatomen (bilaterales Subduralhämatom, Stauungsblutungen bei Hirnvenenthrombose) sind diffus verteilte kleinste Läsionen zu bedenken. Je nach Größe gestaltet sich die Differenzierung gegenüber Vorschäden und Enzephalopathien sehr schwierig, ist aber mittels CCT/MRT anzustreben (◘ Abb. 5.1).

Beispiele für bilateral multiple Läsionen
- Traumatisch: diffus axonales Trauma, Subduralhämatom (beidseitig oder infratentoriell)
- Multi-embolisch/-infarzierend: z. B. nach Fett- oder Luftembolie, bei Gerinnungsaktivierung im Rahmen extrakorporaler Zirkulation, paraneoplastisch
- Kongestiv-infarzierend: Thrombose der (inneren) Hirnvenen
- Hämorrhagisch: Purpura cerebri, akuter Hydrozephalus nach Ventrikeleinblutung

5.6.3 Differenzialdiagnostisches Vorgehen bei Enzephalopathien

Die Einheitlichkeit der enzephalopathischen Symptomatik macht anamnestische Zusatzinformationen für die Differenzialdiagnose erforderlich, deren Bedeutung oft noch vor dem »Labor-Screening« oder den neuroradiologischen Befunden rangiert.

Je nach Anamnese, dem Kontext der Präsentation (z. B. Notaufnahme, Intensivstation, Immunsuppression, Mehrfachbetroffene) und den Leitsymptomen (z. B. Krampfanfälle, Thrombopenie, Dermatose) eröffnen sich unterschiedliche Spektren der Differenzialdiagnose von Enzephalopathien. Sie sind jeweils von anderen neurologischen Erkrankungen abzugrenzen, die in folgenden Tabellen (◘ Tab. 5.2, ◘ Tab. 5.3, ◘ Tab. 5.4, ◘ Tab. 5.5 und ◘ Tab. 5.6) aufgeführt sind.

Tab. 5.2 Differenzialdiagnose von Enzephalopathien beim immunsupprimierten Patienten

Enzephalopathien (EP)	DD
Sepsis, SIRS, Multiorganversagen	Infektiöse (Bakterien, Pilze, Toxoplasmose, Cytomegalie-V) Meningoenzephalitis
Med.-Toxische Effekte der Immunsuppression (► Kap. 26) (Intoxikation, Fehlmedikation/PRES)	Hirnabszess
Infektiös-entzündliche EP (JC-Virus, HIV)	Meningovaskulitis/Schlaganfälle (Endokarditis, Lues, Pilze)
TX-Versagen (renal, hepatisch)	Progress Grunderkrankung – ZNS-Vaskulitis – Malignom/Metastase – GVHD – Lymphom
Epileptische Komplikationen (z. B. Ciclosporin)	
Dysnatriämie und Malhydratation	
Hypoglykämie, Kachexie und Malnutrition (Thiaminmangel)	

Tab. 5.4 Differenzialdiagnose von Enzephalopathien in der allgemeinen Notaufnahme

Enzephalopathien	DD
Med.-toxische Effekte (Intoxikation, Fehlmedikation), Hypoglykämie	Schlaganfall
Elektrolytstörung/Malnutrition/-hydratation (Exsikkose, Thiamin)	Hirntrauma (z. B. SDH)
Beginnende Sepsis, SIRS und EP bei spez. Infektionskrankheiten	Enzephalitis (z. B. HSV)
Hypertensive Krise/PRES	Zerebrale Blutung
Organinsuffizienz (u.a. renal, hepatisch, pulmonal)	Hirnabszess
Endokrine Komata	
Autoimmune Enzephalopathie/Limbische Enzephalitis	
Getriggerte Stoffwechselleiden (z. B. Porphyrie)	

Tab. 5.3 Differenzialdiagnose von Enzephalopathien in der Intensivtherapie, z. B. postoperativ

Enzephalopathien	DD
Sepsis, SIRS, EP und (Multi-)Organversagen	Schlaganfall*
Med.-toxische Effekte (Narkoseüberhang, Entzug Analgosedativa, PRES, spez. Transmittersyndrome**)	Epileptische Komplikationen
Nutritiv-toxische EP (Thiaminmangel)	
Hypoxische Enzephalopathie	
Hormondefizienz (Schilddrüse, Hypophyse), Zentrale pontine Myelinolyse	
EP bei zerebraler Embolie (Luft/Fett/Postkardiochirurgisch)	
»inborn error« (z. B. Porphyrie)	

* Beispielsweise nach perioperativem Absetzen von Aggregationshemmern oder Antikoagulation, bei HIT;
** Zentrales anticholinerges Syndrom, Serotonin-Syndrom usw. (► Kap. 26)

Tab. 5.5 Differenzialdiagnose von Enzephalopathien mit dem Leitsymptom Krampfanfall/Myoklonien

Enzephalopathien	DD
Bei Urämie, Sepsis, SIRS und Hypoglykämie	Meningoenzephalitis/Abszess
Bei Hypoxie, Zellgiften, z. B. Ethylenglykol	
Substanzentzug und Drogenintoxikation (Amphetamine)	Schlaganfall, Zerebrale Blutung
Prokonvulsive Medikationen und AK-Entzug	Hirntumor
Hypertensive Krise/PRES	Schädelhirn-Trauma
Epileptische Enzephalopathien und Fieberkrampf	Delir bei neurodegenerativer oder vaskulärer Demenz
Entzündliche Enzephalopathien (limbische Enzephalitis)	

5.7 Chronische hereditäre Enzephalopathien im Erwachsenenalter

Enzephalopathien, die primär zu einem chronisch organischen Psychosyndrom im Sinne der Demenzentwicklung führen, werden in diesem Buch nur am Rande erwähnt.

Genetisch definierte Leukenzephalopathien, die sich im Erwachsenenalter als Marklagererkrankung mit kognitiven und motorischen Störungen manifestieren, sind von einer Multiple-Sklerose-Erkrankung abzugrenzen. Die Stoffwechseldefekte sind nur teilweise bekannt (Tab. 5.7).

◻ **Tab. 5.6** Differenzialdiagnose von Enzephalopathien mit dem Leitsymptom Hirnödem/Kopfschmerz

Enzephalopathien	DD
Elektrolytstörung (Natrium/Kalzium)/Hyperhydratation	Meningoenzephalitis/Abszess
Hypertensive Krise/PRES/RCVS/Eklampsie	Subarachnoidalblutung Zerebrale Blutung
Substanzentzug und Drogenintoxikation (Amphetamine)	Hirnvenenthrombose
Bei Urämie, Sepsis, SIRS, Hypoglykämie	Schlaganfall (Carotisverschluss)
CO_2-Retention	Schädel-Hirn-Trauma
Entzündliche Enzephalopathien (limbische Enzephalitis)	Liquorzirkulationsstörung*
Toxisch: CO, Höhenkopfschmerz, Metalle	Komplizierte Migräne

* Bei Raumforderungen oder benigner intrakranieller Hypertension

◻ **Tab. 5.7** Hereditäre Leukenzephalopathien mit chronischen Psychosyndromen und Manifestationen im Erwachsenenalter. (Mod. nach Weber u. Köhler 2010)

Bekannter Stoffwechseldefekt	Symptomatik
X-chromosomale Adrenoleukodystrophie (X-ALD) – Adrenomyeloneuropathie (AMN) – Adulte zerebrale Form (ACER)	Nebennierenrindenunterfunktion (50–70%) AMN: Paraparese (zentral und peripher), autonome Störungen ACER: Psychose, demenzielles Syndrom; später: wie AMN, mit Bulbärsyndrom, Erblindung
Metachromatische Leukodystrophie	Psychose, Demenz, spastische Paraparese, Ataxie, PNP Später: Epilepsie, bulbäre Symptome
Gangliosidose (GM1, GM2)	Dysarthrie, Demenz, Bradykinese, faziale Dystonie, ähnlich SCA (spinozerebelläre Ataxie)/ALS (amyotr. Lateralsklerose) Selten: Ophthalmoplegie, sensible PNP
Mukolipidose Typ IV	Progrediente spastische Tetraparese, Demenz Okuläre Symptome (Hornhauttrübung, Retinadegeneration)
Zerebrotendinöse Xanthomatose (CTX)	Ataxie, Demenz Katarakt, Durchfälle, Xanthome Achillessehne
Sialurie (Salla disease)	Demenz, Dysarthrie, progrediente Paraspastik (meist seit Kindheit), Athetose, Nystagmus
Unbekannter Stoffwechseldefekt	**Symptomatik**
Vanishing white matter disease (VWMD)	Beginn: häufig nach Bagatelltrauma mit delirantem Psychosyndrom, Psychose, epileptische Anfälle Später: Demenz, zunehmende Ataxie und Spastik; Ovariendysfunktion
Autosomal-dominante Leukodystrophie mit adultem Beginn (ADLD)	Beginn: autonome Störungen (Blasen-, Mastdarmstörungen, sexuelle Funktionsstörung, Orthostase, Anhidrose), Ataxie, pyramidale Störungen; REM-Schlaf-Verhaltensstörung Später: kognitive Störungen
Adulte Polyglukosankörperchenerkrankung (APBD)	Beginn: PNP, Spastik, Blasenfunktionsstörungen Später: kognitive Störungen, Ataxie

Literatur

Weber T, Köhler W (2010) Entmarkungserkrankungen. Nervenarzt 81(4): 471–96

Symptomatik der Enzephalopathien

H.-C. Hansen, A. Münchau

6.1 Spektrum der klinischen Symptomatik – 96
6.1.1 Verlaufsarten und Ausprägung der Symptomatik – 96
6.1.2 Herdsymptome und -zeichen bei Enzephalopathie – 96
6.1.3 Hirnstammzeichen und Enzephalopathie – 97

6.2 Neuro-psychiatrische Störungen – 97

6.3 Bewegungsstörungen – 98
6.3.1 Einleitung – 98
6.3.2 Hypokinetisch-rigide Syndrome (»Parkinson-Syndrome«) – 99
6.3.3 Dystonie – 100
6.3.4 Chorea – 100
6.3.5 Tremor – 102
6.3.6 Tics und Stereotypien – 102

6.4 Epileptische Krampfanfälle – 105

6.5 Vegetative Störungen – 110

Literatur – 111

6.1 Spektrum der klinischen Symptomatik

H.-C. Hansen

Die diffus bilateral verteilten Hirnfunktionsstörungen der Enzephalopathien korrespondieren mit einem entsprechend breiten Spektrum von Symptomen und Einschränkungen. Aufgrund des funktionellen Schwerpunkts in den Großhirnhemisphären und ihren Verbindungen zum Hirnstamm (◘ Tab. 6.1) stehen klinisch akute oder chronische neuro-psychiatrische Störungen im Vordergrund. Diese reichen von leichten Informationsverarbeitungsstörungen über das Delir bis zum Koma. Krampfanfälle, motorische und vegetative Störungen können hinzukommen. Seltener sind fokale Schwerpunktbildungen mit entsprechenden neurologischen Herdzeichen, aber für einige Enzephalopathien sind sie auch pathognomonisch (◘ Tab. 6.2).

Ein typisches Merkmal der Enzephalopathien ist die Intaktheit der Hirnstammreflexe. So besteht, abgesehen von schweren Schäden wie bei Hypoxie, bis in fortgeschrittene Stadien oft eine intakte Pupillomotorik. Dies gilt auch für die toxischen Syndrome (z. B. Drogen), die mit akzentuierter beidseitiger Mydriasis oder Miosis auftreten: Stets sind die Pupillen reagibel, Ausnahme: Hypoxie!

Der Begriff »zerebrales Allgemeinsyndrom« passt zur fehlenden Spezifität der Symptome (◘ Tab. 6.1), die die Diagnostik erschwert. Keines der Symptome ist allein für Enzephalopathien spezifisch oder pathognomonisch, sondern auch bei beginnender Demenz, Hirntumoren, Schlaganfällen, Enzephalitiden, Psychosen und Depressionen anzutreffen. Insofern eröffnet die Vielzahl motorischer, vegetativer und psychischer Leistungsstörungen eine außerordentlich breite Differenzialdiagnose.

Eine einseitige Pupillenstörung (Anisokorie mit Reflexabschwächung/-verlust einer Pupille) ist auf der Grundlage einer Enzephalopathie sehr unwahrscheinlich. Die Konstellation »Anisokorie und akutes Psychosyndrom« lenkt den Verdacht auf andere Erkrankungsursachen oder auch eine vorbestehende, z. B. okuläre Vorerkrankung mit Pupillenstörung. Gleiches gilt für eine einseitige Schädigung anderer Hirnstammreflexe oder Lähmungen einzelner Hirnnerven.

6.1.1 Verlaufsarten und Ausprägung der Symptomatik

Frühsymptome betreffen die komplexen höheren Hirnfunktionen, die auf synchron aktivierbare neurale Systeme über weit verteilte Hirnabschnitte angewiesen sind. Besonders bei gleichzeitigen komplexen Aufgabenstellungen oder bei Daueranforderung brechen die Aufmerksamkeit, das Reaktionsvermögen, die Wahrnehmungsschärfe und die Lernleistung ein. Zudem tragen die Symptome der Grunderkrankung selbst zum Gesamtbild bei (z. B. Ikterus, Bluthochdruck).

Die klinische Ausprägung von Enzephalopathien und die schädigende Exposition stehen in einem variablen Bezug. Anstelle einer festen Bindung zu Zeitdauer und Intensität der im Serum messbaren metabolischen Abweichung besteht eher ein Bezug zur Dynamik, genauer gesagt: zu der Änderungsgeschwindigkeit dieser Parameter. Zudem hinkt die klinische Symptomatik oft zeitlich den Serumschwankungen hinterher, mehr noch bei der Erholung als bei der Manifestation der Symptomatik.

Wann sich nach dem reversiblen Stadium, das jede Enzephalopathie durchläuft, irreversible Schäden einstellen, ist klinisch schwer zu erkennen und erfordert in der Regel weitere Diagnostik, z. B. neuro-radiologisch oder neuro-physiologisch. Generelle prognostische Voraussagen sind nicht möglich, da die Schwelle der Reversibilität stark schwankt und individuelle Gegebenheiten des Einzelfalls eine gewichtige Rolle mitspielen (▶ Kap. 8 und ▶ Kap. 13).

6.1.2 Herdsymptome und -zeichen bei Enzephalopathie

Neben der typischen Allgemeinsymptomatik sind bei Enzephalopathien auch fokale Schädigungsschwerpunkte auf infra- und supratentorieller Ebene möglich, aber eher eine Ausnahme. Klinisch lenken diese neurologischen Herdzeichen fast immer den Verdacht auf eine fokale Hirnerkrankung anderer Ursache, wie z. B. Schlaganfall und Enzephalitis. Beispiele sind die zentralen Sehstörungen bei PRES (▶ Kap. 20) und Hirnstammsymptome bei der pontinen Myelinolyse (▶ Abschn. 18.4).

Eine isolierte Halbseitensymptomatik wird relativ oft bei Urämien und Blutzuckerentgleisungen wie der nicht-ketotischen Hyperglykämie und der Hypoglykämie beobachtet. Solche Schädigungsschwerpunkte lassen sich mitunter gut in der neuro-radiologischen Bildgebung oder im EEG nachvollziehen. Sie können differenzialdiagnostisch hilfreich und wegweisend sein, z. B. in der Differenzialdiagnose einer Bewusstseinsstörung mit Schielstellung aufgrund der typischen Augenmuskelparesen (Wernicke-Enzephalopathie; ◘ Tab. 6.2).

Tab. 6.1 Zerebrales Allgemeinsyndrom. (Mod. nach Kunze 1992)

Neuro-psychiatrische Störungen	Qualitative Bewusstseinsstörungen Quantitative Bewusstseinsstörungen Psychische Teil-Leistungsstörungen in Funktionen wie Wahrnehmung, Gedächtnis, Antrieb, Denken, Verhalten, Aggressivität
Motorische Ausfälle	Beispiele: Ataxie, Spastik, Rigor, Tremor, Asterixis, Myoklonien, Akathisie Beuge- und Strecksynergismen, pathologische Atemmuster
Reizsymptome	Krampfanfälle, vegetative Reizsymptome, Meningismus
Herdzeichen	Hemiparesen, blickmotorische Störungen, Schluckstörungen, visuelle Ausfälle

Tab. 6.2 Klinische Herdzeichen zur Prozesslokalisation

	Herdzeichen	Beispiele
Infratentoriell: Hirnstamm- und Kleinhirnsyndrome	Ataxie, zentrale blickmotorische Störungen, Dysarthrie, Dysphagie Senso-motorische Hemisymptome	Wernicke-Enzephalopathie Zentrale Pontine Myelinolyse Bickerstaff-Enzephalopathie PRES
Supratentoriell: Hemisphärielle Syndrome	Senso-motorische Hemisymptome und fokale neuropsychologische Defizite: Aphasie, Neglect, Apraxie, Agnosie, Erblindung	SAE, Urämie, Hyperglykämie, Hypoglykämie, PRES Toxische Enzephalopathie, PRES

6.1.3 Hirnstammzeichen und Enzephalopathie

Eine einseitige Pupillenstörung ist auf der Grundlage einer Enzephalopathie sehr unwahrscheinlich. Die Konstellation »Anisokorie und akutes Psychosyndrom« lenkt den Verdacht auf andere Erkrankungsursachen oder auf eine vorbestehende, z. B. okuläre Vorerkrankung mit Pupillenstörung. Gleiches gilt für eine einseitige Schädigung anderer Hirnstammreflexe oder Lähmungen einzelner Hirnnerven.

6.2 Neuro-psychiatrische Störungen

H.-C. Hansen

Leitsymptomatik Als Leitsymptomatik der Enzephalopathien prägen Störungen des Bewusstseins sowie solche der psychischen Leistungen in den Bereichen Kognition, Affektivität, Wahrnehmungs- und Denkabläufe das klinische Bild.

Erstsymptome Als Erstsymptome einer beginnenden Enzephalopathie werden oft Konzentrationsstörungen, Schwindel und Übelkeit genannt. Kopfschmerzen, Müdigkeit, Gedächtnis- und Denkstörungen kommen hinzu. Zur neuro-psychologischen Testung sind Aufmerksamkeitsfunktionen geeignet oder sehr spezielle sensorische Diskriminationsaufgaben (Flicker-Fusions-Frequenz bei hepatischer Enzephalopathie; Kircheis et al. 2002).

Fortgeschrittene Stadien In fortgeschrittenen Stadien sind die Patienten nicht ohne Weiteres zur Eigenanamnese und Selbstreflexion in der Lage, sie verlieren die zeitliche und/oder örtliche Orientierung und verkennen ihre Situation. Entsprechend gewinnt die Fremdanamnese an Bedeutung. Bewusstseinsstörungen aller Art bis zum irreversiblen Koma (Hirntod, ▶ Abschn. 1.2.4) stellen die Extremform akuter Enzephalopathien dar. Für chronische Enzephalopathien sind der akinetische Mutismus, die Demenz und das »vegetative state« die häufigsten Ausfallsmuster (▶ Abschn. 1.2 bzw. ▶ Abschn. 1.3).

Orientierungsstörung Oft steht die Orientierungsstörung (zur Person, zum Ort, zur Zeit) im Vordergrund und drückt einen wesentlichen Teil der Schwere der Enzephalopathie aus. Sie kann als Ausdruck einer mangelnden Aufmerksamkeitsleistung und Lernfähigkeit angesehen werden und ist somit eher Resultat oder Störungsfolge als Kernsymptom. In manchen Fällen steht sie in Bezug zu Fehlhandlungen (▶ Abschn. 12.2.5).

Aufmerksamkeits- und Gedächtnisstörungen Bei beginnender Enzephalopathie oder leichterer Ausprägung stehen Aufmerksamkeitsstörungen ganz im Vordergrund. Sie werden im Alltag oft unterbewertet und erst bei besonderen Belastungen (z. B. Reisen) offensichtlich und unübersehbar. Sie sind maßgeblich daran beteiligt, wenn Patienten sich in fremder Umgebung nicht zurechtfinden, komplexe Anweisungen nicht befolgen bzw. zu Ende ausführen oder wiederholt nachfragen. Man unterscheidet verschiedene Unterfunktionen, z. B. die Daueraufmerksamkeit, die Richtung und die Teilung von Aufmerksamkeit. Ihre getrennte Beurteilung gelingt meist nur testpsychologisch (▶ Abschn. 13.2), was wegen des möglichen isolierten Ausfalls einzelner maßgeblicher Unterfunktionen u. a. in Gutachtenfragen von Interesse ist (z. B. Verkehrsteilnahme). Sekundäre Beeinträchtigungen der Gedächtnisleistung stehen klinisch ebenfalls häufig im Vordergrund und erwecken wegen des ständigen Nachfragens den Anschein einer Demenzentwicklung. Jedoch ist das weit verzweigte »Aufmerksamkeitsnetzwerk« des Gehirns bei Enzephalopathie oft in Mitleidenschaft gezogen, so dass Störungen der Daueraufmerksamkeit, der Verlagerung von Aufmerksamkeit, der Teilung und Verteilung von Aufmerksamkeit vorkommen. In der Summe kann dies z. B. die Minderung der Fahrtauglichkeit bedingen, schon bei gering ausgeprägter hepatischer Enzephalopathie (Amodio et al. 2012).

Tagsüber können Bewusstseinsveränderungen oder mangelnde Wachheit imponieren, also qualitative bzw. quantitative Bewusstseinsstörungen. Beide Pole des Spektrums sind als dominierende Störung einzeln oder nacheinander im Wechsel fluktuierend möglich, wie beim deliranten Psychosyndrom. Die geringste Form der Bewusstseinsbeeinträchtigung lässt sich als »Benommenheit« beschreiben. Sie liegt gewissermaßen im Grenzbereich der eingeschränkten Bewusstseinsqualität und -quantität. Sie wird oft mit einem »Schwindel« gleichgesetzt.

Nachts zeigen sich oft insomnische Störungen mit Unruhe und Fragmentierung des Schlafs, aber es kommen auch Zustände einer Hypersomnie vor. Diese sind von der Somnolenz durch die leichte Weckbarkeit des Patienten abgrenzbar, der unter »müde wirkender« Antriebslosigkeit in einen (erweckbaren) Schlaf zurückfällt. Zu Komplikationen führt eher die nächtliche Unruhe und Verwirrtheit, die von angstbetonten Traumerlebnissen geprägt sein kann. Verbale Unruhe, Schreien, Fluchtreaktionen und Stürze sowie gezielte Aggressionen bei Verkennungen (z. B. des Personals) sind möglich und kommen z. B. bei älteren Patienten oder bei zerebralen Vorerkrankungen wie Demenzsyndromen immer wieder vor.

Bezug zum Delir Vordergründig überschneidet sich die psychopathologische Symptomatik bei ausgeprägter Enzephalopathie stark mit den beiden Delirtypen »hyperaktiv« und »hypoaktiv« (▶ Abschn. 1.3). Die Enzephalopathie ist dabei eine der wichtigsten Differenzialdiagnosen im Delir. Das Delir ist jedoch als multikausales Syndrom breiter angelegt und tritt beispielsweise auch als Reaktion auf Schmerz, Schlafmangel und Isolation auf. Desorientiertheit, Antriebssteigerung und auch psychotische Verhaltensstörungen kommen als »angetrieben-erregtes« klinisches Bild ebenso vor wie psychomotorische Verlangsamung und Interessenminderung – bis hin zu einer akinetischen Apathie als »gehemmt-zurückgezogener« Zustand. Die motorischen und neuro-psychiatrischen Befunde prägen sich stadienunabhängig oft gleichsinnig aus, in Form einer »Plus«- oder einer »Minus«-Symptomatik in beiden Domänen. So finden sich häufig Akathisie und psychomotorischer Erregungszustand gemeinsam als Zeichen der Enthemmung bzw. die Akinese und die Antriebsverlangsamung mit Mutismus als Ausdruck einer überwiegenden Inhibition.

Differenzialdiagnose psychopathologischer Symptomatik Die klinische Manifestation kann den Anschein einer depressiven Symptomatik oder einer Demenz, bisweilen einer paranoiden Psychose wecken. Affektive und psychotische Syndrome sind ohne begleitende Kognitionsstörungen bei Enzephalopathie sehr selten; die Unterscheidung kann mithilfe einer Untersuchung der Aufmerksamkeits- und Orientierungsfunktionen erfolgen. Bei Enzephalopathien stellen Ich-Störungen als Ausdruck eines Erlebens von Fremdbeeinflussung eine absolute Ausnahme dar, dagegen sind sie bei Psychosen oft vorhanden (Gedankenentzug, -eingebung, -ausbreitung).

Postiktuale Psychosyndrome Auch postiktuale Psychosyndrome lassen an eine Enzephalopathie denken. Sie klingen aber bei jüngeren Patienten meist rasch ab, in Minuten bis allenfalls Stunden. Bei älteren Patienten, zumal solchen mit zerebralen Vorschädigungen, können diese Phasen bis zu zwei Wochen anhalten (Cloyd et al. 2006). Hochgradige Erregungszustände sind postiktual möglich, aber deutlich seltener als antriebsarm-akinetische Zustände (▶ Abschn. 6.4).

6.3 Bewegungsstörungen

A. Münchau

6.3.1 Einleitung

Bewegungsstörungen liefern im Rahmen von Enzephalopathien diagnostisch wichtige Informationen, schaffen aber auch therapeutische Probleme. Auch wenn die Beziehung zwischen Symptom bzw. klinischen Zeichen und Ort der Schädigung im Nervensystem bei Bewegungsstörungen häufig nicht ganz eindeutig ist, kommt der Analyse der Phänomenologie von Bewegungsstörungen eine große Bedeutung zu, da Rückschlüsse auf die Beteiligung bestimmter Systeme möglich werden (z. B. Parkinson-Syndrom → Störung dopaminerger Neurotransmission). So lassen sich Verlauf und Ausbreitung der Erkrankung besser nachvollziehen. Es resultieren oft neue differentialdiagnostische Aspekte. Einige Bewegungsstörungen sind im Hinblick auf die Zuordnung enzephalopathischer Zustände richtungsweisend (◻ Tab. 6.3).

Bewegungsstörungen lassen sich einteilen in die
- hypokinetisch-rigiden Syndrome (Parkinson-Syndrome),
- hyperkinetischen Syndrome (Dystonie, Chorea, Tremor, Tics, Stereotypien, Myoklonus),
- paroxysmalen Störungen,
- Ataxien.

Tab. 6.3 Differenzialdiagnose einiger hypokinetisch-rigider Syndrome

Genese		Verlauf/Verteilung der Hypokinese	Zusatzsymptome oder -zeichen
Neurodegenerativ	Klassische Parkinson-Erkrankung	Langsamer Beginn, lateralisiert	REM-Schlaf-Verhaltensstörung, Anosmie, L-Dopa-Responsivität
	Diffuse Lewy-Körper-Erkrankung	Langsamer Beginn, axiale Hypokinese, früh kognitive Störungen, spontane Fluktuationen	Vigilanzschwankungen, visuelle Halluzinationen, konstruktive Apraxie, Neigung zum Delir, u. a. nach Gabe von Neuroleptika, Anosmie
	Multisystematrophie	Langsamer Beginn, rasche Progression, axial symmetrisch oder lateralisiert	Stürze, autonome Störungen, zerebelläre Zeichen, faziale Dystonie, Myoklonien, bulbäre Symptome
	Progressive supranukleäre Paralyse	Langsamer Beginn, axial symmetrisch	Stürze, Apathie, supranukleäre Blickparese, »astonished face«
Vaskuläre Enzephalopathie		Rascher Beginn, stufenartiger Verlauf, symmetrisch, beinbetont	Stürze, »subkortikale« Demenz, (spastische) Paresen, bulbäre Symptome, Bügeleisengang, Inkontinenz
Normaldruck-Hydrozephalus		Langsamer Beginn, symmetrisch, beinbetont	Stürze, »subkortikale« Demenz, Bügeleisengang, Inkontinenz

6.3.2 Hypokinetisch-rigide Syndrome (»Parkinson-Syndrome«)

Hauptmerkmal aller Parkinson-Syndrome ist die Bewegungsverlangsamung (Bradykinese) bzw. -verarmung (Hypo- oder Akinese). Der Rigor, eine nicht-geschwindigkeitsabhängige kontinuierliche Muskeltonuserhöhung, ist ein häufiges, aber nicht obligates Begleitsymptom.

Parkinson-Syndrome sind meist durch neurodegenerative (Ablagerungen von α-Synuklein, Tau oder β-Amyloid) oder vaskuläre Erkrankungen bedingt (Tab. 6.3). Diese Patienten neigen bei Infektionen und Fieber zur Enzephalopathie, was u. a. auf Störungen und eingeschränkte Kompensationsmöglichkeiten in dopaminergen und cholinergen Regelkreisen beruht. In der Differenzialdiagnose sind neben Liquorzirkulationsstörungen und Enzephalitiden auch seltene toxische Enzephalopathien zu erwägen.

Die **klassische Parkinson-Erkrankung** (früher: Morbus Parkinson) ist charakterisiert durch eine einseitig betonte Bradykinese, Hypokinese, Rigor an den Extremitäten und eine typische Körperhaltung mit leichtem Vornüberbeugen, kleinschrittigem Gang, Schwierigkeiten beim Umwenden und – in etwa der Hälfte der Fälle – auch durch einen Ruhetremor, der einen charakteristischen pillendreherartigen Charakter hat. Anosmie, die bei den meisten Patienten mit einer klassischen Parkinson-Erkrankung vorliegt, fehlt bei vielen anderen Parkinson-Syndromen.

Viele Patienten mit klassischer Parkinson-Erkrankung entwickeln im Krankheitsverlauf eine Demenz, deren Klassifikation umstritten ist. Prototyp ist die Demenz mit diffuser Ablagerung von Lewy-Körpern in verschiedenen Kortexarealen (Münchau et al. 2012). Die diffuse Lewy-Körper-Erkrankung ist durch die Kombination eines Parkinson-Syndroms mit progredienten kognitiven Einbußen definiert und durch spontane, nicht durch dopaminerge Substanzen ausgelöste, rezidivierend auftretende visuelle Halluzinationen gekennzeichnet. Hinzu kommen Fluktuationen der Aufmerksamkeit und der kognitiven Leistung im Tagesverlauf. Gedächtnisstörungen kommen vor, besonders typisch sind bei diesen Patienten allerdings Einschränkungen visuell-räumlicher Leistungen und frontaler Funktionen. Enzephalopathische Zustände sind bei Patienten mit diffuser Lewy-Körper-Erkrankung häufig. Sie können spontan auftreten oder durch Änderung der dopaminergen Medikation, Infekte oder Fieber ausgelöst werden. Dramatische klinische Zustände mit schwerer Bewusstseinsstörung bis hin zum Delir können bei diesen Patienten durch die Gabe von typischen Neuroleptika ausgelöst werden.

> **Cave**
> Verwirrte Patienten mit Parkinson-Syndromen unklarer Zuordnung sollten nie mit typischen Neuroleptika behandelt werden.

Parkinson-Syndrome kommen bei toxischen Enzephalopathien nach bilateraler Schädigung des Globus pallidus im Gefolge einer Kohlenmonoxid- oder Manganintoxikation vor. Manganablagerungen im Rahmen einer Intensivtherapie oder eines Leberausfalls begründen auch

Störungen des Bewusstseins, vor allem frontal-exekutive Störungen (▶ Abschn. 27.1.1). Die vaskuläre Enzephalopathie ist in ▶ Kap. 20 ausführlich dargestellt.

Medikamentös-toxisch bedingte Parkinson-Syndrome beruhen auf Störungen des Dopamin-, z. T. auch Serotoninstoffwechsels sowie auf synthetischen Drogen (MPTP, ▶ Kap. 28). Durch Neuroleptika hervorgerufene Parkinson-Syndrome sind wenig lateralisiert und betreffen vornehmlich die axiale Muskulatur. Meist vergesellschaftet mit segmentaler Dystonie oder oro-bucco-lingualen Dyskinesien, können sie in ein malignes Neuroleptika-Syndrom (MNS) münden (Perry u. Wilborn 2012). Neben hochgradiger Akinese und schwerem Rigor mit Rhabdomyolyse stellen sich dann eine lebensbedrohliche Hyperthermie, Exsikkose, autonome Dysfunktion und Bewusstseinsstörung mit der Gefahr eines Nierenversagens ein. Klinisch ähnlich tritt das maligne Dopa-Entzugssyndrom nach akutem Absetzen der dopaminergen Medikation bei Parkinson-Patienten oder nach Gabe von Dopamin-depletierenden Substanzen wie Tetrabenazin auf.

Bei stark erhöhtem Muskeltonus, Hyperthermie und Bewusstseinsstörung sind weitere Differenzialdiagnosen zu erwägen (Hadad et al. 2003). Beim Serotonin-Syndrom (▶ Kap. 26) erleichtern Myoklonien und epileptische Anfälle sowie das Fehlen einer CK-Erhöhung die Abgrenzung vom MNS. Bei der malignen Hyperthermie kommt es durch Inhalationsnarkotika oder depolarisierende Muskelrelaxantien postoperativ zu Fieber, starkem Rigor, Blutdruckschwankungen, metabolischer Azidose, Bewusstseinsstörung und Rhabdomyolyse – meist bei genetischer Disposition (Mutation des Ryanodinrezeptor-Gens). Rigor, Muskelspasmen und mitunter Delir sind ferner Leitsymptome der Strychnin-Vergiftung (u. a. Rattengift), die unbehandelt zu Hypoventilation und Herzstillstand führt.

Enzephalitiden mit Beteiligung der Basalganglien lösen Bewusstseinsstörungen, epileptische Anfälle und auch Parkinson-Syndrome aus (Stockner et al. 2012). Dies ist weltweit am häufigsten bei der japanischen B-Virusenzephalitis der Fall. Weitere Viren (Jang et al. 2009), die die Basalganglien befallen können, sind West-Nile-Virus, HIV, JCV, Coxsackie-B-, Herpes-simplex- und Epstein-Barr-Virus. Zu bedenken sind auch Mykoplasmen, Tr. whipplei, Toxoplasmen, Pilze, Zystizerken und Prionen. Eine vaskulitisch verlaufende Tuberkulose (▶ Kap. 21.13) kann prominent die Basalganglien betreffen.

6.3.3 Dystonie

Bei diesem Phänomen kommt es durch dauerhafte oder intermittierende Co-Kontraktionen von Agonisten und Antagonisten zu verdrehenden, mitunter bizarren Bewegungen und einer abnormen Haltung in den betroffen

Körpersegmenten. Die derzeit bevorzugte phänomenologische Einteilung, die bisherige Klassifizierungen abgelöst hat, erfolgt in
- isolierte Dystonien (früher: primäre Dystonien), bei denen außer einer Dystonie keine weiteren Symptome bestehen,
- kombinierte Dystonien, die gemeinsam mit anderen Bewegungsstörungen (z. B. Myoklonus) auftreten und
- komplexe Dystonien, die mit weiteren Zeichen (wie z. B. Störungen der Okulomotorik oder Spastik) einhergehen.

Ätiologisch erfolgt die Einteilung nach genetischen (vererbt, erworben, idiopathisch) oder anatomischen Gesichtspunkten (strukturelle Läsionen, Neurodegeneration; Klein u. Münchau 2013).

Komplexe Dystonien können als Besonderheiten aufweisen: Lateralisierung (Hemidystonie), dystone Aktivität bereits in Ruhe (und nicht erst bei Willkürbewegungen), »Risus sardonicus« (ein vom Affekt entkoppeltes, fixiertes Grinsen. Im Erwachsenenalter überwiegen fokale isolierte Dystonien, im Kindesalter kombinierte oder komplexe Dystonien (Münchau 2012).

Die Gruppe der komplexen Dystonien ist groß und unübersichtlich (◘ Tab. 6.4). Eine Dystonie kann Teilsymptom vieler neurodegenerativer und neuro-metabolischer Leiden sein (z. B. mitochondrialer Zytopathien und Organoazidopathien; ▶ Abschn. 23.1). Als Prototyp sei hier exemplarisch die autosomal rezessive Glutarazidurie Typ 1 angeführt, bei der ein Mangel an dem mitochondrialen Enzym Glutaryl-CoA-Dehydrogenase, das die Dehydrogenierung und Dekarboxylierung des Glutaryl-CoA zu Crotonyl-CoA katalysiert, besteht.

Durch Infektionen oder kurzfristige Änderungen der Medikation kann sich die Dystonie in kurzer Zeit (Stunden oder Tagen) sehr verschlechtern, auf den ganzen Körper ausdehnen und durch Beteiligung der Schluck- und Atemmuskulatur zu Atemstörungen führen. Hohes Fieber und starke Muskelkontraktionen können Rhabdomyolyse mit Nierenversagen zur Folge haben. Diesen Zustand bezeichnet man als Status dystonicus. Bei betroffenen Patienten kann dann auch durch Temperaturdysregulation und Elektrolytverschiebungen eine Bewusstseinsstörungen auftreten (Fasano et al. 2012).

6.3.4 Chorea

Sie ist gekennzeichnet durch rasche, plötzliche, unvorhersehbar auftretende, unwillkürliche, oft chaotische Bewegungen, die in proximalen und distalen Körperabschnitten auftreten. Im Gegensatz zu Tics und Myoklonien, die

◘ **Tab. 6.4** Differenzialdiagnose komplexer Dystonien

Vererbt/neurodegenerativ	Erworben
Klassische Parkinson-Krankheit	Infantile Zerebralparese (K)
Parkinson-Plus-Syndrome	Infektionen
Intraneuronale Einschlusskörperchen-Krankheit	– Bakteriell (z. B. Mykoplasmen, Tuberkulose)
Aicardie-Goutière-Syndrom (K)	– Viral (Japanische B Enzephalitis)
Alternierende Hemiplegie der Kindheit (K)	Parainfektiös/immunologisch
M. Wilson	– SSPE (K)
M. Huntington	– Antiphospholipid-AK-Syndrom
Neuro-Akanthozytose	– Lupus erythematodes
Hereditäre spastische Spinalparalyse	– Multiple Sklerose
Rett-Syndrom (K)	– Reye-Syndrom (K)
Autosomal dominante SCA	Metabolische Störungen
Dentato-rubro-pallido-lysiale Atrophie	– Kernikterus (K)
Autosomal rezessive Ataxien (K)	Hypoparathyreodismus
Neurodegeneration mit Eisenablagerungen	– Zentrale pontine Myelinolyse
– Klassische PKAN (K)	Vaskulär/hypoxisch
– Atypische PKAN	– Schlaganfall
– Infantile neuroaxonale Dystrophie (K)	– Zerebrale Vaskulitis
– Atypische neuroaxonale Dystrophie (K)	– Hypoxie
– Mitochondriale-Membranprotein-assoziierte-Neurodegeneration	– Arteriovenöse Malformationen
– Fettsäure-Hydroxylase-assoziierte Neurodegeneration	Bronchopulmonale Dysplasie (K)
– Dystonie-Parkinsonismus	Schädel-Hirn-Trauma
– Idiopatische Neurodegeneration mit Eisenablagerungen	Raumforderungen
Progrediente Basalganglienverkalkungen	Intoxikationen
Lipidspeichererkrankungen	– CO
– Niemann-Pick Typ C (dystone Lipidose) (K)	– Mangan
– Neuronale Zeroidlipofuszinose(K)	Medikamente
Sphingolipidosen	– L-Dopa, Dopamin-Agonisten
– Metachromatische Leukodystrophie (K)	– Dopamin-Antagonisten
– GM1-Gangliosidose (K)	Psychogen
– GM2-Gangliosidose (K)	
– M. Gaucher(K)	
– M. Krabbe (K)	
Pelizaeus-Merzbacher-Erkrankung (K)	
Kreatinmangel-Erkrankungen	
Lesh-Nyhan-Syndrom (K)	
Mukopolysaccharidosen (K)	
Fukosidose (K)	
Aminoazidopathien	
– Phenylketonurie (K)	
– Homozystinurie (K)	
Organoazidopathien	
– Glutarazidurie Typ 1 (K)	
– D-2-Hydroxy-Glutarazidurie (K)	
– Propionazidurie (K)	
– Methylmalonsäureazidämie(K)	
– Biotinidasemangel-Erkrankung (K)	
Galaktosämie (K)	
Mitochondriopathien	
– MELAS	
– POLG-assoziierte Syndrome	
– Leigh-Syndrom (K)	
– Mohr-Tranebjaerg-Syndrom (K)	

K = Beginn üblicherweise in der Kindheit; MELAS = Mitochondriale Enzephalomyopathie assoziiert mit Laktatazidose und »Stroke-like«-Episoden; PKAN = Pantothenat-Kinase-assoziierte Neurodegeneration; POLG = Polymerase Gamma; SCA = spinozerebelläre Ataxie

ebenfalls überwiegend kurz anhalten, sind sie zumeist regellos und wandernd. Bei starker Ausprägung sind tänzelnde Bewegungen möglich. Oft findet sich eine Störung der Tonus- und Kraftregulation mit plötzlichem Abflauen des Tonus oder zu starker Kraftaufwendung, z. B. bei Objektkontakt. Die Betroffenen sind unruhig, fahrig, zappelig. Die Chorea ist selten das einzige klinische Zeichen. Stattdessen finden sich bei Chorea oft neuro-psychiatrische Auffälligkeiten, Störungen der Okulomotorik oder andere Bewegungsstörungen.

Die Chorea kann Leitsymptom oder untergeordnetes Zeichen bei sehr unterschiedlichen Krankheiten sein (Münchau u. Danek 2012). Bewährt hat sich eine ätiologische Einteilung in genetisch determinierte und sekundäre (symptomatische) Formen.

Die wichtigsten Chorea-Erkrankungen sind beim Erwachsenen der M. Huntington, Huntington-ähnliche und immunologische Erkrankungen sowie die Medikamenten-induzierte Chorea, bei Kindern die benigne hereditäre Chorea, die Sydenham Chorea und andere immunologische Krankheiten. Weitere wichtige Ursachen einer sekundären Chorea sind die infantile Zerebralparese, metabolische Störungen, z. B. Schilddrüsenstoffwechselstörung, Hypo- oder Hyperparathyreodismus, die wahrscheinlich vaskulär bedingte Chorea nach Herzoperationen mit Lungenbypass, Chorea bei bronchopulmonaler Dysplasie und die Moya-Moya-Erkrankung (◘ Tab. 6.5).

Erkrankungen mit dem Leitsymptom Chorea, bei denen häufiger mit enzephalopathischen Zuständen zu rechnen ist, sind die Aminoazidopathien, Organoazidopathien, Mitochondriopathien, Infektionen mit Herpes-Viren, HIV, Masern, die japanische B-Enzephalitis und Prionen-Erkrankungen, paraneoplastische/immunologische Syndrome (z. B. NMDA-Rezeptor-AK-assoziiert), das Antiphospholipid-AK-Syndrom und die in der Tabelle 6.5 angeführten metabolischen Störungen (z. B. des Glukose- und Schilddrüsenstoffwechsels) sowie Intoxikationen mit den aufgelisteten Medikamenten.

> Chorea kann ein nützliches klinisches Zeichen der Aktivität metabolischer oder immunologischer Krankheiten mit Beteiligung des Nervensystems sein.

6.3.5 Tremor

Phänomenologisch werden diese rhythmischen Bewegungen um eine Bewegungsachse in einen Ruhe- oder Aktionstremor eingeteilt, wobei sich Letzterer wiederum in einen posturalen, kinetischen, aufgabenspezifischen oder isometrischen Tremor unterteilen lässt.

Als wichtigste syndromale Gruppen werden der physiologische Tremor, der essentielle Tremor, der Tremor bei Dystonie, der Parkinson-Tremor, der zerebelläre Tremor, der Medikamenten-induzierte Tremor und der Tremor bei peripherer Neuropathie unterschieden. Die ätiologische Einteilung in primäre (idiopathische) und sekundäre Tremorformen überlappt sich teilweise mit der syndromalen Gliederung.

Die wahrscheinlich häufigste Ursache eines Tremors ist der essentielle Tremor. Dieser ist allerdings per se nicht mit einer Enzephalopathie assoziiert. Dies trifft ebenso wenig für einen Tremor im Rahmen dystoner Syndrome zu. Als Zeichen einer mesenzephalen Störung kann ein Holmes-Tremor auftreten, der durch eine niedrige Tremorfrequenz (2,5–5 Hz) und Vorkommen in Ruhe, in der Halteposition und während intendierter Bewegungen charakterisiert ist. Allerdings tritt er mit einer zeitlichen Latenz nach der Schädigung auf und geht somit in den meisten Fällen nicht mit einer Enzephalopathie einher.

Zahlreiche Medikamente können, speziell bei Überdosierung, zu Bewusstseinsstörungen und Tremor führen, beispielsweise Antidepressiva, Lithium, Antiepileptika (v. a. Valproat) und Schilddrüsenhormone (Raethjen u. Deuschl 2012). Dies trifft auch für Intoxikationen mit Kokain, Quecksilber, Blei, halogenierte KW, CO, Mangan und Arsen sowie für Alkoholentzug zu. Meist handelt es sich dabei um eine Verstärkung des physiologischen Tremors. Ein exazerbierter Ruhetremor im Rahmen einer Parkinson-Erkrankung kann Vorbote einer Enzephalopathie aus den bereits oben genannten Gründen sein.

Eine klassische zum Tremor führende metabolische Enzephalopathie ist die hepatolentikuläre Degeneration oder Morbus Wilson (▶ Abschn. 23.2.3). Der mitunter sehr heftige posturale Tremor kann bei Einbeziehung der proximalen Armmuskeln wie »Flügelschlagen« imponieren. Unbehandelt führt die Kupferspeicherkrankheit meist innerhalb von Monaten zu schweren neuro-psychiatrischen Auffälligkeiten, zu generalisierter Hypokinese, fazial akzentuierter Dystonie, zerebellärem Syndrom mit Dysarthrie und Dysmetrie sowie zu bulbären Symptomen, einschließlich einer Dysphagie. Die hierdurch bedingte Mangelernährung sowie eine zusätzliche Leberfunktionsstörung führen in vielen Fällen zu Bewusstseinsstörungen.

6.3.6 Tics und Stereotypien

Tics Tics sind plötzlich auftretende, rasche, sich wiederholende, meistens nicht-rhythmische Bewegungen oder Laute, die, was die Kinematik und den Bewegungsablauf

◻ **Tab. 6.5** Differenzialdiagnose der Chorea

Genetisch	Nicht genetisch
M. Huntington	Infantile Zerebralparese (K)
Neuro-Akanthozytose	Infektionen
McLeod-Syndrom	– Bakteriell (z. B. Borrelien)
HDL 1	– Viral (Echovirus, Herpes simplex)
HDL 2	– HIV, EBV, Parvovirus B19
Benigne hereditäre Chorea (K)	– Japanische B Enzephalitis, Masern
Paroxysmale Dyskinesien (K)	– Prionen (Creutzfeldt-Jakob-Erkrankung; v. a. neue Variante)
M. Wilson	– Parasiten (Malaria, Zystizerkose)
Dentato-rubro-pallido-lysiale Atrophie (K)	Parainfektiös/immunologisch
SCA (v. a. SCA 1, 2, 3, 17)	– Sydenham Chorea (K)
Autosomal rezessive Ataxien	– PANDAS (K)
– Friedreich-Ataxie (K)	– NMDA-Rezeptor-Antikörper
– Ataxia telangiectasia (K)	– CV2/CRMP5 Antikörper
– Ataxie mit okulomotorischer Apraxie Typ 1 und 2 (K)	– Antiphospholipid-AK-Syndrom
Neurodegeneration mit Eisenablagerungen	– M. Behcet
– Klassische PKAN (K)	– Lupus erythematodes
– Atypische PKAN	– Multiple Sklerose
– Infantile neuroaxonale Dystrophie (K)	Metabolische Störungen
– Atypische neuroaxonale Dystrophie (K)	– Kernikterus (K)
Neuroferritinopathie (K)	– Hypo-/Hyperglykämie
Lipidspeichererkrankungen	– Hypo-/Hypernatriämie
– Neuronale Zeroidlipofuszinose (K)	– Hypo-/Hyperparathyreoidismus
Sphingolipidosen	– Hypokalzämie
– GM1-Gangliosidose (K)	– Hyponatriämie
– GM2-Gangliosidose (K)	– Schilddrüsen-Stoffwechselstörung
Lesh-Nyhan-Syndrom (K)	– Vitamin-B12-Mangel
Kreatinmangelsyndrome (K)	Vaskulär/hypoxisch
Aminoazidopathien	– Schlaganfall
– Phenylketonurie (K)	– Zerebrale Vaskulitis
Organoazidopathien	– Moya-Moya (K)
– Glutarazidurie Typ 1 (K)	– nach Herz-Operationen mit Lungenbypass (K)
– Propionazidurie (K)	Bronchopulmonale Dysplasie (K)
Störungen des Harnstoffzyklus	Schädel-Hirn-Trauma
– Ornithin-Transcarbamylase-Mangel (K)	Raumforderungen
Galaktosämie (K)	Intoxikationen
Mitochondriopathien (K)	– CO
– MELAS	– Mangan
– POLG-assoziierte Syndrome	– Kokain
– Leigh-Syndrom	Medikamente
	– L-Dopa, Dopamin-Agonisten
	– Amantadin
	– Dopamin-Antagonisten
	– Methylhenidat
	– Amphetamine
	– Sympathomimetika
	– Theophyllin
	– Antikonvulsiva (z. B. Phenytoin)
	– Steroide
	– Kontrazeptiva
	– Antihistaminika
	– Cimetidin
	– Digoxin
	– Flunarizin
	– Isoniazid
	– Lithium
	– Trizyklische Antidepressiva

HDL = Huntington disease like; K = Beginn üblicherweise in der Kindheit; MELAS = Mitochondriale Enzephalomyopathie assoziiert mit Laktatazidose und »Stroke-like«-Episoden; PKAN = Pantothenat-Kinase-assoziierte Neurodegeneration; POLG = Polymerase Gamma; SCA = spinozerebelläre Ataxie; PANDAS = Pediatric autoimmunological neuropsychiatric disorder associated with streptococcal infection angeht, physiologischen Bewegungen entsprechen, allerdings im falschen Kontext oder übertrieben auftreten (Müller-Vahl et al. 2012). Sie können einfach sein (z. B. Augenblinzeln, Zwinkern, Augen verrollen, Naserümpfen, Mund öffnen) oder komplex (z. B. Hinhocken, Ganzkörperbewegungen, Springen). Typische Laute sind Grunzen, Nase hochziehen, Räuspern, »A«- und »O«-Geräusche sowie Tiergeräusche (z. B. wie Meerschweinchen). Motorische Tics treten vor allem im Gesicht, an Schultern oder Armen auf, können jedoch auch Rumpf und Beine betreffen. Wichtige Merkmale sowohl motorischer als auch vokaler Tics sind starke spontane Fluktuationen und ein den Tics vorangehendes Dranggefühl, das nach dem Auftreten eines Tics wieder abflaut. Tics nehmen bei Anspannung, Stress, Unruhe und Langeweile zu und bei Konzentration ab.

Tics lassen sich nach der Ätiologie in primäre und sekundäre Tics einteilen. Primäre Tics sind weitaus häufiger als sekundäre Tics oder Tics bei neurodegenerativen Erkrankungen.

Die häufigste Ursache von Tics ist das Gilles-de-la-Tourette-Syndrom. Dieses ist definiert durch das Auftreten multipler motorischer Tics und mindestens eines vokalen Tics, die in bestimmten Phasen mehrfach pro Tag auftreten, im Hinblick auf Anzahl, Frequenz und Komplexität schwanken und länger als ein Jahr bestehen.

Sekundäre Tics sind selten. Sie können beim M. Huntington, der Neuro-Akanthozytose, Eisenspeichererkrankungen (Neurodegeneration with brain iron accumulation, NBAI) – z. B. Pantothenat-Kinase-assoziierte Neurodegeneration – und einer Reihe von X-chromosomal vererbten komplexen Syndromen auftreten. Ob sich Tics im Gefolge einer Streptokokken-Infektion entwickeln können, ist noch unklar.

Mitunter können Tics durch Drogen oder Medikamente (z. B. Kokain, Amphetamine) ausgelöst werden und in diesem Kontext dann auch mit einer Bewusstseinsstörung einhergehen. Insgesamt sind Tics bei Enzephalopathien allerdings sehr untypisch. Dies lässt sich auch damit begründen, dass die Generierung von Tics, im Gegensatz zu anderen Bewegungsstörungen, der willkürlicher Bewegungen wahrscheinlich sehr ähnlich ist. So wie motorische Netzwerke die willkürliche zielgerichtete Bewegungen steuern, sind vermutlich auch Regelkreise, die an der Entstehung von Tics beteiligt sind, im Zustand der Enzephalopathie in ihrer Funktion beeinträchtigt.

Stereotypien Unter Stereotypien werden repetitive, oft rhythmische, komplexere, koordinierte Bewegungen, Körperhaltungen oder Vokalisation verstanden, die häufig »rituellen« Charakter zu haben scheinen, aber nicht zielgerichtet sind. Sie lassen sich – wie andere Bewegungsstörungen auch – nach der Lokalisation, ihren Mustern (einfach oder komplex) oder nach ätiologischen Gesichtspunkten einteilen. Viele sich normal entwickelnde Kinder weisen Stereotypien mit altersabhängiger Phänomenologie auf. Stereotypien werden durch Angst, Anspannung, Stress oder auch Langeweile ausgelöst oder treten in diesen Situationen verstärkt auf. Sie müssen abgegrenzt werden von komplexen Tics oder ritualisierten Zwangshandlungen. Letzteren geht, wie oben dargelegt, ein Anspannungsgefühl voraus bzw. entwickelt sich beim Versuch, die Bewegungen oder Handlungen zu unterdrücken. Dies ist bei Stereotypien nicht oder wesentlich geringer der Fall.

Wenn zusätzlich zu Stereotypien andere neurologische oder Verhaltensauffälligkeiten hinzutreten, weist dies oft auf eine schwerwiegende psychiatrische Erkrankung, eine geistige Behinderung oder einen Autismus bzw. ein Asperger-Syndrom hin. Bei diesen Kindern kommt es neben physiologischen Stereotypien auch zu ungewöhnlichen motorischen Mustern wie Händewaschen oder Strickautomatismen.

Wie Tics sind auch Stereotypien bei Enzephalopathien ungewöhnlich, da sie vermutlich ebenfalls an die strukturelle und funktionelle Integrität der Regelkreise gebunden sind, die im wachen Zustand die Willkürmotorik kontrollieren.

Myoklonus

Phänomenologisch handelt es sich um abrupte, sehr kurze Muskelzuckungen, die zu einer sichtbaren Bewegung führen. Diese geringe Dauer ist ein wesentliches Merkmale des Myoklonus (unter 100 ms, oft sogar <50 ms). Die Einteilung des Myoklonus erfolgt nach klinischen, topischen und ätiologischen Gesichtspunkten (Nowak et al. 2012).

Klinisch lässt sich beschreiben, wann Symptome auftreten (in Ruhe, durch Bewegung oder durch bestimmte Stimuli), welche Körperregion betroffen ist (Unterteilung in fokal, segmental, multifokal oder generalisiert) und wie die zeitliche Dynamik ist (irregulär oder rhythmisch). Durch neuro-physiologische Untersuchungen (Poly-EMG, Reflexuntersuchung, SEP, transkranielle Magnetstimulation) kann oft der Ort des Generators (Kortex, Hirnstamm, Rückenmark) bestimmt werden. Nach der Ätiologie unterscheidet man den physiologischen, den essentiellen (idiopathischen) Myoklonus, den Myoklonus im Rahmen von Epilepsien sowie den sekundären Myoklonus, z. B. bei Enzephalopathien.

Es bestehen zwischen der klinischen Manifestation, dem Entstehungsort und der Ätiologie keine ganz strengen Beziehungen, allerdings gibt es einige Grundregeln. So treten Aktionsmyoklonien oft in Folge einer hypoxischen oder metabolischen Schädigung des Großhirns auf, jedoch auch bei vielen neurodegenerativen Erkrankungen. Ein multifokaler Reflexmyoklonus an Armen und Beinen ist oft kortikalen Ursprungs und geht nicht selten mit sogenannten Riesen-SEPs einher. Generalisierte und rhythmische Myoklonien weisen auf einen Hirnstammgenerator hin. Mono- und plurisegmentale Myoklonien schließlich sprechen für eine spinale Genese.

Bei metabolischen Enzephalopathien sind sekundäre Myoklonien wahrscheinlich die häufigsten Bewegungsstörungen. Sie treten nach Hypoxie (▶ Kap. 14) als spontane oder Stimulus-sensitive Myoklonien in Erscheinung (Lance-Adams-Syndrom). Leber- und Nierenfunktionsstörungen (▶ Kap. 16 und ▶ Kap. 17) werden von Myoklonien begleitet. Dies geschieht häufig in Gestalt negativer Myoklonien, denen ein kurzer Tonusverlust zugrunde liegt, der an den vorgehaltenen Extremitäten dann als Asterixis imponiert. Typisch findet man sie bei Malabsorptionssyndromen (Morbus Whipple, Zöliakie, ▶ Kap. 19) und immunologischen/paraneoplastischen Syndromen (z. B. Opsoklonus-Myoklonus-Syndrom (▶ Kap. 22). Durch Stimuli oder Bewegungen werden Myoklonien oft bei der Hashimoto-Enzephalopathie (▶ Abschn. 22.1) und der Creutzfeldt-Jakob-Erkrankung (▶ Abschn. 21.2) ausgelöst. Weitere Möglichkeiten für sekundäre Myoklonien sind Speichererkrankungen (z. B. M. Krabbe), neurodegenerative Krankheiten (z. B. kortikobasales Syndrom, Demenz mit Lewy-Körpern), infektiöse Enzephalopathien (z. B. SSPE; ▶ Abschn. 21.2), Intoxikationen/Medikamente (z. B. Opiate, Serotonin-Syndrom; ▶ Kap. 26–28).

Physiologisch treten Myoklonien als Schreckreaktion und als Schlafmyoklonien auf, überdies postsynkopal (▶ Abschn. 4.2.3). Die progressiven Myoklonus-Epilepsien umfassen: Unverricht-Lundburg-Erkrankung, Zeroidlipofuszinose, Lafora-Einschlusskörperchen-Erkrankung, mitochondriale Enzephalopathien und Sialidose.

Das anticholinerge Syndrom wird durch Überdosierungen bzw. Vergiftungen mit anticholinerg wirkenden Medikamenten (z. B. Atropin, trizyklische Antidepressiva Trihexyphenidyl) hervorgerufen (▶ Kap. 26). Es ist charakterisiert durch Hyperthermie, vermindertes Schwitzen trotz körperlicher Anstrengung, Mydriasis, Sinustachykardie, Harnverhalt und Mundtrockenheit. Meist kommt es zu Verwirrtheit, Unruhe, Halluzinationen, Tremor und Myoklonus. Im Gegensatz zum Serotonin-Syndrom fehlt ein erhöhter Muskeltonus.

> Myoklonus tritt bei Enzephalopathien häufig auf. Es ist oft Zeichen einer diffusen Hirnschädigung.

Paroxysmale Störungen

Hauptvertreter dieser Gruppe sind die
- **paroxysmale nicht-kinesiogene Choreoathetose (PNKD)**, bei der es durch Kaffeekonsum oder Müdigkeit zu länger anhaltenden Attacken von komplexen Bewegungsstörungen kommt,
- **paroxysmale kinesiogene Dystonie bzw. Choreoathetose (PKC)**, die gekennzeichnet ist durch das Auftreten sehr häufiger, kurz anhaltender Attacken einer gemischten Bewegungsstörung, ausgelöst durch Bewegungsinitiierung, z. B. rasches Aufstehen oder Loslaufen,
- **paroxysmale belastungsinduzierte Dystonie**, die sich typischerweise nach längerem Gehen (z. B. nach 20 Minuten eines Marsches) in den Beinmuskeln manifestiert.

Des Weiteren können die periodischen Ataxien und die alternierende Hemiplegie im Kindesalter zu den paroxysmalen Störungen hinzugezählt werden.

Typischerweise führen diese Störungen nicht zu einer Bewusstseinsstörung. Selten kann dies allerdings bei schweren PNKD-Attacken mit Beteiligung der laryngealen Muskulatur und konsekutiver Atemstörung und Attacken einer episodischen Ataxie (v. a. Typ 2) der Fall sein. Bei Letzterer gibt es Überlappungen mit der familiären hemiplegischen Migräne.

6.4 Epileptische Krampfanfälle

H.-C. Hansen

Bei Enzephalopathien treten generalisierte und fokale epileptische Anfälle auf, wenn sich das Gleichgewicht zwischen neuronaler Exzitation und Inhibition zur erhöhten zerebrale Erregbarkeit im Sinne einer »erniedrigten Krampfschwelle« verschiebt. Wesentliche Neurotransmitter für die Epileptogenese sind das exzitatorische Glutamatsystem und das inhibitorische GABA-erge System, wobei benachbarte Gliazellen pro- und antikonvulsiv wirken können.

Spezifisch für Enzephalopathien sind epileptische Anfälle und zerebrale Erregungssteigerungen keineswegs, weil sie sich ebenso bei neoplastischer, vaskulärer, hämorrhagischer, traumatischer, entzündlicher und anderer ZNS-Pathologie einstellen. In der Mehrzahl der Anfälle im Kindes- und Jugendalter bleibt die Ursache unbekannt (idiopathische Anfälle). Zunächst kann man oft nur deskriptiv von einer »epileptischen Reaktion« des Gehirns sprechen (Janzen 1975).

Fokale Anfälle weisen besonders auf eine fokale ZNS-Pathologie hin, die generalisierten Anfälle dagegen eher auf weiter greifende Störungen, wie sie z. B. den Enzephalopathien zugrunde liegen. Sekundär werden auch bei fokalen Anfällen oft mittelliniennahe ZNS-Strukturen wie der Thalamus mit einbezogen, und es kommt zur sekundären Generalisation, klinisch und elektroenzephalographisch.

Tab. 6.6 Anfallssemiologie I: Epilepsie-Symptome mit hoher Zuverlässigkeit in der topischen Zuordnung. (Mod. nach Rossetti u. Kaplan 2010)

Zeitpunkt	Klinische Symptome	Ursprung	Seite
Iktual	Somatosensorisch	Parietal	KL
	Einfache visuelle Phänomene	Okzipital	KL
	Fokale Myoklonien	Frontal	KL
	Forcierte Kopf- und Blickwendung (>5 s)	Frontal-temporal	KL
	Hemidystonie	Frontal-temporal, Stammganglien	KL
	Nystagmus	Frontales Augenfeld Parieto-okzipitaler Übergang	KL*
	Iktuale Angst	Amygdala, Hippocampus	Ø
Postiktual	Parese	Frontal-temporal	KL
	Nasereiben	Temporo-frontal	IL
	Aphasie	Frontal-temporal-parietal	DH

* Bezogen auf die schnelle Nystagmusphase; SMA = Supplementär motorisches Feld; KL = kontralateral; IL = ipsilateral, DH = dominante Hemisphäre; Ø = keine Seitenbevorzugung

Tab. 6.7 Anfallssemiologie II: Epilepsie-Symptome mit mäßiger Zuverlässigkeit in der topischen Zuordnung (Mod. nach Rossetti u. Kaplan 2010)

Zeitpunkt	Klinische Symptome	Ursprung	Seite
Iktual	Epigastrische Aura	Mesiotemporal, Insel, SMA	Ø
	Dysmnestische Störungen*	Frontal-mesiotemporal	DH
	Flüchtige Kopfneigung	Mesiotemporal	IL
	Lachen	Hypothalamisch, mesiofrontal, temporal	Ø

* Bezogen auf die schnelle Nystagmusphase; SMA = Supplementär motorisches Feld; KL = kontralateral; IL = ipsilateral, DH = dominante Hemisphäre; Ø = keine Seitenbevorzugung

Klinik Klinisch drücken sich epileptische Funktionsstörungen als Tonusstörungen, Myoklonien und repetitive senso-motorische, vegetative und neuro-psychologische Phänomene aus, bis hin zu traumartigen Bewusstseinsstörungen (»dreamy states«) und delirant anmutenden Psychosyndromen in vielfältigen Kombinationen. Ihr Erscheinen steht kausal und zeitlich in engem Bezug zur örtlichen Rhythmisierung der Neuronen im Anfall. Der Rückschluss aus der Symptomatik auf den örtlichen Generator (Anfallssemiologie) wird als »inverses Problem« bezeichnet. Es lässt sich für viele Epilepsie-Symptome zuverlässig lösen, speziell anhand postiktualer Befunde (Tab. 6.6 und Tab. 6.7).

Zweifel über die epileptische Natur von anfallsartigen Beschwerden ergeben sich, wenn der übliche Ablauf iktualer und postiktualer Phasen durch unerwartete Fluktuationen der Reagibilität oder durch atypische Symptome wie das aktive Zukneifen der Augen gekennzeichnet. Sekundäre Sturzfolgen sowie Enuresis und Zungenbiss sind bei dissoziativen oder vasomotorischen Anfällen (Synkopen) nur selten anzutreffen.

Man findet beim epileptischen Anfall im EEG oft die einzelnen Phasen des Inkrements und Dekrements epilepsietypischer Potenziale sowie die nachfolgende postiktuale Depression der Hirnrindentätigkeit (Abb. 6.1). Diese müssen jedoch im konventionellen Oberflächen-EEG nicht immer zu erkennen sein, besonders wenn es sich um fokale Anfälle mit ungünstiger Lage der Generatoren handelt (Zschocke u. Hansen 2012). Postiktual flacht das EEG ab und verlangsamt stark, was sich klinisch nach generalisierten Anfällen im »Terminalschlaf« und im »Dämmerzustand« ausdrückt, bei fokalen Anfällen in kontralateralen Ausfällen als Herdzeichen.

6.4 · Epileptische Krampfanfälle

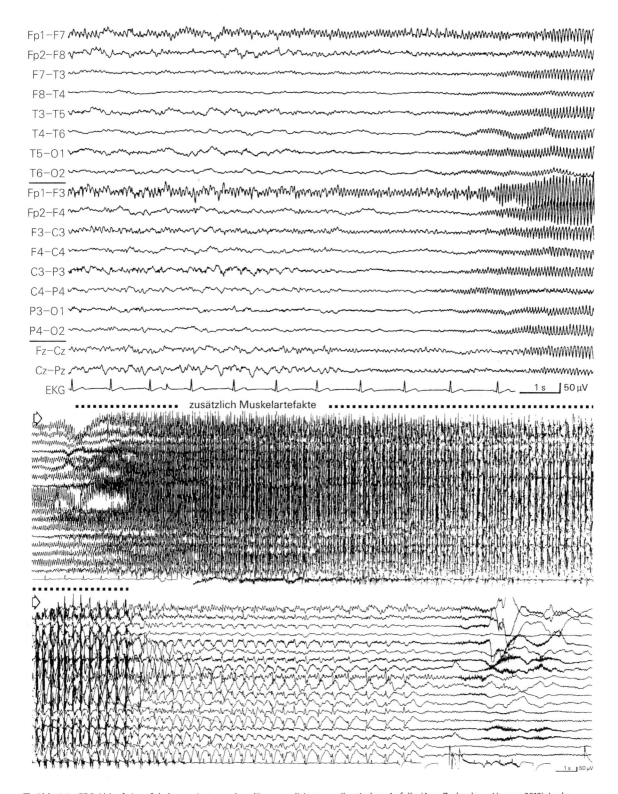

Abb. 6.1 EEG-Ablauf eines fokal generierten, sekundär generalisierten epileptischen Anfalls. (Aus: Zschocke u. Hansen 2012). In der oberen Bildhälfte ist der linksfrontale Beginn und dessen Ausbreitung dargestellt. Die untere Bildhälfte zeigt mit verringerter Zeitbasis die tonische und die klonische Phase (mit überlagerten Muskelartefakten) sowie die postiktuale Verlangsamung und Abflachung.

Eine Amnesie für das Anfallsereignis ist regelhaft bei generalisierten und komplex-fokalen Anfällen vorhanden, jedoch nicht bei den einfach-fokalen Anfällen. Postiktual treten variable Psychosyndrome auf, die bei jüngeren Patienten in Minuten bis Stunden abklingen, aber im höheren Lebensalter eine Woche und länger anhalten können, häufig von EEG-Veränderungen begleitet (Cloyd et al. 2006; ▶ 6.2).

> **Zeitliches Ablaufschema beim Grand-Mal-Anfall (durchschnittliche Anhaltszahlen)**
> - Tonische Phase (10–30 s): Haltungs- und Sprachstörung, Apnoe, Trismus, Miktion
> - Klonische Phase (30–50 s): brüske Myoklonien
> - Postiktuale Phase I (1–5 min): Koma, keine Pupillen-Lichtreaktion
> - Postiktuale Phase II (5–20 min): langsame Wiedererlangung des Bewusstseins und der Reflexe

Differenzialdiagnosen Wichtige Differenzialdiagnosen sind schon auf der Syndromebene bei motorischen Anfallsphänomenen zu bedenken. Abrupte Massenbewegungen (Strecksynergismen bei Hirnstammsyndromen oder bei akuter Einklemmung), flüchtige Paresen bei TIA sowie asynchrone Myoklonien bei konvulsiven Synkopen oder Hypoxien werden häufig als epileptischer Anfall verkannt. Im Nachhinein erwies sich in knapp 15% von über 200 untersuchten Patienten die in der Notaufnahme gestellte epileptische Verdachtsdiagnose als falsch (Boesebeck et al. 2010).

Verlauf Im Rahmen einer Enzephalopathie ist der einzelne epileptische Anfall oft als »Gelegenheitsanfall« im Sinne einer vorübergehenden Folgereaktion des Gehirns auf die metabolische Störung einzustufen. Auch wenn kurze Anfallsserien in einer metabolischen Krise auftreten, ist dies nicht sofort mit einem Anfallsleiden gleichzusetzen, denn nach Beseitigung der Noxe ist das Wiederholungsrisiko gering.

Dennoch kommen auch längere Anfallsserien oder der lebensbedrohliche Status epilepticus (SE) bei Enzephalopathien vor, vornehmlich bei anhaltender und intensiverer metabolisch-toxischer Störung (z. B. Amphetamin-Exposition, Substanzentzug, zerebrale Hypoxie). Ein vorbestehendes Anfallsleiden, zerebrale Vorschädigungen oder Medikationen mit prokonvulsiver Wirkung begünstigen die Ausbildung eines SE. Die Mortalität steigt mit seiner Dauer von 20% auf ca. 50% bei einer Persistenz über drei Stunden (Meierkord u. Holtkamp 2007).

> **Merkmale des Status epilepticus (SE) generalisierter Anfälle**
> - Tonisch-klonische Phase: Anfallsdauer über 5 Minuten
> - Interiktuale Phase: Fehlende Restitution (Verbleib im Koma), erkennbar an:
>   – Klinisch: keine gezielte Motorik zwischen den Anfällen
>   – EEG: anhaltende Erregungssteigerung zwischen Anfällen

Status epileptischer Anfälle Der Status epileptischer Anfälle hat als lebensbedrohliche Komplikation unmittelbare therapeutische Konsequenzen: Neben der Ausschaltung der Noxe ist die rasche und nachhaltige Unterbrechung der zerebralen Erregungssteigerung durch Antikonvulsiva prognostisch entscheidend (▶ Kap. 10–13). Andernfalls ist mit zerebralen Sekundärschäden durch die metabolische Erschöpfung zu rechnen (▶ Kap. 25), da epileptische Anfälle den neuro-metabolischen Bedarf um das 2- bis 3-Fache steigern (Ingvar 1986). Dieses Risiko steigt weiter an, wenn die klinische Symptomatik von einem konvulsiven SE in einen non-konvulsiven SE generalisierter Anfälle wechselt. Die konsekutive Gewebeschädigung nimmt mit längerer Dauer des SE stark zu. Unbehandelt entwickeln sich in beiden Status-Arten fortschreitende Zelluntergänge durch die zerebrale Azidose im Rahmen der neuronalen Hypoxie und metabolischer Erschöpfung (◘ Abb. 6.2).

> **Anfallskomplikationen des generalisierten Anfalls**
> - Plötzlicher Herztod, Lungenödem
> - SUDEP (sudden unexpected death in epilepsy patients)
> - Hirndruckerhöhung → Einklemmung
> - Anfallsserie/Status epilepticus mit nachfolgender Hyperthermie, neuronalen Nekrosen, Immunaktivierung/Rhabdomyolyse, metabolisches Koma

Fokal-epileptische Reaktionen Fokal-epileptische Reaktionen sind auch im Rahmen einer Enzephalopathie möglich, auch wenn keine zusätzliche örtliche Vorschädigung darstellbar ist (z. B. Hypoglykämie; ▶ Abschn. 23.2). Häufiger weist ein fokaler Anfall auf eine vormals erworbene Hirnschädigung hin, und die Enzephalopathie demaskiert dann die örtlich herabgesetzte Krampfschwelle (z. B. Mediainfarkt, Hirnkontusion). Stets ist eine ergänzende Ausschlussdiagnostik fokaler Hirnschädigungen mittels

6.4 · Epileptische Krampfanfälle

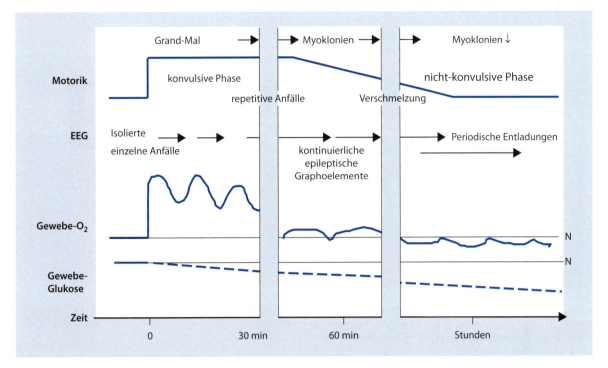

Abb. 6.2 Status epilepticus generalisierter Anfälle: Die Entwicklung klinischer Phänomene und EEG-Veränderungen parallel zur Pathophysiologie (in Anlehnung an Lothman 1990)
Das Schema zeigt den Beginn des Einbruchs der zerebralen Metabolik innerhalb der ersten Stunde mit dem Auftreten kontinuierlicher epileptischer Graphoelemente (mittleres Feld). Dabei werden kritische metabolische Grenzwerte (N) des Glukose- und Sauerstoffgehalts im ZNS vor Ablauf der 2. Stunde unterschritten. Parallel wandelt sich das klinische Bild oft vom konvulsiven Status (einzelne Anfälle in immer kürzeren Abständen) zum nicht-konvulsiven Status mit nur noch wenigen oder keinen Myoklonien („elektromechanische Dissoziation"). Im EEG können sich dann lediglich noch periodische Entladungen zeigen (rechtes Feld)

Bildgebung und EEG zu veranlassen, denn einige Enzephalopathien bergen die Gefahr zusätzlicher zerebraler Herdsetzungen (z. B. Abszesse/Infarkte bei Sepsis-Enzephalopathie).

Generalisierte Anfälle Generalisierte Anfälle sind typisch für Enzephalopathien und treten besonders häufig bei Enzephalopathie durch Elektrolytstörungen, Entzugssyndromen und bei toxischen Enzephalopathie auf. Sie können auch allein durch einen Anstieg der Körpertemperatur (Hitzschlag, Fieber) ausgelöst werden. Unter diesen Umständen reicht ein einzelner Krampfanfall nicht als Beleg für eine Enzephalopathie!

Bezug von Fieberkrämpfen zu Enzephalopathien Analog zur fokal-läsionell erhöhten Anfallsbereitschaft senken auch frühkindlich oder im Alter erworbene globalere zerebrale Vorschädigungen die Krampfschwelle. Faktisch sind dann zur Krampfanfallsauslösung nur geringe Reize erforderlich, z. B. nur eine geringe Hyponatriämie, eine leichte Opiatmedikation oder ein moderater Schlafentzug. Bei ausgeprägtem Fieberanstieg im Hinblick auf

Höhe und Geschwindigkeit können Krampfanfälle gleich in Serien auftreten. Lösen aber fieberhaft verlaufende Infektionskrankheiten regelhaft und wiederkehrend einen Status epilepticus aus, wird eine zusätzliche Enzephalopathie als Ursache unterstellt. Für diese besondere, aber noch ätiologisch unklare Disposition wurde der Begriff »akute Enzephalopathie bei immunvermitteltem Status epilepticus« geprägt (► Kap. 25). Diese streng an Fieberschübe gekoppelten Verläufe, bekannt unter dem Akronym FIRES (Howell et al. 2012), beginnen vornehmlich im Schulkindalter oder früher, sind ungewöhnlich pharmakoresistent und hinterlassen meist neben einem persistierenden Krampfleiden auch bleibende kognitive Störungen (Nabbout et al. 2011).

Unklar ist bislang, ob für die Entstehung von Fieberkrämpfen allein die Hyperthermie oder auch der Zytokinausstoß maßgeblich ist, z. B. im Rahmen eines beginnenden SIRS (»septic inflammatory response syndrome«, ► Kap. 15; Heida et al. 2009). Für die Hypothese einer beginnenden Enzephalopathie bei SIRS spricht, dass oft die alleinige antipyretische Therapie das Wiederauftreten von Fieberkrämpfen nicht sicher verhindert (Mackowiak 2000).

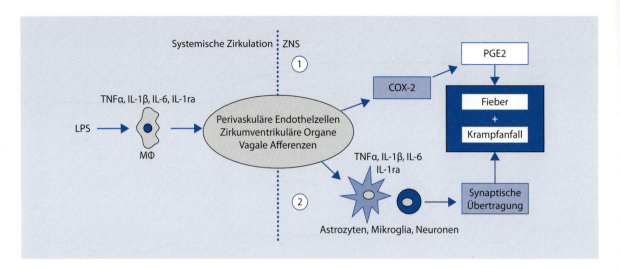

Abb. 6.3 Induktion epileptischer Anfälle bei systemischen Entzündungsreaktionen.
Ausgangspunkt können bakterielle Lipopolysaccharide sein (LPS), die Makrophagen (MΦ) dazu anregen, Zytokine in die Blutbahn zu sezernieren. Systemisch zirkulierende Zytokine können über zirkumventrikuläre Organe, über Endothelzellen der Bluthirnschranke und über vagale Afferenzen im ZNS eine eigene neuroinflammatorische Reaktion anstoßen. Dabei werden erneut (1) Prostaglandine wie COX-2 und PGE2 sowie (2) Zytokine wie TNFα und Interleukine (IL) lokal freigesetzt. Diese Mediatoren bewirken ihrerseits Fieber und stören die synaptische Übertragung mit der Folge einer gesteigerten zerebralen Erregbarkeit bis zur Anfallsauslösung.

Nach tierexperimentellen Befunden scheinen bereits die systemisch zirkulierenden proinflammatorischen Signale der Zytokine wie Interleukin und Tumor-Nekrose-Faktor für eine ZNS-Aktivierung auszureichen, die sich auf der Ebene der Gliazellen lokal weiter vollzieht und zu Fieber und Erregungssteigerung führt (Zhang et al. 2008). Die meisten Autoren gehen von einer zusätzlichen hirneigenen Reaktionsweise am Endothel der Blut-Hirn-Schranke aus, die zur Aktivierung zerebraler Zyklooxygenasen (COX-2) und Prostaglandinen führt und konsekutiv die Temperaturerhöhung bewirkt (◘ Abb. 6.3).

Im wiederholten bzw. kompliziert verlaufenden Fieberkrampf kann eine Minimalform der Enzephalopathie als Immunreaktion des Gehirns mit den Folgen Fieber und Krampfanfall vermutet werden, die darüber hinaus auch für das allgemeine Krankheitsgefühl im Rahmen der Infektion bzw. Immunaktivierung verantwortlich gemacht wird (»sickness behaviour response«, ▶ Kap. 8).

6.5 Vegetative Störungen

H.-C. Hansen

Bei Enzephalopathien treten vegetative Störungen gelegentlich diagnostisch wegweisend in Erscheinung, z. B. solche der Kreislauf-, Haut-, Darm- und Blasenfunktionen. Sie können sowohl Ausdruck der Enzephalopathie als auch Zeichen der Beteiligung anderer Organe im Rahmen der Grunderkrankung sein (z. B. Herzinsuffizienz bei Thiaminmangel). Mitunter sind diese Störungen auch durch epileptische Phänomene (Piloarrektion) oder durch unerwünschte Arzneimittelwirkung begründet.

Enzephalopathien durch Neurotransmitterimbalancen sind als sog. Toxidrome definiert (▶ Kap. 26, z. B. Dopaminmangel, Cholinerge Blockade, Serotonin-Syndrom), welche die Schweißproduktion, die Temperatur- und die Kreislaufregulation betreffen (◘ Tab. 6.8). (Hypo- und Hyperthermie sind als Ursachen von Bewusstseinsstörungen in ▶ Abschn. 3.5.1 näher ausgeführt.)

Differenzialdiagnostisch sind Störungen in den zerebralen Bahn- und Kernsystemen des autonomen Systems neben den häufigeren Polyneuropathien mit vegetativer Faserbeteiligung von Bedeutung. Kardiovaskuläre Ausfallssymptome und kardiopulmonale Komplikationen werden bei Hirnstammprozessen angetroffen. Reizsymptome kommen als Enthemmungsphänomene der Inselregion zustande, die enge Verbindungen zum Gyrus cinguli und zur Amygdala aufweist. Rechtsseitige Inselläsionen scheinen bevorzugt zu sympathikotonen kardiovaskulären Störungen wie Blutdruckregulationsstörungen und Arrhythmien zu führen (Colivicchi et al. 2004; Oppenheimer 2006).

◘ Tab. 6.8 Auswahl typischer und häufiger vegetativer Enzephalopathie-Symptome und ihre Auslöser

Symptom/Befund	Typischer Auslöser
Anhidrose	Zentral anticholinerges Syndrom, Hyperthermie, Hitzschlag, Exsikkose, Sepsis; DD PNP, Multisystematrophie
Hyperhidrosis	Serotonin-Syndrom, Malignes Neuroleptisches Syndrom, Thyreotoxikose, Organophosphate, Morvan-Syndrom; DD Infektionen/Tumore
Piloarrektion	Komplex-fokale Anfälle
Harnverhalt	Zentral anticholinerges Syndrom, Malignes Neuroleptisches Syndrom; DD Spasmolytika, β-Blocker, Ca-Antagonisten
Inkontinenz	Morvan-Syndrom, Malignes Neuroleptisches Syndrom, Pilzvergiftung, Organophosphate
Koliken	Porpyhrie, Blei-Enzephalopathie
Erbrechen	Hyperammonämie: Leber-EP, OTC-Defizienz, andere Aminoazidurien, Aflatoxin, Serotonin-Syndrom, Organophosphate
Diarrhöe	Arsen, Salmonella sp., Niacinmangel (B3: Dementia, dermatitis, diarrhoea), Aflatoxin, ethylmalonic encephalopath. Serotonin-Syndrom, Organophosphate, Pilzvergiftung
Obstipation	Blei-Enzephalopathie, Hypermagnesämie, Morvan-Syndrom, Zentral anticholinerges Syndrom
Bradykardie	Hypermagnesämie
Tachykardie	Serotonin-Syndrom, Malignes Neuroleptisches Syndrom, sympatho-adrenerge Substanzen (Kokain, Amphetamine)
Blutdruckanstieg	Serotonin-Syndrom, sympatho-adrenerge Substanzen (Kokain, Amphetamine)
Blutdruckabfall, Orthostase	Endokrine Enzephalopathie, Hypermagnesämie, Kalzium-Antagonisten, Wernicke-Enzephalopathie

Literatur

Amodio P, Montagnese S, Gatta A, Morgan MY (2004) Characteristics of minimal hepatic encephalopathy. Metab Brain Dis 19(3–4): 253–67

Amodio P, Montagnese S, Merkel C (2012) Attention: Minimal hepatic encephalopathy and road accidents. Hepatology 55(4): 985–7

Boesebeck F, Freermann S, Kellinghaus C, Evers S (2010) Misdiagnosis of epileptic and non-epileptic seizures in a neurological intensive care unit. Acta Neurol Scand 122: 189–95

Cloyd J, Hauser W, Towne A, Ramsay R, Mattson R, Gilliam F, Walczak T (2006) Epidemiological and medical aspects of epilepsy in the elderly. Epilepsy Res 68, Suppl 1: S39–48

Cognat E, Hainque E, Mesnage V, Levy R (2011) Severe dysautonomia revealing Wernicke's encephalopathy. Rev Neurol 167(3): 250–3

Colivicchi F, Bassi A, Santini M, Caltagirone C (2004) Cardiac autonomic derangement and arrhythmias in right-sided stroke with insular involvement. Stroke 35(9): 2094–8

Fasano A, Ricciardi L, Bentivoglio AR, Canavese C, Zorzi G, Petrovic I, Kresojevic N et al. (2012) Status dystonicus: predictors of outcome and progression patterns of underlying disease. Mov Disord 27: 783–8

Hadad E, Weinbroum AA, Ben-Abraham R (2003) Drug induced hyperthermia and muscle rigidity: a practical approach. Eur J Emerg Med 10: 149–54

Heida JG, Moshé SL, Pittman QJ (2009) The role of interleukin-1beta in febrile seizures. Brain Dev 31(5): 388–93

Howell KB, Katanyuwong K, Mackay MT, Bailey CA, Scheffer IE, Freeman JL, Berkovic SF, Harvey AS (2012) Long-term follow-up of febrile infection-related epilepsy syndrome FIRES. Epilepsia 53(1): 101–10

Ingvar M (1986) Cerebral blood flow and metabolic rate during seizures. Relationship to epileptic brain damage. Ann NY Acad Sci 462: 194–206

Jang H, Boltz DA, Webster RG, Smeyne RJ (2009) Viral parkinsonism. Biochem Biophys Acta 1792: 714–21

Janzen R (1975) Neurologische Diagnostik, Therapie, Prognostik. Ferdinand Enke Verlag, Stuttgart

Kircheis G, Wettstein M, Timmermann L, Schnitzler A, Häussinger D (2002) Critical Flicker Frequency for Quantification of Low-Grade Hepatic Encephalopathy. Hepatology 35: 357–66

Klein C, Münchau A (2013) Progressive dystonia. In: O Dulac, M Lassonde, HB Sarnat HB (Eds) Handbook of Clinical Neurology, Vol. 113, 3rd series, pp 1887–95. Pediatric Neurology Part III. Elsevier, Amsterdam

Kunze K (Hrsg) (1992) Lehrbuch der Neurologie. Thieme, Stuttgart

Lothman E (1990) The biochemical basis and pathophysiology of status epilepticus. Neurology 40, Suppl 2: 13–23

Mackowiak PA (2000) Diagnostic implications and clinical consequences of antipyretic therapy. Clin Infect Dis 31, Suppl 5: S230–3

Meierkord H, Holtkamp M (2007) Non-convulsive status epilepticus in adults: clinical forms and treatment. Lancet Neurol 6: 329–39

Merchut MP (2010) Management of Voltage-Gated Potassium Channel Antibody Disorders. Neurol Clin 28: 941–59

Mordes JP, Swartz R, Arky RA (1975) Extreme hypermagnesemia as a cause of refractory hypotension. Ann Int Med 83(5): 657–8

Müller-Vahl K, Schöls L, Münchau (2012) Tics und Gilles de la Tourette Syndrom. In: Brandt T, Diener HC, Gerloff C (Hrsg) Therapie und Verlauf neurologischer Erkrankungen, S 1169–75. Kohlhammer, Stuttgart

Münchau A (2012) Bewegungsstörungen im Kindesalter. In: Oertel W, Deutschl G, Poewe W (Hrsg) Parkinson-Syndrome und andere Bewegungsstörungen, S 518–48. Thieme, Stuttgart

Münchau A, Danek A (2012) Chorea. In: Brandt T, Diener HC, Gerloff C (Hrsg) Therapie und Verlauf neurologischer Erkrankungen, S 1063–71. Kohlhammer, Stuttgart

Münchau A, Wenning GK, Poewe W (2012) Atypische Parkinson-Syndrome. In: Brandt T, Diener HC, Gerloff C (Hrsg) Therapie und Verlauf neurologischer Erkrankungen, S 989–1005. Kohlhammer, Stuttgart

Nabbout R, Vezzani A, Dulac O, Chiron C (2011) Acute encephalopathy with inflammation-mediated status epilepticus. Lancet Neurol 10(1): 99–108

Nowak M, Oertel WH, Hamer HM (2012) Myoklonus. In: Oertel W, Deutschl G, Poewe W (Hrsg) Parkinson-Syndrome und andere Bewegungsstörungen, S 365–83. Thieme, Stuttgart

Oppenheimer S (2006) Cerebrogenic cardiac arrhythmias: cortical lateralization and clinical significance. Clin Auton Res 16(1): 6–11

Perry PJ, Wilborn CA (2012) Serotonin syndrome vs. neuroleptic malignant syndrome: a contrast of causes, diagnoses, and management. Ann Clin Psychiatry 24: 155–62

Raethjen J, Deuschl G (2012) Tremor. In: Oertel W, Deutschl G, Poewe W (Hrsg) Parkinson-Syndrome und andere Bewegungsstörungen, S 191–228. Thieme, Stuttgart

Stockner H, Herzog J, Poewe W (2012) Sekundäre Parkinson-Syndrome. In: Oertel W, Deutschl G, Poewe W (Hrsg) Parkinson-Syndrome und andere Bewegungsstörungen, S 172–90. Thieme, Stuttgart

Wang S, Hou X, Ding S, Guan Y, Zhen H, Tu L, Qiu Y (2012) Refractory hypotension in a patient with Wernicke's encephalopathy. Alcohol 47(1): 48–51

Zhang H, Ching S, Chen Q, Li Q, An Y, Quan N (2008) Localized inflammation in peripheral tissue signals the CNS for sickness response in the absence of interleukin-1 and cyclooxygenase-2 in the blood and brain. Neuroscience 157(4): 895–907

Zschocke S, Hansen HC (2012) Klinische Elektroenzephalographie. Springer, Berlin Heidelberg New York

Neuropathologie der Enzephalopathien

C. Hagel

7.1 Einleitung – 114

7.2 Enzephalopathien kardiovaskulärer Genese – 114
7.2.1 Hypoxischer Hirnschaden – 114
7.2.2 Mikroangiopathien – 114

7.3 Primär hämorrhagische Enzephalopathien – 115
7.3.1 Superfizielle Siderose – 115

7.4 Metabolische und toxische Enzephalopathien – 116
7.4.1 Hepatische Enzephalopathie – 116
7.4.2 Zentrale Pontine Myelinolyse (ZPM) – 116
7.4.3 Thiaminmangelschäden – 116
7.4.4 Kleinhirnoberwurmdegeneration – 117
7.4.5 Marchiafava-Bignami-Erkrankung – 117
7.4.6 Strahleninduzierte Enzephalopathien – 117
7.4.7 Chemotherapie-induzierte Enzephalopathien – 118
7.4.8 Enzephalopathie bei hämolytisch urämischem Syndrom – 119

7.5 Hereditäre degenerative Enzephalopathien – 119
7.5.1 M. Alexander – 119
7.5.2 Neuronale Ceroidlipofuszinose – 119
7.5.3 M. Fabry – 120
7.5.4 Adrenoleukodystrophie – 121
7.5.5 Metachromatische Leukodystrophie – 121

7.6 Mitochondriopathien – 122
7.6.1 M. Leigh – 122
7.6.2 MELAS – 123
7.6.3 MERRF – 123

7.7 Spongiforme Enzephalopathien – 123

7.8 Enzephalopathien mit primär entzündlicher Komponente – 124
7.8.1 Autoimmunprozesse – 124
7.8.2 Erregerbedingte Enzephalopathien – 126

Literatur – 128

7.1 Einleitung

Das Spektrum der Enzephalopathien umfasst unterschiedliche Gewebs- und Reaktionsmuster, wobei verschiedene systemische (metabolisch-toxische) Einflüsse in das gleiche morphologische Bild münden können. Insofern lässt die Histopathologie ohne ergänzende klinische Informationen häufig keine eindeutigen Rückschlüsse auf die Ätiologie zu. Eine Reihe von Krankheitsbildern ist jedoch durch typische oder gar pathognomonische Gewebsveränderungen gekennzeichnet.

7.2 Enzephalopathien kardiovaskulärer Genese

7.2.1 Hypoxischer Hirnschaden

Eine transiente systemische Hypoxie oder Ischämie, z. B. im Rahmen einer verlängerten Reanimationszeit nach Kreislaufstillstand oder -depression kann zu einem Sauerstoffmangelschaden des Gehirns führen (▶ Kap. 14; ◘ Abb. 7.1). Ätiologisch lassen sich abgrenzen:

1. **hypoxämische Hypoxie** (Erniedrigung des arteriellen O_2-Partialdrucks durch respiratorische Insuffizienz oder Aufenthalt in großen Höhen),
2. **anämische Hypoxie** (Verminderung der O_2-Transportkapazität durch eine Anämie oder vermindertes O_2-Bindungsvermögen infolge CO-Vergiftung),
3. **ischämische/zirkulatorische Hypoxie** (Verminderung der Gewebeperfusion infolge von schwerer Herzinsuffizienz),
4. **zytotoxische Hypoxie** (Blockierung der Zellatmung durch Zellgifte, z. B. Zyanid).

Das Ausmaß der hypoxisch-ischämischen Enzephalopathie ist von verschiedenen Faktoren abhängig (Tiefe und Dauer der Hypoxie, vom Blutglukosegehalt, ZNS-Temperatur/Körpertemperatur). Zellen mit einem hohen Glukose- und O_2-Verbrauch bzw. einer hohen Glutamatrezeptordichte sind besonders vulnerabel. Hierzu gehören in erster Linie die kortikalen Pyramidenzellen (Rindenschicht 3 und 5), Purkinjezellen des Kleinhirns und insbesondere Neurone im Hippocampus. Glia und Gefäße sind resistenter gegen eine Hypoxie/Ischämie. Abhängig von der Überlebenszeit finden sich verschiedene Gewebsbilder (◘ Tab. 7.1).

7.2.2 Mikroangiopathien

Bei der sporadischen hypertonen oder diabetischen Mikroangiopathie (▶ Abschn. 20.2) dringen Proteine und Wasser in die Wand kleiner Arterien und Arteriolen (◘ Abb. 7.2). Durch das Wandödem (Hyalinose, hyaline Verquellung) verlängern sich die Diffusionsstrecken, die Tunica media degeneriert, und die Gefäßwand wird instabil. Die Folge ist entweder eine kleine Blutung nach Gefäßwandruptur oder ein bindegewebiger Umbau mit Gefäßwandverbreiterung und Einengung des Lumens. Zusätzliche Thrombenbildungen führen bei den arteriosklerotischen Gefäßen zum kompletten Verschluss und zu kleinen Gewebsnekrosen (lakunäre Infarkte). Subtotal verschlossene Gefäße haben eine chronische Minderperfusion des Gewebes zur Folge. Betroffen sind insbesondere die »penetrierenden« Gefäße, die vertikal von der Hirnbasis zu Stammganglien und Thalami ziehen, sowie die Arterien, die von der Hirnoberfläche in das subkortikale Marklager strahlen (Subkortikale arteriosklerotische Angiopathische Enzephalopathie, SAE[1]).

Das morphologische Bild des sporadisch auftretenden, in mehr als 80% der Fälle mit einem arteriellen Hypertonus assoziierten M. Binswanger umfasst multiple, disseminiert in den Stammganglien und dem Marklager nachweisbare lakunäre Infarkte sowie einen état criblé, eine überwiegend in den Stammganglien nachweisbare Erweiterung der Virchow-Robin'schen Räume. Des Weiteren lässt sich eine Entmarkung und Rarefizierung des Marklagers darstellen. Ähnliche Bilder treten auch ohne Hypertonus bei verschiedenen familiären Mikroangiopathien (▶ Abschn. 20.3) auf wie bei der CADASIL (Cerebral Autosomal Dominant Arteriopathy with Subcortical Infarcts and Leukencephalopathy, Hervé u. Chabriat 2010), der PADMAL (Pontine Autosomal Dominant Microangiopathy and Leukencephalopathy, Craggs et al. 2013) und der HERNS (Hereditary Endotheliopathy, Retinopathy, Nephropathy and Stroke). Des Weiteren sind Erkrankungen wie die hereditäre hämorrhagische Teleangiektasie und die autosomal dominante Amyloidose vom Island-Typ zu nennen. Erbliche metabolische Leiden wie die familiäre Hypercholesterinämie, die Homocysteinurie und M. Fabry sind mit thrombembolischen Infarktereignissen assoziiert. Mitochondriale Erkrankungen (▶ Abschn. 20.8.6) können zu gefäßbedingten Läsionen führen, wie bei der MELAS (Myopathy, Encephalopathy, Lactacidosis and Stroke like Episodes), einer maternal vererbten Mitochondriopathie.

> **Praxistipp**
>
> Der Nachweis typischer Gewebsveränderungen bei CADASIL (◘ Abb. 7.3), M. Fabry und HERNS erfolgt elektronenmikroskopisch aus Hautbiopsien von ausreichender Größe zur Gefäßbeurteilung (ca. 12 mm

---

[1] Der geeignetere Begriff wäre »(mikro)angiopathisch«, da auch nicht-arteriosklerotische Prozesse (CADASIL) ein sehr ähnlichen Bild der Marklagererkrankung ausprägen.

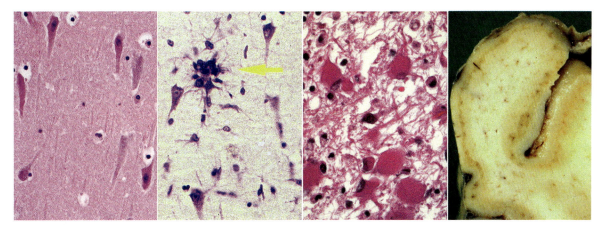

Abb. 7.1 Hypoxischer Hirnschaden. Links: mehrere Stunden alter Schaden mit hypoxisch geschädigten eosinophilen, geschrumpften Neuronen; Mitte links: Neuronophagie in einem etwa eine Woche alten Schaden; Mitte rechts: reaktive Astrozyten in einem drei Wochen überlebten hypoxischen Schaden; rechts: vier Wochen überlebter hypoxischer Hirnschaden mit Rindenbandverschmälerung

Tab. 7.1 Histomorphologie des hypoxisch-ischämischen Hirnschadens

Überlebenszeit	Gewebsbild
<1 Stunde	Ödementwicklung
Stunden bis mehrere Tage	Eosinophiles, eingesunkenes Zytoplasma und pyknotische Kerne der Neurone
2–7 Tage	Großleibige, reaktive Astrozyten
5–7 Tage	Erste Abräumreaktion durch Makrophagen (Neuronophagien)
Wochen	Spongiös aufgelockerter, gliotischer, neuronal verödeter (häufig lamellär im Bereich der 3. und 5. Rindenschicht) Kortex, makroskopisch verschmälerte bräunlich verfärbtes Rindenband; im Ammonshorn neuronale Breschen mit Betonung im Subiculum und CA1-Feld

lange und 3–5 mm breite, bis an das Unterhautfettgewebe reichende Hautspindel aus einem gut durchbluteten Areal, z. B. der Oberarminnenseite).

Die in höherem Lebensalter zu beobachtende sporadische Form der Amyloidangiopathie (◘ Abb. 7.4) ist charakterisiert durch die Ablagerung von β-Amyloid in den Wänden leptomeningealer und intraparenchymaler Gefäße. Wie bei der hypertonen und diabetischen Mikroangiopathie kommt es zur Verbreiterung und Destabilisierung der Gefäßwand (▶ Abschn. 20.3). Zusätzlich zu Mikroblutungen und lakunären Infarkten sowie einer chronischen Hypoxie des Hirnparenchyms – und damit einer diffus enzephalopathischen Schädigung – können atypische, meist lobär gelegene, vielfach multipel austretende Massenblutungen beobachtet werden.

Neben einer gezielt gewonnenen leptomeningeal-kortikalen Hirnbiopsie erfolgt die Diagnose einer Amyloidangiopathie – häufig anhand von Material, das im Rahmen neuro-chirurgischer Interventionen bei intrazerebralen Blutungen gewonnen wird.

7.3 Primär hämorrhagische Enzephalopathien

7.3.1 Superfizielle Siderose

Bei der superfiziellen Siderose (▶ Abschn. 27.1.1) kommt es nach wiederholten Subarachnoidalblutungen zur Eiseneinlagerung in Mikroglia, Astrozyten und Neuronen, mit konsekutiver Schädigung der Nervenzellen (◘ Abb. 7.5). Betroffen sind überwiegend oberflächennahe Gewebsabschnitte in basalen Hirnstrukturen, namentlich die basalen Anteilen der Temporallappen, das Kleinhirn (Bergmannglia, Purkinjezellen), der Hirnstamm, die Hirnnerven (N. VIII, selten N. opticus) und das Rückenmark. Das Eisen lässt sich histochemisch in der Glia und (seltener) auch in Neuronen darstellen. Der neuronale Besatz erscheint reduziert, besonders in der Purkinjezellschicht (Heye et al. 1994). Die klinische Symptomatik folgt der Gewebsschädigung. In ca. 40% der Fälle finden sich eine Trias von Hörverlust/Tinnitus, zerebellärer Ataxie und eine Myelopathie. Andere klinische Manifestationen sind Demenz, Anosmie, Vorderhornzell-Dysfunktion u. a. Die meisten Fälle wurden bislang autoptisch diagnostiziert, die Eisenablagerungen sind jedoch gelegentlich in vivo in der MRT nachweisbar.

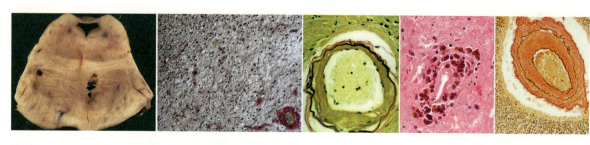

☐ **Abb. 7.2** Links: Alter lakunärer Ponsinfarkt; Mitte links: diffuse Entmarkung und Rarefizierung der Bahnen im Okzipitallappen; Mitte: Gefäßwandhyalinose; Mitte rechts: Mikroblutung bei hypertoner Mikroangiopathie; rechts: Gefäßwandfibrose bei Hypertonus

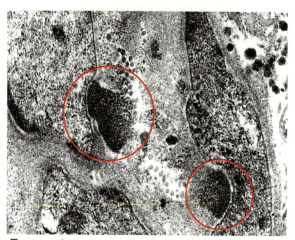

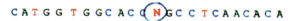

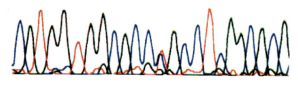

☐ **Abb. 7.3** Oben: Ablagerungen von pathognomonischem osmiophilem granulärem Material (GOM) in der Gefäßwand eines dermalen Gefäßes bei einer normotonen 51-jährigen Patientin mit progredienter subkortikaler Enzephalopathie; unten: Nachweis einer Mutation im NOTCH3 Gen in Exon 4 Codon 174Cys > Arg

7.4 Metabolische und toxische Enzephalopathien

7.4.1 Hepatische Enzephalopathie

Toxische Hirnschädigungen durch Hyperammonämie treten bei schwerer Leberinsuffizienz (▶ Kap. 16), z. B. bei Leberzirrhose, portokavalem Shunt oder der hepatolentikulären Degeneration (M. Wilson) auf. Histologisch finden sich Veränderungen in Form prominenter, sogenannter protoplasmatischer Astrozyten (Alzheimer-II-Glia) –

überwiegend im Pallidum sowie teils in tiefen kortikalen Schichten und im Nucleus dentatus (☐ Abb. 7.6). Der toxische Schaden geht einher mit einem Ödem, das zur Herniation führen kann. Bei chronischem Verlauf zeigen sich zusätzlich Nervenzelluntergänge in den betroffenen Arealen mit spongiöser Auflockerung des Neuropils.

7.4.2 Zentrale Pontine Myelinolyse (ZPM)

Bei der ZPM handelt es sich um eine Schädigung der Markscheiden durch zu schnelle osmotische Änderungen (▶ Abschn. 18.4) im Serum (z. B. schneller Ausgleich einer Hypo-/Hypernatriämie). Bei schweren Schäden können auch extrapontine Lokalisationen betroffen sein, wie das subkortikale Marklager, die Capsula interna und die Capsula externa sowie das Corpus geniculatum laterale und das Marklager der Kleinhirn Folia. Histologisch zeigt sich eine umschriebene Entmarkung bei zumeist erhaltenen Axonen. Im akuten Stadium ist das Gewebe von Lipid-beladenen Makrophagen durchsetzt (☐ Abb. 7.7). Der neuronale Besatz und die Axone bleiben zumeist erhalten, bei schweren Schäden finden sich jedoch auch defektartige Veränderungen (Gray et al. 2004).

7.4.3 Thiaminmangelschäden

Vitamin B_1 ist ein wichtiges Co-Enzym im Pentosephosphatweg des aeroben Glukoseabbaus. Ein Mangel (▶ Abschn. 19.6.1) kann die graue Substanz in den periventrikulär lokalisierten Kerngebieten schädigen, beginnend im Thalamus und Hypothalamus (Hypothermie, klinisch meist unbemerkt). In der Folge dehnen sich die makroskopisch als kleine Hämorrhagien imponierenden Veränderungen entlang des Aquäduktes nach kaudal aus und erreichen das Kerngebiet des N. III (Augenmotilitätsstörungen), schreiten fort zur Formatio reticularis (Somnolenz, Bewusstseinsstörungen) und erreichen schließlich die vegetativen Zentren (Atem-/Herz-Kreislaufstillstand). Ein chronischer B_1-Mangel betrifft mehr mediale Tha-

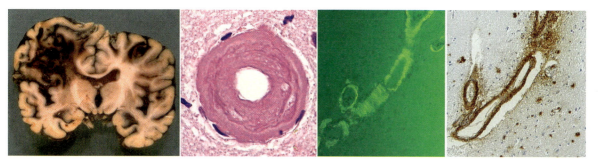

◘ **Abb. 7.4** Zerebrale Amyloidangiopathie. Links: Subarachnoidalblutungen und atypisch gelegene intraparenchymale Blutungen; Mitte links: massive Gefäßwandverbreiterung und Lumeneinengung einer Arteriole; Mitte rechts: Darstellung von Amyloidablagerungen in der Gefäßwand mit Thioflavin-S in der Fluoreszenzmikroskopie; rechts: immunhistochemische Markierung von β-Amyloid

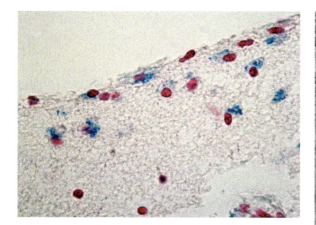

◘ **Abb. 7.5** Randzonensiderose. Histochemischer Nachweis von Eisenablagerungen (blau) in Gliazellen mittels Turnbullfärbung

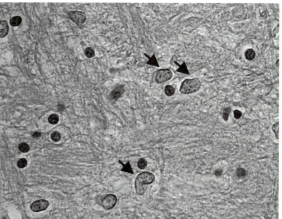

◘ **Abb. 7.6** Morbus Wilson. Alzheimer-II-Glia in den Stammganglien (Pfeile) mit hell-wässrigem Heterochromatin und teils bohnenförmig gebogenen Kernen

lamusanteile und die Corpora mamillaria (Korsakoff-Symptomatik), der Hirnstamm bleibt zumeist verschont. Histologisch finden sich bei frischen Schäden prominente Endothelien und kleine Hämorrhagien sowie Makrophagen, später entwickelt sich eine Gliose. Des Weiteren kommt es zu neuronalen Nekrosen und zur Reduktion des Neuropils, welche makroskopisch als Schrumpfung und Braunverfärbung der Corpora mamillaria imponiert (Vortmeyer et al. 1992; ◘ Abb. 7.8).

7.4.4 Kleinhirnoberwurmdegeneration

Die Pathogenese der bei chronischem Alkoholabusus (▶ Abschn. 28.4.1) beobachteten Kleinhirnoberwurmdegeneration ist noch unklar. Makroskopisch zeigt sich insbesondere über dem rostralen Oberwurm eine atrophe Rinde, seltener auch im Bereich der gesamten Oberseite des Kleinhirns. Die Folia sind weiß verfärbt, geschrumpft und sklerotisch. Histologisch finden sich mit Betonung im Bereich der kuppennahen Folia eine Gliose der Bergmannglia und eine Verödung der Purkinjezellschicht

(◘ Abb. 7.9). Die Körnerzellen können ebenfalls reduziert sein. Das Marklager erscheint weitgehend intakt.

7.4.5 Marchiafava-Bignami-Erkrankung

Diese seltene, überwiegend bei Patienten nach längerem Alkoholabusus (▶ Abschn. 28.4.1) zu beobachtende Veränderung umfasst eine Entmarkung und Nekrose des vorderen Balkens sowie bei schweren Fällen weiterer Anteile des Marklagers (Chiasma, Commissura anterior, Centrum semiovale, Pedunculus cerebellaris medius). Der Balken ist zumeist zentral betroffen, ventral und rostral bleibt eine dünne Myelinlamelle erhalten (Heinrich et al. 2004; ◘ Abb. 7.10).

7.4.6 Strahleninduzierte Enzephalopathien

Die als Standardtherapie angewandte adjuvante Radiatio maligner Gliome induziert vielfach Veränderungen, die im

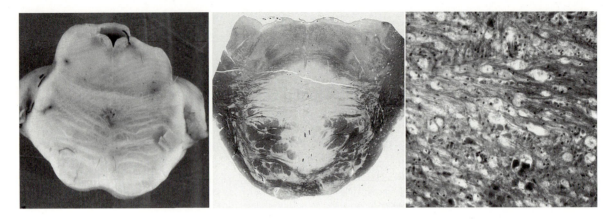

Abb. 7.7 Zentrale Pontine Myelinolyse. Links: makroskopisches Präparat einer alten ZPM mit defektartiger Läsion; Mitte: frische, ausgedehnte ZPM in der Markscheidenfärbung (Klüver-Barrera); rechts: Läsionsrand mit teils noch bemarkten Fasern (grau-schwarz) und zahlreichen Makrophagen (ovale helle Zellen)

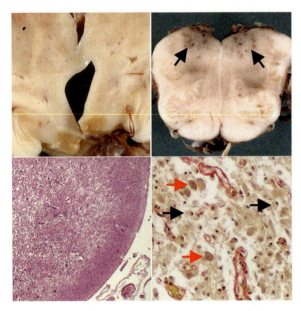

Abb. 7.8 Thiaminmangelschäden. Oben links: alter Thiaminmangelschaden mit Volumenreduktion und Braunverfärbung der Corpora mamillaria; oben rechts: akuter Thiaminmangel mit bilateralen hämorrhagischen Schäden (Pfeile) im Hirnstamm in Ebene der unteren Olive; unten links: spongiöse Auflockerung des Corpus mamillare bei Thiaminmangelschaden; unten rechts: Wochen alter Thiaminmangelschaden im Corpus mamillare mit Auflockerung des Neuropils, prominenten Endothelien, Makrophagen (schwarze Pfeile) und erhaltenen Neuronen (rote Pfeile)

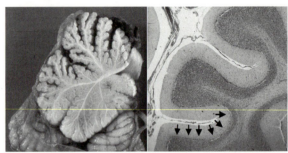

Abb. 7.9 Kleinhirnoberwurmdegeneration. Links: verschmälerte, klaffende Folia; rechts: fokale Verödung des Purkinjezellbesatzes (Pfeile)

Gewebe von Rezidivtumoren oder bei der Autopsie nachzuweisen sind. Der Strahlenschaden (▶ Abschn. 27.2.4) tritt am deutlichsten an den Gefäßen hervor, welche eine Fibrose/Hyalinisierung der Wand oder fibrinoide Wandnekrosen zeigen, in deren Folge sich Thrombosen und Gewebsnekrosen entwickeln oder Blutungen auftreten können.

Das angrenzende Gewebe kann Zeichen einer chronischen Hypoxie zeigen – mit Marklagerschäden, dystrophen Verkalkungen und Konglomeraten erweiterter Blutgefäße, die an Gefäßmalformationen erinnern. Die nicht-tumoröse Astroglia kann kaum von transformierten Zellen zu unterscheidende reaktive Veränderungen zeigen – mit mehrkernigen großleibigen Zellen mit pleomorphen Kernen (◘ Abb. 7.11). Aufgrund der modernen Bestrahlungstechniken sind ausgeprägte Strahlenschäden nur noch selten zu beobachten (Perry u. Schmidt 2006).

7.4.7 Chemotherapie-induzierte Enzephalopathien

Als schwere Komplikation einer Chemotherapie (▶ Abschn. 26.2.2) können Leukenzephalopathien auftreten. Sie sind insbesondere bei der kombinierten Behandlung mit Methotrexat (MTX) und Radiatio zu beobachten oder bei intrathekaler bzw. intraventrikulärer Gabe des MTX. Zu-

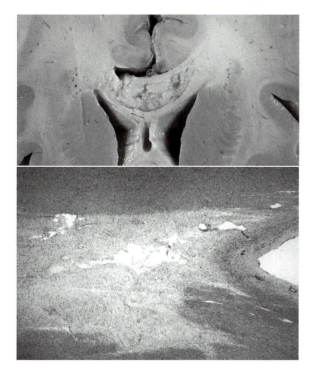

Abb. 7.10 Entmarkung und Nekrose des Balkens bei Marchiafava-Bignami-Erkrankung. Oben: Erweichung einer mittleren Lamelle des Balkens in Ebene des rostralen Nucleus caudatus; unten: histologischer Nachweis einer Entmarkung (gelbe Gewebsanteile) und einer teils zystisch abgeräumten Nekrose des Balkens

meist handelt es sich um reversible Veränderungen, die aber selten auch letal sein können.

Der Pathomechanismus der Toxizität ist noch ungeklärt. Histologisch finden sich eine Abblassung des Marklagers, spongiös-ödematöse Auflockerung des Neuropils und axonale Sphäroide sowie eine Infiltration durch Makrophagen. In schweren Fällen kommt es zu kleinherdigen, konfluierenden Nekrosen des Marklagers mit Gewebsödem, Mikrokalzifizierungen und einer starken Schwellung der Axone (◘ Abb. 7.12).

7.4.8 Enzephalopathie bei hämolytisch urämischem Syndrom

Das hämolytisch urämische Syndrom ist bei Shiga-Toxin (▶ Abschn. 21.1.1) produzierenden enterohämorrhagischen Escherichia-coli-Infektionen (EHEC-Infektionen) zu beobachten. Es ist vielfach mit zumeist reversiblen neurologischen Komplikationen vergesellschaftet. Der Rezeptor für Shiga-Toxin CD77 (Gb3) wird von den Endothelien der Hirngefäße und von Neuronen exprimiert. Autoptische Untersuchungen von erwachsenen Patienten mit neurologischen Symptomen zeigten ein geringes bis mäßig ausgeprägtes generalisiertes Hirnödem. Histologisch ließ sich in einigen Fällen eine vorwiegend im Thalamus und Pons lokalisierte perivaskulär betonte Astrogliose und Aktivierung der Mikroglia nachweisen (◘ Abb. 7.13). Alterationen der Endothelien, IgG-Ablagerungen, Mikroblutungen oder Gefäßthrombosen fanden sich nicht. Bei Kindern wurden vereinzelt jedoch auch Infarkte beobachtet. Die insgesamt wenig spezifischen Veränderungen sind am ehesten einer direkten, akut toxischen bzw. durch Zytokine vermittelten Schädigung zuzuordnen (Magnus et al. 2012).

7.5 Hereditäre degenerative Enzephalopathien

7.5.1 M. Alexander

Bei M. Alexander führen Mutationen im sauren gliafibrillären Protein (GFAP) zu einer Akkumulation des Intermediärfilamentes (sogenannte Rosenthalfasern). Die Erkrankung beginnt meist im Kleinkindalter. Makroskopisch findet sich häufig eine Megalenzephalie; das Marklager erscheint diffus erweicht. Die GFAP-Ablagerungen lassen sich vorzugsweise im frontalen Marklager beobachten, sind aber auch periventrikulär, in den Stammganglien und Thalami sowie im Hirnstamm nachweisbar (Probst et al. 2003).

7.5.2 Neuronale Ceroidlipofuszinose

Neuronale Ceroidlipofuszinosen (NCL) sind die häufigsten progressiven Enzephalopathien des Kindesalters. Sie führen zur Akkumulation von Ceroidlipopigment (◘ Abb. 7.14). Obwohl in den meisten Geweben des Körpers Speichermaterial nachweisbar ist, werden überwiegend nur Neurone im ZNS geschädigt. Menge und Verteilungsmuster der Ablagerungen korrelieren nur partiell mit dem Nervenzellverlust. Bislang wurden Mutationen in neun NCL-Genen beschrieben. Makroskopisch findet sich eine wechselnd ausgeprägte Atrophie des Hirnparenchyms, die das Kleinhirn mit einschließen kann. Lichtmikroskopisch imponiert das Speichermaterial als autofluoreszente, PAS-positive Granula, die sich in der Elektronenmikroskopie als Zytosomen mit unterschiedlicher Binnenstruktur darstellen. Neben granulär osmiophilen Einschlüssen können sich sogenannte Fingerprint-Profile (»fingerprint profile«) finden, verschlungene, parallel laufende Linien, sowie rectilineare Profile, Stapel gebogener und gerader Lamellen, und kurvilineare Profile, halbkreis- und bogenförmige Lamellenstapel (Goebel et al. 1999).

Das charakteristische Speichermaterial lässt sich bioptisch in der Haut, im Muskelgewebe und in peripheren

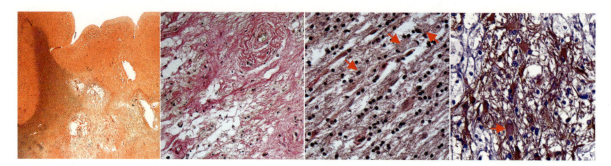

◘ **Abb. 7.11** Ausgeprägter Strahlenschaden im frontalen Marklager. Links: Entmarkung und Rarefizierung des subkortikalen Marklagers mit Defektbildung und Gefäßfibrosierungen, Elastica van Gieson; Mitte links: ausgeprägte Bindegewebsvermehrung, Gefäßfibrosierung sowie schüttere lymphozytäre Infiltrate und diffuse Durchsetzung mit Makrophagen, Elastica van Gieson; Mitte rechts: entmarkte weiße Substanz mit diffuser Durchsetzung mit abräumenden schaumzelligen Makrophagen (Pfeile), Elastica van Gieson; rechts: Darstellung einer massiven Gliose in der Immunhistochemie mit Antikörpern gegen gliafibrilläres saures Protein (Pfeil: mehrkerniger Astrozyt)

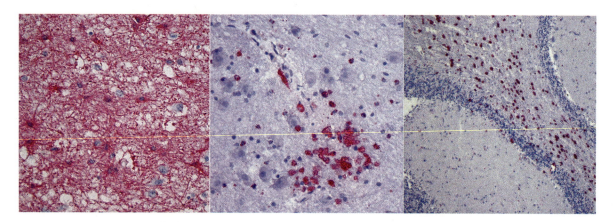

◘ **Abb. 7.12** Enzephalopathie bei Radiatio und intrathekaler Gabe eines Chemotherapeutikums. 40-jährige Patientin mit Meningeosis karzinomatosa bei metastasiertem Mamma-Karzinom. Links: spongiöse Auflockerung des Neuropils und reaktive Gliose im Bereich basaler Thalamusanteile (Immunhistochemie mit Antikörpern gegen gliafibrilläres saures Protein, rot); Mitte: Makrophageninfiltrate im Pons (Makrophagenmarker CD68, rot); rechts: Makrophagen im Marklager des Kleinhirns (CD68)

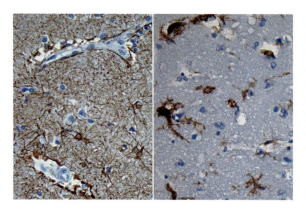

◘ **Abb. 7.13** Neuropathologie bei Infektion mit Shiga-Toxin produzierenden E. coli. Links: immunhistochemischer Nachweis einer reaktiven, gefäßbetonten Gliose (GFAP); rechts: Darstellung aktivierter Mikroglia mit Antikörpern gegen MHC-2-Komplex (HLA-DR)

Nerven sowie in der Conjunctiva und in peripheren Lymphozyten nachweisen. Da zumeist nur wenige Zellen die Zytosomen enthalten, sollte immer ausreichend Gewebe gewonnen werden; wie bei der CADASIL-Diagnostik reichen Stanzbiopsien in der Regel nicht aus. Als Kompromiss kann bei Kleinkindern die Untersuchung einer Lymphozytenpräparation und einer zusätzlich entnommenen Hautstanze aus einem gut durchbluteten Areal (Oberarminnenseite) erwogen werden.

7.5.3 M. Fabry

Diese autosomal-rezessiv vererbte Sphingolipidose ist durch die Defizienz von α-Galactosidase gekennzeichnet. Es kommt zu einer fortschreitenden Ablagerung von neutralen Glycolipiden in Endothelien und Myozyten von

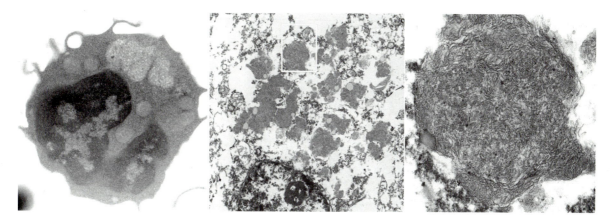

◘ **Abb. 7.14** Elektronenmikroskopischer Nachweis von Speichermaterial bei neuronaler Ceroidlipofuszinose. Links: kurvilineare Profile in peripheren Lymphozyten eines 4-jährigen Kindes mit NCL2; Mitte: Intraneuronale Zytosomen mit kurvilinearen Profilen, autoptisches Gewebe; rechts: Ausschnittsvergrößerung aus dem mittigen Bild

Gefäßen, mit der Folge einer angiopathischen Enzephalopathie mit juvenilen Schlaganfällen. Die Glycosphingolipidablagerungen lassen sich in Astrozyten und Neuronen darstellen und imponieren elektronenmikroskopisch als Myelin-artige, lamellierte Strukturen (◘ Abb. 7.15) oder als osmiophile elektronendichte Aggregate (Friede 1989). Die sich auch in der Haut und Niere manifestierende Erkrankung wird in vivo durch Serumdiagnostik gut erfasst, so dass eine Biopsie in der Regel nicht notwendig ist.

7.5.4 Adrenoleukodystrophie

Die peroxisomale, x-chromosomal vererbte Erkrankung zeichnet sich durch fortschreitende Entmarkung im ZNS und zunehmende Nebenniereninsuffizienz aus. Die meist bilateralen, unscharf demarkierten Herde sparen die U-Fasern aus und sind überwiegend in den Parietallappen lokalisiert, andere Regionen wie der Hirnstamm können betroffen sein (◘ Abb. 7.16). Im peripheren Nervensystem erscheint der Besatz myelinisierter Axone verringert, und es finden sich segmentale Demyelinisationen.

Elektronenmikroskopisch lassen sich Ablagerungen aus parallel verlaufenden geraden Linien in den Nebennieren, Schwannzellen und im Hirngewebe nachweisen.

7.5.5 Metachromatische Leukodystrophie

Hierbei handelt es sich um einen autosomal-rezessiv vererbten lysosomalen Enzymdefekt der Arylsulfatase A oder eines Gens, welches für den Co-Faktor Saposin codiert. Makroskopisch kann sich eine Atrophie des Gehirns finden; das Marklager erscheint grau verfärbt. Histologisch

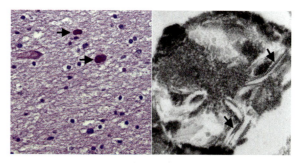

◘ **Abb. 7.15** Morbus Fabry. Links: lichtmikroskopischer Nachweis PAS-positiver Ablagerungen im Neuropil (Pfeile); rechts: Elektronenmikroskopie des Speichermaterials mit Darstellung Myelin-artiger Lamellen (Pfeile)

zeigt sich eine Entmarkung und Gliose. Sowohl im ZNS als auch im peripheren Nervensystem und in anderen Organen lassen sich schollige Ablagerungen von Sulfatiden darstellen (◘ Abb. 7.17), die einen Durchmesser von 20–30 µm aufweisen, PAS-positiv sind und in der Toluidin-Blau- oder Kresyl-Violett-Färbung eine metachromatische Färbung ergeben. Elektronenmikroskopisch zeigt sich eine unterschiedliche Struktur, neben prismatischen Einschlüssen werden konzentrische Lagen von Lamellen oder zufällig verteilte lamelläre Aggregate mit eingestreuten osmiophilen Granula beobachtet (Friede 1989).

> **Praxistipp**
>
> Die Diagnose erfolgt anhand der Klinik, durch Bildgebung, durch den Nachweis einer erhöhten Sulfatidausscheidung im Urin und ggf. zusätzlich molekulargenetisch; eine Biopsie ist in der Regel nicht notwendig.

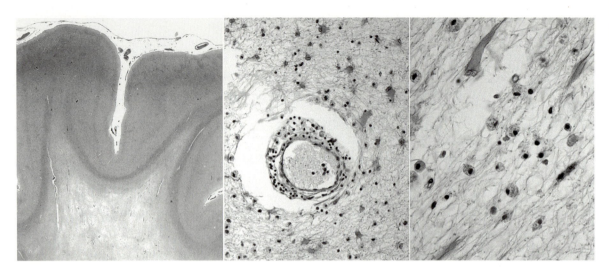

Abb. 7.16 Adrenoleukodystrophie. Links: Entmarkung und Rarefizierung des Marklagers unter Verschonung der U-Fasern; Mitte: schüttere lymphozytäre perivaskuläre Infiltrate und ausgeprägte Gliose in der entmarkten weißen Substanz; rechts: große reaktive Astrozyten und zahlreiche schaumzellige Makrophagen im Marklager

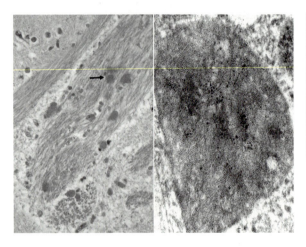

Abb. 7.17 Sulfatidablagerungen bei metachromatischer Leukodystrophie. Links: schollige Ablagerungen in den Stammganglien (Pfeil); rechts: Ultrastruktur des Speichermaterials mit zufällig verteilten Lamellenstapeln

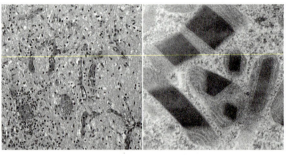

Abb. 7.18 Mitochondriopathien. Links: Verdacht auf M. Leigh, Rückenmark mit zahlreichen gewundenen Kapillaren von einem einen Monat alt gewordenen Säugling mit perinataler hypoxischer Hirnschädigung und postnataler schwerer Laktazidose und Kardiomyopathie. Autoptisch bilaterale Nekrosen im Putamen, Rarefizierung des Marklagers und Mikroverkalkungen beiderseits im Pallidum; elektronenmikroskopischer Nachweis atypischer Mitochondrien; rechts: elektronenmikroskopischer Nachweis parakristalliner mitochondrialer Einschlüsse in einer Muskelbiopsie von einem 36-jährigen Patienten mit Myalgien, aber ohne zentralnervöse Symptomatik

7.6 Mitochondriopathien

Bei dieser heterogenen Krankheitsgruppe lassen sich bioptisch z. T. abnorme Mitochondrien (▶ Abschn. 23.1.3) nachweisen. Mitochondriale Anomalien können jedoch auch bei anderen Erkrankungen auftreten, z. B. im Rahmen einer Chemotherapie bei Malignomen oder bei einer Myositis, so dass die morphologischen Befunde immer in Zusammenschau mit der Klinik interpretiert werden müssen (Abb. 7.18).

7.6.1 M. Leigh

Dieses eher als Syndrom anzusehende Krankheitsbild hat eine heterogene Pathogenese (Brown u. Squier 1996). Am häufigsten finden sich genetische Defekte im Pyruvat-Dehydrogenase-Komplex und den Atmungsketten-Komplexen. Auf morphologischer Ebene lassen sich die verschiedenen Störungen nicht aufgrund ihres Schadensmusters unterscheiden. Eine wichtige Determinante hinsichtlich der betroffenen Areale ist die Überlebensdauer. Sterben die Kinder im ersten Lebensjahr, so finden sich vielfach

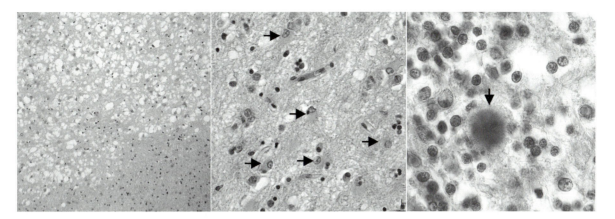

Abb. 7.19 Creutzfeldt-Jakob-Erkrankung (CJD). Links: spongiforme Veränderungen der Hirnrinde bei CJD; Mitte: reaktive Astroglia (Pfeile); rechts: Kuru-Plaque in der Körnerzellschicht des Kleinhirns bei der CJD-Variante

bilaterale Läsionen in der Substantia nigra, im Colliculus inferior und der periaquäduktalen grauen Substanz, jedoch nicht in der unteren Olive, den Kleinhirnkernen, Stammganglien und im zentralen Marklager. Mit zunehmendem Alter sind letztgenannte Strukturen häufiger betroffen. Im Gegensatz zur Wernicke-Enzephalopathie bleiben Thalamus und Corpora mamillaria überwiegend verschont, und Hämorrhagien sind nicht zu beobachten. Makroskopisch kann sich eine Atrophie des Gehirns bzw. der betroffenen Strukturen zeigen. Histologisch finden sich eine Degeneration des Neuropils, Axonschwellungen und Schwellungen der Endothelien sowie gewundene Kapillaren. Auch kleine Mineralisate kommen vor.

7.6.2 MELAS

Die Erkrankung »Mitochondriale Myopathie, Enzephalopathie, Lakto-Azidose und Schlaganfall-ähnliche Episoden« entsteht infolge einer Mutation in der mitochondrialen DNA im tRNALeu(UUR)-Gen. In 80% der Krankheitsfälle liegt eine m.3243A>G-Mutation vor. Makroskopisch finden sich im Gehirn multiple, nicht Gefäßversorgungsgebieten zuzuordnende, unterschiedlich alte Nekrosen im Kortex und Marklager, den Thalami, Stammganglien, dem Kleinhirn und Hirnstamm. Histologisch können sich insbesondere in den Stammganglien Verkalkungen finden. Des Weiteren zeigt der Kortex häufig eine spongiöse Auflockerung, und es finden sich Neuronenverluste sowohl im Großhirn- wie im Kleinhirnkortex (Wong 2012).

7.6.3 MERRF

Der »Myoklonus-Epilepsie mit ‚ragged red fibers'« liegt in 80% der Fälle eine m.8344A>G-Mutation im tRNA-Lys-Gen der mitochondrialen DNA zugrunde. Es finden sich eine Groß- und Kleinhirnatrophie sowie eine Atrophie des Pallidums. Histologisch zeigt der Großhirnkortex eine spongiöse Auflockerung. In Kleinhirn, Hirnstamm und Rückenmark finden sich neuronale Verluste und eine Gliose. Darüber hinaus lassen sich auch Entmarkungsherde darstellen, die meist in den Kleinhirnstielen, den Hintersträngen und im hinteren Tractus spinocerebellaris lokalisiert sind.

> **Praxistipp**
>
> Zur Abklärung etwaiger Störungen des oxidativen Stoffwechsels werden Muskelbiopsien entnommen. Diese sollten aus dem Bauch eines klinisch betroffenen Muskels als offene Biopsie gewonnen und gekühlt (4°C) sowie unfixiert eingesandt werden.

7.7 Spongiforme Enzephalopathien

Spongiforme Enzephalopathien sind übertragbare neurodegenerative Prozesse, die bei verschiedenen Säugetierspezies auftreten können (Mensch: Creutzfeldt-Jakob-Erkrankung, Creutzfeldt-Jakob-Disease, CJD; Schaf: Scrapie; Rind: Bovine Spongiforme Enzephalopathie, BSE; etc.). CJD (Abb. 7.19) kommt in 90% der Fälle sporadisch vor, mit einem Altersgipfel zwischen dem 55. und 65. Lebensjahr und einer Inzidenz von 1/1 Mio. Einwohner/Jahr. Männer und Frauen sind gleich häufig betroffen. Neben der sporadischen werden auch familiäre Formen (familiäre fatale Insomnie, Gerstmann-Sträussler-Scheinker-Erkrankung) und iatrogen übertragene Fälle (kontaminiertes Wachstumshormon, Cornea- und Duratransplantate) sowie die sogenannte neue Variante (vCJD) beobachtet. Letztere tritt bei einer Übertragung des Agens vom Rind

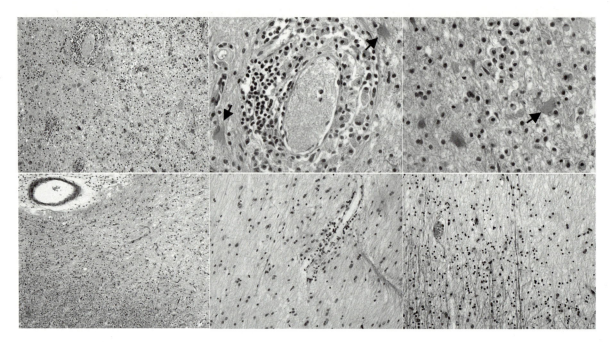

Abb. 7.20 Enzephalomyelitis disseminata. Obere Reihe: frischer Entmarkungsherd mit floriden entzündlichen Veränderungen; links: ödematöse Gewebsauflockerung, perivaskuläre lymphozytäre Infiltrate und reaktiven Astrozyten (rot); Mitte: Nahaufnahme der perivaskulären lymphozytären Infiltrate und Makrophagen mit randlich reaktiven Astrozyten; rechts: zahlreiche Makrophagen im entmarkten Gewebe; untere Reihe: alter Entmarkungsherd; links: Übergang vom bemarkten zum entmarkten Gewebe; Mitte: schüttere perivaskuläre lymphozytäre Infiltrate, verminderter Besatz an Oligodendrozyten im Entmarkungsherd und Fasergliose; rechts: Nahaufnahme des Übergangs vom bemarkten zum entmarkten und rarefizierten Gewebe

auf den Menschen auf. Pathogenetisch liegt den spongiformen Enzephalopathien eine Konformationsänderung des überwiegend im ZNS exprimierten Prionproteins (PrP) zugrunde. In der pathologischen Konformation überführt PrP normales PrP in die eigene Konformation, die resistent gegen Proteolyse, Hitze und übliche Formen der Dekontamination ist (Autoklavieren bei 120°C, Protease, Alkohole, Formalin etc.). Die pathologische Form von PrP akkumuliert im ZNS und führt zur Neurodegeneration.

Klinisch (▶ Abschn. 21.2) tritt nach uncharakteristischen Prodromi (Schlafstörungen und Ermüdbarkeit) eine rasch zunehmende Demenz auf, begleitet von Ataxie, Sehstörungen, extrapyramidalen Störungen und Myoklonien. Das EEG zeigt oft typische periodische triphasische Komplexe. Die sporadische Form führt meist innerhalb eines halben Jahres zum Tode; die iatrogene und familiäre Form sowie die neue Variante zeigen in der Regel einen langsameren Verlauf.

Makroskopisch zeigt sich bei Hirnsektion zumeist ein Normalbefund, bei längeren Verläufen eine Hirnatrophie (ohne regionale Akzentuierung). Histologisch findet sich ein häufig nur diskreter Nervenzellverlust, der vor allem in den tieferen Rindenschichten lokalisiert ist und als schwammige Auflockerung des Parenchyms imponieren kann (spongiforme Veränderungen). Die neuronalen Veränderungen werden von einer massiven Gliose begleitet (Glatzel et al. 2005). Eine entzündliche Komponente ist typischerweise nicht nachweisbar.

7.8 Enzephalopathien mit primär entzündlicher Komponente

7.8.1 Autoimmunprozesse

Autoimmunprozesse sind zumeist durch eine eindeutige entzündliche Komponente gekennzeichnet. Da jedoch z. B. auch primär degenerative Erkrankungen von einer Entzündungsreaktion begleitet werden bzw. Immunreaktionen hervorrufen können, ist der Übergang zur Enzephalopathie fließend.

Enzephalomyelitis disseminata

Die Enzephalomyelitis disseminata (◘ Abb. 7.20) ist eine heterogene, überwiegend schubförmig und chronisch verlaufende demyelinisierende Erkrankung des Zentralnervensystems, die meist im jungen Erwachsenenalter beginnt. Im Krankheitsverlauf werden die Axone und Neurone mitgeschädigt. Die Pathogenese ist nicht vollständig geklärt.

Makroskopisch finden sich typischerweise (multiple) periventrikuläre rosafarbene (frische) oder grau-glasige (alte) Läsionen im Marklager, die scharf begrenzt sind und eine Verhärtung im Randbereich aufweisen. Histologisch zeigen sich in den frühen Phasen der Läsionsbildung eine ödematöse Auflockerung des Gewebes (gestörte Blut-Hirn-Schranke) und vorwiegend perivaskuläre Infiltrate aus CD4+ T-Zellen, CD8+ T-Zellen, B-Zellen, Plasmazellen und Makrophagen sowie eine Zerstörung des Myelins und eine reaktive Gliose (= Sklerose) bei initialem Erhalt der Axone. Ältere Herde zeigen eine ausgeprägte Fasergliose, Waller'sche Degenerationen der Axone, einen verminderten Besatz an Oligodendroglia sowie wenige perivaskuläre Makrophagen und schüttere lymphozytäre Infiltrate. Histopathologisch lassen sich vier Subtypen unterscheiden, die z. T. mit dem Ansprechen auf spezifische Therapien korrelieren: Typ I/II zeigt vorwiegend T-Zell- und Makrophageninfiltrate (Typ I ohne und Typ II mit Immunglobulin- und Komplementablagerungen), Typ III imponiert mit einer subakuten Oligodendrozyten-Destruktion, und bei Typ IV kommt es zu einem extensiven Verlust von Oligodendrozyten.

Zur differenzialdiagnostischen Abklärung eines Tumors kann bei Läsionen, die in der MRT Kontrastmittel mit raumforderndem Charakter anreichern, eine Hirnbiopsie erforderlich sein.

Paraneoplasie

Paraneoplastische neurologische Symptome können durch die Expression neuronaler Antigene in Malignomen getriggert werden. Die Immunantwort des Wirtes auf den Tumor führt in diesen Fällen auch zu einer Autoimmunattacke gegen das Nervensystem (▶ Abschn. 22.2). Zumeist tritt die neurologische Symptomatik vor der Tumordiagnose auf. Entsprechend der hohen Zahl möglicher Zielantigene und der vielen verschiedenen Tumorentitäten ist die Tumorsuche aufwändig. Dies gilt umso mehr, als die Malignome aufgrund der Immunabwehr klein bleiben können. Klassischerweise können paraneoplastische Syndrome das Bild einer Enzephalomyelitis zeigen, aber auch das einer limbischen Enzephalitis, einer subakuten zerebellären Degeneration, eines Opsoklonus-Myoklonus, einer sensorischen Neuropathie, der chronischen gastrointestinalen Pseudoobstruktion, der Lambert-Eaton-Myasthenie oder einer Dermatomyositis. Bei Auftreten sogenannter Anti-Hu-Antikörper, die gegen das neuronale nukleäre Antigen (ANNA1) gerichtet sind und z. B. bei kleinzelligen Bronchialkarzinomen beobachtet werden, ist der klinisch-neurologische Verlauf trotz therapeutischer Maßnahmen – einschließlich der Tumorentfernung – meist progredient und endet letal. Bei anderen Tumoren wie z. B. dem Nierenzellkarzinom kann nach Tumorentfernung eine Besserung der Symptome eintreten (Übersicht bei Graus u. Dalmau 2012). Die histomorphologischen Veränderungen ergeben sich aus den betroffenen

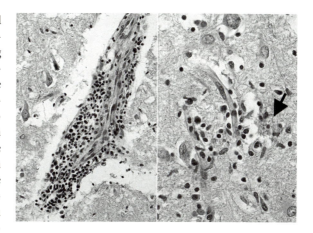

Abb. 7.21 Paraneoplastische Veränderungen. Limbische Enzephalitis; links: perivaskuläre lymphozytäre Infiltrate im Hippocampus; rechts: gleiches Präparat mit einzelnen Neuronophagien von Pyramidenzellen

Zielantigenen, bei Anti-Yo-Antikörper-assoziierten Paraneoplasien findet sich eine Kleinhirndegeneration mit Schwund der Purkinjezellen, bei Anti-Hu-Antikörpern eine Enzephalomyelitis mit Nervenzelluntergängen, dichten lymphozytären Infiltraten, aktivierter Mikroglia und einer Gliose. Überdies offenbart sich im peripheren Nervensystem eine Axonopathie oder (gemischt) eine myelinopathisch/axonopathische Neuropathie (◘ Abb. 7.21).

Primäre Angiitis des ZNS

Die primär im ZNS auftretende Angiitis (primary angiitis of the central nervous system, PACNS) betrifft kleine und mittlere arterielle Gefäße und macht nur 1% der systemischen Vaskulitiden (▶ Abschn. 22.1.1) aus. Männer sind doppelt so häufig wie Frauen betroffen. Die Patienten erkranken meist im mittleren Lebensalter. Selten kann die PACNS als ZNS-Manifestation einer anderen systemischen Vaskulitis (Wegener-Granulomatose, Churg-Strauss-Syndrom, Polyarteriitis nodosa, Riesenzellarteriitis, Takayasu-Arteriitis) beobachtet werden (Birnbaum u. Hellmann 2009).

Morphologisch finden sich in unregelmäßigen Abständen in den Gefäßen fleckförmige die Gefäßwand durchsetzende Infiltrate, die als granulomatöse Entzündung imponieren können mit Makrophagen, mehrkernigen Riesenzellen, Lymphozyten und Plasmazellen oder aus rein lymphozytären Infiltraten ohne granulomatöse Komponente bestehen können. Es können fibrinoide Gefäßwandnekrosen auftreten wie bei Polyarteriitis nodosa. Des Weiteren gehören Mikroblutungen und Thrombosen zu dem Gewebsbild, die auch ohne entzündliche Veränderungen des Gefäßes beobachtet werden. Im Bereich von Gefäßverschlüssen finden sich vielfach Nekrosen des angrenzenden Hirnparenchyms. Im Verlaufe des Prozesses

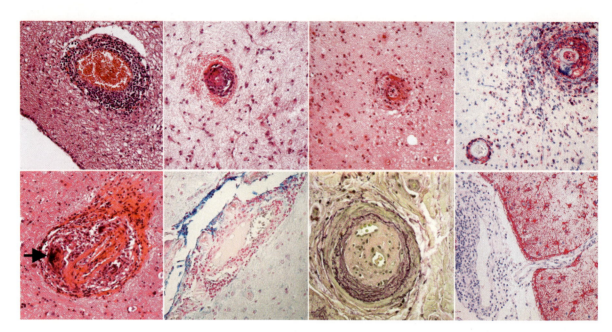

Abb. 7.22 Angiitis des ZNS. Obere Reihe, links: Gefäßwand durchsetzende lymphozytäre Infiltrate; Mitte links: frische Gefäßthrombose mit Mikroblutung und spongiös-ödematöser Auflockerung des angrenzenden Parenchyms; Mitte rechts: Gefäßthrombose mit fibrinoider Nekrose der Gefäßwand und Nekrose des umliegenden Parenchyms; rechts: Identifikation der Infiltrate als CD3-positive T-Zellen (rot) in der Immunhistochemie; untere Reihe, links: granulomatöse Angiitis mit Nachweis einer Riesenzelle in der Gefäßwand (Pfeil) bei ABRA; Mitte links: Nachweis von Eisen als Residuum alter Mikroblutungen mittels Turnbullfärbung (blau); Mitte rechts: rekanalisiertes Gefäß bei Z.n. Vaskulitis; rechts: Nachweis einer reaktiven Gliose im angrenzenden Parenchym mit GFAP-Antikörpern (rot)

können Intimaproliferationen auftreten, und es kann zur Rekanalisation thrombosierter Gefäßen kommen. Bei älteren Patienten kann die Vaskulitis in Assoziation mit einer Amyloidangiopathie (▶ Abschn. 20.4) auftreten (amyloid-β related angiitis, ABRA). Das Zellbild dieser granulomatösen Variante wird von teils epitheloiden Makrophagen und Riesenzellen dominiert, T-Zellen finden sich nur zu einem kleinen Anteil (◘ Abb. 7.22). Die Riesenzellen können β-Amyloid enthalten, so dass als Ursache der entzündlichen Veränderungen eine Autoimmunreaktion gegen β-Amyloid angenommen wird (Melzer et al. 2012).

Da die PACNS eine seltene Erkrankung ist und die neurologische Symptomatik sowie die Bildgebung nicht spezifisch sind, ist zur diagnostischen Sicherung eine Hirnbiopsie erforderlich. Die Hirnbiopsie hat aufgrund des fleckförmigen Verteilungsmusters der Veränderungen nur eine Sensitivität von ca. 50% (Birnbaum u. Hellmann 2009).

7.8.2 Erregerbedingte Enzephalopathien

Infektionen gehören wie die Autoimmunprozesse streng genommen nicht zu den Enzephalopathien, da sie zumeist primär mit entzündlichen Veränderungen einhergehen. Erregerbedingte Prozesse können jedoch auch – insbesondere bei immunsupprimierten Patienten – ohne signifikante Immunreaktion verlaufen und sind dann von Enzephalopathien nicht zu unterscheiden (z. B. die HIV-Enzephalopathie).

Progressive multifokale Leukenzephalopathie (PML)

Die PML wird durch ein kleines DNA-Polyomavirus (JC-Virus) verursacht, welches in der Bevölkerung weit verbreitet ist, durch asymptomatische Infektion meist in der Kindheit in den Körper gelangt und renal persistiert. Bei Immunsuppression des Wirtes (Transplantation, HIV-Infektion, hämatologische Malignome) kommt es bei den Viren zu einem Rearrangement in den regulatorischen DNA-Sequenzen und zu einer Reaktivierung. Das Virus streut hämatogen in das Gehirn, wo es Astrozyten, Oligodendroglia und die Körnerzellen des Kleinhirns infizieren kann. Im Gehirn entwickeln sich typischerweise multiple Entmarkungsherde, die im Verlauf zu großen Arealen konfluieren können und Lipid-beladene schaumzellige Makrophagen enthalten sowie typischerweise Astrozyten mit großen, atypischen hyperchromatischen Kernen. Auch die Kerne der Oligodendroglia erscheinen vergrößert und können virale Einschlusskörper aufweisen. Entzündliche lymphozytäre Infiltrate finden sich nur in geringem Umfang (◘ Abb. 7.23).

Als zweite, seltenere Manifestationsform einer JC-Virusinfektion ist die granuläre Neuronopathie zu nennen, bei der es zur Infektion der Körnerzellen im Kleinhirn kommt.

7.8 · Enzephalopathien mit primär entzündlicher Komponente

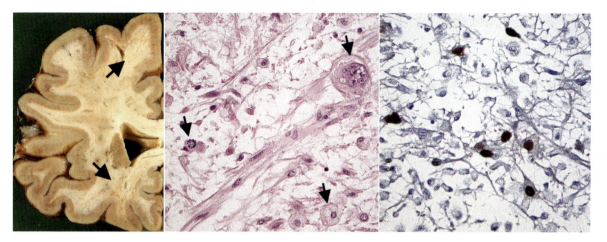

Abb. 7.23 Progressive multifokale Leukoenzephalopathie (PML). Links: subkortikale Entmarkungsherde mit eingefallenen Oberflächen (Pfeile); Mitte: aufgelockertes, rarefiziertes Hirnparenchym mit atypischem bizarrem Astrozytenkern (Pfeil rechts oben), abräumenden schaumzelligen Makrophagen (Pfeil rechts unten) und einer Mitose eines Makrophagen (Pfeil links); rechts: immunhistochemischer JC-Virusnachweis

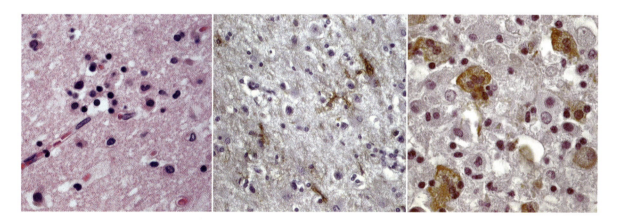

Abb. 7.24 HIV-Enzephalopathie. Links: aufgelockertes Marklager mit kleinem Entzündungsherd mit einzelnen Lymphozyten und Makrophagen; Mitte: immunhistochemischer Nachweis von Virushüllprotein p24 in Mikroglia in aufgelockertem, gliotisch verändertem Hirngewebe; rechts: immunhistochemischer Nachweis von Virushüllprotein in teils als mehrkernige Riesenzellen imponierenden Makrophagen in einer Gewebsnekrose

Histologisch findet sich eine fleckige neuronale Veröcdung der Körnerzellschicht. Klinisch (▶ Abschn. 21.2) imponiert die granuläre Neuronopathie als subakutes organisches Psychosyndrom mit ataktischer Störung (Keith et al. 2012).

HIV-Enzephalopathie

Das humane Immundefizienz-Virus gelangt mit Makrophagen in das Gehirn und infiziert hier ortsständige Mikroglia und Astrozyten. Es entwickelt sich eine Enzephalitis, die insbesondere das Marklager von Groß- und Kleinhirn sowie die Stammganglien und den Hirnstamm betrifft. Histologisch lassen sich verstreut kleine Herde aktivierter Mikroglia nachweisen – untermischt mit Lymphozyten und teilweise auch mehrkernigen Riesenzellen. Das umliegende Gewebe erscheint nicht verändert oder kann eine spongiöse Auflockerung und verringerte Anfärbung des Myelins aufweisen, selten finden sich kleine fokale Nekrosen. Zusätzlich zu den entzündlich-infektiösen Veränderungen wurden immunhistochemisch Störungen der Blut-Hirn-Schranke festgestellt und Zeichen eines verminderten axonalen Transportes gefunden, die als sekundäre – am ehesten durch lokal sezernierte Zytokine bedingte – Leukoenzephalopathie eingeordnet wurden. In geringerem Maße findet sich darüber hinaus vielfach auch eine diffuse Poliodystrophie in Form einer diffusen reaktiven Gliose und Mikroglia-Aktivierung sowie auftretender neuronaler Apoptosen (vermutlich erst spät im Verlauf der Erkrankung), die schwerpunktmäßig in den Stammganglien zu beobachten sind, sowie in geringem Umfang auch im Kortex (Abb. 7.24). Für das apoptotische Geschehen wird ein oxidativer Stress oder eine durch Glutamat vermittelte Toxizität angenommen.

Die erwähnten postmortal erhobenen morphologischen Befunde überlappen sich zum Großteil und stellen das Endbild des Krankheitsverlaufes dar; es ist deshalb nicht überraschend, dass die Veränderungen nicht signifikant mit der klinisch-neurologischen Symptomatik korrelieren (Übersicht bei Pelle et al. 2008 ▶ Abschn. 21.2).

Literatur

Birnbaum J, Hellmann DB (2009) Primary angiitis of the central nervous system. Arch Neurol 66(6): 704–9

Brown GK, Squier MV (1996) Neuropathology and pathogenesis of mitochondrial diseases. J Inherit Metab Dis 19(4): 553–72

Craggs LJ, Hagel C, Kuhlenbaeumer G, Borjesson-Hanson A, Andersen O, Viitanen M et al. (2013) Quantitative vascular pathology and phenotyping familial and sporadic cerebral small vessel diseases. Brain Pathology Feb 6. doi:10.1111/bpa.12041 (Epub ahead of print)

Friede RL (1989) Developmental Neuropathology, 2nd ed. Springer, Berlin Heidelberg New York

Glatzel M, Stoeck K, Seeger H, Lührs T, Aguzzi A (2005) Human prion diseases: molecular and clinical aspects. Arch Neurol 62(4): 545–52

Goebel HH, Schochet SS, Jaynes M, Brück W, Kohlschütter A, Hentati F (1999) Progress in neuropathology of the neuronal ceroid lipofuscinoses. Mol Genet Metab 66(4): 367–72

Graus F, Dalmau J (2012) Paraneoplastic neurological syndromes. Curr Opin Neurol 25(6): 795–801

Gray F, de Girolami U, Poirier J (2004) Escourolle & Poirier Manual of basic neuropathology, 4th ed. Butterworth-Heinemann, Philadelphia

Heinrich A, Runge U, Khaw AV (2004) Clinicoradiologic subtypes of Marchiafava-Bignami disease. J Neurol 251(9): 1050–9

Hervé D, Chabriat H (2010) CADASIL. J Geriatr Psychiatry Neurol 23(4): 269–76

Heye N, Kastrup O, Terstegge K, Faiss JH, Iglesias JR (1994) Superficial siderosis of the central nervous system. Arch Gerontol Geriatr 18(3): 181–90

Keith J, Bilbao J, Baskind R (2012) JC virus granular neuronopathy and rhombencephalic progressive multifocal leukoencephalopathy: case report and review of the literature. Neuropathology 32(3): 280–4

Magnus T, Röther J, Simova O, Meier-Cillien M, Repenthin J, Möller F, Gbadamosi J et al. (2012) The neurological syndrome in adults during the 2011 northern German E. coli serotype O104:H4 outbreak. Brain 135(Pt 6): 1850–9

Melzer N, Harder A, Gross CC, Wölfer J, Stummer W, Niederstadt T, Meuth SG et al. (2012) CD4(+) T cells predominate in cerebrospinal fluid and leptomeningeal and parenchymal infiltrates in cerebral amyloid β-related angiitis. Arch Neurol 69(6): 773–7

Probst EN, Hagel C, Weisz V, Nagel S, Wittkugel O, Zeumer H, Kohlschütter A (2003) Atypical focal MRI lesions in a case of juvenile Alexander's disease. Ann Neurol 53(1): 118–20

Pelle MT, Bazille C, Gray F (2008) Neuropathology and HIV dementia. Handb Clin Neurol 89: 807–18

Perry A, Schmidt RE (2006) Cancer therapy-associated CNS neuropathology: an update and review of the literature. Acta Neuropathol 111(3): 197–212

Vortmeyer AO, Hagel C, Laas R (1992) Haemorrhagic thiamine deficient encephalopathy following prolonged parenteral nutrition. J Neurol Neurosurg Psychiatry 55(9): 826–9

Wong LJ (2012) Mitochondrial syndromes with leukoencephalopathies. Semin Neurol 32(1): 55–61

Pathophysiologie von Enzephalopathien

H.-C. Hansen

8.1 Neurotransmitterstörungen – 130

8.2 Gliagewebe und Blut-Hirn-Schranke – 132
8.2.1 Nicht-entzündliche Störungen der Gliagewebe und der Blut-Hirn-Schranke – 132
8.2.2 Neuroinflammation durch entzündliche Reaktionen der Glia – 132

8.3 Determinanten der Enzephalopathie-Symptomatik – 134

Literatur – 137

Die beiden Merkmale »potenzielle Reversibilität und strukturelle Integrität« sowie »diffus/multilokulär verteilte Hirnfunktionsstörungen« legen nahe, bei Enzephalopathien zunächst eine funktionelle neuronale Störung auf subzellulärem Niveau zu vermuten. Der Beitrag einzelner Funktionsstörungen scheint klar, aber eine einheitliche Pathophysiologie ist bislang nicht formuliert. Schon die relativ uniforme Ausbildung der Enzephalopathie-Symptomatik durch viele unterschiedliche Auslöser zeigt, dass nicht nur ein pathophysiologischer Mechanismus aktiviert wird. Wahrscheinlicher ist, dass mehrere Prozesse angestoßen werden und gegenseitig verstärkend ineinandergreifen. Geschieht dies progressiv entlang aufeinanderfolgenden Stufen der Schädigung, lässt sich erklären, wie anfänglich reversible Funktionsstörungen bei Persistenz der Ursache oder bei anderen ungünstigen Bedingungen zu Komplikationen wie epileptischen Anfallsserien, Hirnschwellung und schweren Zellverlusten führen. Solche Bedingungen bestehen z. B. bei der septischen Enzephalopathie in

1. einer besonderen Schwere des Auslösers (hohe Interleukinspiegel, Bakteriämie),
2. Vorerkrankungen oder
3. hohem Lebensalter.

Ähnlich wie im Delir entwickeln sich so prolongierte Verläufe, und es kann zu bleibenden neuropsychiatrischen Residuen kommen.

Pathophysiologisch sind nach heutiger Einschätzung wahrscheinlich beteiligt:
- die neuronal-axonal-synaptische Ebene (Neurotransmittereffekte, synaptische Plastizität),
- die Gliazellebene mit Astrozyten (ZNS-Volumenkontrolle, Transmitterclearance, Nährstofftransport, Immunreaktionen), Oligodendrozyten (Myelinstoffwechsel und axonale Isolation) und Mikroglia (zerebrale Immunreaktionen einschl. Phagozytose) und
- die vaskuläre Ebene einschließlich der Blut-Hirn-Schranke, gebildet durch Endothel und Astrogliafortsätze (Mikrozirkulationsstörungen, kapillares Leck mit vasogenem Hirnödem).

Alle drei Ebenen stehen in einer netzartigen Verbindung. Sie werden als »neurovaskuläre Einheit« betrachtet (Moskowitz u. Iadecola 2010), da jede lokale Veränderung eines Elements sich jeweils auch in den Funktionen der übrigen Elemente niederschlägt (◘ Abb. 8.1).

Der duale Begriff der Synapse mit ihren prä- und postsynaptischen Abschnitten um die maßgeblichen Kontakte zur Makro- und Mikroglia auf die »drei-« bzw. »vier-seitige Synapse« erweitert (Binder u. Steinhäuser 2008; Blank u. Prinz 2013). Die Kopplung metabolischer Prozesse innerhalb der neurovaskulären Einheit gilt als Grundlage der zerebralen Homöostase (◘ Abb. 8.2). Umgekehrt gilt ihr Verlust als Ausgangspunkt der Pathophysiologie mit einer Dysregulation des Milieus im zerebralen extrazellulären Raum (EZR) und nachteiligen Auswirkungen auf die synaptische Plastizität (Kleim et al. 2006). Hierin werden – noch spekulativ – mögliche Gründe für die individuell unterschiedliche Ausprägung kognitiver Störungen bei der Leukoaraiose (▶ Kap. 20) und des grundsätzlichen Erholungspotenzials von neurologischen Defiziten gesehen. Festzustehen scheint, dass ein Überleben der Neurone allein 1. ohne hämodynamische Kopplung mit der Astroglia, 2. ohne eine ausreichend funktionale Myelinisierung seitens der Oligodendroglia und/oder 3. ohne eine intakte Blut-Hirn-Schranke (BBB) durch Endothelzellen keine ausreichende funktionelle Restitution gestattet und sich daher auch Therapiekonzepte zunehmend mit der Glia befassen müssen (Moskowitz u. Iadecola 2010).

8.1 Neurotransmitterstörungen

Enzephalopathie-Symptome werden seit langem mit Neurotransmitterstörungen erklärt. Klinische Befunde und experimentelle Ergebnisse zeigten, dass sich einige metabolische Abweichungen (z. B. Hypoglykämie, Ammoniak) und einige Toxine aus dem Blutkreislauf bis in das ZNS-Kompartiment übertragen und dort die synaptischen Abläufe stören, z. B. bei hepatischer Enzephalopathie.

Neurotransmittersynthese Die Neurotransmittersynthese kann durch eine mangelhafte neuronale Energieversorgung und durch ein verändertes Aminosäurenspektrum im Serum gestört werden. Gut belegt sind Interferenzen der GABA-ergen Neurotransmission bei der hepatischen Enzephalopathie durch vermehrtes Ammoniak (Jones 2002) und der dopaminergen Systeme bei Enzephalopathien durch Methotrexat (Silverstein u. Johnston 1986). Die konkreten neuronalen Auswirkungen und die neuropsychiatrische Symptomatik sind schwer vorauszusagen, weil Effekte auf der Rezeptorebene bezüglich ihrer Anzahl (Up- und Down-Regulation) und der Affinität (für Neurotransmitter oder Liganden) hinzukommen.

Exzitotoxische Effekte Exzitotoxische Effekte durch Überstimulation in glutamatergen Systemen können weitere neuronale Dysfunktionen erzeugen. Über eine intrazelluläre biochemische Kaskade mit Kalziumeinstrom in die Zelle kommt es schließlich zu Hyperexzitabilität und Hypersynchronie sowie zu Struktur- und Zellverlusten durch Apoptose. Die neuronale Erregbarkeit, die sich auch aus den Elektrolytgradienten an Neuronen und speziell vom Kalium des Extrazellulärraums (EZR) ableitet, kann infolge mangelnder Gliafunktion gestört sein (◘ Abb. 8.2).

8.1 · Neurotransmitterstörungen

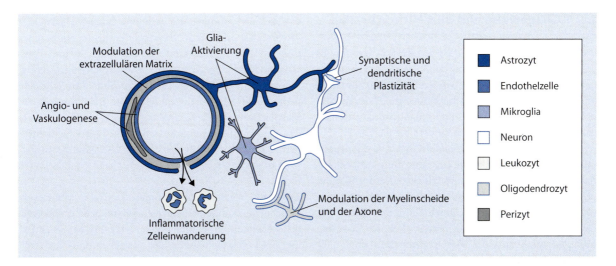

Abb. 8.1 Das Zusammenspiel von Endothelien, Astrozyten, Mikroglia, Neuronen, Oligodendrozyten, Endothelien und Perizyten ist die Grundlage adaptiver ZNS-Prozesse. Sie bedient sich auch der Modulation der extrazellulären Matrix. (mod. nach Moskowitz u. Iadecola 2010)

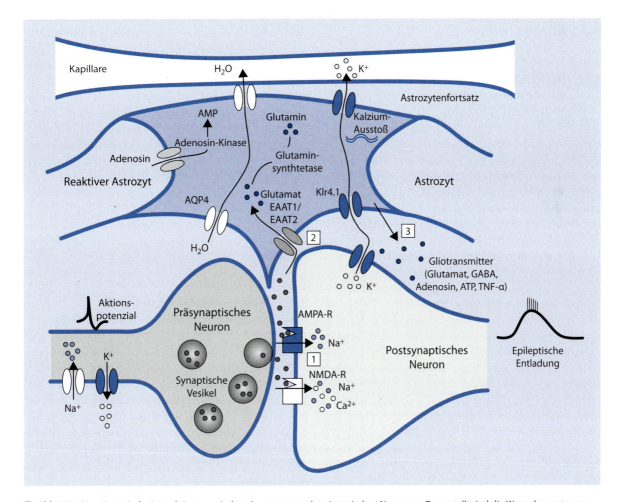

Abb. 8.2 Homöostatische Interaktionen zwischen Astrozyten und exzitatorischen Neuronen. Dargestellt sind die Wege der postsynaptischen (1) und glialen (2) Transmitteraufnahme, die Ausschüttung von Gliotransmittern (3) sowie die Clearance von Wasser und Kalium aus dem EZR bis in die systemische Zirkulation durch die Astroglia. Versagen diese glialen Funktionen, kann die Hyperexzitation postsynaptischer Neurone resultieren. (Mod. nach Devinsky et al. 2013)

8.2 Gliagewebe und Blut-Hirn-Schranke

Das Gliagewebe macht ca. 75% der ZNS-Zellen aus. Es befasst sich mit der Ernährung der Neurone, der Homöostase des Extrazellulärraums, der zerebralen Inflammation und zeigt eigene sekretorische Leistungen. Die als Makroglia bezeichneten Astro- und Oligodendrozyten sind ortsständig und unbeweglich, anders als die zur Fortbewegung und Phagozytose fähige Mikroglia. Die Astroglia misst den laufenden Umsatz an Neurotransmittern, bereinigt den EZR von Ionen und Transmittern und kann selbst pro-inflammatorische Moleküle, Glutamat und sogenannte Gliotransmitter ausstoßen (z. B. Adenosin, D-Serin, GABA, TNF-α, ATP). Wahrscheinlich ist sie ein wichtiger Modulator der Neurotransmission und maßgeblich für die Anfälligkeit des ZNS bezüglich epileptischer Phänomene. Auch die Steuerung des extrazellulären Wasser- und Kaliumhaushalts durch Astroglia beeinflusst die Krampfschwelle. Sie sinkt bei Hyperkaliämie im EZR sowie bei Schrumpfung des EZR durch systemische Hyperosmolarität (▶ Abschn. 25.3).

8.2.1 Nicht-entzündliche Störungen der Gliagewebe und der Blut-Hirn-Schranke

Die gestörte gliale Wiederaufnahme und Freisetzung von GABA wurde in Zellkulturen festgestellt, die mit steigenden Ammoniumchloridmengen belastet wurden (Jones 2002). Bei Störungen der Elektrolyte und bei Enzephalopathien aufgrund von Energiesubstratmangel (Glukose, O_2) stehen Störungen der eigenen Volumenhomöostase der Gliazellen sogar im Vordergrund. Ferner ist die durch Fortsätze der Astroglia realisierte Intaktheit der Blut-Hirn-Schranke von herausragender Bedeutung.

Intrazelluläre oder zytotoxische Ödeme Diese Ödeme werden hervorgerufen durch osmotische Entgleisung, Ammoniak- und Glutaminvermehrung oder durch primäre Zellhypoxie. Sie verlängern die Diffusionswege und beeinträchtigen den zerebralen Energiestoffwechsel sowie Funktionen in der Neurotransmission. Pathologische (ephaptische) Signalübertragungen zwischen Neuronen sollen epileptischen Erregungssteigerungen dann zugrunde liegen, wenn der Extrazellulärraum schrumpft, z. B. ausgelöst durch hyperosmolare Zustände. Schließlich kann die zerebrale Oxigenierung entlang einer Abwärtsspirale einbrechen, wenn sich durch die Hypoxie das zytotoxische Ödem zusehends verstärkt und sich die Diffusionswege verlängern.

Extrazelluläre, sogenannte vasogene Ödeme Diese Ödeme beruhen auf einer Strukturschädigung der »tight junction« zwischen Gefäßwand-Endothel und Astrozyt-Fortsatz und werden im Zytokinausstoß der Sepsis beobachtet. Die vermehrte Durchlässigkeit der Blut-Hirn-Schranke bedingt ein Hirnödem im EZR, das niedermolekulare Plasma-Bestandteile beinhaltet. Diesen Molekülen werden neuro- oder myelinotoxische Wirkungen zugeschrieben. Auch hier sind Interferenzen mit der Neurotransmission möglich. s. S. 387

Zerebrale Wasserverschiebungen Zentrale Wasserverschiebungen können bei Enzephalopathien lebensbedrohliche Ausmaße annehmen und eine Eigendynamik entfalten. Bei Volumenzunahme der Gliazellen und Neuronen (z. B. im hypoosmolaren Koma) kann ein kritischer intrakranieller Druckanstieg resultieren. Umgekehrt kommt es bei intrakranieller Dehydratation zu intravaskulären Hyperviskositätseffekten. In beiden Fällen ist mit Mikrozirkulationsstörungen und sekundären ischämischen ZNS-Läsionen zu rechnen. Im ungünstigen Fall entsteht ein Teufelskreis durch beständig hinzukommende ischämische Läsionen mit ihren Ödemen des zytotoxischen Typs und einer weiteren Druckentgleisung. Sekundär ischämische Läsionen treten besonders nach Kreislaufstillstand auf, infolge einer Stase der Hirnzirkulation und der Bildung von intravaskulären Mikrothromben (▶ Kap. 14: posthypoxische Enzephalopathie, No-reflow-Phänomen).

Störungen der zerebralen Perfusion sind im Zusammenhang mit Enzephalopathien möglich über
- Blutflussminderungen durch o. g. Hirnödeme oder Dehydrationen,
- Endothelschäden bei Immunaktivierungen und thrombotische Phänomene,
- Störungen der zerebralen Autoregulation.

8.2.2 Neuroinflammation durch entzündliche Reaktionen der Glia

Das lokale zerebrale Immunsystem wird von der Astroglia und der Mikroglia, die nur ca. 7% der gesamten Gliazellen ausmacht, gemeinsam gebildet. Beide Zellreihen realisieren lokal neuro-inflammatorische Abläufe, d. h., sie begrenzen Hirngewebeläsionen und unterstützen die Abheilung und Vernarbung. Hierbei übernimmt die Mikroglia allein die phagozytäre Aufgaben. Die Aktivierung von Astroglia oder Mikroglia kann durch relativ unspezifische Reize erfolgen:
1. zerebrale Hypoxie, Trauma, Durchblutungsstörung, Infektion,
2. systemisch zirkulierende Zytokine und
3. prolongierte Krampfanfälle.

Sie bewirkt den lokalen zerebralen Ausstoß pro-inflammatorischer Mediatoren wie Zytokine (v. a. IL1-β) und Prostaglandine. Die Effekte gehen dabei über die jeweilige lokale neurovaskuläre Einheit hinaus. So induziert systemisches oder zerebral gebildetes Interleukin IL1-β die Aktivierung der Amygdala (Engler et al. 2011) und anderer Kerngebiete im Hypothalamus und Hippocampus (Cunningham u. MacLullich 2013). Es kann auch die Rekrutierung peripher-zirkulierender Immunzellen über die Blut-Hirn-Schranke stimulieren (Vezzani et al. 2011). Systemisches IL-1β interferiert im Tierexperiment mit der Konsolidierung von Gedächtnisinhalten (Cunningham u. MacLullich 2013), wobei histologisch die kortikalen Rindenzellen und die Hippocampusneurone besonders stark betroffen sind. Umgekehrt reduzieren IL-Rezeptorantagonisten im Tierexperiment die cFOS-Expression u. a. in der Amygdala, was die durch Lipopolysaccharide (LPS) hervorgerufene Reduktion von sozialen Interaktionen unterdrückt (Konsman et al. 2008). Weitere neurale Aktivierungen über zerebrale Prostaglandine, die neurovegetative und neuroendokrine Regelkreise betreffen, führen zum Hormon- und Temperaturanstieg. Die sich hieraus ergebende Vermehrung von Kortikosteroiden ist zumindest in höheren Altersgruppen und anderen vulnerablen Patienten mit neuro-psychiatrischen Symptomen assoziiert (Dubovsky et al. 2012).

Aktivierung der Neuroinflammation Zur eigentlichen Aktivierung des zerebralen Immunsystems durch die o. g. systemischen Reize muss die Grenze zwischen Organismus und Gehirn überwunden werden. Dies vollzieht sich 1. an der Blut-Hirn-Schranke und 2. auf neuralem Wege (◘ Abb. 8.3). Das Vorliegen einer Gewebsinflammation im Organismus melden die für Zytokine sensiblen Afferenzen des N. vagus direkt in den Hirnstamm (Konsman et al. 2000), und sie aktivieren dann nachgeordnete subkortikale Kerne. Im Serum befindliche pro-inflammatorische Signale wie LPS, Zytokine und Fremd-Antigene werden zum einen von den zirkumventrikulären Organen direkt detektiert, da dort keine Blut-Hirn-Schranke (BBB) im Wege steht. Zum anderen lösen sie direkt am Gefäßendothel der BBB eine zerebrale Prostaglandin- und Interleukinsynthese aus. Weitere wichtige Mediatoren sind Stickoxid, Kohlenmonoxid (Iacobone et al. 2009) und Liganden für den »Toll-like receptor« (Vezzani et al. 2011).

Folgen und Nutzen der akuten Neuroinflammation Eine solche Gliaaktivierung mit nachfolgender »steriler« Entzündung ist – als physiologisch sinnvolle Reaktion – durch Fremd-Antigene bei Infektionen plausibel und nützlich, denn sie erhöht die Leistungsfähigkeit des zerebralen Immunsystems gegen potenziell neuro-invasive Keime. Sie ist aber auch im Rahmen eines z. B. postoperativen systemisch-inflammatorischen Syndroms (SIRS) denkbar. Denn schon die Öffnung der Blut-Hirn-Schranke im SIRS und der nachfolgende Übertritt von Substanzen in den zerebralen EZR, die für zerebrale Verhältnisse »ungewöhnlich« sind, kann die Glia aktivieren. Beispiele sind Albumin (Frigerio et al. 2012), Bilirubin (Brites 2012), erhöhte Kochsalzaufnahme (Kleinewietfeld et al. 2013), Shigatoxin (▶ Abschn. 21.2) bei Infektion mit dem EHEC-Erreger (Amran et al. 2013; ▶ Abschn. 21.2) oder die Exposition mit Lipopolysacchariden (LPS), einem Bestandteil der bakteriellen Zellwand (Vezzani et al. 2011). Auch für die Pathophysiologie der Enzephalopathien ist interessant, dass tierexperimentell hiermit eine Neuroinflammation mit konsekutiver epileptischer Aktivität ausgelöst werden kann. Fällt der auslösende Reiz weg, wird die Mikroglia durch die Astroglia aktiv gebremst, so dass die Phagozytose und die Produktion von Tumor-Nekrose-Faktor α, NO und Sauerstoffradikale nachlässt.

Eine interessante Parallele lässt sich zum »sickness behaviour response« (Hart 1988) ziehen, den die Psychoneuroimmunologie schon länger als eine Infektionsreaktion kennt. Diese dem Schutz, der Schonung und der Gesundung dienende Anpassung des Organismus induziert adaptive Verhaltensänderungen: Rückzug, Angst, Bewegungsarmut, Anhedonie und kognitive Funktionsstörungen zugunsten der metabolisch kostspieligen Fieber- und Immunreaktion. Zurückgeführt werden diese mit der Enzephalopathie verwandten, z. T. deckungsgleichen Symptome nach tierexperimentellen Befunden, gleichermaßen auf die Aktivierung subkortikaler Kerngebiete (Amygdala, Hypothalamus, Hippocampus) und auf die Aktivierung der hypothalamisch-hypophysären Achse mit ACTH und Glukokortikoiden als »Stressantwort«. Neben systemischen Interleukinen spielt auch hier eine inflammatorisch getriggerte Aktivierung von peripheren Afferenzen des N. vagus eine aktivierende Rolle, die im ZNS über noradrenerge Kerne auf die o. g. Kerngebiete projizieren (Cunningham u. MacLullich 2013; ◘ Abb. 8.3).

Folgen der chronischen Neuroinflammation Bekannt ist, dass die Aktivierung der Glia den auslösenden Reiz nachhaltig überdauern kann und diese chronische Aktivierung der Glia nachteilige Effekte ausübt (Devinsky et al. 2013). In diesem Zustand werden in den EZR übermäßig viel pro-inflammatorische Mediatoren hineinsezerniert und zu wenige Neurotransmitter heraustransportiert. In den letzten Jahren und Monaten verdichten sich die Hinweise auf einen Zusammenhang der chronischen Gliaaktivierung mit der Epileptogenese (Vezzani et al. 2011). Ob eine solche Prägung der Glia auch die im Alter oder bei Vorerkrankungen erhöhte Vulnerabilität für Enzephalopathien erklärt, wie ein »zerebrales immunologisches Gedächtnis«, ist gegenwärtig spekulativ.

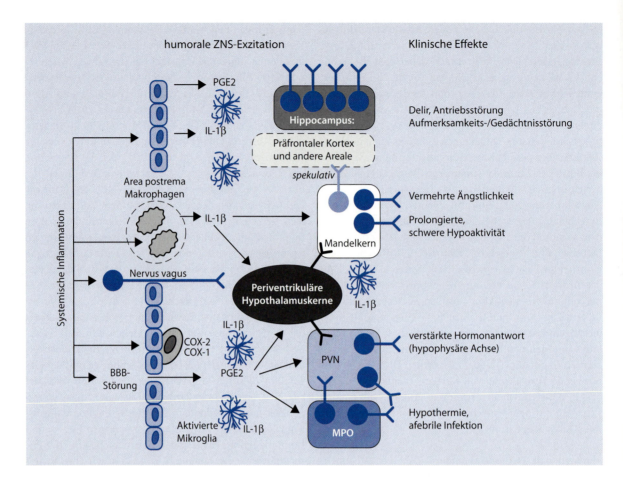

◨ Abb. 8.3 Synopsis der mal-adaptiven psycho-neuro-endokrinen Mechanismen einschließlich der Prostaglandin- und Zytokineffekte im zerebralen Stoffwechsel bei akuter systemischer Noxe sowie ihrer resultierenden klinischen Effekte (»sickness behaviour response«, modif. nach Hart 1988)

> ZNS-Inflammation ist eine unspezifische Reaktion des aktivierten Gliagewebes auf extrazerebrale Reize. Vermittelt durch systemische Zytokine, senkt sie die Schwelle für epileptische Phänomene, was die Inflammation weiter sekundär unterhalten kann. Auch zur Pathogenese von Enzephalopathien ohne Anfälle sind Beiträge möglich.

Sepsis-Enzephalopathie Bei der Sepsis-Enzephalopathie sind die mikrozirkulatorischen Störungen und die zerebrale Immunaktivierung eingehender untersucht worden. Zirkulierende Zytokine bewirken die Öffnung der Blut-Hirn-Schranke (Kapillarleck; Iacobone et al. 2009), und im Liquor gibt es Hinweise auf einen oxidativen Stress des Zellmetabolismus (Voigt et al. 2002). Zusätzliche Störungen der Hirndurchblutung werden durch Alterationen der Gefäßwände (Endothelschäden), Störungen der zerebrovaskulären Autoregulation (Terborg et al. 2001) und durch niedrigen zerebralen Perfusionsdruck in der Sepsis erklärt. Alle Faktoren tragen zur Minderung des Sauerstofftransports auf zellulärer Ebene und zur Verschlechterung der zerebralen Energiebilanz in einer Wechselbeziehung bei (Iacobone et al. 2009).

Experimentelle Befunde an Zellkulturen belegen, dass auch nach traumatischen Hirnverletzungen lösliche Bestandteile im Liquor vorhanden sind, die die NMDA-Rezeptorfunktion beeinflussen und damit das glutamaterge System stören (Otto et al. 2009).

8.3 Determinanten der Enzephalopathie-Symptomatik

Die Symptomatik einer Enzephalopathie lässt sich hinsichtlich ihrer drei Merkmale – Ausprägung, Schwere und Dauer – gegenwärtig nicht genauer voraussagen, und es existieren auch keine Grenzwerte der metabo-

8.3 · Determinanten der Enzephalopathie-Symptomatik

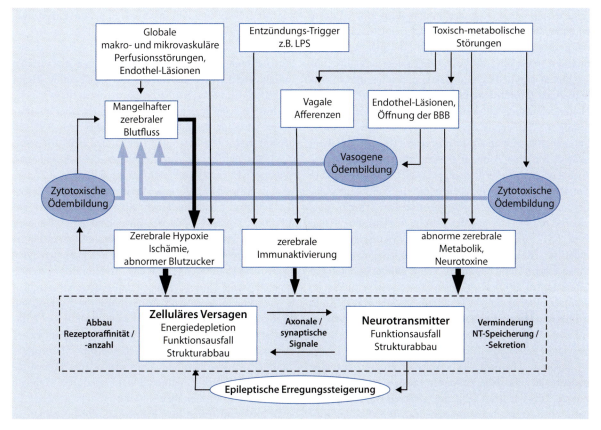

Abb. 8.4 Synopsis der metabolischen, immunologischen und vaskulären Anteile in der Pathophysiologie von enzephalopathischen Funktionsstörungen. Gezeigt sind Teilaspekte der 1. jeweils aktivierten Prozesse, 2. Verknüpfungen und Folgen der Ödembildung sowie 3. die gemeinsame Endstrecke der gestörten axonale Funktion und Neurotransmission

lisch-toxischen Belastung, die anzeigen, dass sicher mit enzephalopathischen Symptomen zu rechnen ist. Teils liegt dies wohl an der Komplexität der Abläufe, die – ausgehend von der Grunderkrankung – zu zerebralen Funktionsstörungen führen, teils an den schwer zu bemessenden Möglichkeiten des Gehirns zur Homöostase. Vieles spricht dafür, anstelle einer monokausalen Betrachtungsweise eher den funktionellen Zustand der insgesamt an zerebralen Homöostase beteiligten Elemente als determinierend anzusehen, also Neuronen, Glia, Endothel und extrazelluläre Matrix gemeinsam im Blick zu behalten.

Offensichtlich führen die drei typischen primären Auslöser von Enzephalopathien (neurozirkulatorische, metabolisch-toxische und immunologische; ▶ Kap. 5) auf vielen Wegen – allein oder gemeinsam – zum gleichen Endresultat, nämlich zu
— einer Destabilisation der neuronalen Funktionen mit Neurotransmitterdepletion und Änderungen auf der Rezeptorebene sowie
— einer zerebralen Immunaktivierung/Ödembildung.

Bei zu starker Entwicklung von Ödemen oder Neuroinflammation wird der Bereich der Homöostase verlassen. Es kommen selbstverstärkende (»feed-forward«) Schleifen hinzu, die das Geschehen in die Dekompensation überleiten. Dies kann eine übermäßige Mikrogliaaktivierung mit Phagozytose sein, eine epileptische Erregbarkeitssteigerung (◘ Abb. 8.4 unten) oder eine Ödembildung (◘ Abb. 8.4 links: Ödembildung → mangelhafter Blutfluss → Ischämie → weitere Ödembildung). Enzephalopathien setzen vermutlich jenseits dieser Punkte bleibende Schäden.

> Bei der Auslösung von Enzephalopathien stehen die synergistisch wirkenden »auslösenden Noxen« in Bezug zu den »Wirtsfaktoren«.

Auslöser Nach klinischen Erfahrungen besteht nur eine grobe Dosis-Zeit-Wirkungsbeziehung zum Schweregrad der Grunderkrankung und zur Anzahl der Organinsuffizienzen bzw. der metabolisch-toxischen Belastung insgesamt. In der Regel prägt sich die Symptomatik umso stärker aus, je länger die Noxe einwirkt. Dabei können einzelne extrazerebrale Grunderkrankungen additive Effekte entfalten, für sich neue enzephalopathische Beiträge kreieren und so den Verlauf modifizieren. Beispielsweise kann in einer Sepsis über die septische Enzephalopathie hinaus die hepatische Funktion dekompensieren und so eine hepatische Enzephalopathie beitragen. Bei Lungen- und Nierenbeteiligung gilt Vergleichbares für die zusätzliche urämische bzw. hypoxische Enzephalopathie. Für manche Parameter kann man auf Erfahrungswerte zurückgreifen: Erheblich erhöhte Ammoniakwerte stören stärker die synaptische Funktion (Wilkinson et al. 2011), starke osmolare Entgleisungen alterieren besonders die Volumenregulation, und einige Inflammationsmarker wie Zytokine korrelieren mit der Schwere des deliranten Syndroms (Khan et al. 2011). Allerdings reichen hohe Zytokinspiegel allein nicht zur Auslösung einer Enzephalopathie-Symptomatik aus, wenn keine besondere Vulnerabilität besteht (van Munster et al. 2010). Dies zeigen auch Untersuchungen an gesunden Probanden, bei denen Injektionen von LPS und α-Interferon nur inkonstant kognitive Veränderungen bewirkten, durchweg aber ein subjektives Krankheitsgefühl (»sickness behaviour«, Grigoleit et al. 2010, 2011).

Insofern scheint die Fähigkeit zur Homöostase eine bedeutende Rolle dabei zu spielen, ob sich Symptome ausprägen. Dies illustriert auch das Auftreten von enzephalopathischen Krisen bei vorbestehenden hereditären Stoffwechselstörungen wie dem OTC-Mangel (▶ Abschn. 23.1). Unter der Gabe bestimmter Medikamente ist keine ausreichende Homöostase mehr möglich, so dass sich der latente »inborn error of metabolism« manifestieren kann. Dass sich umgekehrt trotz ausgeprägter radiologischer Veränderungen z. B. bei manchen vaskulären Enzephalopathien dennoch keine Symptome der Enzephalopathie darstellen, mag in diesen Fällen – spekulativ – über eine ausreichend gewährleistete Homöostase erklärt werden. Zu vermuten ist, dass dabei eine noch ausreichende synaptische Plastizität gewährleistet ist. Weitere Einflussfaktoren kommen hinzu (Fragen der kognitiven Reserve und der testpsychologischen Nachweisbarkeit).

Erfahrungsgemäß ist die zeitliche Änderungsrate der metabolischen Abweichung maßgeblicher als der Absolutwert. So werden häufiger Vigilanz- und Antriebsstörungen beobachtet, wenn es sich um eine ausgeprägte Sepsiserkrankung mit hohem Fieberanstieg handelt (»Fieber-Delirium«). Chronische Hyponatriämien werden besser vertragen als akute Absenkungen und Anstiege des Natrium-Spiegels. Hier drückt sich die Homöostase in kompensatorischen Verschiebungen von organisch osmotisch aktiven Substanzen aus, die intrazellulär als Metaboliten im Kohlenhydrat-Stoffwechsel angesammelt werden (▶ Abschn. 18.4.1, S. 297). Weitere kompensatorische Faktoren spielen sich auf der Ebene der Rezeptoren in Bezug auf ihre Anzahl und Affinität ab, z. B. bei der Alkoholgewöhnung und bei Entzugssyndromen.

Wirtsfaktoren Zudem scheint es eine zeitlich variable individuelle Disposition für das Enzephalopathie-Risiko zu geben. Klinische Beobachtungen zeigen, dass gleiche Auslöser bei der gleichen Person immer wieder zu ähnlichen Zuständen einer Enzephalopathie führen. So lösen beispielsweise rezidivierende Infektionen bei Parkinson- oder Demenz-Patienten mit den Befunden »Exsikkose«, »Fieber«, »Harnwegsinfektion« in typischer Weise immer wieder Antriebsminderung, Verlangsamung, Desorientiertheit und Halluzinationen aus, im Sinne einer gemischten, führend septischen Enzephalopathie. Generell üben Alter, Polymedikation und zerebrale Vorerkrankungen (z. B. Demenz) eher ungünstige Effekte auf den Symptom- und Krankheitsverlauf aus. Andererseits sprechen experimentelle Untersuchungen dafür, dass extrazerebrale Vorerkrankungen auch Anpassungsprozesse auslösen können, die z. B. durch Aussprossung der Mikrozirkulation und Anhebung der Hypoxieschwelle bei chronischer Hypoxie schützen (Puchowicz et al. 2009). Dies muss dann in Bezug zu Befunden einer besonderen mitochondrial lokalisierbaren Vulnerabilität gegenüber Hypoxie und Re-Perfusion bei älteren Tieren gestellt werden (Xu et al. 2008). Inwieweit Rezidive von Enzephalopathien zu bleibenden kognitiv-affektiven Leistungseinbußen beim Menschen führen, ist nicht prospektiv untersucht, wird aufgrund der o. g. tierexperimentellen Hinweise und nach Erfahrungen mit allgemeinen Delir-Patienten intensiv diskutiert (van Gool 2010).

Um zu erklären, wie bei vorgeschädigten oder alten Patienten eine verstärkte delirante Enzephalopathie-Symptomatik auftritt, wurde kürzlich die »microglial priming hypothesis« formuliert (Cunningham u. MacLullich 2013). Hiernach sollen vorangehende Aktivierungen der Glia, wie sie im Rahmen von neurodegenerativen Vorerkrankungen vorkommen, zu besonders starken zerebralen Inflammationsreaktionen disponieren. Nachteilig kann sich auch die im Alter erhöhte Durchlässigkeit der Blut-Hirn-Schranke auswirken (Zlokovic 2011). Eine Verbindung zur Transmitterebene ergibt sich insoweit, als dass eine Vulnerabilität im cholinergen System im Tiermodell die Anfälligkeit für eine LPS-induzierte kognitive Beeinträchtigung erhöht (Field et al. 2012). Am Menschen sind diese auf tierexperimentellen Befunden beruhenden Überlegungen jedoch noch nicht bewiesen. Ob analog zur Delirauslösung auch die »kognitive Reserve« zum Tragen kommt, ist bislang nicht ausreichend untersucht. Hierunter wird eine zerebrale Leistungs- und Kompensationsfähigkeit verstanden, die sich aus der bisherigen zerebralen Leistungsfähigkeit ableitet und ihre neurobiologischen Korrelate am ehesten in der Konnektivität und synaptischen Plastizität

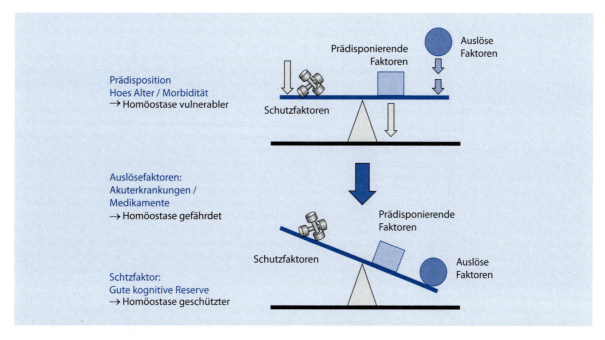

Abb. 8.5 Enzephalopathie: Balance zwischen drei Faktoren. (Mod. n. Steiner 2011)

hat. Gezeigt wurde, dass die Schulbildung ganz wesentlich den Einbruch der kognitiven Leistung nach einem Schlaganfall determiniert (Elkins et al. 2006) und z. B. toxische Enzephalopathien einen anderen Verlauf bei »niedriger« Reserve einschlagen (Sabbath et al. 2012).

Ausschlaggebend für die Pathophysiologie der Enzephalopathien ist damit die Balance zwischen der Anzahl und Intensität (Dynamik) auslösender Faktoren auf der einen Seite und der individuellen Prädisposition auf der anderen Seite, in die z. B. das Alter, zerebrale Vorerkrankungen und Schutzfaktoren wie die kognitive Reserve eingehen (◘ Abb. 8.5). Diese Anschauung deckt sich weitgehend mit der Dysbalance, die auch in der Delirauslösung diskutiert wird (► Abb. 1.10). Und der Bogen schließt sich natürlich über eine weite gemeinschaftliche Symptomatik von deliranten Syndromen und Enzephalopathie-Zuständen

Erholung und Rückbildung der Symptomatik Nach klinischen Erfahrungen bildet sich die Enzephalopathie-Symptomatik oft stetig und komplett, aber verzögert zurück, nachdem die Auslösesituation beseitigt wurde. Diese Erholungsphase erfolgt typischerweise viel langsamer als die initiale Symptomentwicklung, und sie kann auch fehlen, wenn es zu gravierenden Zelluntergängen wie bei der Hypoxie gekommen ist. So liegen z. B. im Serum längst wieder normale Verhältnisse nach Natriumschwankungen vor, aber Psychosyndrome und motorische Störungen halten mitunter noch Tage und Wochen an.

Pathophysiologisch spricht viel dafür, dass sich die Normalisierung der neuronalen Energiedepletion, besonders aber die Restitution der Glia- und Neurotransmitterfunktionen langsam vollziehen. Denkbar, aber noch spekulativ ist, dass die Apparate zur Synthese von Neurotransmittern, ihre Speicher und die Transport- und Sekretionsorgane wie Mikrotubuli und Neurofilamente erst wieder aufgebaut werden müssen. Unter diesen Bedingungen mit wieder stabilem Fließgleichgewicht können sich eventuelle synaptische Schäden restaurieren und auch komplexe Funktionen normalisieren.

Literatur

Amran MY, Fujii J, Suzuki SO, Kolling GL, Villanueva SY, Kainuma M et al. (2013) Investigation of encephalopathy caused by Shiga toxin 2c-producing Escherichia coli infection in mice. PLoS One 8(3):e58959

Binder DK, Steinhäuser C (2006) Functional changes in astroglial cells in epilepsy. Glia 54(5): 358–68

Blank T, Prinz M (2013) Microglia as modulators of cognition and neuropsychiatric disorders. Glia 61(1): 62–70

Brites D (2012) The evolving landscape of neurotoxicity by unconjugated bilirubin: role of glial cells and inflammation. Front Pharmacol 3: 88

Cunningham C, Maclullich A (2013) At the extreme end of the psychoneuroimmunological spectrum: delirium as a maladaptive sickness behaviour response. Brain Behav Immun 28: 1–13

Devinsky O, Vezzani A, Najjar S, De Lanerolle NC, Rogawski MA (2013) Glia and epilepsy: excitability and inflammation. Trends Neurosci 36(3): 174–84

Dubovsky AN, Arvikar S, Stern TA, Axelrod L (2012) The neuropsychiatric complications of glucocorticoid use: steroid psychosis revisited. Psychosomatics 53: 103–15

Elkins JS, Longstreth WT Jr, Manolio TA, Newman AB, Bhadelia RA, Johnston SC (2006) Education and the cognitive decline associated with a brain infarct. Neurology 67(3): 435–40

Engler H, Doenlen R, Engler A, Riether C, Prager G, Niemi MB et al. (2011) Acute amygdaloid response to systemic inflammation. Brain Behav Immun 25(7): 1384–92

Field RH, Gossen A, Cunningham C (2012) Prior pathology in the basal forebrain cholinergic system predisposes to inflammation induced working memory deficits: reconciling inflammatory and cholinergic hypotheses of delirium. J Neurosci 32: 6288–94

Frigerio F, Frasca A, Weissberg I, Parrella S, Friedman A, Vezzani A, Noé FM (2012) Long-lasting pro-ictogenic effects induced in vivo by rat brain exposure to serum albumin in the absence of concomitant pathology. Epilepsia 53(11): 1887–97

Grigoleit JS, Kullmann JS, Wolf OT, Hammes F, Wegner A, Jablonowski S, Engler H, Gizewski E, Oberbeck R, Schedlowski M (2011) Dose-dependent effects of endotoxin on neurobehavioral functions in humans. PLoS ONE 6: e28330

Grigoleit JS, Oberbeck JR, Lichte P, Kobbe P, Wolf OT, Montag T, del Rey A, Gizewski ER, Engler H, Schedlowski M (2010) Lipopolysaccharide-induced experimental immune activation does not impair memory functions in humans. Neurobiol Learn Mem 94: 561–7

Hart BL (1988) Biological basis of the behavior of sick animals. Neurosci Biobehav Rev 12: 123–37

Iacobone E, Bailly-Salin J, Polito A, Friedman D, Stevens RD, Sharshar T (2009) Sepsis-associated encephalopathy and its differential diagnosis. Crit Care Med 37 (10 Suppl): S331–6

Jones EA (2002) Ammonia, the GABA neurotransmitter system, and hepatic encephalopathy. Metab Brain Dis 17(4): 275–81

Khan BA, Zawahiri M, Campbell NL, Boustani MA (2011) Biomarkers for delirium – a review. J Am Geriatr Soc 59, Suppl 2: S256–61

Kleim JA, Chan S, Pringle E, Schallert K, Procaccio V, Jimenez R, Cramer SC (2006) BDNF val66met polymorphism is associated with modified experience-dependent plasticity in human motor cortex. Nat Neurosci 9: 735–7

Kleinewietfeld M, Manzel A, Titze J, Kvakan H, Yosef N, Linker RA, Muller DN, Hafler DA (2013) Sodium chloride drives autoimmune disease by the induction of pathogenic TH17 cells. Nature 496(7446): 518–22

Konsman JP, Luheshi GN, Bluthe RM, Dantzer R (2000) The vagus nerve mediates behavioural depression, but not fever, in response to peripheral immune signals; a functional anatomical analysis. Eur J Neurosci 12: 4434–46

Konsman JP, Veeneman J, Combe C, Poole S, Luheshi GN, Dantzer R (2008) Central nervous action of interleukin-1 mediates activation of limbic structures and behavioural depression in response to peripheral administration of bacterial lipopolysaccharide. Eur J Neurosci 28: 2499–2510

Moskowitz MA, Lo EH, Iadecola C (2010) The science of stroke: mechanisms in search of treatments. Neuron 67(2): 181–98

Sabbath EL, Glymour MM, Berr C, Singh-Manoux A, Zins M, Goldberg M, Berkman LF (2012) Occupational solvent exposure and cognition: does the association vary by level of education? Neurology 78(22): 1754–60

Silverstein F, Johnston M (1986) A model of methotrexate encephalopathy: neurotransmitter and pathologic abnormalities. J Child Neurol 4(1): 351–7

Steiner LA (2011) Postoperative delirium. Part 1: pathophysiology and risk factors. Eur J Anaesthesiol 28(9): 628–36

Terborg C, Schummer W, Albrecht M, Reinhart K, Weiller C, Röther J (2001) Dysfunction of vasomotor reactivity in severe sepsis and septic shock. Int Care Med 27(7): 1231–4

Otto F, Illes S, Opatz J, Laryea M, Theiss S, Hartung HP, Schnitzler A, Siebler M, Dihné M (2009) Cerebrospinal fluid of brain trauma patients inhibits in vitro neuronal network function via NMDA receptors. Ann Neurol 66(4): 546–55

Puchowicz MA, Koppaka SS, LaManna JC (2009) Brain metabolic adaptations to hypoxia. In: McCandless DW (ed) Metabolic Encephalopathy, pp 15–30. Springer, Berlin Heidelberg New York Tokyo

Vezzani A, French J, Bartfai T, Baram TZ (2011) The role of inflammation in epilepsy. Nat Rev Neurol 7(1): 31–40

Voigt K, Kontush A, Stuerenburg HJ, Muench-Harrach D, Hansen HC, Kunze K (2002) Decreased plasma and cerebrospinal fluid ascorbate levels in patients with septic encephalopathy. Free Radic Res 36(7): 735–9

Wilkinson DJ, Smeeton NJ, Castle PC, Watt PW (2011) Absence of neuropsychological impairment in hyperammonaemia in healthy young adults; possible synergism in development of hepatic encephalopathy (HE) symptoms? Metab Brain Dis 26(3): 203–12

Wilson LM (1972) Intensive care delirium. The effect of outside deprivation in a windowless unit. Arch Intern Med 130(2): 225–6

Zlokovic BV (2011) Neurovascular pathways to neurodegeneration in Alzheimer's disease and other disorders. Nat Rev Neurosci 12(12): 723–38

Differenzialdiagnostisch relevante Untersuchungsbefunde bei Enzephalopathien

O. Jansen, C. Cnyrim, S. Zschocke, H.-C. Hansen, W. Haupt, T. Weber

9.1 Neuro-Radiologie – 140
9.1.1 Grundzüge – 140

9.2 Elektroenzephalographie – 149
9.2.1 Grundzüge typischer EEG-Befunde – 149
9.2.2 Allgemeinveränderungen – 151
9.2.3 Generalisierte rhythmisierte EEG-Veränderungen – 151
9.2.4 Burst-Suppression-Muster (BSM) – 153
9.2.5 Subkortikale (subhemisphärielle) EEG-Veränderungen – 154

9.3 Evozierte Potenziale – 155
9.3.1 Grundzüge typischer EP Befunde – 155
9.3.2 SEP – 157

9.4 Biochemische Befunde – 160
9.4.1 Hepatische Enzephalopathie – 161
9.4.2 Enzephalopathien bei Störungen des Elektrolytstoffwechsels – 161
9.4.3 Enzephalopathien bei Störungen im Energiestoffwechsel (Glukose/Gasaustausch) – 161
9.4.4 Enzephalopathien durch Autoimmunprozesse – 163
9.4.5 Posteriores reversibles Leukoenzephalopathie-Syndrom (PRES) – 164

Literatur – 164

9.1 Neuro-Radiologie

O. Jansen, C. Cnyrim

9.1.1 Grundzüge

Der Begriff der Enzephalopathie wurde historisch für Krankheitsprozesse ohne strukturelle Schädigungsnachweise reserviert. Durch die Weiterentwicklung sensitiver bildgebender Techniken (MRT und CT in hoher Ortsauflösung, MRT-Spektroskopie) gelingt heute jedoch häufig in vivo die Darstellung in der Regel reversibler pathoanatomischer Veränderungen bei klassischen Enzephalopathien, für die eine seitensymmetrische und Mittellinien-nahe Verteilung charakteristisch ist. Beispiele sind das posteriore reversible Enzephalopathie-Syndrom (PRES), die Manganablagerungen im Rahmen von Leberfunktionsstörungen, die subkortikale atherosklerotische Enzephalopathie und das meist symmetrische, Mittellinien-nahe Ödem infolge von osmotischen Demyelinisierungsprozessen bei Elektrolytentgleisung.

Solche Läsionen sind bei Bewusstseinsstörungen und Enzephalopathien stets gegen die klassischen akuten strukturellen Schädigungen vaskulärer, entzündlicher und traumatischer Art abzugrenzen. Sie werden daher übergreifend bezüglich ihrer neuro-radiologischen Befundausprägung besprochen.

Vaskuläre Enzephalopathien

Erkrankungen hirnversorgender Gefäße verursachen häufig typische Schädigungsmuster im Hirngewebe. Aus der Morphologie und dem Verteilungsmuster der Schädigung am Hirngewebe sind vielfach Rückschlüsse auf die zugrunde liegende Vaskulopathie möglich. Das Verteilungsmuster der vaskulären Schädigungen kann dabei oft schon in der computertomographischen Darstellung des Neurocraniums eindeutig klassifiziert und entsprechenden Pathologien an den Hirngefäßen zugeordnet werden. Aus der Bewertung des Schädigungsmusters können zuverlässig verschiedene Arten von Hirninfarkten unterschieden werden (◘ Abb. 9.1).

> **Arten von Hirninfarkten**
> a. Hirninfarkte mit Ursache in makroangiopathischen Gefäßläsionen:
>   – Territorialinfarkte, denen thrombembolische Ereignisse zugrunde liegen (◘ Abb. 9.1 a)
>   – Mikroembolische Infarkte, welchen oft kardiale Emboliequellen oder auch paradoxe Embolien durch ein persistierendes Foramen ovale zugrunde liegen (◘ Abb. 9.1 b)
>   – Endstrom- und Grenzzoneninfarkte, die auf hämodynamischen Fernwirkungen vorgeschalteter Gefäßengen, also arteriosklerotischen Stenosen oder Verschlüssen der großen extra- und intrakraniellen Arterien beruhen (◘ Abb. 9.1 c).
> b. Hirninfarkte mit Ursache in mikroangiopathischen Gefäßläsionen aufgrund einer Lipohyalinose der kleinen perforierenden Arterien oder einer anderen stenosierenden Mikroangiopathie (◘ Abb. 9.2).

Territorialinfarkte entstehen durch embolischen oder thrombotischen Verschluss einer oder mehrerer Hirnarterien. Die häufigsten Ursachen sind arterielle Embolien aus vorgeschalteten Gefäßläsionen oder aus dem Herzen, während autochthone arteriosklerotische Thrombosen im vorderen Hirnkreislauf als Ursache sehr selten, jedoch im hinteren Hirnkreislauf bei etwa 30% der Patienten auftreten.

Die mikroangiopathischen Infarkte entstehen durch Verschluss kleiner penetrierender Arterien mit einem Durchmesser von 40–200 μm. Bei stärkerer Ausprägung der Schädigung spricht man von einem Status lacunaris. Prädilektionsstellen der multifokalen Nekrosen des Hirnparenchyms sind
– Stammganglien,
– Thalamus,
– Capsula interna und externa,
– Basis pontis,
– ventrikelnahe Anteile des zerebralen Marklagers.

Bei der vaskulären ischämischen Leukenzephalopathie (SAE = subkortikale arteriosklerotische Enzephalopathie) handelt es sich um eine ausgeprägte Form der zerebralen Mikroangiopathie (◘ Abb. 9.2 a). Hier liegen diffuse Demyelinisierungen und Vakuolisierungen des zerebralen Marklagers vor. Die Fasern bleiben häufig ausgespart.

Begrifflich sind in diesem Kontext die Leukoaraiose, die »white matter disease« (Erkrankung der weißen Substanz) und die Kleingefäßerkrankung (»small vessel disease«) zu erläutern. Diese Termini sind rein deskriptiver Natur und sollen Festlegungen auf eine zugrunde liegende Ätiopathogenese gezielt umgehen (Grueter u. Schulz 2012). Durch die mittlerweile umfangreiche Erfahrung mit MRT-Schnittbildern in hoher Auflösung und Qualität sowie die Einführung erweiterter MRT-Untersuchungstechniken gelingt heute nicht nur die Differenzierung mikrovaskulärer Marklagerveränderungen von beispielsweise entzündlich bedingten Läsionen, sondern auch die Differenzierung diverser Unterformen der Mikroangiopathie. Die deskriptiven Begriffe treten daher zunehmend in den Hintergrund.

9.1 · Neuro-Radiologie

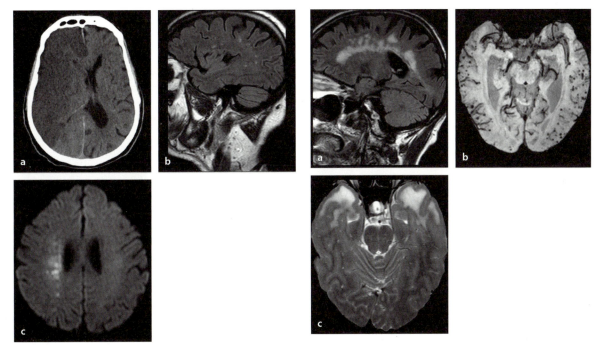

◘ **Abb. 9.1 a–c** Makroangiopathisch bedingte zerebrale Infarkte. **a** Fortgeschritten demarkierter und raumfordernder Territorialinfarkt des A.-cerebri-media- und -anterior-Stromgebietes rechts in der nativen CT; **b** mikroembolische Infarkte in parasagittaler FLAIR-MRT-Sequenz; **c** hämodynamisch bedingte akute Infarkte entlang der Grenzzone zwischen A.-cerebri-media- und -anterior-Territorium rechts bei vorgeschalteter Stenose der A. carotis interna; die Infarkte sind signalreich in der diffusionsgewichteten MRT in axialer Schichtung

◘ **Abb. 9.2 a–c** Mikroangiopathisch bedingte Leukenzephalopathien in der MRT. **a** Subkortikale arteriosklerotische Enzephalopathie (SAE), signalreiche punktuelle und flächig-konfluierende Marklagergliosierungen in der parasagittalen FLAIR-Sequenz; **b** Amyloidangiopathie; charakteristische Mikroblutungen an der Mark-Rinden-Grenze in der axialen suszeptibilitätsgewichteten MRT (SWI); **c** zerebrale autosomal-dominante Angiopathie mit subkortikalen Infarkten und Leukenzephalopathie (CADASIL); charakteristisch sind Gliose bzw. Ödem im subkortikalen Marklager beidseits temporal, signalreich in axialer, T2-gewichteter Sequenz

Die Amyloidangiopathie ist eine Vaskulopathie durch Einlagerung von Amyloidprotein in die Gefäßwand. Diese Angiopathie führt zu charakteristischen Mikroblutungen an der Markrindengrenze, die in besonderen suszeptibilitätsgewichteten Sequenzen (SWI) im MRT heute sehr zuverlässig nachweisbar sind (◘ Abb. 9.2 b). Zu unterscheiden sind Mikroblutungen aufgrund einer Lipohyalinose, die häufig eher in den Stammganglien zu eher zentral lokalisierten Blutungen führen. Die Amyloidangiopathie kann auch zu chronisch rezidivierenden subarachnoidalen Blutungen führen, mit der Ausbildung einer superfiziellen Hämosiderose im Verlauf (▶ Abb. 27.2).

Wichtiger werden vaskuläre Leukenzephalopathien auf dem Boden genetischer Erkrankungen. Als wichtigste Erkrankung gilt hier die zerebrale autosomal-dominante Angiopathie mit subkortikalen Infarkten und Leukenzephalopathie (CADASIL) (◘ Abb. 9.2 c). Die Erkrankung manifestiert sich mit rezidivierenden zerebralen Durchblutungsstörungen und der Entwicklung einer subkortikalen Demenz. Vor allem in der MRT sind häufig symmetrisch verteilte, zunächst nur periventrikuläre Gliosen nachzuweisen, die später das gesamte zerebrale Marklager erfassen. Besonders charakteristisch ist der symmetrische Befall des temporalen Subkortex und der Capsula externa.

Entzündliche Gefäßerkrankungen oder Vaskulitiden können zu akuten oder subakuten vaskulären Enzephalopathien führen. Bei verschiedenen Autoimmunerkrankungen kann es zu perivaskulären Infiltrationen der größeren oder kleineren Hirngefäße kommen. Die Wandentzündungen führen einerseits zu segmentalen Gefäßerweiterungen mit Ausbildung von Pseudoaneurysmen (vor allem beim systemischen Lupus erythematodes). Diese können rupturieren und zu intrazerebralen Blutungen führen. Zum anderen kann es zu Gefäßverengungen, Gefäßverschlüssen oder ischämischen Infarkten kommen. Man findet in der Computertomographie und Magnetresonanztomographie ein Mischbild von Infarkten. Mitunter kommen gleichzeitig mikroangiopathische, hämodynamische und territoriale Infarkte vor. Erst mit der selektiven zerebralen Angiographie ist es häufig möglich, die diagnostisch wegweisenden arteriellen Stenosen, Verschlüsse und Aneurysmen zuverlässig nachzuweisen (◘ Abb. 9.3).

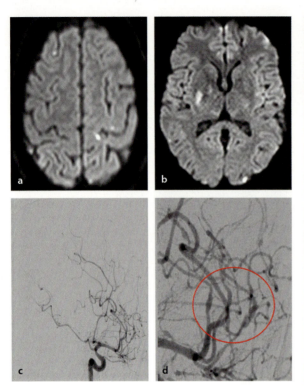

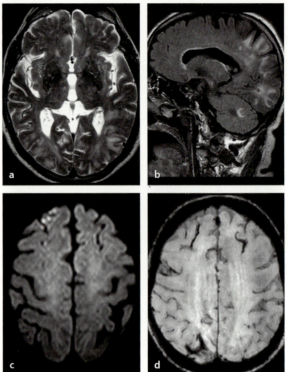

Abb. 9.3 a–d ZNS-Vaskulitis. **a, b** Die diffusionsgewichtete MRT zeigt multiple akute Infarkte, bihemisphärisch kortikal sowie in den Stammganglien rechts als helle Läsionen; **c** Carotisangiogramm (digitale Subtraktionsangiographie) der A. carotisinterna links in schräger Projektion; die Ausschnittvergrößerung **d** zeigt alternierende Stenosen und pseudoaneurysmatische Erweiterungen der mittleren Äste der Aa. cerebri anterior und media (eingekreist)

Abb. 9.4 a–d **a, b** Posteriores reversibles Enzephalopathie-Syndrom (PRES) in der MRT. Die axiale T2-gewichtete Sequenz (**a**) und die parasagittale FLAIR-Sequenz (**b**) zeigen ein beidseitiges kortikales und subkortikales Ödem im posterioren Stromgebiet. **c, d** Reversibles Vasokonstriktionssyndrom (RVCS) in der MRT. Die diffusionsgewichtete axiale Sequenz (**c**) zeigt kleine akute Infarkte an der vorderen Grenzzone rechts als signalreiche Läsionen. Die suszeptibilitätsgewichtete Sequenz (**d**) zeigt Hämosiderinablagerungen in den Sulcibifrontal und parietookzipital rechts als Signalauslöschungen

Das posteriore reversible Enzephalopathie-Syndrom (PRES) geht mit einer Schrankenstörung einher (»capillary leakage«). Die Mechanismen, die zum PRES führen, werden kontrovers diskutiert. Zum einen wird eine gestörte Autoregulation mit nachfolgender Hyperperfusion und nachfolgendem Endothelschaden sowie der Entwicklung eines vasogenen Ödems diskutiert. Zum anderen wird eine möglicherweise toxisch vermittelte Vasokonstriktion mit nachfolgender Hypoperfusion, gefolgt von zerebraler Ischämie und Entwicklung eines vasogenen Ödems favorisiert. Im MRT finden sich typischerweise umschriebene Regionen mit symmetrischen hemisphäralen Ödemen. Der Parietal- und Okzipitallappen ist meistens befallen, gefolgt vom Frontallappen und dem Cerebellum (Abb. 9.4 a und b). Da es sich meist um vasogene Ödeme handelt, ist in der diffusionsgewichteten Bildgebung kein wesentlicher Signalanstieg nachzuweisen. Nach Ausschalten der Noxe verschwinden die Läsionen meist folgenfrei. In seltenen Ausnahmen können auch reine zentrale Ödeme (Stammganglien, Thalamus) auftreten, wenn es sich um Folgen einer hypertensiven Krise handelt.

Das reversible zerebrale Vasokonstriktionssyndrom (RCVS) ist ein Krankheitsbild, das mit starken Kopfschmerzen, möglicherweise mit fokalen neurologischen Defiziten oder Krampfanfällen und reversiblen segmentalen und multifokalen Vasokonstriktionen der Hirnarterien einhergeht. In der Schichtbilddarstellung finden sich vor allem in den diffusionsgewichteten Bildern kleine territoriale oder hämodynamische Infarkte (Abb. 9.4 c), aber – besonders in suszeptibilitätsgewichteten Bildern (SWI) – sulcale Hämosiderinablagerungen/Blutnachweise, typischerweise als kortikale arachnoidale Blutungen (Abb. 9.4 d). In den Gefäßdarstellungen (CTA, MRA oder DSA) sind dann die typischen segmentalen Gefäßeinengungen nachzuweisen, die unter intraarterieller Gabe von Kalziumantagonisten reversibel sind (Abb. 9.4).

Infolge eines Herz-Kreislauf-Versagens oder schwerer Oxygenierungsstörung des Blutes kann es – wenn der Zustand überlebt wird – zu schweren hypoxischen Schädigungen des Hirnparenchyms kommen. Je nach

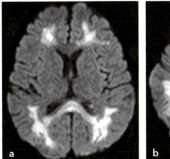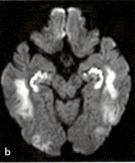

◘ Abb. 9.5 a, b Akute globale hypoxische Hirnschädigung. Signalsteigerungen in axialer diffusionsgewichteter MRT bilateral und weitgehend seitensymmetrisch in den Hippocampi sowie im zerebralen Marklager und im Kortex unter Betonung der Grenzzonen

Ausprägung und Dauer der Hypoxie tritt die Schädigung an unterschiedlichen Prädilektionsstellen auf. Typisch sind seitensymmetrische Schädigungsmuster. Während bei geringer Hypoxie hämodynamische Infarkte in den Grenzzonen zwischen den zerebralen Gefäßterritorien auftreten, ist bei schweren Hypoxien zumeist die stoffwechselaktivere graue Hirnsubstanz bevorzugt betroffen. Es finden sich in der diffusionsgewichteten MRT zytotoxische Ödeme im zentralen und primären visuellen Kortex, in den Stammganglien, den Thalami, der Kleinhirnrinde und in den Hippocampi (◘ Abb. 9.5).

Die Thrombosen der Hirnvenen und Sinus führen zu morphologisch fassbaren Veränderungen am Hirngewebe und entsprechenden klinischen Symptomen, wenn die venöse Drainage des Hirngewebes durch fehlende oder mangelhafte Kollateralkreisläufe insuffizient wird. Die venöse Kongestion (◘ Abb. 9.6) führt über eine Transsudation in den Extrazellularraum, die Vergrößerung der Diffusionsstrecke und daraus folgender Unterversorgung (◘ Abb. 9.6 a und b) oder auch über sekundäre Hämorrhagisierungen zum Zellschaden. Sie kann dabei fokale, aber auch großflächige enzephalopathische Veränderungen bewirken, je nachdem, wie ausgedehnt die Thrombose ist. Die venösen Kollateralkreisläufe zeigen sich durch erweiterte Gefäße, so dass in der Schnittbilddiagnostik neben vasogenen Ödemen, Hämorrhagisierungen und dem direkten Thrombusnachweis auch solche Kollateralkreisläufe darzustellen sind. Der Nachweis subakuter oder gar chronischer Sinusthrombosen sowie die Diagnose isolierter Kortexvenenthrombosen gelingt zuverlässiger mit der MRT, während in der hyperakuten Phase die Interpretation der MRT-Phänomene schwierig sein kann. Die venöse CT-Angiographie ist daher in der Akutphase beim Erwachsenen als Primärdiagnostik gut geeignet, sollte aber unter Aspekten des Strahlenschutzes bei den oft jungen Patienten zurückhaltend eingesetzt werden.

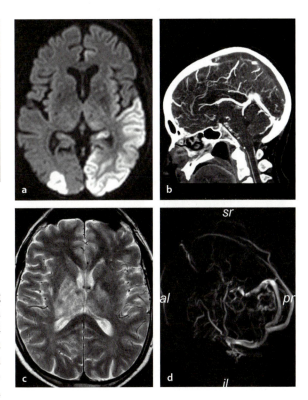

◘ Abb. 9.6 a–d Venöse Stauung. Bilaterale Stauungsinfarkte temporal und okzipital erscheinen signalreich in der axialen diffusionsgewichteten MRT (a); die venöse CT-Angiographie desselben Patienten ist als sagittale Rekonstruktion dargestellt und zeigt eine langstreckige Kontrastmittelaussparung als Korrelat des Thrombus in den hinteren zwei Drittel des Sinus sagittalis superior (b). Stauungsbedingtes Ödem bithalamisch, dargestellt als Signalsteigerungen in der axialen T2-gewichteten Sequenz (c). Die Ödeme sind Folge einer arteriovenösen Fistel mit Aufstau der inneren Hirnvenen. In der 3-D-Maximum-Intensitäts-Projektion der venösen MR-Angiographie (d) fehlen die inneren Hirnvenen, die Vena cerebri magna, der Sinus sagittalis inferior und Sinus rectus (schräge Aufsicht von links oben; al = anterior links, pr = posterior rechts, sr = superior rechts, il = inferior links)

Aus insuffizient oder gar nicht rekanalisierten Thrombosen können sich Durafisteln entwickeln (Klassifikation nach Cognard), und häufig treten diese am lateralen Sinusknie auf. Besonders dramatische neurologische Symptome können sich bei Durafisteln an den inneren Hirnvenen entwickeln (◘ Abb. 9.6 c und d). Zum sicheren Nachweis oder Ausschluss und zur Klassifizierung und Therapieplanung ist die konventionelle Katheterangiographie unumgänglich.

Infektiöse Enzephalopathien

Die Herpes-simplex-Enzephalitis liefert in der Magnetresonanztomographie in der Regel ein spezifisches Bild (◘ Abb. 9.7): Es lassen sich fokale Hirnödeme im medialen unteren Temporallappen, im Gyrus cinguli und in der Insel nachweisen (◘ Abb. 9.7 a). Es kann auch zu einer

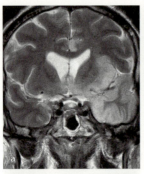
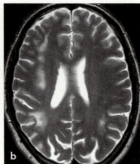
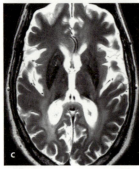

Abb. 9.7 Virale Enzephalitiden in T2-gewichteter MRT. **a** Herpesenzephalitis in linkem Temporallappen und periinsulär (koronare Schnittebene); **b** progressive multifokale Leukenzephalopathie, rechts- mehr als linkshemisphäral ausgeprägt (axiale Schichtführung); **c** HIV-Enzephalitis (axiale Schichtführung)

Prion-Erkrankungen Patienten mit Creutzfeldt-Jakob-Erkrankung (CJD) (▶ Abschn. 21.2.3) zeigen im DWI-MRT häufig kortikale Ödeme (Insula, Gyrus cinguli, Gyrus frontalis superior), seltener Befunde in Stammganglien und Thalamus (Tschampa et al. 2007). Der hintere Thalamus (Pulvinar) ist der pathognomonische Läsionsort der Variante der CJD.

Die HIV-Enzephalopathie ist ebenfalls eine Erkrankung der weißen Substanz, die aber im Gegensatz zur PML die U-Fasern in der Regel ausspart. Die Läsionen zeigen sich gerade in den T2- und FLAIR-gewichteten Aufnahmen als Signalanhebung. Eine Kontrastmittelaufnahme liegt meist nicht vor. Im weiteren Verlauf tritt eine deutliche fortschreitende Hirnvolumenminderung auf (◘ Abb. 9.7 c).

Die Besiedlung des Hirngewebes mit Bakterien, bevorzugt an der kortikomedullären Grenze, führt zunächst zu einer Cerebritis, die als umschriebenes Ödem und dann – im fortgeschrittenen Stadium – auch mit einer diffusen Schrankenstörung einhergeht. Erst im weiteren Verlauf, nach ca. einer Woche, bildet sich die abszesstypische Kapsel, die dann als Ringläsion im T1-gewichteten Bild nach Kontrastmittelgabe nachzuweisen ist. Der zeitliche Ablauf der Abszessentwicklung ist stark vom immunologischen Status des Patienten abhängig. Der eigentliche Abszess wird häufig von einem deutlichen fingerförmigen Marklagerödem, sichtbar als T2-Läsion, umgeben. Die eigentliche Abszesskapsel ist häufig T2-hypointens. In diffusionsgewichteten Aufnahmen führt die hohe Viskosität und Zellularität des zentralen Eiters zu einer deutlichen Diffusionseinschränkung und Signalanhebung im ADC-map (◘ Abb. 9.8). In der MR-Spektroskopie können typischerweise Lipide und hohe Laktatkonzentrationen nachgewiesen werden.

Entzündlich-demyelinisierende Enzephalopathien

Die Magnetresonanztomographie hat einen entscheidenden Stellenwert bei der Diagnostik demyelinisierender Erkrankungen. Zur Anwendung kommen die aktuell modifizierten Kriterien nach McDonald (Polman et al. 2011). Daneben ist aber auch die Beurteilung der Morphologie und Verteilung der Einzelläsion eines demyelinisierenden Herdes aus neuro-radiologischer Sicht wichtig (◘ Abb. 9.9). Die Läsionen sind vor allem im T2- und FLAIR-gewichteten Bild gut zu erkennen (◘ Abb. 9.9 a). Diagnostisch hilfreich ist die Durchführung von sagittalen FLAIR-gewichteten Bildern, um die Balkenunterseite zu beurteilen. Akut entzündliche Demyelinisierungsherde zeigen in den kontrastmittelangehobenen Aufnahmen eine Schrankenstörung, die punktuell oder ringförmig, aber auch bei sehr großen Herden sogar tumorartig imponieren kann (◘ Abb. 9.9 b und c). Bei letzteren ist das sogenannte offene

Beteiligung des Frontal-, Parietal- oder Okzipitallappens sowie des Thalamus und des Hypothalamus kommen. Sehr früh sind in der diffusionsgewichteten Bildgebung zytotoxische Veränderungen nachzuweisen. Typischerweise zeigen sich nach einigen Tagen der Erkrankung petechiale Einblutungen (hämorrhagisierende Enzephalopathie), die besonders in suszeptibilitätsgewichteten Bildern (SWI) nachzuweisen sind. Auch kommt es nach einigen Tagen zu einem vermehrten Kontrastmittel-Enhancement an den Meningen und einer Schrankenstörung an den betroffenen Hirnarealen sowie an der kortikomedullären Grenze der betroffenen Hirnareale. Nach der akuten Entzündung verbleibt meist ein zystisch-gliotischer Defekt mit Ausbildung einer Hirnvolumenminderung.

Die progressive multifokale Leukenzephalopathie (PML) ist eine Erkrankung, die typischerweise in der subkortikalen lobären weißen Hirnsubstanz abläuft und die sogenannten U-Fasern (fibrae arcuatae) mit einbezieht (◘ Abb. 9.7 b). Die Hirnrinde ist aber ausgespart. Im weiteren Verlauf zeigen bzw. entwickeln sich symmetrische flächige Läsionen im Marklager. Bei längeren Verläufen finden sich selten Kontrastmittelaufnahmen in den T1-KM-angehobenen Bildern, während diese in der Frühform der Entzündung gerade bei den Natalizumab-induzierten PML-Erkrankungen häufig auftreten.

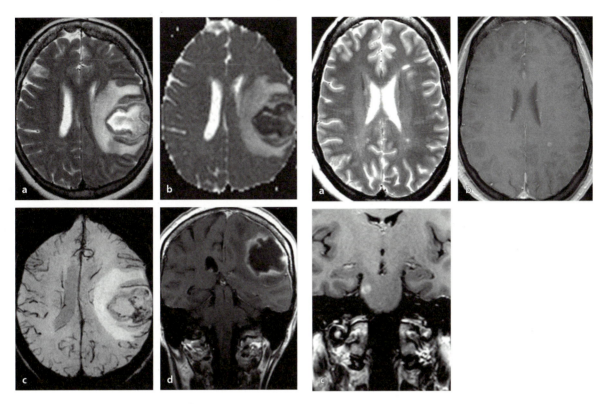

Abb. 9.8 a–d Bakterielle Enzephalitis mit großem linksfrontoparietalem Abszess. **a** Zentral inhomogen signalgesteigerte Abszesshöhle in der axialen T2-gewichteten Sequenz und ausgedehntes Ödem des umgebenden Marklagers (ebenfalls hyperintens); **b** der »scheinbare Diffusions-Koeffizient« (ADC) als Parameter der Diffusibilität der Protonen ist in der Abszesshöhle erniedrigt (dunkel), im Umgebungsödem erhöht (hell); **c** die suszeptibilitätsgewichtete axiale Sequenz zeigt punktuelle bis lineare Signalauslöschungen als Korrelat von Mikroblutungen am Rand der Abszesshöhle; **d** Kontrastmittelaufnahme im Abszessrand inkoronarer T1-gewichteter Sequenz nach intravenöser Kontrastmittelgabe

Abb. 9.9 a–c Immunologisch bedingte demyelinisierende entzündliche Erkrankungen: **a** und **b** Enzephalitis disseminata in der kraniellen MRT; **a** multiple T2 hyperintense Läsionen im ventrikelnahen Marklager beider Großhirnhemisphären, **b** das Nebeneinander von aktiven (Kontrastmittel aufnehmenden, hier im T1-Bild hyperintensen) und älteren (hypointensen) Herden veranschaulicht die zeitliche Dissemination; **c** monophasische akute Demyelinisierung im Pons rechts in der T1 gewichteten koronaren Darstellung nach Gadolinium-Gabe zu ADEM s. ▶ Abb. 22.3

Ring-Enhancement ein typisches Charakteristikum. Akute entzündliche Herde zeigen auch in den diffusionsgewichteten Bildern eine deutliche Signalanhebung. Größe, Form und Lage von Läsionen der weißen Substanz sind im Idealfall so typisch, dass die Diagnose einer Multiplen Sklerose gelegentlich mit nur wenigen klinischen Angaben durch die MRT zu stellen ist.

Metabolisch-toxische Enzephalopathien

Weitgehend symmetrische Veränderungen im CCT und MRT sind für Enzephalopathien typisch, aber nicht spezifisch (DD: Enzephalitis, tiefe Venenthrombose, Vaskulitis, Lymphom). Eine mögliche Manifestation der toxischen und der metabolischen Enzephalopathie ist das diffuse zerebrale Ödem. PRES-artige Bilder und eine vorrangige Beteiligung des Spleniums sind bei verschiedensten Dysregulationen (Hypertensive Krise, Elektrolytstörungen, Sepsis) und toxischen Einflüssen (u. a. Immuntherapeutika) anzutreffen.

Kommt es bei metabolisch-toxischen Enzephalopathien zur Akkumulation oder zum Mangel von Metaboliten, können fokale Veränderungen der Gewebestruktur entstehen, z. T. mit Einblutungen und Diffusionsstörungen (▶ Abb. 23.5, Hypoglykämie). Dazu und zur Bildung von Metalldepots neigen besonders subkortikale Kerngebiete (◘ Abb. 9.10) mit ihren hohen Stoffwechselraten. Daher lassen sich diese Enzephalopathien häufig an pathologischen Befunden in den Stammganglien, dem Thalamus und den Kleinhirnkernen erkennen.

Die Überlappung der Schädigungsmuster steht zwar einer »narrensicheren« Klassifikation im Wege, es existieren jedoch z. T. pathognomonische symmetrische Muster mit typischen Schwerpunktsetzungen oder Aussparungen an den subkortikalen Kerngebieten (Stammganglien/Thalamus und Hypothalamus) sowie typische Begleitbefunde in den Hemisphären und dem Hirnstamm (◘ Tab. 9.1).

ein zentral pontin liegendes Ödem (◘ Abb. 9.11 a), das sich im weiteren Verlauf dann als symmetrische, gelegentlich dreieckförmig imponierende Läsion mit entsprechendem Defektbild im T2- oder T1-gewichteten Bild dokumentieren lässt.

Wernicke-Enzephalopathie Bei der Wernicke-Enzephalopathie (▶ Abschn. 19.6.1) sind im MRT ödematöse Läsionen mit Hämorrhagisierungstendenz paraventrikulär im Thalamus und abwärts hiervon nachzuweisen. Corpora mammillaria, Hypothalamus, Vierhügelregion und Pons sind bevorzugt betroffen. Entsprechend findet man vor allem auf T2- und FLAIR-gewichteten Aufnahmen symmetrische Signalanhebungen (◘ Abb. 9.11 b). Im Akutstadium sind Diffusionsstörungen nachweisbar, mit Signalanhebungen in DWI-Bildern. In suszeptibilitätsgewichteten Aufnahmen können Mikrohämorrhagisierungen nachweisbar sein.

Marchiafava-Bignami-Syndrom Das Marchiafava-Bignami-Syndrom (▶ Kap. 18, ▶ Abschn. 28.4.1) ist vermutlich wie die pontine Myelinolyse Ausdruck eines nicht-entzündlichen Demyelinisierungsprozesses durch unterschiedliche Auslöser. Typischerweise findet man im MRT auf den sagittalen und koronaren T2-gewichteten Aufnahmen eine deutliche Signalanhebung im Splenium, die nach Absetzen der Noxe reversibel sein kann (◘ Abb. 9.11 c).

Hepatische Enzephalopathie Die Hepatische Enzephalopathie ist bedingt durch eine Leberfunktionsstörung, in deren Folge es zum Konzentrationsanstieg endogener Toxine im Blut kommt (z. B. Ammoniak). Dies wirkt sich auf den Haushalt von Transmittersubstanzen im Nervensystem aus und zieht Veränderungen der elektrochemischen Übertragung im Gehirn nach sich. Die MR-Protonen-Spektroskopie kann grundsätzlich einen Anstieg von Glutamin und zudem einen Abfall des für die Osmoregulation bedeutsamen Myoinositols im Hirngewebe nachweisen. Dies erfordert nicht nur viel Erfahrung bei der Interpretation, sondern auch qualitativ gute Spektren. Zusätzlich ist eine hohe Patienten-Compliance notwendig – daher ist dies gerade bei diesem Kollektiv nur selten praktikabel. Robuster sind die bildmorphologischen Zeichen bei chronischer hepatischer Enzephalopathie, von denen eine seitensymmetrische T1-Signalsteigerung im Globus pallidus besonders charakteristisch ist (◘ Abb. 9.11 d). Dafür wird eine Manganakkumulation verantwortlich gemacht. Bei akutem Leberversagen kann es zudem zur Ausbildung von Ödemen mit kritischem Anstieg des intrakraniellen Druckes kommen. Wird dies überlebt, bleibt häufig eine Atrophie als Residualzustand nachweisbar. Solche Mn-Ablagerungen finden sich z. T. nach langer parenteraler Therapie (▶ Abb. 27.1) und verhalten sich reversibel.

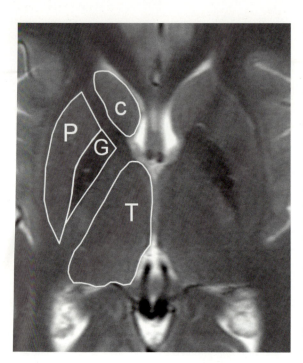

◘ Abb. 9.10 3-Tesla-MRT der zentralen Kerngebiete (C = Nucleus caudatus; P = Putamen; G = Globus pallidus; T = Thalamus)

Allerdings müssen diese metabolisch induzierten Befunde sorgfältig von physiologischen Konstellationen (erweiterte Virchow-Robin-Räume, physiologische Eisen- und Kalkablagerung) sowie anderen Prozessen (bi-thalamische Infarkte, innere Hirnvenenthrombose, Enzephalitiden, Lymphome und Tumore) abgegrenzt werden. Bei Hyperglykämie entsteht die typische enzephalopathische »diabetische Striatopathie« mit einer Hemichorea als Differenzialdiagnose des lakunären Insultes mit Hemiplegie (▶ Abb. 23.4). Atrophien des ZNS sind als weitere Erscheinungsform möglich. Sie sind oft metabolisch-toxisch verursacht (Alkohol, Quecksilber, Pharmaka, Hormonmangel, angeborene Stoffwechseldefekte), wobei differenzialdiagnostisch u. a. infektiöse Enzephalopathien zu berücksichtigen sind. Toxische Atrophien treten eher bei längerfristigen Belastungen auf, sind oft zerebellär und an der Großhirnrinde betont und vieldeutig. Manche Gifte wie Lösungsmittel drücken sich trotz chronischer Enzephalopathie eher selten im bildgebenden Befund aus.

Malnutritive Enzephalopathien

Zentrale pontine Myelinolyse Die zentrale pontine Myelinolyse (▶ Abschn. 18.4) als akute Demyelinisierung der zentralen Abschnitte der Brücke tritt am häufigsten bei Patienten im mittleren Lebensalter mit Säure-Basen- und/oder Elektrolytentgleisungen auf (◘ Abb. 9.11). Eine Störung der Blut-Hirn-Schranke ist in der Regel nicht nachweisbar. In T2-gewichteten Aufnahmen zeigt sich

Tab. 9.1 Toxische Enzephalopathien: Schwerpunkte neuroradiologischer Befunde

Schädigung	Subkortikale Kerngebiete	Zusätzliche Befunde
Kohlenmonoxid und zerebrale Hypoxie	Gesamte Basalganglien und Thalamus	Diffus kortikal, Zentrum semiovale, verzögerte Marklagerdegeneration
Zyanid, Methanol	Putamen	Diffus kortikal
Hypoglykämie	Gesamte Basalganglien (Thalamus ausgespart)	Diffus kortikal inkl. HC, Marklager (hinterer Kapselschenkel, Corona radiata, Zentr. Semiovale, Splenium) NB: Befunde unilateral mgl.
Hyperglykämie	Gesamte Basalganglien (Thalamus ausgespart)	Keine
Ammoniak (u. a. Leberversagen)	Gesamte Basalganglien	Hinterer Kapselschenkel, periventrikuläre WM Insulärer Kortex, Gyrus cinguli, S. nigra
Kupfermangel (M. Wilson)	Putamen, Glob. pallidus und ventrolat. Thalamus	Hirnstamm: Panda-Zeichen (Nucl. ruber ausgespart) PG, Tegmentum pontis, Nuc. dentatus
Manganismus	Globus pallidus, S. nigra	PG, periventrikuläre WM, Nuc. dentatus
Kalzium (M. Fahr)	Gesamte Basalganglien und Thalamus	Marklager, Nuc. dentatus
Thiaminmangel	Thalamus, Hypothalamus Corpora mamillaria	PG, Vierhügelplatte
Eisenablagerung (NBIA)	Globus pallidus	Tigeraugen-Zeichen (▶ Abschn. 23.2)
Laktat (MELAS)	Variabel	Kortikal fokal »stroke like«, aber nicht territorial begrenzt, zerebelläre Atrophie

HC = Hippocampus; PG = Periaquäduktales Grau

Andere/seltene Enzephalopathien

Epilepsiebedingte Übererregung Die epilepsiebedingte Übererregung fokaler oder größerer Hirnanteile führt im Akutstadium zu einem zytotoxischen und auch nachfolgend vasogenen Ödem. Bei lang anhaltendem Status, oder wenn die Bildgebung direkt nach dem Iktus durchgeführt wird, können entsprechende Ödemveränderungen in den hyperaktivierten Hirnarealen nachgewiesen werden. Es finden sich Signalanhebungen in den diffusionsgewichteten Bildern, häufig hippocampal, direkt peri- oder postiktual. Bei lang anhaltendem Status kann es zu ausgedehnten vasogenen Ödemen kommen – auch typischerweise unter Mitbeteiligung der hinteren Thalamuskerne –, die in T2-gewichteten Bildern sichtbar sind (◘ Abb. 9.12).

Hirnstamm-Enzephalitis (Typ Bickerstaff) Die Hirnstamm-Enzephalitis (Typ Bickerstaff) befällt vom Mesenzephalon kraniokaudal absteigend auch Pons, Medulla oblongata und Kleinhirnstiele. Sie ist durch vasogene Ödeme in T2-gewichteten Sequenzen bildmorphologisch erkennbar (◘ Abb. 9.13 a). Ob es sich dabei um eine eigene Entität (para-/postinfektiöser Genese) oder um eine atypisch verlaufende Virusenzephalitis handelt, ist ungeklärt. Zu ADEM (akute disseminierte Enzephalomyelitis) (▶ Abschn. 22.2.1, ▶ Abb. 22.3)

Limbische Enzephalopathie Bei der antikörpervermittelten paraneoplastischen limbischen Enzephalopathie (▶ Abschn. 22.2) lassen sich mit der Magnetresonanztomographie vasogene, aber z. T. auch zytotoxische Ödeme in Strukturen des limbischen Systems nachweisen (◘ Abb. 9.13). Besonders prädestiniert sind hierbei der Hippocampus und die Amygdala, teilweise aber auch der Gyrus cinguli und die Inselregion. Gerade auf koronaren Aufnahmen sind hier in T2- oder FLAIR-gewichteten Bildern entsprechende bilateral imponierende Ödeme und Signalsteigerungen nachzuweisen. In den diffusionsgewichteten Aufnahmen imponieren häufig deutliche Signalanhebungen beidseits am Hippocampus (◘ Abb. 9.13 b).

Traumatische Enzephalopathie

Direkte Verletzungen am Hirnparenchym können sich entweder als Scherverletzungen oder als Hirnkontusionen manifestieren (◘ Abb. 9.14).

Scherverletzungen Scherverletzungen (engl. »diffuse axonal injury, DAI«) finden sich typischerweise an der Rindenmarkgrenze, in den Stammganglien, im Hirnstamm, aber auch in Bereichen mit hoher Myelindichte (Balken). Sie sind in diffusionsgewichteten Bildern als punktuelle Signalanhebungen nachzuweisen, zeigen aber in sicher

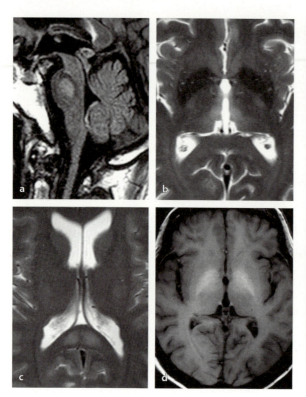

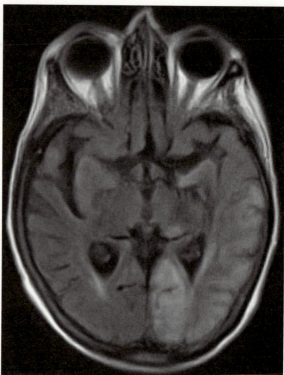

Abb. 9.11 a–d Malnutritiv, toxisch und osmotisch bedingte Demyelinisierungen: **a** pontine Myelinolyse, erkennbar als Signalsteigerungen im Pons in der sagittalen FLAIR-Sequenz; **b** die Wernicke- Enzephalopathie ist an seitensymmetrischen Ödemen der medialen Thalami als Signalsteigerungen in der axialen T2 gewichteten Sequenz erkennbar; **c** das Marchiafava-Bignami-Syndrom ist durch T2-signalreiches Ödem bzw. Gliosierung im Splenium des Balkens gekennzeichnet; **d** bei chronischer hepatischer Enzephalopathie resultieren T1-Signalsteigerungen im Globus pallidus beidseitig aus Manganablagerungen

Abb. 9.12 Status epilepticus mit iktualem Ödem links okzipital, temporal und im Pulvinar (Thalamus), dargestellt als Signalsteigerungen in der axialen FLAIR-Sequenz. Der Krampfanfall wurde mutmaßlich durch eine Kortexblutung im Gyrus temporalis superior links im Rahmen einer Amyloidangiopathie getriggert. (Bildrechte: Radiologische Abteilung des Friedrich-Ebert-Krankenhauses Neumünster; mit freundl. Genehmigung)

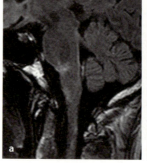 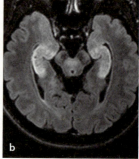

Abb. 9.13 a, b Paraneoplastisch bzw. immunologisch bedingte Enzephalitiden in der MRT. **a** Signalsteigerungen bzw. Ödem am pontomedullären Übergang und in der Medulla oblongata im Rahmen einer Hirnstammenzephalitis (Bickerstaff), dargestellt in sagittal geschichteter FLAIR-Sequenz; **b** limbische Enzephalitis mit bilateralem Ödem im Hippocampus und der Amygdala, dargestellt als Signalsteigerungen in axialer FLAIR-Sequenz

mehr als der Hälfte der Fälle auch eine hämorrhagische Komponente und sind daher in SWI-Bildern sehr gut zu detektieren (■ Abb. 9.14 a). Der Nachweis auch kleinster Scherverletzungen kann helfen, isolierte oder komplexe neurologische Symptome nach Schädelhirntrauma diagnostisch einzuordnen.

Hirnkontusionen Hirnkontusionen sind Folge einer breitflächigen Krafteinwirkung auf den Schädel, typischerweise bei Dezelerationstraumen. Bei Hirnkontusionen kommt es typischerweise zu Rhexisblutungen in die Hirnrinde oder das subkortikale Marklager. Im weiteren Verlauf geht das Gewebe in diesem Bereich unter. Es verbleibt ein zystischer Parenchymdefekt.

Kontusionsherde sind in der Akutphase mit der MRT, aber zumindest im Verlauf auch mit der Computertomographie als ödematöse und hämorrhagisierte Läsionen nachzuweisen (■ Abb. 9.14 b). Die Defektzustände sind als Gliosen mit enzephalozystischen Residuen nachweisbar (■ Abb. 9.14 c).

Weitere Ursachen für Enzephalopathie-artige Syndrome sind intrakranielle extraaxiale Blutungen mit potenziell dringlicher operativer Konsequenz. Während das akute Subduralhämatom und die epidurale Blutung

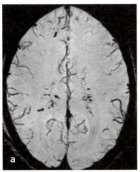
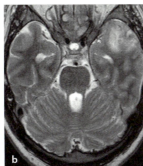
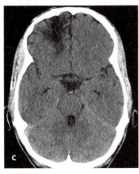

Abb. 9.14 a–c Traumatische Hirnschädigung. **a** Die punktförmigen bis ovalären Signalauslöschungen in der axialen suszeptibilitätsgewichteten Sequenz entsprechen Mikroblutungen an der Mark-Rinden-Grenze im Rahmen einer diffusen neuroaxonalen Schädigung durch ein Hochrasanztrauma; **b** akute Kontusion links temporopolar, erkennbar an den subkortikalen und kortikalen Signalsteigerungen in einer axialen T2-gewichteten Sequenz; **c** postkontusioneller Substanzdefekt rechts frontobasal, liquorisodens in der axialen nativen CT

zumeist auf ein schweres Trauma folgen und meist rasch einer neurochirurgischen Behandlung zugeführt werden, können das chronische Subduralhämatom und milde Verlaufsformen der Subarachnoidalblutung eher zu differenzialdiagnostischen Schwierigkeiten führen (▶ Abb. 4.4). Auf die Darstellung der charakteristischen Veränderungen – insbesondere in der CT-Bildgebung – haben wir hier verzichtet. Es sei jedoch erwähnt, dass nicht selten erst die Wiederholung der Bildgebung im Verlauf das tatsächliche Ausmaß einer traumatischen Parenchymschädigung zeigt und die Abgrenzung potenziell reversiblen von irreversiblen strukturellen Läsionen ermöglicht.

9.2 Elektroenzephalographie

S. Zschocke, H.-C. Hansen

Das (Oberflächen-)EEG ist das bioelektrische Korrelat neuroglialer Funktionen des Kortex und durch die vielfältigen Projektionen subkortikaler Hirnstrukturen letztlich ein Abbild der neuro-glialen Aktivitäten des gesamten ZNS. Enzephalopathien als Erkrankungen des gesamten Hirns ändern das EEG in der Regel diffus und unspezifisch. Anders als andere Verfahren kann das EEG Belege für eine zerebrale Funktionsstörung liefern und damit klären, ob eine Hirnbeteiligung vorliegt oder nicht. In jedem Fall stellt das EEG eine sinnvolle Ergänzung zur Beurteilung des Schweregrades einer Enzephalopathie dar.

Nur bei wenigen Enzephalopathien findet man pathognomonische EEG-Befunde (◘ Tab. 9.2), wie z. B. bei den hypoxischen Enzephalopathien (s. weiter unten und ▶ Kap. 14), bei einer CJD und SSPE (▶ Abschn. 21.2) oder bei der limbischen Enzephalitis mit NMDA-Rezeptor-AK (▶ Abschn. 22.2). Obwohl teils fakultativer Bestandteil der diagnostischen Kriterien (CJD), sind diese Befunde nicht bei allen Patienten obligat (»extreme delta brush« nur in 40–50% ▶ Abb. 22.1) und abhängig vom Stadium der Erkrankung, z. B. bei CJD (Hansen et al. 1998). Auch wenn CJD-typische EEG bei anderen Krankheitsbildern gelegentlich anzutreffen sind (z. B. Alzheimer-Demenz), sind sie im Zusammenhang mit dem klinischen Befund von so hoher Spezifität, dass sie in die Diagnosekriterien aufgenommen wurden.

Das EEG kann darüber hinaus bei Bewusstseinsstörungen mit der Beobachtung der Reaktivität auf äußere Reize diagnostisch und prognostisch wichtige Informationen vermitteln.

Zur EEG-Methodik, ihren Vor- und Nachteilen sowie zu Indikationsstellungen ▶ Kap. 11.

9.2.1 Grundzüge typischer EEG-Befunde

Generell kann das EEG bei Enzephalopathien in drei verschiedenen Formen verändert werden.

Allgemeinveränderung Die bioelektrische Aktivität wird durch eine diffuse neuronale Schädigung verlangsamt. Es entwickeln sich mit zunehmenden Anteilen stets irregulär

◘ **Tab. 9.2** Pathognomonische EEG-Befunde im Zusammenhang mit Enzephalopathien

EEG-Befund	Enzephalopathie
Triphasische Potenziale alle 0,5–1,5 s	Creutzfeldt-Jakob-Erkrankung (CJD)
Periodische Potenzialkomplexe alle 5–10 s	Subakut sklerosierende Panenzephalitis (SSPE)
Repetierende scharfe Potenziale	Hypoxische Hirnschädigung
»extreme delta brush«	NMDA-Rezeptor-AK-Enzephalitis

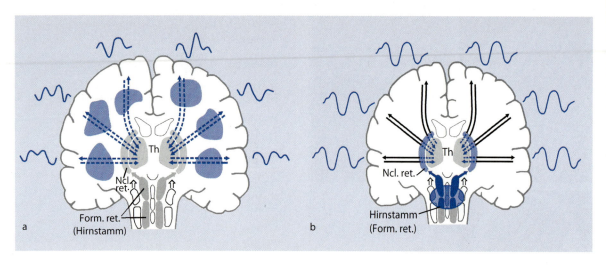

Abb. 9.15 Schematische Darstellung der Entstehungsmechanismen im Falle einer allgemeinen Verlangsamung des EEG. **a** Im Sinne einer Allgemeinveränderung durch diffuse Funktionsstörung beider Hemisphären mit generalisierter, polymorpher Aktivität im Deltabereich und **b** infolge einer diffusen Projektion bilateral synchronisierter Delta-Wellen durch eine subhemisphärielle, isolierte Hirnstammfunktionsstörung bei völlig intakten Hemisphären (Th = Thalamus, Form.ret = Formatio reticularis im Hirnstamm, Ncl. ret. = Nucleus reticularis thalami). (Aus Zschocke u Hansen 2012)

verlangsamter EEG-Potenziale (Theta- und schließlich Deltawellen) die Befunde im Sinne einer leichten, mittelgradigen und schließlich schweren Allgemeinveränderung.

Rhythmisierte Aktivitätssteigerungen Bei Enzephalopathien, die nur bestimmte Neuronentypen oder -systeme treffen, kann eine Desintegration und Enthemmung neuronaler Strukturen zu rhythmisierten Aktivitätssteigerungen führen, die sich im EEG durch besondere, mitunter pathognomonische Veränderungen ausdrücken. Beispiele sind triphasische Potenziale bei metabolischen Enzephalopathien oder ähnliche Potenziale bei einer Creutzfeldt-Jakob-Erkrankung oder die repetitiv auftretenden Potenziale nach schweren hypoxischen Hirnschädigungen.

Erregungssteigerungen Eine Schädigung bestimmter Rezeptortypen (z. B. Glutamat, GABA) im Bereich der neuronalen Membranen mit Störungen der Funktion der Ionenkanäle in den Zellmembranen (sog. Kanalopathien) kann Erregbarkeitssteigerungen bzw. Erregungssteigerungen der Nervenzellen verursachen, die im EEG alle Kriterien einer epileptischen Erregungssteigerung erfüllen.

Ist der Grundrhythmus im EEG nicht verlangsamt und liegt eine normale Reaktion auf Außenreize vor, kann eine quantitative Bewusstseinsstörung ausgeschlossen werden. Patienten, die dennoch deutlich bewusstseinsgestört, wenn nicht sogar komatös erscheinen, müssen auf die Möglichkeit einer dissoziativen Genese hin geprüft werden (»psychogenes Pseudokoma«, ▶ Abschn. 4.2.1).

> Eine erhebliche Allgemeinveränderung kann auch nur durch medikamentös-toxische Effekte bedingt sein (▶ Kap. 26). Diese Ursache muss stets im Auge behalten werden.

Eine Allgemeinveränderung (im engl. Sprachraum: »diffuse slowing«) ist definiert durch eine allgemeine Verlangsamung der Hirnrindenaktivität als Folge einer Funktionsstörung beider Hemisphären und hier mehr oder weniger des gesamten Kortex und/oder des Hemisphärenmarks (◨ Abb. 9.15 a). Davon abzugrenzen sind generalisierte Verlangsamungen der kortikalen Aktivität, die lediglich durch neuronale Projektionen verschiedenartiger Funktionsstörungen im Bereich des Mittelhirns und des Hirnstamms ausgelöst werden. Diese EEG-Syndrome bezeichnet man allgemein als **subkortikale EEG-Veränderungen** (◨ Abb. 9.15 b und weiter unten). Angesichts der Definition des Begriffs »Allgemeinveränderung« als Ausdruck einer Hemisphärenschädigung (sowohl des Kortex als auch des Hemisphärenmarks) wäre die Bezeichnung »subhemisphärielle EEG-Veränderung« korrekter. Diese sprachliche Differenzierung sollte im Hinblick auf die klinische Bedeutung konsequent angestrebt werden! In der klinischen Praxis ist dies allerdings oft sehr schwierig, da kortikale/hemisphärielle und subhemisphärielle Läsionen häufig kombiniert auftreten, wie z. B. bei einem Schädel-Hirn-Trauma oder einer Enzephalitis. Auch bei metabolisch-toxischen Enzephalopathien kommt dies vor, der EEG-Befund zeigt dann die »allgemeine hemisphärielle und subhemisphärielle Störung« an.

9.2.2 Allgemeinveränderungen

Eine Verlangsamung der okzipital dominanten Frequenz (Grundrhythmus) des EEG unter 8/s ist eine pathologische Verlangsamung im Sinne einer Allgemeinveränderung. Bei älteren Patienten muss auch ein (dann zumeist unregelmäßiger) Grundrhythmus bis 7/s noch nicht unbedingt als pathologisch gelten. Abzugrenzen sind die häufigen Verlangsamungen durch Vigilanzschwankungen bzw. -minderungen. Diese sind durch ihre zeitliche Dynamik (fluktuierende Verlangsamungen) zu erkennen und durch den beschleunigenden Effekt akustischer Reize leicht zu belegen. Langsame Grundrhythmusvarianten (insbes. die 4/s-Grundrhythmusvariante) sind zu beachten (z. B. Zschocke u. Hansen 2012).

Eine Allgemeinveränderung ist ein absolut unspezifisches EEG-Merkmal. Sie erlaubt keinerlei Rückschlüsse auf die zugrunde liegende Funktionsstörung der Hemisphären. Ihre Ausprägung ist jedoch ein brauchbarer Gradmesser für den Schweregrad der Hirnerkrankung. Dies gilt insbesondere für die Initialphasen der verschiedenen zerebralen Affektionen. Je akuter und schwerer die zerebrale Läsion, desto deutlicher die EEG-Veränderung. Wird die Hirnerkrankung überstanden, so können in der Erholungsphase die EEG-Befunde die klinische Besserung oft deutlich überdauern. Bei manchen metabolischen Hirnfunktionsstörungen ist jedoch auch in der Erholungsphase eine strengere Korrelation zu beobachten.

> **Schweregrade der Allgemeinveränderung**
> a. **Leichte Allgemeinveränderung:** vorherrschende Frequenz meist noch an der unteren Alpha-Grenze, (8–)7(–6)/s mit Einstreuung auch langsamerer Theta-Wellen, unregelmäßiger Potenzialablauf. Oft bereits mangelhafte Blockierung bei Augenöffnung.
> b. **Mäßige (mittelgradige) Allgemeinveränderung:** unregelmäßige, diffuse (bis in die frontalen Ableitungen reichende) Grundaktivität überwiegend im Theta-Bereich, Einstreuung auch langsamerer Delta-Wellen. Bei Augenöffnung inkonstante bis fehlende Reaktion. Allgemeine Reaktivität des Patienten oft bereits eingeschränkt.
> c. **Schwere Allgemeinveränderung:** überwiegend bis ausschließlich diffuse, polymorphe, meist kontinuierlich ablaufende Aktivität im Delta-Bereich, die durchaus noch von einzelnen frequenteren Potenzialen überlagert sein kann. Beschleunigungen durch Außenreize fehlen. Deutliche Bewusstseinsstörung bis Koma.

Mit zunehmender Hirnschädigung wird im tiefen Koma die stark verlangsamte Hirnrindenaktivität im Delta- und schließlich auch Sub-Delta-Bereich (Potenzialschwankungen unter 0,5/s) fortgesetzt flacher. Phasen einer vollständigen Suppression der Hirnpotenziale werden häufiger und länger (finales flaches Burst-Suppression-Muster vom Typ 2, vgl. Zschocke u. Hansen 2012). Endstadium ist das reaktionslose isoelektrische EEG (»Null-Linien-EEG«).

9.2.3 Generalisierte rhythmisierte EEG-Veränderungen

Rhythmisierte Wellen im (Theta-)Delta-Bereich

Enzephalopathien sind häufig mit rhythmisch aufeinander folgenden, meistens generalisierten, häufig frontal betonten Wellen im (Theta-)Delta-Bereich verknüpft. Anfangs streuen sie in kurzen Gruppen oder Serien ein und ersetzen schließlich in kontinuierlicher Abfolge die zuvor vorhandene (bereits pathologische) Grundaktivität vollständig. Treten sie in Gruppen oder kurzen Serien auf, werden diese Graphoelemente vielfach auch den leider unscharf definierten Begriffen IRDA (»intermittent rhythmic delta activity«) bzw. FIRDA (»frontal intermittent rhythmic delta activity«) untergeordnet.

Zwischen dem Schweregrad der Enzephalopathie und der Ausprägung dieses häufigen EEG-Befundes besteht eine relativ enge Beziehung: Mit Zunahme der metabolischen Entgleisung nehmen Ausprägung und Häufigkeit der rhythmisierten (Theta-)Delta-Komponenten zu, und die Delta-Wellen werden zunehmend träger. In klinisch weniger gravierenden Fällen mit nur mäßiger Bewusstseinseinschränkung können Außenreize das EEG noch beeinflussen und die rhythmisierten Aktivitäten kurzzeitig unterbrechen (Abb. 9.16).

Wird das EEG-Bild bei einem bewusstseinsgestörten Patienten gleich welcher Diagnose durch rhythmisierte Delta-Aktivitäten deutlicher gekennzeichnet, so sollte stets eine ausführliche laborchemische Diagnostik zum Nachweis bzw. Ausschluss einer (zusätzlichen) metabolischen Entgleisung veranlasst werden. Auch ein Status epilepticus kann vorliegen (Kirkpatrick et al. 2011).

Periodische (oder auch quasiperiodische) EEG-Potenziale oder -Muster Dies sind EEG-Phänomene, die in mehr oder weniger regelmäßigen Abständen von 0,5 bis zu mehreren Sekunden mit relativ konstanten Potenzialkonfigurationen generalisiert und zumeist auch bilateral symmetrisch in das EEG einstreuen. Sie können die Grundaktivität des EEG vordergründig prägen, gelegentlich auch vollständig ersetzen. Die Potenziale können mit Amplituden von vorwiegend 150–300 μV bi-, tri-, gelegentlich auch polyphasisch erscheinen, also ihre Ausschlagsrichtung zwei-, drei- oder mehrfach wechseln. Die Darstellung ist allerdings vom gewählten Ableiteprogramm (der Elektrodenverschaltung) abhängig.

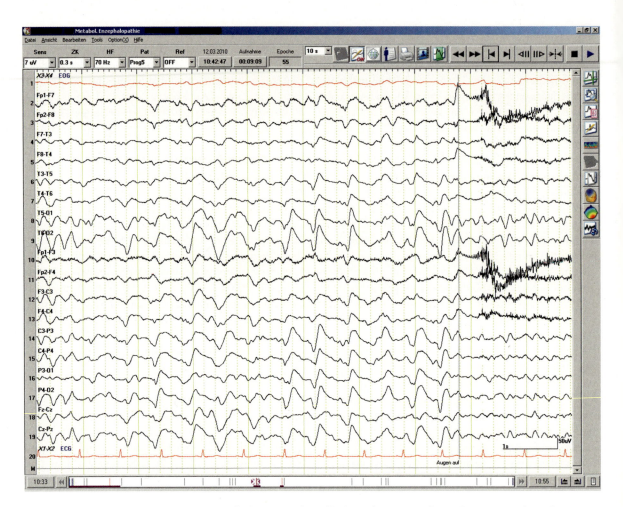

Abb. 9.16 Intermittierend steiler akzentuierte, rhythmisierte Delta-Wellen bis 2/s bei einer 61-jährigen Patientin mit Leberzirrhose durch Alkoholabusus. Patientin ist bewusstseinseingeschränkt, verwirrt. Bei Augenöffnung im EEG noch deutliche Reaktion mit kurzer Beschleunigung der Grundaktivität

Am häufigsten findet man diese periodischen Aktivitäten in Form der sog. triphasischen Wellen (Potenziale). Sie sind im EEG ein diagnostisches Kriterium vor allem für metabolische, insbesondere hepatische Enzephalopathien. Sie können in Abständen von 0,5–1/s das EEG vordergründig prägen, sind mit deutlichen Bewusstseinseinschränkungen verbunden, bleiben jedoch durch Außenreize beeinflussbar. Zwischen den weiter oben beschriebenen rhythmisierten Delta-Wellen und den triphasischen Potenzialen gibt es fließende Übergänge (Kuroiwa u. Celesia 1980).

In charakteristischer Form treten triphasische Wellen z. B. auch bei der Creutzfeldt-Jakob-Erkrankung (CJD) auf (◘ Abb. 9.17). Die Bezeichnung »triphasisch« hat sich eingebürgert und ist letztlich auch korrekt. Nur lassen sich im EEG meistens nur zwei Potenzialphasen erkennen. Das Erscheinungsbild wird überdies sehr von der gewählten Elektrodenverschaltung bestimmt.

Die Ausprägung der periodisch auftretenden EEG-Elemente ist vom Erkrankungsstadium abhängig. Initial können die (später triphasischen) Potenziale auch regional akzentuiert erscheinen und so zunächst eine Herdstörung vortäuschen. Im Endstadium der Erkrankung machen sie meistens dem Bild einer schweren Allgemeinveränderung Platz.

Treten die periodischen EEG-Aktivitäten besonders stereotyp auf, bezeichnet man sie auch als **repetitive EEG-Muster**. Es sind meist scharf akzentuierte Potenzialschwankungen mit dem Charakter von Spitzenpotenzialen, die einzeln oder in kurzen, höherfrequenten Potenzialserien oder Potenzialkomplexen das EEG längere Zeit (Stunden bis mehrere Tage) kontinuierlich und vollständig ersetzen können (◘ Abb. 9.18).

Sie sind in der Regel die Folge einer Enzephalopathie durch akute hypoxische Hirnschädigung, z. B. nach Herzstillstand und nicht rechtzeitiger Reanimation. Dieses EEG-Syndrom gehört zu den wenigen pathognomonisch

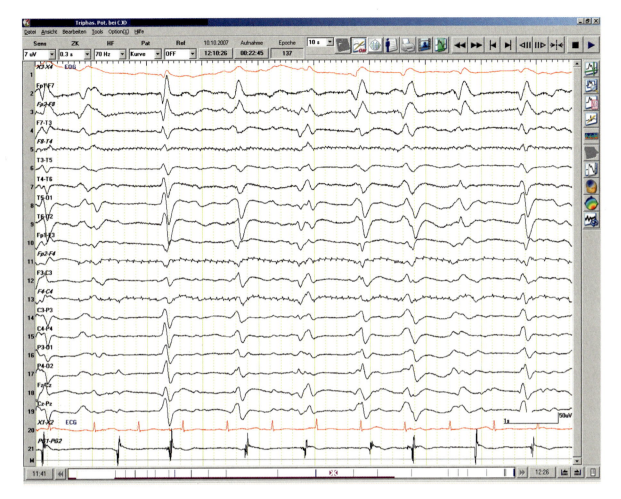

Abb. 9.17 Triphasische Potenziale unterschiedlicher Form und Ausprägung bei einem 72-jährigen Patienten mit klinisch hochgradigem Verdacht auf Creutzfeldt-Jakob-Erkrankung. In der untersten Registrierungsspur das EMG vom rechten Daumenballen mit Aufzeichnung von myoklonischer Muskelaktivität in etwas loser Korrelation mit den Entladungen im EEG. Klinisch zum Zeitpunkt der Ableitung keine erkennbaren Myoklonien

relevanten Befunden, deren Nachweis allein nach dem EEG die Diagnose einer hypoxischen Hirnschädigung erlaubt. Die Patienten sind stets komatös und zeigen im EEG keine Reaktionen auf Außenreize. Myoklonien treten häufig auf, oft in zeitlicher Korrelation mit den repetierenden EEG-Aktivitäten.

Diese repetitiven EEG-Muster sind Ausdruck einer neuronalen Erregungssteigerung durch Desintegration und Enthemmung der neuronalen Netze in der grauen Substanz kortikaler (und wohl auch subkortikaler) Hirnstrukturen. Sie sind im Einzelfall nur schwer von echten epileptischen Erregungssteigerungen abzugrenzen. Epileptische Erregungssteigerungen, pathophysiologisch definiert als die Folge von paroxysmalen Zellentladungen mit den Merkmalen einer PDS auf der Einzelzellebene (PDS = Paroxysmal Depolarization Shift), die man klinisch natürlich nicht nachweisen kann, werden ebenfalls häufig durch hypoxische neuronale Läsionen ausgelöst.

Im Einzelfall können die beiden durch hypoxische Läsionen auslösbaren pathophysiologischen EEG-Phänomene – die repetitiven EEG-Muster und die epileptischen Erregungssteigerungen – auch alternativ bzw. parallel auftreten. Die repetitiven EEG-Muster werden dann durch die plötzliche Entwicklung iktualer (anfallstypischer) EEG-Veränderungen abgelöst.

9.2.4 Burst-Suppression-Muster (BSM)

Ein besonderes EEG-Muster, das bei einem gravierenden Verlauf einer Enzephalopathie als Zeichen einer tiefgreifenden, globalen Hirnfunktionsstörung auftreten kann, ist das Burst-Suppression-Muster. Es ist gekennzeichnet durch kurzzeitige (burstartige) generalisierte Potenzialausbrüche, die durch sehr unterschiedlich lange Phasen weitgehender bis totaler Suppression

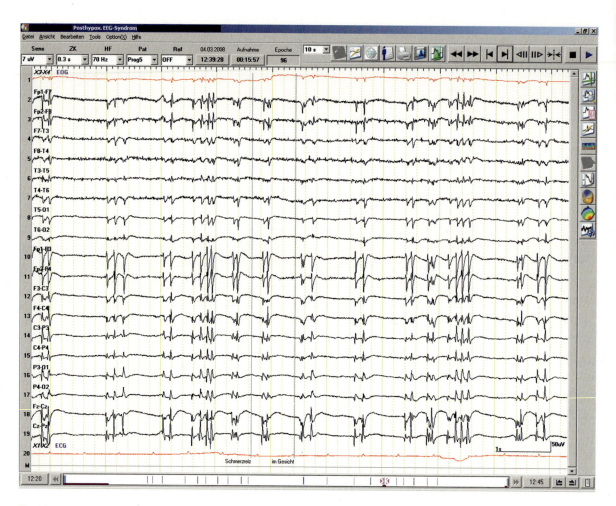

Abb. 9.18 Repetitives Potenzialmuster mit anhaltend generalisierten Spitzenentladungen einzeln oder in kurzen Serien; unterbrochen jeweils durch kurze Suppressionsphasen bis 1 Sekunde Dauer bei einem 62-jährigen komatösen Patienten mit hypoxischer Enzephalopathie nach Herz-Kreislaufstillstand mit (insuffizienter) Reanimation

der Hirnrindenaktivität voneinander getrennt werden. In besonders starker Ausprägung mit meist steilen bis scharfen Potenzialkomponenten entwickelt sich dieses Muster akut nach schweren hypoxischen Hirnschädigungen (Abb. 9.19; Typ 1 nach Zschocke u. Hansen 2012, ▶ Abschn. 11.4.1). Es signalisiert nahezu ausnahmslos eine schlechte Prognose. Die Patienten sind stets tief komatös und reagieren auch im EEG nicht mehr auf Außenreize. Das Burst-Suppression-Muster kann, mit weniger deutlicher Ausprägung, auch bei verschiedenartigen anderen Enzephalopathien auftreten – auch dann meistens in einem finalen Stadium.

> Ein Burst-Suppression-Muster kann auch (und dann oft zusätzlich) durch hohe oder toxische Dosen von Sedativa bzw. Narkotika ausgelöst werden und ist dann reversibel (Niedermeyer et al. 1999). Ein solcher EEG-Befund erzwingt daher stets eine genaue Analyse der Vorgeschichte!

9.2.5 Subkortikale (subhemisphärielle) EEG-Veränderungen

Diese Veränderungen können bei Enzephalopathien beobachtet werden, wenn die metabolische Entgleisung auch Strukturen des oberen Hirnstamms tangiert. Weiter oben wurde bereits auf die für die EEG-Diagnostik relevante Unterscheidung zwischen Funktionsstörungen im Bereich der Hemisphären (Kortex und Hemisphärenmark) und der ponto-mesenzephalen Regionen hingewiesen. Dieser Aspekt gewinnt vor allem bei traumatischen Hirnschädigungen mit bevorzugter Hirnstammläsion oder bei isolierten Hirnstammerkrankungen (z. B. Basilaristhrombose) Bedeutung, wenn das EEG schwere diffuse Abänderungen zeigt, obwohl die Hemisphären völlig intakt sind. Diese EEG-Veränderungen sind dann lediglich die Folge der aus subhemisphäriellen Bereichen projizierten Funktionsstörungen (Abb. 9.15).

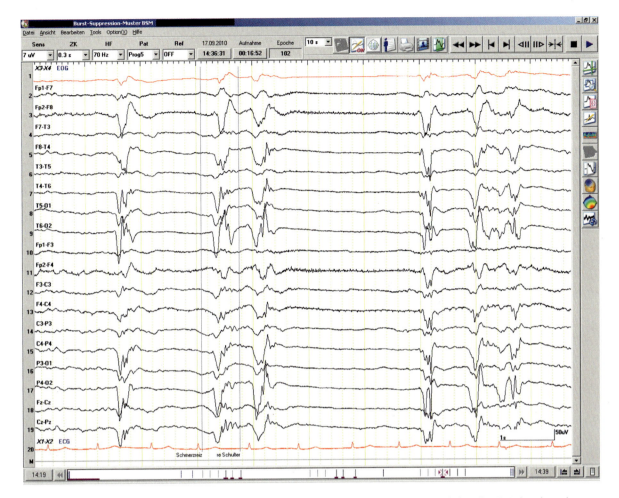

Abb. 9.19 Burst-Suppression-Muster vom Typ 1 bei einer 80-jährigen Patientin mit septischer Enzephalopathie. Zwischen den polymorphen Potenzialausbrüchen gibt es Suppressionsphasen mit bis zu 4 Sekunden Dauer. Auf Außenreize (Schmerzreize) keine Reaktion. 3 Tage nach dem EEG exitus letalis

Eine derart scharfe Trennung zwischen hemisphäriell und subhemisphäriell ist bei den mehr oder weniger diffusen Enzephalopathien nicht zu erwarten. Dennoch können EEG-Syndrome bei Enzephalopathien durchaus auch einmal durch »subhemisphäriell« geprägte EEG-Veränderungen gekennzeichnet sein.

Ein typisches Merkmal der subhemisphäriell gekennzeichneten EEG-Veränderung sind bilateral symmetrisch bzw. synchron intermittierend einstreuende, meist amplitudenbetonte Delta-Wellen. Sie werden einzeln oder in kurzen Gruppen der laufenden Grundaktivität der Hemisphären aufgeprägt. Sie treten generalisiert, aber auch regional und dann besonders häufig frontal betont mit einer Frequenz von vorzugsweise 2–3/s auf. (Auf die Bezeichnungen IRDA und FIRDA wurde bereits weiter oben hingewiesen.)

Weitere Kennzeichen subhemisphärieller Funktionsstörungen, etwa schlafähnliche EEG-Muster und eine paradoxe Delta-Aktivierung als besondere Reaktion auf Außenreize (vgl. Zschocke u. Hansen 2012), treten bei metabolischen Enzephalopathien kaum in Erscheinung, jedoch bei Bewusstseinsstörungen anderer Genese.

> Akute Enzephalopathien führen im EEG stets zu verschiedenen pathologischen Veränderungen. Beim Einsatz von Pharmaka kann die Abgrenzung gegen Medikamenteneffekte auf das EEG schwierig sein.

9.3 Evozierte Potenziale

W. Haupt

9.3.1 Grundzüge typischer EP Befunde

Die evozierten Potenziale (EP) können zur Einschätzung bei Bewusstseinsstörungen und Enzephalopathien wichtige Beiträge liefern, u. a. in der Hirntod-Diagnostik. Sie erfassen komplementär zu neuro-radiologischen Untersuchungen das Ausmaß von Störungen der zerebralen Funktion. Und sie gestatten die prognostisch wichtige Unterscheidung von Komaformen mit und ohne messbare Leitungsunterbrechungen (▶ Abschn. 13.2), wobei viele metabolisch-toxische Enzephalopathien mit normalen Reizleitungsbefunden der akustisch evozierten Potenziale (FAEP), z. T. auch SEP, einhergehen.

Insofern ergänzen EP die klinischen Untersuchungen, weil dadurch nähere und quantifizierbare Informationen über Bahnsysteme verfügbar werden, die bei Bewusstseinsstörungen nicht zu beurteilen sind (Störungen der taktilen, visuellen, akustischen Wahrnehmung). Ein beidseitiger Ausfall der zerebralen Reizantworten signalisiert eine profunde und prognostisch ungünstige Schädigung bei einer einzeitigen supratentoriellen Schädigung, weil er dort – pars pro toto – eine weit ausgebreitete Pathologie anzeigt (▶ Kap. 14). Allerdings entspricht der gleiche Befund bei einer infratentoriellen Schädigung nicht immer einer schlechten Prognose, was an den potenziell großen funktionellen Auswirkungen liegt, die dort gelegene sehr kleine Läsionen erzeugen können.

Der Methodik verschiedener EP, ihrer Vor- und Nachteile sowie ihren Indikationsstellungen ist ▶ Kap. 11 gewidmet – stets liefert der Befund eine Aussage zu Reizleitungsfunktionen.

> Die evozierten Potenziale erfassen Funktionsstörungen verschiedener Bahnsysteme des Gehirns, geben aber über die Ätiologie der Störung keine Auskunft.

Frühe akustisch evozierte Potenziale (FAEP) reflektieren die Funktion der Bahnen und Kerne dieser Modalität im Hirnstamm. Da selbst schwere metabolisch-toxische Enzephalopathien diese Bereiche in der Regel verschonen (Ausnahme: pontine Myelinolyse, ▶ Kap. 18), verweisen pathologische FAEP-Befunde auf eine zusätzliche Pathologie, z. B. Hirnstammblutungen (Ferbert et al. 1990), vertebro-basiläre Perfusionsstörungen (Ferbert et al. 1988) oder eine transtentorielle Herniation bei Druckerhöhung. Reizleitungsstörungen der FAEP unterstützen in komplexen Fällen die Einschätzung einzelner Beiträge zur Bewusstseinsstörung und liefern wichtige prognostische Informationen (Stöhr et al. 1991; Buchner u. Gobbelé 2012; ◘ Abb. 9.20).

Ereignis-korrelierte Potenziale (EKP) reflektieren die Informationsverarbeitung, z. B. die Reizselektion (gerichtete Aufmerksamkeit) und Aktualisierung des Arbeitsgedächtnisses. Wegen hoher Anforderungen an die Kooperationsfähigkeit der Patienten und weiter Normbereiche sind sie im klinischen Alltag fast unbedeutend. Von

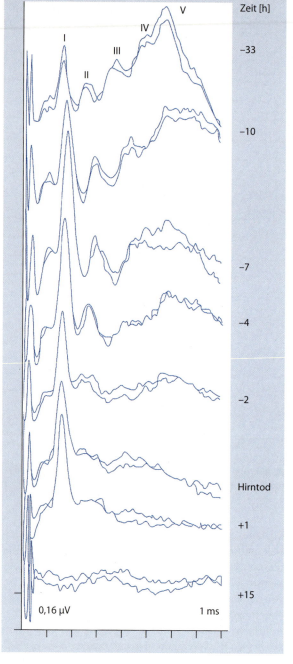

◘ **Abb. 9.20** Progrediente Hirnstammfunktionsstörung durch Dekompensation des intrakraniellen Drucks. In seriellen Ableitungen der frühen akustisch evozierten Potenziale zeigt sich die Funktionsstörung im progressiven Ausfall der Komponenten, bis schließlich im Hirntod nur noch die peripher generierte Welle I darzustellen ist. (Aus: Buchner u. Gobbelé 2012)

wissenschaftlichem Interesse sind die Mitteilungen über bioelektrische Korrelate der kognitiven Störungen bei der Enzephalopathie infolge von Hypoglykämie (De Feo et al. 1988) und Leberinsuffizienz (Kullmann et al. 1995;

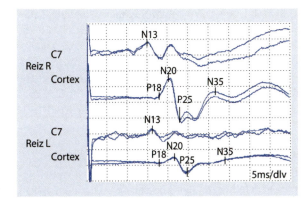

Abb. 9.21 Einseitige Latenz- und Amplitudenveränderungen. Medianus-SEP mit seitengleicher unauffälliger spinaler Reizantwort (C7) beidseits und normaler kortikaler Reizantwort bei Reizung rechts. Dagegen pathologische seitendifferente Amplitudenminderung und Latenzverzögerung der kortikalen Reizantwort bei Reizung links.

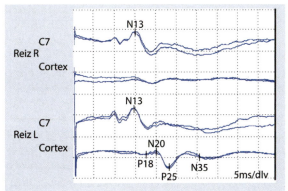

Abb. 9.22 Einseitig erloschene kortikale Medianus-SEP. Medianus-SEP mit seitengleicher unauffälliger spinaler Reizantwort (C7) beidseits und normaler kortikaler Reizantwort bei Reizung links. Dagegen erloschene kortikale Reizantwort bei Reizung rechts

Ciecko-Michalska et al. 2012). Amplitudenminderungen von EKP treten schon bei geringer enzephaler Beteiligung auf, unterscheiden aber nur im Gruppenvergleich signifikant zwischen Patienten und gesunden Kontrollpersonen. Dann korrelieren die Ergebnisse allerdings eng mit neuro-psychologischen und psycho-physiologischen Testergebnissen und sind teilweise in der Frühphase sensitiver (minimale hepatische Enzephalopathie, ▶ Kap. 15).

Die MEP- und VEP-Ableitung ist aus technischen Vorbedingungen (stete Blickfixation, Vorinnervation) so gut wie nie für symptomatische Patienten mit akuten Enzephalopathien geeignet. Anwendungen bei ausreichend kooperativen Patienten erbrachten Befunde einer normalen Reizleitung.

Besprochen werden hier im Folgenden die im akut- und intensivmedizinischen Bereich bei Enzephalopathie-Erkrankungen dominierenden Medianus-SEP, insbesondere die frühen Reizantworten der kontralateralen Parietalregion.

9.3.2 SEP

Grundzüge der diagnostischen Aussagen von SEP

Die Medianus-SEP zeigen die Integrität bzw. Funktionsstörung der afferenten somatosensiblen Bahnen von der Hand bis zum kontralateralen Kortex an. Bei normalen spinalen Reizantworten (Komponente N13) müssen etwaige Veränderungen der frühen kortikalen Reizantworten (N20/P25) Ausdruck einer hoch-spinalen oder zerebralen Funktionsstörung sein. Zudem kann im Seitenvergleich die Störung der Erregungsleitung zu einer der beiden Hemisphären festgestellt werden. Intrakortikale Reizleitungsstörungen bilden sich mitunter in den schwer zu normierenden mittelspäten Komponenten ab (N70, Hansen 2011). Abgesehen von der im unteren Hirnstamm generierten Komponente P14 ist mit Standard-Elektroden (▶ Kap. 11 und 13) kaum eine differenziertere lokalisatorische Diagnostik möglich, so dass sich für diese Fragestellungen das MRT weit aussagekräftiger ist.

Das Ausmaß der Funktionsstörung einer geschädigten Hemisphäre kann mit den SEP wie folgt grob geschätzt werden: Geringe Funktionsstörungen erzeugen entweder gar keine oder nur geringe Latenz- oder Amplitudenveränderungen, ausgeprägte Läsionen führen zu deutlichen Veränderungen oder dem einseitigen Erlöschen der kortikalen SEP-Antwort über der betroffenen Hemisphäre. Bei progressiv steigendem intrakraniellen Druck fallen die SEP schließlich auch ganz aus (Buchner et al. 2012). In Klassen eingeteilt, korrelieren die Befunde der frühen Komponenten der Medianus-SEP mit der Schwere der Funktionsstörung und der Prognose (Haupt et al. 2000), in absteigender Reihenfolge:

- normale SEP,
- einseitige Latenz- oder Amplitudenveränderungen (◘ Abb. 9.21),
- einseitig erloschene SEP (◘ Abb. 9.22),
- bilateral erloschene SEP (◘ Abb. 9.23).

Für die Funktionsdiagnostik sind die SEP auch bei sehr kleinen zerebralen Läsionen bedeutsam, da sie eine Funktionsstörung der somatosensiblen Bahnen objektivieren können. Sie können klinisch von ausschlaggebender Bedeutung sein, etwa zur Klärung einer fraglichen funktionellen Beeinträchtigung im Rahmen einer somatoformen Störung. So sind beispielsweise bei einem psychogenen Koma oder einem dissoziativer Stupor (▶ Abschn. 4.2.1) unauffällige EEG und SEP-Befunde zu fordern.

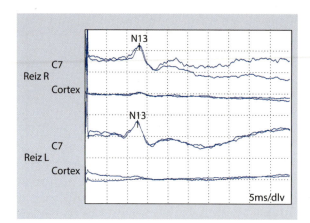

Abb. 9.23 Bilateral erloschene kortikale Medianus-SEP. Medianus-SEP mit seitengleicher unauffälliger spinaler Reizantwort (C7) beidseits und beidseits erloschene kortikale Reizantwort

Im infratentoriellen Bereich hingegen können umschriebene fokale Hirnstammprozesse auf engstem Raum auch zu Ausfällen der Reizleitung führen, die sich elektrophysiologisch als Potenzialverlust ausdrücken. Dieser zeigt dann, seien es Ausfälle der SEP und/oder der FAEP, nicht automatisch eine prognostisch infauste Läsion an. Mit steigender Anzahl betroffener Bahnsysteme sinkt selbstverständlich die Wahrscheinlichkeit einer vollständigen Erholung.

SEP bei vaskulären Enzephalopathien und Schlaganfällen

Bei supratentoriellen Infarkten und Blutungen verifizieren die SEP die gestörte Reizleitung zur geschädigten Hemisphäre, sofern die Läsion das somatosensible Bahnsystem direkt oder indirekt (durch Schwellung, Herniation) tangiert. Das Ausmaß der Veränderungen spiegelt sich in den SEP-Befunden wider. Bei kleinen vaskulären Läsionen finden sich meist mäßige Amplitudenveränderungen, Latenzveränderungen sind seltener zu sehen. Diese Aussagen gestatten nur eine grobe Einschätzung der Schwere der Funktionsstörung, die neuro-radiologische Diagnostik ist weit besser geeignet, um Art, Lokalisation und Größe der Läsion zu erfassen, z. B. ein posteriores Leukenzephalopathie-Syndrom (PRES, ► Kap. 20).

Bei infratentoriellen Infarkten und Blutungen sind die SEP häufig beidseits verändert. Hier kann meist nur die Unterscheidung zwischen erhaltenen oder beidseits erloschenen SEP getroffen werden. Die Befunde der SEP sind statistisch signifikant mit der Prognose verknüpft (Haupt et al 2000, 2006). Beidseits erloschene SEP weisen zwar auf die schwere Funktionsstörung der somatosensiblen Bahnen und deuten auf eine eher ungünstige Prognose, jedoch ist Überleben möglich. Läsionen in anderen Bahnsystemen des Hirnstamms sind mitunter durch FAEP und Hirnstammreflexuntersuchungen gut darstellbar. Elektrophysiologische Methoden kommen auf eine Nachweisrate infratentorieller vaskulärer Funktionsstörungen, die dem MRT vergleichbar oder sogar überlegen ist (Marx et al. 2002). Blutungen und Infarkte lassen sich durch SEP nicht unterscheiden.

SEP bei metabolischen Enzephalopathien

Die SEP bei ausgeprägten Enzephalopathien weisen parallel zur Schwere der betreffenden Funktionsstörung zunehmende, meist bilaterale Veränderungen der Amplitude auf, seltener der Latenzen. Auch hier kann nur eine grobe Abschätzung der Schwere der Funktionsstörung vorgenommen werden. Speziell zu den septischen EP zeigten Ableitungen mittelspäter SEP-Komponenten (N70) (Zauner et al. 2000, 2002) Korrelate der intrahemisphäriellen Reizleitungsstörung. Bei pontiner Myelinolyse sind SEP-Veränderungen möglich (Stöhr et al. 1991), stehen jedoch bei einsetzbarer MRT nicht im Mittelpunkt der Diagnostik.

SEP bei Intoxikationen und Medikamenteneinwirkung

Die SEP sind außerordentlich resistent gegen Medikamenteneffekte. Selbst bei hohen Dosen sedierender Medikamente, die das EEG schwer verändern (z. B. Burst-Suppression-Muster), zeigen die frühen SEP-Komponenten keine oder nur ganz geringe Veränderungen von Amplitude und Latenzen, die späteren Komponenten sind jedoch supprimiert. Dieser Effekt kann häufig bei Patienten beobachtet werden, die im therapieresistenten Status epilepticus hohe Dosen von Barbituraten benötigen, um den Anfalls-Status zu durchbrechen (◘ Abb. 9.24).

> In dieser Situation können normale SEP trotz eines Null-Linien-EEGs abgeleitet werden!

In der Hirntod-Diagnostik kann z. B. unter diesen Umständen mit einer ergänzenden SEP-Untersuchung eine Restfunktion nachgewiesen werden, die sich sonst dem Nachweis entzieht.

Insofern sind bei Intoxikationen erst bei extrem hohen Medikamentenkonzentrationen Veränderungen der N20-Antworten zu erwarten. Sind nach akzidentellen oder suizidalen Intoxikationen dennoch pathologische Veränderungen der SEP oder gar Potenzialverluste vorhanden, liegen zusätzliche Hirnschäden (z. B. hypoxische) mit entsprechend anderer Prognose nahe.

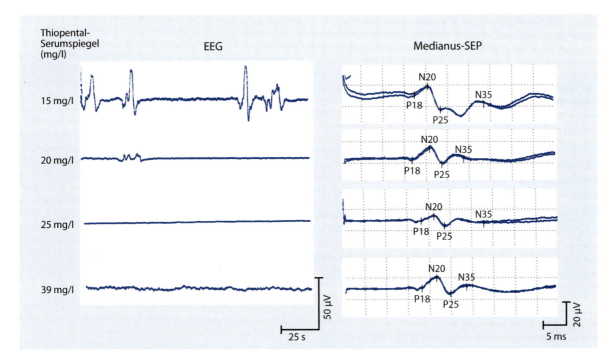

Abb. 9.24 Verlaufsuntersuchung von EEG und Medianus-SEP bei einer 55-jährigen Frau mit Status epilepticus und induziertem Barbituratkoma. In der linken Spalte erkennt man bei steigenden Blutkonzentrationen der Barbiturate eine zunehmende Abflachung der EEG-Aktivität, in Zeile 1 noch deutliches Burst-Suppression-Muster, ab Zeile 3 isoelektrisches EEG. Parallel dazu in der rechten Spalte gleichzeitig abgeleitete Medianus-SEP. Hier findet sich im Verlauf nur eine geringe Amplitudenminderung. Auch bei isoelektrischem EEG keine belangvolle Veränderung der SEP als Ausdruck der Resistenz der SEP gegen Medikamenteneinflüsse

SEP bei hypoxischen Enzephalopathien

Die hypoxische oder anoxische Hirnschädigung schädigt vor allem die Hemisphären und supratentorielle Strukturen, den Hirnstamm dagegen kaum (► Kap. 14). Medianus-SEP weisen dann parallel zur Schwere der zerebralen Funktionsstörung bilaterale Veränderungen ihrer Amplitude und Latenzen auf. Daher sind bei schwersten anoxischen Hirnschädigungen die kortikalen SEP bilateral erloschen. Wenngleich ätiologisch unspezifisch, taucht dieser Befund wegen seiner enormen prognostischen Bedeutung in allen Leitlinien als wichtiger Baustein auf.

SEP setzt man bei komatösen Patienten im Postreanimationssyndrom ein, um die Schwere der erlittenen Schädigung und die Prognose abzuschätzen. Bleiben die SEP über mehr als 24 Stunden nach der Kreislaufstabilisierung bilateral erloschen, kann eine Besserung im Hinblick auf die Wiedererlangung des Bewusstseins kaum erwartet werden. Die Prognose der Erkrankung im Sinne einer Besserung des Bewusstseins ist in diesem Fall sicher infaust – dies ist durch große Metaanalysen belegt (Zandbergen et al. 2006). Sind dagegen die SEP beidseits erhalten, kann ausgesagt werden, dass sich – wiederum bezogen auf eine Komaremission – hieraus kein Beleg für eine ungünstige Prognose ergibt, allerdings auch nicht für eine günstige.

> **Praxistipp**
>
> Wird die therapeutische Hypothermie zur Behandlung eingesetzt (Absenkung auf 32°C über 24 Stunden und anschließende langsame Wiedererwärmung), müssen die SEP später beurteilt werden.

Die SEP erlangen nach ausreichend lange bestehender Normothermie jedoch annähernd die gleiche prognostische Bedeutung wie ohne Hypothermie-Behandlung (Fugate et al. 2011; Bouwes et al. 2012).

Gegenwärtig ist dieser diagnostische Zeitraum noch Gegenstand weiterer Untersuchungen, und gemäß aktueller Leitlinien (► www.dgn.org) werden zur Prognostik die Beobachtungsintervalle prolongiert (5 Tage) und weitere neuro-physiologische Zusatzbefunde (EEG) eingesetzt (► Kap. 14).

9.4 Biochemische Befunde

T. Weber

Enzephalopathien sind in der Regel Ausschlussdiagnosen und machen eine umfangreiche Serum- und Liquordiagnostik zur Identifikation des Auslösers bzw. der Ursachen erforderlich. Zudem zeigen sich die diagnostisch verwertbaren Befunde oft erst im Verlauf – so z. B. bei der häufigen septischen Enzephalopathie durch einen Anstieg von Entzündungsparametern (Leukozyten, CRP, PCT), also erst nach neurologischem und/oder psychiatrischem Symptombeginn. Außerdem persistieren Beschwerden oft noch nach Befundnormalisierung (▶ Abschn. 5.1 und ▶ Kap. 8).

Es ist daher unerlässlich, biochemische Laborbefunde im Verlauf und im Abgleich mit dem klinischen Bild und den neuro-radiologischen Befunden in einer kritischen Gesamtschau zu bewerten.

Tab. 9.3 Antikörper-Diagnostik bei infektiös-entzündlichen Enzephalopathien

Erkrankung	Antikörper	Sensitivität	Spezifität
PML	JCV-VP1 IgG	+++	+++
SSPE	Masern IgG	+++	+++
PRP	Röteln IgG	+++	++++
HIV	HIV-Proteine	+++	+
HBV	HBsAg positiv	++++	++++
	Anti-HBc positiv	++++	++++
HCV	Anti-HCV IgG	++++	++++
	Quantitative PCR	++++	++++

HBV = Hepatitis B-Virus; HCV = Hepatitis C-Virus; PRP = Progressive Rubella Panenzephalitis; SSPE = Subakute sklerosierende Panenzephalitis; HIV = Humanes Immundefizienz-Virus; PML = Progressive multifokale Leukenzephalopathie

■ **Infektiöse Enzephalopathien**

Für die verlässliche Unterscheidung dieser Enzephalopathien von einer bakteriellen, eitrigen oder nicht-eitrigen »viralen« Enzephalitis sind die Liquoruntersuchung zwingend erforderlich und die Bestimmung der Zellzahl und -art maßgeblich. Mit der Bestimmung von CRP und PCT im Serum lassen sich zwar im Falle einer Pleozytose bakterielle von viralen Meningitiden abgrenzen, unabhängig von dem Nachweis einer Meningitis durch die Pleozytose ist dies aber nicht möglich (Knudsen et al. 2007).

Ein wesentlicher Baustein zur Diagnose infektiöser Enzephalopathien Infektionen bleibt der Nachweis von Antikörpern gegen den Erreger im Serum. Die Diagnose einer der in ◘ Tab. 9.3 genannten Infektionen mit ZNS-Beteiligung lässt sich ohne Nachweis spezifischer Serum-Antikörper nicht stellen.

Liquor-Untersuchung In seinen empirisch erarbeiteten Formeln zur Berechnung der »Blut-Hirn-Schranken- bzw. Blut-Liquor-Schranken« -Funktion konnte H. Reiber zeigen, dass der Anstieg des Albumin-Quotienten (Albumin × 10^3/Albumin im Serum) eine Verlangsamung des Liquorflusses und nicht ein Leck der o. g. »Schranken« anzeigt (Reiber 2003). Unter Berücksichtigung dieser Funktionen lässt sich die intrathekale Synthese von Immunglobulinen errechnen (▶ Abschn. 11.4), d. h. die lokal im ZNS synthetisierten Anteile von den passiv übergetretenen Molekülen abgrenzen (Lejon et al. 2003; Jacobi et al. 2007).

Am Beispiel der progressiven multifokalen Leukenzephalopathie (PML) und der Immunantwort gegen das Hauptstrukturprotein VP1 lässt sich die Sensitivität und Spezifität der von Reiber entwickelten Verfahren sehr gut zeigen (Weber et al. 1997a). Durch die Behandlung mit antiretroviralen Substanzen hat sich der Verlauf der PML bei HIV-infizierten Patienten geändert. Unter Rekonstitution des Immunsystems und Anstieg der CD4-Zellzahl entwickelt sich eine zentrale entzündliche Reaktion, die durch rapide Verschlechterung des klinischen Zustandes gekennzeichnet ist – in Abhängigkeit vom Zeitpunkt der Untersuchung während des Krankheitsverlaufs bei etwa 20–60% der Patienten eine gesprenkelte, seltener: ringförmige Kontrastmittelaufnahme um PML-Läsionen – und als »immune reconstitution inflammatory syndrome« (IRIS) bezeichnet wird (Übersicht in Weber 2008).

Untersuchungen, die die Höhe der intrathekalen IgG-Synthese von JCV-VP1-spezifischen Antikörpern mit der Quantifizierung der DNA-Menge im CSF verglichen, legten den Verdacht nahe, dass hohe Titer, die in Einzelfällen einen AI (Antikörper Index) für VP1 (AI_{VP1}) bis zu 450 (Norm ≤1,5) betragen kann (Weber et al. 1997a), eine starke humorale und zelluläre Immunantwort induzieren, die ihrerseits zu einer drastischen Reduktion viraler DNA (und von Virus?) im Gehirn führt (Guillaume et al. 2000). Eine sehr detaillierte Untersuchung eines Einzelfalls einer PML ohne JCV-DNA-Nachweis im Liquor unterstützt diese Annahme und zeigt, dass im menschlichen Gehirn bifunktionelle Th1-2-Zellen (Th1 Zellen enthalten IL-4 und den Transkriptionsfaktor T-bet, Th2 Zellen IFN-γ und den Transkriptionsfaktor GATA 3) die sowohl Th1- als Th2-Merkmale enthalten (Aly et al. 2011; Wandinger et al. 2011), vorkommen und sowohl die lokale humorale

9.4 · Biochemische Befunde

Tab. 9.4 Labordiagnostik bei hepatischer Enzephalopathie. (Mod. nach Montagnese et al. 2011)

Parameter	Oberer Grenzwert	Gemessene Abweichungen
Ammoniak (µg/dl)	>50	54 ± 33 (5–146)
Indol (pmol/ml)	>60	330 ± 273 (10–1099)
Oxindol (pmol/ml)	>25	104 ± 133 (25–864)
CRP (mg/dl)	>5	9,5 ± 13 (0,1–98,6)

CRP = C-reaktives Protein

Immunantwort (Plasmazellen und hohe lokale IgG-Synthese) als auch die lokale zelluläre Immunantwort (CD4, CD 8, Makrophagen) steuern.

Möglicherweise erklärt dieser Mechanismus auch das Fehlen des sog. »immunglobulin class switches« bei zahlreichen viralen Infektionen des Gehirns (Kracker u. Radbruch 2004; ◘ Tab. 9.4). Im Gegensatz dazu werden B-Zellen von bakteriellen Lipopolysacchariden direkt aktiviert, was die sog. 3-Klassen-Reaktion (lokale Synthese von IgG, IgA und IgM) bei bakteriellen Meningitiden und Enzephalitiden (z. B. N. meningitidis, B. burgdorferi, T. pallidum) erklärt (Reiber 2002). Der Liquornachweis von JCV-DNA ist daher auch nicht hochspezifisch und hochsensitiv für die Diagnose einer PML (Barcena-Panero et al. 2012).

> Generell spricht der Liquornachweis von Antigenen (PCR) oder Keimen selbst stark für eine neuro-invasive Enzephalopathie oder Enzephalitis.

Er fehlt in der Regel bei den parainfektiösen Syndromen und den infektiös-toxischen Enzephalopathien. Bei ihnen wird den Titerbewegungen und Begleitsymptomen wegen der toxischen Effekte größere diagnostische Bedeutung beigemessen (▶ Abschn. 21.1).

Dies konnte zuletzt eindrucksvoll am EHEC-Ausbruch in Norddeutschland beobachtet werden, der durch das Shigatoxin des E. coli Serotyp O104:H4 (STEC) verursacht wurde. Solche Fälle lassen sich lediglich in 60% der Fälle durch eine positive Blutkultur diagnostizieren, während das begleitende hämolytisch-urämische Syndrom (HUS) durch eine Thrombopenie (≤150/nL), eine hämolytische Anämie und akutes Nierenversagen definiert ist (Askar et al. 2011). Möglicherweise lässt sich durch die Bestimmung von Zytokinen – wie Neopterin, Interleukin(IL)-6 und IL-8 sowie den löslichen Formen Typ I und II des TNF-Rezeptors – zu Beginn einer enterhämorrhagischen E.-coli-Infektion (EHEC-Infektion) mit HUS sowie der LDH die Schwere der Erkrankung an der Höhe dieser Substanzen bemessen (Shimizu et al. 2012).

9.4.1 Hepatische Enzephalopathie

Die hepatische Enzephalopathie (HE) wird in drei Kategorien eingeteilt (Wandinger et al. 2011). In die Gruppe A gehört die HE bei akutem Leberversagen, in die Kategorie B die HE bei portosystemischem Bypass ohne Leberversagen und in die Gruppe C die HE bei Zirrhose.

Biochemisch lassen sich sehr variable Veränderungen bei HE finden (Montagnese et al. 2011), die gering mit den der psychischen und neurokognitiven Ausfälle korrelieren (◘ Tab. 9.4).

9.4.2 Enzephalopathien bei Störungen des Elektrolytstoffwechsels

Eine Hyponatriämie liegt bei einer Natrium-Konzentration im Serum von weniger als 135 mmol/l vor. Die Inzidenz wird mit mindestens 1% aller Krankenhausaufnahmen und einer Prävalenz von etwa 3% aller dortigen Patienten angegeben (Angel u. Young 2011). Eine Hyponatriämie kann hypoosmolar oder isoosmolar bedingt sein. Häufiger ist die hypoosmolare Hyponatriämie, die wiederum nach dem extrazellulären Volumen als isovolämisch, hypo- oder hypervolämisch klassifiziert wird (ebd.). Eine häufige Ursache ist der Einsatz von Thiaziddiuretika. Der Einsatz von zwei oder mehr Diuretika steigert dieses Risiko bei alten Menschen noch weiter (Ruedinger et al. 2012). Weitere Ursachen sind postoperative Flüssigkeitsgaben und SIADH (syndrome of inappropriate antidiuretic hormone secretion) (Angel u. Young 2011). Typischerweise führt insbesondere ein akuter Abfall des Serum-Natriums unter 128–125 mmol/l zu Kopfschmerzen, Verhaltensauffälligkeiten, Übelkeit, Erbrechen. Bei struktureller Vorschädigung kann dies auch zu fokal-neurologischen Defiziten wie Aphasie, Mono-, Hemiparese, Ataxie führen (◘ Tab. 9.5).

> Die Dynamik der Elektrolytänderung ist für die Ausprägung der Symptomatik entscheidender als die absolute Höhe der Serumwerte.

9.4.3 Enzephalopathien bei Störungen im Energiestoffwechsel (Glukose/Gasaustausch)

Hypoglykämien sind als Blut-Zuckerwerte unter 40 mg/dl definiert (◘ Tab. 9.6, ◘ Tab. 9.7, ◘ Tab. 9.8). Es lassen sich postprandiale und nüchtern auftretende Formen unterscheiden. Schwere Hypoglykämien treten bei Diabetikern mit Typ 1 oder Typ 2 unter Insulin-Therapie oder aber bei Typ 2 unter Behandlung mit Sulfonyl-Harnstoff-Präparaten auf.

Tab. 9.5 Befunde bei Elektrolyt-Enzephalopathien. (Mod. nach De Feo et al. 1988)

Störung	Laborbefund	Klinische Befunde
Hyponaträmie	<125 mmol/l	Akut: Übelkeit, Erbrechen, Kopfschmerzen, epileptische Anfälle, Verhaltensauffälligkeiten, Koma Chronisch: häufig asymptomatisch
Hypernatriämie	>160 mmol/l	Übelkeit, Erbrechen, epileptische Anfälle, Koma
Hypokalzämie	<0,5 mmol/l Ionisiertes Ca^{++}	Kognitive Ausfälle, Verwirrtheit, Chorea, Schläfrigkeit, agitiertes Delir, Koma
Hyperkalzämie	>3 mmol/l Gesamt Kalzium	Wesensänderungen, Delir, Schläfrigkeit, Stupor, Koma
Hypophosphatämie	<0,5 mmol/l	Verwirrtheit, Reizbarkeit, Koma, epileptische Anfälle, multifokale Myoklonien, Myopathie mit aufsteigenden Paresen,
Hypomagnesiämie	<0,5 mmol/l	Epileptische Anfälle, Athetose, Hemiparese, Aphasie, bulbäre Ausfälle, Bewusstseinstrübung, Crampi, Chvostek'sches Zeichen
Hypermagnesiämie	>2 mmol/l	Lähmungen und respiratorische Insuffizienz, Bradykardie

Tab. 9.6 Enzephalopathische Symptome bei Glukosestörungen. (Mod. nach De Feo et al. 1988)

Störung	Laborbefund	Klinische Befunde
Hypoglykämie	<2,5 mmol/l (40 mg/dl)	Quantitative und qualitative Bewusstseinsstörungen mit Läsionen im Marklager, Hippocampus, Neocortex und Stammganglien (»selektive Nekrose«, ▶ Abschn. 9.1)
Hyperglykämien	>7,8 mmol/l (140 mg/dl)	Anfänglich keine Symptome
– Diabetische Ketoazidose (DKA)	>16,7 mmol/l (300 mg/dl)	Quantitative und qualitative Bewusstseinsstörungen
– Non-ketotische hyperosmolare Hyperglykämie (NKH)	>33 mmol/l (600 mg/dl)	(Seltener bei DKA als bei NKH)

Tab. 9.7 Laborbefunde bei Hyperglykämie-Syndromen. (Mod. nach De Feo et al. 1988)

Laborwerte	Diabetische Ketoazidose (DKA)	Non-ketotische hyperosmolare Hyperglykämie (NKH)
Glukose (mg/dl)	250–600	600–1200
Natrium (mmol/l)	125–135	135–145
Osmolalität (mOsm/ml)	300–320	330–380
Art. pH	6,8–7,3	>7,3
$PaCO_2$ (mmHg)	20–30	normal

Tab. 9.8 Immunmediierte Enzephalopathien/Enzephalitiden. (Mod. nach De Feo et al. 1988)

Erkrankung	Merkmal/Marker im Serum	Charakteristika
Hashimoto-Enzephalopathie	Antikörper gegen Thyreoperoxidase (TPO) Thyreoglobulin (TG)	TG-AK häufig erhöht, sehr selten fehlend TPO-AK seltener
Paraneoplastische Neurologische Erkrankung	Lunge (kleinzelliges Bronchial-Karzinom), Lymphsystem (Lymphom), Brust-, Ovar-, Hoden-CA	Limbische Enzephalitis

Eine chronische hypoxämische obstruktive Lungenerkrankung kann eine reversible Enzephalopathie auslösen, vermittelt durch Kohlendioxid (CO_2). Eine Hyperkapnie liegt bei einem arteriellen $PaCO_2$ > 60 mm Hg vor. Andere Ursachen sind möglich:

- eine Kohlenmonoxid(CO)-Vergiftung,
- eine Höhenkrankheit (▶ Kap. 27),
- eine Stickstoffnarkose (Weber et al. 1997a; Aly et al. 2011).

Bei einer Azidose mit einem pH ≤ 7,2 finden sich klinisch meist Asterixis und Myoklonien. Die Vergiftung durch

Tab. 9.9 Diagnostik mit anti-neuronalen Antikörpern. (Nach Askar et al. 2011 und Weber et al. 1997b)

Erkrankung	Symptome/Merkmal	Antikörper
Limbische Enzephalitis	Akut-subakute Erregungszustände, mnestische Ausfälle	Anti-Hu, Ma1/2, CV2, Amphiphysin; GAD, VGKC-Komplex (LGI1, CASPR2, Contactin-2)
mit	Psychose, Dyskinesie, choreoathetoider Bewegungsstörung, früh auftretender Epilepsie, Ansprechen auf Immunotherapie	NMDA-R, AMPAR, GABA$_B$R, Ak
mit	Epilepsie	Hohe Titer von GAD (>1000 U/ml)
Faziobrachiale dystone Anfälle	Refraktär gegenüber Antiepileptika	VGKC-Komplex LGI1
Stiff-Person, Zerebelläre Ataxie Epilepsie	Oligoklonale Banden häufig positiv	GAD
PERM		Gyl-R
Morvan-Syndrom	Neuromyotonie, Krampi, Myasthenie, Kortikale, thalamische, hypothalamische, Hirnstamm Symptome	VGKC, Häufig CASPR2, Seltener LGI1

GAD = Glutamic acid decarboxylase; VGKC = Voltage gated potassium channel; LGI1 = Leucine-rich glioma inactivated 1; CASPR2 = Contactin associated protein 2; NMDA-R = N-Methyl-D-Aspartat-Rezeptor; AMPA-R = a-amino-3-hydrox-5-methyl-4-isoxazolpropionic acid receptor; GABA$_B$-R = g-aminobutyric acid (metabotroper Rezeptor); PERM = progressive Enzephalomyelitis mit Rigidität und Myoklonus;Gly-R = Glyzin-Rezeptor(en)

Kohlenstoffmonoxid ist nicht selten. Bei häuslichen Unfällen mit fehlerhaften Öfen, unzureichender Belüftung bei offenem Feuer und Vergiftungen durch Autoabgase kommt es aufgrund der im Vergleich zum Sauerstoff ca. 200-mal höheren Affinität des CO für Hämoglobin zu einer Linksverschiebung der Oxyhämoglobin-Dissoziations-Kurve. Der Sauerstofftransport wird massiv reduziert. Eine Azidose in Verbindung mit einem Carboxyhämoglobin-Spiegel von ≥ 25% sichert die Diagnose (Weaver 2009).

Die akute hypoxische zerebrale Schädigung tritt am häufigsten nach Kreislaufstillstand auf, auch bei schwerer Kreislaufdepression (Schock) oder pulmonalem Organversagen/Asphyxie. Die ausgedehnten Zellschäden sind biochemisch durch den Nachweis der Membranmarker NSE und des Zytosol-Enzyms S-100 im Liquor zu erkennen (▶ Kap. 14). In einer retrospektiven Analyse haben sich ein NSE-Spiegel > 33 ng/ml, eine Kreatinkinase-Isoenzym-BB-Aktivität über 20 4U/l, ein LDH-Wert > 82 U/l und ein Glutamat-Oxalazetat-Transferase(GOT)-Wert > 62/uL im Liquor als sehr spezifische prognostische Serum-Marker für einen ungünstigen Verlauf von hypoxämischen/anoxämischen Hirnschädigungen gezeigt. Allerdings ist die Anzahl der untersuchten Patienten zu klein, um eine verlässliche Entscheidung über Fortsetzung bzw. Abbruch einer Therapie zu fällen (Zandbergen et al. 2001). Rasch progredient verlaufende Demenzen wie die Creutzfeldt-Jakob-Krankheit zeigen einen charakteristischen Anstieg auf deutlich höhere Werte (Weber et al. 1997b).

9.4.4 Enzephalopathien durch Autoimmunprozesse

In der Abgrenzung von Kollagenosen und Vaskulitiden mit zerebraler Beteiligung spielen Erkrankungen, die durch antineuronale AK und Schilddrüsen-AK vermittelt werden, eine besondere Rolle.

Hashimoto-Enzephalopathie

Die Hashimoto-Enzephalopathie hat eine Prävalenz von etwa 2 auf 100.000 (Ferracci et al. 2004). Klinisch zeigen sich eine »vaskulitische« Verlaufsform mit Schlaganfallähnlichen Episoden und eine langsam progrediente Verlaufsform mit hirnorganischem Psychosyndrom/Demenz (▶ Abschn. 22.1). Da die Erkrankung auch bei Euthyreose auftritt und bis zu 30% aller gesunden Menschen Anti-Thyreoglobulin-Antikörper aufweisen, sind die in Tab. 9.8 genannten Laborbefunde nur begrenzt verwertbar (Weber et al. 1997a). Eine Gesamtschau des klinischen Bildes – einschließlich dem Ergebnis eines Therapieversuchs – ist in die diagnostische Bewertung einzubeziehen. Noch nicht abzuschätzen sind in diesen Fällen die pathogenetischen Beiträge neuer anti-neuronaler Antikörper (s.u.).

Limbische Enzephalitis und verwandte Syndrome

Diese mit anti-neuronalen Antikörpern assoziierten entzündlichen Erkrankungen (▶ Abschn. 22.2) befallen ZNS-Strukturen wie die medialen Temporallappen, den Hippocampus und die Amygdala. Teilweise handelt es sich um paraneoplastische Erkrankungen, aber in 20–70% lässt sich kein Tumor nachweisen (Wandinger et al. 2011). Die Antikörper-Diagnostik im Serum spielt zwar eine zentrale Rolle, jedoch wurden auch hohe AK-Titer bei Patienten viele Jahre nach der Erkrankung nachgewiesen (Hansen et al. 2013; ◘ Tab. 9.9). Referenzwerte für eine lokale intrathekale Synthese dieser Antikörper oder deren Bedeutung sind gegenwärtig unbekannt (Wandinger et al. 2011).

9.4.5 Posteriores reversibles Leukoenzephalopathie-Syndrom (PRES)

Laborbefunde, die die Diagnose eines PRES untermauern, sind bisher nicht bekannt. Eine Untersuchung fand eine Beziehung von Ausmaß und Art des Ödems zur Serum-LDH-Konzentration (Gao et al. 2012).

Literatur

Allmendinger AM, Tang ER, Lui YW, Spektor V (2012) Imaging of Stroke: Part 1, Perfusion CT – Overview of Imaging Technique, Interpretation Pearls, and Common Pitfalls. Am J Roentgenol 198: 52–62

Aly L, Yousef S, Schippling S, Jelcic I, Breiden P, Matschke J et al. (2011) Central role of JC virus-specific CD4+ lymphocytes in progressive multi-focal leucoencephalopathy-immune reconstitution inflammatory syndrome. Brain 134 (Pt 9): 2687–702

Angel MJ, Young GB (2011) Metabolic encephalopathies. Neurol Clin 29(4): 837–82

Arbelaez A, Castillo M, Mukherji SK (1999) Diffusion-weighted MR Imaging of Global Cerebral Anoxia. Am J Neuroradiol 20: 999–1007

Ashwal S, Babikian T, Gardner-Nichols J, Freier M-C, Tong KA, Holshouser BA (2006) Susceptibility-weighted imaging and proton magnetic resonance spectroscopy in assessment of outcome after pediatric traumatic brain injury. Arch Phys Med Rehabil 87, Suppl 2: S50–8

Askar M, Faber MS, Frank C, Bernard H, Gilsdorf A, Fruth A et al. (2011) Update on the ongoing outbreak of haemolytic uraemic syndrome due to Shiga toxin-producing Escherichia coli (STEC) serotype O104, Germany, May 2011. Euro surveillance: bulletin europeen sur les maladies transmissibles = European communicable disease bulletin 16(22). Epub 2011/06/15

Barcena-Panero A, Echevarria JE, Romero-Gomez MP, Royuela E, Castellanos A, Gonzalez I et al. (2012) Development and validation with clinical samples of internally controlled multiplex real-time PCR for diagnosis of BKV and JCV infection in associated pathologies. Comp Immunol Microbiol Infect Dis 35(2): 173–9

Bartynski WS (2008) Posterior reversible encephalopathy syndrome, part 2: controversies surrounding pathophysiology of vasogenic edema. Am J Neuroradiol 29: 1043–9

Bartynski WS (2008) Posterior reversible encephalopathy syndrome, part 1: fundamental imaging and clinical features. Am J Neuroradiol 29: 1036–42

Black S, Gao FQ, Bilbao J (2009) Understanding white matter disease imaging-pathological correlations in vascular cognitive impairment. Stroke 40, Suppl 1: S48–S52

Bouwes A, Binnekade JM, Kuiper MA et al. (2012) Prognosis of coma after therapeutic hypothermia: a prospective cohort study. Ann Neurol 71: 206–12

Brenner RP, Schaul N (1990) Periodic EEG patterns: classification, clinical correlation, and pathophysiology. J Clin Neurophysiol 7: 249–67

Buchner H, Claßen J, Haupt WF et al. (2002) Empfehlungen für die Ausbildung »Evozierte Potentiale« – Mindestanforderungen für die Durchführung. Klin Neurophysiol 33: 223–9

Buchner H, Gobbelé R (2012) Elektroenzephalographie, evozierte Potentiale, Neurografie und Elektromyografie. In: Schwab S, Schellinger P, Werner C, Unterberg A, Hacke W (Hrsg) Neurointensiv, 2. Aufl. Springer, Berlin Heidelberg New York

Ciecko-Michalska I, Wojcik J, Wyczesany M, Binder M, Szewczyk J, Senderecka M, Dziedzic T, Slowik A, Mach T (2012) Cognitive evoked response potentials in patients with liver cirrhosis without diagnosis of minimal or overt hepatic encephalopathy. A pilot study. J Physiol Pharmacol 63(3): 271–6

De Feo P, Gallai V, Mazzotta G, Crispino G, Torlone E, Perriello G, Ventura MM, Santeusanio F, Brunetti P, Bolli GB (1988) Modest decrements in plasma glucose concentration cause early impairment in cognitive function and later activation of glucose counterregulation in the absence of hypoglycemic symptoms in normal man. J Clin Invest 82(2): 436–44

Descamps M, Hyare H, Zerizer I, Ger HJA (2008) Neuroimaging of CNS involvement in HIV. J HIV Therapy 13: 48–54

Ferbert A, Buchner H, Brückmann H, Zeumer H, Hacke W (1988) Evoked potentials in basilar artery thrombosis: correlation with clinical and angiographic findings. Electroencephalogr Clin Neurophysiol 69(2): 136–47

Ferbert A, Buchner H, Brückmann H (1990) Brainstem auditory evoked potentials and somatosensory evoked potentials in pontine haemorrhage. Correlations with clinical and CT findings. Brain 113 (Pt 1): 49–63

Ferracci F, Bertiato G, Moretto G (2004) Hashimoto's encephalopathy: epidemiologic data and pathogenetic considerations. J Neurol Sci 217(2): 165–8

Fugate JE, Wijdicks EF White RD et al. (2011) Does therapeutic hypothermia affect time to awakening in cardiac arrest? Neurology 77: 1346–50

Gao B, Liu FL, Zhao B (2012) Association of degree and type of edema in posterior reversible encephalopathy syndrome with serum lactate dehydrogenase level: initial experience. Eur J Radiology 81(10): 2844–7

Grueter BE, Schulz UG (2012) Age-related cerebral white matter disease (leukoaraiosis): a review. Postgraduate Medical Journal 88: 79–87

Guillaume B, Sindic CJ, Weber T (2000) Progressive multifocal leukoencephalopathy: simultaneous detection of JCV DNA and anti-JCV antibodies in the cerebrospinal fluid. Eur J Neurol 7(1): 101–6

Guleria S, Kelly TG, Baruah D, Maheshwari M, Segall HD (2007) Neuroimaging findings in toxic brain injuries. Neurographics 2: 64–76

Hansen HC (2011) Sooner or later…? In search of the most useful components of the somatosensory evoked potential to define prognosis in critically ill patients with acute stroke. Clin Neurophysiol 122(8): 1482–4

Hansen HC, Zschocke S, Stürenburg HJ, Kunze K (1998) Clinical changes and EEG patterns preceding the onset of periodic sharp wave complexes in Creutzfeldt-Jakob disease. Acta Neurol Scand 97: 99–106

Haupt WF, Birkmann C, Halber M (2000) Serial evoked potentials and outcome in cerebrovascular disease. J Clin Neurophysiol 17: 326–30

Haupt WF, Pawlik G, Thiel A (2006) Initial and serial evoked potentials in cerebrovascular critical care patients. J Clin Neurophysiol 23: 389–94

Hedge AH, Mohan S, Lath N, Lim TCC (2011) Differential diagnosis for bilateral abnormalities of the basal ganglia and thalamus. RadioGraphics 31: 5–30

Jacobi C, Lange P, Reiber H (2007) Quantitation of intrathecal antibodies in cerebrospinal fluid of subacute sclerosing panencephalitis, herpes simplex encephalitis and multiple sclerosis: discrimination between microorganism-driven and polyspecific immune response. J Neuroimmunol 187(1–2): 139–46

Kanekar SG, Zacharia T, Roller R (2012) Imaging of stroke: Part 2, Pathophysiology at the molecular and cellular levels and corresponding imaging changes. Am J Roentgenology 198: 63–74

Kaplan PW (2004) The EEG in metabolic encephalopathy and coma (Review). J Clin Neurophysiol 21: 307–18

Kirkpatrick MP, Clarke CD, Sonmezturk HH, Abou-Khalil B (2011) Rhythmic delta activity represents a form of nonconvulsive status epilepticus in anti-NMDA receptor antibody encephalitis. Epilepsy Behav 20(2): 392–4

Knudsen TB, Larsen K, Kristiansen TB, Moller HJ, Tvede M, Eugen-Olsen J et al. (2007) Diagnostic value of soluble CD163 serum levels in patients suspected of meningitis: comparison with CRP and procalcitonin. Scand J Infect Dis 39(6–7): 542–53

Kracker S, Radbruch A (2004) Immunoglobulin class switching: in vitro induction and analysis. Methods Mol Biol 271: 149–59

Kullmann F, Hollerbach S, Holstege A, Schölmerich J (1995) Subclinical hepatic encephalopathy: diagnostic value of evoked potentials. J Hepatol 22: 101–10

Kuroiwa Y, Celesia GC (1980) Clinical significance of periodic EEG Patterns. Arch Neurol 37: 15–20

Lejon V, Reiber H, Legros D, Dje N, Magnus E, Wouters I et al. (2003) Intrathecal immune response pattern for improved diagnosis of central nervous system involvement in trypanosomiasis. J Infect Dis 187(9): 1475–83

Marx JJ, Mika-Gruettner A, Thoemke F, Fitzek S, Fitzek C, Vucurevic G, Urban PP, Stoeter P, Hopf HC (2002) Electrophysiological brainstem testing in the diagnosis of reversible brainstem ischemia. J Neurol 249(8): 1041–7

Montagnese S, Biancardi A, Schiff S, Carraro P, Carla V, Mannaioni G et al. (2001) Different biochemical correlates for different neuropsychiatric abnormalities in patients with cirrhosis. Hepatology 53(2): 558–66

Niedermeyer E, Sherman DL, Geocadin RJ, Hansen HC, Hanley DF (1999) The Burst-Suppression Electroencephalogram. Clinical Electroencephalography 30: 99–105

Polman CH, Reingold SC, Banwell B, Clanet M, Cohen JA, Filippi M et al. (2011) Diagnostic criteria for multiple sclerosis: 2010 revisions to the McDonald criteria. Ann Neurology 69: 292–302

Reiber H (2002) Proteindiagnostik. In: Zettl U, Lehmitz R, Mix E (Hrsg) Klinische Liquordiagnostik, S 177–246. de Gruyter, Berlin

Reiber H (2003) Proteins in cerebrospinal fluid and blood: barriers, CSF flow rate and source-related dynamics. Restor Neurol Neurosci 21(3–4): 79–96

Rovira A, Alonso J, Córdoba J (2008) MR imaging findings in hepatic encephalopathy. Am J Neuroradiology 29: 1612–21

Ruedinger JM, Nickel CH, Maile S, Bodmer M, Kressig RW, Bingisser R (2012) Diuretic use, RAAS blockade and morbidity in elderly patients presenting to the Emergency Department with non-specific complaints. Swiss Medical Weekly 142: w13568

Schmitt SE, Pargeon K, Frechette ES, Hirsch LJ, Dalmau J, Friedman D (2012) Extreme delta brush: a unique EEG pattern in adults with anti-NMDA receptor encephalitis. Neurology 79(11): 1094–100

Schwab S, Schellinger P, Werner C, Unterberg A, Hacke W (2012) NeuroIntensiv, 2. Aufl. Springer, Berlin Heidelberg New York

Shimizu M, Kuroda M, Sakashita N, Konishi M, Kaneda H, Igarashi N et al. (2012) Cytokine profiles of patients with enterohemorrhagic Escherichia coli O111-induced hemolytic-uremic syndrome. Cytokine 60(3): 694–700

Stöhr M, Riffel B, Pfadenhauer K (1991) Neurophysiologische Untersuchungsmethoden in der Intensivmedizin. Springer, Berlin Heidelberg New York

Stromillo ML, Dotti MT, Battaglini M, Mortilla M, Bianchi S, Plewnia K, Pantoni L et al. (2009) Structural and metabolic brain abnormalities in preclinical cerebral autosomal dominant arteriopathy with subcortical infarcts and leucoencephalopathy. J Neurology Neurosurg Psychiatry 80: 41–7

Tschampa HJ, Kallenberg K, Kretzschmar HA, Meissner B, Knauth M, Urbach H, Zerr I (2007) Pattern of cortical changes in sporadic Creutzfeldt-Jakob disease. Am J Neuroradiol 28(6): 1114–8

Van Dijk JM, Willinsky RA (2003) Venous congestive encephalopathy related to cranial duralarteriovenous fistulas. Neuroimaging Clinics of North America 13: 55–72

Wandinger KP, Saschenbrecker S, Stoecker W, Dalmau J (2011) Anti-NMDA-receptor encephalitis: a severe, multistage, treatable disorder presenting with psychosis. Journal Neuroimmunology 231(1–2): 86–91

Weaver LK (2009) Clinical practice. Carbon monoxide poisoning. N Engl J Med 360(12): 1217–25

Weber T. Progressive multifocal leukoencephalopathy. Neurol Clin. 2008;26(3):833–54.

Weber T, Trebst C, Frye S, Cinque P, Vago L, Sindic CJ et al. (1997a) Analysis of the systemic and intrathecal humoral immune response in progressive multifocal leukoencephalopathy. J Infect Dis 176(1): 250–4

Weber T, Otto M, Bodemer M, Zerr I (1997b) Diagnosis of Creutzfeldt-Jakob disease and related human spongiform encephalopathies. Biomedicine & Pharmacotherapy 51(9): 381–7

Zandbergen EG, de Haan RJ, Hijdra A (2001) Systematic review of prediction of poor outcome in anoxic-ischaemic coma with biochemical markers of brain damage. Intensive Care Med 27(10): 1661–7

Zandbergen EG, Hijdra A, Koelman JH et al. (2006) Prediction of poor outcome within the first 3 days of postanoxic coma. Neurology 66: 62–8

Zauner C, Gendo A, Kramer L, Funk GC, Bauer E, Schenk P, Ratheiser K, Madl C (2002) Impaired subcortical and cortical sensory evoked potential pathways in septic patients. Crit Care Med 30(5): 1136–9

Zauner C, Gendo A, Kramer L, Kranz A, Grimm G, Madl C (2000) Metabolic encephalopathy in critically ill patients suffering from septic or nonseptic multiple organ failure. Crit Care Med 28(5): 1310–5

Zschocke S, Hansen HC (2012) Klinische Elektroenzephalographie, 3. Aufl. Springer, Berlin Heidelberg New York

Allgemeines Management und Prognose von Bewusstseinstörungen und Enzephalopathien

Kapitel 10 Systematik von Anamnese und Befund bei
Bewusstseinsstörungen und Enzephalopathien – 169
H.-C. Hansen

Kapitel 11 Diagnostik und Prognostik von Bewusstseinsstörungen
und Enzephalopathien – 175
*H.-C. Hansen, O. Jansen, C. Cnyrim, G. Hamann,
K. Helmke, T. Weber, S. Zschocke*

Kapitel 12 Therapie von Bewusstseinsstörungen und
Enzephalopathien – 203
H.-C. Hansen

Kapitel 13 Verlaufsmonitoring von Bewusstseinsstörungen
und Enzephalopathien – 219
H.-C. Hansen, W. Haupt, S. Zschocke

Systematik von Anamnese und Befund bei Bewusstseinsstörungen und Enzephalopathien

H.-C. Hansen

10.1 Grundsätzliches Vorgehen und Voraussetzungen – 170

10.2 Anamnese – 170

10.3 Untersuchungsbefunde – 170
10.3.1 Pragmatische neuro-psychologische Beurteilung im Akutbereich – 171
10.3.2 Bewegungsstörungen – 172

Literatur – 173

10.1 Grundsätzliches Vorgehen und Voraussetzungen

Gute Voraussetzungen zur Einschätzung von Bewusstseinsstörungen und Enzephalopathien sind:
- Erlangung einer Anamnese (meist Fremdanamnese),
- Erhebung eines Erstbefundes (neuro-psychiatrisch, internistisch-allgemeinmedizinisch) sowie
- die Kenntnis des Krankheitsverlaufes (präklinisch und in der klinischen Phase).

In der Diagnostik bei Bewusstseinsstörungen und Enzephalopathien werden die erhobenen Informationen aus Anamnese, Befunden und Verlauf zunächst gewichtet, dann zu einem kompatiblen Krankheitsbild integriert (häufig »die diagnostische Auffassung« genannt) und schließlich mittels gezielter Zusatzdiagnostik (Bildgebung, Labor etc.) bestätigende Zusatzbefunde erhoben und/oder Alternativdiagnosen ausgeschlossen (◘ Abb. 10.1). Dieses indirekte Vorgehen erinnert an die Lösung eines »diagnostischen Puzzles«.

Diese Puzzle-Auflösung erlangt mit zunehmender klinischer Erfahrung eine hohe diagnostische Sicherheit. Sie unterscheidet sich von einer rein labororientierten Diagnostik, z. B. mittels Probenentnahme und histologischer Befundanalyse. Anfällig ist dieses Vorgehen u. a. durch die starke Abhängigkeit von der Qualität und Bewertung der ermittelten Informationen. Regelmäßige klinische Nachuntersuchungen und gezielte Befundkontrollen sind geeignet, um eine fehlerhafte diagnostische Auffassung rechtzeitig zu bereinigen und die Therapie zu steuern.

Zur Erlangung einer tragfähigen diagnostischen Auffassung sind Detailkenntnisse über den Patienten aus Anamnese und klinischem Befund essentiell bzw. unverzichtbar und gute Grundkenntnisse in der Neurologie von großem Vorteil für den nötigen Abgleich der Informationen. Dass sich im weiteren Krankheitsverlauf ein- oder mehrmalig die Auffassung modifiziert, etwa durch eine unerwartete Wendung des Verlaufs zum Schlechteren oder zum Besseren, ist nicht ungewöhnlich.

Ergibt sich zu irgendeinem, auch später aufgetretenen Zeitpunkt eine relevante Diskrepanz zwischen erwartetem und tatsächlichem klinischen Verlauf, sollte stets nach weiteren auslösenden Ursachen und komplizierenden Komponenten der Enzephalopathie und Bewusstseinsstörung gesucht werden (wie beim Delir, ▶ Abschn. 1.3). Förderlich für diesen diagnostischen Prozess ist zuvorderst eine gute Teamarbeit mit der Bereitschaft zu einer fortlaufenden umfassenden kritischen Analyse aller Informationen und auch zur Änderung einer vormalig getroffenen ärztlichen Einschätzung. Unverzichtbar in diesem Team ist, soweit man den »Facharztstandard« anbieten möchte, die in der Notaufnahme vorgehaltene fachliche Expertise durch die »Neuro-Fächer« (Haupt et al. 2005), um bewusstlose Patienten optimal versorgen zu können. Neben den Neurologen betrifft dies die Neurochirurgen (speziell beim Hirntrauma) und die Expertise der Psychiater bei entsprechend möglichen Vorerkrankungen.

10.2 Anamnese

Das wegweisende pathophysiologische Detail ist oft aus einer besonderen Disposition des Patienten oder den jeweiligen Umständen des Auftretens einer akuten Bewusstseinsstörung oder Enzephalopathie zu entnehmen. Leider können die initialen Umstände auch in die Irre führen, z. B. wenn durch suggestive Vorerkrankungen vorschnell falsche Rückschlüsse gezogen werden (z. B. beim Alkohol- oder Epilepsiekranken; ▶ Abschn. 4.1.7). ◘ Tab. 10.1 zeigt, welche wichtigen Aspekte die Anamnese umfassen sollte.

10.3 Untersuchungsbefunde

Der Untersuchungsbefund soll bei bewusstseinsgestörten Patienten zwar auf das Wesentliche fokussiert sein, muss aber sorgfältig erhoben werden (▶ Tab. 4.1). Somit sind immer die Vitalzeichen und die Tiefe der Bewusstseinsstörung zu erfassen, und es ist auf Begleitsymptome wie Bewegungsstörungen, Hirnstammzeichen, Nackensteife und stattgehabte epileptische Anfälle zu achten. Wenn Patienten keine ausreichende Kooperationsfähigkeit offenbaren, müssen viele neurologische und psychiatrische Parameter oft ausgeklammert werden, etwa die Prüfungen der Ziel- und Feinmotorik und der differenzierteren sensorischen Funktionen (Gesichtsfelder, taktile Funktionen außerhalb Schmerz). Wichtiger können im Einzelfall allgemeinmedizinische körperliche Befunde sein! Erst nach der eingehenden Untersuchung können Koma-Skalen und andere Scoring-Systeme sinnvoll eingesetzt werden – vorausgesetzt, das Kernproblem bildet sich im Score ab. Im Verlauf sind wiederholte eingehende Untersuchungen sinnvoll, um keine Zweitproblematik zu übersehen (Babinski-Zeichen fehlen in fast allen Scoring-Systemen!).

Wiederholte klinische neuro-psychiatrische Untersuchungen geben im Verlauf der Krankheit darüber Aufschluss, wie sich Erkrankung und Bewusstseinsstörung entwickeln. Prognostische Aussagen leiten sich dann aus diesem Trend ab (▶ Kap. 13). Zur ICD-Klassifikation können die organischen Psychosyndrome differenziert werden (Haupt et al. 2008; ▶ Abschn. 1.3), allerdings folgen hieraus meist keine eindeutigen ätiologischen oder prognostischen Überlegungen.

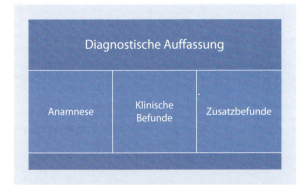

Abb. 10.1 Die diagnostische Auffassung: Zunächst entspricht sie einer Arbeitshypothese bei noch unklarer Bewusstseinsstörung oder Enzephalopathie und beruht auf der Kompatibilität aller Informationen aus Anamnese und aus Befunden klinischer und technischer Untersuchungen (Zusatzbefunde: CCT, MRT, EEG, Labor). Deren Kompatibilität untereinander ist im Krankheitsverlauf fortlaufend zu überprüfen. Nach abgeschlossenem Krankheitsverlauf leitet sich hieraus die Abschlussdiagnose ab

Vorrangige Untersuchungsbefunde bei Bewusstseinsstörungen

Erfasst werden sollen
- Quantitative Bewusstseinslage, d. h. Koma, Sopor, Somnolenz oder Wachheit
- Qualitative Bewusstseinslage, unter verschiedenen Aspekten
- Hirnstammzeichen, Blickwendung, positive Babinski-Zeichen
- Nackensteife (Cave HWS-Trauma)
- Bewegungsstörungen (u. a. Tremor, Myoklonus, Muskeltonus)
- Vegetative Störungen (u. a. betr. Schweißproduktion, Kontinenz)
- Hinweise auf epileptische Anfälle (u. a. Biss-Verletzung, Enuresis)
- Stabilität oder Instabilität von Vitalzeichen (Atmung, Kreislauf, Temperatur)
- Typische Stigmata von Vorerkrankungen (Endokrinium, Injektionen, Verletzungen etc.)

Die Beurteilung der Qualitativen Bewusstseinslage erfolgt über eine Prüfung des Antwortverhaltens (sprachlich/Zuwendung) und -tempos, des Spontanantriebs. Wenn möglich, sollten die Orientiertheit des Patienten (zur Situation, zu Ort und Zeit, zur eigenen Person) sowie die Einschätzung zu Gedächtnis, Aufmerksamkeit und Stimmungsregulation, zu Wahn- oder Suizidideen zusätzlich geprüft werden.

Vitalparameter: Erfassung von Atmung und Kreislauf
- Beurteilung des Atemmusters
- Bei abnormer Respiration: O_2-Sättigung mittels Pulsoximetrie, BGA
- Kardiopulmonale Untersuchung einschließlich Auskultation, EKG
- Blutdruck an beiden Armen messen

Zur weiteren fortlaufenden **Verlaufsbeurteilung** auf den Akutstationen greift man oft auf standardisierte Befundskalen (Scores) zurück und ergänzt sie nach Bedarf mit umfassenden klinisch-neurologischen Untersuchungen. Dagegen ist ein streng am Detail orientiertes Vorgehen mit eingehenden neurologischen Untersuchungen unumgänglich, wenn Befunde noch unklar sind und Befundänderungen nur durch sehr gezielte Suche erkannt werden können (z. B. in der vertikalen und horizontalen Augenmotorik im Locked-In-Syndrom oder der explorativen Handmotorik im VS). Dann bleibt es im Wesentlichen bei deskriptiven Befunddarstellungen. Ansonsten kommen zur Verlaufsbeurteilung auch einige Testuntersuchungen und parametrisierte Delir- und Koma-Skalen in Frage (▶ Abschn. 13.2 und 13.3), schließlich auch Koma-Remissions-Skalen (▶ Abschn. 13.4).

10.3.1 Pragmatische neuro-psychologische Beurteilung im Akutbereich

Ist der bewusstseinsgestörte Patient ausreichend kooperativ und explorierbar, lässt sich die Untersuchung sinnvoll um die Testung höherer Hirnfunktionen wie Informationsverarbeitungsgeschwindigkeit, sprachliche und räumliche Leistungen, Gedächtnis- und Lernfunktionen, Umstellfähigkeit und Abstraktionsvermögen ergänzen. Für die hierzu notwendige verbale Kommunikation müssen natürlich die Voraussetzungen bestehen, u. a. ausreichende linkshirnige Funktionen beim Rechtshänder. Hierzu kann man auch am Krankenbett leicht das einfache Rechnen prüfen – verknüpft mit der basalen Aufmerksamkeitstestung – und sich
- sequenziell Subtraktionen des Betrages 7 durchführen lassen, beginnend bei 100 (100–7 =, 93–7 =, 86–7 = usw.),
- vor- oder rückwärts die Wochentage aufsagen oder
- auch kurze Worte rückwärts buchstabieren lassen (RADIO → »OIDAR«).

Schwere Rechenaufgaben (Subtraktionen zweistelliger Beträge im dreistelligen Bereich) oder die Wortflüssig-

Tab. 10.1 Wichtige Aspekte der Anamnese

Wegweisende Anamnese	Beispiele
Traumahinweise	Unfallsituationen (z. B. Schlägerei)
Bekannte Stoffwechselerkrankung	Diabetes mellitus, Hypothyreose, M. Addison
Intoxikationen und Suchterkrankung, Entzüge	Alkohol und illegale Drogen, auch Sedativaentzug
Pharmakologisch relevante Informationen	Hinzunahme von Medikamenten und anderen Produkten, Präparatewechsel oder Dosisänderung
Risikobehaftete Therapien	Immunsuppression, Antikoagulation
Vorbekannte Bewusstseinsstörungen	Epilepsie, Synkope, Herzrhythmusstörung, dissoziative Zustände, Schlaf-Apnoe-Syndrom
Bewusstseinsstörungen im Umfeld	Toxische Substanzen (z. B. Kohlenmonoxid)
Psychiatrische Vorerkrankungen	Suizidversuch, Toxidrome (z. B. Serotoninsyndrom)

keitstestung benötigen höhere Aufmerksamkeitsleistungen. Bei den Wortflüssigkeitstests müssen die Patienten z. B. 15 Jungen- oder Mädchennamen aufsagen oder Kalendermonate rückwärts vorsprechen. Diese Leistungen sind außerhalb verbaler Aufgabenstellungen bettseitig schwierig zu beurteilen. Am ehesten gelingt dies durch die Krankenbeobachtung auf der Handlungsebene bei Aktivitäten des täglichen Lebens (Ankleiden, Waschen, Zähneputzen). Zur seriellen Beurteilung bieten sich auch Teile des CAM-ICU (▶ Tab. 13.3) oder anderer Delir Skalen (▶ Abschn. 13.2) an.

> Stets muss das prämorbide Leistungsniveau berücksichtigt werden.

Einige dieser Tests finden sich auch als Untertests in den weit verbreiteten und gut validierten Screeningtests für Demenzen wie dem Mini-Mental-Screening-Test (MMST, Folstein et al. 1983) oder dem DEMTECT (Kalbe et al. 2004). Primär für die chronischen Psychosyndrome vom Demenztyp validiert, ist der zweckentfremdete Einsatz im Akutbereich nicht zu empfehlen und allenfalls als vorübergehende Notlösung akzeptabel. Stattdessen kann man z. B. auf den sprachfreien Zahlenverbindungstest (ZVT), ein Papier-Bleistift-Test, zur gut validierten Messung der Informationsverarbeitungsgeschwindigkeit (»fluide Intelligenz«) zurückgreifen. Seine Vorteile liegen in einer Altersnormierung und Wiederholbarkeit, da auch gespiegelte Parallelversionen verfügbar sind (Neubauer u. Knorr 1998). Der Steckbrett-Test 9-HPT (»nine hole peg test«) hat über diese Tempo-Komponente hinaus einen großen visuo-motorischen Leistungsanteil, der bei Enzephalopathien mit koordinativ-motorischen Ausfällen nützlich eingesetzt werden kann, um Ausgangsbefunde zu erheben und sie im Verlauf zu überprüfen. Auch hier gibt es geschlechts- und altersgebundene Normwerte.

10.3.2 Bewegungsstörungen

Viele unterschiedliche Bewegungsstörungen sind bei Enzephalopathien möglich. Doch wie die epileptischen Anfälle treten sie nur fakultativ auf und ohne strengen Bezug zu bestimmten Auslösern. Für den klinischen Alltag sind allerdings die in ◘ Tab. 10.2 genannten häufigen Assoziationen mitunter als erster Hinweis hilfreich.

Die Untersuchung auf Bewegungsstörungen soll erfassen, ob eine halbseitige oder generelle Über- oder Unterbeweglichkeit vorliegt, die einem der in ◘ Tab. 10.2 genannten neurologischen Befunde zugeordnet werden kann. Ausnahmen vom Grundsatz der Bilateralität der motorischen Befunde bei Enzephalopathien kommen vor, z. B. halbseitige Befunde wie eine Hemichorea bei der diabetischen Enzephalopathie mit Basalganglienschwerpunkt (▶ Abschn. 23.2.1). Manche Bewegungsstörungen sind als Enthemmungsphänomene typischerweise an länger bestehende Enzephalopathie-Syndrome gebunden und zeigen dann eine vorbestehende chronische Enzephalopathie an. Beispiele sind Enthemmungen des Glabellareflexes oder der Primitivreflexe (Greif-/Oral-/Palmomental-Reflex) bei der Alzheimer-Demenz oder bei Lösungsmittel-Enzephalopathie. Medikamentös-induzierte Bewegungsstörungen kommen bei akuten Symptomen stets in Frage (▶ Tab. 26.1).

◼ **Tab. 10.2** Bewegungsstörungen bei Enzephalopathien und ihren Differenzialdiagnosen

	Enzephalopathie	Differenzialdiagosen
Asterixis	Hepatische Enzephalopathie	Polyneuropathie
Myoklonien	Urämie, Hypoxie und Lance-Adams-Syndrom, Sepsis, CJD, SSPE, Limbische Enzephalopathie	Diverse Medikationen
Tremor, Akathisie (v. a. Choreoathetose, Ballismus, Dystonie)	Hepatische Enzephalopathie Urämie, Serotonin-Syndrom, Hyperthyreose	Sympathoadrenerge Störungen
Hyperkinese	Hyperglykämie, Hyperthyreose, Hypoglykämie, Hypo- oder Hyperparathyreoidismus, M. Wilson, Toxische Enzephalopathie	Phospholipid-AK-Syndrom Neuro-Akathozytose
Akinese, Mutismus	Hypokalzämie, Osmotische Demyelinisierung, toxische limbische Enzephalopathie	Frontalhirnsyndrom
Rigor, Trismus	Dopa-Entzug	Parkinson-Krise
Startle-Reaktion	CJD	Hyperekplexie Sympathoadrenerge Syndrome
Ataxie, Tremor, Dystaxie	M. Wilson	FXTAS, Heredoataxie
Okulo-mastikatorische Myorhythmien	M. Whipple	Neurodegenerative Erkrankungen
Katalepsie/Katatonie	Limbische Enzephalopathie	Psychose, Narkolepsie
Schielstellungen und Nystagmus	Wernicke-Enzephalopathie Osmotische Demyelinisierung	Sedierung, Hirnstammläsion
Sakkadische Blickstörungen (u. a. Opsoklonus)	Hypoxische Enzephalopathie Paraneoplastische Enzephalopathie, CJD	Hirnstammläsionen

EP = Enzephalopathie; CJD = Creutzfeldt-Jakob-Erkrankung; SSPE = Subakute sklerosierende Panenzephalitis
FXTAS, Fragiles X- assoziiertes Tremor- /Ataxie-Syndrom

Literatur

Folstein MF, Robins LN, Helzer JE (1983) The Mini-Mental State Examination. Arch Gen Psychiatry 40(7): 812

Haupt WF, Rudolf J, Firsching R, Hansen HC, Henze T, Horn M, Müllges W (2005) Akutversorgung bewusstloser Patienten in einer interdisziplinären Notaufnahme. Intensivmed 42: 457–67

Haupt WF, Hansen HC, Firsching R et al. (2008) Organische Psychosyndrome: Eine Synopsis mit kritischer Würdigung. Intensivmed 45: 369–80

Kalbe E, Kessler J, Calabrese P, Smith R, Passmore AP, Brand M, Bullock R (2004) DemTect: a new, sensitive cognitive screening test to support the diagnosis of mild cognitive impairment and early dementia. Int J Geriatr Psychiatry 19(2): 136–43

Neubauer A, Knorr E (1998) Three Paper- and Pencil Tests for Speed of Information Processing: Psychometric Properties and Correlations with Intelligence. Intelligence 26(2): 123–51

Diagnostik und Prognostik von Bewusstseinsstörungen und Enzephalopathien

H.-C. Hansen, O. Jansen, C. Cnyrim, G. Hamann, K. Helmke, T. Weber, S. Zschocke

11.1 Standard- und Stufen-Labordiagnostik, Serum/Urin – 176
11.1.1 Status quo der Diagnostik – 176
11.1.2 Haaranalyse – 176
11.1.3 Ausblick der Labordiagnostik – 177
11.1.4 Spezielle Fragestellungen bei Bewusstseinsstörungen/ Enzephalopathien – 177

11.2 Prinzipien der neuro-radiologischen Untersuchungstechniken mit Schnittbildverfahren und Indikationen – 180
11.2.1 Computertomographie – 180
11.2.2 Magnetresonanztomographie – 180

11.3 Ultraschallverfahren – 183
11.3.1 Zerebro-vaskuläre Ultraschalldiagnostik – 183
11.3.2 Bildgebende Ultraschall (US)-Verfahren – 184

11.4 Labordiagnostik Liquor – 188
11.4.1 Wesentliche Parameter des Liquors – 189
11.4.2 Proteine – 189
11.4.3 Erregernachweis – 191

11.5 Elektroenzephalographie (EEG) – 192
11.5.1 Durchführung – 193
11.5.2 Die wichtigsten Parameter in der Beurteilung des EEG – 193
11.5.3 Vorteile der EEG-Untersuchung – 195
11.5.4 Nachteile der EEG-Untersuchung – 196
11.5.5 EEG-Indikationen zur Diagnose, Beurteilung und Therapiekontrolle von Enzephalopathien – 196

11.6 Evozierte Potenziale (EP) – 197
11.6.1 Durchführung – 197
11.6.2 Die wichtigsten Parameter in der Beurteilung des SEP und FAEP – 197
11.6.3 EP-Indikationen zur Diagnose, Beurteilung und Therapiekontrolle von Enzephalopathien – 198

Literatur – 198

11.1 Standard- und Stufen-Labordiagnostik, Serum/Urin

H.-C. Hansen

11.1.1 Status quo der Diagnostik

Die Serum- und Urinanalytik zur Diagnostik von Bewusstseinsstörungen im Rahmen von Enzephalopathien erfolgt stufenweise, und zwar unter Berücksichtigung von Dringlichkeit und Häufigkeit der möglichen Auslöser (◘ Tab. 11.1; ▶ Abschn. 4.1.7). Wegen der Vielzahl möglicher Ko-Morbiditäten empfiehlt es sich, stets die Basisdiagnostik bis zur Ebene 2a auszuführen, aber bei konkreten »Verdachtsmomenten« ist diese Reihenfolge variierbar. Die initial erhobenen Laborwerte dienen auch als Ausgangspunkt für Verlaufskontrollen (z. B. für AK-Titer) und für prognostische Überlegungen (art. pO_2 und pH als Teile des APACHE Score; ▶ Abschn. 11.5). Die meisten Serum-Werte zeigen die metabolische Situation im zirkulierenden Blutvolumen an, die sich ihrerseits von den Verhältnissen im ZNS jenseits der Bluthirnschranke stark unterscheiden kann. Bei einigen Metaboliten wie NH_3 und CO_2, die leicht die Blut-Hirn-Schranke (BBB) passieren und dann Enzephalopathien auslösen, sind abnorme Werte direkt relevant und handlungsleitend (z. B. Hypoglykämie, Hyperkapnie oder Hyperammonämie).

So liegt die Bedeutung der abgestuften Serum-Diagnostik und Urindiagnostik vor allem darin, mögliche Organinsuffizienzen als Auslöser von Enzephalopathien zu identifizieren bzw. auszuschließen. Als Ausschlussdiagnose sind Enzephalopathien oft erst im Nachhinein zu diagnostizieren – in Kenntnis der Vorgeschichte, des klinischen Verlaufes und der gesamten Laborhistorie, wobei schnelle metabolische Änderungen pathogenetisch besonders relevant sind. Liquoruntersuchungen tragen zur Ausschlussdiagnostik bei (▶ Abschn. 11.4), Serum-Biomarker wie das Protein S-100 und NSE als Indikatoren einer zerebralen Zellschädigung hingegen wenig. Sie steigen z. B. auch nach einem Trauma oder einem Schlaganfall an. Doch diese Unspezifität hinsichtlich der Ursachen wird oft durch ihre allgemein prognostisch wichtigen Beiträge ausgeglichen (▶ Abschn. 13.8).

Weitere Urin- und Serumproben sind bei Meningitis-, Abszess- und speziell Sepsisverdacht für mikrobiologische Untersuchungen (Bakterienkulturen) indiziert. Zur Optimierung der diagnostischen Ergebnisse sollen solche Proben vor dem Einsatz von Antibiotika gewonnen werden und rasch/warm in das Labor gelangen (Ausnahme: V.a. bakterielle Meningitis!). Katheterspitzen und Stuhlproben benötigen keine Wärmezufuhr. Andere Urin- und Blutprobenasservate dienen zu infektiologischen (Serologie, Antigendiagnostik) und rechtsmedizinischen Zwecken (Nachweis von »K.o.-Tropfen«). (Anstelle einer Auflistung des gesamten toxikologischen Repertoires wird hier auf die ▶ Kap. 26–28 verwiesen.)

Die Interpretation der Laborbefunde kann wegen Störfaktoren der Analytik eine zusätzliche labormedizinische Expertise benötigen. Zu beachten sind die Grenzen der Aussagekraft einzelner Parameter, wie z. B. die fehlende Übertragbarkeit der »geschätzten GFR« auf Akutsituationen (▶ Kap. 17) oder die biologisch vorgegebenen Schwellenwerte (z. B. kritische CDT-Erhöhung ab einer täglichen Zufuhr von 60 g Ethanol). Probeabnahme und -behandlung können das Laborergebnis maßgeblich beeinflussen – gerade bei Untersuchungen von Laktat (Blutstauung) und Ammoniak (Transportmedium) als wichtige Parameter bei Enzephalopathien. Urinbefunde spielen bei einigen metabolischen Erkrankungen eine wichtige Rolle (z. B. Porphyrie), ebenso bei Elektrolyt- und Hormonstörungen und in der Abgrenzung von Harnwegsinfektionen/Steinleiden (◘ Tab. 11.1). Auf Haaranalysen muss man nur in toxikologischen Sonderfällen zurückgreifen. Hirnbiopsien dienen zunächst der Abgrenzung neoplastischer Prozesse (Lymphom, Gliome) und gelten bei Enzephalopathien als Ultima Ratio in der Abgrenzung schwer diagnostizierbarer, aber behandelbarer entzündlicher Prozesse (z. B. Vaskulitiden wie die primäre Angiitis des ZNS; ▶ Abschn. 22.1).

11.1.2 Haaranalyse

Sie dient dem Nachweis von Belastungen mit schnell eliminierten oder rasch umverteilten Substanzen, besonders aus dem Niedrigdosisbereich. Im Serum sind manche Drogen und deren Abbauprodukte nur 24 Stunden nachweisbar, im Urin unter Umständen nur 2–3 Tage (▶ Kap. 27). GHB (Gammahydroxybutyrat, »Liquid Ecstasy«) ist beispielsweise im Blut nur ca. 8 Stunden, im Urin nur 12 Stunden nachzuweisen. Zur Verfügung stehen Assays für illegale Drogen (Heroin, Kokain, Cannabis, Amphetamine), für Alkohol (Ethylglucuronid) und Nikotin, für Anabolika (Nandrolon), für Medikamente (Barbiturate, Tilidin, Methadon) sowie für Industrieprodukte (Metalle wie Blei, Arsen, Thallium, Methyl-Quecksilber). Absolute Korrelationen zu anderen Kompartimenten sind leider nicht gegeben, und Fehlerquellen sind zu bedenken, z. B. bei Kokain die Inkorporation über Luftexposition (www.umweltdaten.de/gesundheit/monitor/Haaranalyse.pdf). Immerhin lässt sich hiermit die behauptete mehrmonatige Abstinenz überprüfen, z. B. bei Verkehrsfragestellungen. Ein einmaliger Konsum ist nicht sicher nachweisbar. Zur Untersuchung genügt eine Probe von 30–50 mg Haare, die sich nicht auf das monatlich ca. 1 cm wachsende

11.1 · Standard- und Stufen-Labordiagnostik, Serum/Urin

Tab. 11.1 Serumanalytik: Stufenschema bei Bewusstseinsstörungen und Enzephalopathien

Serumanalytik		Ausschluss/Bestätigung
Basislabor 1 (Point of Care)	Glukose, Blutgasanalyse	Hypoxie, Hyperkapnie Azidose/Alkalose, Hypo-/Hyperglykämie
Basislabor 2a (Zentrallabor)	Natrium, Kalzium, Kalium, Blutbild Gerinnungsanalytik einschl. d-dimere CRP, Leukozytose, PCT Harnstoff, Kreatinin*, CK, Phosphat ALAT, ASAT, y-GT, LDH, Bilirubin, Albumin Troponin, CK MB	Elektrolytstörungen Anämie, Thrombopenie Pro-/Antikoagulation Entzündungsparameter Organversagen Niere Organversagen Leber Kardiale Ischämie
Basislabor 2b (Zentrallabor)	Drogensuchtests inkl. Blutalkohol Pharmaka-Monitoring ANA, ANCA, BSG, TG-AK, TPO-AK	Toxische Syndrome 1 CBZ, Barbiturate Autoimmunerkrankungen 1
Ergänzende Diagnostik nach Bedarf (Zentrallabor und Versand)	Blutkulturen Anionenlücke, Osmolaritätsbestimmung Antineuronale AK, PLP-AK, lösl. IL2-Rez Serologie TSH, fT4, fT3, Kortisol, PTH, ACTH-Test Ammoniak NSE Vitamin B1, B12, Folsäure, Zink, Selen Metalle, spez. Toxikologie, CDT, Glykol, Co-Hämoglobin	Sepsisverdacht Osmolaritätsstörungen Autoimmunerkrankungen 2 JC-Virus, HIV, Lues, Legionellen T. whipplei Endokrines Versagen Leberinsuffizienz, »inborn errors« Hypoxische Zellschädigung Nutritiver Mangel Genetik Toxische Syndrome 2
Urin Ergänzende Diagnostik nach Bedarf	Porphyrine und Vorstufen (d-aLS) Natriumausscheidung im Urin Hormonbestimmungen »K.o.-Tropfen«, Glykol, Methanol	Porphyrieverdacht Osmolaritätsstörungen Toxische Syndrome 2

* Die hieraus errechneten »GFR-Werte« sind nicht bei akuter Niereninsuffizienz verwertbar! CDT = Carbohydrat-Defizientes-Transferrin

Haupthaar beschränken muss (ersatzweise Körperhaare). Versand und Lagerung sollen in geeigneter Form erfolgen, z. B. in Alufolie und Briefumschlag.

11.1.3 Ausblick der Labordiagnostik

Ungelöst ist die Frage nach einer rationalen Labordiagnostik von Enzephalopathien, die nicht nur die Organinsuffizienz, sondern auch die ZNS-Beteiligung in pathophysiologisch nachvollziehbarer Weise anzeigt. Im besten Fall würden Biomarker schon in reversiblen Stadien, also anders als NSE/S-100, *vor* dem Zelluntergang reagieren und hätten einen engen Bezug zum Krankheitsverlauf und zum Behandlungsergebnis. Sie müssten Störungen im Neurotransmitterstoffwechsel widerspiegeln, eine Affektion der Blut-Hirn-Schranke und der zerebralen Perfusion anzeigen und sich bei Inflammationsprozessen aufgrund der Neuroinflammation verändern (▶ Kap. 8). Neue interessante Marker sind zwar in der Entwicklung (Übersicht bei Kalanuria u. Geocadin 2013), zeigen aber bislang keine überzeugende Korrelation zum Behandlungsergebnis. Untersuchungen liegen vor zu Neurofilament und GFAP im Serum als Marker des axonalen Schadens und Pentraxin und Matrixmetalloproteinase als Marker der Immunaktivierung. Weitere Entwicklungschancen mögen in der frühzeitigen Detektion dieser Prozesse auf der genomischen Ebene liegen, z. B. bei der Transkription (mRNS).

11.1.4 Spezielle Fragestellungen bei Bewusstseinsstörungen/ Enzephalopathien

Gegenwärtig kann man sich klinisch mit den unten genannten Parametern behelfen, die für einen der folgenden Auslösemechanismen sprechen und damit die Enzephalopathie als Diagnose wahrscheinlicher machen:
— eine diffuse Inflammation (Sepsis),
— einen Einbruch im Energiestoffwechsel (Glukose, O_2),
— einen Zelluntergang im ZNS und
— Indikatoren der diffusen Perfusionsstörung oder der Einblutung.

Tab. 11.2 Wertigkeit einzelner Biomarker in der Sepsis-Diagnostik. (Mod. nach Hagel u. Brunkhorst 2011)

	Spezifität für infektiöse Inflammation	Sensitivität für nicht-infektiöse Inflammation	Vorteile	Nachteile
PCT	++++	+	Schnelle Induktion, enge Korrelation zum Schweregrad	Langsame Kinetik bei neonataler Sepsis. Positiv im schweren SIRS
CRP	+	++	Kostengünstig	Geringe Spezifität für Infektion. Langsame Kinetik
IL-6	+	++++	Hochsensitiv für Infektion	Kostenintensiv. Instabilität
Leukozyten	+	+	Kostengünstig	Geringe Spezifität

Der Nachweis von Neurotransmitterstörungen im Serum ist aufgrund ihrer multifunktionalen Eigenschaften als Gewebshormone, ihres im ZNS örtlich begrenzten Auftretens, ihrer Flüchtigkeit und vieler anderer verschiedener Störfaktoren unüberschaubar komplex. Zudem kommen Bindungsaffinitäten der jeweiligen Rezeptoren und die Eigenschaften von Transportproteinen ins Spiel. Entgegen anders lautender Angebote im Internet sind bislang zur medizinischen Patientenversorgung keine reliablen Serumtests etabliert, die einen ausreichenden Bezug zur Pathophysiologie und zum Behandlungsergebnis aufweisen.

Labordiagnostik (Biomarker) zur Erkennung und Abgrenzung eines systemisch inflammatorischen Prozesses (SIRS)/einer Sepsis

Enzephalopathie-Symptome verschieben als »Organbeteiligung Gehirn« jede Sepsis automatisch in den höheren Schweregrad (»schwere Sepsis«). Bei klinischem Verdacht auf eine Infektion oder Inflammation (aufgrund von Fieber oder Hypothermie, von Schüttelfrost, Tachypnoe oder Tachykardie) empfehlen sich Untersuchungen des Blutbilds und der Akutphasenproteine Procalcitonin (PCT) oder C-reaktives Protein (CRP). Sie sind wichtig, um die Diagnose rasch zu stellen und die Therapie möglichst früh einzuleiten. Gleichzeitig sollen Blutkulturen, Abstriche und ggf. Kathetermaterial gewonnen werden.

Ein SIRS (systemisch inflammatorisches »response syndrome«, ▶ Kap. 15), andere Temperaturerhöhungen und virale Infektionen sind abzugrenzen. Der laborchemische Hinweis auf eine zerebrale Beteiligung durch eine Erhöhung von S-100 oder NSE gelingt nur in der Hälfte der Fälle mit septischer Enzephalopathie (Nguyen et al. 2006) und wird daher nicht allgemein angestrebt.

Typische Sepsis-Laborbefunde, die aber auch im SIRS ohne Infektion auftreten, sind CRP-Erhöhungen und Blutbildveränderungen wie Leukozytose mit Linksverschiebung und >10 % Stabkernige bzw. eine Neutropenie.

Die PCT-Werte dagegen zeigen oft bei Erwachsenen eine Infektion an (Urosepsis mit 94–99% Sicherheit; van Nieuwkoop et al. 2010), wobei die Grenzwerte unter den Infektionen stark zu differieren scheinen. PCT-Werte steigen auch bei parasitären und mykotischen Infektionen an, sind aber bei viralen Infektionen nicht oder allenfalls gering erhöht. Die schwere Sepsis oder ein septisch ausgelöster Schock sind bei PCT-Plasmakonzentrationen ab 2,0 ng/ml hochwahrscheinlich, denn im Gegensatz zum CRP korrelieren PCT-Werte auch mit dem Schweregrad (Brunkhorst et al. 2000; Hagel u. Brunkhorst 2011).

Das PCT kann im SIRS auch nach schweren operativen Eingriffen ansteigen (speziell nach kardiopulmonalem Bypass), Polytrauma, hämorrhagischem oder kardiogenem Schock, Geburtsstress, schweren Verbrennungen sowie nach Gabe einiger Immunsuppressiva (ebd.). Bleibt bei akuter Enzephalopathie das PCT beim Erwachsenen 2 Tage und länger negativ (PCT-Plasmakonzentrationen <0,5 ng/ml im Serum) ist ein septischer Prozess als Grundlage sehr unwahrscheinlich. Für die bakterielle Meningitis gilt es als sehr spezifischer (~ 100 %), aber nicht als sensitiver Marker (~ 69%) und ist bei Borreliose und Tuberkulose selten erhöht.

Die Kinetik des CRP ist im Vergleich zum PCT langsamer. Ihr später erreichtes Maximum steigt bei klinischer Schweregradzunahme nicht mehr an (Mitaka 2005). Für Verlaufskontrollen und auch für die Steuerung der antimikrobiellen Therapie können PCT-Bestimmungen erwogen werden (Schuetz et al. 2011; Leitlinien AWMF 2010: www.awmf.org). Die Bestimmung von Neopterin, das von Zytokin-stimulierten Makrophagen ausgestoßen wird, kann als Biomarker für virale Infektionen dienen. Die Messung zirkulierender Zytokine wie IL-6, IL-8, IL-10, TNF α hat bislang noch keinen breiten Stellenwert in der klinischen Routine (◘ Tab. 11.2). Es wird angestrebt, die noch kostenaufwändigen Bestimmungen und auch Tests auf S-100,

PCT und Neopterin durch eine zukünftig serienreife gemeinsame Chiptechnologie abzulösen (Buchegger et al. 2012).

> Veränderungen des Blutbildes und Erhöhungen von CRP/PCT sprechen für eine Sepsis. Normale Werte über mehr als 24 Stunden legen eine andere Ursache der Enzephalopathie bzw. Hyperthermie nahe.

Labordiagnostik zur Erkennung/Ausschluss einer Ischämie- oder Blutungsneigung

Vaskuläre Enzephalopathien resultieren aus diffus verteilten Einblutungen und Perfusionsstörungen (▶ Kap. 20). Einfach zu messende Parameter der Gerinnungsstörung und der Neigung zur Purpura cerebri sind die Thrombozytenzahl und die Gerinnungszeiten. Aufwändiger sind Tests zur Bestimmung einzelner Gerinnungsfaktoren und das Thrombelastogramm, dazwischen liegt die Blutungszeit. Die Neigung zur Thrombenbildung kann durch vermehrte lösliche d-Dimere in Serum angezeigt werden. Massive BSG-Erhöhungen ohne infektiöse oder paraproteinämische Ursachen sind ggf. wichtige Hinweise. Vereinzelt ist auch schon eine Messung der Antikoagulantienspiegel in Gebrauch.

Thrombozyten

Zur Bestimmung der Anzahl der Blutplättchen (Normbereich 150–450/nl) werden gewöhnlich EDTA-Röhrchen eingesetzt. Die selten (1:1000) agglutinationsbedingt falsch-niedrig ermittelten Werte stellen sich bei Verwendung anderer Zusätze wie CTAD korrekt dar. Unter 10/nl ist mit Spontanblutungen zu rechnen. Gewebe- und Gefäßpunktionen gelten bei intakter plasmatischer Gerinnung und intakten Gefäßen als unbedenklich oberhalb dem Anhaltswert von 30–40/nl. Funktionsstörungen der Blutplättchen (Thrombopathien), die in der Zählung nicht erfasst werden, setzen diesen Wert und auch die Blutungsbereitschaft jedoch herauf. Dann überschreitet die Blutungszeit meist den Normwert von 6 Minuten.

> Niedrige Thrombozytenzahlen disponieren je nach Thrombozytenfunktion zu diffusen Einblutungen. Als Purpura cerebri imponieren sie klinisch wie eine Enzephalopathie.

Gerinnungszeitanalysen

Aus dem Zitratblut werden die plasmatischen Gerinnungsfunktionen als zweiter wichtiger Bestandteil der Blutstillung bestimmt. Gemessen werden meist der Quickwert (PTZ), angegeben als International Normalized Ratio (INR), und die aktivierte partielle Thromboplastinzeit (aPTT, syn. PTT). Sie erfassen aber die Effekte neuer oraler Antikoagulantien nicht zuverlässig. Bei Thrombinantagonisten hat die Thrombinzeit (TZ, syn. TPZ) insofern einen höheren Stellenwert, da dann Normalbefunde darauf hinweisen, dass keine klinisch relevante Medikamentenwirkung vorliegt. Faktor Xa-Antagonisten lassen sich durch die Anti-Xa-Aktivität erfassen.

d-Dimere zeigen als Fibrinspaltprodukte (FSP) an, dass eine Gerinnungsaktivierung und eine kompensatorische Stimulation der Fibrinolyse vorliegen, wie sie bei thrombogenen Prozessen auftritt, z. B. im Kontext von Venenthrombosen im Körper oder im Schädel. Allerdings sind die Laborwerte zum sicheren Ausschluss thrombotischer Prozesse nicht sensitiv genug. Weitere Möglichkeiten der Gerinnungsaktivierung sind der Kontakt mit Fremdoberflächen (Herz-Lungen-Maschine) oder Mikrothromben bei Heparin-AK (HIT). Erhöhungen der d-Dimere werden auch bei Neoplasien beobachtet und können in der Schwangerschaft auftreten. Sie sind ein sensitiver, aber unspezifischer Diagnoseparameter. Das Ausmaß der Gerinnungsaktivierung korreliert bei isolierter Hirnverletzung oft gut mit der Traumaschwere. Der Grund hierfür ist der hohe Gehalt an Gewebe-Thromboplastin im ZNS-Gewebe, das gleich nach der Plazenta an zweiter Stelle rangiert. So können schwere Verletzungen rasch und nachhaltig die Gerinnung aktivieren und auch ohne Polytrauma zu einer letalen Verbrauchskoagulopathie (DIC) führen.

> Die Erhöhung von FSP (d-Dimere) zeigt die Möglichkeit einer Gerinnungsaktivierung an und ist mit thrombotischen Zirkulationsstörungen vereinbar – ihr Fehlen schließt jedoch eine Gerinnungsstörung nicht sicher aus.

- **Labordiagnostik zur Erkennung oder Abgrenzung einer ZNS-Zellschädigung**

Zerebrale Zellschädigungen sind auch biochemisch bei schweren Enzephalopathien nachweisbar. Ihr Nachweis hängt vom involvierten Zelltyp, vom Medium (Serum vs. Liquor) und vom Zeitpunkt (Initialschaden vs. progressiver Schädigungsprozess) ab. Im Serum lassen sich zytosolische Proteine aus Neuronen (NSE, neuronspezifische Enolase) und aus Astroglia (Protein S-100b) nachweisen. Nach Ausschluss von Störfaktoren (s.u.) kann ihr Anstieg reversible, progrediente und auch verzögert eintretende ZNS-Schädigungen anzeigen. Signifikante Erhöhungen sind auch bei nicht-reanimierten kardiologischen Patienten gefunden worden (Pfeifer et al. 2008). Im Liquor (▶ Abschn. 11.4) werden sie auch als »Destruktionsmarker« bezeichnet, z. B. das Tau-Protein im Liquor mit besonders hohen Werten bei CJD.

Erhöhte NSE-Werte sind bei Meningitis, Schlaganfall, Hirntrauma, CJD, Hypoxie und SAB zu finden. Sie sind gut etabliert in der Prognostik nach Hypoxie, bei Kindern auch nach einem Trauma (▶ Abschn. 13.8; ▶ Kap. 14). Zu berücksichtigen sind stets die laboreigenen Normwerte und die Patientenhistorie (Hypothermie vs. Normothermie). Als Störquellen bei NSE sind falsch-positive Werte durch neuro-endokrine Tumoren, durch Hämolyse in vivo (mechanische Kreislaufunterstützung) oder bei zu langem Probentransport zu bedenken. Anstiege von S-100b können auf einer Herkunft aus Leber, Niere, Herz, Knochen (nicht auf Hämolyse) beruhen und sind daher bei verschiedenen Schockformen auch ohne zerebrale Beteiligung möglich (Übersicht bei Kochanek et al. 2008). Die Labortests detektieren die β-Untereinheit und damit die im ZNS vorkommenden Isoformen S-100a und S-100b, die jedoch auch von Melanom- und Langerhans-Zellen exprimiert werden.

> Normale Werte der Destruktionsmarker schließen bei Bewusstseinsstörungen schwerwiegende Hirnläsionen nicht aus. Ihr massiver Anstieg kann nach sorgfältigem Ausschluss anderer Ursachen und bei entsprechenden neurologischen Ausfällen, eine schwere diffuse Hirnschädigung anzeigen.

11.2 Prinzipien der neuro-radiologischen Untersuchungstechniken mit Schnittbildverfahren und Indikationen

O. Jansen, C. Cnyrim

11.2.1 Computertomographie

Das digitale Schichtverfahren basiert darauf, dass Röntgenstrahlen den Körper aus wechselnden Richtungen quer durchdringen oder »abtasten«. Ein bogenförmiger hochempfindlicher Detektor registriert dann Projektion für Projektion die resultierende Strahlenschwächung. Die heutigen CT-Geräte arbeiten alle mit mehreren, in Tisch- bzw. Körperlängsachse zusammengefügten Detektorelementen, so dass mit einer Röhrenumdrehung mehrere Schichten bzw. Spiralen aufgenommen werden können (multi-slice CT).

Die visuelle Beurteilung der Schnittbilder wird durch die Wahl geeigneter, den Bildkontrast modulierender Ausschnitte aus der Dichteskala (Fenster) erleichtert. Für die verschiedenen Organbereiche, aber auch für spezifische diagnostische Situationen gibt es standardisierte Fenstereinstellungen mit optimiertem Kontrast. Für die kraniale CT (CCT) ist die richtige Fensterwahl besonders wichtig, weil sich die Dichteunterschiede des Gehirnparenchyms in einem engen Skalenbereich bewegen. Noch wichtiger wird dieses, wenn es darum geht, die Integrität der weißen Hirnsubstanz mit der CCT zu beurteilen.

Obwohl sie im Hinblick auf den intrakraniellen Weichteilkontrast der MRT unterlegen ist, hat die CT doch einige Vorteile:
- kürzere Untersuchungszeit,
- geringere Kosten,
- leichtere Überwachung schwerkranker Patienten,
- leichtere Beurteilung von Knochen und Verkalkungen.

Das CT-Verfahren wird daher heute überwiegend in der Standardversorgung und Notfalldiagnostik oder auch zur schnellen Verlaufskontrolle eingesetzt.

Bei der heute allgemein verfügbaren Spiral-CT werden die Bilddaten lückenlos erfasst. Darüber hinaus läuft die gesamte Messung auch äußerst schnell ab. Je höher dabei die Anzahl der Detektorelemente ist, desto schneller kann der Untersuchungsbereich erfasst werden. Man kann daher eine CT-Angiographie (CTA) durchführen, indem man per Druckinjektion intravenös verabreichtes Kontrastmittel (KM) im arteriellen oder venösen Schenkel der Hirngefäße unter optimalen Kontrastbedingungen verfolgt. Nach 3-D-Rekonstruktion der Daten mit einem Nachverarbeitungsrechner unter Anwendung der Maximum-Intensity-Projection-Technik entsteht dann ein plastisches Bild der interessierenden Gefäße, etwa des Circulus Willisii beim Screening nach basalen Aneurysmen oder Gefäßverschlüssen.

Die Durchblutung des Gehirns kann mit der dynamischen CT (Perfusions-CT, CTP) untersucht werden. Dazu müssen die Schichtaufnahmen nach Injektion des KM ebenfalls sehr schnell ablaufen. Das An- und Abfluten des Kontrastmittels im Gewebe kann dann genau beobachtet und mit Parameterbildern quantitativ dargestellt werden. Die mittlerweile auch in der Neuroradiologie eingesetzten Hochzeilen-Geräte (>64-Zeilen-Geräte) können unter Verwendung einer alternierenden Tischposition während des scans (z. B. jog-mode) oder im Spiral-Modus dabei zuverlässig die Perfusion des gesamten Gehirns erfassen. Klinisch bedeutsam ist u. a., dass diese Technik Informationen liefert, auf deren Grundlage beim akuten Schlaganfall die Indikation zur Rekanalisationsbehandlung gestellt werden kann.

11.2.2 Magnetresonanztomographie

Grundlage der MRT ist das Phänomen der Kernresonanz, das alle Atomkerne mit ungerader Nukleonenzahl (Summe aus Protonen und Neutronen) zeigen. Infolge ihrer elektrischen Ladung und spontanen Rotation um die eigene Achse (Kernspin) besitzen solche Atomkerne ein magnetisches Moment, weshalb man sie sich – vereinfacht – als winzige Dipolmagnete vorstellen kann. Werden diese Dipole einem äußeren Magnetfeld B0 ausgesetzt, richten sich die Protonen (Wasserstoffkerne) nach den Feldlinien von B0 aus und beginnen sich wie Kreisel um die Feldachse zu bewegen. Die Probe baut eine zum Magnetfeld B0 parallele Magnetisierung M auf.

Das aus Wasserprobe und äußerem Magnetfeld B0 bestehende System kann nun durch Energiezufuhr in Form eines Hochfrequenz(HF)-Impulses gezielt beeinflusst werden. Damit es aber zur Energieübertragung kommt, muss die Frequenz der HF-Wellen mit der Larmor-Frequenz übereinstimmen. Dann geraten die Wasserstoffprotonen in einen als »Kernresonanz« bezeichneten Zustand und übernehmen einen Teil der HF-Energie. Die magnetischen Momente präzedieren nun nicht mehr ungeordnet, sondern synchron (in Phase) und »klappen« je nach Stärke und Dauer des HF-Impulses zunehmend in die höherenergetische antiparallele Stellung um. Die Magnetisierung der Probe (M) wird ausgelenkt und ist nicht mehr parallel zu den Feldlinien von B0.

Nach Abschluss der HF-Einstrahlung nimmt die Quermagnetisierung (die transversale Vektorkomponente von M, M_{xy}) wieder ab, wohingegen sich die Längsmagnetisierung (die longitudinale Vektorkomponente von M, M_z) wieder ihrem Ausgangswert nähert. Während der sog. Querrelaxation wird die zugeführte Energie als HF-Welle abgestrahlt und kann über eine geeignete Antenne oder Empfängerspule empfangen werden.

Für die Magnetresonanztomographie des menschlichen Körpers wird nahezu ausschließlich die Kernresonanz des Wasserstoffkerns (Protons) verwendet, weil dies das im Körper häufigste Element ungerader Nukleonenzahl ist. Neben der Menge der Wasserstoffkerne pro Volumen (Protonendichte) ist das unterschiedliche Relaxationsverhalten von Geweben Hauptursache für den MR-Kontrast.

> Aufgrund ihrer hohen Kontrastauflösung und multiplanaren Darstellungsweise ist die MRT inzwischen zur wichtigsten neuro-radiologischen Untersuchungsmethode geworden.

Ein wesentlicher Vorteil der MRT gegenüber der CT besteht darin, dass je nach Wahl der Messtechnik mit der MRT eine Vielzahl von Parametern dargestellt werden können (z. B. T1- und T2-Relaxationszeiten, Protonendichte, Diffusion, Perfusion und Fluss), während bei der CT der Bildkontrast allein auf unterschiedlicher Röntgendichte beruht. Die MRT ist außerdem die erste radiologische Untersuchungsmodalität, die eine detaillierte Information über die Struktur und über die Funktion liefert.

Eine große Rolle spielt auch die i. v.-Kontrastverstärkung mit paramagnetischen, ganz überwiegend Gadolinium (Gd) enthaltenden KM, die Signalunterschiede zwischen Geweben mit unterschiedlicher Durchblutung oder Intaktheit der BBB verstärken. Diese KM sind diagnostisch hoch effektiv und außerordentlich sicher. Eine Einschränkung der Kontrastmittelgabe stellt jedoch eine gestörte Nierenfunktion dar.

Durch die Auswahl unterschiedlicher Anregungsoptionen (z. B. Zeit und Stärke des HF-Pulses) und Ausleseoptionen (z. B. Auslesezeit) können mit der MRT ganz unterschiedliche Weichteilkontraste erzeugt werden.

Mögliche Aufnahme-Optionen
- Spin-Echo-Technik
- Gradienten-Echo-Technik (GRE)
- Inversion-Recovery-Technik (IR-Technik)
- Short-TI-Inversion-Recovery-Sequenz (STIR-Sequenz)
- Fluid-Attenuated-Inversion-Recovery-Sequenz (FLAIR-Sequenz)
- Rapid Acquisition with Relaxation Enhancement
- Echo-Planar-Imaging (EPI)
- Diffusionsgewichtete MRT (DWI)
- Magnetization Transfer Contrast Imaging (MTC)

Daneben gibt es sogenannte funktionelle MRT-Techniken, die über die strukturellen Informationen hinaus funktionelle Informationen liefern und so einen tieferen Einblick in die jeweilige Gewebepathologie erlauben.

Spezielle MRT-Techniken
- **Perfusions-MRT**

Zur Perfusions-MRT wird ein KM-Bolus i.v. injiziert und beim Durchgang durch das Hirngewebe mit einer schnellen $T2^*$-gewichteten Sequenz (GRE oder EPI) verfolgt. Da das paramagnetische KM in hoher Konzentration durch die Hirnkapillaren strömt und bei intakter BBB nicht in das umliegende Gewebe austritt, kommt es zu einer vorübergehenden Konzentrationsdifferenz zwischen Kapillaren und Gewebe, was wiederum zu einer Störung des Magnetfelds führt. Diese Magnetfeldstörung bewirkt in $T2^*$-gewichteten Sequenzen einen Signalabfall.

Zur Berechnung von Perfusionsparametern – z. B. regionales zerebrales Blutvolumen (rCBV), regionaler zerebraler Blutfluss (rCBF), mittlere Transitzeit (MTT) – ist eine aufwändige Datennachverarbeitung notwendig. Diese Parameter liefern wichtige Informationen bei zerebrovaskulären Erkrankungen mit Störung der Mikrozirkulation, z. B. bei Ischämie und hämodynamisch wirksamen Stenosen hirnversorgender Arterien.

Funktionelle MRT (fMRT)

Mit der funktionellen MRT kann man die lokale Änderung der Hirndurchblutung nach gezielter Stimulation (z. B. motorisch, sensorisch oder visuell) registrieren und zur Lokalisierung von Hirnfunktionen verwenden. Ausgenutzt wird dabei, dass sauerstoffreiches Blut andere magnetische Eigenschaften hat als sauerstoffarmes Blut und dieser Unterschied mit $T2^*$-gewichteten Sequenzen darstellbar ist. So führt das paramagnetische Deoxyhämoglobin in $T2^*$-gewichteten Bildern zu einem Signalabfall, wohingegen das diamagnetische Oxyhämoglobin das Bildsignal nicht beeinflusst. Bei Aktivierung einer Hirnregion wird zwar vermehrt Sauerstoff verbraucht, doch tritt gleichzeitig eine Erhöhung von Blutvolumen und Perfusion auf, die diesen Mehrverbrauch überkompensiert. Während der Stimulation resultiert im aktivierten Hirngewebe also ein Signalanstieg in $T2^*$-gewichteten Aufnahmen. Dieser Signalanstieg ist nur gering (1–15 %, je nach Feldstärke und Art der Stimulation), so dass Einzelexperimente häufig wiederholt werden müssen und eine aufwändige Datennachverarbeitung zur Bilderzeugung nötig ist.

Tab. 11.3 Einsatzbereich verschiedener MRT-Techniken zur Differenzialdiagnose enzephalopathischer Veränderungen

Technik	Ziel/Diagnose/Darstellung
T2w/FLAIR	Gliose, Ödem, Nekrose
T1w (mit und ohne Gd-KM)	Blut-Hirn-Schranken-Störung, Vaskularisation
3-D-Sequenzen	Atrophie (voxelbasierte Morphometrie)
Diffusionstensor-Bildgebung (DTI)	Faserverläufe
MRS	Metaboliten (NAA, Cholin u. a)
Perfusionsgewichtete Bildgebung (PWI)	Messung der Hirnperfusion (rCBF, rCBV, MTT)
DWI	Zelluläres Ödem (Infarkt), Pus
MRA	Gefäßveränderungen
Suszeptibilitätsgewichtete Bildgebung (SWI)	Eisenablagerungen, Mikrohämorrhagien

Magnetresonanzspektroskopie (MRS)

Die MRS eignet sich besonders dazu, Stoffwechselprozesse nicht-invasiv zu untersuchen. Da das lokale Magnetfeld, das die Protonen (in Abwesenheit von Gradienten) »sehen«, von der chemischen Umgebung der Protonen beeinflusst wird, erlauben die Spektren Rückschlüsse auf die chemische Verbindung der Protonen und ihren prozentualen Anteil im untersuchten Volumen. Mit der MRS können Ausgangs- und Abbauprodukte anhand ihrer Resonanzfrequenz identifiziert werden. Außerdem kann die Menge der Substanz in einem Volumenelement anhand der Größe des jeweiligen Peaks ermittelt werden. So lassen sich bei Tumoren, bei Enzymdefekten und bei degenerativen Erkrankungen Verschiebungen der normalen Relationen nachweisen.

> Die MRS ist heute wichtiger Bestandteil der klinischen Tumordiagnostik und der weiteren Einordnung von Leukodystrophien.

Beim sog. Chemical Shift Imaging (CSI) werden nicht nur Spektren in einem Voxel gemessen, sondern der interessierende Bereich durch eine Voxelmatrix abgedeckt. Da in jedem Voxel ein Spektrum aufgenommen wird, können Karten der Metabolitenverteilung berechnet werden.

Magnetresonanzangiographie (MRA)

Mit der MRT können auch Informationen über die Gefäße gewonnen werden. Dazu bedient man sich der Magnetresonanzangiographie (MRA). Sie erlaubt eine nicht-invasive Darstellung der Blutgefäße aufgrund der magnetischen Eigenschaften »fließender« Protonen. Das am häufigsten verwendete Verfahren ist die Time-of-Flight-MRA (TOF-MRA). Die TOF-MRA wird v. a. zur Darstellung der Gefäße des Circulus Willisii verwendet.

Fluss-Artefakte können mit der KM-MRA (contrast enhanced-MRA, kurz: CE-MRA) minimiert werden. Dieses Verfahren beruht darauf, dass paramagnetisches KM, als Bolus i. v. verabreicht, während des First Pass praktisch ausschließlich innerhalb der Gefäße die T1-Zeit herabsetzt. Die KM-MRA wird in der Neuroradiologie eingesetzt, v. a. zur Darstellung der extrakraniellen, hirnversorgenden Gefäße (Aortenbogen bis Schädelbasis). Mit leistungsstarken MR-Tomographen können mittlerweile auch qualitativ hochwertige, zeitaufgelöste KM-MRA angefertigt werden, die neben der anatomischen auch eine hämodynamische Information liefern (4D-MRA). Als drittes gebräuchliches MRA-Verfahren ist die Phasenkontrast-MRA (PC-MRA) zu nennen, die insbesondere zur Darstellung der Hirnvenen und -sinus angewendet wird (Tab. 11.3).

Zusammenfassend eignet sich die Computertomographie heute v. a. als einfach einsetzbares Notfalldiagnostikum zum Nachweis oder Ausschluss akuter intrakranieller Veränderungen (einschließlich zerebro-vaskulärer Notfälle). Bei der Frage nach Verkalkungen hat die Computertomographie nach wie vor gegenüber der MRT diagnostische Vorteile; auch für die rasche Verlaufskontrolle von großen intrakraniellen Pathologien (Blutungsgröße, Liquorzirkulationsstörungen u.a.) kann sie gut eingesetzt werden.

In nahezu allen anderen Fällen ist die Magnetresonanztomographie das bildgebende Diagnostikum der ersten Wahl. Der bessere Weichteilkontrast, die mittlerweile hohe Ortsauflösung bei gutem Kontrast und die Möglichkeit, unter Ausnutzung verschiedener MRT-Techniken sowohl unterschiedliche morphologische als auch immer mehr funktionelle Informationen vom Neurokranium zu gewinnen, stellen den besonderen Wert der MRT dar.

11.3 Ultraschallverfahren

11.3.1 Zerebro-vaskuläre Ultraschalldiagnostik

G. Hamann

Methodik

In der Hand des geübten Untersuchers gelingt es, mittels Ultraschall (US), Stenosen, Verschlüsse, Dissektionen oder Anomalien der hirnversorgenden extra- und intrakraniellen Arterien sicher darzustellen (von Reutern et al. 2000). Im Vordergrund steht die Beurteilung der lokal unterschiedlichen Flussprofile und Strömungsgeschwindigkeiten durch visuelle und akustische Signalanalyse. Die nicht-invasive Methode ist am Krankenbett ohne besondere Belastung für den Patienten auch seriell einsetzbar. Der Patient muss nur ruhig liegen oder sitzen können und einen ausreichenden Blutdruck (MAP >50 mmHg) aufweisen. Die transkranielle Befunderhebung setzt ausreichende »Schallfenster« voraus, um die Hirnbasisgefäße durch die temporale Kalotte hindurch zu untersuchen. Darüber hinaus sind die Aa. vertebralis und basilaris stets transnuchal zugänglich, doch Verschlüsse ihrer Äste, z. B. Kleinhirnarterien, werden nicht sicher erfasst.

> **US-Diagnostik**
> Die US-Diagnostik der hirnversorgenden Gefäße bezieht sich im Wesentlichen auf folgende Bereiche:
> - CW (continuous wave) unidirektionale Dopplersonographie, die extrakraniell im Bereich der Karotiden und Vertebralisarterien zum Einsatz kommt
> - PW (pulsed wave) transkranielle Dopplersonographie (TCD), insbesondere transnuchal, transtemporal und transorbital für die Hirnbasisarterien
> - Farbkodierte Duplexsonographie mittels Linear-Schallkopf (5–9 MHz) für die Darstellung der extrakraniellen Gefäße und mittels Sektor-Schallkopf (2–4 MHz) für die Darstellung der intrakraniellen Hirngefäße (TCCD)

Indikationen

Relevant für Bewusstseinsstörungen und Enzephalopathien sind die folgenden Ultraschallbefunde:
- Basilaris-Thrombose oder -Stenose,
- Vertebralis-Stenose oder -Verschluss,
- Subclavian-Steal-Syndrom,
- Multiple Hirngefäßprozesse,
- Multiple intrakranielle Stenosen,
- Vaskulitische Gefäßveränderungen,
- Subarachnoidalblutung mit Vasospasmen,
- Strömungsänderungen bei intrakranieller Druckerhöhung.

▪ Basilaris-Thrombose oder -Stenose

Die CW- und PW-Dopplersonographie und extra- und transkranieller Duplexsonographie können die A. basilaris im mittleren bis oberen Bereich der nicht sicher identifizieren. Daher sollte primär bei V.a. auf Basilaristhrombose eine bildgebende Diagnostik erfolgen, z. B. CT-Angiographie oder Katheter-Angiographie (DSA). Nach dem »Time-is-brain«-Konzept sollte vermieden werden, Zeit zu versäumen und vergebliche Ultraschalluntersuchungen bei dieser Fragestellung durchzuführen (Harrer et al. 2012). Auch mittels intensiver Bemühungen gelingt eine vollständige Insonation der A. basilaris nur bei 73% aller Patienten, was die Möglichkeiten im Notfall klar einschränkt (Pade et al. 2011).

▪ Vertebralis-Stenosen oder -Verschlüsse

Sie führen zu Bewusstseinsstörungen, wenn sie bilateral sind oder in der sogenannten dominanten Vertebralarterie auftreten. Etwa 30–50% aller Menschen haben eine einseitige Hypoplasie, so dass die Versorgung des vertebrobasilären Kreislaufs überwiegend über die dominante Seite erfolgt. Findet sich in der dominanten Seite eine Dissektion (v. a. bei jüngeren Menschen), eine arteriosklerotische Vertebralis-Stenose oder ein Vertebralis-Verschluss (v. a. bei älteren Patienten und arteriosklerotischen Risikopatienten), kann es zu einer Minderperfusion des Hirnstamms kommen. In der Regel gelingt es hier mittels der oben erwähnten Ultraschallmethoden und insbesondere mittels der Farbduplexsonographie, reliable Ergebnisse zu erhalten (Vicenzini et al. 2010). Klassisch sind Dissektionen der A. vertebralis im Bereich der Atlasschlinge, dem sog. V3-Abschnitt, zu finden (Debette u. Leys 2009), wohingegen arteriosklerotische Veränderungen v. a. im Bereich des Vertebralisabgangs und dem Zusammenfluss der beiden Vertebralarterien typisch sind (V0 bzw. V4).

▪ Das Subclavian-Steal-Syndrom

Das Anzapfsyndrom (Vicenzini et al. 2010) ist dadurch charakterisiert, dass eine proximale Stenose oder ein

Verschluss der Arterie zu einer retrograden Perfusion der distalen A. subclavia über einen retrograden Fluss aus der ipsilateralen A. vertebralis führt. Dadurch wird Blut aus der kontralateralen A. vertebralis oder gar aus der Basilaris angezapft und damit eine Minderperfusion des Hirnstamms erzeugt (Osiro et al. 2012). Hierbei kann die Fluss-Umkehr so beschaffen sein, dass nur systolische Steal-Anteile auftreten, dass ein Pendelfluss entsteht oder ein kompletter Steal, der v. a. in der Systole ausgeprägt ist.

- **Multiple Hirngefäßprozesse**

Sie können zu Bewusstseinsstörungen führen, wenn es zu multiplen Hypoperfusionen im Bereich des vorderen Großhirns kommt (z. B. beidseitige Anterior-Infarkte oder Anterior- und Media-Ischämien). Hierbei kann die Ultraschalluntersuchung der hirnversorgenden Gefäße Verschlüsse der extra- oder intrakraniellen Gefäße zeigen und damit die Diagnose wahrscheinlich machen, die dann durch bestätigende bildgebende oder angiographische Methoden gesichert werden kann (Hamann et al. 2002).

- **Intrakranielle Stenosen**

Multiple intrakranielle Gefäßprozesse treten im Rahmen des Moyamoya-Syndroms v. a. bei Menschen aus ostasiatischer Abstammung auf, bei Europäern sind diese Erkrankungen selten. Hierbei kommt es zu einer Stenosierung im Bereich der beidseitigen distalen Arteria carotis interna, die doppler- und duplexsonographisch mit der transkraniellen Untersuchungsmethode dargestellt werden kann (Lee et al. 2009). Ähnlich wie bei dem Moyamoya-Syndrom können arteriosklerotisch stenosierende multiple Prozesse intrakranieller Arterien auch bei europäischen Populationen beobachtet werden.

- **Vaskulitische Gefäßveränderungen**

Eine zerebrale Vaskulitis kann zu multiplen intrazerebralen Gefäßveränderungen und doppler- und duplexsonographischen nachweisbaren Vasospasmen mit Fluss-Steigerung führen. Besonders wichtig ist der Einsatz der Ultraschallmethodik bei der Diagnostik der Arteriitis temporalis. Hiermit kann die klinische Verdachtsdiagnose weiter bestätigt und eine optimale Biopsiestelle ermittelt werden (De Miguel et al. 2012). Insgesamt findet sich bei 95% der Patienten mit Riesenzellarteriitis und zerebraler Beteiligung ein sogenannter Halo (Gefäßwandödem), der sich in den ersten zwei Wochen der Erkrankung entwickelt und bis zu 2 Monate nach Beginn der Kortisontherapie persistieren kann. Wichtig ist hier methodisch der Einsatz der hochauflösenden Farbduplexsonographie mit Ultraschallköpfen mit 10–17 MHz.

- **Subarachnoidalblutung mit Vasospasmen**

Vasospasmen nach SAB treten insbesondere im Bereich der Hirnbasisarterien auf, meist etwa 3–4 Tagen nach der initialen Blutung. Diese Spasmen können so diffus und hochgradig sein, dass mulitple zerebrale Ischämien zu einer Bewusstseinsstörung führen. Die Entwicklung dieser DIND (Delayed Ischemic Neurological Deficits) entsteht typischerweise um den siebten Tag nach einer SAB (Schöning et al. 2012).

Neben der Diagnostik von Durchblutungsstörungen als Ursache von Bewusstseinsstörungen kann die intrakranielle Dopplersonographie Hinweise für die Entwicklung von intrakraniellen Drucksteigerungen geben.

- **Strömungsänderungen bei intrakranieller Druckerhöhung**

Die Steigerung des intrakraniellen Drucks (ICP) verursacht eine Verringerung des zerebralen Perfusionsdrucks und damit eine Verminderung der Hirndurchblutung (◘ Abb. 11.1). Übersteigt der ICP den diastolischen Blutdruck, kommt es zunächst zu Veränderungen in der diastolischen Phase mit noch systolisch verbleibender Durchblutung und erhöhter Pulsatilität (Widerstandsprofil). Die weitere Drucksteigerung führt zu einer Reduktion und Umkehr des diastolischen Flussprofils (Pendelfluss), bis nur noch eine systolische Durchblutung vorherrscht, z. T. als systolische »Spitzen«. Schließlich kann sich ein Nullfluss entwickeln, wie er im Hirntod bei einem zerebralen Kreislaufstillstand auftritt (Hassler et al. 1988; von Reutern et al. 2000). Der Index der Pulsatilität (PI) steigt linear mit dem ICP an, allerdings intraindividuell mit unterschiedlicher Steigung. Fehlerquellen – wie Änderungen der Beschallungswinkel, präformierte Stenosen, Flussprofiländerungen durch Anämie und Tachykardie – bedingen, dass nur qualitative Aussagen über den ICP-Trend möglich sind. Für den Einsatz in der Hirntodbestimmung gelten spezifischere Anforderungen.

11.3.2 Bildgebende Ultraschall (US)-Verfahren

H.-C. Hansen, K. Helmke

Optikus-Sonographie
- **Grundlagen und Methodik**

Über die anatomische Verbindung der Liquorräume teilen sich intrakranielle Druckerhöhungen auch dem perineuralen Liquorraum des Sehnervs mit (◘ Abb. 11.2 und ◘ Abb. 11.3). Liegen bei Bewusstseinsstörungen und Enzephalopathien akute intrakranielle Druckerhöhungen vor, so dehnt sich dessen durale Hülle rasch auf (Hansen u.

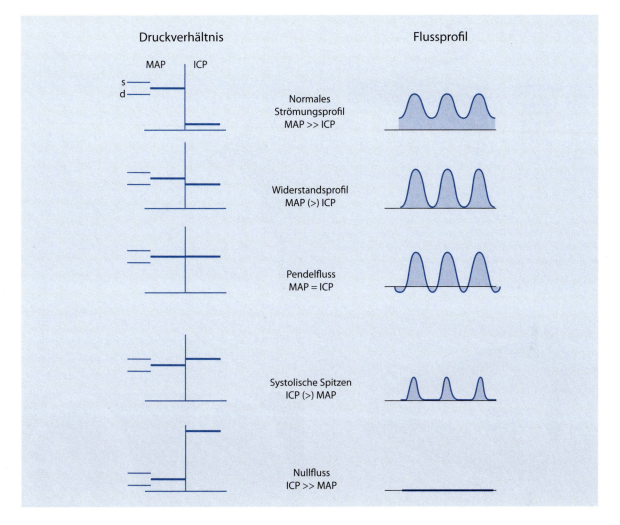

Abb. 11.1 Transkranielle Dopplersonographie: Flussprofiländerungen bei progredienter intrakranieller Druckerhöhung. Die schematische Darstellung zeigt den Bezug zu Blutdruckwerten (s = systolisch, d = diastolisch) und intrakraniellem Druck (ICP) (MAP = mittlerer arterieller Druck)

Helmke 1997), während sich die Papillenprominenz über 24–48 Stunden entwickelt.

Mitte der 90er Jahre wurde die ophthalmologische A-Mode-Untersuchung durch die im B-Mode (Abb. 11.4 und Abb. 11.5) abgelöst und in die neurologischen Intensivmedizin eingeführt (SHT und Schlaganfall, Hansen et al. 1994). Die Messung des Sehnervhüllendurchmessers (ONSD, optic nerve sheath diameter) erfolgt retrobulbär ca. 3 mm hinter der Papille, wo sie die größte Aufdehnung erreichen kann (Hansen et al. 1996). Der dort im transorbitalen Schallverlauf leicht darstellbare ONSD beträgt beim gesunden Erwachsenen im Mittel 3,5–4,0 mm und erreicht Maximalwerte um 8 mm. Als sicher pathologisch werden bei uns ONSD-Werte über 5,0 mm gewertet, bei Kindern ist eine Altersabhängigkeit zu berücksichtigen (Helmke u. Hansen 1996). Mit verschiedenen hochfrequenten Linear-Schallköpfen (Spektrum 7,5–12 MHz) und verbesserter Bildverarbeitung lagen die ONSD-Abnormitätskriterien im Vergleich verschiedener Arbeitsgruppen zwischen 4,8 und 5,9 mm (Rajajee et al. 2011). Neuro-radiologische Schnittbildverfahren wie MRT und CCT liefern durchschnittlich etwas höhere Werte (Lagrèze et al. 2007; Legrand et al. 2013).

Die sonographisch ermittelten Werte korrelieren linear mit invasiven ICP-Messungen (r=0,74; Geeraerts et al. 2008) und dem spinal gemessenen Druck (Hansen u. Helmke 1997). Eine genaue ICP-Beurteilung ermöglicht die Methode nicht; aber es sind Trendaussagen möglich. Die Sensitivität für die Punktmessung zur Frage nach einem erhöhten ICP lag in einer Meta-Analyse von sechs Untersuchungen bei 90% (Konfidenzintervall 0,8–0,95, Dubourg et al. 2011). Die mediane Reliabilität der ONSD

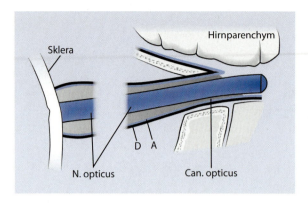

Abb. 11.2 Anatomische Verbindung des Liquorraums um den Sehnerv durch den Canalis opticus zum intrakraniellen Subarachnoidalraum. Die Sehnervhülle, bestehend aus Dura und Arachnoidea, zeigt eine vordere physiologische Aufweitung

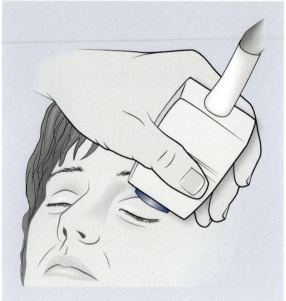

Abb. 11.4 Sondenposition mit transorbitaler Schallausbreitung zur sonographischen Darstellung der Sehnerven

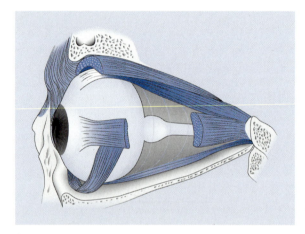

Abb. 11.3 Bulbusnahe Betonung der Aufweitung des aufgedehnten Sehnervs

im Vergleich verschiedener Untersucher lag bei 0,2–0,3 mm. Über einen lohnenden Einsatz zum Screening in der Notfallaufnahme wurde auch bei Bewusstseinsstörungen durch Enzephalopathien kasuistisch berichtet (z. B. bei hypertensiver Krise, Eklampsie), besonders aber nach Trauma und ICB.

▪ Indikationen und Fehlerquellen

Fragestellungen für die Optikus-Sonographie sind:
— Erkennung eines akuten erhöhten ICP,
— Erkennung einer progressiven ICP-Erhöhung,
— Ausschluss einer akuten ICP-Erhöhung,
— Verlaufskontrolle.

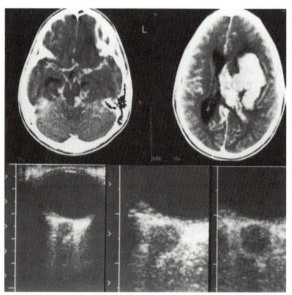

Abb. 11.5 13-jähriger Junge mit linksseitiger raumfordernder Blutung und ICP-Erhöhung, erkennbar am dilatierten kontralateralen Temporalhorn des rechten Seitenventrikels bei deutlicher MLV. Unten links: Unterhalb des Bulbus ist der Sehnerv als reflexarmes breites Band erkennbar. Der linke und rechte Sehnerv (Ausschnitte unten Mitte und rechts) zeigen in der Durchmesserbestimmung pathologisch hohe ONSD-Werte um 6,0–6,1 mm

Limitierende Faktoren der Methode können eine bulbäre Bewegungsunruhe sowie Vorschädigungen am Sehnerv sein. Falsch-negative ONSD-Befunde können sich bei einem Passagehindernis durch den Canalis opticus ergeben, z. B. Verklebung nach Meningitis, Trauma oder SAB. Für den Untersucher ist einige Übung und Vertrautheit

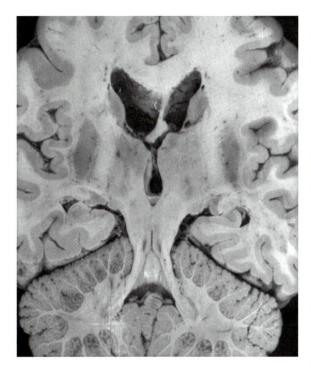

Abb. 11.6 Anatomischer axialer Schnitt durch die Ebene des III. Ventrikels, der sich als untere mittige ovaläre Struktur mit dunklem Inhalt darstellt

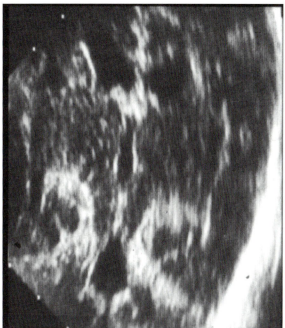

Abb. 11.7 Ultraschallbild (B-Scan) des Hirnparenchyms, registriert mithilfe einer 2-MHz-Sonde in temporaler Position, die dem Gewebe am linken Bildrand anliegt. Die Schallausbreitung erfolgt in der axialen Ebene. Analog zu Abb. 11.6 stellt sich der liquorgefüllte III. Ventrikel als echoarme mittige Struktur dar, deren Position und Weite leicht auszumessen ist. Am rechten Bildrand erkennt man die Grenze zwischen Kalotte (echoreich) und Parenchym (relativ echoarm)

mit der Messung erforderlich. Im Gegensatz zur raschen Durchmesserzunahme nach Druckanstieg vollzieht sich die Rückbildung erweiterter Durchmesser bei sinkendem ICP wohl über längere Zeiträume. Hierfür sprechen viele klinische Erfahrungen (u. a. Geerraerts et al. 2008) und experimentelle Daten (Hansen et al. 2011). Da zum Zeitgang bei sinkendem ICP keine umfangreichen Daten vorhanden sind, kann aus konstant erhöhten ONSD derzeit kein genauer Rückschluss gezogen werden. Dieser ist allerdings möglich, sobald der ONSD wieder verringert ist.

Parenchymsonographie

Bei Bewusstseinsstörungen und Enzephalopathien ist die Größe und Lage der Ventrikelräume eine wichtige Information, denn Verlagerungen oder ein Aufstau sprechen für eine Raumforderung mit potenzieller intrakranieller Druckerhöhung. Auch hier lässt die moderne B-Bild-Technik die Strukturen der Mittellinie an ihren echogenen Grenzflächen gut erkennen. Nach wie vor sind bei Kindern bessere Untersuchungsmöglichkeiten vorhanden, so dass Pädiater die sonographische Bildgebung breiter indizieren können (US durch die Fontanellen, Helmke u. Winkler 1987).

Bei Erwachsenen lässt sich der III. Ventrikel als parallele Doppelkontur mittels einer 2-MHz-Sektorsonde in Echtzeit von beiden Seiten transtemporal aufsuchen und ist etwa in ca. 70 mm Tiefe darstellbar. Die Mittellinienverlagerung (MLV) wird aus den Distanzen d zur jeweils schallkopfnahen Kalotte errechnet und ggf. im Zeitverlauf beurteilt:

$$MLV = d_{rechts} - d_{links}/2$$

Zweck der Methode ist eine rasche Orientierung über mögliche seitliche Herniationsvorgänge, und nicht eine genaue ICP-Abschätzung.

Die sonographisch ermittelten Werte korrelieren linear mit entsprechenden CCT-Daten (Stolz et al. 1999). Die praktische Anwendung auf der Stroke unit/Intensivstation dient auch der Vermeidung belastender CT-Transporte und ermöglicht ein gewisses Monitoring beim raumfordernden Mediainfarkt (Gerriets et al. 1999) sowie bei intrazerebraler Blutung loco typico (Meyer-Wiethe et al. 2009) mit entsprechenden prognostischen Aspekten. Weiterentwicklungen durch spezielle Kontrastmittel beziehen sich auf die Beurteilung der zerebralen Mikrozirkulation (Seidel et al. 2013).

Die reguläre sonographische Weite des III. Ventrikels (Abb. 11.6 und Abb. 11.7) entwickelt sich zwischen dem 1. und 4. Lebensjahr von 2 bis 5 mm. Bei Erwachsenen liegt die Spannweite zwischen 4 und 7 mm.

11.4 Labordiagnostik Liquor

T. Weber

Voraussetzungen für eine diagnostisch ergiebige Liquoruntersuchung sind eine möglichst atraumatische Liquorentnahme, ein rascher Transport in das Labor (im Idealfall unter 20 Minuten bei Raumtemperatur) und adäquate präanalytische Überlegungen. Die Lagerung von Liquor über mehr als 30 Minuten führt zum raschen Verlust von Granulozyten und in geringerem Maße von mononukleären Zellen (de Graaf et al. 2011). Soll eine Zelltypisierung mit Immunhistochemie (ICH) oder Durchfluss-Zytometrie erfolgen, muss der Liquor besonders behandelt werden.[1] Die Lumbalpunktion (LP) dient bei bakteriellen Meningitiden und Meningoenzephalitiden zur Diagnosesicherung und zur Erregerdiagnose aus dem Liquor (CSF).[2]

Gerade bei bewusstseinsgestörten Patienten sind mögliche Kontraindikationen der LP zu beachten.

> **Mögliche Kontraindikationen der LP**
> - Labor: Gerinnungsstörungen (INR ≥1,7; Thrombozyten ≤50/nl; PTT >90 s)
> - Bildgebung: Zeichen der Mittellinienverlagerung (Hirnschwellung mit weitgehender Minderung des Ventrikelvolumens und/oder dysproportionaler Verteilung der Volumina, z. B. durch Ballonierung des III. und/oder IV. Ventrikels bei Blutungen, verstrichenen Sulci) und/oder Liquorpassagestörungen zwischen den Kompartimenten Schädel und Spinalraum (Joffe 2007)

Die Lumbalpunktion (LP) dient bei bakteriellen Meningitiden und Meningoenzephalitiden zur Diagnosesicherung und zur Erregerdiagnose aus dem Liquor (CSF). Zum Zeitpunkt der LP-Indikation besteht ein Dilemma: Einerseits darf die LP bei gegebenem Verdacht auf eine neuroinfektiöse Erkrankung keinesfalls den Therapiebeginn verzögern, andererseits ist ihre rasche Durchführung zur Erregerdiagnose entscheidend. Denn bereits 2 Stunden nach der i.v.-Gabe eines Cephalosporins der 3. Generation sind die bakteriellen Liquorkulturen steril (Kanegaye et al. 2001). Für die Identifikation bakterieller Infektionen stehen zusätzlich PCR-Tests auf Antigene zur Verfügung (Tab. 11.4).

Besteht zur Zeit der Lumbalpunktion Fieber (>37,5°C), erhöht sich die Wahrscheinlichkeit einer positiven PCR um etwa das 11-Fache, bei Vorliegen einer für bakterielle/virale Erkrankungen typischen Hautveränderungen (z. B. Meningokokken, Zoster, Masern) um das 111-Fache und bei einer Pleozytose (≥5 Zellen/μL) um das 7-Fache (Jeffery et al. 1997). Im Falle der häufigen Meningitiden durch Enterovirusinfektionen ist bei Kindern die RT-PCR aus dem Liquor der aus dem Stuhl überlegen (Reinheimer et al. 2011), bei Erwachsenen ist die Untersuchung aus dem Stuhl, insbesondere bei mehr als 2 Tagen bestehender Meningitis, der RT-PCR aus dem Liquor überlegen (Kupila et al. 2005).

Tab. 11.4 Typische Liquorbefunde bei bakteriellen im Vergleich zu abakteriellen Meningitiden (Anhaltswerte)

Parameter	Bakterielle	Abakterielle
Druck	>24,5 cmH$_2$O	≤19,0 cm H$_2$O
Zellzahl	>1000/μL überw. neutrophile Granulozyten	10–2000/μL Überw. Lymphozyten
Glukose	<40 mg/dl	>45 mg/dl
Laktat	>3,5 mmol/l	2–4 mmol/l
Albumin-Quotient	Erhöht (20–100)	Leicht erhöht-normal

> **Labortechnische Indikatoren der bakteriellen Meningitis/Enzephalitis**
> - Liquor-Zellzahl: >>300 Leukozyten/μL
> - Intial überwiegend granulozytäre, später lymphozytäre Pleozytose
> - Liquor-Laktat-Erhöhung: Liquor-Konzentration ≥3,5 mmol/l, bei bakteriellen Entzündungen (Meningitiden) (sofern der Liquor-Serum Quotient ≤0,5)
> - Liquor-Glukoseverminderung (sofern der Liquor-Serum-Quotient <0,5)
> - Serum-CRP-Erhöhung (174 mg/l vs. 7 mg/l bei abakteriellen Meningitiden (Schwarz et al. 2000; Pavese et al. 1995).

Das PCT (Procalcitonin) im Serum gilt als sehr spezifischer (~ 100%), aber nicht als sensitiver Marker (~ 69%) für die bakterielle Meningitis. Bei Borreliose und Tuberkulose ist das PCT selten erhöht. Einzelne CRP- und/oder PCT-Bestimmungen aus dem Serum reichen zum Ausschluss einer eitrigen Meningitis nicht aus – weder für den

---

1. Der Liquor darf nicht bei 4°C gelagert werden, sondern rasch (innerhalb von weniger als 30 Minuten) bei Raumtemperatur mit 5% Serum-enthaltendem Medium.
2. Beispielsweise muss 5% Hitze inaktiviertes fetales Rinder Serum (FBS) – in RPMI-1640, 25 mM HEPES, 1 mM L-Glutamin und 2% Penicillin/Streptomycin 1:1 verdünnt – rasch ins Labor gebracht und untersucht werden (de Graaf et al. 2011).

◻ **Tab. 11.5** Zelluläre Bestandteile des normalen Liquors. (Nach Lehmitz et al. 2003)

Parameter	Referenzwerte	Anmerkung
Leukozyten	Lumbal ≤5/µL (Mpt/l) Subokzipital ≤3/µL Ventrikulär ≤3/µL	Gilt nur für frische Proben, d. h. Untersuchung <2 h nach Abnahme
Erythrozyten	Nicht nachweisbar	Ab 1000/µL korrigieren
Granulozyten	Nicht nachweisbar	Artifizielle Beimengung häufig
Plasmazellen	Nicht nachweisbar	Hinweis auf Kontamination mit Knochenmark
Erythrophagen/Siderophagen	Nicht nachweisbar	Selten bei wiederholter Punktion nach blutiger Erstpunktion
Differenzialzellbild Lymphozyten Monozyten	 0,70–0,85 0,15–0,30	
Lymphozytensubpopulationen Gesamtlymphozyten Helferzellen Suppressor/zytotox. Zellen Nat. Killerzellen B-Lymphozyten	 93% (83–98) 72% (52–82) 21% (13–35) 4% (2,0–9,0) <1%	 $CD3^+$ $CD3^+4^+$ $CD3^+8^+$ $CD3^-16^+56^+$ $CD19^+$

Nachweis bei erhöhten noch zum Ausschluss bei normalen Werten (Knudsen et al. 2011). Zur Abgrenzung einer bakteriellen von einer abakteriellen Meningitis sind sie nur nachrangig sinnvoll einzusetzen.

11.4.1 Wesentliche Parameter des Liquors

Zellen

Die normale Zellzahl im lumbal gewonnenen Liquor liegt bei ≤5 Zellen/µL (Kleine 2003; ◻ Tab. 11.5). Geht die Zellzahl darüber hinaus, spricht man von geringer Pleozytose ≤50 Zellen/µL Liquor, von mäßiger Pleozytose zwischen ≥50 und ≤300 Zellen/µL und von starker Pleozytose ab ca. 300 Zellen/µL (ebd.). Ab einer Zellzahl von ca. 1000 Leukozyten/µL wird der Liquor bei der visuellen Inspektion trüb bzw. weiß-gelblich. Eine Lyse von Erythrozyten im Liquor tritt in vitro nach mehr als 2 Stunden und in vivo nach mehr als 4 Stunden auf. Eine Xanthochromie entsteht durch Blutbeimengung und das Hämoglobinabbauprodukt Bilirubin. Lässt sich im Liquor kein Bilirubin nachweisen, liegt ein Stauungsliquor durch eine Raumforderung/Flussverlangsamung im Spinalkanal vor. Lässt sich Bilirubin nachweisen, spricht dies für eine stattgefundene Blutung (ebd.). Mittels Zytozentrifuge werden Ausstrichpräparate für die Liquorzytologie, die Identifizierung von Keimen (Bakterien, Protozoen, Pilzen) und primären Tumoren des ZNS und Metastasen angefertigt (Kölmel 2003). Im Verlauf einer akuten bakteriellen bzw. einer viralen Meningitis nimmt die Pleozytose ab, die Zellverteilung (Granulozyten, Lymphozyten, Monozyten) ändert sich, und die Blut-Liquor-Schrankenfunktion normalisiert sich (◻ Abb. 11.8).

Die virale Meningitis oder Enzephalitis ist durch eine lymphozytäre Pleozytose und ein Liquor-Laktat unter 3,5 mmol/l gekennzeichnet (◻ Tab. 11.6). Bei Enzephalopathien finden sich selten Pleozytosen, auch nicht bei infektiöser Ursache wie HIV, SSPE, JCV, CJD. Der Albumin-Quotient ist nur geringfügig bis mäßig erhöht (8–20), und eine intrathekale Immunglobulin-Synthese findet sich in unterschiedlicher Häufigkeit (◻ Tab. 11.8). Im normalen Liquor findet sich ein höherer Anteil von Helfer-T-Zellen als im Blut (◻ Tab. 11.4).

11.4.2 Proteine

Albumin und Immunglobuline

Wesentlich für das Verständnis der modernen Proteinanalytik des Liquors ist das von Hansotto Reiber über Jahrzehnte entwickelte und ständig verfeinerte Quotientendiagramm (»Reibergramm«; Pohl et al. 2004; Jacobi et al. 2005, 2007). Hiernach wird die allgemein als **Blut-Liquor-Schrankenfunktionsstörung** bezeichnete pathologische Erhöhung von Serumproteinen im Liquor wesentlich durch einen reduzierten bis aufgehobenen Liquorfluss verursacht (Reiber 2004; Reiber et al. 2001; Reiber u. Peter 2001). In diesem empirisch sehr gut validierten Modell wird das Verhältnis der Albumin-Liquor × 10^3/Albumin-Serum-Konzentration (Q_{Alb}) auf der Abszisse dargestellt.

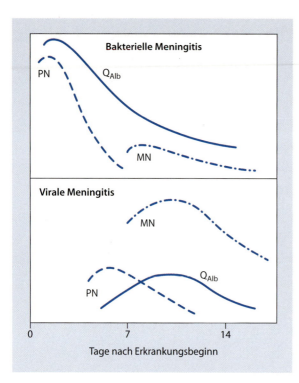

Abb. 11.8 Verlauf der Blut-Liquor-Schrankenfunktion und zellulären Reaktion bei einer akuten bakteriellen bzw. viralen Meningitis. Zeitlicher Trend der Liquorbefunde in semiquantitativer Darstellung bei viraler und bakterieller Infektion (PN = polymorphnukleäre Leukozyten [Granulozyten], MN = mononukleäre Zellen [Monozyten und Lymphozyten]; QAlb = Liquor × 103/Serum Albumin Quotient). (Aus: Reiber 2003a; Bildrechte: de Gruyter)

Die Ratio Immunglobulin G (IgG) Liquor × 10^3/IgG Serum Konzentration wird in ◘ Abb. 11.9 auf der Ordinate dargestellt (Reiber 2003a, 1994, 2001). Die Relation von Liquor-Albumin × 10^3 zu Serum-Albumin (Q_{Alb}) stellt den besten quantitativen Parameter der Blut-Liquor-Schranke und ihrer Störungen dar. In ◘ Abb. 11.3 trennt die hyperbolische Kurve die Werte ohne **intrathekale IgG-Synthese** (unterhalb) von denen mit einer lokalen IgG-Synthese (oberhalb) und zeigt deren Altersabhängigkeit. Im Bereich eines Q_{Alb} von 8 bis 20 spricht man von einer leichten, von 20 bis 50 von einer mittelschweren, von 50 bis 100 von einer schweren und über 100 (Extreme bis 700!) von einer sehr schweren Blut-Liquor-Schrankenfunktionsstörung (Reiber 2003a).

In ◘ Abb. 11.3 markiert der Bereich I einen Normalbefund sowohl für Q_{IgG} als auch für Q_{Alb}. Bereich II zeigt bei regelhaftem Q_{IgG} und erhöhtem Q_{Alb} eine leichte Schrankenfunktionsstörung an, Bereich III entsprechend bei normaler Blut-Liquor-Schrankenfunktion mit einem Q_{Alb} von 5,5 eine ausgeprägte intrathekale (lokale) IgG-Synthese.

Die lokal synthetisierte Fraktion macht etwa 60% aus und lässt sich in mg/L berechnen (Reiber 2003a).

> **Definition**
>
> Definitionsgemäß liegen bei einer quantitativen intrathekalen IgG-Synthese von etwa 15% (entspricht etwa ≥3–4 Banden in der Silberfärbung bzw. 2 Banden im Immunoblot isoliert bzw. zusätzlich zu der Serum Analytik im Liquor) auch oligoklonale Banden als qualitatives Merkmal vor (Andersson et al. 1994).

Finden sich nur im Liquor ≤4 oligoklonale Banden in der Silberfärbung oder ≤2 Banden im Immunoblot, so wird definitionsgemäß nicht von »positiven oligoklonalen Banden« gesprochen (ebd.).

Am Beispiel der MS, bei der sich in etwa 25% der Fälle keine quantitative intrathekale IgG-Synthese nachweisen lässt, wohl aber zusätzliche oligoklonale Banden mittels isoelektrischer Fokussierung und Silberfärbung bzw. Immunoblot im Liquor dargestellt werden können, wird die wesentlich höhere Sensitivität dieses Verfahrens bei einer polyspezifischen Immunantwort sichtbar (Reiber 2003a). In ◘ Tab. 11.6 sind die »typischen« Veränderungen im Liquor bei akuten und chronischen entzündlichen Erkrankungen des ZNS dargestellt.

Weitere Substanzen mit vorwiegend intrathekalem Anteil

In ◘ Tab. 11.7 sind Proteine und Substanzen aufgeführt, die überwiegend oder ausschließlich aus dem ZNS in den Liquor gelangen. So dient der Nachweis von **β-Trace** bzw. Prostaglandin-Synthetase D und/oder **$β_2$-Transferrin** zur Identifizierung von Liquor in wässrigem Sekret aus der Nase, gelegentlich auch aus dem Ohr, bei V.a. eine Liquorfistel (Bachmann-Harildstad 2008). **$β_2$-Mikroglubulin** ist ein Kandidat, um eine verlässliche Stadieneinteilung der Trypansomiasis vorzunehmen (Tiberti et al. 2012). **Neopterin** ist nicht nur bei entzündlichen Enzephalopathien, sondern auch bei einigen Neurotransmittererkrankungen der Neonatalperiode und Kindern erhöht (Kurian et al. 2011). **Interleukin-6** (IL-6) wird u. a. eingesetzt, um eine ZNS-Beteiligung bei M. Behcet zu diagnostizieren (Hirohata et al. 2012), und ist wie IL-1β beim komplexen regionalen Schmerzsyndrom im Liquor erhöht (Parkitny et al. 2013). IL-6 ist ebenfalls beim akuten Schlaganfall und bei einem SLE mit ZNS-Beteiligung erhöht (Hirohata et al. 2012; Dziedzic 2008). Hohe IL-6-Spiegel im Liquor sind mit einer ungünstigen Prognose bei Influenzavirus assoziierten Enzephalopathien verbunden (Hasegawa et al. 2011). Damit ist das IL-6 im Liquor zwar ein sensitiver,

11.4 · Labordiagnostik Liquor

Tab. 11.6 Liquorbefunde bei verschiedenen akuten neuro-invasiven ZNS-Entzündungen in der Abgrenzung zur Enzephalopathie

	Bakterielle Meningitis	Tuberkulöse Meningitis	Pilz-Meningitis	Neuroborreliose	Virale Meningitis	Virale Enzephalitis
Aussehen	Trübe	Transparent	Transparent	Klar-trübe	Klar	Klar
Zellzahl (Mpt/L)*	>1000	30–300	30–1000	30–1000	20–1000	3–500
Differenzialzellbild	Granulozyten	Gran.-monozytär	Gran.-monozytär	Lympho-monozytär	Lympho-monozytär	Lympho-monozytär
Q_{Alb}	20–300	20–70	20–300	8–40	5–20	5–20
Laktat (mmol/L)	>3,5	>3,5	>3,5	<3,5	<3,5	<3,5
Intrathekale IgSynthese	(IgA)	IgA	Ø	IgM > (IgA)	IgG, A, M	(IgG, M)

* 10^6 Zellen/Liter

aber kein spezifischer Marker. **Tab. 11.8** gibt einen Überblick über die diagnostische Wertigkeit verschiedener Liquorproteine und -substanzen.

11.4.3 Erregernachweis

Mikroskopischer Erregernachweis
In der Liquor-Zytologie und Färbung finden sich Bakterien in lediglich ≤25% aller Meningitiden, wenn die Keimdichte unterhalb 10^3 koloniebildenden Einheiten pro Milliliter (CFU/ml) liegt. Zwischen 10^3 und 10^5 CFU/ml ist die Zytologie in weniger als 60% positiv. Erst über 10^5 CFU/ml beträgt die zytologische Nachweisrate 97% (La Scolea u. Dryja 1984).

Kultur
Unter optimalen Bedingungen gelingt die Erreganzucht mit geeigneten Medien in bis zu 80% der Fälle. Der vollzogene Therapiebeginn mit Antibiotika oder Antimykotika reduziert die Erfolgsaussichten einer positiven Kultur auf deutlich unter 50% (Nau et al. 2003).

Immunologische Methoden
Mittels Agglutinations-Tests lassen sich Antikörper gegen H. influenzae, Listeri monocytogenes S. pneumoniae, Streptokokken der Gruppe B, E. coli K1 und N. meningitidis (Serotypen A, B, C, Y, W_{135}) nachweisen (ebd.).

Gentechnische Verfahren
Multiplex PCR Assays weisen mit einer 100 %igen Spezifität und einer Sensitivität von 99% N. meningitidis der Serogruppen A, B, C, Y sowie S. pneumoniae lytA W_{135} und X und H. influenzae hpd aus dem Liquor nach (Wang et al. 2012). Durch Ergänzung um weitere Primer lässt sich der

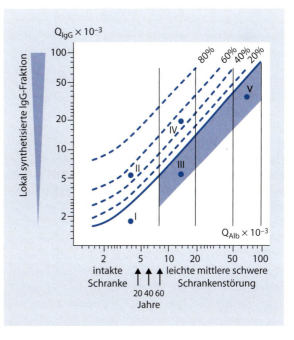

Abb. 11.9 CSF/Serum. Quotientendiagramm für IgG (I = normale Blut-Hirn-Schrankenfunktion; II = normale BHFS mit quant. [55%] intrathekaler IgG-Synthese; III: leichte BHFS-Störung; IV = leichte BHFS-Störung mit quant. [55%] intrathekaler IgG-Synthese; V = schwere BHFS-Störung). (Nach Reiber 2003a, 2003b). Die Jahresangaben markieren den altersabhängigen oberen Grenzwert der Schrankenstörungen.

Erregernachweis um L. monocytogenes und C. neoformans erweitern und scheint auch bei bereits antibiotisch oder antimykotisch anbehandelten Patienten eine gute Sensitivität und Spezifität zu besitzen (Favaro et al. 2013). Seit Einführung der antiretroviralen Behandlung (ART) der HIV-Infektion hat die Häufigkeit des AIDS-Demenz-Komplexes als Manifestation einer HIV-Enzephalopathie

◻ Tab. 11.7 Überwiegend aus dem ZNS stammende Proteine/Substanzen im Liquor

Substanz	Liquor	Serum	Lokale Synthese (%)	Anmerkung
Prostaglandin-D-Synthetase	15 mg/l	0,5 mg/l	> 99	(ß-Trace) Liquorfistel
ß$_2$-Transferrin	Qualitativ	Nicht nachweisbar		Liquorfistel
ß$_2$-Mikroglobulin	1 mg/l	1,7 mg/l	99	ZNS-Befall bei Leukämie, Lymphom, HIV-Infektion, afrik. Trypanosomiasis
Neopterin	4,2 nmol/l	5,3 nmol/l	98	Aktivierung von Mikroglia/Makrophagen bei ZNS Infektion
Interleukin-6 (IL-6)	10,5 ng/l	12 ng/l	99	Immunaktivierung, z. B. bei ZNS Bet. von M. Bechet, SLE, Influenza Virus ass. Enzephalopathie aber auch akuter Schlaganfall
TNF-α	5,5 ng/l	20 ng/l	94	Immunaktivierung
NSE	5 µg/l	6 µg/l	>99	Neuronenschädigung (Demenz, Trauma, Hypoxämie)
GFAP	0,12 µg/l	Nicht nachweisbar	>99	Gliaschädigung/Aktivierung
Ferritin	6 µg/l	120 µg/l	97	Tumore, Entzündung, SAB
S-100 Protein	2,9 µg/l	0,12 µg/l	>99	Gliareaktion, Melanom
MBP	0,5 µg/l	Nicht nachweisbar	100	Myelinschädigung (z. B. MS), CO-Vergiftung
Tau-Protein	170 ng/l	Nicht nachweisbar	100	Neuronen/Axonschädigung, z. B. SDAT, DLB
14-3-3 Protein	Qual.	Nicht nachweisbar	?	Diagnose CJD

(HIVE; ▶ Abschn. 21.2.1) deutlich abgenommen (Rawson et al. 2012). Bei etwa 13% der Patienten mit HIVE findet sich eine im CSF nachweisbare HI-Viruslast (>200 Kopien RNA/ml) bei nicht nachweisbarer HIV-RNA im Plasma (<50 Kopien/ml) – trotz ZNS-wirksamer ART (ebd.). Bei der Herpes-simplex-Enzephalitis (HSE) kann bei einem Teil der Patienten die PCR aus dem CSF in den ersten 72 Stunden der Erkrankung negativ ausfallen, nach adäquater antiviraler Therapie fällt die PCR in der CSF nach 14 Tagen negativ aus (Tyler 2004). Im Gegensatz dazu wird der Antikörper-Index von HSV-spezifischen IgG-Antikörpern 10–14 Tage nach Beginn der Erkrankung positiv und bleibt für viele Jahre positiv (Denne et al. 2007).

11.5 Elektroenzephalographie (EEG)

H.-C. Hansen, S. Zschocke

Das Elektroenzephalogramm (EEG) zeichnet elektrische Feldpotenziale auf, die in der Hirnrinde durch neurogliale Zellstrukturen generiert werden (▶ Kap. 9). Diese werden jedoch durch neuronale Projektionen aus den verschiedenen subkortikalen Hirnregionen wesentlich beeinflusst. Hierbei hat das aufsteigende retikuläre aktivierende System (ARAS) eine zentrale Bedeutung. Es reguliert den Wachheitsgrad des Menschen (das quantitative Bewusstsein), mit dem das Erscheinungsbild des EEG maßgeblich verknüpft ist (▶ Abb. 1.2). Bei einem Gesunden sind dies EEG-Veränderungen im Sinne von Vigilanzschwankungen bzw. -minderungen bis hin zu den fundamentalen EEG-Veränderungen bei Eintritt in den Schlaf (vgl. Kursawe u. Kubicki 2012). Im Fall einer diffusen Hirnschädigung, also auch mit Läsionen subkortikaler und im weiteren Sinne subhemisphärieller (pontomesenzephaler) Hirnstrukturen, entwickeln sich im EEG über die vorhandenen Projektionssysteme zum Kortex besondere, anfangs durchaus noch schlafähnliche, schließlich völlig andersartige, gravierende Veränderungen (subkortikale bzw. subhemisphärielle EEG-Befunde; ▶ Abschn. 9.2.1). Führt die Enzephalopathie zu besonderen metabolischen neuronalen bzw. neuroglialen Funktionsstörungen auf der Ebene einzelner Neurone oder ihrer Rezeptorfunktionen, so können sich im EEG ganz besondere kortikal generierte oder durch subkortikale Projektionen geprägte Aktivitätsmuster herausbilden, die z. T. direkte diagnostische Relevanz besitzen, z. B. triphasische Wellen bei metabolischen Enzephalopathien oder bei der Creutzfeldt-Jakob-Erkrankung oder auch repetitive Entladungen bei hypoxischen Enzephalopathien sowie ein Burst-Suppression-Muster (▶ Abschn. 9.2.1).

Das EEG als einzige apparative Untersuchung, die eine sofortige Beurteilung des zerebralen Funktionszustandes

Tab. 11.8 Liquorbefunde bei Enzephalopathien, neurodegenerativen Erkrankungen und Autoimmunerkrankungen des ZNS/mit ZNS-Beteiligung. (Nach Reiber 2005; Jarius et al. 2010; Sunderland et al. 2003; Graus et al. 2010; Lancaster et al. 2010; Wandinger et al. 2011)

Erkrankung	Marker	Pleozytose	$Q_{Alb} \times 10^3 > 8$	Intrathekale Ig Synthese	Spez. Ak/Marker in CSF
Limbische Enzephalitis	VGKC NMDA AMPA $GABA_B$	41% 90% 90% 80%	+ + + +	0 25% pos. OB spät pos. OB ± OB	0 Nicht validiert Nicht validiert Nicht validiert
Stiff person syndrome	Glyzin-R GAD	? Selten	+ 0	20% pos. OB 70–80%	Nicht validiert 80%
SDAT[1]	Tau Phospho-Tau Aβ1-42	0	±	0	Tau ≥ 195 pg/ml Aβ1-42 ≤ 444 pg/ml
CJD[2]	Tau 14-3-3	0	10–30%	0	Tau 70–35×10³ pg/ml 10–85%
SSPE[3]	Masern Ag[4]	0	0	≥99% OB pos.	≥99% pos. AI 88–285 (Norm ≥1,5)
HIVE[5]	HIV Ag	30–80%	Etwa 60%	Etwa 35% bis 45% OB pos.	AI abhängig von eingesetztem Antigen
HSE[6]	HSV1 HSV2	96%	100%	0	≥99% pos. AI 20–1000
PML[7]	VP1[8]	26%	Etwa 20–25%	29% OB pos.	AI 76% pos. AI 0,38–451 PCR JCV pos. in 60–95%
Neuroborreliose		95–100%	80–100%	38% OB 33% IgA_{loc}[9] 75% IgM_{loc}[9]	

[1] SDAT = senile Demenz vom Alzheimer-Typ; [2] CJD = Creutzfeldt-Jakob-Krankheit; [3] SSPE = subakut sklerosierende Panenzephalitis; [4] Ag = Antigen; [5] HIVE = HIV-Enzephalitis; [6] HSE = Herpes simplex Encephalitis; [7] PML = progressive multifokale Leukoenzephalopathie; [8] VP1 = Virus Protein; [9] loc = Anteil lokale synthetisierte Fraktion; OB = Oligoklonale Banden

erlaubt, weist im Hinblick auf die diagnostische Relevanz die unten genannten Einschränkungen auf. Die Untersuchung kann, ggf. mit technisch entsprechend angepasster Apparatur, ohne großen Aufwand in nahezu allen Situationen und fast an jedem beliebigen Ort durchgeführt werden. Sie ist somit fester Bestandteil in der Diagnostik der Enzephalopathien und unklaren Bewusstseinsstörungen.

11.5.1 Durchführung

Entsprechend den Empfehlungen der Deutschen Gesellschaft für klinische Neurophysiologie soll die Ableitedauer mindestens 20 Minuten betragen. In den meisten Fällen werden für die Ableitung die üblichen Silber-Silberchlorid-Elektroden benutzt. Auf Intensivstationen werden oft auch Nadelelektroden eingesetzt. Im Routinefall werden die Ableiteelektroden nach dem 10-20-System lokalisiert am Kopf angebracht (Abb. 11.10; zu Einzelheiten vgl. Zschocke u. Hansen 2012 sowie ▶ Kap. 2). Wird das EEG zur Überwachung des Patienten eingesetzt (Monitoring), wird in der Regel eine geringere Zahl von Elektroden eingesetzt. Dann werden meistens Klebeelektroden verwendet.

11.5.2 Die wichtigsten Parameter in der Beurteilung des EEG

Die wichtigsten Merkmale, nach denen EEG-Veränderungen beurteilt werden, sind
- die Frequenz der Potenzialschwankungen,
- die Amplituden der EEG-Potenziale,
- die topographische Verteilung bzw. Betonung der verschiedenen EEG-Veränderungen,
- besondere Rhythmusbildungen sowie
- die zeitlichen Beziehungen der EEG-Potenziale bzw. -rhythmen in den verschiedenen Ableitepunkten.

Schließlich haben auch besondere Potenzialkomplexe diagnostische Bedeutung. Darunter versteht man kurzzeitige

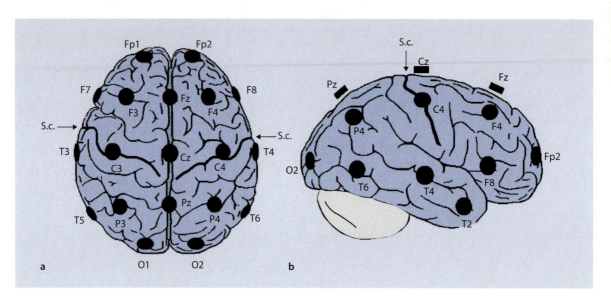

Abb. 11.10 10-20-System der Elektrodenplatzierung und die topographischen Beziehungen der Ableitepunkte: **a** rostrale Ansicht, **b** Seitenansicht. Generell werden die linksseitigen Elektroden mit ungradzahligen, die rechtsseitigen mit gradzahligen Indizes nummeriert. Der Ableitepunkt T2 (bzw. links T1) gehört nicht zum 10-20-System. Er ist jedoch zur besseren Ableitung der Schläfenlappenaktivität als zusätzlicher Ableitepunkt zu empfehlen, v. a. bei Epilepsie-Patienten (S.c. = Sulcus centralis; C = zentral; F = frontal; Fp = frontopolar; O = okzipital; P = parietal; T = temporal, z = zero). (Aus: Zschocke u. Hansen 2012)

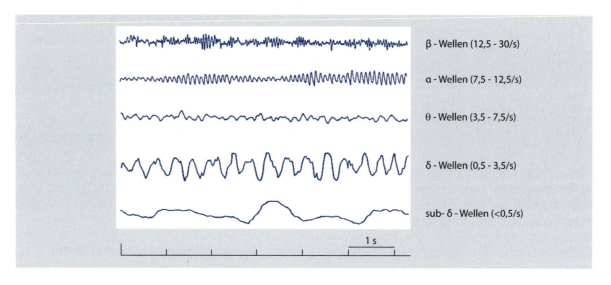

Abb. 11.11 Aufteilung des gesamten, in Ableitungen von der Kopfoberfläche relevanten Frequenzumfangs des EEG in die Frequenzbereiche Beta, Alpha, Theta und Delta. Unterhalb des Delta-Bandes werden häufig noch Sub-Delta-Wellen abgegrenzt. (Aus: Zschocke 2006; mit freundl. Genehmigung)

Zusammensetzungen von Potenzialschwankungen unterschiedlicher Form und Frequenz, die pathophysiologisch koordiniert entstehen und dann in einer mehr oder weniger gleichartigen Form immer wieder auftreten.

Der wichtigste Parameter ist die **Frequenz**. Der gesamte, in der klinischen EEG-Diagnostik relevante Frequenzbereich wird in 4 (bzw. 5) Abschnitte aufgeteilt (◘ Abb. 11.11). Da Enzephalopathien überwiegend mit diffusen EEG-Veränderungen verknüpft sind, haben topographische Aspekte keine vordergründige Bedeutung. Relevant dagegen sind besondere **Rhythmisierungen** im EEG und das Auftreten identisch wiederkehrender **Potenzialkomplexe**. Beispiele hierfür sind in ▶ Abschn. 9.2.1 dargestellt.

Eine schlüssige Bewertung pathologischer Allgemeinveränderungen setzt voraus, dass man den Varianten-

11.5 · Elektroenzephalographie (EEG)

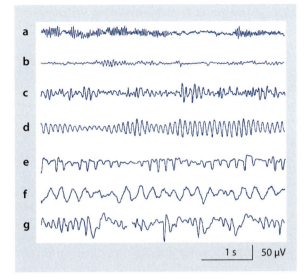

Abb. 11.12 a–g Verschiedene Formen der Grundaktivität des EEG, die dem Normbereich zugehören. **a** und **b** Hirnrindenaktivität im Beta-Bereich, **c** Frequenzlabiles EEG im Alpha-Beta-Bereich, **d** Normales Alpha-EEG, **e** Langsame Alpha-Variante, **f** 4/s-Grundrhythmusvariante, **g** Delta-Transiente (bei Jugendlichen harmlose Delta-Einstreuungen in den okzipitalen Alpha-Grundrhythmus). (Aus: Zschocke u. Hansen 1999; mit freundl. Genehmigung)

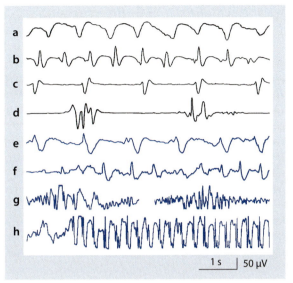

Abb. 11.13 a–h Beispiele besonderer pathologischer Potenzialformen bzw. Potenzialmuster im EEG, die diagnostisch richtungsweisend sein können. Darstellung mit mäßiger Verkleinerung (etwa um die Hälfte) gegenüber der Originalregistrierung. **a–c** zeigen repetierend bzw. rhythmisiert auftretende Potenziale, wie sie häufig bei metabolischen Enzephalopathien registriert werden können, aber auch bei entzündlichen Hirnerkrankungen, wie z. B. bei der Creutzfeldt-Jakob-Erkrankung (b und c werden als triphasische Potenziale bezeichnet). **d** Burst-Suppression-Muster. **e** Beispiel für periodisch lateralisierte epileptiforme Entladungen (PLEDs; D = Discharges), wie sie bei umschriebenen, meist ischämisch bedingten Hirnschädigungen auftreten können. Ihr epileptischer Charakter ist umstritten. **f–h** eindeutig epileptische Entladungen, von einzeln repetierend auftretenden Spitzenpotenzialen und scharfen Wellen (f) bis zu voll ausgeprägten 3/s-Spitze-Welle(SW)-Entladungen (h). (Aus: Zschocke u. Hansen 1999; mit freundl. Genehmigung)

reichtum der EEG-Grundrhythmen gesunder Personen kennt. Abb. 11.12 kann hierzu nur einen Eindruck vermitteln. Einzelne Erläuterungen finden sich in der Abbildungslegende.

So kann z. B. eine 4/s-Grundrhythmusvariante (Spur f in Abb. 11.12) eine Verlangsamung der Grundaktivität vortäuschen. Dass es sich um eine Normvariante ohne pathologische Bedeutung handelt, erkennt man sofort dadurch, dass dieser langsame Grundrhythmus wie bei einem normalen Alpha-EEG bei Augenöffnung und auch unter Fotostimulation sofort vollständig unterdrückt wird.

Auf die vielfältigen pathologischen EEG-Veränderungen kann an dieser Stelle nicht weiter eingegangen werden. Dazu sei auf einschlägige Lehrbücher verwiesen (z. B. Niedermeyer u. Lopes da Silva 2005; Hansen u. Zschocke 2012). Abb. 11.13 vermittelt lediglich einen kurzen Überblick über einige besondere pathologische Befunde einschließlich epileptischer Erregungssteigerungen, für deren Nachweis das EEG nach wie vor die einzige Untersuchungsmethode ist.

11.5.3 Vorteile der EEG-Untersuchung

Die Untersuchung ist nicht invasiv, von der aktiven Mitarbeit des Patienten unabhängig, bettseitig einsetzbar und beliebig wiederholbar. Sie ist die einzige Untersuchungsmethode, deren Ergebnisse ohne Zeitverzug zur Verfügung stehen. Sie können online am Monitor beurteilt und mit verschiedenen Computerprogrammen sofort ausgewertet werden. Bei entsprechender Kenntnis der möglichen Veränderungen ermöglicht das EEG-Monitoring eine wirksame Überwachung im Hinblick auf das Eintreten kritischer, lebensbedrohlicher Situationen, in denen die energetische Versorgung des Hirns gefährdet wird (z. B. kardiopulmonale Krisen). Mit besonderer Blickrichtung auf die Überwachung in der Intensivmedizin, auf die intraoperative Kontrolle und die Überwachung der Narkosetiefe wurden verschiedene Geräte entwickelt, in denen das komplexe EEG auf wenige relevante Parameter reduziert wird (Stöhr et al. 1999; Wilhelm et al. 2006).

Ein genuiner Vorteil der EEG-Diagnostik ist der Nachweis epileptischer Erregungssteigerungen, der mit der Spezifität der EEG-Befunde durch keine andere Untersuchungsmethode erreicht werden kann.

11.5.4 Nachteile der EEG-Untersuchung

Die geringe räumliche (topographische) Auflösung des EEG reduziert ihren Wert in der Diagnostik umschriebener Hirnprozesse – ein Nachteil, der bei Untersuchungen von Enzephalopathien nicht im Vordergrund steht. Das EEG erlaubt, vom Nachweis epileptischer Erregungssteigerungen abgesehen, nur selten eine Aussage zur Ursache einer zerebralen Funktionsstörung. Es kann bestenfalls Verdachtsdiagnosen untermauern, wie z. B. eine hypoxische Hirnschädigung, eine metabolische Enzephalopathie oder bestimmte Enzephalitis-Formen. In jedem Fall kann es einen diagnostisch und prognostisch wertvollen Beitrag zur Beurteilung des Schweregrades der zerebralen Beeinträchtigung liefern. Schwierigkeiten können sich ergeben, wenn sich die aktuelle ZNS-Erkrankung vorbestehenden zerebralen Schädigungen überlagert. Ein häufiges Problem sind Medikamenteneffekte. So können insbesondere bei Akutfällen höhere Dosen initial verabreichter Sedativa mit ihren gravierenden Einflüssen auf das EEG Aussagen zu krankheitsspezifischen EEG-Befunden unmöglich machen.

Da mit dem EEG von der Kopfoberfläche extrem geringe elektrische Potenzialschwankungen (im Durchschnitt 100 Mikro-Volt) elektronisch verstärkt werden müssen, ist jede EEG-Ableitung sehr stark störungsanfällig. Es gibt patientenbezogene Artefakte, z. B. durch eine motorische Unruhe des Patienten, die über Innervationen der nahe den EEG-Elektroden am Schädel ansetzenden Muskeln zur Einstreuung der mit wesentlich höheren Spannungsschwankungen auftretenden elektrischen Muskelaktivität in die EEG-Ableitung führt. Auch können die EEG-Ableiteelektroden rein mechanisch irritiert werden (Wackelartefakte). Vor allem auf Intensivstationen können zahlreiche elektronische Geräte im Umfeld des Patienten über elektromagnetische (kapazitive oder induktive) Störfelder die EEG-Aufzeichnung beeinträchtigen.

11.5.5 EEG-Indikationen zur Diagnose, Beurteilung und Therapiekontrolle von Enzephalopathien

Es gibt verschiedene EEG-Syndrome, die sich durch generalisierte, meistens rhythmisiert bzw. periodisch auftretende Potenziale oder Potenzialkomplexe auszeichnen und bereits primär klinische Verdachtsdiagnosen begründen können. Sie wurden bereits weiter oben erwähnt und in ▶ Abschn. 9.2 an mehreren Beispielen erläutert.

Darüber hinaus ist das EEG generell ein Gradmesser für den Schweregrad einer Enzephalopathie.

> Es gilt die Regel: Je stärker die diffuse Verlangsamung und je monotoner der (dann oft auch rhythmisierte) Potenzialablauf, desto gravierender die enzephalopathische Funktionsstörung und damit auch der Grad der Bewusstseinsstörung.

Diese Beurteilung muss stets (und wiederholt) durch Beobachtung der Reaktionen des EEG auf Außenreize ergänzt/erweitert werden. Je nach Schweregrad der zerebralen Funktionsstörung können bereits akustische Reize eine deutliche Reaktion im EEG auslösen (zumeist mit kurzen Beschleunigungen der Grundaktivität). Bei stärker bewusstseinsgestörten Patienten sind oft erst Schmerzreize wirksam, die dann zu sehr unterschiedlichen Reaktionen im EEG führen können (vgl. Zschocke u. Hansen 2012). Bei relaxierten Patienten sind diese Reaktionen im EEG die einzige Möglichkeit, deren Reaktivität zu beurteilen. Sie beweisen bei Verdacht auf dissoziative Anfälle und beim Locked-In-Syndrom (s. u.) das erhaltene Wachbewusstsein.

Hypnotika und Sedativa, v. a. Benzodiazepine, können ausgeprägte EEG-Veränderungen verursachen. Der Befund wird im Fall einer Intoxikation durch eine oft ausgeprägte Verlangsamung (diffuse Delta-Aktivität) geprägt, die in typischer Weise von einer frequenten Hirnrindenaktivität (Beta-Aktivität, Beta-Spindeln) überlagert wird. Eine unklare Bewusstseinsstörung kann damit als Medikamentenintoxikation deklariert werden. Dass diese Effekte einen durch eine bereits vorbestehende Enzephalopathie verursachten EEG-Befund überdecken kann, wurde bereits weiter oben erwähnt.

Das EEG kann als einzige Untersuchungsmethode eine epileptische Erregbarkeitssteigerung nachweisen. In der Registrierung treten dann interiktual einzelne Spitzenpotenziale, scharfe Wellen oder Spitze-Welle-Komplexe (SW-Abläufe) auf (Zschocke u. Hansen 2012). Tritt ein epileptischer Anfall auf, so kann er bei bewusstseinsgestörten Patienten klinisch verkannt werden, wenn motorische Entäußerungen (Myoklonien) fehlen. Im EEG ist die iktuale Erregungssteigerung stets eindeutig erkennbar. Dies gilt insbesondere und auch für primär nicht bewusstseinsgestörte Patienten bei einem non-konvulsiven Status epilepticus. Bei diesem können Therapieeffekte nur mit EEG-Unterstützung kontrolliert werden.

Sowohl bei einem minimally conscious state (MCS) als auch bei einem apallischen Syndrom (vegetative state, VS) und auch bei einem Locked-In-Syndrom trägt das EEG einen wesentlichen Beitrag zur Klärung des Sachverhalts bei (▶ Abb. 1.8).

Wenn klinisch die Zeichen des Hirntodes eingetreten sind, ist der EEG-Nachweis, dass die hirneigene elektrische Aktivität für die Dauer von mindestens 30 Minuten erloschen ist, in einigen Fällen obligat angezeigt.

11.6 Evozierte Potenziale (EP)

H.-C. Hansen

Spezifische zerebrale Antwortpotenziale lassen sich nach visueller, somatosensibler, akustischer Reizung und bei kognitiven Leistungen (event related potentials) darstellen. Gut reproduzierbar und weitgehend etabliert sind die SEP (somatosensible EP) und die FAEP (frühe akustisch evozierte Potenziale) – auch wegen ihrer einfachen Durchführung und Unabhängigkeit von Medikamenten und der Mitarbeit des Patienten. Das SEP reflektiert wichtige Funktion der Bahnsysteme für die taktilen Afferenzen von Armen und Beinen zum somatosensiblen Kortex und das FAEP die akustische Reizleitung im Hirnstamm.

> EP-Untersuchungen ergänzen die klinische Diagnostik um Funktionen wie Wahrnehmung und Sensibilität, die bei Bewusstseinsstörungen schwer oder nicht zu prüfen sind.

11.6.1 Durchführung

EP werden aus EEG-Signalen gewonnen, die zeitgleich parallel zu definierten Stimuli registriert werden. Beim SEP appliziert man ca. 50–200 periphere Nervenreize in kurzen Abständen und summiert das einlaufende EEG-Signal exakt auf diese Reize bezogen (»averaging«). Als Resultat treten die an den Ableiteorten generierten oder fortgeleiteten »evozierten« Potenziale vor dem Hintergrund des EEG (»Rauschen«) hervor. Mit der Anzahl störungsfreier Mittelungen verbessert sich der Signal-Rausch-Abstand. Bei akustischer Reizung sind 10- bis 20-mal mehr Reize und Mittelungen erforderlich.

Afferenzen: Für die Armafferenz (Medianus-SEP) stimuliert man am Handgelenk, für die Beinafferenz (Tibialis-SEP) am Innenknöchel. Jeweils setzt man leicht motorisch überschwellige Gleichstromreize ein. Für FAEP appliziert man unilateral Klickreize über Kopfhörer, mit einer Intensität um 70 bis max. 100 dB.

Medianus-SEP: Zentrale Medianus-SEP werden von der kontralateralen Parietalregion (C3') abgeleitet. Für die obligate 2. Ableiteposition registriert man an einem proximal gelegenen Ort, z. B. dem Erb'schen Punkt oder über HWK 7, um ein effektives Eingangssignal am Beginn der zentral sensiblen Bahn nachzuweisen. SEP-Ausfälle lassen sich unter diesen Umständen nicht allein durch periphere Leitungsstörungen erklären und sind als Ausdruck einer zentralen Reizleitungsstörung einzustufen.

Ablauf Verwendet werden Klebeelektroden zur Ableitung und Blockelektroden zur Stimulation (Kathode [–] am proximalen Stimulationsort). Das EEG-Eingangssignal wird auf Stabilität und Störungsanteile hin überprüft, die Ableiteelektroden auf den Widerstand (<16 kOhm). Jeweils bei Stimulation rechts und links erfolgt zweimal der gleiche Untersuchungsdurchlauf, um die Reproduzierbarkeit der EP sicherzustellen. Insgesamt dauert die SEP-Registrierung von den Armen und Beinen jeweils 15–20 Minuten, der Auf- und Abbau zusammen weitere 20 Minuten. Die Untersuchung ist am Patientenbett möglich und beliebig wiederholbar. Sie erfordert so gut wie keine Kooperation des Patienten.

11.6.2 Die wichtigsten Parameter in der Beurteilung des SEP und FAEP

Alle EP-Komponenten können sofort identifiziert und in Bezug auf Amplitude (in µV) und Latenz (in msec) ausgewertet werden. Besonders interessant ist die Zeit zur Reizüberleitung zwischen den verschiedenen Generatoren des SEP (peripher, spinal, kortikal). Oberhalb des Schulter- bzw. des Beckengürtels ist sie von der Körpergröße unabhängig und entspricht in guter Annäherung der »zentralen Reizleitungszeit«, die physiologischerweise im Seitenvergleich nur um maximal 0,5 msec differieren darf. Durch den Abgleich mit Normwerten (Tab. 11.9 und Tab. 11.10) gestatten die Absolutwerte und der Seitenvergleich einen Rückschluss auf die Funktionstüchtigkeit der linken und rechten afferenten Bahnsysteme im Hirnstamm und in den Hemisphären. Bei FAEP modifizieren die Stimulusintensität und das Alter des Patienten die Latenzzeiten in geringem Umfang. Bei Enzephalopathien ist aber die genaue Analyse von Leitungszeiten in der Regel entbehrlich, die Kenntnis der Normalabfolge von EP-Komponenten zur Vermeidung von Fehlinterpretationen allerdings notwendig.

Vor- und Nachteile der SEP/FAEP

Vorteile
- Unabhängig von der Medikation
- Wenig Temperatur empfindlich (periphere Reizleitung)
- Bettseitig einsetzbar, beliebig wiederholbar, unbelastend

Nachteile
- SEP: Eingeschränkt bei Nerventrauma, Neuropathien, Amputationen, unzugänglichen Extremitäten
- FAEP: Eingeschränkt bei Hörminderung, Paukenerguss und SHT aussagekräftig
- Untersuchung kann durch elektromagnetische Störfelder beeinträchtigt werden

◻ Tab. 11.9 Entstehungsorte und Normwerte der Latenzen der wichtigsten SEP-Komponenten

Medianus-SEP		Generator	Tibialis-SEP	
EP (Ableitort)	Oberer Latenz-Grenzwert		EP (Ableitort)	Oberer Latenz-Grenzwert
N10 (Erb'scher Punkt)	12,4 msec	Peripher Plexus	N18 (Cauda equina)	21,4 msec
N13a (HWK 7)	15,8 msec	Spinal Wurzeleintritt	N22 (LWK 1)	25,8 msec
N13a (HWK 2)	15,8 msec	Spinal Hinterstrang – lemniscus medialis	N30 (HWK 2)	34,3 msec
N20 (Kortex kontralateral)	22,3 msec	Kortikale Afferenz	P40 (Kortex kontralateral)	43,9 msec

◻ Tab. 11.10 Entstehungsorte und Normwerte der Latenzen der wichtigsten FAEP-Komponenten

Komponente	Entstehungsort	Oberer Latenz-Grenzwert
I	N. cochlearis (proximal)	2,0 msec
II	N. cochlearis (distal)	3,1 msec
III	Nuc. cochlearis	4,1 msec
(IV)	Obere Olive	
V	Brückenkerne	6,0 msec
VI	Colliculus inferior	8,0 msec

Obere Grenzwerte: IPL I–III: 2,4 msec; IPL III–V: 2,3 msec; IPL I–V: 4,4 msec

11.6.3 EP-Indikationen zur Diagnose, Beurteilung und Therapiekontrolle von Enzephalopathien

EP gestatten generell die prognostisch wichtige Unterscheidung von Bewusstseinsstörungen mit und ohne messbare Leitungsunterbrechungen (▶ Abschn. 13.7.1). Viele metabolisch-toxische Enzephalopathien gehen mit normalen Reizleitungsbefunden der FAEP einher, z. T. auch der SEP.

SEP Wichtigstes Ausfallmuster ist das beidseitige Fehlen der kortikalen EP bei erhaltenen peripheren/spinalen Reizantworten. Der Befund zeigt die Unterbrechung beider taktilen Afferenzen im ZNS an und spricht somit für eine große Läsionsausdehnung, wenn es sich nicht um einen Hirnstammbefund handelt (▶ Kap. 11).

FAEP Wichtigstes Ausfallmuster ist hier der Ausfall der Komponenten II–V bei erhaltenen Wellen I. Eine Progression hin zu diesem Befund belegt die auf- oder absteigende Unterbrechung der akustischen Reizleitung entlang des Hirnstamms, wenn dies bei Stimulation von links und rechts gleichermaßen ausgelöst wird.

Valide sind EP-Befunde nur nach 2 Registrierungen (Reproduktion) der jeweiligen Seite. Bei SEP sind 2 Elektrodenpositionen obligat: zentral und spinal oder peripher. Darüber hinaus ist das EP generell ein Gradmesser für den Schweregrad einer Enzephalopathie (▶ Abschn. 13.7.1).

> Es gilt die Regel: Je stärker die Ausfälle zentraler EP-Komponenten, desto gravierender die enzephalopathische Funktionsstörung.

Der Nachweis des Fehlens einer SEP-Reizleitung bei Anoxie belegt u. U. die schlechte Prognose zu 100%, abhängig vom Registrierungszeitpunkt und Behandlungskontext. Nach einer Hypothermie-Behandlung ist dies nicht mit gleicher Sicherheit gegeben, jedoch zu späterem Zeitpunkt ähnlich valide. Besserung und Verschlechterung der SEP lassen sich in Verlaufskontrollen darstellen und können zum Verlauf der Erkrankung korrespondieren, bei SHT und Anoxie (▶ Abschn. 9.3.2 und ▶ 14.5.3 und ▶ 14.5.6).

Der beginnende Verlust der FAEP kann den Verdacht auf Herniation und intrazerebrale Drucksteigerung untermauern (▶ Abb. 9.20).

Literatur

Andersson M, Alvarez-Cermeno J, Bernardi G, Cogato I, Fredman P, Frederiksen J et al. (1994) Cerebrospinal fluid in the diagnosis of multiple sclerosis: a consensus report. J Neurol Neurosurg Psychiatry 57(8): 897–902

AWMF (2010) Leitlinien. http://www.awmf.org/uploads/tx_szleitlinien/079-001l_S2k_Sepsis_Leitlinientext_01.pdf

Bachmann-Harildstad G (2008) Diagnostic values of beta-2 transferrin and beta-trace protein as markers for cerebrospinal fluid fistula. Rhinology 46(2): 82–5

Brunkhorst FM, Wegscheider K, Forycki ZF, Brunkhorst R (2000) Procalcitonin for early diagnosis and differentiation of SIRS, sepsis, severe sepsis, and septic shock. Intensive Care Med 26, Suppl 2: S148–52

Buchegger P, Sauer U, Toth-Székély H, Preininger C (2012) Miniaturized protein microarray with internal calibration as point-of-care device for diagnosis of neonatal sepsis. Sensors (Basel) 12(2): 1494–508

Literatur

de Graaf MT, van den Broek PD, Kraan J, Luitwieler RL, van den Bent MJ, Boonstra JG et al. Addition of serum-containing medium to cerebrospinal fluid prevents cellular loss over time. J Neurology 258(8): 1507–12

De Miguel E, Roxo A, Castillo C, Peiteado D, Villalba A, Martín-Mola E (2012) The utility and sensitivity of colour Doppler ultrasound in monitoring changes in giant cell arteritis. Clin Exp Rheumatol 30(1), Suppl 70: S34–8

Debette S, Leys D (2009) Cervical-artery dissections: predisposing factors, diagnosis, and outcome. Lancet Neurol 8: 668–78

Denne C, Kleines M, Dieckhofer A, Ritter K, Scheithauer S, Merz U et al. (2007) Intrathecal synthesis of anti-viral antibodies in pediatric patients. Eur J Paed Neurology 11(1): 29–34

Drexler H, Schaller KH (2002) Haaranalysen in der klinischen Umweltmedizin. Dtsch Arztebl 99: A 3026–9

Dubourg J, Javouhey E, Geeraerts T, Messerer M, Kassai B (2011) Ultrasonography of optic nerve sheath diameter for detection of raised intracranial pressure: a systematic review and meta-analysis. Intensive Care Med 37(7): 1059–68

Dziedzic T (2008) Clinical significance of acute phase reaction in stroke patients. Frontiers in bioscience: a journal and virtual library 13: 2922–7

Favaro M, Savini V, Favalli C, Fontana C (2013) A multi-target real-time PCR assay for rapid identification of meningitis-associated microorganisms. Mol Biotechnol 53(1): 74–9

Geeraerts T, Merceron S, Benhamou D, Vigue B, Duranteau J (2008) Noninvasive assessment of intracranial pressure using ocular sonography in neurocritical care patients. Intensive Care Med 34: 2062–7

Gerriets T, Stolz E, Modrau B et al. (1999) Sonographic monitoring of midline shift in hemispheric infarctions. Neurology 1: 45–9

Graus F, Saiz A, Dalmau J (2010) Antibodies and neuronal autoimmune disorders of the CNS. J Neurology 257(4): 509–17

Hagel S, Brunkhorst F (2011) Sepsis. Intensivmedizin 48: 57–73

Hamann GF, Eisensehr I, Mayer T, Liebetrau M (2002) Massive four-territories stroke bilateral middle and anterior cerebral artery infarctions. Eur Neurol 47: 58–61

Hansen HC, Helmke K (1996) The subarachnoid space surrounding the optic nerves. Surg Radiol Anat 18: 323–8

Hansen HC, Helmke K (1997) Validation of the optic nerve sheath response to changing cerebrospinal fluid pressure: ultrasound findings during intrathecal infusion tests. J Neurosurg 87: 34–40

Hansen HC, Helmke K, Kunze K (1994) Optic Nerve Sheath Enlargement in Acute Intracranial Hypertension. Neuro-Ophthalmology 14: 345–54

Hansen HC, Lagrèze WA, Krüger O, Helmke K (2011) Dependence of the optic nerve sheath diameter on acutely applied subarachnoidal pressure – an experimental ultrasound study. Acta Ophthalmol 89(6): e528–32

Harrer JU, Eyding J, Ritter M, Schminke U, Schulte-Altedorneburg G, Köhrmann M (2012) The potential of neurosonography in neurological emergency and intensive care medicine: basic principles, vascular stroke diagnostics, and monitoring of stroke-specific therapy. Ultraschall Med 33: 218–32

Hasegawa S, Matsushige T, Inoue H, Shirabe K, Fukano R, Ichiyama T (2011) Serum and cerebrospinal fluid cytokine profile of patients with 2009 pandemic H1N1 influenza virus-associated encephalopathy. Cytokine 54(2): 167–72

Hassler W, Steinmetz H, Gawlowski J (1988) Transcranial Doppler ultrasonography in raised intracranial pressure and in intracranial cirquatory arrest. J Neurosurg 68: 745–51

Helmke K, Winkler P (1987) Sonographisch bestimmte normale Werte des intraventrikulären Systems im ersten Jahr des Lebens. Monatsschr Kinderheilkunde 135(3): 148–52

Helmke K, Hansen HC (1996) Fundamentals of transorbital sonographic evaluation of optic nerve sheath expansion under intracranial hypertension. Pediatr Radiol 26: 701–10

Hirohata S, Kikuchi H, Sawada T, Nagafuchi H, Kuwana M, Takeno M et al. (2012) Clinical characteristics of neuro-Behcet's disease in Japan: a multicenter retrospective analysis. Modern Rheumatology 22(3): 405–13

Jacobi C, Arlt S, Reiber H, Westner I, Kretzschmar HA, Poser S et al. (2005) Immunoglobulins and virus-specific antibodies in patients with Creutzfeldt-Jakob disease. Acta Neurol Scand 111(3): 185–90

Jacobi C, Lange P, Reiber H (2007) Quantitation of intrathecal antibodies in cerebrospinal fluid of subacute sclerosing panencephalitis, herpes simplex encephalitis and multiple sclerosis: discrimination between microorganism-driven and polyspecific immune response. J Neuroimmunol 187(1–2): 139–46

Jarius S, Stich O, Speck J, Rasiah C, Wildemann B, Meinck HM et al. (2010) Qualitative and quantitative evidence of anti-glutamic acid decarboxylase-specific intrathecal antibody synthesis in patients with stiff person syndrome. J Neuroimmunol 229(1–2): 219–24

Jeffery KJ, Read SJ, Peto TE, Mayon-White RT, Bangham CR (1997) Diagnosis of viral infections of the central nervous system: clinical interpretation of PCR results. Lancet 349(9048): 313–7

Joffe AR (2007) Lumbar puncture and brain herniation in acute bacterial meningitis: a review. J Intensive Care Med 22(4): 194–207

Kalanuria AA, Geocadin RG (2013) Early prognostication in acute brain damage: where is the evidence? Curr Opin Crit Care 19(2): 113–22

Kanegaye JT, Soliemanzadeh P, Bradley JS (2001) Lumbar puncture in pediatric bacterial meningitis: defining the time interval for recovery of cerebrospinal fluid pathogens after parenteral antibiotic pretreatment. Pediatrics 108(5): 1169–74

Kleine TO (2003) Notfall-Programm. In: Zettl UK, Lehmitz R, Mix E (Hrsg) Klinische Liquordiagnostik, S 127–34. de Gruyter, Berlin

Knudsen TB, Larsen K, Kristiansen TB, Moller HJ, Tvede M, Eugen-Olsen J et al. (2007) Diagnostic value of soluble CD163 serum levels in patients suspected of meningitis: comparison with CRP and procalcitonin. Scand J Infect Dis 39(6–7): 542–53

Kochanek PM, Berger RP, Bayir H, Wagner AK, Jenkins LW, Clark RS (2008) Biomarkers of primary and evolving damage in traumatic and ischemic brain injury: diagnosis, prognosis, probing mechanisms, and therapeutic decision making. Curr Opin Crit Care 14(2): 135–41

Kölmel HW (2003) Liquorzytologie. In: Zettl UK, Lehmitz R, Mix E (Hrsg) Klinische Liquordiagnostik, S 135–76. de Gruyter, Berlin

Kupila L, Vuorinen T, Vainionpaa R, Marttila RJ, Kotilainen P (2005) Diagnosis of enteroviral meningitis by use of polymerase chain reaction of cerebrospinal fluid, stool, and serum specimens. Clin Infect Dis 40(7): 982–7

Kurian MA, Gissen P, Smith M, Heales S Jr, Clayton PT (2011) The monoamine neurotransmitter disorders: an expanding range of neurological syndromes. Lancet Neurology 10(8): 721–33

Kursawe HK, Kubicki S (2012) Vigilanz und Schlaf. In: Zschocke S, Hansen HC (2012) Klinische Elektroenzephalographie, 3. Aufl. Springer, Berlin Heidelberg New York

Lagrèze WA, Lazzaro A, Weigel M, Hansen HC, Hennig J, Bley TA (2007) Morphometry of the Retrobulbar Human Optic Nerve: Comparison between Conventional Sonography and Ultrafast

Magnetic Resonance Sequences. Invest Ophthalmol Vis Sci 48: 1913–7

La Scolea LJ Jr, Dryja D (1984) Quantitation of bacteria in cerebrospinal fluid and blood of children with meningitis and its diagnostic significance. J Clin Microbiol 19(2): 187–90

Lancaster E, Lai M, Peng X, Hughes E, Constantinescu R, Raizer J et al. (2010) Antibodies to the GABA(B) receptor in limbic encephalitis with seizures: case series and characterisation of the antigen. Lancet Neurology 9(1): 67–76

Lee M, Zaharchuk G, Guzman R, Achrol A, Bell-Stephens T, Steinberg GK (2009) Quantitative hemodynamic studies in moyamoya disease: a review. Neurosurg Focus 26: E5

Legrand A, Jeanjean P, Delanghe F, Peltier J, Lecat B, Dupont H (2013) Estimation of optic nerve sheath diameter on an initial brain computed tomography scan can contribute prognostic information in traumatic brain injury patients. Crit Care 17(2): R61

Lehmitz R, Hobusch D, Kluge H, Mix E, Zettl UK (2003) Referenzwerte für Liquorparameter mit diagnostischer Relevanz. In: Zettl UK, Lehmitz R, Mix E (Hrsg) Klinische Liquordiagnostik, S 88–94. de Gruyter, Berlin

Meyer-Wiethe K, Sallustio F, Kern R (2009) Diagnosis of intracerebral hemorrhage with transcranial ultrasound. Cerebrovasc Dis 27, Suppl 2: 40–7

Mitaka C (2005) Clinical laboratory differentiation of infectious versus non-infectious systemic inflammatory response syndrome. Clin Chim Acta 351(1–2): 17–29

Moretti R, Pizzi B, Cassini F, Vivaldi N (2009) Reliability of optic nerve ultrasound for the evaluation of patients with spontaneous intracranial hemorrhage. Neurocrit Care 11: 406–10

Nau R (2003) Mikrobiologische Diagnostik im Liquor. In: Zettl UK, Lehmitz R, Mix E (Hrsg) Klinische Liquordiagnostik, S 288–333. de Gruyter, Berlin

Nguyen DN, Spapen H, Su F, Schiettecatte J, Shi L, Hachimi-Idrissi S, Huyghens L (2006) Elevated serum levels of S-100beta protein and neuron-specific enolase are associated with brain injury in patients with severe sepsis and septic shock. Crit Care Med 34(7): 1967–74

Niedermeyer E, Lopes da Silva F (2005) Electroencephalography, 5th ed. Lippincott Williams & Wilkins, Baltimore

Osiro S, Zurada A, Gielecki J, Shoja MM, Tubbs RS, Loukas M (2012) A review of subclavian steal syndrome with clinical correlation. Med Sci Monit 18: RA57–63

Pade O, Eggers J, Schreiber SJ, Valdueza J (2011) Complete basilar artery assessment by transcranial color-coded duplex sonography using the combined transforaminal and transtemporal approach. Ultraschall Med 32, Suppl 2: E63–8

Parkitny L, McAuley JH, Di Pietro F, Stanton TR, O'Connell NE, Marinus J et al. (2013) Inflammation in complex regional pain syndrome: a systematic review and meta-analysis. Neurology 80(1): 106–17

Pavese P, Francois P, Lafond JL, Kayemba Kay SS, Bosson JL (1997) Assay of lactic acid in the cerebrospinal fluid for the diagnosis of bacterial meningitis. Strategies for the choice of discriminatory threshold. Presse Med 26(12): 551–4

Pfeifer R, Ferrari M, Börner A, Deufel T, Figulla HR (2008) Serum concentration of NSE and S-100b during LVAD in non-resuscitated patients. Resuscitation 79(1): 46–53

Pohl D, Rostasy K, Reiber H, Hanefeld F (2004) CSF characteristics in early-onset multiple sclerosis. Neurology 63(10): 1966–7

Rajajee V, Vanaman M, Fletcher JJ, Jacobs TL (2011) Optic nerve ultrasound for the detection of raised intracranial pressure. Neurocrit Care 15(3): 506–15

Rawson T, Muir D, Mackie NE, Garvey LJ, Everitt A, Winston A (2012) Factors associated with cerebrospinal fluid HIV RNA in HIV infected subjects undergoing lumbar puncture examination in a clinical setting. J Infection 65(3): 239–45

Reiber H (1994) Flow rate of cerebrospinal fluid (CSF) – a concept common to normal blood-CSF barrier function and to dysfunction in neurological diseases. J Neurol Sci 122(2): 189–203

Reiber H (2003a) Proteindiagnostik. In: Zettl UK, Lehmitz R, Mix E (Hrsg) Klinische Liquordiagnostik, S 177–247. Walter de Gruyter, Berlin New York

Reiber H (2003b) Proteins in cerebrospinal fluid and blood: barriers, CSF flow rate and source-related dynamics. Restor Neurol Neurosci 21(3–4): 79–96

Reiber H (2005) Liquordiagnostik. In: Thomas L (Hrsg) Labor und Diagnose, S 1743–84. TH-Books, Frankfurt

Reiber H, Peter JB (2001) Cerebrospinal fluid analysis: disease-related data patterns and evaluation programs. J Neurol Sci 184(2): 101–22

Reiber H, Otto M, Trendelenburg C, Wormek A (2001) Reporting cerebrospinal fluid data: knowledge base and interpretation software. Clin Chem Lab Med 39(4): 324–32

Reinheimer C, Rabenau H, Berger A, Doerr HW (2011) Diagnostic of neurotropic enteroviruses in children with CSF and/or stool: virus isolation by cell culture or PCR? Klinische Paediatrie 223(4): 221–6

Schöning M, Scheel P, Wittibschläger J, Kehrer M, Will BE (2012) The effect of vasospasm on cerebral perfusion: a colour duplex study of the extra- and intracranial cerebral arteries. Ultrasound Med Biol 38: 360–7

Schuetz P, Chiappa V, Briel M, Greenwald JL (2011) Procalcitonin algorithms for antibiotic therapy decisions: a systematic review of randomized controlled trials and recommendations for clinical algorithms. Arch Intern Med 171(15): 1322–31

Schwarz S, Bertram M, Schwab S, Andrassy K, Hacke W (2000) Serum procalcitonin levels in bacterial and abacterial meningitis. Critical Care Med 28(6): 1828–32

Seidel G, Meairs S (2009) Ultrasound contrast agents in ischemic stroke. Cerebrovasc Dis 27, Suppl 2: 25–39

Stöhr M, Wagner W, Pfadenhauer K, Scheglmann K (Hrsg) (1999) Neuromonitoring. Steinkopff, Darmstadt

Stolz E, Gerriets T, Fiss I, Babacan SS, Seidel G, Kaps M (1999) Comparison of transcranial color-coded duplex sonography and cranial CT measurements for determining third ventricle midline shift in space-occupying stroke. Am J Neuroradiol 20(8): 1567–71

Sunderland T, Linker G, Mirza N, Putnam KT, Friedman DL, Kimmel LH et al. (2003) Decreased beta-amyloid1-42 and increased tau levels in cerebrospinal fluid of patients with Alzheimer disease. JAMA 289(16): 2094–103

Tiberti N, Hainard A, Lejon V, Courtioux B, Matovu E, Enyaru JC et al. (2012) Cerebrospinal fluid neopterin as marker of the meningoencephalitic stage of Trypanosoma brucei gambiense sleeping sickness. PLoS One 7(7): e40909

Tyler KL (2004) Update on herpes simplex encephalitis. Reviews in Neurological Diseases 1(4): 169–78

van Nieuwkoop C, Bonten TN, van't Wout JW, Kuijper EJ, Groeneveld GH, Becker MJ et al. (2010) Procalcitonin reflects bacteremia and bacterial load in urosepsis syndrome: a prospective observational study. Crit Care 14(6): R206

Vicenzini E, Ricciardi MC, Sirimarco G, Di Piero V, Lenzi GL (2010) Extracranial and intracranial sonographic findings in vertebral artery diseases. J Ultrasound Med 29: 1811–23

von Reutern GM, Kaps M, von Büdingen HJ (2000) Ultraschalldiagnostik der hirnversorgenden Arterien. Thieme, Stuttgart

Wandinger KP, Saschenbrecker S, Stoecker W, Dalmau J (2011) Anti-NMDA-receptor encephalitis: a severe, multistage, treatable disorder presenting with psychosis. J Neuroimmunol 231(1–2): 86–91

Wang X, Theodore MJ, Mair R, Trujillo-Lopez E, du Plessis M, Wolter N et al. (2012) Clinical validation of multiplex real-time PCR assays for detection of bacterial meningitis pathogens. J Clin Microbiol 50(3): 702–8

Wilhelm W, Bruhn J, Kreuer S (Hrsg) (2006) Überwachung der Narkosetiefe, 2. Aufl. Deutscher Ärzte-Verlag, Köln

Zschocke S (2006) EEG und EEG-Analyse. In: Wilhelm W, Bruhn J, Kreuer S (Hrsg) Überwachung der Narkosetiefe. Grundlagen und klinische Praxis, 2. Aufl., S.12. Deutscher Ärzte-Verlag Köln

Zschocke S, Hansen HC (2012) Klinische Elektroenzephalographie, 3. Aufl. Springer, Berlin Heidelberg New York

Therapie von Bewusstseinsstörungen und Enzephalopathien

H.-C. Hansen

12.1	**Ursachenbehebung und Erstmaßnahmen – 204**
12.1.1	Einleitung – 204
12.1.2	Erstmaßnahmen – 205
12.1.3	Kausale Therapie – 206
12.2	**Spezielle Therapieoptionen – 206**
12.2.1	Organisation – 206
12.2.2	Basisversorgung – 207
12.2.3	Neuroprotektiv ausgerichtete Maßnahmen – 207
12.2.4	Spezielle Therapie-Elemente – 208
12.2.5	Verhaltensstörungen im Delir (unterstützt durch H. Förstl) – 211
12.2.6	Zwangsmaßnahmen zur Gefahrenabwehr und als Therapieelement (unterstützt durch S. Rohde) – 212
12.2.7	Hirndrucksenkende Therapie (unterstützt durch C.-P. Schwartkop und A. Witt) – 214
12.2.8	Intubationsindikationen bei Bewusstseinsstörungen – 216
12.2.9	Therapiebeendigung und Entscheidungen am Lebensende (unterstützt durch R. Drews) – 217
	Literatur – 218

12.1 Ursachenbehebung und Erstmaßnahmen

12.1.1 Einleitung

Akute Enzephalopathien klingen oft nach der Beseitigung oder Abmilderung der metabolisch-toxischen Auslösesituation(en) wieder ab: Ihre komplette Reversibilität ist, wenn auch mit einiger Verzögerung, für viele Formen geradezu typisch. Daher reicht zumindest in den leichteren und wenig progredienten Fällen die Ursachenbehebung als basale therapeutische Maßnahme allein zur Remission der neurologischen Funktionsstörungen aus. In schwereren Enzephalopathie-Verläufen geht die zerebrale Homöostase verloren, und es entstehen Strukturschäden durch sekundäre, sich mitunter gegenseitig verstärkende und prozesshaft verlaufende Folgeschäden am ZNS. Die Folge sind progrediente anhaltende Störungen des Bewusstseins, im Extremfall auch der Hirntod als irreversibles Koma (Beispiele: Hypoxie, Elektrolytentgleisung, Intoxikation mit CO/Glykol).

Ursächlich wichtig sind z. B. intrakranielle Druckerhöhungen, die frühzeitig erkannt und unterbunden werden müssen. Gleiches gilt für anhaltende epileptische Erregungssteigerungen, die zur Übersäuerung von Hirngewebe und zur Absenkung des neuronalen Glukosegehaltes führen, was weitere neuronale Dauerschäden induziert. Mit zunehmender Dauer des Status epilepticus generalisierter konvulsiver und non-konvulsiver Anfälle (▶ Abschn. 6.4) erhöht sich stetig die Mortalität.

> **Trotz aller grundsätzlicher Reversibilität in enzephalopathischen Frühstadien sind irreversible enzephalopathische Folgeschäden zu bedenken!**

Die Schäden leiten sich ab aus
- neuronalen Zellschädigungen und Zellverlusten bei Substratmangel (▶ Abb. 8.4),
- Zellschwellungen (konsekutive Perfusionsstörungen und Herniation; ▶ Abb. 2.3 und 2.4),
- exzitotoxischen Zellschädigungen bei Transmitterstörungen (u. a. epileptische Syndrome ▶ Abb. 6.2),
- neuro-inflammatorischen Zellschädigungen (▶ Abb. 8.3).

Bewusstseinsstörungen stellen prinzipiell und unabhängig von ihrer Ursache vital bedrohliche Notfälle dar, v. a. bei akutem Auftreten. Je nach Schwere der auslösenden Erkrankung und Tiefe der Bewusstseinsstörung werden Atmung, Kreislauf sowie die im Hirnstamm koordinierten Reflexabläufe zum Schutz vor Aspiration und vor Atmungs-/Kreislaufdysregulationen bedroht oder bereits massiv gestört. Temperaturentgleisungen sind möglich. Dies alles disponiert zu weiteren sekundären hypoxisch/vaskulären enzephalopathischen Schädigungen irreversibler Art.

Die **Therapieoptionen** lassen sich in supportive und kausal orientierte Maßnahmen unterteilen. Erstere besitzen Priorität zur Sicherung und Stabilisation der Vitalfunktionen vor allen weiteren Klärungen medizinischer und neurologischer Details, z. B. zur Frage kausaler Therapiemaßnahmen.

Die Grenze zwischen beiden Anteilen der Therapie ist nicht immer leicht ziehen, weil jeder Einbruch der Vitalfunktionen selbst Enzephalopathien auslöst und dann die Normalisierung dieser Funktionen unmittelbar ZNS-protektiv wirkt.[1] Im Grundsatz deckt sich das gesamte therapeutische Spektrum in weiteren Bereichen mit den allgemein als »neuroprotektiv« verstandenen Maßnahmen und umfasst Folgendes.

> **Neuroprotektive Zielbereiche und supportive Therapiemaßnahmen bei Bewusstseinsstörungen und Enzephalopathien**
> 1. Aufrechterhaltung/Normalisierung von
>   – Gasaustausch (insb. pO_2)
>   – Herz-Kreislauf-Funktion (insbesondere Blutdruck, Herzzeitvolumen)
>   – Körpertemperatur
> 2. Korrektur/Verhinderung von
>   – Glukose-/Elektrolytentgleisungen, Azidose/Thiaminmangel
>   – Epileptischen Anfällen
>   – Erregungszuständen
>   – Katabolismus (Protein/Fett)
> 3. Verminderung intrakranieller Druckerhöhung
>   – Lagerung, Sedierung, Intubation und kontrollierte Beatmung, Normothermie
>   – Ggf. Osmotherapie, Hyperventilation in kurze Phasen
>   – Überprüfung chirurgischer Therapieoptionen (Ventrikeldrainage/Trepanation)
>   – Monitoring des ICP/CPP
>   – Tiefe Analgosedierung, evtl. Barbiturate, Propofol, Tris-Puffer

Bei diagnostisch unklarer Ausgangslage besteht oft ein Zwiespalt zwischen der nötigen Gründlichkeit der umfangreichen Ausschlussdiagnostik und der gebotenen Dringlichkeit der Ursachenbehebung. Anfangs verbleibt

---

[1] Eine gewisse Einschränkung des Begriffs »Neuroprotektion« ist darin zu sehen, dass die einzelnen Maßnahmen nicht in randomisierten größeren Studienprojekten ihre Wirksamkeit unter Beweis gestellt haben. Die kann aber aus nahe liegenden Gründen auch nicht ohne große ethische Probleme untersucht werden.

Tab. 12.1 Medikamentöse Erstmaßnahmen bei Bewusstseinsstörungen

Beseitigung	Ziel	Maßnahmen	Besonderheiten
Hypoxie	SaO_2 ≥90%	O_2-Insufflation 3–5 l/min Nasensonde/ggf. Intubation und kontrollierte Beatmung	CAVE: O_2 bei chronischer Hyperkapnie in Beatmungsbereitschaft!
Intrakranielle Druckerhöhung	Ziel SaO_2 ≥90% RR syst ≥120mmHg MAP ≥70 mmHg Temp <37,5°C Hirndruckmessung: CPP-Monitoring (Zielwerte: ◘ Tab. 12.7)	OK-Hochlagerung, Optimierung von Kreislauf, Oxigenierung, Analgesie, Anxiolyse, Temperatur Mannitol i.v. 0,5–1,0 g/kg (ca. 100 mL über 15 min) Glycerol 10% i.v. (ca. 125 ml i.v. über 15 min)	**Lagerung:** erhöhter Oberkörper, Beine tief **Mannitol** nicht bei Niereninsuffizienz. Kontrolle Osmolarität: (300–320 mOsm oder nach osmolarer Lücke) **Blutdrucksenkung** nicht bei Cushing-Reflex

OK = Oberkörper; MAP = Mittlerer Arterieller Druck

daher fast unvermeidlich eine Unsicherheit in der diagnostischen Zuordnung, die sich aber im weiteren Verlauf unter Therapie klärt und schließlich auflöst. Bewährte Prinzipien im Management der Enzephalopathien und Bewusstseinsstörungen sind:
- fortlaufende Verlaufskontrollen klinischer und technischer Befunde,
- gründliche Re-Evaluation bei unerklärter Befundverschlechterung.

Insofern steht jeder Therapiekonsequenz stets – trotz aller gebotener Eile – eine zumindest kurze kritische Überprüfung der diagnostischen Auffassung mit der Frage nach Kongruenz aller Befunde voran. Dies macht in einigen Fällen die Komplexität der Therapieentscheidungen aus.

12.1.2 Erstmaßnahmen

Erste Therapiemaßnahmen sollen supportiv die ausreichende Ventilation und Zirkulation sicherstellen und hierüber auch die nutritiv erforderliche Hirnperfusion verbessern. Die Normalisierung der zerebralen Durchblutung und der Liquordruckverhältnisse kann dann gewissermaßen als »sekundäre Neuroprotektion« vor weiteren Hirnschädigungen schützen.

Durch diese Erstmaßnahmen sollen bei Bewusstseinsstörungen und Enzephalopathien zerebrale Funktionsstörungen und Folgeschäden so früh wie möglich abgefangen bzw. ausgeschaltet werden, und zwar am besten schon parallel zur Durchführung der Ausschlussdiagnostik (▶ Abschn. 11.1). Sie bestehen aus allgemeinen physikalischen Maßnahmen zur Lagerung und Stabilisation sowie aus medikamentösen Therapieanteilen. Im **Ausnahmefall** kann sich aus einer individuellen Patientenverfügung, z. B. in einer terminalen Erkrankungsphase, ein abweichendes Vorgehen ergeben. Deren Berücksichtigung führt dann zum Wechsel des Therapieziels und einem palliativen Vorgehen (▶ Abschn. 12.2.9).

Grundsätzlich versorgt man die Patienten mit einem **intravenösen Zugang**, der möglichst nicht am paretischen Arm angelegt wird. Wenn kein schwerer Schockzustand vorliegt, verbringt man die Patienten in eine leichte **Oberkörperhochlagerung** (15–30 Grad) und achtet auf eine **gerade Kopf-/Körperachse** zur Unterstützung des venösen Blutabtransportes aus dem Schädel (Ng et al. 2005). Trinkversuche sind bei quantitativen Bewusstseinsstörungen wegen der Aspirationsgefahr zu unterlassen, sie sind bei qualitativer Bewusstseinsstörung oft gut möglich. Bei Hypotonie oder Exsikkose bietet sich primär die **isotone Flüssigkeitssubstitution** mit 0,9% Ringer-Lösung i.v. an.

> **Erstmaßnahmen bei Bewusstseinsstörungen**
> - **Quantitativ Bewusstseinsgestörte:** Stabilisation durch geeignete Kopf-Körperlagerung, Schutz vor Erbrochenem, Freimachen/Sicherstellung der Atemwege, ggf. HWS-Stabilisierung (s. Lehrbücher der Intensivmedizin)
> - **Qualitativ Bewusstseinsgestörte:** Stabilisation durch geeignete Kontaktaufnahme – in den meisten Fällen durch Zuwendung und Beruhigung

Medikamentöse Interventionen Medikamentöse Interventionen betreffen zum einen die potenziell stark »neurotoxisch« schädigenden Enzephalopathie-Auslöser wie Hypoxie, Hypoglykämie und Schock sowie Hypothermie, Hypertensive Krise, Intoxikationen und zum anderen die krisenhaften Anstiege des intrakraniellen Drucks bei Bewusstseinsstörungen jeglicher Ursache (Christ et al. 2010).

Allerdings kommen die diesbezüglichen Sofortmaßnahmen (◘ Tab. 12.1) auch nicht in jedem Fall »blind« zur

Anwendung. Wichtige **Kontraindikationen und Randbedingungen** sind zu beachten, z. B. die Gefährdung durch unkritische Sauerstoffgaben, die bei chronischer Hyperkapnie zum Verlust des Atemantriebs führen kann. Massive Abweichungen von Blutdruck und Puls können bei Bewusstseinsstörungen auch Ausdruck der Enzephalopathie oder der autochthon zerebralen Erkrankung sein und sich aus kompensatorischen Gründen ergeben. Ein wichtiges Beispiel ist der **Cushing-Reflex,** der im Rahmen einer intrakraniellen Druckerhöhung zu Blutdruckerhöhungen von systolisch um 200 mmHg oder höher führt und mit einer Bradykardie (»Druckpuls«) einhergeht. Der hohe Blutdruck dient zur Überwindung des ICP und soll eine restliche Hirnperfusion (CPP = MAP-ICP) sicherstellen. Anstelle einer Blutdrucksenkung empfiehlt sich die primäre Senkung des ICP. Handlungsleitend sind die klinischen Hirndruckzeichen wie Pupillendilatation, Hirnstammzeichen, Erbrechen bei progressiver quantitativer Bewusstseinsstörung.

Ganz anders liegen die Dinge bei einer hypertensiven Krise, die klinisch schwer abzugrenzen sein kann. Hier wird therapiert ab Werten von 220 mmHg systolisch und 120 mmHg diastolisch mit langsamer Senkung.

Die Verabreichung von Glukose sollte von einer i.v.-Thiamingabe flankiert sein. Sie dient zur Verhütung neuronaler Schäden im Falle eines latenten Vitamin-B1-Mangels, der unter diesen metabolischen Bedingungen mit Laktatazidose und Wernicke-Enzephalopathie manifest werden kann (Koguchi et al. 2004).

Eine anhaltende epileptische Erregungssteigerung ist nicht immer mit offensichtlichen Myoklonien, Muskelkrämpfen oder anderen motorischen Phänomene verbunden. Sie ist als non-konvulsiver Status epilepticus (NCSE) auch ohne offensichtliche motorische Entäußerungen möglich (▶ Abschn. 6.4, 4.2.2). Die Therapie hängt von der Ausdehnung der Erregungssteigerung (fokal vs. generalisiert) ab, die sich im EEG darstellen lässt.

In der Notfallsituation mit Verdacht auf intrakranielle Drucksteigerung (Seitenzeichen und rasche Verschlechterung der Bewusstseinslage, Hirnstammzeichen, Erbrechen) bietet sich die Bolusgabe eines Osmotherapeutikums (i.v. Mannit, Sorbit, Glyzerol) an. Für eine kurze Phase kann hiermit oft eine Stabilisation erreicht werden, z. B. bis zum Abschluss der bildgebenden Diagnostik und weiteren Entscheidungen oder eilig zur Vorbereitung einer operativen Therapie.

12.1.3 Kausale Therapie

Die kausale Therapiemaßnahme besteht bei **Enzephalopathien** im Abstellen schädlicher metabolisch-toxischer Einwirkungen, sei es durch Substitution, durch Rekompensation einer Organinsuffizienz oder durch ein Organersatzverfahren. Dabei sind zu schnelle oder zu weitgehende »Überkorrekturen« zu vermeiden (also z. B. solche, die über den Normbereich hinaus reichen), da sie die Auswirkungen zentraler metabolischer Störungen noch zusätzlich verschärfen können. Der Grund hierfür scheint in zentralen Kompensationsmechanismen zu liegen, die sich bei länger etablierten Enzephalopathie-Syndromen einstellen. Diese sind noch nicht im Detail aufgeklärt und lassen sich klinisch entsprechend schwer oder gar nicht erfassen. Bei der dysosmotischen Enzephalopathie spielt beispielsweise die Anpassung intrazellulärer organischer Osmolyte (Kohlenhydrate aus dem Intermediärstoffwechsel) eine solche kompensatorische Rolle. Wird in einem chronisch hyponatriämischen Zustand (bei dem solche intrazellulär wirksamen Osmole bereits in abgesenkter Menge vorliegen) akut eine größere Natriummenge i.v. substituiert, droht ein (weiterer!) Wasserausstrom ins Plasma. Dies kann zu massiver Zellschrumpfung und Demyelinisierung (▶ Abschn. 18.4) – mit dem Risiko neuer hirnstammbetonter Parenchymschäden mit Tetraparese bis hin zum Locked-In-Syndrom führen.

Bei **Bewusstseinsstörungen** aufgrund primär zerebraler Erkrankungen geht es hingegen um die Eindämmung oder Beseitigung des jeweiligen lokal-zerebralen Krankheitsprozesses. Zur Vermeidung von Folgeschäden wird der möglichst frühe Therapiebeginn angestrebt, denn für viele Differenzialdiagnosen (◘ Tab. 12.2) konnte ein enger Zusammenhang zum Therapieergebnis hinsichtlich Mortalität und Morbidität gezeigt werden (z. B. Schlaganfall, Meningitis, Status epilepticus, Sepsis, Urämie, Intoxikation). Wichtig ist, dass neuroprotektiv ausgerichtete Maßnahmen nicht unterbleiben, die die Wiedererlangung der Homöostase erleichtern und weitere zentrale Schäden verhindern sollen, z. B. die ausreichende Kreislaufstabilisation bei bakterieller Meningitis/Sepsis.

12.2 Spezielle Therapieoptionen

12.2.1 Organisation

Eine grundsätzliche Behandlung von neurologisch symptomatischen Patienten in einem »Neuro-Intensivbereich« oder einer entsprechenden Intensivstation kann alle Vorteile nutzen, die sich dort aus einer geübten fachspezifischen Überwachungspraxis und aus etablierten Behandlungsabläufen ergeben. Für Patienten mit Hirnblutungen konnte eine prospektiven Studie die damit erreichte Senkung der Letalität um den Faktor 3–4 im Vergleich zu einer allgemein Intensivstation zeigen (Diringer et al. 2001).

Für Enzephalopathien als Folge anderer lebensbedrohlicher Grunderkrankungen liegen diesbezüglich keine Stu-

Tab. 12.2 Zeitkritische Prognose relevante kausale Therapien bei Erkrankungen mit Bewusstseinsstörungen

Erkrankung		Therapie
Schlaganfall	Ischämischer Schlaganfall, hinteres Stromgebiet	I.a.-Thrombolyse binnen max. 6 h nach Komabeginn, evtl. nachgeschaltete mechanische Thrombektomie oder evtl. vorgeschaltete i.v.-Gabe. Ggf. Dekompressionskraniektomie
	Raumfordernder ischämischer Schlaganfall, vorderes Stromgebiet	I.v.-Thrombolyse binnen 4,5 h; evtl. mech. Thrombektomie bei Thrombuspersistenz bis 6 h, ggf. Hemikraniektomie. Intervention bei »vorgeschaltetem« Gefäßproblem, z. B. bei Aortendissektion
	Raumfordernde intrazerebrale Blutung	Evtl. Gerinnungsnormalisierung, Hämatomausräumung, ggf. externe Ventrikeldrainage, intraventrikuläre Lysetherapie
	Aneurysmatische Subarachnoidalblutung	Coiling oder Clipping des Aneurysmas, ggf. externe Ventrikeldrainage
	Hirnvenenthrombose	Therapeutische Antikoagulation
Meningitis, Enzephalitis, Hirnabszess	Bakteriell	Steroid- und Antibiotikagabe. Ggf. Abszessausräumung
	Viral	Aciclovir-Gabe wegen potenzieller Herpesenzephalitis
Schädel-Hirn-Trauma	Intrakraniell raumfordernde Blutung	Evtl. Gerinnungsnormalisierung ggf. Hämatomausräumung
	Raumforderndes diffuses Hirnödem	Eskalation der hirndrucksenkenden Therapie bis Barbiturat-Narkose, Hypothermie
Persistierende klinische Anfallsaktivität	Unabhängig von der Ursache	Antikonvulsive Therapie i.v. Eskalation über Stufe I (Benzodiazepine), Stufe II (Phenytoin, Valproat oder Levetiracetam), Stufe III (Barbiturate, Midazolam) (s. Tab. 12.6)

dien vor. Ein wesentlicher Unterschied liegt darin, dass oft multiple Organsysteme schwer erkrankt sind. Selbstredend kommt es dann auf einen fruchtbaren fachlichen Austausch an, der die fachübergreifende Behandlung im Team aller beteiligten Disziplinen unter Einbezug von Neurologie, Innerer Medizin, Anästhesie, Chirurgie, Psychiatrie und Neurochirurgie ermöglicht. Gelegentlich kann sich der fachliche Schwerpunkt auf das neurologische Fachgebiet verlagern (Hirndrucksenkung, Statusepilepticus-Behandlung) und die Prognose durch die zerebralen Funktionen bestimmt werden, so dass immer Wert auf eine fortlaufende neurologische/neuro-chirurgische Präsenz gelegt werden sollte. Bei Wahrung der Interdisziplinarität kann die Zuweisung der fachlichen Hauptverantwortung dann von Fall zu Fall im Konsens geregelt werden.

12.2.2 Basisversorgung

Die folgenden Maßnahmen sind, obwohl unspezifisch, bei bewusstseinsgestörten Patienten zur Vermeidung sekundärer Komplikationen allgemein üblich. Sie dienen der Prophylaxe körperlicher Schäden, die sich aus der Inaktivität bei quantitativen Bewusstseinsstörungen sowie im hypoaktiven Delir ergeben. Gemeinsam mit der Krankenpflege sind supportive und prophylaktische Maßnahmen zu organisieren.

> **Versorgung des bewusstseinsgestörten Patienten – supportive und prophylaktische Maßnahmen**
> - Ausreichende Ernährung und Vermeidung einer Katabolie, Aspirationsprophylaxe
> - Infektions- und Thromboseprophylaxe
> - Maßnahmen zur ausreichenden Ventilation
> - Dekubitus- und Kontrakturprophylaxe
> - Schutz bei hyperaktiven Verhaltensstörungen
> - Maßnahmen zur Erleichterung der Orientierung und Information

12.2.3 Neuroprotektiv ausgerichtete Maßnahmen

Aus pathophysiologischen Gründen spricht insbesondere bei unklaren Enzephalopathien und Bewusstseinsstö-

Tab. 12.3 Neuroprotektiv ausgerichtete Maßnahmen. (Unterstützt durch C. Weißenborn und in Anlehnung an die akute Schlaganfalltherapie; Quellen: DGN-Leitlinien 2012; ESO Guidelines 2008; AHA Guidelines 2007)

Vermeidung von	ab	Erste Therapiemaßnahmen
Hypoxie	<95% O_2-Sättigung	O_2-Insufflation 2–4 l/min, ggf. kontrollierte Ventilation
Hyperglykämie	>150 mg/dL	Je 20–30 mg/dL Abweichung des Blutzuckerwertes annähernd 1 I.E. Alt-Insulin i.v.*
Hypoglykämie	<50 mg/dL	Orale Gabe (gezuckerter Tee) oder 10–20% Glukoselösung fraktioniert i.v.
Hyperthermie	>37,5°C	Paracetamol 500–1000 mg, physikalische Kühlung
Art. Hypertonie	Grenzen nicht klar definiert	Orale Antihypertensiva, z. B. Ramipril 5 mg, Nitrendipin 5 mg Cave Nifedipin wegen teilweise erheblichem RR-Abfall
Hypertensive Krise	>220/120 mmHg speziell bei hypertensiver Enzephalopathie oder anderen Endorganschäden	Unter fortlaufender RR-Kontrolle: oral Captopril 6,25 mg, i.v. Urapidil 10–50 mg, Clonidin 0,075–0,3 mg
Art. Hypotonie	Grenzen nicht klar definiert	Unter Bilanzierung: Volumengabe, initial kristalline Lsg., z. B. 500–1000 ml NaCl 0,8%, bei Versagen kolloidale Lsg., z. B. 500 ml HAES 6% oder 10% Cave: Lungenödem, Nieren- und Herzinsuffizienz Arrhythmie-Ausschluss!

* Variabilität durch vorbestehende Glukosetoleranz-Einschränkungen beachten

rungen Einiges dafür, aktiv kritischen Kreislaufsituationen und metabolischen Bedingungen entgegenzuwirken, wenn diese sich anderweitig als schädigungsverstärkend erwiesen haben, z. B. nach Schlaganfällen (European Stroke Organisation 2008). Leider verfügen wir über keinerlei höhere Evidenznachweise, und diese sind wohl auch aufgrund ethischer Barrieren nicht mehr in doppelblind randomisiert organisierten Multizenterstudien zu erlangen. Die in ◘ Tab. 12.3 genannten pathophysiologisch fundierten Empfehlungen haben sich in der Versorgung von Intensiv- und Schlaganfallpatienten weitgehend durchgesetzt und scheinen zu den verbesserten Therapieergebnissen beizutragen (Sulter et al. 2003).

Hypotone Kreislaufdysregulation Für die hypotone Kreislaufdysregulation lassen sich keine ganz klaren Grenzwerte benennen. Blutdruckwerte unter 100/70 mmHg werden in der Regel durch »Schocklagerung« (Autotransfusion durch Hochlagerung der Beine) und Volumengaben behandelt.

Hypertensive Dysregulation Für die hypertensive Dysregulation besteht Konsens, dass beim ischämischen Schlaganfall keine rasche Senkung zu normal niedrigen Werten erreicht werden soll.

 Cave
Mehr als 25% des Ausgangs-MAP sind in der hypertensiven Krise wegen der Gefahr der weiteren Ausdehnung zerebraler Ischämien unbedingt zu vermeiden!

Entsprechend wird man sich beim akuten hypertensiven Patienten mit Enzephalopathie und/oder einer Bewusstseinsstörung, in der ein Schlaganfall ja keineswegs ausgeschlossen ist, pragmatisch ähnlich verhalten müssen (zum hypertensiven Notfall: ◘ Tab. 12.4). Im Anschluss an einen Schlaganfall sinkt der erhöhte Blutdruck nach wenigen Tagen oft spontan wieder ab, so dass pragmatisch vormalige Hypertoniker auf Werte um 180 systolisch/100–105 mmHg diastolisch (Adams et al. 2007) und vormalige Normotoniker auf Werte um 160–180/90–100 mmHg eingestellt werden.

12.2.4 Spezielle Therapie-Elemente

Bei Enzephalopathien gilt es, die Ursache abzustellen und unter neuroprotektiven Bedingungen die supportive Therapie unter regelmäßigen Verlaufskontrollen fortzusetzen. Der Vielzahl der möglichen auslösenden Organinsuffizienzen und metabolisch-toxischen Störungen steht eine noch längere Liste möglicher Therapiemaßnahmen gegenüber. Diese Maßnahmen sind in den jeweiligen Kapiteln zu speziellen Enzephalopathien verzeichnet (► Kap. 14–28).

Der weitere Abschnitt bezieht sich auf häufige Therapiesituationen, die zu einer Verhütung von Verschlechterungen aktiv und z. T. vorausschauend beachtet werden müssen.

Blutdruckkomplikationen

Der hypertensive Notfall mit zerebraler Symptomatik kann mit einer zerebraler Blutung (ICB) einhergehen oder als Enzephalopathie verlaufen. Den obligaten Schlagan-

12.2 · Spezielle Therapieoptionen

Tab. 12.4 Einteilung und Erstmaßnahmen bei hypertensiven Notfällen

	Blutdruckkrise	Hypertensive Enzephalopathie
Häufigkeit	75%	25%
Symptome	Kopfschmerzen, Augenflimmern, Schwindel, Nausea, Ohrensausen, Palpitationen, Belastungsdyspnoe, Epistaxis, psychomotorische Agitiertheit	
	Ohne	Zerebrale Herdzeichen, Sehstörungen, Bewusstseinsstörungen (DD Blutung/PRES)
Endorganschäden (fakultativ)	Ohne	Hypertensive Enzephalopathie, intrakranielle od. retinale Blutung, Linksherzinsuffizienz, Lungenödem, akutes Koronarsyndrom, Aortendissektion
Antihypertensive Therapie	Peroral, z. B. Ramipril 5 mg, Nitrendipin 5 mg	I.v., rasche Drucksenkung auf ca. 180/110 mmHg dann innerhalb von 2–6 h auf Werte um 160/100 mmHg Intensivüberwachung erforderlich Beispielsweise Urapidil langsam i.v. initial 12,5–25–50 mg, ggf. Erhaltungsdosis: im Mittel 9 mg/Stunde

Tab. 12.5 Gerinnungsdiagnostik und Initialtherapie beim neurologischen Notfall

Art der Gerinnungsstörung	Spezielle Therapie zur Normalisierung der Gerinnung
Bei chronischem Leberschaden	FFP oder PPSB nach Quick-Wert*
Unter Phenprocoumon	plus Phytomenadion (Vit. K) 10 mg i.v. Kurzinfusion
Unter Heparin	Protaminsulfat (1 mg für 100 I.E. Heparin, Menge der letzten 4 h)
Unter Thrombin-Antagonisten Keine offiziellen Empfehlungen mangels Patientenstudien	Spontane Gerinnungsnormalisierung, abh. vom Zeitpunkt der letzten Einnahme und der Nierenfunktion (12–24 h bzw. bis über 48 h) Evtl. Aktivkohle (Zeitfenster zur letzten Gabe 30 min) Evtl. Heilversuch mit PPSB (30 IE/kgKG, Steiner et al. 2012; 30–50 IE/kgKG, Spannagl et al. 2012; 25 IE/kgKG, Heidbuchel et al. 2013) Evtl. Hämodialyse/Hämofoltration
Unter Faktor Xa-Antagonisten Keine offiziellen Empfehlungen mangels Patientenstudien	Spontane Gerinnungsnormalisierung je nach dem Zeitpunkt letzter Einnahme (12–24 h) Evtl. Heilversuch: PPSB 25 IE/kgKG (Heidbuchel et al. 2013)
Fibrinolyseblutungen	Tranexamsäure (10 mg/kg)

* Anhaltswerte: 1 ml FFP oder 1 I.E. PPSB/kgKG erhöhen den Quick-Wert um 1%. Patienten mit Blutungen unter Phenprocoumon benötigen regelhaft mindestens 6 Einheiten FFP bzw. 1000 I.E. PPSB.

fallsymptomen der ICB stehen die seltenen zerebralen Herdzeichen (▶ Abschn. 6.12) bei der Enzephalopathie gegenüber, die sich oft auf fokale zerebrale Ödeme (z. B. PRES) zurückführen lassen. Man unterscheidet klinisch zwischen der Blutdruckkrise ohne spezielle Organsymptome (»hypertensive urgency«) und den übrigen Notfällen (»hypertensive emergency«) mit Endorganaffektion (Tab. 12.4), zu denen auch die hypertensive Enzephalopathie zählt. Grundsätzlich soll der MAP (mittlerer arterieller Druck) um maximal 20–25% während der ersten 30–120 Minuten gesenkt werden (Michels u. Kochanek 2013), wozu auch die Lagerung (Beine tief) empfohlen wird.

Gerinnungskomplikationen

Zur Thromboseprophylaxe bei Bewusstseinsstörung werden gemäß der Leitlinien der Fachgesellschaften s.c. injizierte Heparine eingesetzt, wobei niedermolekulare Heparine bei Thrombosepatienten effektiver wirken sollen als unfraktioniertes Heparin (Bender et al. 2012).

Speziell bei Patienten mit frischen ischämischen oder auch traumatischen Hirnläsionen besteht eine Einblutungsgefahr. Eine Hypokoagulabilität erhöht das Risiko einer zerebralen Nachblutung bei stattgehabter Hämorrhagie (ICB, SAB, SDH) – mit hoher Letalität. Dann gilt es also, eine Antikoagulation rasch abzustellen. Bei hohem Blutverlust im Rahmen extrakranieller Blutungen umfasst die Therapie die typischen Maßnahmen zur Schockbekämpfung und Vermeidung einer Verbrauchskoagulopathie. Die speziellen Therapieempfehlungen gibt Tab. 12.5 wieder.

Tab. 12.6 I.v.-Antikonvulsiva: Verabreichung nach Gewicht und Zeit. (Mod. nach Rosenow et al. 2012)

Medikament	Erstdosis und Maximaldosis	Infusionsgeschwindigkeit, Wiederholung (W)
Lorazepam	0,05 bis max. 0,1 mg/kg	2 mg/min W ggf. nach 5 Minuten
Diazepam	0,15 mg/kg, max. ca. 30 mg	5 mg/min W ggf. nach 5 Minuten
Clonazepam	0,015 mg/kg, max. ca. 3 mg	0,5 mg/min W ggf. nach 5 Minuten
Phenytoin-Infusionskonzentrat Sicherer, ggf. separater Zugang	20 bis max. 30 mg/kg	Langsam i.v. max. 50 mg/min Ziel: Blutspiegel ca. 25 µg/ml
Valproat Cave Enzephalopathie-Auslösung Mitochondriopathien	20 bis max. 30 mg/kg	Max. 10 mg/kg/min W ggf. nach 10 Minuten Ziel: Blutspiegel 100–120 µg/ml
Levetiracetam	30 bis max. 60 mg/kg	Max. 500 mg/min W ggf. nach 10 Minuten Ziel: Blutspiegel k.A.
Phenobarbital Cave kardiorespirator. Depression	20 mg/kg bis max: k.A.	Ca. 100 mg/min, nach Verträglichkeit Ziel: Blutspiegel 30–50 µg/ml
Thiopental Minimale Dauer 24 Stunden	5 mg/kg als Bolus	Ca. 3–7 mg/kg/h Erhaltungsdosis EEG-gesteuert Ziel: Burst-Suppression-EEG/24h
Midazolam	0,2 mg/kg i.v. als Bolus	Ca. 0,1–0,5 mg/kg/h Erhaltungsdosis EEG-gesteuert Ziel: Anfallskontrolle
Propofol Cave Propofol-Infusions-Syndrom (PRIS ab 48 h)	2 mg/kg i.v. als Bolus	Ca. 4–10 mg/kg/h Erhaltungsdosis EEG-gesteuert Ziel: Burst-Suppression-EEG/24h
Symptome des PRIS = Herzinsuffizienz, schwere Azidose, Rhabdomyolyse und Nierenversagen		

> Bei starken Blutungen strebt man die Normalisierung nach der »50er-Regel« an: Quick >50%, Thrombozyten >50/nl, PTT <50 s.

Anfallskomplikationen

Dringend therapiebedürftig sind
- die Serie generalisierter Krampfanfälle ohne Wiedererlangung des Bewusstseins im Intervall oder
- ein über 5 Minuten anhaltender Grand Mal.

Diese Situation, die eine schwere pathologische Dysbalance zwischen neuronaler Exzitation und Inhibition signalisiert, wird als Status epilepticus (SE) bezeichnet. Unbehandelt führt der generalisiert tonisch-klonische SE (GTKSE) in eine Form des non-konvulsiven SE (»subtle-SE« NCSE). Er nimmt sich durch geringe bis komplett fehlende Myoklonien klinisch harmlos aus, besitzt aber eine mindestens ebenso schlechte Prognose und kann wie der GTKSE enzephalopathische Schädigungen setzen (▶ Abb. 6.2 und ▶ Abschn. 25.4.2).

Wichtig ist die bei initialem Therapieversagen notwendige Eskalation innerhalb eines kurzen Zeitfensters, denn wegen des zunehmenden Ausfalls der GABA-erg vermittelten Inhibition verringert sich die Remissionsrate zusehends. Und die Prognose sinkt rasch!

> **Definition**
> Nach vergeblichen Therapiebemühungen über eine Stunde spricht man vom prognostisch schlechteren Refraktären Status epilepticus (RSE).

Das EEG gestattet, jeden generalisierten SE zu diagnostizieren und auch die Abgrenzung zum prognostisch günstigeren fokalen SE (▶ Abschn. 11.5).

Beide generalisierten SE – generalisiert konvulsiv oder non-konvulsiv – behandelt man standardisiert in einer zeitlich eng definierten Stufenabfolge von ursachenunabhängig einsetzbaren Antikonvulsiva (◘ Tab. 12.6). Man unterscheidet 3 Therapiestufen, die bei einem Therapieversagen nacheinander rasch eskaliert werden, wobei sich die Dosierung nach dem Körpergewicht richtet (▶ Übersicht). Ergänzend von Interesse ist der bevorzugte Einsatz von i.v.-Magnesium bei der Eklampsie (▶ Abschn. 20.5) und von oralem Clomethiazol im Alkoholentzug (▶ Tab. 28.7), allerdings nicht im etablierten Status epilepticus.

> **Eskalationsschema beim Status epilepticus generalisierter Anfälle (Stufentherapie)**
> 1. Initialtherapie (Stufe 1) aller Statusformen: Benzodiazepine
>   - Lorazepam 2,5–5 mg i.v., Midazolam 5–20 mg intranasal oder bukkal, Diazepam 10–30 mg rektal als nachrangig wird Clonazepam 1–3 mg i.v. angesehen
>   - Therapieeffekt innerhalb 10 Minuten vorhanden, sonst Übergang in:
> 2. Sekundärtherapie (Stufe 2): Intensivüberwachung
>   - Phenytoin ca. 1500 mg, Valproat ca. 2000 mg, Levetiracetam ca. 3000 mg, Phenobarbital
>   - Therapieeffekt innerhalb 30-60 Minuten vorhanden, sonst Übergang in:
> 3. Intensivtherapie (Stufe 3): Intubation und Narkose, EEG-Überwachung
>   - Midazolam, Propofol oder Thiopental über Bolus und Dauerinfusion nach Effekt
>   - Indiv. Heilversuche: Ketamin, Inhalationsanästhetika, Steroide, Immunglobuline, Magnesium

Bei den prognostisch günstigeren Epilepsie-Syndromen ist eine Eskalation bis zur 3. Stufe oft nicht erforderlich, und viele Autoren verzichten auf eine eilige Therapieeskalation. Es handelt sich um
- den Absence-Status (Lorazepam, max. 4 mg; ggf. Valproat; Phenytoin kontraindiziert!) und
- die fokal-epileptischen Anfallsserien und den entsprechenden Anfallsstatus (ab 60. Minute: Stufe 2).

In Anlehnung an die DGN-Leitlinien (Rosenow et al. 2012) verstehen sich die genannten Mengenangaben als Anhaltszahlen und sind durch gewichtsbezogene Berechnung der tatsächlichen Dosis zu korrigieren. Ergänzend empfehlen die Leitlinien der EFNS pragmatisch die Einleitung der 2. Therapiestufe bereits innerhalb der ersten 10 Minuten, weil ohnehin ein über die Notfalltherapie hinausreichendes antikonvulsives Therapieprinzip zur Vorbeugung eines Rezidiv-SE etabliert werden muss (Meierkord et al. 2010). Dies richtet sich auch nach der individuellen Patientenhistorie.

12.2.5 Verhaltensstörungen im Delir (unterstützt durch H. Förstl)

Bei hyperaktivem Delir mit ortsflüchtigem, aggressivem oder anderweitig uneinsichtigem oder expansivem Verhalten können sich medikamentöse Behandlungsindikationen ergeben, wenn die beruhigenden Einflüsse des gesamten Teams – einschließlich der Pflege – keine De-Eskalation erreicht. Primär ist bei expansivem Verhalten im Delir auch an körperliche Beeinträchtigungen wie Schmerzen zu denken, z. B. die übermäßige Blasenfüllung (▶ Abschn. 1.3 siehe S. 25). Auslöser, die sich leicht **nicht-pharmakologisch** abstellen lassen (Brille, Hörgerät, Allianz mit Bezugspersonen), sind zu beseitigen und – wenn irgend möglich – auch Bezugspersonen des Patientenvertrauens einzubeziehen.

So stellt die medikamentöse Therapie und jegliche andere Zwangsmaßnahme stets die nachrangige Option dar. Die Behandlung und vor allem die Aufdosierung der Psychopharmaka dürfen grundsätzlich nur bei fortlaufender Überwachung erfolgen, zumal Interaktionen für viele Präparate bekannt sind und Warnhinweise speziell für betagte und herzkranke Patienten vorliegen (Elie et al. 2009). Eine langsam einschleichende Dosierung hat sich besonders im hohen Alter bewährt.

Auch trotz freiwilliger Medikationseinnahme kann bei expansivem Verhalten die Herstellung von Sicherheit und Schutz bezüglich Eigen- und Fremdgefährdung durch Zwangsmaßnahmen wie Unterbringung und Fixierung (s.u.) unausweichlich werden.

> **Medikamentöse Basistherapie im Delir bei leichter Ausprägung**
> - Melperon: oral 25–75 mg, 2- bis 4-mal tgl., max. 360 mg/die, dosiert nach Symptomatik
> - Dipiperon: 2- bis 4-mal 40 mg, max. 300 mg/die, dosiert nach Symptomatik
> - Quetiapin: oral 12,5–37,5 mg, Off-label-Use bei Parkinson-Syndromen
> - Haloperidol: oral 2–5 mg (bei Hypotonus, orthostatischer Reaktion oder unzureichender Wirkung von Quetiapin), 2- bis 4-mal tgl., dosiert nach Symptomatik

> **Medikamentöse Basistherapie im Delir bei mäßiger bis starker Ausprägung**
> - Haloperidol: i.v. kontinuierlich langsam steigernd mit initial 5 bis max. 10 mg/h (verdoppeln, bis

> Effekt innerhalb der nächsten 20–30 Min. eintritt, Dosisüberführung in 2- bis 4-mal tgl. oral)
> - Olanzapin: i.m. 2,5–10 mg, nach 2 h bei Bedarf wiederholt, max. 30 mg/24 h

> **Delirtherapie bei vorbestehender Benzodiazepinabhängigkeit, bei Alkoholabusus oder unkontrollierbarer motorischer Erregung**
> - Diazepam: 5–10 mg i.m./i.v., alle 2–3 Minuten unter Kontrolle der Atmung, bis Patient beruhigt ist
> - Midazolam: 5–10 mg i.v. alle 2–3 Minuten unter Kontrolle der Atmung, bis Patient ruhig ist, oder 5 mg i.m. alle 15 Minuten., falls kein i.v.-Zugang

Sonderfälle in der Delirtherapie

Alkoholabusus Zur Delirbehandlung ist Clomethiazol (Distra-Neurin®) zugelassen. Es ist unter Beachtung der Nebenwirkung vermehrter bronchialer Sekretion einzusetzen (Cave COPD) und besitzt ein Suchtpotenzial. Vitamin B1 i.v. sollte als häufiger Auslösefaktor bedacht und generell mit 100 mg tgl. parenteral substituiert werden (► Tab. 28.7).

Anticholinerg induziertes Delir (nach Intoxikationen, Medikationseffekten, ► Kap. 26) Der Einsatz von Physostigmin kann erwogen werden, unter Beachtung der unerwünschten cholinergen Effekte wie Schwitzen, Hypersekretion und -salivation, Herzrhythmusstörungen und bronchialer Obstruktion.

Parkinson-Erkrankung Die delirante Symptomatik bessert sich oft schon nach der Behandlung von Dehydratation und Infektion sowie nach der Verringerung der Parkinson-Medikation. Alle hochpotenten Neuroleptika sind kontraindiziert. Speziell bei delirant-psychotischen Symptomen ist Clozapin (6,25–12,5 mg) zugelassen. Die maximale Dosis ist 100 mg/d und wird überwiegend zur Nacht appliziert. Zu beachten sind anticholinerge und kardiale Nebenwirkungen sowie ein Agranulozytoserisiko (kontrollierte Verschreibung). Für atypische Neuroleptika wie Olanzapin (s.o.) und Quetiapin (25–100 mg z.N.) existieren keine Zulassungen (Stand Oktober 2013). EKG-Kontrollen sind sinnvoll.

Lewy-Körperchen-Demenz Kontraindiziert sind alle Neuroleptika wegen des Risikos massiver motorischer Nebenwirkungen (Akinetisch-rigide Syndrome).

12.2.6 Zwangsmaßnahmen zur Gefahrenabwehr und als Therapieelement (unterstützt durch S. Rohde)

Im Grundsatz ist für den ärztlichen Eingriff nach adäquater Aufklärung immer die explizite oder zumindest konkludente Einwilligung des Patienten erforderlich. Dies kann im Reichen des Arms zur Blutentnahme und Infusionstherapie bestehen, wenn sich der Patient nicht anders ausdrücken kann. Die Frage der Einwilligung bei bewusstseinsgestörten Patienten steht im Spannungsfeld zwischen der Patientenautonomie und der Garantenstellung des Arztes (Übersicht bei Hansen et al. 2008).

Bewusstseinsstörungen und Enzephalopathien erfordern als Notfall aufgrund mangelnder Orientierung und Einsicht in die Erkrankung oft dringlich ärztliche Maßnahmen, um zeitnah unmittelbare Gefahren (z. B. Sturz) oder anlaufende vital bedrohliche Krisen (z. B. Sepsis oder Hirndruckanstieg) abzuwenden. Indikationen, die Aufschub dulden, sind anders zu regeln (s. ◘ Abb. 12.1). Für alle Zwangsmaßnahmen, ob gegen die Grunderkrankung gerichtet oder zur Sedierung intendiert, werden seit der Änderung des § 1906 BGB in 2013 höhere Anforderungen gestellt. Zur Wirksamkeit der Patientenverfügung in einer solchen Situation ► Abschn. 12.2.9.

- **Fixierung**

Sie darf stets zur Gefahrenabwehr bei erregten, motorisch hyperaktiven oder erheblich sturzgefährdeten Menschen nach Einwilligung erfolgen. Willigen Patienten aber nicht ein oder sind sie hierzu unfähig, kann man eine Fixierung vorübergehend nach dem rechtfertigenden Notstand (§ 34 StGB) vornehmen.[2]

Die Optionen bei andauernder Fixierungsnotwendigkeit sind:
- Einrichtung einer Betreuung nach dem Betreuungsgesetz und Genehmigung fixierender Maßnahmen durch einen Richter oder
- Unterbringung in Psychiatrischen Kliniken nach den Psychisch Kranken Gesetzen (PsychKG) der Länder durch einen Richter, dann ohne gesonderte Genehmigungspflicht der unvermeidbaren Fixierungen.

---

[2] »Rechtfertigender Notstand« bedeutet im juristischen Sinne, dass derjenige nicht rechtswidrig handelt, der eine Tat begeht, um Gefahr von sich oder anderen abzuwenden, »wenn bei Abwägung der widerstreitenden Interessen, namentlich der betroffenen Rechtsgüter und des Grades der ihnen drohenden Gefahren, das geschützte Interesse das beeinträchtigte wesentlich überwiegt« (§ 34 StGB).

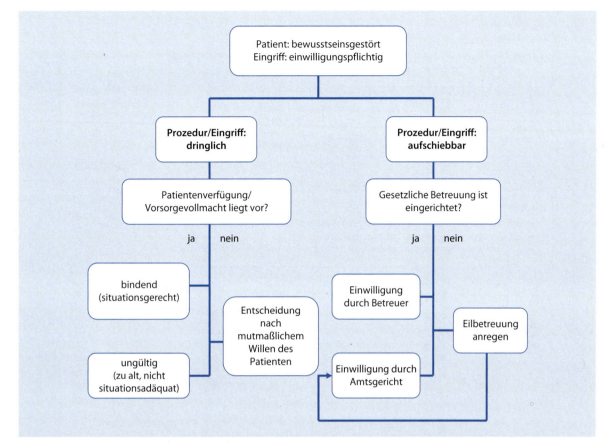

Abb. 12.1 Das Prozedere bei einwilligungspflichtigem Eingriff und fehlender Möglichkeit zur Zustimmung bei Bewusstseinsstörungen und Enzephalopathien. (Aus: Hansen et al. 2008)

Zwangsbehandlung

Unabhängig, ob es sich um einen »De-novo«-Erkrankten oder einen vormals betreuten Menschen handelt, muss die Behandlung

1. erforderlich sein, um drohenden Schaden abzuwenden,
2. höheren Nutzen als Risiken aufweisen und
3. alternativlos sein (»alle zur Vermeidung von Zwangsmaßnahmen denkbaren Auswege und Vorkehrungen ausgeschöpft«), ggf. durch die Einschaltung von Bezugspersonen des Betroffenen.

Nur in Notsituationen kann vorübergehend bei einwilligungsunfähigen Patienten nach dem rechtfertigenden Notstand (§ 34 StGB) unter Zwang behandelt werden.

In allen planbaren Situationen muss dagegen

1. eine Betreuung eingerichtet werden,
2. ein Antrag des Betreuers auf die konkrete Zwangsbehandlung bei Gericht eingehen,
3. ein möglichst externer ärztlicher Gutachter die Notwendigkeit der Zwangsmaßnahme bescheinigen und
4. schließlich das Gericht zustimmen.

Alternativ kommt derzeit (2013) in einigen Bundesländern noch eine Zwangsbehandlung unter den Bedingungen des PsychKG in Betracht, die z. T. vom BGB abweichen. Mit einer Angleichung der erforderlichen Voraussetzungen für eine Zwangsbehandlung wird aufgrund der Grundsatzentscheidung des BGH gerechnet.

Bei Notfällen mit Zwangsbehandlung ergibt sich regelmäßig die Frage nach einer ersten Medikation zur schonenderen Akutversorgung bis zur wirksamen richterlichen Entscheidung. Das länderspezifisch geregelte PsychKG erlaubt in Schleswig-Holstein in § 16 die Fixierung und beruhigende Medikation bei Gefahr von Gewalt gegen Personen oder sich selbst gegenüber mit möglicher Verletzungs- oder Todesfolge. Das Berliner Pendant sieht hingegen in solchen Fällen zwar eine Fixierung, jedoch keine Zwangsmedikation vor.

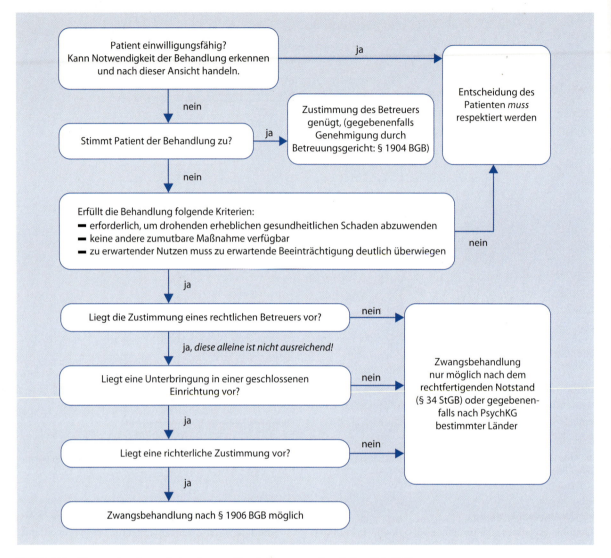

Abb. 12.2 Wege zu einer Zwangsbehandlung und ihre Bedingungen. (Aus: Petit u. Klein 2013)

> In der richterlichen Anhörung hat der zuständige Arzt darzulegen, weshalb der Betroffene entgegen der Intention des Gesetzes bereits in sediertem Zustand präsentiert wird.

Elektive Behandlungen unter Zwang sollen nur noch im Rahmen der gesetzlichen »Unterbringung« in einer geschlossenen Einrichtung erfolgen. Dies impliziert eine im Krankenhaus ständig überwachte Räumlichkeit und wirft die Frage der Patientenversorgung außerhalb der Psychiatrie-Stationen auf (Petit u. Klein 2013). Der grundsätzliche Ablauf kann der Abb. 12.2 entnommen werden.

12.2.7 Hirndrucksenkende Therapie (unterstützt durch C.-P. Schwartkop und A. Witt)

Aufgrund der Häufigkeit, mit der bei Bewusstseinsstörungen eine intrakranielle Druckerhöhung auftritt und dann erheblich die Prognose mindert, sind umfangreiche Konzepte zur Bestimmung der Druckhöhe (ICP-Normalwert ≤14 mmHg für Erwachsene) und zur therapeutischen Drucksenkung entwickelt worden. Wiederum rangieren unspezifischere Basismaßnahmen in der Notfallsituation vor den auf das jeweilige Krankheitsbild zugeschnittenen Eskalationsstrategien. Je nach der Ursache der Druckerhöhung setzen manche unterschiedliche Therapieschwerpunkte, die hier nicht alle aufgezeigt werden können.

Die übergeordneten Prinzipien der hirndrucksenkenden Therapie sind
- die rasche intrakranielle Volumenentlastung und
- die ausreichende Überwindung des ICP durch den systemischen Blutdruck zur Vermeidung sekundärer Endstrominfarkte und weiterer Ödemzunahme.

Zur nötigen differenzierten Abwägung der Vor- und Nachteile der einzelnen Konzepte und Substanzen, insbesondere auch zu deren Langzeiteffekten (Propofol maximal 7 Tage!), muss auf die einschlägige aktuelle Literatur verwiesen werden (Schwab et al. 2012; Jüttle et al. 2012).

Als nachteilig hat sich die zu Untersuchungszwecken oft notwendige Flach- oder gar Kopftieflagerung ergeben (Ziai et al. 2013). Diese Positionierung birgt das Risiko einer Druckdekompensation, weil sie die kompensatorische Umverteilung des Liquorvolumens nach kaudal aufhebt. Es reichen dann im Einzelfall ganz geringe Volumenanstiege, um den ICP kritisch anzuheben, z. B. durch Blutdruckabfall und zerebrale Vasodilatation.

Intrakranielle Volumenentlastung

Die medikamentöse oder chirurgisch erreichte Reduktion des intrakraniellen Volumens kann entlang der nicht-linearen Druck-Volumen-Beziehung (▶ Abb. 2.5) rasch zu einer erheblichen ICP-Senkung führen. Über die Nachhaltigkeit dieses Effekts entscheiden wiederum der Verlauf und die Beeinflussbarkeit des Grundleidens (ungünstig: Nachblutung/günstig: Rückgang der Schwellung). Die intrakranielle Volumenreduktion kann im Einzelfall durch eine operative Therapie, durch Lagerung und Liquordrainage (Ventrikelkatheter) oder durch eine Minderung von Hirnödem und zerebralem Blutvolumen (CBV) gelingen. Das CBV sinkt bei Analgosedierung aufgrund der verringerten zerebral-metabolischen Rate. Gleiches bewirkt eine Vasokonstriktion, die sich aus einer Osmotherapie, einer Hyperventilation, einer Blutdruckerhöhung (s. u.) und durch alkalische TRIS-Puffersubstanzen ergibt. Stets ist eine entsprechend erhaltene zerebrale Vasoreaktivität eine wichtige Voraussetzung, die jedoch mit zunehmender Erkrankungsschwere und durch adaptive Prozesse abklingt oder sogar ganz verloren geht. Inwieweit die Osmotherapie auch ein Hirnödem entzieht, ist zumindest bei geschädigter Blut-Hirn-Schranke (BBB) fraglich. Bei einigen Enzephalopathien (z. B. Elektrolyt-induzierte) kann dieser Therapieeffekt genutzt werden.

Kortikosteroide werden bei primär vasogenen Hirnödemen (Entzündung, Tumor) und zerebral-entzündlichen Prozessen (z. B. Vaskulitis) empfohlen. Sie zeigen bei zytotoxischen Ödemen (z. B. Blutung/Schlaganfall/Trauma) keine Vorteile, die ihre vielen nachteiligen Effekte aufwiegen.

Tab. 12.7 Zielwerte des CPP bei Erkrankungen mit Bewusstseinsstörungen. (Mod. nach Jüttle et al. 2012)

Führende Ursache der ICP-Erhöhung	Zielwert (mmHg)
Raumfordernder Schlaganfall	>70
Intrazerebrale Blutung	>60
Hirntrauma	50–70
Subarachnoidale Blutung	60–90
SAB mit Vasospasmus	80–120
Metabolische Enzephalopathien	k.A.

> Liquorshifts bei Kopftieflagerung belasten das intrakranielle Volumen und den ICP. Dekompensationen können hierdurch ausgelöst werden (cfr. exponentielle ICP-VOL-Beziehung).

Sicherstellung der Hirnperfusion

Zur Vermeidung von ischämischen Folgeschäden durch die Hirndruckerhöhung kann man die zerebrale Perfusion durch eine Blutdruckanhebung verbessern bzw. in Grenzen sicherstellen. Diese induzierte Hypertension nutzt auch eine vasoreaktive Komponente, nämlich die durch autoregulative Vasokonstriktion der zerebralen Gefäße bewirkte zusätzliche Minderung des CBV. Praktisch errechnet man hierzu den zerebralen Perfusionsdruck (CPP) aus der Differenz von systemischem Blutdruck (MAP) und ICP:

$$CPP = MAP - ICP$$

Hierzu benötigt man jeweils invasive Messverfahren (Hirndrucksonde und arterieller Zugang) und verrechnet die Mittelwerte dieser pulsatilen Signale kontinuierlich (ICP-/CPP-Monitoring). Der oft als Faustregel genannte kritische untere Grenzwert des CPP liegt für viele Erkrankungen deutlich höher als 50 mmHg (◘ Tab. 12.7)!

Die Blutdruckerhöhung wird durch Volumengabe und inotrope Vasopressoren induziert, kann allerdings an kardial-hämodynamische Grenzen stoßen. Zudem kann die Autoregulation regional oder global zerebral aufgehoben sein und eine übermäßige Vasokonstriktion kann die Hirndurchblutung zusätzlich gefährden.

> **Cave**
> Abrupte Blutdruckeinbrüche gehen oft folgerichtig mit Hirndruckkrisen einher!

Zu vermeiden sind bei intrakranieller Druckerhöhung
- kurzfristige zerebrale Vasodilatationen
    - durch RR-Abfall (z. B. bei Perfusor-Wechsel)

- durch CO_2-Anstieg oder O_2-Abfall (z. B. Beatmungsprobleme auf Transport)
- durch Azidose (metabolisch/septisch/urämisch)
- Störungen des Liquorabflusses (Kopfposition seitlich verrutscht, Kopftieflage)
- spinale Liquorentnahmen (Gefahr der Herniation bei kraniokaudalem Druckgradient)

Initiale Notfall-Therapie
- Lagerung: 15–30° Oberkörper hoch, Kopf gerade
- Großlumiger i.v.-Zugang, ausreichende Flüssigkeitsgabe bei Dehydratation
- Osmotherapie i.v.: 250 ml Mannitol 20% oder hypertone NaCL 7,5–10%
- Normalisierung der Oxigenierung (Sat O_2 >95%)
- Ggf. Intubation und kontrollierte Beatmung unter Analgosedierung mit milder HV
- Blutdruck: Stabilisierung auf hochnormale Werte, keine Senkung
- Notfall CCT: zur Frage chirurgischer Therapie-Indikationen

Eskalationstherapie bei unklarer ICP-Erhöhung
- Oberkörperhochlagerung bis 30°
- Sedierung, Analgesie zur Senkung des zerebralen Blutvolumens
- Kurzfristig moderate HV (pCO_2 35–30 mmHg) oder moderate Osmotherapie
- Ursachenklärung mittels CCT zur Identifikation/Ausschluss einer operablen Ursache (bei Hydrocephalus occlusus: Liquordrainage/bei großer RF: Entlastungskraniektomie)
- Ggf. ICP-Sondeneinlage zur Optimierung der Therapiesteuerung, ggf. Ventrikel-Drainage
- Art. Druckmessung und Bestimmung des CPP (= MAP–ICP)
- Therapie des ICP oder des CPP
  - Vermeidung von ICP Werten >20–25 mmHg
  - Vermeidung von CPP-Werten <50 mmHg oder höherem Zielwert
- Neuroprotektive Maßnahmen in Bezug auf Temperatur, Glukose, Metabolik, Beatmung
- Kurzfristige TRIS-Puffer-Gabe

■ **Osmotherapie**

Zur ICP-Senkung strebt man die Erhöhung der Serum-Osmolalität auf 320 mmol/l an. Mannit wirkt dabei diuretisch und kann den MAP und damit den CPP sen-

Tab. 12.8 Bewusstseinsstörungen und Intubationsindikationen

Parameter	Kritischer Grenzwert	Normbereich
paO_2 (mm Hg)	<50	75–100
$paCO_2$ (mm Hg)	>55 und <25	35–45
Atemfrequenz (min^{-1})	>40	12–20
Vitalkapazität (ml/kg KG)	<10	55–75
Inspiratorischer Sog (mbar)	<25	75–100

ken. Sorbit bietet Vorteile wegen der Metabolisierung zu Fruktose, aber eine Allergiegefahr. Mannitol wiederum kann bei Niereninsuffizienz kumulieren. Hypertone Kochsalzlösung kann sinnvoll sein, z. B. bei »Mannitol-Versagern«. Sie birgt jedoch theoretisch das Risiko einer dysosmotischen Enzephalopathie. Längerfristige Effekte dürfen von einer Osmotherapie in der Regel nicht erwartet werden.

Durch hochdosierte Osmotherapie mittels Bolusgabe von 30–60 ml NaCl 23,4% lassen sich die Zeichen einer transtentoriellen Herniation oftmals revertieren (>75% Rückkehr der Lichtreaktion, Koenig et al. 2008). Am sehr schlechten Behandlungsergebnis der betroffenen schwerstkranken Patienten scheint sich aber wenig zu ändern, es überlebten nur wenige Patienten mit funktionell akzeptablem Outcome.

Optionen einer Osmotherapie i.v.
1. Mannitol 20%, Sorbit 40% → Bolus 0,5–0,75 g/kg → max. 4- bis 6-mal täglich
2. Glyzerol 10% → 1000–1500 ml/d → max. 3–4 × täglich
3. NaCl 7,5–10% → Bolus 3 ml/kg → max. 250 ml/d

12.2.8 Intubationsindikationen bei Bewusstseinsstörungen

Sind die Schutzreflexe gegen Aspiration (Hustenreflexe) eingeschränkt oder besteht eine soporöse oder komatöse Bewusstseinslage, liegt eine Intubationsindikation vor. Bei erhöhtem intrakraniellen Druck sollte die Intubation frühzeitig erfolgen, bereits bevor paO_2 unter 65 mmHg oder $paCO_2$ über 40 mmHg liegen. Ansonsten verfährt man leitlinienkonform gemäß ■ Tab. 12.8.

12.2.9 Therapiebeendigung und Entscheidungen am Lebensende (unterstützt durch R. Drews)

Jede Therapie wird im Auftrag und zum Wohle des Patienten durchgeführt. Daher wird sie an den Zielvorstellungen des Patienten ausgerichtet, soweit es dem Arzt möglich ist und es sinnvoll scheint. Eine Verpflichtung des Patienten, den ärztlichen Therapievorschlägen zu folgen, besteht dabei ebenso wenig wie eine Verpflichtung des Arztes zu jeder gewünschten aktiven medizinischen Maßnahme. All das gilt auch bei Bewusstseinsstörungen.

Praktisch gesehen sind bei bewusstseinsgestörten Patienten jene Prozeduren besonders problematisch, die zum einen einwilligungspflichtig und zum anderen dringlich sind. Die übrigen aufschiebbaren medizinischen Maßnahmen sollten in Ruhe mit einem gesetzlich bestellten Betreuer besprochen werden (◘ Abb. 12.1).

Das neue Betreuungsgesetz vom 1.9.2009 betont das Recht des Patienten auf Nicht-Behandlung, auch »ohne unmittelbare Todesnähe«. Ist der Patient bewusstseinsgestört, hat der Arzt »alles Mögliche zu unternehmen«, um den mutmaßlichen Willen des Patienten zu erkunden. Frühere Äußerungen sind dann auf die Übertragbarkeit zur aktuellen Situation zu prüfen (Reichweite). Ist diese gegeben, muss sein/ihr mutmaßlicher Wille berücksichtigt werden – ggf. auch unter Inkaufnahme des Todes dieses Menschen. So ist eine gut dokumentierte Therapiebeschränkung oder sogar -beendigung der Beatmungstherapie auf der Basis einer passenden und eindeutigen Willensäußerung rechtlich möglich, wenn der Patient für sich nie eine Beatmung in dieser Situation gewollt hätte. Die Extubation realisiert dann genau den Wunsch des Patienten. Ähnliches gilt für den gut dokumentierten und abgesprochenen generellen Verzicht auf Wiederbelebungsmaßnahmen bei einer grundsätzlich infausten Prognose.

Üblicherweise lautet der Wunsch des Patienten, dass alles Menschenmögliche getan werden möge, um eine Besserung zu erlangen, etwa seines Bewusstseins. In Ausnahmefällen, z. B. mit schweren Vorerkrankungen oder bei schlechten Aussichten auf Besserung (z. B. im anhaltenden VS), weicht die Intention von einer Maximaltherapie stark ab. Oft gibt sie dann vor, dass dann nur ein palliatives Therapiekonzept möglich ist, aber keine weiteren Eingriffe oder Beatmung.

> Ein solcher Wille des Patienten kann in einer situationsadäquaten Patientenverfügung niedergelegt sein oder durch einen bestimmten Vertreter (Bevollmächtigter, gerichtlich bestellter Betreuer) ausgedrückt werden.

Ergeben sich Zweifel in Bezug auf die Reichweite der Äußerungen, oder weil der behandelnde Arzt und der Patientenvertreter keinen Konsens (»Pflicht zum Dialog«) über den strittigen Therapiewunsch finden, muss ein Betreuungsrichter über Einwilligung oder Ablehnung zu dieser Maßnahme entscheiden. Hierbei spielen neben der medizinischen Prognose auch die Risiken des Eingriffs und seines Unterlassens die wesentliche Rolle.

■ **Notfallsituation**

In einer Notfallsituation wie der Bewusstseinsstörung oder der akuten Enzephalopathie kann der Zeitdruck gebieten, bei Besserungsaussicht lebensrettende Maßnahmen – einschließlich Beatmung und Notoperation – unverzüglich durchzuführen. Bei fehlenden Aussichten auf Besserung wird man ärztlich anders entscheiden. Der häufige ärztliche Eindruck, dass frühere Vorabentscheidungen aus der Perspektive des Gesunden nun aus der späteren Sicht des Kranken ihre Gültigkeit verlieren, wird juristisch als Argument gemeinhin nicht anerkannt. Dieses nicht abdeckte »Risiko einer Fehleinschätzung ex ante« erlangt vor den Erkenntnissen über die mögliche Lebensqualität bei Dauer-Schwerstbehinderung einige Bedeutung.

■ **Aufschiebbare Maßnahmen**

Nach Stabilisierung und Beseitigung des Notfalls werden aufschiebbare Maßnahmen wie eine PEG-Anlage oder eine Tracheotomie sorgsam durchgeführt oder gezielt unterlassen – je nach Rücksprache mit dem Patientenstellvertreter und gut dokumentiert (!). Bei uneindeutigen Willensbekundungen des Betroffenen, z. B. aufgrund einer Diskrepanz zwischen der antizipierten Fragestellung und der tatsächlichen Situation, empfiehlt sich die rasche Hinzuziehung des Gerichts. Entscheidend ist die Sichtweise der Patienten; die Wertvorstellungen der Angehörigen oder des juristischen Vertreters sollen im Entscheidungsprozess keine Rolle spielen.

Bei Patienten mit chronischen Schwerstbehinderungen wie dem VS lastet auf allen Beteiligten die schwere Frage nach dem Erleben und Ertragen der Situation aus der Sicht des Betroffenen. Da letztlich niemand weiß, wie sich dieser Zustand »anfühlt«, sind alle Fragen zur Lebensqualität und zur Indikation lebensverlängernder Maßnahmen bei chronisch bewusstseinsgestörten Patienten nicht in genereller Weise zu beantworten (Laureys u. Boly 2007, ▶ Abschn. 1.2.3 und 1.2.5)

Auch hier richten sich die Entscheidungen über eine Therapieeinwilligung oder -begrenzung allein nach den Wertvorstellungen und Maßstäben des Betroffenen, formuliert vor seiner Erkrankung. Für den Arzt sind nach gültiger deutscher Rechtsprechung die vorab getroffenen Verfügungen für diesen Zustand verbindlich. Liegen solche Verfügungen oder äquivalente Aussagen nicht vor und sind auch keine Vorsorgevollmachten eingerichtet, treffen oft überforderte Angehörige auf Ärzte, die aus den bereits genannten Gründen zwar allgemeine Stellungnahmen abgeben, aber keine Patentlösungen aufzeigen können. So kommt es immer wieder zur Einzelfallentscheidung.

Als zentral schält sich häufig die Frage heraus, ob der Betroffene für sich diesen Dauerzustand minimaler (oder sogar aufgehobener) Kommunikations- und Entscheidungsfähigkeit als erhaltenswert angesehen hätte oder in diesem Zustand keine weiteren Hilfen pflegerischer Art (künstliche Ernährung und Flüssigkeitszufuhr) oder durch medizinische Therapie (Beatmung, Kanülenwechsel, Antibiotika) beanspruchen wollen würde. In die Diskussion wird oft ein Effekt namens »disability paradox« eingebracht. Er beschreibt, dass viele körperlich schwerstbehinderte Menschen von unerwartet hoher Lebensqualität berichten – z. B. bei Amyotropher Lateralsklerose oder nach schwerem Hirninfarkt (Hemikraniektomie-Diskussion) – und keineswegs lieber gestorben wären. Viele Patienten berichten, ihnen seien der Zugang zu sozialen Aktivitäten und die Teilhabe am Alltagsleben mit kommunikativen Fähigkeiten eine wesentliche Hilfe. Technische Hilfsmittel können diesen Zugang erleichtern und werden mehr oder weniger gut zugänglich angeboten. (s. Locked-In-Syndrom, ▶ Abschn. 1.2.5) Die Übertragbarkeit auf Patienten in reaktionslosen oder nahezu reaktionslosen Zuständen wie dem VS und MCS bleibt ungewiss, wird aber intensiv verfolgt.

Literatur

Adams HP, del Zoppo G, Alberts MJ et al. (2007) Guidelines for the early management of adults with ischemic stroke: A guideline from the American Heart Association/American Stroke Association Stroke Council, Clinical Cardiology Council, Cardiovascular Radiology and Intervention Council, and the Atherosclerotic Peripheral Vascular Disease and Quality of Care Outcomes in Research Interdisciplinary Working Groups. Scientific statement from the Stroke Council of the American Stroke Association. Stroke 38: 1655–711

Bender A, Kastrup O Pfister HW (2012) Neurologische Intensivmedizin. In: Brandt T, Diener HC, Gerloff C (Hrsg) Therapie und Verlauf neurologischer Erkrankungen, 6. Aufl. Kohlhammer, Stuttgart

Christ M, Popp S, Erbguth F (2010) Algorithmen zur Abklärung von Bewusstseinsstörungen in der Notaufnahme. Intensivmedizin und Notfallmedizin 2: 83–93

Diringer MN, Edwards DF (2001) Admission to a neurologic/neurosurgical intensive care unit is associated with reduced mortality rate after intracerebral hemorrhage. Crit Care Med 29(3): 635–40

Elie M, Boss K, Cole MG, McCusker J, Belzile E, Ciampi A (2009) A retrospective, exploratory, secondary analysis of the association between antipsychotic use and mortality in elderly patients with delirium. Int Psychogeriatr 21(3): 588–92

European Stroke Organisation (ESO) Executive Committee; ESO Writing Committee (2008) Guidelines for management of ischaemic stroke and transient ischaemic attack. Cerebrovasc Dis 25(5): 457–507

Hansen HC, Drews D, Gaidzik PW (2008) Zwischen Patientenautonomie und ärztlicher Garantenstellung – Die Frage der Einwilligung von Patienten mit Bewusstseinsstörungen. Nervenarzt 79: 706–15

Heidbuchel H, Verhamme P, Alings M, Antz M, Hacke W, Oldgren J et al. (2013) European Heart Rhythm Association Practical Guide on the use of new oral anticoagulants in patients with non-valvular atrial fibrillation. Europace 15(5): 625–51

Jüttler E, Bardutzky J, Helbok R, Huttner HB, Jantzen JP, Reinert M et al. (2012) Intrakranieller Druck (ICP). In: Hans-Christoph Diener H-C, Weimar C (Hrsg) Leitlinien für Diagnostik und Therapie in der Neurologie. Herausgegeben von der Kommission »Leitlinien« der Deutschen Gesellschaft für Neurologie. Thieme, Stuttgart

Koenig MA, Bryan M, Lewin III JL et al. (2008) Reversal of transtentorial herniation with hypertonic saline. Neurology 70(13): 1023–9

Koguchi K, Nakatsuji Y, Abe K, Sakoda S (2004) Wernicke's encephalopathy after glucose infusion. Neurology 62(3): 512

Laureys S, Boly M (2007) What is it like to be vegetative or minimally conscious? Curr Opin Neurol 20(6): 609–13

Meierkord H, Boon P, Engelsen B, Göcke K, Shorvon S, Tinuper P, Holtkamp M; European Federation of Neurological Societies (2010) EFNS guideline on the management of status epilepticus in adults. Eur J Neurol 17(3): 348–55

Michels G (2011) Hypertensives Notfallgeschehen. In: Michels G, Kochanek M (Hrsg) (2011) Repetitorium Internistische Intensivmedizin, 2., aktual. u. erw. Aufl., S 209–13. Springer, Berlin Heidelberg New York

Michels G, Hoppe UC (2011) Kardiologie. In: Repetitorium Internistische Intensivmedizin, 2. Aufl. Springer, Berlin Heidelberg

Ng I, Lim J, Wong HB (2004) Effects of head posture on cerebral hemodynamics: its influences on intracranial pressure, cerebral perfusion pressure, and cerebral oxygenation. Neurosurgery 54(3): 593–7

Petit M, Klein JP (2013) Psychisch Kranke: Zwangsbehandlung mit richterlicher Genehmigung wieder möglich. Dtsch Arztebl 110(9): A 377–9

Rosenow F et al. (2012) Status epilepticus im Erwachsenenalter. In: Diener H-C, Weimar C (Hrsg) Leitlinien für Diagnostik und Therapie in der Neurologie. Herausgegeben von der Kommission »Leitlinien« der Deutschen Gesellschaft für Neurologie. Thieme, Stuttgart

Schwab S, Schellinger P, Werner C et al. (Hrsg) (2012) NeuroIntensiv, 2. Aufl. Springer, Berlin Heidelberg New York

Spannagl M, Bauersachs R, Debus ES, Gawaz M, Gerlach H, Haas S et al. (2012) Therapie mit Dabigatran –Periinterventionelles Management und Interpretation von Gerinnungstests. Hämostaseologie 32(4): 294–305

Steiner T, Böhm M, Dichgans M, Diener HC, Ell C, Endres M et al. (2013) Recommendations for the emergency management of complications associated with the new direct oral anticoagulants (DOACs), apixaban, dabigatran and rivaroxaban. Clin Res Cardiol 102(6): 399–412

Steiner T, Dichgans M, Diener HC, Ell C, Endres M, Grond M et al. (2012) Handlungsempfehlung zum Notfallmanagement bei Dabigatran assoziierten Akut-Komplikationen. DIVI 3: 10–15

Sulter G, Elting JW, Langedijk M, Maurits NM, De Keyser J (2003) Admitting acute ischemic stroke patients to a stroke care monitoring unit versus a conventional stroke unit: a randomized pilot study. Stroke 34: 101–4

Ziai WC, Chandolu S, Geocadin RG (2013) Cerebral herniation associated with central venous catheter insertion: risk assessment. J Crit Care 28(2): 189–95

Verlaufsmonitoring von Bewusstseinsstörungen und Enzephalopathien

H.-C. Hansen, W. Haupt, S. Zschocke

13.1 **Allgemeine Prinzipien und diagnostische Skalen** – 220

13.2 **Delir-Skalen** – 221

13.3 **Koma-Skalen** – 222
13.3.1 Glasgow Coma Scale (GCS) – 222
13.3.2 WFN-Koma-Skala – 223
13.3.3 Mehrdimensionale Koma-Skalen – 223
13.3.4 FOUR Score – 224

13.4 **Skalen zur Koma-Remission** – 224

13.5 **Prognostisch relevante Parameter** – 225

13.6 **Klinische Befunde und Prognose** – 228
13.6.1 Prinzipien – 228
13.6.2 Hirnstammreflexe – 230
13.6.3 Zentrale Motorik – 230
13.6.4 Koma-Scores – 231

13.7 **Neurophysiologische Befunde und Prognose** – 234
13.7.1 Evozierte Potenziale – 234
13.7.2 Elektroenzephalographie – 237

13.8 **Serum-Biomarker und Prognose** – 242

13.9 **Bildgebung und Prognose** – 243

13.10 **Intrakranieller Druck und Prognose** – 244

Literatur – 245

13.1 Allgemeine Prinzipien und diagnostische Skalen

H.-C. Hansen

Der klinisch-neurologische Befund dient grundsätzlich und soweit möglich als Maßstab zur Bewertung von Zusatzbefunden aus den neuro-physiologischen, neuro-sonologischen und neuro-radiologischen Untersuchungen bzw. aus den Laborwerten. Aus therapeutischen und prognostischen Gründen liegt das Hauptaugenmerk zunächst auf der frühen Erkennung einer Krankheitsverschlechterung, aber auch einer Remission, z. B. aus dem Koma. Dabei ist der Grundsatz wichtig, dass ein Koma selten länger als 3 Wochen dauert (Young 2009): Entweder ist der Patient dann bereits verstorben, schon erwacht oder im apallischen Syndrom (VS vegetative State).

Zur aktuellen Zustandsbeurteilung eines Patienten bedarf es stets der **Gesamtschau** und des **Befundabgleichs**, besonders im Falle einer fraglichen Verschlechterung. Stimmen die Befunde auf beiden Ebenen (klinisch und apparativ) im ungünstigen Trend überein, gilt eine Verschlechterung als belegt. Dies löst dann weiteren Entscheidungs- und/oder Handlungsbedarf aus. Anderenfalls (bei divergenten Ergebnissen) muss die Frage einer Verschlechterung durch weitere Untersuchungen im Verlauf neu beurteilt werden.[1]

Bei **eingeschränkter klinischer Untersuchbarkeit** des Patienten treten Ausnahmen von der Regel in Kraft. Dann stehen andere Symptome und auch die apparativen Befunde im Vordergrund. Beatmete Patienten in tiefer Sedierung prägen keine neuen pathologischen Befunde wie Hemiparesen aus, so dass z. B. eine Rezidiv-SAB ohne neue bemerkbare neurologische Symptome stattfindet. Ähnlich eines »Sättigungseffekts« schlägt eine zusätzliche Schädigung klinisch nicht mehr zu Buche. Der verschlechterte EEG-Befund wird dann zu einem wichtigen Baustein (z. B. auf Außenreize areaktives EEG, ▶ Abschn. 13.3). Neue **vegetative Symptome** wie Kreislaufstörungen sind oft einziger und letzter Ausdruck einer Befundverschlechterung im Koma. Dies können sein:
- Cushing-Reflex (Bradykardie und Hypotension),
- der Verlust der zerebralen Gefäß-Autoregulation,
- das Schwanken zwischen sympathikotonen und sympathikolytischen Zuständen.

Ähnlich sind epileptische Anfälle beim tief sedierten Patienten mitunter nur noch an Schwankungen der Pupillenweite, der Herzfrequenz oder der Beatmungstoleranz zu erkennen.

> »Klinik führt« – das Krankheitsbild wird stets evaluiert unter primärer Berücksichtigung neurologischer Befunde und der Stabilität der Vitalparameter.

Zur Beurteilung des Verlaufs **quantitativer Bewusstseinsstörungen** erfolgen regelmäßige klinische Befunderhebungen in einem geeigneten, der Stabilität angemessenen Intervall. Im Einzelfall ist zwischen einer neuen kompletten neurologischen Befunderhebung und der Beschränkung auf das Wesentliche (Schmerzreaktion) zu entscheiden. Letzteres wird oft durch die Erhebung standardisierter Koma-Scores abgedeckt (s. u.). Sie werden in erster Linie zum Screening eingesetzt, und ihre Ergebnisse werden im Falle einer Änderung des Score-Wertes stets durch erneute neurologische Untersuchung ergänzt und überprüft. Parallel dazu sollen Vitalparameter wie Herzfrequenz und arterieller Druck gemessen werden, u. a., um einen Cushing-Reflex nicht zu übersehen.

Zur Verlaufskontrolle von Patienten mit **qualitativen Bewusstseinsstörungen** sind bei ausgeprägten Syndromen mit z. B. unkooperativen Zuständen keine allgemeingültigen Verfahrensweisen anzugeben. Sinnvoll ist es, beim Patienten das Antwortverhalten und das Verständnis der Situation auf handlungspraktischer Ebene zu überprüfen. Ein hilfreicher Parameter kann die Beurteilung seiner Orientierung zu Person, Raum und Zeit sein, aber Antworten auf solche Fragen sind bei gleichzeitigen Sprach- und Verhaltensstörungen kaum verwertbar. Dann kann eher aus dem gestischen Verhalten und der Spontanmotorik (Reichen der Hand, Betasten, optische und taktile Raumexploration) auf Verbesserung oder Verschlechterung des Zustandes (z. B. neue Hemisyndrome) geschlossen werden. Selbst diese basalen Parameter können beim akinetischen Mutismus oder Locked-In-Syndrom an ihre Grenzen stoßen. Noch komplizierter liegen die Verhältnisse in der Differenzierung des VS und MCS vom Koma (s. u.).

Bei vergleichsweise leichten Psychosyndromen können auch standardisierte Verfahren mit Anforderungen eingesetzt werden, die deutlich über das Schwierigkeitsniveau verbreiteter Demenz-Screening-Tests wie MMST hinausgehen. Altersnormierung und Verfügbarkeit von Parallelversionen zwecks Vermeidung von Trainingseffekten sind wünschenswerte Kriterien wie auch bettseitige Durchführbarkeit und geringe zeitliche Anforderung (▶ Kap. 10). In der Verlaufsüberprüfung der hepatischen Enzephalopathie hat sich hierfür der

---

[1] Dies illustriert das praktisch häufige Beispiel des schwierigen CCT-Befundes einer »fraglichen Hirnschwellung« beim jugendlichen Patienten nach leichter Gehirnerschütterung. Nach Ausschluss einer stattgehabten Bewusstseinsstörung ist dies eher als Normalvariante des Hirnvolumens zu hinterfragen. Dennoch wird man, je nach Intensität des Traumas, zu vorübergehenden posttraumatischen Verlaufskontrollen raten.

Tab. 13.1 In deutscher Übersetzung vorliegende Delir-Tests

Test/Autor	Sensitivität	Spezifität	Items	Abstufung Schweregrade
Confusion assessment method (CAM) (Inouye et al. 1990)	82–100	90–96	4	Nein
Delirium Rating Scale (DRS-R-98) (Trzepacz et al. 2001)	92	95	16	Ja Delir: 18–46 Punkte
Delirium Detection Score (DDS) (Otter et al. 2005)	78	81	8	Ja Delir: 56 Punkte
Nursing Delirium Screening Scale (Nu-DESC) (Gaudreau et al. 2005)	86	87	5	Ja Delir: 2–10 Punkte
Confusion assessment method for the intensive care unit (CAM-ICU) und RASS (Ely et al. 2001)	95–100	95–100	4	Nein Delir: gegeben, falls zutrifft: 1+2+4, 1+3+4 und RASS ≥–2
Intensive Care Delirium Screening Checklist (ICDSC) (Bergeron et al. 2001)	99	64	8	Ja Delir: 4–8 Punkte

Tab. 13.2 Delir-Screening mittels "Confusion assessment method" (CAM). (Mod. nach Thomas et al. 2010)

1. Akuter Beginn, Fluktuationen	Gibt es Hinweise in der Angehörigenbefragung oder der Fremdanamnese, ob die **Veränderung** des geistigen Zustands **akut** aufgetreten ist **und fluktuiert**?
2. Störungen der Aufmerksamkeit (→ eine Frage mit »ja« beantwortet)	Ist der Patient unfähig, bei der Sache zu bleiben (Zahlen subtrahieren, Vor-/Rückwärtsbuchstabieren) oder den Fragen zu folgen, kann er seine Aufmerksamkeit nicht ausdauernd auf etwas richten? Ist der Patient leicht ablenkbar oder zerstreut? Ist die Aufmerksamkeit des Patienten auf etwas Bestimmtes (u.U. Irrelevantes) eingeengt? Fluktuiert die Aufmerksamkeit, zeigt der Patient eine Konzentrationsschwäche?
3. Desorganisiertheit des Denkens (→ eine Frage mit »ja« beantwortet)	Ist das Denken verlangsamt, gehemmt oder umständlich? Kommt es zu Gedankenkreisen, Grübeln, Sinnieren? Reißen Gedankengänge plötzlich ab? Ist das Denken beschleunigt, gibt es eine Vielzahl von Einfällen, die ablenken (häufiger Wechsel oder Verlust des Denkziels, Weitschweifigkeit)? Sind die Gedanken vage, unklar, unlogisch oder unverständlich?
4. Quantitative Bewusstseinsveränderung	Somnolenz, Sopor oder Koma
Bewertung: Das Delir-Screening ist positiv, wenn 1 plus 2 und 3 oder 4 mit Ja beantwortet werden.	

Zahlenverbindungstest (ZVT) und der PSE-Syndrom-Test (▶ Kap. 16) allgemein bewährt.

13.2 Delir-Skalen

H.-C. Hansen

Zur Erkennung und Einstufung des **deliranten Syndroms** wurden eigene Symptomlisten und Screening-Tests vorgelegt, da der MMST ungeeignet ist (Wong et al. 2010). Sie sollen nicht die sorgfältige Erhebung und Einordnung des psychopathologischen Befundes ersetzen, aber im Alltag zeitsparend beitragen, die niedrige Erkennungsrate des Delirs zu verbessern (Devlin et al. 2007a). Mittlerweile ist das Routinescreening auf »Delir« ein fester Bestandteil vieler intensivmedizinischer Leitlinien und wurde für den Einsatz im Akut- und Intensivbereich ohne bedeutenden Verlust an Sensitivität (NcNicoll et al. 2005) angepasst (◘ Tab. 13.1).

Für den DSM-IV-basierten, schnell durchführbaren "confusion assessment test" (CAM) liegt auch eine intensivmedizinisch angepasste Version vor (◘ Tab. 13.2). Dieser CAM-ICU existiert mit Parallelversionen in guter Reliabilität und deutscher Sprache (www.icudelirium.org), ist durch das Pflegepersonal durchführbar, aber nicht auf

Tab. 13.3 Delir-Screening mittels CAM-ICU (geeignet für intubierte Patienten)

Verhalten und Antrieb	Pathologisch, wenn akut a) Unruhe (mit Agitiertheit/Angst/Wut/Trugwahrnehmungen) oder b) Apathie (mit Ratlosigkeit/Orientierungsstörung/Realitätsverlust) bestehen.
Aufmerksamkeit	Pathologisch, wenn auf den Zielreiz »Buchstabe A« 2-mal oder häufiger falsch reagiert wird. Testbeispiel: A-N-A-N-A-S-B-A-U-M
Denken	Pathologisch, wenn es weniger als 4 oder 5 Treffer bei allgemeinen Ja/Nein-Fragen gibt (z. B. »Schwimmt Holz?«)
Bewusstsein	Pathologisch, wenn nicht kooperativ und alert, d. h. RASS ≠ 0

Tab. 13.4 Sedierungs-Skala RASS (Richmond Agitation Sedation Scale) (Ely et al. 2003)

Score	Verhaltensmerkmale
+4	Fremdgefährdung: Gewalttätig, unmittelbare Gefahr für das Personal
+3	Sehr agitiert, aggressiv, zieht an Schläuchen
+2	Agitiert, ungeordnete Bewegungen, atmet gegen Respirator
+1	Unruhig, ängstlich, geordnete Bewegungen
0	Ruhig, aufmerksam
−1	Schläfrig bis unaufmerksam, aber auf Ansprache anhaltend wach (>10s)
−2	Leichte Sedierung, auf Ansprache kurzer Blickkontakt (<10s)
−3	Mäßige Sedierung, auf Ansprache kurze Augenöffnung oder gezielte Bewegung
−4	Tiefe Sedierung, nur durch Bewegungs- oder Schmerzreiz erweckbar (Sopor)
−5	Tiefste Sedierung, unweckbar durch Schmerzreiz (Koma)

Schweregrade abgestellt. Auch der intubierte wache Patient kann durch Händedruck, Nicken oder Kopfschütteln basal auf Verständnis, Einsicht und Aufmerksamkeit untersucht werden (Tab. 13.3). Vor dem Test ist zu prüfen, ob eine Sedierung den Zustand des Patienten maßgeblich prägt (Pandharipande et al. 2005), z. B. mithilfe des RASS (Richmond Agitation Sedation Scale, Tab. 13.4). Zu tief sedierte sind die Patienten im Sopor und Koma (RASS −4 und −5), aber eigentlich ist anhaltender Blickkontakt nötig (d. h. RASS ≥−2; Lütz et al. 2010).

Schweregrade des Delirs sind eher mit anderen Scores abzubilden, wie DDS und DRS-R-98 sowie Nu-DESC. Die letztgenannte Skala kann in einer Minute durch das Pflegepersonal erhoben werden. Der ICDSC erweitert das Ergebnisspektrum um die subsyndromalen Befunde. Der DRS-R-98 ist mit 16 Merkmalen am detailliertesten und grenzt gegen andere psychiatrische Syndrome wie Depression und Schizophrenie ab (Trepacz et al. 2001).

13.3 Koma-Skalen

H.-C. Hansen

Für eher alltägliche Fälle wie die Einlieferung »Unklare Bewusstseinsstörung« benötigt man einfache und zuverlässige Hilfsmittel, um mit klinischen Befunden zu einer schnellen diagnostischen Einschätzung zu kommen und prognostische Aussagen treffen zu können. Koma-Skalen wurden als zusammengefasste Kurzbefunde zur Ersterfassung für alle beteiligten Berufsgruppen (Pflege, Rettungssanitäter, Ärzte) entwickelt und sind auch zu Verkaufskontrollen herangezogen worden. Mit den abgeleiteten Punktwerten (Scores) lassen sich teilweise nützliche Trends und Verlaufsprofile abbilden, wobei diesbezügliche Schulungsmaßnahmen nicht unterschätzt werden dürfen (z. B. NIHSS, CAM-ICU). Scores erleichtern die Kommunikation, z. B. in der Ankündigung von Patienten in der Notfallaufnahme und bei Schichtübergabe.

Zum Koma und dessen Remission sind verschiedene Skalen mit eigenen Punktesystemen vorgelegt worden. Die ideale Skala sollte den Schweregrad in linearer Proportionalität abbilden, sollte wenig Redundanzen aufweisen, mit der Prognose korrelieren und einfach zu erheben sein – dies ist angesichts der Mehrdimensionalität nie ohne Abstriche realisierbar. Insbesondere sollte die Reproduzierbarkeit zu verschiedenen Zeitpunkten und bei Wechsel des Untersuchers gegeben sein. Manche Koma-Skalen klassifizieren nur die Tiefe des Komas, aber prüfen auf »die beste motorische Leistung«. Insgesamt sind die unter verschiedenen Gesichtspunkten (u. a. Zweck, Aufwand, Erlernbarkeit, Reliabilität) entwickelten Skalen nur sehr beschränkt vergleichbar und am ehesten gezielt einzusetzen.

13.3.1 Glasgow Coma Scale (GCS)

Zur Beurteilung von quantitativen Bewusstseinsstörungen wurde vor knapp 40 Jahren die Glasgow Coma Scale (GCS) vorgestellt (Teasdale u. Jennett 1974). Paradoxerweise handelt es sich weniger um eine Koma-Skala als um eine Einteilung aller quantitativen Bewusstseinsstörungen – von der leichten Bewusstseinsminderung bis zum eigentlichen Koma. Dieses Instrument erfasst nur drei Funktionen (Augenöffnen, sprachliche Reaktion, motorische Reaktion) und vergibt dafür 3–15 Punkte. Das Ausmaß einer quantitativen Bewusstseinsstörung kann so rasch und zuverlässig mit den unten genannten Einschränkungen erfasst werden. Verlaufsuntersuchungen sind unbegrenzt möglich. Die GCS ist international in Notarzt-Einsatzprotokolle integriert worden, sie war auch genau zu diesem Zweck der verbesserten frühen Einschätzung von Hirntrauma-Patienten am Unfallort entwickelt worden (in Schottland).

Als methodische Schwächen sind zu beachten: Insgesamt ist das Instrument keine Koma-Skala, sondern eine Skala der Bewusstseinsstörung. Ab Punktewerten von weniger als 9 besteht keine Bewusstlosigkeit oder Koma. Andererseits können Hirntote spinale Beugebewegungen aufweisen, die einen GCS-Wert von 6 ermöglichen. Weiter wird die eminent wichtige Licht- und Pupillenreaktion nicht berücksichtigt, so dass Intoxikationen wie tiefes Koma bewertet werden. Auch die falsch-niedrige Kodierung eines intubierten wachen Patienten (sprachlicher Ausdruck nur »verbaut«) kann in die Irre leiten. Diese Limitationen führen zu der relativ geringen prognostischen Zuverlässigkeit der GCS.

> Bewusstseinsstörungen können nach verschiedenen Klassifikationen eingeteilt werden. Der GCS als einfachste und häufigste verwendete Klassifikation von Bewusstseinsstörungen ist vor allem in der Notfallmedizin gebräuchlich.

13.3.2 WFN-Koma-Skala

Die einfachste Klassifizierung des Komas im engeren Sinne wurde im Auftrag der World Federation of Neurosurgery vorgelegt (Brihaye et al. 1978; Frowein 1976). Sie unterscheidet vier Koma-Grade: als leichteste Form »Koma ohne Pupillenstörungen«, danach »Koma mit Pupillenstörungen«, dann »Koma mit Strecksynergismen« und schließlich »Koma mit schlaffem Muskeltonus«.

Grundsätzlich spiegelt hier die Tiefe des Komas die Schwere der Hirnschädigung wider und entspricht dem kranio-kaudalen Fortschreiten der Hirnstammfunktionsstörung, z. B. im Rahmen einer zunehmenden Hirndruckentwicklung. Dabei treten in tieferen Komastadien zunehmend mehr Zeichen einer progredienten Kompression des Hirnstamms auf. Koma-Grad IV grenzt dann logischerweise unmittelbar an das Syndrom des Hirntodes, welcher durch eine vollständige Hirnstamm-Areflexie mit Apnoe gekennzeichnet ist.

Wesentliche Teile dieser Skala flossen in die 8-stufige schwedische Skala RLS 85 ein, deren Aufwärts- bzw. Abwärtsbewegung ebenso eine signifikante Änderung der Bewusstseinslage anzeigt (Starmark et al. 1988), sich aber international nicht durchsetzen konnte.

Glasgow Coma Scale (GCS) (Teasdale u. Jennett 1974)

Augen öffnen
- Spontan: 4 Punkte
- Auf Ansprache: 3 Punkte
- Auf Schmerzreiz: 2 Punkte
- Kein: 1 Punkt

Beste sprachliche Äußerung
- Orientiert: 5 Punkte
- Verwirrt: 4 Punkte
- Unangemessen: 3 Punkte
- Unverständliche Laute: 2 Punkte
- Keine: 1 Punkt

Beste motorische Antwort der Arme
- Befolgt Aufforderungen: 6 Punkte
- Lokalisiert Schmerzen: 5 Punkte
- Ungezielte Bewegung: 4 Punkte
- Beugesynergismen: 3 Punkte
- Strecksynergismen: 2 Punkte
- Keine: 1 Punkt

Summe GCS (min.–max.): 3–15

WFNS-Koma-Einteilung (Brihaye et al. 1978)
- **Bewusstseinsklarheit:** Orientiert ohne Einschränkungen
- **Bewusstseinstrübung:** Nicht orientiert, Augen werden spontan oder auf Anruf oder Schmerzreiz geöffnet, oder Aufforderungen werden befolgt
- **Bewusstlosigkeit (Koma):** Augen werden weder spontan noch auf Anruf oder Schmerzreiz geöffnet, und Aufforderungen werden nicht befolgt.
  - Grad I: Koma ohne neurologische Krankheitszeichen
  - Grad II: Koma und Seitenzeichen; Anisokorie, Hemiparese
  - Grad III: Koma und Strecksynergismen
  - Grad IV: Koma und lichtstarre Pupillen

13.3.3 Mehrdimensionale Koma-Skalen

Eine komplexere Koma-Skala wurde von der Gruppe um Gerstenbrand (Gerstenbrand et al. 1984) vorgelegt. Hier werden insgesamt 11 Variablen abgefragt, die eine Einteilung eines Koma-Zustandes in 4 Stadien eines Mittelhirnsyndroms und 2 Stadien eines Bulbärhirnsyndroms ermöglicht. Wenngleich nuancenreicher, anschaulicher und neuro-physiologisch durchdacht, leiden diese und verwandte Skalen und Systeme unter dem hohen Zeitaufwand und konnten sich nicht international durchsetzen. Hierunter fallen auch die Innsbruck-Koma-Skala (Benzer et al. 1991; 8 Variablen inklusive 4 neuro-ophthalmologischen Reflexbefunden) und die Glasgow-Liege-Skala (GLS, 5 Hirnstammreflexe; Born et al. 1985).

13.3.4 FOUR Score

Als jüngste praktikable Koma-Skalierung wurde der FOUR Score vorgelegt (Wijdicks et al. 2005). Der Name ist ein Akronym von "**F**ull **Ou**tline of **UnR**esponsiveness" (Tab. 13.5). Es werden die motorische Reaktion der Extremitäten, zwei Hirnstammreflexe und die Atmung beurteilt – mit jeweils 0 bis 4 Punkten bewertet. Der Gesamtscore variiert zwischen 0 und 16 Punkten. Das Scoring kann im Gegensatz zur GCS auch differenziert an intubierten Patienten vorgenommen werden, was die Anwendung auf Intensivstationen deutlich erleichtert.

Der Score ist in mehreren Untersuchungen auf seine Validität und Reproduzierbarkeit erfolgreich untersucht worden, aber noch nicht umfangreich im Vergleich mit der GCS. Wijdicks und Mitarbeiter (2011) fanden eine höhere Reliabilität des FOUR Score im Hinblick auf die Prognosenstellung als der GCS. Weitere Vorteile können darin liegen, dass auch nicht-verbale Zeichen des wiedererlangten Bewusstseins erfassbar sind (Bruno et al. 2011).

Dieses Verfahren eignet sich auch für Verlaufsuntersuchungen, hat sich aber auch außerhalb der Neurologie noch nicht durchgesetzt. Ähnlich einfach wie die GCS, erfasst der FOUR Score aber gezielt wichtige Hirnstammfunktionen und könnte damit einen eleganten Kompromiss zwischen Aufwand und Nutzen im klinischen Alltag darstellen (Abb. 13.1).

Tab. 13.5 FOUR Score (Wijdicks et al. 2005)

Augenreaktionen	E4 Augenlider offen, Blickfolgebewegungen oder Blinzeln auf Kommando
	E3 Augenlider offen aber ohne Blickfolgebewegungen
	E2 Augenlider geschlossen, Öffnen auf lauten Anruf
	E1 Augenlider geschlossen, auf Schmerzreize geöffnet
	E0 Augenlider bleiben bei Schmerzreiz geschlossen
Motorische Reaktionen	M4 Komplexe Handlung auf Aufforderung (z. B. Winken, Daumen aufwärts, Victory-Zeichen)
	M3 gezielte Reaktion auf Schmerzreiz
	M2 Beugesynergismen auf Schmerzreiz
	M1 Strecksynergismen auf Schmerzreiz
	M0 Keine Reaktion oder generalisierte Myoklonien auf Schmerzreize
Hirnstammreflexe	B4 Pupillen- und Cornealreflex erhalten
	B3 Eine Pupille weit und lichtstarr
	B2 Pupillen- oder Cornealreflexe erloschen
	B1 Pupillen- und Cornealreflex erloschen
	B0 Erloschene Pupillen-, Corneal- und Hustenreflexe
Atmungsmuster	R4 Nicht intubiert, normales Atemmuster
	R3 Nicht intubiert, Cheyne-Stokes-Atemmuster
	R2 Nicht intubiert, irreguläre Atmung
	R1 Intubiert, Atmung oberhalb der Ventilatorrate
	R0 Intubiert, Atmung nach der Ventilatorrate oder Apnoe

13.4 Skalen zur Koma-Remission

H.-C. Hansen

Im Übergang vom Koma zum "vegetative state" und insbesondere weiter in das "minimally conscious state" (MCS, ▶ Abschn. 1.1.4) sind die diagnostischen Anforderungen besonders groß. Die Aufgabenstellung besteht darin, anhand reproduzierbarer Reaktionspüfungen den Patienten als »responsiv« oder »nicht-responsiv« im Sinne gezielter Kontaktaufnahme einzustufen. Hierzu ist eine Vielzahl wiederholter Untersuchungen notwendig.

Oft befindet sich der Patient auf dem Wege der Besserung seiner Motorik im Mittelhirnsyndrom mit Beuge-Streck-Synergismen und/oder ungezielten Wälzbewegungen. Die Motorik muss zeitaufwändig und differenziert ohne Störeffekte von Medikationen geprüft werden.

Im Fokus stehen erste verbale oder non-verbale Anzeichen eines Bewusstseins von sich oder der Umgebung, erkennbar an reproduzierbaren gezielten Reaktionen. Da sich unterschiedliche Funktionen einzeln oder gemeinsam erholen können, sind hier keine »einfachen« eindimensionalen Skalen angebracht, sondern eine differenzierte und mehrfach wiederholbare Testung.

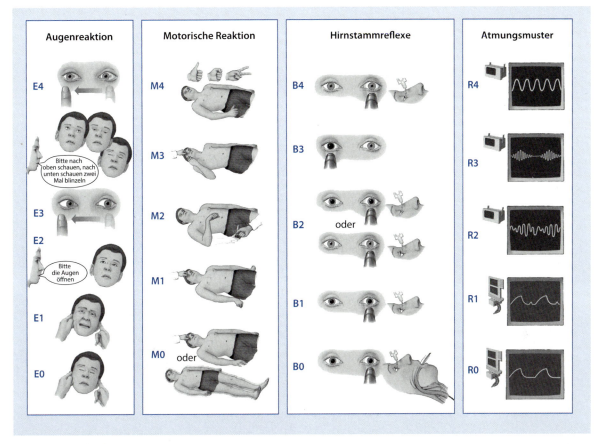

Abb. 13.1 Die 4 Achsen des Four Score bilden die Augenmotorik (E), die Extremitätenmotorik (M), die Hirnstammreflexe (B, d.h. Pupillen-, Corneal-, und Hustenreflex) und die Respiration. Gewertet wird jeweils die beste Leistung, mit maximal 4 Punkten pro Achse. Erläuterungen s. Text und Tabelle.

Die in Deutschland gebräuchliche Koma-Remissions-Skala untersucht 6 Funktionsbereiche (Voss 1993). Hierzu werden akustische, taktile und visuelle Reize präsentiert und alle Reizantworten ausgewertet, maximal sind 24 Punkte erreichbar (◘ Tab. 13.6).

Die erste englischsprachige Koma-Erholungs-Skala datiert von 1991 und wurde vor knapp zehn Jahren revidiert. In dieser Form ist diese Skala international unter der Kurzbezeichnung CRS-R "coma-recovery-scale-revised" (Giacino et al. 2004) gängig. Sie ist in vielen Rehabilitationseinrichtungen im Gebrauch und liegt seit 2008 in einer deutschen Version vor (http://www.fachkrankenhaus-neresheim.de/cps/rde/xbcr/srh/de/fk-neresheim/media_g17/CRS-R_deutsche_Version.pdf).

Hierin werden 23 Merkmale auf 6 Subskalen (Akustische Funktion, Visuelle Funktionen, Motorische Funktionen, Oral-sprachliche Leistungen, Kommunikationsskala, Vigilanz-Skala) geprüft, wozu klinische Erfahrung benötigt wird. Zusätzlich existieren gezielte Trainingsprogramme. Unter diesen Bedingungen scheint die systematische Befunderhebung mittels CRS-S zuverlässiger Patienten im MCS von Patienten im VS unterscheiden zu können als die rein an den diagnostischen Kriterien orientierte »freie« neurologische Untersuchung (Schnakers et al. 2009). Auch die Remission aus dem MCS wird hierbei noch erfasst, etwa durch den funktionellen Objektgebrauch (Tasse zum Mund, Kamm zum Haar) und das Kommunikationsverhalten (reproduzierbar korrekte Ja/Nein-Reaktionen). Für die noch anschließende weitere Überprüfung der Erholung im Krankheitsverlauf eignen sich dann nur individuell auf den Patienten zugeschnittene Untersuchungen, die auf das Auftreten der typischen nachfolgenden Befunde ausgerichtet sind (Remissionsstufen nach Gerstenbrand, ▶ Abschn. 1.2.3).

13.5 Prognostisch relevante Parameter

H.-C. Hansen

Vom Erkrankungsbeginn an stehen Prognose und Erholung bei Patienten mit Bewusstseinsstörungen und Enzephalopathien im Mittelpunkt des Interesses und leiten alle Bemühungen. Gesucht werden präzise Aussagen über die

Tab. 13.6 Koma-Remissions-Skala (CRS-R)

1. Erweckbarkeit/Aufmerksamkeit	5 Aufmerksamkeit für 1 Minute oder länger
	4 Verweildauer auf Reiz (länger als 5 Sekunden)
	3 Hinwendung zum Reiz
	2 Augenöffnen spontan
	1 Augenöffnen auf Schmerzreiz
	0 Keine
2. Motorische Antwort	6 Spontanes Greifen (auch im Liegen)
	5 Gezielte Abwehr auf Schmerzreiz
	4 Körper-Haltereaktion erkennbar
	3 Ungezielte Abwehr auf Schmerzreiz (vegetatives oder spastisches Muster)
	2 Beugesynergismen
	1 Strecksynergismen
	0 Keine
3. Reaktion auf akustischen Reiz	3 Erkennt vertraute Stimme, Musik etc.
	2 Augenöffnen, Kopfwenden, evtl. Lächeln
	1 Vegetative (Schreck-)Reaktion
	0 Keine
4. Reaktion auf visuellen Reiz	4 Erkennt Bilder, Personen, Gegenstände
	3 Verfolgt gezielt Bilder, Personen, Gegenstände
	2 Fixiert Bilder, Personen, Gegenstände
	1 Gelegentliches zufälliges Anschauen
	0 Keine
5. Reaktion auf taktile Reize	3 Erkennt durch Betasten/Fühlen
	2 Tastet spontan, greift gezielt (wenn »blind«), jedoch ohne Sinnesverstand
	1 Auf passive Berührung nur vegetativ
	0 Keine
6. Sprechmotorische Antwort	3 Mindestens ein verständlich artikuliertes Einzelwort
	2 Unverständliche (unartikulierte) Äußerungen (Laute)
	1 Stöhnen, Schreien, Husten (emotional, vegetativ getönt)
	0 Keine Phonation oder Artikulation hör-/erkennbar

mögliche Irreversibilität von initialen Hirnschädigungen und die individuellen Folgen der Erkrankung. Diesem Wunsch steht die Vielzahl pathophysiologischer Einflussgrößen gegenüber, die sich mit apparativen Methoden und klinischen Surrogatparametern früh und im Verlauf alle eingeschränkt erfassen lassen. Mittlerweile kennt man auch genetische Merkmale, die offenbar bei der Erholung vom traumatischen Koma hinderlich sind. Bestimmte Allele des Apolipoprotein E-Gens, die man als Demenzrisikofaktor gut kennt, sind mit einer schlechteren Prognose nach SHT assoziiert (Stevens u. Suttner 2013). Die Übertragbarkeit der Ergebnisse von statistischen Prognosestudien auf den Einzelfall fällt zwar oft schwer – dennoch sind sehr tragfähige Aussagen bei bestimmten Verläufen, z. B. von Enzephalopathien, möglich.

Die prognostische Genauigkeit hängt stets davon ab,
- wie viele und welche Befunde in die Kalkulation eingehen (klinisch/apparativ),
- zu welchen Zeitpunkten (Erstbefunde vs. Verlauf) und unter welchen Rahmenbedingungen (medikamentös-toxische Beeinflussung) sie erhoben wurden.

Die Vergleichbarkeit und Extrapolation von Prognosestudien ist wegen der unterschiedlichen Zielgrößen wie Lebensqualität, Morbidität, Letalität mit zudem fraglicher Trennschärfe zwischen Behinderungsgraden und Alltagskompetenz ungewiss. Zudem wurde bei Letalverläufen häufig nicht nach Todesursachen unterschieden (Tod aus neurologischer Ursache, Tod aus nicht-neurologischer Ursache, Tod nach Therapieabbruch). Auch Änderungen der Therapieintensität, jeweils in beide Richtungen, können die Prognose modifizieren – sowohl durch Verbesserungen (Hypothermie) als auch durch Minderungen und auch durch eine gewünschte Therapiebegrenzung (Tab. 13.7). In den letzten Jahren wird vermehrt diskutiert, ob gerade die Reduktion der Therapieintensität aufgrund einer schlechten Befundkonstellation auch eine konfundierende Rolle spielt und sich wie eine selbsterfüllende Prophezeiung nach dem Wechsel auf ein palliatives Vorgehen auswirkt.

Das Behandlungsergebnis (Outcome) nach schweren Enzephalopathien und Bewusstseinsstörungen lässt sich als Zielparameter der Prognostik am einfachsten dichotomisch in Bezug auf die Wiedererlangung des Bewusstseins einteilen, also in 2 Gruppen: »Tod und VS« bzw. »Überleben mit und ohne Behinderung«. So orientieren sich wissenschaftliche Untersuchungen an der "Glasgow Outcome Scale" (GOS), der für Schlaganfälle entwickelten "modified Rankin scale" (mRS) sowie der bei Hypoxien gebräuchlicheren "cerebral performance category" (CPC). Ein Prognosebezug zu frühzeitig erhobenen klinischen Surrogatparametern des Verlaufs und apparativen Befunden – wie etwa dem EEG oder dem ICP – wurde statistisch klar hergestellt (Tab. 13.8). Keine Parameter der Frühphase korrelieren enger zur späteren Lebensqualität, wie sie auf den Skalen SF-36 und EuroQOL abgebildet wird.

Das »sinnvolle« Behandlungsziel nach Bewusstseinsstörungen wird von Therapeuten und Angehörigen häufig uneinheitlich beurteilt. In Patientenverfügungen wird pauschal von einem »Sterbeprozess« oder einer »Erkrankung ohne Aussicht auf Wiedererlangung des Bewusstseins« geschrieben. Während es den Behandlern erst noch um das nackte Überleben geht, identifizieren viele Menschen rasch die drohende, manchmal aber nur vorübergehende »Abhängigkeit von Maschinen« mit dem unerwünschten katastrophalen Outcome. Andere heben noch differenzierter auf den Verlust der expliziten Selbstbestimmung ab, entsprechend dem minimal reaktiven Bewusstseinszustand (MCS). Im Alltag ist aber eine derart fein abgestimmte prognostische Voraussage zum frühen Zeitpunkt oft nicht sicher zu treffen. Sie ist auch vor dem Hintergrund der großen Reichweite von Patientenverfügungen (▶ Abschn. 12.2) eigentlich nicht zwingend erforderlich. Hier mag die längere Verlaufsbeobachtung und die dann fundierte Einschätzung und gründliche Berücksichtigung des Patientenwillens der qualitativ bessere Weg sein.

Tab. 13.7 Einflussgrößen der Prognose von Bewusstseinsstörungen und Enzephalopathien. Das Behandlungsergebnis ergibt sich nicht nur aus dem therapeutisch modifizierbaren Krankheitsverlauf (Mitte), sondern auch aus unbeeinflussbaren Parametern aus der Ausgangssituation (links) und vorab definierten Zielgrößen wie den Outcome-Kriterien (rechts)

Ausgangssituation	Verlauf der Hirnschädigung	Zielgrößen
Ursache	Progression	Mortalität
Alter, Vorbefunde	Reversibilität	Morbidität
Neurologischer Ausgangspunkt	Therapieintensität	Lebensqualität
Vitalparameter	Extrazerebrale Faktoren	

Insbesondere die Erkennung der infausten Prognose in Bezug auf das Überleben und wohl auch auf das Wiedererwachen aus dem Koma ist in vielen, aber nicht allen Situationen möglich. Jede diesbezügliche biologische Grenzwertdefinition ist notwendigerweise mit eigenen Fehlerraten für falsche Beurteilungen im Hinblick auf Spezifität und Sensitivität behaftet.

> Die Spezifität als Maß für das Verpassen günstiger Prognosen (also der Erstellung einer fehlerhaft »schlechten Prognose«) wiegt ungleich schwerer als die Sensitivität, also das Verpassen eines tatsächlich schlechten Krankheitsverlaufs.

Aus diesem Grund verfolgt kein Prognosealgorithmus das Ziel einer 100%igen Sensitivität, sondern hebt stets primär auf die hohe Spezifität ab, zwecks Vermeidung fataler Irrtümer.

Gute Prognose

Die gute Prognose ist in der Regel bedeutend schwerer als die schlechte Prognose zu erstellen, weil viele Determinanten wie anfangs unbekannte zerebrale Vorschädigungen und kaum voraussehbare interkurrente extrazerebrale Komplikationen mit entscheiden. Trotz einer günstig scheinenden Befundlage wie intakten Hirnstammreflexen und einer wenig gestörten oder gar ungestörten Motorik empfiehlt es sich daher, stets von »fehlenden Parametern (obligat) schlechter Prognose« oder »erkennbaren Voraussetzungen für eine Besserung« zu sprechen. Man kann dann die gute Prognose im Krankheitsverlauf schrittweise zur Kenntnis nehmen, während alle therapeutischen Bemühungen weiterlaufen, um Komplikationen zu verhindern. Von einer voreiligen Ankündigung der Vollremission und Komplettgenesung muss bei den hier besprochenen Krankheitsbildern grundsätzlich abgeraten werden, auch weil Sekundärschäden initial häufig verborgen bleiben.

Tab. 13.8 Outcome-Skalen: Systematik der Befunde und Scoring

	GOS	CPC	mRS	Neurologische Beeinträchtigungen	Nötige Hilfestellungen
Volle Erholung	5	1	0	Keine, symptomfrei	Keine
Leichte Behinderung	4	2	1	Keine, aber wenige Ausfälle vorhanden	Keine
			2	Leichte, durch Ausfälle eingeschränkt	Keine
Schwere Behinderung	3	3	3	Mittelschwere, geht aber ohne Hilfe	Gelegentlich im Alltag
			4	Höhergradige, geht nur mit Hilfe	Bei Körperpflege
Vegetativer Status (VS)	2	4	5	Schwere, ist bettlägerig oder inkontinent	Ständig erforderlich
Tod	1	5	6	–	–

mRS = modifizierte Rankin Skala; Werte ≥3 werden häufig als schlechtes Outcome gewertet

- **Infauste Prognose**

Die infauste Prognose kann unter den vorgenannten Aspekten aus gravierend schlechten klinischen und apparativen Befunden abgeleitet werden, und zwar bei
- geeignetem Befundzeitpunkt (nicht nur perakut, z. B. unmittelbar posthypoxisch),
- ausreichend lange ausbleibender Besserungstendenz,
- fehlender Erklärung durch Störfaktoren (Medikamente, Drogen, Pupillenverletzung etc.).

Apparative Parameter aus der Neurophysiologie (SEP/EEG), Biochemie und Bildgebung sind sehr wichtige Ergänzungen klinischer Befunde für die Prognosenerstellung. Sie sind allerdings auch im Hinblick auf Therapiemaßnahmen (Medikation, Hypothermie) zu bewerten. Für die hypoxische Enzephalopathie als der häufigsten »atraumatischen« Koma-Ursache liegen gut definierte Algorithmen vor, die eine zuverlässige Prognostik in den ersten Tagen erlauben (▶ Kap. 14).

13.6 Klinische Befunde und Prognose

H.-C. Hansen

13.6.1 Prinzipien

Aus klinischen Befunden allein lässt sich zwar ein klarer prognostischer Trend ableiten, aber fast nie die sichere Prognose zum sehr frühen Zeitpunkt erstellen. Ausnahmen hiervon sind
- zum einen die sehr schweren und rasch progredienten Zustände mit komplettem ZNS-Funktionsausfall und katastrophaler Prognose (z. B. massives SHT mit Herniation, Reflexausfall, Schnappatmung),
- zum anderen die rasch behobenen Enzephalopathien mit entsprechend guter Prognose, z. B. nach zeitgerechtem Abstellen einer hypo- oder hypertensiven Kreislaufdysregulation, eines Sauerstoff- oder Glukosemangels.

Ein einheitlicher Prognosealgorithmus wurde aufgrund der Diversität von Auslösern und Schweregraden bei Enzephalopathien bislang nicht gefunden und darf wohl kaum in einer globalen Form erwartet werden. Sinnvoller scheint, die Patienten unter vergleichbaren Graden der Bewusstseinsstörung auf ihre Prognosekriterien zu betrachten (Greer et al. 2012).

Die Erholungsfähigkeit von Bewusstseinsstörungen hängt grundsätzlich von der Dauer, der Anzahl und der Verteilung der neurologischen Ausfälle sowie von ihrer Ursache ab. Metabolisch-toxische Komaursachen haben im Großen und Ganzen eine viel günstigere Prognose als eine vaskuläre oder traumatische Genese, abgesehen von der Enzephalopathie nach Schock, Hypoxie oder Hypoglykämie.

> Je nach Ausmaß und Persistenz der Ausfälle motorischer Leistungen sind therapeutische Erfolge zunächst noch möglich, werden aber mit der Zeit zusehends unwahrscheinlicher und sind schließlich ausgeschlossen.

Leider gibt es keine gesicherten Erkenntnisse zum Erholungspotenzial aus einer bestimmten klinischen Schwere der Bewusstseinsstörung. So kann man nur begründete Wahrscheinlichkeiten angeben. Sicher ist, dass es aus dem Zustand des Hirntodes keine Erholung geben kann. Medikamenteneffekte können die klinische Beurteilung empfindlich stören und zu einem scheinbar prognostisch falsch-ungünstigen (regungslosen) Befund führen. Dann unterbleiben nämlich Schmerzreaktionen, ohne dass dies ein Korrelat der Hirnschädigung wäre. Der Koma-Score täuscht einen schlechten Zustand vor, der nach Abklingen der Substanzeffekte verschwunden sein kann.

Wie leicht Restfunktionen bei Patienten im tiefen Koma durch Analgosedativa maskiert werden, ist nicht systematisch untersucht worden. Zur Klärung helfen neuro-physiologische Untersuchungen oder eine weitere Verlaufsbeobachtung oft weiter! Manche Analgosedierungen erscheinen nicht auf dem »Papier« und stammen z. B. aus einer Gabe während eines Transportes oder erklären sich aus einer Kumulation vormalig verabreichter Dosen bei gestörter Elimination oder Pharmaka-Interaktion.

- **Günstiger Krankheitsverlauf**

Wichtigstes klinisches Anzeichen des günstigen Krankheitsverlaufs ist die Besserung der Bewusstseinslage, erkennbar am Rückgang von Bewegungsstörungen und der gleichzeitigen Rückkehr physiologischer Bewegungsabläufe. Bei guter Prognose sollen Hirnstammreflexe, soweit überhaupt gestört, früh zurückkehren.

- **Ungünstiger Krankheitsverlauf**

Wichtige klinische Zeichen des ungünstigen Krankheitsverlaufs betreffen den Ausgangsbefund und die Befundverschlechterung trotz eingeleiteter Therapie. Neue neurologische Defizite zeigen dabei einen weiteren neuen Schädigungsort an (z. B. neue Embolien, Einblutungen, Infarkte) oder lassen sich als Folge des expandierenden Primärbefundes einordnen. Ein ungünstiges und dramatisches, aber noch nicht infaustes klinisches Zeichen ist die Störung der Pupillenmotorik, z. B. eine einseitige Mydriasis bei supratentorieller Raumforderung.

Selbst ein beidseitiger Verlust der Lichtreaktion ist aber für sich allein kein absolut sicher prognostisch infaustes Zeichen, zumindest statistisch sind noch 5% der Patienten potenziell erholungsfähig. Insofern bietet sich die Kombination verschiedener Befunde an (Bates 1991). Die ungünstige Bedeutung vieler zentraler Atmungsstörungen (Maschinenatmung, Clusteratmung) reicht für Therapieentscheidungen allein nicht aus und ist wegen der raschen Intubation und Beatmung meist schlecht weiterzuverfolgen. Wichtig ist, dass der Atemtyp »Cheyne-Stokes« mit seinen starken Fluktuationen von Amplitude und Frequenz prognostisch nur wenig impliziert. Im tiefen Koma des Bulbärhirnsyndroms kommt es, wenn sich mangels ausreichender Restfunktionen keine neurologische Herdzeichen (z. B. Schluckstörung) mehr ausprägen können, »nur noch« zu Kreislaufstörungen, z. B. dem Cushing-Reflex oder sprunghaften Änderungen von Blutdruck und Herzfrequenz.

- **Wahrscheinlichkeit einer infausten Prognose**

Eine infauste Prognose wird klinisch immer wahrscheinlicher, je mehr ungünstige klinische Zeichen kumulieren und sich entlang der Hirnstammebenen kraniokaudal absteigend darstellen. Klinisch drückt sich dies in der Abfolge aus bestimmten Syndromen aus:

– dienzephale Syndrome (Wachheit → Somnolenz),
– mesenzephale Syndrome (Lichtreflexausfall),
– pontine Syndrome (Kornealreflexausfall) und
– bulbäre Syndrome (Hustenreflexausfall).

Parallel zu dieser Entwicklung verfallen die Koma-Scores auf den untersten Wert (Minimum GCS = 3, FOUR Score = 0), und der Patient strebt dem irreversiblen Koma (= Hirntod) zu. Für die sicher infauste Prognose des klinisch festgestellten Hirntodsyndroms müssen sorgfältig mögliche konfundierende Faktoren ausgeschlossen werden, die reversible Anteile der Funktionsstörungen begründen könnten (z. B. Hypothermie, Medikation; ► Abschn. 1.2.4).

Die Formulierung allgemein gültiger klinischer Merkmale der infausten Prognose ist problematisch, weil klinische Befunde kontextsensitiv sind. Die folgende Übersicht (»Anhaltspunkte für eine schlechte Prognose im Zustand fehlender gezielter Motorik«) liefert insofern nur prognostische Anhaltspunkte zum Zwecke einer Gesamtschau der Befunde im Kontext.

> **Anhaltspunkte für eine schlechte Prognose im Zustand fehlender gezielter Motorik**
> – Beidseitiger Ausfall des Lichtreflexes (nicht unmittelbar nach Hypoxie)
> – Beidseitiger Ausfall des Cornealreflexes (nicht unmittelbar nach Hypoxie/Medikation)
> – Anfälle, gehäuft in Serien oder im Status
> – Streckmechanismen, vollständige Lähmung
> – Störungen der Atmung mit irregulären Mustern (außer Cheyne-Stokes-Typ)
> – Störungen der Kreislaufregulation mit gehäuften Entgleisungen des Blutdrucks und oder der Herzfrequenz, Cushing-Reflex
> – Störungen der zerebralen Gefäßautoregulation mit gehäuften Hirndruckanstiegen

Abweichungen können sich aus der Ätiologie und den individuellen Dispositionen des Patienten (Lebensalter und Vorschädigungen) ergeben. Bei Kindern sind ungünstige Befunde aufgrund der besseren Erholungsmöglichkeiten zurückhaltender zu bewerten als bei Erwachsenen. Ähnlich kann ein schwer vorerkrankter 49-jähriger Patient bei gleichen neurologischen Ausfällen eine viel ungünstigere Überlebenschance haben als ein 71-jähriger vormals gesunder Mensch mit der gleichen Akuterkrankung.

> Mit der Zahl und der Dauer ungünstiger klinischer Zeichen sinkt die Prognose bei einem supratentoriellen Prozess. Bei infratentoriellen Prozessen kann dies so sein, aber muss nicht. *Ein klinisches Zeichen allein reicht keinesfalls aus.*

13.6.2 Hirnstammreflexe

Ein Ausfall der Pupillen- und/oder der Cornealreflexe ist sehr eng mit einer schlechten Prognose bezüglich der Wiedererlangung des Bewusstseins verbunden. Dies ist aus der engen topischen Beziehung der neuro-physiologischen Substrate im oberen Hirnstamm – speziell zum ARAS – verständlich. Der Vorteil der Lichtreaktion liegt in der niedrigen Variabilität der Befunde verschiedener Untersucher und in ihrer nach wie vor hohen und führenden prognostischen Bedeutung (Greer et al. 2012).

Auch diese Regel ist kontextsensitiv, und in ihrer Anwendung müssen Störfaktoren wie Medikamente (Analgosedierung), Begleitschäden an peripheren Hirnnerven oder zerebrale Vorschädigungen (Ringel et al. 1988) berücksichtigt werden. Außerdem ist eine ausreichend lange Dauer prognostisch entscheidend, denn nach zerebraler Hypoxie fallen die Hirnstammreflexe auch transient aus, ohne dass dies im Sinne der infausten Prognose relevant wäre (Jørgensen u. Malchow-Møller 1981; Snyder et al. 1981). Genau dieser Zeitraum verlängert sich durch die Hypothermiebehandlung einer Hypoxie auf über 3 Tage (Übersicht bei Kalanuria u. Geocadin 2013). Beim Neurotrauma hingegen sieht man in aller Regel aus Gründen der schlechten Prognose von operativen Therapieoptionen ab, sobald im Kontext einer transtentoriellen Herniation nach der ersten auch noch die zweite Pupille lichtstarr wird. Nach jahrzehntelanger neuro-chirurgischer Erfahrung besteht keine Chance mehr auf eine Erholung des Patienten über ein VS hinaus, wenn diese Verschlechterung nicht unmittelbar präoperativ aufgetreten ist.

> Selbst gravierende Ausfälle der Hirnstammreflexe sind nicht immer prognostisch infaust, sondern werden auch bei sich komplett erholenden Patienten angetroffen, z. B. obligat nach Hypoxie.

Auch der **Hustenreflex**, gewissermaßen neuro-anatomischer Nachbar der Atem- und Kreislauf-regulierenden Hirnstammneurone, ist als wichtiger prognostischer Parameter leider durch Analgosedierung häufig nur sehr eingeschränkt zu beurteilen. Für den Ausfall der **vestibulo-okulären Reflexe** zeigte sich eine mehr als 5-fach erhöhte Rate postkomatöser Delirien bei nicht-operativen Intensivpatienten (Sharshar et al. 2012).

Bestehen lediglich **Abschwächungen** oder einseitige Ausfälle der Hirnstammreflexe, belegt dieser Zustand eine zumindest teilweise funktionelle Intaktheit des Hirnstamms – die Prognose bleibt offen! Die **Intaktheit** dieser Reflexe als Beleg für eine erhaltene Hirnstammfunktion suggeriert eine Erholungsfähigkeit und günstigere Prognose, beweist sie aber nicht. Die Prognose muss »offen« bleiben, weil das ARAS ja andernorts massiv geschädigt sein kann. Dies ist supratentoriell durch enzephalopathische Hirnrindenschädigung möglich (z. B. im posthypoxisches Koma) oder als strategische Schädigung (▶ Abschn. 2.2) auf dienzephaler Ebene (z. B. beidseitige Thalamusinfarkte).

> Intakte Hirnstammreflexe sind kein Garant für eine Erholung und bei vielen Patienten im »Wachkoma« (VS) nach Enzephalopathie lebhaft vorhanden. Ihr unumkehrbarer Ausfall spricht bei einem bewusstseinsgestörten Patienten für eine schlechte Prognose.

13.6.3 Zentrale Motorik

- **Komplette Lähmungen der Extremitäten oder beidseitige Strecksynergismen**

Komplette Lähmungen der Extremitäten oder beidseitige Strecksynergismen (▶ Abb. 4.2) signalisieren eine akut lebensbedrohliche Erkrankung. Bei ausgedehnten zerebralen Raumforderungen und Enzephalopathien sind sie Indiz einer bereits fortgeschrittenen Funktionsstörung des Hirnstamms. Zwar sind sie keineswegs immer und sofort prognostisch infaust, aber die Aussichten werden schlechter, je länger der Verlust der Motorik oder solche »Streckschablonen« persistieren. Der kritische Zeitraum ist nicht pauschal anzugeben und hängt vom Alter und der Ursache ab. Im Falle des erwachsenen Patienten nach Reanimation und zerebraler Hypoxie liegt er bei 3 Tagen, wenn keine Hypothermie oder Medikationseffekte eine Rolle spielen, ansonsten länger (▶ Kap. 14). Umschriebene lokale Hirnstammschädigungen, die u. a. auf ein Locked-In-Syndrom hinauslaufen können, werden nach deutlichen längeren Zeiträumen beurteilt. Auch einseitige Strecksynergismen, die wir gelegentlich perakut beim arteriellen Gefäßverschluss beobachten (und die oft für epileptische Phänomene gehalten werden), sind keine obligaten Zeichen einer schlechten Prognose. Schließlich kommen Strecksynergismen auch bei den sich erholenden Patienten während einer SAB durch den reflektorischen ausgedehnten Vasospasmus fast obligat vor, sogar auch bei flüchtiger Hypoxie und gelegentlich bei Synkopen!

- **Beuge-Streck-Synergismen**

Beuge-Streck-Synergismen zeigen erst dann eine schlechte Prognose an, wenn sie sich auf längere Sicht nicht zurückbilden. Dieses kann sich – je nach Alter und Ursache – auch nach Wochen, teilweise nach Monaten ereignen und geht dann oft der Koma-Remission voraus (▶ Abschn. 13.1). Je schneller dieser Wandel eintritt, umso günstiger die Prognose. Die nächsten Schritte zur ungezielten und schließlich zur **gezielten Motorik** (= Koma-Remission) werden

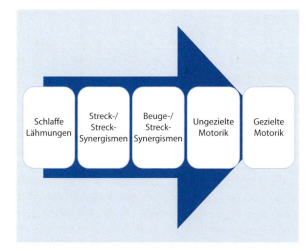

Abb. 13.2 Motorische Befunde auf dem Weg durch die Koma-Remission: Parallel zur funktionellen Restitution der ARAS-Funktionen und der Besserung der Bewusstseinslage ändern sich die zentralmotorischen Funktionen in einer definierten Reihenfolge von links nach rechts, können aber an jeder Stelle beginnen, aufhören und dort stehenbleiben. Eine Änderung in Gegenrichtung kommt einer Befund- und Prognoseverschlechterung gleich

nach einer Hirnstammschädigung vollzogen, wenn der in Abb. 13.2 skizzierte Weg rasch durchlaufen wurde. Dieser kann an jeder Stelle stehenbleiben, z. B. im VS oder MCS. Auch danach, auf der Wegstrecke zur gezielten Motorik, sind sichere Zeitgrenzwerte aufgrund der individuellen Variationsbreite nicht zu definieren und bewegen sich eher in Wochen und Monaten. Eine definierte »gute« Prognose hinsichtlich der Wiedererlangung differenzierter psychischer Leitungen kognitiver oder affektiver Art kann aus alledem nicht abgeleitet werden. Diese Aussage bleibt der späteren Entwicklung des psychopathologischen Befundes und den Ergebnissen weiterer neurophysiologischer und -psychologischer Verlaufskontrollen vorbehalten. Die Entwicklung der Patienten im MCS und VS ist mit den genannten Informationen ebenfalls schwer vorauszusagen.

> Nach einem Jahr zeigte sich in einer großen retrospektiven Untersuchung, dass 50% der MCS- und 3% der VS-Patienten nur mäßig oder gar nicht behindert waren (Giacino et al. 1997).

Im Anschluss an Bewusstseinsstörungen ohne indirekte oder direkte Beteiligung des Hirnstamms, z. B. bei einigen **Enzephalopathien**, kann nach dem Koma ein VS auch ohne Streck- und Beuge-Synergismen verbleiben oder remittieren. Der Zeitraum bis zum Erlangen einer erst ungezielten und dann vielleicht auch gezielten motorischen Reaktion drückt die Prognose aus und kann sich über Wochen und Monate hinziehen. In dieser Zeit können elektrophysiologische Untersuchungen wichtige Informationen beitragen (▶ Abschn. 13.3).

> Die Erholungswahrscheinlichkeit wird umso geringer, je tiefer das Koma ist (Ausfall nicht nur einzelner, sondern mehrerer Hirnstammreflexe) und je länger ein Koma-Zustand anhält.

Die Besserung hochgradiger Bewusstseinsstörungen und Enzephalopathien mit Hirnstammschädigungen verläuft auf einem typischen Weg parallel zur Koma-Remission. Er beginnt gegebenenfalls beim Bulbärhirnsyndrom (schlaffe Paresen und Streckhaltung aller Extremtäten) und führt durch das Mittelhirnsyndrom (Übergang in Beugesynergismen der Arme, schließlich ungezielte Abwehrreaktionen). Wird dieser Weg rasch beschritten, kann die neurologische Prognose günstig sein und bleibt abzuwarten.

Das **Auftreten** von epileptischen Anfällen signalisiert eine Hirnbeteiligung, gilt jedoch nicht als obligat prognostisch schlechtes Zeichen. Das Sistieren von **Krampfanfällen** ist vieldeutig, zumal unter eingeleiteter antikonvulsiver Therapie. Wenn sich das gestörte Verhältnis zwischen neuronaler Inhibition und Exzitation normalisiert, klingen Myoklonien ab und die Bewusstseinslage bessert sich. Reduziert sich dagegen die myoklone Aktivität und bleibt der Patient bewusstlos, also ohne gezielte Motorik, kann dies den Übergang in den non-konvulsiven SE mit schlechter Prognose anzeigen (DD Medikamenteneffekt). Klärung schafft hier nur das EEG.

Das Auftreten von Babinski-Zeichen und von hypo- oder hyperkinetischen Syndromen zeigt nur die zerebrale Beteiligung in zentralmotorischen Systemen an. Es ist für aber nicht prognosedeterminierend.

13.6.4 Koma-Scores

Eine enge Korrelation der Punktwerte auf den Koma-Skalen (Koma-Scores) mit der Prognose konnte sowohl für Bewusstseinsstörungen nach makroskopischen Läsionen (Hirntrauma, ICB) als auch für Enzephalopathien, z. B. nach zerebraler Hypoxie gezeigt werden. Hierunter fallen alle der in ▶ Abschn. 13.1 genannten Scores, z. B. GCS und FOUR Score (Fischer et al. 2010; Wijdicks et al. 2011). Bezüge zur Prognose sind vorhanden für
- initial ungünstige Scores,
- anhaltend schlechte Scores und
- (besonders) abnehmende Scores.

Dennoch können nur Trendaussagen erwartet werden, da z. B. der GCS bezüglich »falsch ungünstiger Prognosen« mit einer Quote um 2% behaftet ist (Bates 1991). Die von verschiedenen Untersuchern erhobenen Koma-Scores sich nicht absolut deckungsgleich, wobei die Kongruenz beim FOUR Score etwas höher zu liegen scheint als bei der GCS (82% vs. 71%; Fischer et al. 2010).

Koma-Scores können zudem durch die Effekte von Alkoholintoxikation, Medikation oder Schock in die prognostisch »falsch-ungünstige« Richtung verzerrt werden. Der prognostisch wichtige Zustand des drohenden Hirnstammfunktionsverlustes lässt sich mit dem FOUR Score besser darstellen als mit der GCS, die in diesen Fällen keinen Unterschied zur schweren Intoxikation abbildet und prognostisch unschärfer bleibt (Wijdicks et al. 2011). Umgekehrt kann die Verbesserung auf der Koma-Skala eine günstige Entwicklung ankündigen, jedoch nicht in jedem Fall! Die spontane Augenöffnung nach 2–4 Wochen Koma-Dauer bewirkt zwar einen Anstieg des GCS, signalisiert aber keineswegs eine deutliche Besserung, da einige dieser Patienten im VS verbleiben (Lyle et al. 1986).

Alle Koma-Skalen beinhalten als **"motor score"** die bestmögliche motorische Funktion (Tab. 13.9), der einen großen prognostischen Beitrag beisteuert. Niedrige "Motorscore"-Werte mindern die Prognose erheblich, z. B. nach SHT in folgendem Quotenverhältnis (OR, "odds ratio") im Vergleich zu gezielter Motorik (1,0; Lingsma et al. 2010):
- fehlende Motorik 5,3,
- Strecksynergismen 7,5,
- Beugesynergismen 3,6.

Daher findet sich der "motor score" auch in komplexen Prognosealgorithmen wieder, gemeinsam mit dem Alter und der gegenüber Medikationen »resistenteren« Pupillenreaktion. Gute Beispiele sind Expertensysteme wie "IMPACT" und "CRASH", die diese Parameter und CT-Daten (▶ Abschn. 13.3) zur rechnerischen Schätzung des 6-Monats-GOS nach schwerem und mittelschwerem SHT verwenden (Stevens u. Sutter 2013; Steyerberg et al. 2008; www.tbi-impact.org).

> Erwartet werden dürfen letztlich prognostische Schätzwerte, aber keine sicheren Prognosen!

Schädel-Hirn-Trauma (SHT)

Die initial erhobenen Koma-Scores gestatten zwar keine absoluten prognostischen Aussagen, sind aber als »prognostischer Baustein« verwendbar. Für das schlechte Outcome (GOS 1–3) lag für SHT-Patienten mit initialem GCS 3–5 der positive Vorhersagewert bei 77%, mit initialem GCS 6–8 bei 26% (Narayan et al. 1981). Immerhin 20% der posttraumatischen Patienten mit einem GCS=3 überlebten, aber nur ca. 9% mit wenig oder ohne Behinderung (GOS 4 und 5) (www.braintrauma.org/pdf/protected/prognosis_guidelines.pdf)! Im Vergleich zum GCS ist der FOUR Score prognostisch gleichwertig und bietet Vorteile im differenzierten Scoring von intubierten Koma-Patienten (Sadaka et al. 2012). Die Prognose mindert sich erheblich durch Ausfälle der Pupillenlichtreaktion (LR) beim SHT, und zwar in folgendem Quotenverhältnis (OR, "odds ratio") im Vergleich zu erhaltener LR (1,0; Lingsma et al. 2010):
- beidseitig fehlende LR 4,7,
- einseitig fehlende LR 2,7.

Tab. 13.9 Punkteskalen für motorische Leistungen (»motor scores«) bei wichtigen Koma-Skalen

FOUR Score		Glasgow Coma Score	
4	Imitiert Gesten (z. B. Fingerzeigen)	6	Befolgt Aufforderung
3	Gezielte Reaktion auf SR	5	Gezielte Reaktion auf SR
		4	Ungezielte Reaktion auf SR
2	Beugesynergismen	3	Beugesynergismen
1	Strecksynergismen	2	Strecksynergismen
0	Keine Motorik	1	Keine Motorik
0	Status generalisierter Myoklonien		

SR = Schmerzreiz

Enzephalopathien und andere nicht-traumatische Ursachen der Bewusstseinsstörung

Die Koma-Scores gestatten zwar keine absoluten Aussagen, sind aber als »Baustein« prognostisch verwendbar. Mit sinkenden Koma-Scores erhöht sich die Mortalität beim GCS und beim FOUR Score in ähnlicher Weise (FOUR Score ≤1: Mortalität 84%, ≥2: 44%; Wijdicks et al. 2011) Bei den schwerst betroffenen Fällen zeigt der FOUR Score einen Trend zu höherer Verlässlichkeit. In der Notaufnahme ergab sich für beide Scores eine etwa gleich gute Voraussage der 3-Monats-Mortalität (Eken et al. 2009).

Für viele Enzephalopathien bieten sich die seltener betroffenen Hirnstammreflexe nicht als Zielparameter für prognostische Überlegungen an. Sie besitzen dennoch im nicht-traumatischen Koma im Vergleich zu den "motor scores" den höheren prognostischen Stellenwert (Greer et al. 2012). Für die hepatische Enzephalopathie mit einer sehr großen Variationsbreite qualitativer und quantitativer Bewusstseinsstörungen werden z. B. nur die 4 Schweregrade nach den West-Haven-Kriterien eingesetzt (Verlangsamung, Somnolenz, Sopor, Koma). Sie zeigen einen klaren, wenngleich nicht absoluten Bezug zur Prognose, der sich am besten noch zur Laborphysiologie abbildet (SAPS-Score). Im Weiteren sind dann technische Zusatzbefunde aus dem EEG und der intrakranielle Druckverlauf wertvoll.

Selbst für die schwerste Enzephalopathie, der posthypoxische Hirnschädigung, gestatten Koma-Scores vor dem dritten Tag keine absolut sichere Aussagen bezüglich einer schlechten Prognose, sondern signalisieren allenfalls statistische Wahrscheinlichkeiten (Rittenberger et al. 2010; Fugate et al. 2010).

> **Erloschene Pupillenreaktionen und/oder Cornealreflexe über 72 Stunden nach der Schädigung sind ohne Einsatz der Hypothermie sichere Indikatoren einer schlechten Prognose.**

Unter Hypothermie sind sie etwas weniger verlässlich (falsch-positive Quote: 4%, Rossetti et al. 2010 sowie Bouwes et al. 2012). Der Einbezug der Hirnstammreflexe erklärt die Vorteile des FOUR Score im Vergleich zum GCS und seine bessere Voraussagekraft zwischen Tag 3 und 5 (Fugate et al. 2010). Als kontextsensitiv hat sich in mehreren Studien der "motor score" erwiesen (falsch-positive Quote am 3. Tag: 10–24%; Rossetti et al. 2010 sowie Bouwes et al. 2012). Zu Zeiten ohne Hypothermiebehandlung galt er binnen der ersten 3 Tage als sehr aussagekräftig, da Strecksynergismen oder fehlende Motorik hochwahrscheinlich die schlechte Prognose anzeigten (Booth et al. 2004; Zandbergen et al. 2006). Dies kann nach erfolgter Hypothermiebehandlung nicht mehr im gleichen Zeitrahmen aufrechterhalten werden und bedarf daher der längeren Beobachtung oder der Validierung durch apparative Verfahren (▶ Abschn. 13.3 und ▶ Kap. 14).

Koma-Remission

Die Fähigkeit zur visuellen Blickfolge zeigt häufig als erstes klinisches Zeichen die Wiedererlangung des Bewusstseins an und das Ende des apallischen Syndroms (vegetative state, VS) an. Zwar erhöht dieser Übergang in den minimalen Bewusstseinszustand (MCS) die Wahrscheinlichkeit einer weiteren Remission, er garantiert sie jedoch nicht (Stevens u. Sutter 2013). Außer der visuellen Reaktion fällt gelegentlich ein gezieltes »Nesteln« der Finger an der Bettdecke oder am Körper auf. Auch orale Ausweichbewegungen sind zu bemerken, z. B. bei der Mundpflege. Die häufigen begleitenden perzeptiven Störungen (taktile Ausfälle und Sehstörungen) sowie neuro-psychologische Funktionsstörungen (Aphasie, Aufmerksamkeitsstörung, Neglect, exekutive Dysfunktion) erschweren die Kommunikation mit dem Patienten und mithin die Beurteilung des Kommunikationsverhaltens. Derartige Ausfälle tragen wesentlich zur dauerhaft verbleibenden Behinderung bei (z. B. zentrale Erblindung, Plegie, Anarthrie).

> ❗ **Cave**
> **Reflektorische Bewegungsmuster werden oft als gezielte Motorik fehlgedeutet, da sie mitunter schwer von gezielten Bewegungsmustern unterscheidbar sind.**

Nur wenige lang angelegte Studien untersuchten große Fallzahlen postkomatöser Patienten mittels Koma-Skalen und technischer Befunde in Bezug auf ihre Remissionsquoten (Übersicht bei Bruno et al. 2012). Eine retrospektive Beobachtung über 5 Jahre (Luautè et al. 2010) erbrachte, dass sich der Zustand jener Patienten, die ein Jahr nach dem Koma weiterhin im MCS-Zustand waren, noch in einem Drittel der Fälle danach funktionell besserte (n=39, mittleres Alter: 39 Jahre). Alle 13 Personen blieben jedoch – bis auf eine (Alter: 23 Jahre) – hochgradig eingeschränkt ("severely or totally disabled") – die Hälfte kehrte in ihre gewohnte Umgebung zurück. 36% aller MCS-Patienten verstarben, aber niemand wurde wieder apallisch. Unter den gebesserten Fällen dominierten die traumatischen Koma-Ursachen (eine hypoxische Enzephalopathie, zwei Schlaganfälle, eine Enzephalitis). Alle übrigen 6 untersuchten Patienten mit anoxischer Schädigung verblieben im MCS oder verstarben. Die anderen Patienten, die sich ein Jahr nach der Schädigung noch immer im VS (n=12) befunden hatten, zeigten in 5 Jahren keine weitere Erholung und verstarben zum größten Teil (75%). Ein andere Studie begann die Beobachtungen an MCS-Patienten früher (MCS 1–3 Monate nach Ereignis) und fand weit höhere Erholungsraten (70%; Katz et al. 2009, retrospektive Daten über 1-4 Jahre). Nach dieser Untersuchung lag der prognostisch kritische Übergangszeitpunkt vom VS zum MCS sogar bei 8 Wochen nach dem Ereignis und war dann von der Koma-Ursache unabhängig (n=36).

Eine häufig zitierte italienische Studie (n=25, Beobachtung im Mittel >2 Jahre; Estraneo et al. 2010) berichtete von späten Erholungen aus dem VS, d. h. nach dem oft genannten 12-Monats-Zeitraum. Nur 2 ihrer 50 Patienten hatten das Bewusstsein innerhalb des ersten Jahres wiedererlangt (4%), aber weitere 20% erreichten später ein gezieltes Antwortverhalten (n=10). Diese Fälle wiesen alle intakte Pupillenreflexe auf, lagen im Alter zwischen 14 und 47 Jahren, und ihre Leiden hatten überwiegend traumatische Koma-Ursachen. 3 dieser 10 Fälle waren im posthypoxischen VS, besserten sich vor Abschluss des 2. Jahres, waren aber alle relativ jungen Alters (14, 17, 40 Jahre).

Die Ein-Jahres-Ergebnisse der umfangreichen laufenden prospektiven belgischen Studie (84 MCS- und 116 VS-Patienten zum Zeitpunkt ein Monat nach dem Ereignis) zeigen eine 12-Monats-Mortalität von 42% für VS-Patienten und 38% für MCS-Fälle (Bruno et al. 2012). Der Anteil nicht-traumatischer (NT) Patienten mit letalem Ausgang war jeweils höher im Vergleich zur traumatischen (T) Fallgruppe. Ausgewertet wurden die Quoten für die funktionelle Erholung (FE, d. h. funktionelle Kommunikation oder funktioneller Objektgebrauch) und für die Besserung der Bewusstseinslage vom VS zum MCS. Zusammen genommen, lagen sie bei VS-Patienten nach einem Jahr bei 14% in der T-Gruppe und bei 8% in der NT-Gruppe. Die

Tab. 13.10 Die Prognose postkomatöser Patienten: Eckdaten der klinischen Erholung des Bewusstseins und der Pupillenreflexe

		Nicht-traumatische Schädigung	Traumatische Schädigung
Prognose ungünstig	1a	VS persistiert >1 Jahr; alle Altersgruppen	VS persistiert >1 Jahr; Alter fortgeschritten (>5. Dekade)
	1b	MCS persistiert >1 Jahr; Alter fortgeschritten (>5. Dekade)	MCS persistiert >1–2 Jahre; Alter fortgeschritten (>5. Dekade)
	2	Pupillenreflexe fehlen	
Prognose offen	1a	VS persistiert <1 Jahr; Alter <5. Dekade	VS persistiert <2 Jahre; Alter <5. Dekade
	1b	MCS erreicht <3 Monate; alle Altersgruppen	MCS erreicht <1 Jahr; Alter <5. Dekade
	2	Pupillenreflexe vorhanden	

Sind beide Kriterien gleichzeitig erfüllt, ist eine gute prognostische Genauigkeit gegeben. Divergieren die Kriterien 1 und 2, sollten weitere klinische Parameter (Koma-Remissions-Skala) und technische Zusatzbefunde (EEG-Reaktivität, SEP) zugezogen werden.

Verbesserung der MCS-Patienten hin zur funktionellen Erholung lag im gleichen Intervall viel höher: bei 48% (T) und 26% (NT). Diese waren dann nach einem Jahr funktionell zumindest teilweise erholt. Von einer Rückkehr in die häuslichen Bezüge wurde nicht berichtet.

Das "Timing" der Koma-Remission, also die zeitliche Abfolge der bei Besserung zu durchlaufenden Stadien (Koma → VS → MCS → Delirantes Syndrom, skizziert in ▶ Abb. 1.4), zeichnet sich als kritisches prognostisches Merkmal in den letzten Jahren somit immer deutlicher ab. Allgemein gilt, dass für postkomatöse Patienten die Chancen auf ein Überleben, durchschnittlich umso besser sind, je kürzer das VS und MCS anhält und je jünger sie sind. Das Ausbleiben einer Schwerbehinderung, die einen dauerhaften und vollumfänglichen Pflegebedarf auslöst, lässt sich kaum verläßlich voraussagen. Offenbar unterscheiden sich traumatische Koma-Ursachen dadurch, dass die »kritischen« Zeiträume im Mittel etwas länger sind. Genaue Alters- und Zeitgrenzen können jedoch nicht angegeben werden und müssen im Einzelfall in der Gesamtschau aller Befunde gefunden werden. Dies machen auch Einzelbefunde einer sehr späten Erholung nach traumatischem Koma erforderlich (nach 6 bzw. 19 Jahren; Voss et al. 2007).

Ob und wie das Schädigungsmuster der Enzephalopathie und dessen Therapie (Erholungsverzögerung nach Hypothermie) zum Tragen kommen, bleibt vorerst unklar – und alle neuro-regenerativen Erklärungsversuche sind spekulativ (Voss et al. 2007). Insofern kann die ◘ Tab. 13.10 nur vorläufige Eckdaten liefern. Treffen die Kriterien 1 und 2 zu, unterstützt dies die klinische Prognosenstellung. Weitere wichtige klinische Befunde oder z. B. ein reaktives EEG s.u. müssen gesondert gewertet werden. Die Tabelle verzichtet bewusst auf eine bislang nicht lückenlos zu gewährleistende tragfähige prognostische Einteilung. Insbesondere muss bei einer Unstimmigkeit der Kriterien 1 und 2 versucht werden, mit bewährten apparativen Methoden wie EEG und EP die Prognose weiter einzugrenzen. Weitere bildgebende und funktionelle Methoden sind in vielversprechender Entwicklung (fMRT, PET, DTI-MRT, EEG, EKP), aber bislang nicht für die breite Versorgung ausgereift.

13.7 Neurophysiologische Befunde und Prognose

13.7.1 Evozierte Potenziale

W. Haupt, H.-C. Hansen

Medianus-SEP

Bei Bewusstseinsstörungen und Enzephalopathien ist der **beidseitige Ausfall** der frühen kortikalen Medianus-SEP (N20) von hohem prognostischen Interesse. Er signalisiert frühzeitig (um Tag 3 oder später) und mit hoher Aussagekraft ein schlechtes Behandlungsergebnis (Tod oder VS). Allerdings bilden sich die schlechten Prognosen nicht bei jedem dieser Patienten im SEP ab, weil schwere und multiple fokale Hirnläsionen dem SEP-Nachweis entgehen können. Trotz schlechtem Outcome nach sehr schwerer Hypoxie sind bei ca. 45% der Patienten keine beidseitigen SEP-Ausfälle vorhanden (Zandbergen et al. 2006).

Der Bezug zur schlechten Prognose ist am stärksten für hypoxische Enzephalopathien (nahezu 100%). Für das Schädel-Hirn-Trauma ist er sehr hoch (>97%; Carter u. Butt 2001; Cruccu et al. 2008; Guerit 2010). Vaskuläre ZNS-Erkrankungen zeigen nur in Sonderfällen (raumfordernde Infarkte) wegweisende SEP-Befunde. Noch seltener finden sie sich bei metabolisch-toxischen Enzephalopathien, bei denen selbst hochgradige SEP-Ausfälle mit gutem Ergebnis überlebt werden können. Bei Hypoglykämie und im akuten Leberversagen (Guerit et al. 2009) signalisiert der beidseitige N20-Ausfall auch keine sichere infauste Prognose.

Im klinischen Einsatz kommt es beim SEP kaum auf Medikamenten- oder Temperatureffekte an (bis zu 27°C). Weit wichtiger sind Art und Lokalisation der Hirnfunktionsstörung und der Ausschluss mehrzeitiger (Vor-)Schädigungen. Denn auch wenn kleine multiple Hemisphärenläsionen wie Schlaganfälle oder traumatische Läsionen zu SEP-Verlusten führen, sind diese nicht prognostisch infaust. Gleiches gilt für umschriebene infratentorielle Läsionen, also primäre Hirnstammerkrankungen. So erklärt sich auch die sehr selten auftretende Besserung von SHT-Patienten mit beidseitigem SEP-Ausfall durch kleinste pontine Scherläsionen in den Bahnsystemen.

Man unterscheidet:

- **Primär infratentorielle Lokalisation → für SEP-Prognostik eingeschränkt geeignet**

Liegt der Prozess im Hirnstamm, können beide taktilen Bahnsysteme auch ohne eine größere Läsion beteiligt sein. Der beidseitige SEP-Ausfall zeigt dann eine ernste, aber keine obligat prognostisch infauste Situation an (z. B. pontine Blutung).

- **Primär supratentorielle Lokalisation → für SEP-Prognostik geeignet (Trauma/Anoxie)**

Liegt der Prozess dienzephal oder rostral davon im Marklager oder Kortex, sind nur ausgedehnte multilokale oder diffuse Schädigungen zur Unterbrechung der dort weiter auseinander liegenden Bahnsysteme in der Lage. Der beidseitige SEP-Ausfall zeigt dann eine obligat prognostisch infauste Situation an. Typische Beispiele sind hypoxische oder traumatische Enzephalopathien oder bilaterale Hirnblutungen.

Andere SEP-Konstellationen Bei anderen SEP-Konstellationen – wie ein- oder beidseitig darstellbare Restantworten mit Abflachung oder Verzögerung – bleibt die Prognose stets offen. Selbst SEP-Normalbefunde, also eine »intakte sensible Reizleitung beidseits«, korrelieren nicht besonders eng mit einer guten Prognose. Eine Ausnahme ist das schwere SHT (Guérit 2010), wo differenziertere SEP-Befunde bezüglich Latenz und Amplitude (gemessen am Tag 3!) sogar statistische Aussagen über die mögliche spätere kognitive Leistung und den funktionellen Zustand gestatten (Houlden et al. 2010). Normalisieren sich SEP-Parameter im weiteren Verlauf, kann dies beim SHT frühzeitig eine klinisch noch nicht erkennbare Erholung ankündigen (Claassen u. Hansen 2001).

> Beidseitige SEP-Ausfälle weisen auf eine mögliche infauste Prognose bei hemisphäriellen Schädigungen z. B. hypoxischer oder traumatischer Genese, die noch klinisch abgesichert werden muss. Subhemisphärielle und mehrzeitige Schädigungen können gleiche schwere SEP-Befunde ohne schlechte Prognose erzeugen.

Nach erlittener **anoxischer Hirnschädigung** sind erloschene Medianus-SEP (vom Tag 2–3) nur dann als sichere Zeichen der infausten Prognose zu verwerten, wenn keine therapeutische Hypothermie durchgeführt wurde. Dieser Befund wurde vielfach bei Patienten nach Herzstillstand und Reanimation belegt (Zandbergen et al. 2006). Zu frühe Ableitungen innerhalb der ersten 24 Stunden lohnen für prognostische Zwecke nicht immer, da sich der Ausfall verzögert ausbilden kann (Haupt u. Hansen 2008). Hat er sich einmal etabliert, führt eine spätere Teilerholung von SEP selten (s. u.) weiter zur klinischen Erholung, anders als nach einem Trauma. Nach therapeutischer Hypothermie (TH) verschieben sich diese Zeitfenster in noch nicht genau definierter Weise nach vorn, so dass spätere SEP-Verluste und -Erholungen zu bedenken sind (> Abb. 13.3). Außerdem ist ein SEP-Ausfall nach TH häufiger rückbildungsfähig und geht dann öfter mit klinischer Erholung einher.

Ohne therapeutische Hypothermie (TH) schließt der SEP-Ausfall innerhalb der ersten 2–3 Tage bei posthypoxischen Patienten die Wiedererlangung des Bewusstseins aus.

Der SEP-Ausfall ist bei posthypoxischen Patienten nach therapeutischer Hypothermie ebenfalls prognostisch sehr ungünstig, etabliert sich aber gelegentlich später und ist erst zu einem späteren Zeitpunkt verwertbar. Zur Prognosenerstellung müssen daher Zusatzbefunde vorliegen.

Die SEP sind bei verschiedenen **Schlaganfällen** (supra- und infratentorielle Infarkte, ICB und Subarachnoidalblutungen) jeweils statistisch signifikant mit der Prognose hinsichtlich der Erholungswahrscheinlichkeit verknüpft. Mit zunehmenden Veränderungen der SEP (einseitige Latenz- oder Amplitudenveränderungen, beidseitige Veränderungen, einseitig erloschen oder beidseitig erloschen) nimmt die Wahrscheinlichkeit einer Erholung ab. Bei bilateral erloschenen kortikalen SEP-Antworten ist keine Erholung des komatösen Patienten über das Stadium des persistierenden vegetativen Zustands (VS) hinaus zu erwarten (Haupt et al. 2006).

> Bilateral erloschene Medianus-SEP sind für die Festlegung einer sicher infausten Prognose wertvoll, dagegen sind erhaltene Reizantworten kein Beleg für eine günstige Prognose.

Im Hinblick auf den Verlauf der Befunde von SEP nach dem Erstbefund hat sich gezeigt, dass sie sich bei einer einmaligen Hirnschädigung mit monophasischem Verlauf ohne Sekundärkomplikationen nur gering verän-

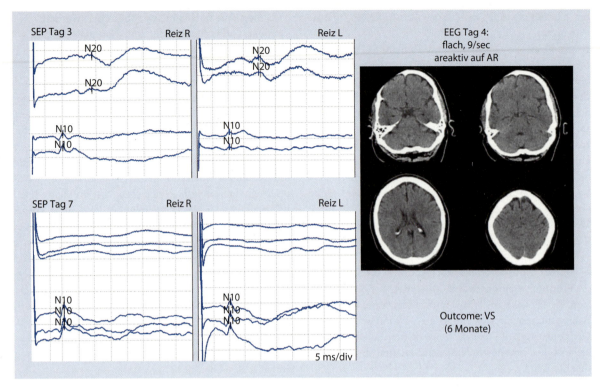

Abb. 13.3 47 jährige Patientin nach Reanimation und Hypothermie-Behandlung im Koma mit generalisierten Myoklonien. Am Tag 4 besteht im CCT kein pathologischer Befund, im EEG (nicht gezeigt) keine Reagibilität auf Außenreize (AR) bei 9/sec Aktivität (sog. Alpha-Koma). Die Medianus SEP zeigen beidseits einen Potentialverlust, der verzögert zwischen dem 3. und 7. Tag eintritt (jeweils obere Spuren: kortikale Ableitung, untere Spuren: Plexusableitung). Die Patienten befand sich 6 Monate später im apallischen Syndrom (VS) und verstarb einige Wochen danach.

dern. Auch die prognostischen Aussagen, die mit der Erstuntersuchung gemacht werden können, ändern sich bei Verlaufsuntersuchungen nur gering. Das bedeutet, dass Verlaufsuntersuchungen von evozierten Potenzialen nicht routinemäßig, sondern nur bei Auftreten einer neuen klinischen Situation erforderlich sind.

Akustisch evozierte Potenziale (AEP)

Der progressive Ausfall früher akustisch evozierter Potenziale (FAEP) bei transtentorieller Herniation (▶ Abschn. 9.2.2) ist ein sicheres Zeichen der infausten Prognose. Als technischer Zusatzbefund kann hiermit der Irreversibilitätsnachweis in der Hirntoddiagnostik geführt werden – stets unter der Voraussetzung eines vorab registrierten normalen FAEP-Befundes. Das Fehlen mittelspäter Komponenten des AEP war in einer Untersuchung von postkomatösen Patienten im MCS und VS typisch für eine ausbleibende weitere Erholung (Luauté et al. 2010).

Ereignis-korrelierte Potenziale (EKP)

Diese mittelspäten Reizantworten (ab ca. 100 ms) reflektieren psychische Teilprozesse der intrakortikalen Reizverarbeitung und -bewertung von äußeren Ereignissen (»endogene Potenziale«) und sind daher speziell für Fragen der hemisphäriellen Funktion von Interesse. EKP ergänzen insoweit die klinischen Befunde, als dass sie neuro-psychologische Funktionen ohne Rückgriff auf die motorische Ebene aufzeigen können. Dadurch sind Aussagen über die zentrale Verarbeitung bei motorisch stark eingeschränkten Patienten möglich, z. B. mit der P300 nach posttraumatischem Koma (Hansen et al. 1994) oder im totalen Locked-In-Syndrom (Schnakers et al. 2009). Sie eröffnen eine Option zu einer einfachen neuro-elektronischen Schnittstelle, dem "Brain-Computer-Interface".

Die Potenziale P300, N400 und die "mismatch negativity" (MMN) basieren auf aktiven kognitiven Teilleistungen und nicht nur auf Wahrnehmung: Im dargebotenen Zielreiz soll ein Unterschiedsmerkmal detektiert werden, die Versuchsperson »merkt auf« und »überarbeitet« anschließend den Informationskontext ("context-updating"). Allerdings fallen die Amplituden und Latenzen dieser Reizantworten schon bei Gesunden recht variabel aus, und Artefakte sind oft schwierig abzugrenzen. Für stabile Potenzialantworten wird oft eine gezielte Ausrichtung der Aufmerksamkeit benötigt, die nicht bei jedem Patienten sicherzustellen ist. Untersucht wurden wegen des hohen Aufwands bislang nur kleine Patientengruppen und Einzelfälle. MMN waren teilweise nachweisbar in komatösen Patienten mit nachfolgender Koma-Remission (Fischer et al. 2006). MMN- und P300-Antworten ließen auch in wenigen MCS- und VS-Patienten ableiten und blieben ohne klaren Bezug zum Funktionsniveau (Fischer et al. 2010). Selektive P300-Antworten auf lauten Anruf des Patienten mit seinem eigenen Namen konnten in einer anderen Untersuchung als Zeichen guter Prognose gewertet werden (Perrin et al. 2006). Zusammenfassend kann man sagen, dass sich Patienten im VS und im MCS bislang nicht sicher durch EKP-Befunde unterscheiden lassen (Noirhomme u. Lehembre 2012).

13.7.2 Elektroenzephalographie

H.-C. Hansen, S. Zschocke

Aus dem EEG lassen sich, abgesehen vom infausten Befund einer Isoelektrizität (»Null-Linie«), zwar kaum einmal absolut sichere prognostische Rückschlüsse ziehen, jedoch sehr valide Trendaussagen ableiten. Diese gründen sich im Wesentlichen auf spezielle EEG-Muster im Koma und auf die Reaktionen des EEG auf äußere Reize sowie im Falle eines Neuromonitorings (Langzeitableitung des EEG) auf kurz- oder langfristige spontane EEG-Veränderungen, die die Reste oder die Wiederkehr einer (basalen) Wach-Schlaf-Rhythmik anzeigen. Das EEG bildet lediglich die Funktionalität des ZNS ab und hat einen Bezug zur Störungslokalisation, im Falle diffuser Enzephalopathien meistens nur mit den Kategorien

- diffus,
- hemisphäriell seitenbetont,
- subhemisphäriell.

Aussagen zur Ursache von Funktionsstörungen kann es nicht vermitteln. Stets sind Medikationseffekte und die zeitliche Beziehung zu einer möglicherweise vorangegangenen Hypothermie zu beachten, auch für das Burst-Suppression-Muster (Niedermeyer et al. 1999).

Isoelektrizität

Können noch bestehende Effekte einer voraufgegangenen Hypothermie und metabolisch-toxischer Einflüsse (u. a. Barbiturate, Hypoglykämie, Hypoxie) ausgeschlossen werden und ist eine EEG-Aktivität für 30 Minuten oder länger trotz geeigneter und optimierter Registrierungsbedingungen nicht mehr ableitbar, liegt eine infauste Prognose im Hinblick auf eine Erholung der kortikalen Hirnfunktionen vor. Die Einzelheiten sind für die Anwendung in der Hirntoddiagnostik in den Empfehlungen der DGKN niedergelegt: www.dgkn.de/fileadmin/user_upload/pdfs/eeg/EEG33.pdf.

Reaktivität des EEG auf äußere Reize

Die EEG-Veränderung auf taktile, akustische und im Fall eines komatösen Patienten auch auf schmerzhafte Stimuli hängt von der Intaktheit langer Bahnsysteme ab, die von der pontomesenzephalen Region über den Thalamus in die Hemisphären projizieren. Insofern kann das EEG zwischen einem Koma mit bzw. ohne bioelektrische Reaktivität unterscheiden, was von großer prognostischer Bedeutung ist. Komatöse Patienten nach schwerem SHT wurden mittels Beobachtung der EEG-Reaktionen zwischen 48 und 72 Stunden nach dem Trauma in 92% der Fälle bezüglich ihres Outcomes korrekt klassifiziert (zum Vergleich SEP: 82%, GCS 72%; Gütling et al. 1995). Bei hypoxischen Enzephalopathien ist der Verlust der EEG-Reaktivität mit und ohne therapeutische Hypothermie (TH) als außerordentlich valides Merkmal einer schlechten Prognose herausgearbeitet worden (z. B. Scollo-Lavizzari u. Bassetti 1987; Chen et al. 1996; Rossetti et al. 2012), muss aber nach TH stets durch weitere Parameter ergänzt werden (Hamann et al. 2012; DGN-Leitlinien 2012). Dieses Kriterium gilt auch bei renalen, hepatischen und septischen Enzephalopathien mit signifikantem Quotenverhältnis ("odds ratio", OR) für ein schlechtes Outcome in Höhe von 3,7 im Vergleich zum reaktiven EEG (Sutter et al. 2013b).

Man unterscheidet die

- normal erhaltene Reaktivität (EEG-Desynchronisierung) (◘ Abb. 13.4),
- pathologisch erhaltene Reaktivität (EEG-Verlangsamung, sog. paradoxe Delta-Aktivierung) (◘ Abb. 13.5),
- fehlende Reaktivität (im EEG keine Reaktion) (◘ Abb. 13.6).

Damit steht eine nicht-invasive, beliebig wiederholbare, bettseitig anwendbare neuro-physiologische Untersuchung als Ergänzung zur klinischen Befunderhebung zur Verfügung. Der fehlende Nachweis einer Reaktivität bedeutet nicht automatisch eine schlechte Prognose (Logi et al. 2011). Umgekehrt macht ihr Nachweis jedoch mit hoher Spezifität (89%) die **Wiedererlangung des Bewusstseins** wahrscheinlich. Auch hier sind Medikationseffekte zu bedenken und oft auch gut als solche identifizierbar.

EEG-Graduierungen bei Bewusstseinsstörung/Koma-Skalen

Wegen der Gemeinsamkeiten ihrer neuronalen Grundlagen gehen akute und chronische Bewusstseinsstörungen vom Koma über das VS bis zum Delir zwangsläufig mit EEG-Veränderungen einher (▶ Abschn. 9.2.1). Die Grundaktivität korreliert mit dem Grad der Bewusstseinsstörung, bemessen an dem Glasgow Coma Score (GCS, Sutter et al. 2013a; ◘ Abb. 13.7). Die Entropie (Lehnertz 2012) des EEG-Signals korreliert mit dem aktuellen

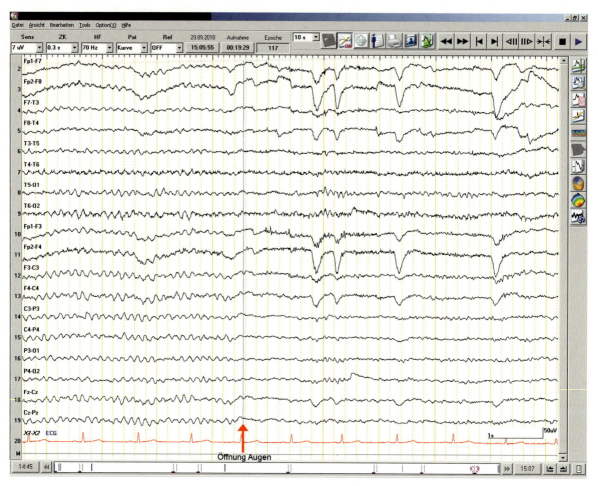

Abb. 13.4 Leichte Verlangsamung der Grundaktivität mit dominanter Frequenz bei 8-7/s. Normale Reaktion bei Augenöffnung mit prompter Hemmung der Grundaktivität

Koma-Remissions-Score (Gosseries et al. 2011). Mit dem Abklingen der Bewusstseinsstörung bilden sich pathologische EEG-Befunde oftmals verzögert zurück. Umgekehrt kennzeichnen zunehmende Grade der EEG-Verlangsamung und -Abflachung eine stärkere Beeinträchtigung der neuronalen Funktion, wobei ein möglicher Medikationseffekt stets zu bedenken ist.

EEG-Graduierungen EEG-Graduierungen machen sich diese Erfahrungen zunutze und werden als Verlaufsparameter mit enger Bindung an die Prognose bei allen Koma-Ursachen von der Akut- bis zur Rehabilitationsphase eingesetzt. So gut es geht, wird die Mehrdimensionalität des EEG auf einer Ordinalskala in einer geeigneten Rangfolge nach prognostischen Gesichtspunkten ausgedrückt, u. a. auch mit dem Kriterium der EEG-Reagibilität. Je höher der Rang in dieser Skala, desto schlechter die Prognose (s. Tabellen in Abb. 13.8). Erwartungsgemäß stellt sich dieser Zusammenhang auch zu späteren Zeitpunkten im postkomatösen Verlauf dar: Für das zu Beginn der Reha-bilitation von Koma-Patienten abgeleitete EEG zeigten die Werte der Synek-Skala einen signifikanten Bezug zu dem nach 3 Monaten erreichten kognitiven Funktionsniveau – sowohl bei traumatischer als auch bei nicht-traumatischer Ursache (n=46, Bagnato et al. 2010) und speziell nach Hypoxie (n=15, Boccagni et al. 2011). Etwas abstraktere Werte wie das BIS-Monitoring (bispektraler Index) zeigten einen gewissen Bezug zur Prognose (Schnakers et al. 2008), bislang aber Entropiedaten nicht.

> **Vorhandene EEG-Reaktion auf Außenreize sprechen eher gegen eine sehr schlechte Prognose. Leichte bis mittelgradige Allgemeinveränderung und subhemisphärielle Störung sind typisch für spätere Koma-Remission, insbesondere nach rascher Entwicklung aus vorlaufenden typischen Koma-EEG-Mustern.**

Gewertet werden folgende Befunde: Allgemeinveränderung (AV) in den Schweregraden (leicht LAV, mittel MAV,

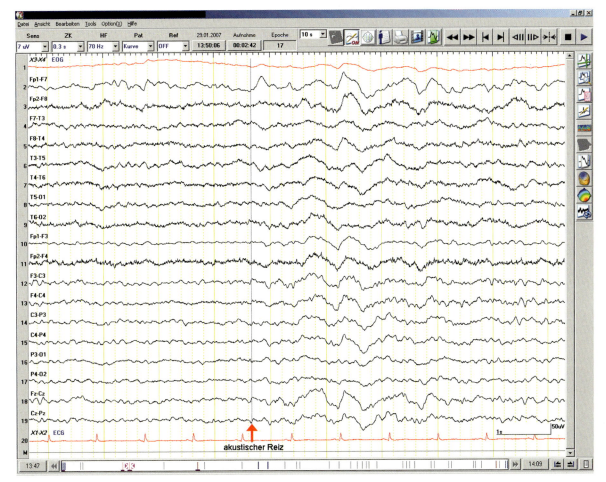

Abb. 13.5 Mittelgradige Allgemeinveränderung mit unregelmäßiger Grundaktivität um 6/s. Ein akustischer Reiz provoziert kurzzeitig generalisierte 2-1/s-Delta-Wellen (paradoxe Delta-Provokation). Klinisch: Enzephalopathie bei akuter Pankreatitis. Patient desorientiert

schwer SAV), Alpha-Koma, Theta-Koma, Burst-Suppression-Muster (BSM), flaches EEG (Suppr), Isoelektrisches EEG (Iso), Rhythmisierte Aktivität (RA), Frontale intermittierende Delta Aktivität (FIRDA), Subkortikale Störung (SCS) und epileptiforme Aktivitäten.

Hockaday et al. (1965) schlugen eine 5-stufige Unterteilung im Hinblick auf die dominante Grundaktivität vor. Mit ansteigenden Graden bis »hinauf« zum isoelektrischen EEG sank die Prognose. Diese einfache Einteilung berücksichtigte aber u. a. nicht das areaktive Alpha-Koma. Synek (1990) verwendete dagegen 14 Befundkategorien und ordnete sie 4 Bewertungskategorien zu (»benigne«, »unsicher«, »maligne bei Persistenz« und »infaust«) und empfahl nachdrücklich eine EEG-Befundkontrolle bei einem »malignen« ersten EEG, wegen der möglichen Besserung bis zum Kategoriewechsel in »benigne«. Die sich nur noch 10 Untergruppen bedienende Einteilung von Young et al. (1997) ist in Bezug auf prognostische Aussagen zurückhaltender, scheint aber hinsichtlich der Reliabilität der Befunde verschiedener EEG-Auswerter besser

abzuschneiden. Die bei uns verwendete Einteilung (Hansen et al. 2000) in 10 leichter voneinander trennbare Kategorien berücksichtigt zusätzlich die periodischen Muster – wie etwa das "periodic spiking", das der rhythmischen Aktivität zugeordnet wird –, verzichtet aber auf unnötige Unterteilungen des areaktiven Alpha-Theta-Komas und des BSM (Abb. 13.8). Die gute Prognose konzentriert sich letzten Endes bei allen Einteilungen auf Patienten, bei denen EEG mit FIRDA/SCS oder LAV abgeleitet werden.

EEG-Neuromonitoring

Wichtige Befunde im kontinuierlich abgeleiteten EEG sind bei Bewusstseinsstörungen begleitende oder zugrunde liegende nicht-konvulsive epileptische Anfälle. Sie beeinflussen das therapeutische Management von Intensiv-Patienten in relevantem Umfang (Claassen et al. 2000, 2004). Die Beurteilung von Zuständen gehäufter epileptischer Anfälle, insbesondere bei Therapieresistenz und Polymedikation im Status epilepticus, kommt nicht ohne das EEG aus.

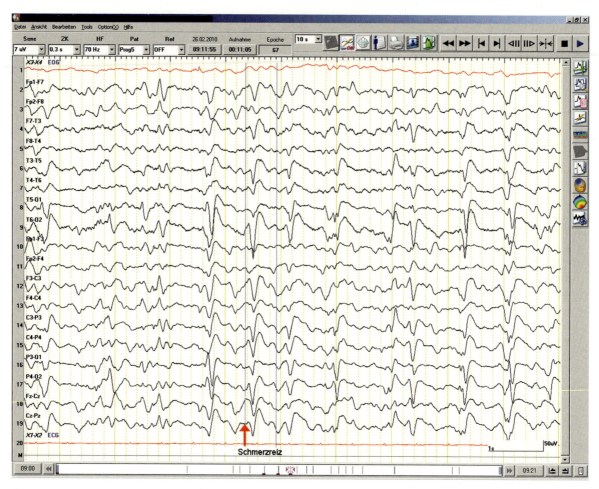

Abb. 13.6 Schwere Funktionsstörung mit generalisierten, oft repetierend auftretenden steilen bis scharfen bi- und triphasischen Potenzialen. Ein Schmerzreiz (am Kinn) bleibt rektionslos. Klinisch: Hypoxische Enzephalopathie nach Reanimation bei Herz-Kreislauf-Stillstand. Patient komatös. Ein Tag nach dem EEG Exitus letalis

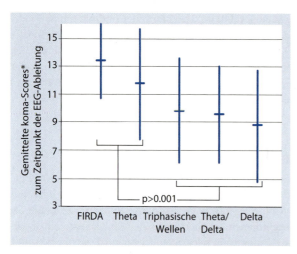

Abb. 13.7 Beziehung zwischen Glasgow Coma Score (GCS) und der dominanten EEG-Grundaktivität (* Mittelung der GCS-Minimalwerte). (Aus Sutter et al. 2013a)

Klinisch verborgene epileptische Ereignisse haben sich als schädigende und prognostisch belastende Faktoren herausgestellt, die den ICP nach SHT (s. u.) anheben können (Stevens u. Sutter 2013). Sie kommen auch nach SAB und Hypoxie unter Hypothermie und besonders in der Aufwärmphase vor. **Ausschluss bzw. Nachweis einer Erregungssteigerung** haben unmittelbare therapeutische und prognostische Implikationen und erfordern kontinuierliche Registrierungen. Epileptische Anfälle, die bei renalen und septischen Enzephalopathien gehäuft auftreten, sollen auch mit schlechter Prognose einhergehen (Oddo et al. 2009). Bei hypoxischer Enzephalopathie wurden Anfälle stets mit schlechtem Outcome assoziiert (Stevens u. Sutter 2013), was Untersuchungen mit kontinuierlicher Registrierung und NSE-Bestimmungen wieder in Frage stellen (Rossetti et al. 2012).

Bei Koma-Patienten wird der Schlaf-Wach-Rhythmus zerstört. Seine allmähliche Wiederkehr – zunächst in Form der BRAC ("basic rest activity cycles" bzw. basale

Einteilung nach Young

1a	1b	2	3a	3b	4	5a	5b	6a	6b
LAV/ MAV reagibel	LAV/ MAV areagibel	Triphasische Wellen	BSM mit epileptif. Aktivität	BSM ohne ep.A.	Alpha Theta Koma	Epileptiforme Aktivität generalisiert	Epileptiforme Aktivität fokal	Suppr. 20-10 µV	Suppr. < 10 µV

Einteilung nach Synek

1	2	3	4	5	6	7	8	9	10	11	12	13	14
LAV reag. 50-100µV	LAV-MAV, reag. 50-100µV	LAV-MAV, areag. <50µV	RDA	Schlaf GE FIRDA	SAV < 50µV	SAV > 50µV	BSM mit epil. Aktiv.	BSM ohne epil. Aktiv.	Alpha Koma reag.	Alpha Koma areag.	Theta Koma	Flaches EEG < 20 µV	Isoelektr. EEG

Einteilung nach Hansen/Zschocke

1	2	3	4	5	6	7	8	9	10
LAV	MAV	SCS	SAV	RDA Periodische Muster	Epileptische Erregungssteigerung	BSM	Alpha-Theta Koma	Suppr 20-10 µV	ISO < 10 µV

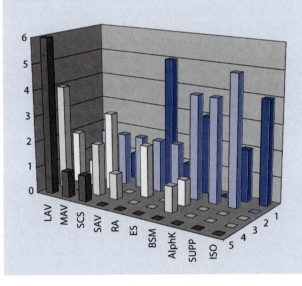

Abb. 13.8 Koma-EEG-Graduierungen und Auswertung von n = 65 Patienten mit Hypoxie und EEG in den Tagen 2–7 nach Beginn der Erkrankung. X-Achse: EEG Graduierung nach Hansen und Zschocke, Y-Achse: Glasgow Outcome Score bei Verlegung, Z-Achse: Häufigkeit der Zuordnungen. Der Häufung der Patienten mit günstigem Verlauf (GOS 4-5) bei LAV, MAV und z. T. SCS steht die schlechte Prognose (GOS 1-3) bei ISO, Supp, RA und Alpha-Theta-Koma deutlich entgegen. Patienten mit BSM zeigen in geringem Prozentsatz günstige Verläufe

Ruhe-Aktivitäts-Zyklik) als prognostisch günstiges Zeichen – kann nur mit einer kontinuierlichen EEG-Ableitung mit fortlaufender Frequenzanalyse erkannt werden (Zschocke u. Hansen 2012).

Die Evolution des posthypoxischen EEG wurde kürzlich unter und nach therapeutischer Hypothermie untersucht und bestätigte die frühe prognostische Bedeutung der genannten EEG-Parameter. Ein Wechsel der EEG-Bewertung (gemessen in Graden nach Hockaday) trat nach TH selten auf (ca. 25%) und blieb ohne zusätzliche prognostische Informationen (► Kap. 14).

Auch auf der EEG-Ebene wurden aufgabenbezogene Veränderungen in ausgewählten Einzelfällen untersucht, analog zu den EKP. Dabei wurden statistisch signifikante

Modulation hirnlokaler beta-Rhythmen auf Bewegungskommandos erkennbar, z. T. auf dem Niveau einzelner EEG-Epochen ("single trials"). Bei einigen (3 von 16) Patienten wurde so eine reproduzierbare bioelektrische kortikale Aktivierung auf differenzierte Anweisung nachgewiesen, die ohne erkennbare motorische Reaktion ablief (Cruse et al. 2011). Re-Analysen der Originaldaten hatten allerdings Zweifel aufkommen lassen und stießen eine interessante Diskussion in "The Lancet" an (u. a. Goldfine et al. 2013). Hiermit könnte eine weitere »neuro-elektronische Schnittstelle« vorliegen, mit engem Bezug zu den aufsehenerregenden Daten aus Lüttich (Bruno et al. 2012), die gezielte kortikale Reaktionsmuster im fMRT bei schwer bewusstseinsgestörten Patienten nachgewiesen hatten (▶ Abschn. 1.2.3).

13.8 Serum-Biomarker und Prognose

H.-C. Hansen

Erhöhte Serum-Biomarker (NSE und S-100b) weisen bei Patienten mit Bewusstseinsstörung auf einen Zelluntergang bis zur schweren nekrotisierenden ZNS-Gewebeschädigung hin. Von hypoxischen Formen abgesehen, kommt dies bei Enzephalopathien weitaus seltener vor als bei primär strukturellen Läsionen wie Hirntrauma oder Schlaganfall. Extrazerebrale Quellen des Biomarkers sind stets abzugrenzen (▶ Abschn. 11.1).

Für Zwecke der Prognostik sind Kenntnisse über den verwendeten Labortest, die Probenbehandlung und den Zeitpunkt der Untersuchung wichtig, da jeweilige Grenzwerte definiert werden müssen (Daubin et al. 2011). Der Trend der Biomarker kann vermutlich Zusatzinformationen über progressive enzephalopathische Schädigungsverläufe erbringen (Böttiger et al. 2001; Huntgeburth et al. 2013).

- **Schädel-Hirn-Trauma**

NSE-Werte korrelieren über alle Trauma-Schweregrade mit dem schlechten Outcome (Sensitivität und Spezifität um 85%), wobei absolute Grenzwerte für die sicher infauste Prognose nicht anzugeben sind (Meric et al. 2010). Für S-100b wurde eine Sensitivität um 90% für die 1-Monats-Mortalität bei Patienten beim schwerem SHT gefunden (Kalanuria u. Geocadin 2013). In der Untergruppe mit diffus axonalen Trauma lag die Sensitivität bei 88% und die Spezifität für das schlechte Outcome bei 100%, bezogen auf den Maximalwert bis Tag 3 (Chabok et al. 2012). Koagulationsstörungen sind weitere wichtige Biomarker im traumatischen Koma, z. B. erhöhte d-dimere und Thrombozytenabfälle. Der hohe Gehalt an Gewebsthromboplastin des ZNS sorgt für eine Aktivierung der Blutgerinnung durch traumatische Nekrosen.

- **Schlaganfall-Erkrankungen**

Das Auftreten von ischämischen Läsionen und die Größe der Infarktareale korrelieren mit dem Anstieg von NSE und S-100b (Ahmad et al. 2012), aber nur gering mit der Prognose. Ischämische Komplikationen bei »neuro-psychiatrischem« Lupus erythematodes, die zusätzlich zur Enzephalopathie mit Bewusstseinsstörungen als Herdsymptome und Krampfanfälle auftraten, waren mit häufigerem Anstieg von S-100b verbunden (Yang et al. 2008; Schenatto et al. 2006).

Bei Patienten mit SAB lag im Serum eine engere Korrelation zum Outcome für S-100b als für NSE vor, im Liquor waren beide Biomarker gleichermaßen eng mit der Prognose verknüpft (Moritz et al. 2010). Das Auftreten von Vasospasmen und ischämischen Defiziten war in einer anderen SAB-Studie (Jung et al. 2013) nur mit dem S-100b-Spiegel signifikant assoziiert.

- **Enzephalopathien**

In der Sepsis wurden erhöhte S-100b-Werte (Nguyen et al. 2006; Hsu et al. 2008) berichtet, blieben aber ohne eindeutigen Bezug zur Prognose der septischen Enzephalopathie (Piazza et al. 2007). Dieser Parameter ist u. a. wegen extrazerebraler S-100b-Quellen wie Leber, Niere, Knochen (Unden et al. 2005) problematisch. Das NSE zeigte im Vergleich geringere Anstiege ohne engen Bezug zur diesbezüglichen Prognose (Nguyen et al. 2006) und könnte auch ein Indikator der neurovaskulären oder enzephalitischen Komplikationen sein (Lupus-Vaskulitis).

Hepatische Enzephalopathie Bei hepatischer Enzephalopathie wurden weitaus weniger NSE- als S-100b-Anstiege berichtet (Saleh et al. 2007), letzlich ohne Korrelation zur Prognose.

Toxische Enzephalopathie Bei der toxischen Enzephalopathie durch Kohlenmonoxid stellen sich S-100b-Anstiege dar (Yardan et al. 2009; Cakir et al. 2010), deren Werte zwar im Liquor (Ide et al. 2012) mit der Prognose korrelierten, aber nicht im Serum.

Hypoxische Enzephalopathie Die Serumwerte für S-100b und NSE sind innerhalb der ersten 3 Tage bei den Patienten nach zerebraler Hypoxie signifikant niedriger bei gutem (CPC 1 und 2) als bei schlechtem Outcome (Einav et al. 2012). Die kurze Halbwertszeit der S-100b hat sich bei Trendbetrachtungen bewährt, da ein laufender Schädigungsprozess erkennbar werden kann (Böttiger et al. 2001). Allerdings zeigten sich bei frühen epileptischen Komplikationen keine NSE-Anstiege (Rossetti et al. 2013).

Die Trennung in verschiedene Schweregrade verläuft weitaus schärfer, wenn keine therapeutische Hypothermie (TH) vorgenommen wurde. Bislang konnte nur für Patienten ohne TH ein Grenzwert definiert werden, der

Tab. 13.11 Erhöhter intrakranieller Druck: neuro-radiologische Hinweise

ZNS-Region	Marshall-Kriterien
Mittellinienstrukturen	Verlagerung (Shift)?
Basale Zisternen	Kompression oder Verziehung?
Parenchymstrukturen	Hirnödem? Raumfordernde Einblutung und Infarzierung?
Hirnhäute	Subdurales oder epidurales Hämatom?
Liquorräume	Traumatische SAB? Hirnödem mit Ventrikelkompression?

allein imstande ist, die infauste Prognose festzulegen (>33 ng/mL). Nach durchgeführter Hypothermie beobachteten wir gute Erholungen trotz NSE-Werten über 100 ng/mL, und in die Diskussion werden weiter steigende Grenzwerte eingebracht (97 mg/nL; Daubin et al. 2011). Daher wird zur Prognoseerstellung nach Behandlung mit TH (▶ Kap. 14) derzeit empfohlen, über die NSE hinaus weitere Parameter einzubeziehen (Kalanuria u. Geocadin 2013; Hamann et al. 2012).

13.9 Bildgebung und Prognose

Der neuro-radiologische Befund ist bei Bewusstseinsstörungen und Enzephalopathien diagnostisch unentbehrlich und oft auch prognostisch hilfreich. Führen strukturelle ZNS-Läsionen zu Bewusstseinsstörungen, muss man mit einer Minderung der Prognose rechnen, wenn die pathologischen Befunde im CCT oder MRT sehr stark ausgeprägt sind und progredient zunehmen. Allerdings ist aus alleinigen neuro-radiologischen Befunden wie MRT und CCT kaum eine sichere prognostische Einschätzung abzuleiten, denn hierzu ist immer ein Abgleich mit den klinischen Daten erforderlich (neurologischer Befund, Dynamik und Ursache der Bewusstseinsstörung, Medikamente, Temperatur etc.). Eine gute Orientierung bieten die Kriterien
- Hirnödem/Liquorräume,
- Hirnstammbefunde und
- Durchblutung.

Für die Beurteilung des traumatischen Komas haben sich die **Marshall-Kriterien** als prognostische Wegweiser etabliert und finden sich auch in den Expertensystemen IMPACT und CRASH wieder. Sie beinhalten bestimmte Befunde, die in ◘ Tab. 13.11 angeführt sind.

Hirnödem/Liquorräume

Die deutliche Verlagerung von Mittellinienstrukturen durch expansive Läsionen und der Aufbrauch verschiedener Liquorräume (▶ Übersicht »Hinweise auf intrakranielle Druckerhöhung im CCT«) zeigen je nach Ausprägung eine schlechte Prognose an, weil sie im Kontext massiver intrakranieller Druckerhöhungen auftreten. Auch diese Befunde sind aber nur in Bezug auf Alter, Grunderkrankung und Verlauf zu bewerten. Beim Hirntrauma ist der Nachweis diffus axonaler Verletzungen ein ausreichender Grund für das prolongierte Koma und ein prognostisch wichtiger Befund, aber kein absolutes Kriterium der schlechten Prognose.

> **Bei Enzephalopathien sind Prognosen auf der Basis eines Hirnödems besonders schwierig.**

Erstaunliche Ödemrückbildungen mit Besserungen des klinischen Zustandes wurden beobachtet (z. B. Glykol-Intoxikation; Morgan et al. 2000) Viele Zustände schwerster enzephalopathischer Hirnschädigungen mit neuro-pathologisch irreversiblem Parenchymuntergang und sehr schlechter Prognose bilden sich nicht ausreichend im CCT ab, manche selbst nicht vollständig im MRT (z. B. CJD, CO-Intoxikation, Hypoxie, therapierefraktärer Status epilepticus, diffus axonales Hirntrauma). Andererseits sind die posthypoxischen Hirnödeme nicht generell ein sicheres Zeichen schlechter Prognose. Hier ist die Prognose ist abhängig vom Ausmaß und wohl auch vom Schädigungszeitverlauf im MRT, wobei der Beitrag sekundärer Schäden durch ICP-Anstiege nicht ausreichend geklärt ist (▶ Kap. 14).

Hinweise auf intrakranielle Druckerhöhung im CCT
- Enge basale Liquorräume
- Enge kortikale Liquorräume
- Ausgepresste innere Liquorräume
- Mittellinienverlagerung mit konsekutiver Dilatation der kontralateralen Liquorräume des Temporalhorns

Kritische Hirnstammbefunde

Dehnt sich eine pathologische Veränderung auf den oberen Hirnstamm aus oder expandiert sogar von dort aus, wird eine günstige Prognose wesentlich unwahrscheinlicher. Besonders gilt dies – aufgrund der Nähe zum ARAS – für Hirnstammbefunde in den dorsalen Abschnitten auf Mittelhirn- und Brückenniveau und für thalamodienzephale Läsionen. Von großem Belang sind die Bilateralität der Hirnstammbefunde sowie der ödematöse bzw. destruktiv-nekrotisierende Charakter der Grunderkrankung, was neuro-radiologisch meist abzuschätzen ist. Unilaterale Hirnstammbefunde sind dagegen oft mit einer Wiedererlangung des Bewusstseins vereinbar, u. U. im Locked-In-Syndrom. Klinische Vollremissionen kommen im Rahmen von Infarzierungen, Einblutungen oder tumorösen Destruktionen des Hirnstamms selten vor. Bei traumatischer Hirnschädigung ließ sich eine Assoziation der im MRT früh nachweisbaren Scherverletzungen im Hirnstamm (Firsching et al. 2002; Hilario et al. 2012) mit dem schlechten Outcome zeigen. Zu späteren Zeitpunkten im posttraumatischen VS ist diese Assoziation auch gegeben (Kampfl et al. 1998). MRT-Befunde mit dem diffusion tensor imaging (DTI), die den Anteil unterbrochener Faserbahnen aufzeigen, tragen in Zukunft möglicherweise zur verbesserten Prognostik bei (Stevens u. Sutter 2013).

Bei Bewusstseinsstörungen im Rahmen von nicht-destruktiven Pathologien – wie Enzephalopathien (z. B. dysosmotische) oder nicht-nekrotisierende Enzephalitiden (z. B. autoimmun vermittelt) – sind dagegen klinisch weitgehende Vollremissionen nach Abstellen der Ursache trotz Hirnstammbeteiligung möglich. Allerdings können sich auch Enzephalopathien mit Todesfolge dem konkreten Nachweis der Läsionsausdehnung in der CCT-/MRT-Bildgebung entziehen. Beispiele sind die kleinsten multiplen Einblutungen in der Wernicke-Enzephalopathie (Vortmeyer et al. 1992) und die global hypoxischen Gewebeschädigungen, die selbst bei ausgedehnter Verteilung zumindest im CT nicht immer eindeutig abzugrenzen sind. Insofern kann eine gute Prognose aus der Bildgebung nicht mit ausreichender Sicherheit abgeleitet werden.

- **Zerebraler Zirkulationsstillstand**

Der gravierendste neuro-radiologische Befund ist das komplette Sistieren der Hirndurchblutung im vorderen und hinteren Stromgebiet trotz eines ausreichenden Blutdrucks. Eine CT-Angiographie kann diese prognostische infauste Situation sehr gut abbilden. Mangels gesicherter »absoluter« Fehlerfreiheit der Methoden, und weil noch Uneinigkeiten in Fragen nach der Akquisition und Auswertung bestehen, hat man sich in Deutschland bislang nicht zur Aufnahme dieses Verfahrens in die Hirntoddiagnostik entschieden. Allerdings wurde es in der Schweiz zum Irreversibilitätsnachweis bereits implementiert. Wenn auch zu diagnostischen Zwecken nicht zugelassen, ist der Nachweis eines zerebralen Zirkulationsstillstandes mittels konventioneller Angiographie ein verwertbarer apparativer Zusatzbefund in der Hirntoddiagnostik.

Funktionelle Kernspintomographie

Aufsehenerregende fMRT-Befunde von kortikalen Aktivierungen wurden bei Patienten registriert, die sich an der Grenze zwischen VS und MCS befanden. Bei ihnen war ohne motorisch eindeutige Reizreaktionen die Kommunikationsfähigkeit fraglich geblieben. In speziellen Aufgabenstellungen während der MRT gelang die Darstellung von Teilaktivierungen exekutiv-motorischer und sensorischer kortikaler Areale bei einigen Patienten mit guter Prognose im MCS – ähnlich dem Muster bei Gesunden. Damit waren residuelle Hirnfunktionen oberhalb des Hirnstamms nachzuweisen, die bei Patienten im VS fehlten. Inwieweit diese Patienten über ein Bewusstsein von sich selbst oder der Umgebung verfügen, ist weiterhin unklar. Einige klinisch bereits gezielt reagible Patienten zeigten diese funktionellen Aktivierungen überraschenderweise nicht. Daher verbleibt auch nach größeren Serien der Einsatz dieser Methode weiterhin im wissenschaftlichen Kontext, da die beteiligten Forscher selbst den Bedarf weiterer Validierungen der Untersuchungsmethodik und -auswertung einräumen (Boly 2011) und nach weiteren Untersuchungsparadigmen suchen.

13.10 Intrakranieller Druck und Prognose

Überfordert eine expandierende intrakranielle Raumforderung die Kompensationsmechanismen (▶ Kap. 3), steigt der »Hirndruck« (ICP) exponentiell an. Als ZNS-Sekundärschäden treten fokale Läsionen durch Gewebeverschiebungen (Herniationen) und diffus ischämische Endstromläsionen durch Minderperfusionen auf. Pathologie und Prognose stehen in einer Dosis-Wirkungs-Beziehung zum Zeitintegral des ICP-Verlaufs (traumatisches Koma; Vik et al. 2008).

> Enzephalopathien, bei denen sich raumfordernde vasogene oder/und zytotoxische Hirnödeme ausprägen, können durch Hirndruckerhöhung einen irreversiblen Verlauf nehmen.

Auslöser sind z. B. Leber- und Niereninsuffizienz, Elektrolytstörungen, toxische Einflüsse und z. T. auch Hypoxien. Epileptische Anfälle, auch der nicht-konvulsive Status epilepticus, tragen zur ICP-Erhöhung und zu Sekundärschäden bei (Vespa et al. 2007).

Nur invasive Sonden, die intrakraniell in den Ventrikel, das Parenchym oder epidural eingebracht werden, ermöglichen die quantitative ICP-Beurteilung in Echtzeit und fortlaufend. Fehlanzeigen der Absolutwerte sind leider nicht selten, und es besteht bei jeder Sonde ein Verletzungs- und Infektionsrisiko.

> **Praxistipp**
>
> Zur Artefaktkontrolle ist eine fortlaufende Beurteilung der ICP-Signalcharakteristika ratsam (druckabhängige herzsynchrone Pulsatilität, Lageempfindlichkeit).

Dagegen liefert der Abgleich klinischer Befunde und der neuro-radiologischen Bildgebung eine grobe Abschätzung

Tab. 13.12 Optimale Zielwerte für den zerebralen Perfusionsdruck (CPP). (Mod. nach Jüttle et al. 2012)

Ätiologie	Zielwert
Schlaganfall, ischämisch	>70 mmHg
Hirn-Blutung (ICP)	>60 mmHg
SAB ohne symptomatischem Vasospasmus	60–90 mmHg
SAB mit symptomatischem Vasospasmus	80–120 mmHg*
SHT	50–70 mmHg

* Voraussetzung: ausgeschaltete Blutungsquelle

der globalen intrakraniellen Drucksituation. Sonographische Zusatzbefunde können ggf. verifizierende, falsifizierende oder ergänzende Befunde beisteuern (▶ Abschn. 11.3), jedoch keine exakten quantitativen absoluten Druckniveaus. Sie ermöglichen aber teilweise wichtige Trendaussagen.

Auch wenn sich der Vorteil der am ICP-Messwert gesteuerten Therapie schwer beweisen lässt und sogar bezweifelt wird, bleibt das ICP-Monitoring von hohem prognostischen Interesse. CPP- und ICP-Werte unterstützen die Therapieführung durch den unmittelbaren Einblick in die Therapieeffekte. Stellt sich eine ICP-Erholung dar oder erkennt man frühzeitig eine unerwartete krisenhafte Verschlechterung, hilft dies enorm in der strategischen Entscheidungsfindung am sedierten und bewusstseinsgestörten, klinisch kaum untersuchbaren Patienten.

Auch bei einigen Enzephalopathien (z. B. hepatische) und insbesondere bei zur Bewusstseinsstörung führenden strukturellen Läsionen sind ICP-Erhöhungen eng mit einer Prognosenverschlechterung verknüpft (Hirnvenenthrombose, Subarachnoidalblutung, Meningitis, Enzephalitis, Schlaganfall und intrakranielle Blutungen). Außerhalb der Bereiche Neurotrauma und SAB sowie Verschluss-Hydrozephalus besteht jedoch keine allgemein akzeptierte Indikationsstellung zur ICP-Messung/Ventrikeldrainage.

Intrakranielle Druckaufnehmer erbringen exakte Messwerte für den ICP, aber auch für die Hirnperfusion (CPP = MAP–ICP) und zeigen den Zustand der blutdruckabhängigen Autoregulation (pressure reactivity index, PRx; Czosnyka u. Pickard 2004) an. Jeder der 3 Parameter zeigt bei Dysregulation eine Verschlechterung der Prognose an. Über die absoluten Werte des ICP hinaus (Vermeidung von Werten über 20–25 mmHg) ist auf die Aufrechterhaltung eines ausreichenden CPP zu achten (grundsätzlich nicht <50 mmHg; ◘ Tab. 13.12). Werte darunter mindern die Prognose beim Hirntrauma empfindlich (Vik et al. 2008). Dies gilt auch für verhältnismäßig kurze, z. B. während minimaler Eingriffe und Transporte auftretende Entgleisungen mit intrakranieller Hypertension bzw. zerebraler Hypoperfusion (Stein et al. 2011). Durch geeignete Anhebung des Blutdrucks und damit des CPP lassen sich selbst bei anhaltend hohen ICP-Werten zwischen 40 und 50 mmHg über 24–48 Stunden im Einzelfall gute Erholungen erzielen (Young et al. 2003). Maßgeblich sind für die Prognose immer auch zusätzliche Kompressionseffekte, da durch Herniation direkte Gewebsschäden (Kompression des ARAS) und insbesondere vaskulär vermittelte Sekundärläsionen durch Venen und Arterienkompression auftreten. Diesbezüglich kann eher der bildgebende Befund prognostisch weiterhelfen, etwa durch den Nachweis komprimierter basaler Zisternen.

Die Prognose der hepatischen Enzephalopathie ist in hohem Maße vom Auftreten eines Hirnödems abhängig. Viele Autoren bewerten diesen Befund im Stadium IV lange Zeit als Ausdruck einer so schlechten Prognose, dass dann auch auf eine Lebertransplantation verzichtet wurde (▶ Kap. 16). Doch die Festlegung der ICP-Schwelle ist problematisch, und neue therapeutische Verfahren wie die Hypothermie können den Toleranzzeitraum evtl. prolongieren. Wegen der hohen Blutungsgefahr beim Einbringen intrakranieller Drucksonden gilt daher nicht-invasiven Methoden zum ICP-Monitoring das Interesse. Die Optikussonographie war hierzu in kleineren Serien erfolgreich (Kinder: Helmke et al. 2000; Erwachsene: Krishnamoorthy et al. 2013).

Die prognostische Bedeutung von ICP-Anstiegen bei hypoxischen Enzephalopathien ist wenig und nicht systematisch untersucht (▶ Kap. 14). Bei Elektrolytstörungen sind dagegen auch ausgeprägte Hirnödeme nicht mit einer obligat schlechten Prognose verbunden. Bei toxischen Ödemen mit Hirndruckanstieg ist keine generelle Voraussage möglich.

> Zu prognostischen Zwecken können ICP-Werte allein nicht ohne Berücksichtigung des klinischen Befundes verwendet werden, eher zur Therapieführung gemeinsam mit dem CPP.

Ein Werteanstieg stellt in der Regel die Indikation zu weiteren klinischen, radiologischen oder elektrophysiologischen Untersuchungen dar, um dann die Therapieeskalation zu planen.

Literatur

Ahmad O, Wardlaw J, Whiteley WN (2012) Correlation of levels of neuronal and glial markers with radiological measures of infarct volume in ischaemic stroke: a systematic review. Cerebrovasc Dis 33(1): 47–54

Bagnato S, Boccagni C, Prestandrea C, Sant'Angelo A, Castiglione A, Galardi G (2010) Prognostic value of standard EEG in traumatic and non-traumatic disorders of consciousness following coma. Clin Neurophysiol 121(3): 274–80

Bates D (1991) Defining prognosis in medical coma. J Neurol Neurosurg Psychiatry 54(7): 569–71

Bates D, Caronna JJ, Cartlidge EF et al. (1977) A prospective study of nontraumatic coma: methods and results in 310 patients. Ann Neurol 2: 211–20

Benzer A, Mitterschiffthaler G, Marosi M, Luef G, Pühringer F, De La Renotiere K, Lehner H, Schmutzhard E (1991) Prediction of nonsurvival after trauma: Innsbruck Coma Scale. Lancet 338(8773): 977–8

Bergeron N, Dubois MJ, Dumont M, Dial S, Skrobik Y (2001) Intensive Care Delirium Screening Checklist: evaluation of a new screening tool. Intensive Care Med 27(5): 859–64

Bjerring PN, Eefsen M, Hansen BA, Larsen FS (2009) The brain in acute liver failure. A tortuous path from hyperammonemia to cerebral edema. Metab Brain Dis 24(1): 5–14

Boccagni C, Bagnato S, Sant Angelo A, Prestandrea C, Galardi G (2011) Usefulness of standard EEG in predicting the outcome of patients with disorders of consciousness after anoxic coma. J Clin Neurophysiol 28(5): 489–92

Boly M (2011) Measuring the fading consciousness in the human brain. Curr Opin Neurol 24(4): 394–400

Booth CM, Boone RH, Tomlinson G, Detsky AS (2004) Is this patient dead, vegetative, or severely neurologically impaired? Assessing outcome for comatose survivors of cardiac arrest. JAMA 291(7): 870–9

Born JD, Albert A, Hans P, Bonnal J (1985) Relative prognostic value of best motor response and brain stem reflexes in patients with severe head injury. Neurosurgery 16(5): 595–601

Böttiger BW, Möbes S, Glätzer R, Bauer H, Gries A, Bärtsch P, Motsch J, Martin E (2001) Astroglial protein S-100 is an early and sensitive marker of hypoxic brain damage and outcome after cardiac arrest in humans. Circulation 103(22): 2694–8

Bouwes A, Binnekade JM, Kuiper MA et al. (2012) Prognosis of coma after therapeutic hypothermia: A prospective cohort study. Ann Neurol 71: 206–12

Brihaye J, Frowein RA, Lindgren S et al. (1978) Report on the meeting of the WFNS Neurotraumatology committee Brussels. Acta Neurochir 40: 181–6

Bruno MA, Ledoux D, Lambermont B, Damas F, Schnakers C, Vanhaudenhuyse A, Gosseries O, Laureys S (2011) Comparison of the Full Outline of UnResponsiveness and Glasgow Liege Scale/Glasgow Coma Scale in an intensive care unit population. Neurocrit Care 15(3): 447–53

Bruno MA, Ledoux D, Vanhaudenhuyse A, Gosseries O, Thibaut A, Laureys S (2012) Prognosis of patients with altered states of consciousness. In: Schnakers C, Laurey S (eds) Coma and Disorders of Consciousness. Springer, Berlin Heidelberg

Cakir Z, Aslan S, Umudum Z, Acemoglu H, Akoz A, Turkyilmaz S, Oztürk N (2010) S-100beta and neuron-specific enolase levels in carbon monoxide-related brain injury. Am J Emerg Med 28(1): 61–7

Carter BG, Butt W (2001) Review of the use of somatosensory evoked potentials in the prediction of outcome after severe brain injury. Crit Care Med 29: 178–86

Chabok SY, Moghadam AD, Saneei Z, Amlashi FG, Leili EK, Amiri ZM (2012) Neuron-specific enolase and S100BB as outcome predictors in severe diffuse axonal injury. J Trauma Acute Care Surg 72(6): 1654–7

Chen R, Bolton CF, Young GB (1996) Prediction of outcome in patients with anoxic coma. Crit Care Med 24: 672–8

Claassen J, Hansen HC (2001) Early recovery after closed traumatic head injury: somatosensory evoked potentials and clinical findings. Crit Care Med 29(3): 494–502

Claassen J, Bäumer T, Hansen HC (2000) Kontinuierliches EEG zum Monitoring auf der neurologischen Intensivstation. Nervenarzt 71(10): 813–21

Claassen J, Mayer SA, Kowalski RG, Emerson RG, Hirsch LJ (2004) Detection of electrographic seizures with continuous EEG monitoring in critically ill patients. Neurology 62: 1743–8

Cruccu G, Aminoff MJ, Curio G, Guerit JM, Kakigi R, Mauguiere F et al. (2008) Recommendations for the clinical use of somatosensory-evoked potentials. Clin Neurophysiol 119(8): 1705–19

Cruse D, Chennu S, Chatelle C, Bekinschtein TA, Fernández-Espejo D, Pickard JD et al. (2011) Bedside detection of awareness in the vegetative state: a cohort study. Lancet 378(9809): 2088–94

Czosnyka M, Pickard JD (2004) Monitoring and interpretation of intracranial pressure. J Neurol Neurosurg Psychiatry 75: 813–21

Daubin C, Quentin C, Allouche S, Etard O, Gaillard C, Seguin A et al. (2011) Serum neuron-specific enolase as predictor of outcome in comatose cardiac-arrest survivors: a prospective cohort study. BMC Cardiovasc Disord 11: 48

Devlin JW, Fong JJ, Schumaker G et al. (2007a) Use of a validated delirium assessment tool improves the ability of physicians to identify delirium in medical intensive care unit patients. Crit Care Med 35: 2721–4

Devlin JW, Fong JJ, Fraser GL, Riker RR (2007b) Delirium assessment in the critically ill. Intensive Care Med 33(6): 929–40

Diener H-C, Weimar C (Hrsg) (2012) Leitlinien für Diagnostik und Therapie in der Neurologie. Hrsg. von der Kommission »Leitlinien« der Deutschen Gesellschaft für Neurologie. Thieme Verlag, Stuttgart

Einav S, Kaufman N, Algur N, Kark JD (2012) Modeling serum biomarkers S100 beta and neuron-specific enolase as predictors of outcome after out-of-hospital cardiac arrest: an aid to clinical decision making. J Am Coll Cardiol 60: 304–11

Einav S, Kaufman N, Algur N, Strauss-Liviatan N, Kark JD (2013) Brain biomarkers and management of uncertainty in predicting outcome of cardiopulmonary resuscitation: A nomogram paints a thousand words. Resuscitation Feb 4. doi: 10.1016/j.resuscitation.2013.01.031.

Eken C, Kartal M, Bacanli A, Eray O (2009) Comparison of the Full Outline of Unresponsiveness Score Coma Scale and the Glasgow Coma Scale in an emergency setting population. Eur J Emerg Med 16(1): 29–36

Ely EW et al. (2001) Delirium in mechanically ventilated patients: validity and reliability of the confusion assessment method for the intensive care unit (CAM-ICU). JAMA 286: 2701–10

Ely EW et al. (2003) Monitoring sedation status over time in ICU patients: reliability and validity of the Richmond Agitation-Sedation Scale (RASS). JAMA 289(22): 2983–91

Estraneo A, Moretta P, Loreto V, Lanzillo B, Santoro L, Trojano L (2010) Late recovery after traumatic, anoxic, or hemorrhagic long-lasting vegetative state. Neurology 75(3): 239–45

Firsching R, Woischneck D, Klein S, Ludwig K, Döhring W (2002) Brain stem lesions after head injury. Neurol Res 24(2): 145–6

Fischer C, Dailler F, Morlet D (2008) Novelty P3 elicited by the subject's own name in comatose patients. Clin Neurophysiol 119(10): 2224–30

Fischer C, Luauté J, Morlet D (2010) Event-related potentials (MMN and novelty P3) in permanent vegetative or minimally conscious states. Clinical Neurophysiol 121: 1032–42

Fischer C, Luauté J, Némoz C et al. (2006) Improved prediction of awakening or nonawakening from severe anoxic coma using tree-based classification analysis. Crit Care Med 34: 1520–4

Fischer M, Rüegg S, Czaplinski A, Strohmeier M, Lehmann A, Tschan F et al. (2010) Inter-rater reliability of the Full Outline of UnResponsiveness score and the Glasgow Coma Scale in critically ill patients: a prospective observational study. Crit Care 14(2): R64

Literatur

Frowein RA (1976) Classification of coma. Acta Neurochir 24: 5–10

Fugate JE, Rabinstein AA, Claassen DO, White RD, Wijdicks EF (2010) The FOUR score predicts outcome in patients after cardiac arrest. Neurocrit Care 13(2): 205–10

Gaudreau JD, Gagnon P, Harel F et al. (2005) Fast, systematic, and continuous delirium assessment in hospitalized patients: the nursing delirium screening scale. J Pain Symptom Manage 29: 368–75

Gerstenbrand F, Hackl JM, Mitterschiffthaler G et al. (1984) Die Innsbrucker Koma Skala: Klinisches Koma-Monitoring. Intensivbehandlung 9: 133–44

Giacino JTK, Kalmar K (1997) The vegetative and minimally conscious states: A comparison of clinical features and functional outcome. J Head Trauma Rehabil 12: 36–51

Giacino JT, Ashwal S, Childs N et al. (2002) The minimally conscious state: definition and diagnostic criteria. Neurology 58: 349–53

Goldfine AM, Bardin JC, Noirhomme Q, Fins JJ, Schiff ND, Victor JD (2013) Reanalysis of "Bedside detection of awareness in the vegetative state: a cohort study". Lancet 381(9863): 289–91

Gosseries O, Schnakers C, Ledoux D, Vanhaudenhuyse A, Bruno MA, Demertzi A et al. (2011) Automated EEG entropy measurements in coma, vegetative state/unresponsive wakefulness syndrome and minimally conscious state. Funct Neurol 26(1): 25–30

Greer DM, Yang J, Scripko PD, Sims JR, Cash S, Kilbride R et al. (2012) Clinical examination for outcome prediction in nontraumatic coma. Crit Care Med 40(4): 1150–6

Guérit JM (2010) Neurophysiological testing in neurocritical care. Curr Opin Crit Care 16(2): 98–104

Guérit JM, Amantini A, Amodio P, Andersen KV, Butler S, de Weerd A et al. (2009) Consensus on the use of neurophysiological tests in the intensive care unit (ICU). Neurophysiol Clin 39(2): 71–83

Gütling E, Gonser A, Imhof HG, Landis T (1995) EEG reactivity in the prognosis of severe head injury. Neurology 45(5): 915–8

Hamann GF, Bender A, Bühler R, Hansen HC, von Scheidt W, Voller B (2012) Hypoxische Enzephalopathie. In: Diener H-C, Weimar C (Hrsg) Leitlinien für Diagnostik und Therapie in der Neurologie. Thieme, Stuttgart (www.dgn.org/images/stories/dgn/leitlinien/ LL_2012/pdf/ll_81_2012_hypoxische_enzephalopathie_he.pdf)

Hansen HC (2011) Sooner or later …? In search of the most useful components of the somatosensory evoked potential to define prognosis in critically ill patients with acute stroke. Clin Neurophysiology 122: 1482–4

Hansen HC, Haupt WF (2010) Prognosebeurteilung nach kardiopulmonaler Reanimation. Notfall Rettungsmed 13: 327–39

Hansen HC, Ernst F, Zschocke S, Kunze K (1994) Langzeitverläufe nach Schädelhirntraumen: Vergleich klinischer Ergebnisse mit P300-Latenzen. Z EEG EMG 25: 46 A54

Hansen HC, Baeumer T, Zschocke S (2000) Probleme und Möglichkeiten der Klassifikation posthypoxischer EEG-Befunde. In: Haupt WF, Grond M, Halber M. Neurologische Intensivmedizin 2000. 17. Jahrestagung der Arbeitsgemeinschaft Neurologische Intensivmedizin: S. 53, Shaker Verlag, Maastricht Herzogenrath

Haupt WF, Hansen HC (2008) Neurophysiologische zerebrale Diagnostik in der Intensivmedizin. Akt Neurol 35: 124–30

Haupt WF, Firsching R, Hansen HC et al. (2000) das akute postanoxische Koma: klinische, elektrophysiologische, biochemische und bildgebende Befunde. Intensivmed 37: 597–607

Haupt WF, Pawlik G, Thiel A (2006) Initial and serial evoked potentials in cerebrovascular critical care patients. J Clin Neurophysiol 23(5): 389–94

Haupt WF, Hansen HC, Firsching R et al (2008) Organische Psychosyndrome: Eine Synopsis mit kritischer Würdigung. Intensivmed 45: 369–80

Helmke K, Burdelski M, Hansen HC (2000) Detection and monitoring of intracranial pressure dysregulation in liver failure by ultrasound. Transplantation 70(2): 392–5

Hilario A, Ramos A, Millan JM, Salvador E, Gomez PA, Cicuendez M et al. (2010) Severe traumatic head injury: prognostic value of brain stem injuries detected at MRI. AJNR Am J Neuroradiol 33(10): 1925–31

Hockaday JM, Potts F, Bonazzi A, Schwab RS (1965) Electroencephalographic changes in acute cerebral anoxia from cardiac or respiratory arrest. EEG Clin Neurophysiol 18: 575–86

Houlden DA, Taylor AB, Feinstein A et al. (2010) Early somatosensory evoked potential grades in comatose traumatic brain injury patients predict cognitive and functional outcome. Crit Care Med 38: 167–74

Hsu AA, Fenton K, Weinstein S, Carpenter J, Dalton H, Bell MJ (2008) Neurological injury markers in children with septic shock. Pediatr Crit Care Med 9(3): 245–51

Huntgeburth M, Adler C, Rosenkranz S, Zobel C, Haupt WF, Dohmen C, Reuter H (2013) Changes in Neuron-Specific Enolase are More Suitable Than Its Absolute Serum Levels for the Prediction of Neurologic Outcome in Hypothermia-Treated Patients with Out-of-Hospital Cardiac Arrest. Neurocrit Care 2013 Jul 9. [Epub ahead of print]

Hunter GR, Young GB (2010) Recovery of awareness after hyperacute hepatic encephalopathy with "flat" EEG, severe brain edema and deep coma. Neurocrit Care 13(2): 247–51

Ide T, Kamijo Y, Ide A, Yoshimura K, Nishikawa T, Soma K, Mochizuki H (2012) Elevated S100B level in cerebrospinal fluid could predict poor outcome of carbon monoxide poisoning. Am J Emerg Med 30(1): 222–5

Inouye SK, van Dyck CH, Alessi CA, Balkin S, Siegal AP, Horwitz RI (1990) Clarifying confusion: The confusion assessment method. A new method for detection of delirium. Ann Int Med 113(12): 941–8

Jennett B, Plum F (1972) Persistent vegetative state: a syndrome in search of a name. Lancet I: 734–7

Jørgensen EO, Malchow-Møller A (1981) Natural history of global and critical brain ischaemia (1981) Resuscitation 9: 133–91

Jung CS, Lange B, Zimmermann M, Seifert V (2013) CSF and Serum Biomarkers Focusing on Cerebral Vasospasm and Ischemia after Subarachnoid Hemorrhage. Stroke Res Treat: 560305. doi: 10.1155/2013/560305. Epub 2013 Feb 19

Jüttler E et al. (2012) Intrakranieller Druck (ICP) Leitlinien der DGN (http://www.dgn.org/images/stories/dgn/leitlinien/LL_2012/ pdf/ll_86_2012_intrakranieller_druck_icp.pdf)

Kalanuria AA, Geocadin RG (2013) Early prognostication in acute brain damage: where is the evidence? Curr Opin Crit Care 19(2): 113–22

Kampfl A, Schmutzhard E, Franz G, Pfausler B, Haring HP, Ulmer H et al. (1998) Prediction of recovery from post-traumatic vegetative state with cerebral magnetic resonance imaging. Lancet 351: 1763–7

Katz DI, Polyak M, Coughlan D, Nichols M, Roche A (2009) Natural history of recovery from brain injury after prolonged disorders of consciousness: outcome of patients admitted to inpatient rehabilitation with 1–4 year follow-up. Prog Brain Res 177: 73–88

Kornbluth J, Bhardwaj A (2011) Evaluation of coma: a critical appraisal of popular scoring systems. Neurocrit Care 14(1): 134–43

Kretschmer E (1940) Das apallische Syndrom. Z ges Neurol Psych 169: 576–9

Krishnamoorthy V, Beckmann K, Mueller M, Sharma D, Vavilala MS (2013) Perioperative estimation of the intracranial pressure using the optic nerve sheath diameter during liver transplantation. Liver Transpl 19(3): 246–9

Lehnertz K (2012) Nicht-lineare EEG-Analysen. In: Zschocke S, Hansen HC (2012) Klinische Elektroenzephalographie, 3. Aufl. Springer, Berlin Heidelberg New York

Leithner C, Storm C, Hasper D et al. (2012) Prognose der Hirnfunktion nach kardiopulmonaler Reanimation und therapeutischer Hypothermie. Akt Neurol 39: 145–54

Lingsma HF, Roozenbeek B, Steyerberg EW, Murray GD, Maas AI (2010) Early prognosis in traumatic brain injury: from prophecies to predictions. Lancet Neurol 9(5): 543–54

Logi F, Pasqualetti P, Tomaiuolo F (2011) Predict recovery of consciousness in post-acute severe brain injury: the role of EEG reactivity. Brain Inj 25(10): 972–9

Luauté J, Maucort-Boulch D, Tell L, Quelard F, Sarraf T, Iwaz J, Boisson D, Fischer C (2010) Long-term outcomes of chronic minimally conscious and vegetative states. Neurology 75(3): 246–52

Lütz A, Heymann A, Radtke FM, Spies CD (2010) Postoperatives Delir und kognitives Defizit. Was wir nicht messen, detektieren wir meist auch nicht. Anasthesiol Intensivmed Notfallmed Schmerzther 45(2): 106–11

Lyle DM, Pierce JP, Freeman EA, Bartrop R, Dorsch NW, Fearnside MR, Rushworth RG, Grant JM (1986) Clinical course and outcome of severe head injury in Australia. J Neurosurg 65: 15–8

McNicoll L, Pisani MA, Ely EW, Gifford D, Inouye SK (2005) Detection of delirium in the intensive care unit: comparison of confusion assessment method for the intensive care unit with confusion assessment method ratings. J Am Geriatr Soc 53(3): 495–500

Menon DK, Zahed C (2009) Prediction of outcome in severe traumatic brain injury. Curr Opin Crit Care 15(5): 437–41

Meric E, Gunduz A, Turedi S, Cakir E, Yandi M (2010) The prognostic value of neuron-specific enolase in head trauma patients. J Emerg Med 38(3): 297–301

Morgan BW, Ford MD, Follmer R (2000) Ethylene glycol ingestion resulting in brainstem and midbrain dysfunction. J Toxicol Clin Toxicol 38(4): 445–51

Moritz S, Warnat J, Bele S, Graf BM, Woertgen C (2010) The prognostic value of NSE and S100B from serum and cerebrospinal fluid in patients with spontaneous subarachnoid hemorrhage. J Neurosurg Anesthesiol 22(1): 21–31

Mörtberg E, Zetterberg H, Nordmark J et al. (2011) S-100B is superior to NSE, BDNF and GFAP in predicting outcome of resuscitation from cardiac arrest with hypothermia treatment. Resuscitation 82: 26–31

Mukherjee KK, Chhabra R, Khosla VK (2003) Raised intracranial pressure in hepatic encephalopathy. Indian J Gastroenterol 22, Suppl 2: S62–5

Multi-Society task force on PVS (1993) Medical aspects of the persistent vegetative state, parts 1 and 2. New Engl J Med 330: 1499–508; 1572–9

Narayan RK, Greenberg RP, Miller JD et al. (1981) Improved confidence of outcome prediction in severe head injury. J Neurosurg 54: 751–62

Nguyen DN, Spapen H, Su F, Schiettecatte J, Shi L, Hachimi-Idrissi S, Huyghens L (2006) Elevated serum levels of S-100beta protein and neuron-specific enolase are associated with brain injury in patients with severe sepsis and septic shock. Crit Care Med 34(7): 1967–74

Niedermeyer E, Sherman DL, Geocadin RJ, Hansen HC, Hanley DF (1999) The burst-suppression electroencephalogram. Clin Electroencephalogr 30(3): 99–105

Noirhomme Q, Lehembre R (2012) Ch 6. Electrophysiology and disorders of consciousness. In: Schnakers C, Laurey S (eds) Coma and disorders of consciousness. Springer, London

Oddo M, Carrera E, Claassen J, Mayer SA, Hirsch LJ (2009) Continuous electroencephalography in the medical intensive care unit. Crit Care Med 37(6): 2051–6

Otter H, Martin J, Basell K et al. (2005) Validity and reliability of the DDS for severity of delirium in the ICU. Neurocritical Care 2: 150–8

Pandharipande P, Jackson J, Ely EW (2005) Delirium: acute cognitive dysfunction in the critically ill. Curr Opinion Crit Care 11: 360–8

Paula T, Trzepacz PT, Mittal D, Torres R, Kanary K, Norton J, Jimerson N (2001) Validation of the Delirium Rating Scale-Revised-98: Comparison With the Delirium Rating Scale and the Cognitive Test for Delirium. J Neuropsychiatry Clin Neurosci 13: 2

Perrin F, Schnakers C, Schabus M, Degueldre C, Goldman S, Brédart S et al. (2006) Brain response to one's own name in vegetative state, minimally conscious state, and locked-in syndrome. Arch Neurol 63(4): 562–9

Piazza O, Russo E, Cotena S, Esposito G, Tufano R (2007) Elevated S100B levels do not correlate with the severity of encephalopathy during sepsis. Br J Anaesth 99(4): 518–21

Ringel RA, Riggs JE, Brick JF (1988). Reversible coma with prolonged absence of pupillary and brainstem reflexes: an unusual response to a hypoxic-ischemic event in MS. Neurology 38(8): 1275–8

Rittenberger JC, Sangl J, Wheeler M, Guyette FX, Callaway CW (2010) Association between clinical examination and outcome after cardiac arrest. Resuscitation 81(9): 1128–32

Rossetti AO, Oddo M, Logroscino G et al. (2010) Prognostication after cardiac arrest and hypothermia: A prospective study. Ann Neurol 5(2): 161–74

Rossetti AO, Carrera E, Oddo M (2012) Early EEG correlates of neuronal injury after brain anoxia. Neurology 78: 796–802

Sakada F, Patel D, Lakshmanan R (2012) The FOUR score predicts outcome in patients after traumatic brain injury. Neurocrit Care 16(1): 95–101

Saleh A, Kamel L, Ghali A, Ismail A, El Khayat H (2007) Serum levels of astroglial S100-beta and neuron-specific enolase in hepatic encephalopathy patients. East Mediterr Health J 13(5): 1114–23

Samaniego EA, Mlynash M, Caufield AF et al. (2011) Sedation confounds outcome prediction in cardiac arrest survivors treated with hypothermia. Neurocrit Care 15: 113–9

Schenatto CB, Xavier RM, Bredemeier M, Portela LV, Tort AB, Dedavid e Silva TL et al. (2006) Raised serum S100B protein levels in neuropsychiatric lupus. Ann Rheum Dis 65: 829–31

Schnakers C, Ledoux D, Majerus S, Damas P, Damas F, Lambermont B et al. (2008) Diagnostic and prognostic use of bispectral index in coma, vegetative state and related disorders. Brain Inj 22(12): 926–31

Schnakers C, Vanhaudenhuyse A, Giacino J, Ventura M, Boly M, Majerus S, Moonen G, Laureys S (2009) Diagnostic accuracy of the vegetative and minimally conscious state: clinical consensus versus standardized neurobehavioral assessment. BMC Neurol 9: 35

Scollo-Lavizzari G, Bassetti C (1987) Prognostic value of EEG in postanoxic coma after cardiac arrest. Eur Neurology 26: 161–70

Sharshar T, Porcher R, Siami S, Rohaut B, Bailly-Salin J, Hopkinson NS et al.; Paris-Ouest Study Group on Neurological Effect of Sedation (POSGNES) (2011) Brainstem responses can predict death and delirium in sedated patients in intensive care unit. Crit Care Med 39(8): 1960–7

Snyder BD, Ramirez-Lassepas M, Lippert DM (1977) Neurologic status and prognosis after cardiopulmonary arrest I. A retrospective study. Neurology 27: 807–11

Snyder BD, Gumnit RJ, Leppik IE, Hauser WA, Loewenson RB, Ramirez-Lassepas M (1981) Neurologic prognosis after cardiopulmonary arrest: IV. Brainstem reflexes. Neurology 31(9): 1092–7

Starmark JE, Stålhammar D, Holmgren E, Rosander B (1988) A comparison of the Glasgow Coma Scale and the Reaction Level Scale (RLS85). J Neurosurg 69(5): 699–706

Stein DM, Hu PF, Brenner M, Sheth KN, Liu KH, Xiong W, Aarabi B, Scalea TM (2011) Brief episodes of intracranial hypertension and cerebral hypoperfusion are associated with poor functional outcome after severe traumatic brain injury. J Trauma 71(2): 364–73, discussion 373–4

Stenbøg P, Busk T, Larsen FS (2013) Efficacy of liver assisting in patients with hepatic encephalopathy with special focus on plasma exchange. Metab Brain Dis 28(2): 333–5

Stevens RD, Sutter R (2013) Prognosis in Severe Brain Injury. Crit Care Med 41: 1104–23

Steyerberg EW, Mushkudiani N, Perel P, Butcher I, Lu J, McHugh GS, Murray GD et al. (2008) Predicting outcome after traumatic brain injury: Development and international validation of prognostic scores based on admission characteristics. PLoS Med 5(8): e165

Sutter R, Stevens RD, Kaplan PW. (2013a) Clinical and imaging correlates of EEG patterns in hospitalized patients with encephalopathy. J Neurol 260(4): 1087–98

Sutter R, Stevens RD, Kaplan PW (2013b). Significance of triphasic waves in patients with acute encephalopathy: A nine-year cohort study. Clin Neurophysiol May 15. pii: S1388–2457(13)00313–1. doi: 10.1016/j.clinph.2013.03.031. Epub ahead of print

Synek VM (1990) Value of a revised EEG Coma Scale for Prognosis after cerebral anoxia and diffuse head injury. Clin EEG 21: 25–30

Teasdale G, Jennett B (1974) Assessment of coma and impaired consciousness. Lancet I: 81–4

Thomas C, Driessen M, Arolt V (2010) Diagnostik und Behandlung akuter psychoorganischer Syndrome Nervenarzt 81: 613–30

Toftengi F, Larsen FS (2004) Management of patients with fulminant hepatic failure and brain edema. Metab Brain Dis 19(3–4): 207–14

Trzepacz PT, Mittal D, Torres R, Kanary K, Norton J, Jimerson N (2001) Validation of the Delirium Rating Scale-revised-98: comparison with the delirium rating scale and the cognitive test for delirium. J Neuropsychiatry Clin Neurosci 13(2): 229–42

Unden J, Bellner J, Eneroth M, Alling C, Ingebrigtsen T, Romner B (2005) Raised serum S100B levels after acute bone fractures without cerebral injury. J Trauma 58: 59–61

Vespa PM, Miller C, McArthur D et al. (2007) Nonconvulsive electrographic seizures after traumatic brain injury result in a delayed, prolonged increase in intracranial pressure and metabolic crisis. Crit Care Med 35: 2830–6

Vik A, Nag T, Fredriksli OA, et al (2008) Relationship of »dose« of intracranial hypertension to outcome in severe traumatic brain injury. J Neurosurg 109: 678–84

Vortmeyer AO, Hagel C, Laas R (1992) Haemorrhagic thiamine deficient encephalopathy following prolonged parenteral nutrition. J Neurol Neurosurg Psychiatry 55(9): 826–9

Voss A (1993) Standards der neurologischen-neurochirurgischen Frührehabilitation. Ein Konzept der Arbeitsgemeinschaft Neurologisch-Neurochirurgische Frührehabilitation. In: v Wild K, Janzik HH (Hrsg) Spectrum der Neurorehabilitation: Frührehabilitation; Rehabilitation von Kindern und Jugendlichen, S 112–20. Zuckerschwerdt, Bern

Voss HU, Uluç AM, Dyke JP, Watts R, Kobylarz EJ, McCandliss BD et al. (2007) Possible axonal regrowth in late recovery from the minimally conscious state. J Clin Invest 116(7): 2005–11

Wijdicks EF, Bamler WR, Maramattom BV et al. (2005) Validation of a new coma score: the FOUR score. Ann Neurol 58: 585–93

Wong CL, Holroyd-Leduc J, Simel DL, Straus SE (2010) Does this patient have delirium?: value of bedside instruments. JAMA 1304(7): 779–86

www.braintrauma.org/pdf/protected/prognosis_guidelines.pdf
www.tbi-impact.org/?p=*impact/calc*

Yang XY, Lin J, Lu XY, Zhao XY (2008) Expression of S100B protein levels in serum and cerebrospinal fluid with different forms of neuropsychiatric systemic lupus erythematosus. Clin Rheumatol 27(3): 353–7

Yardan T, Cevik Y, Donderici O, Kavalci C, Yilmaz FM, Yilmaz G et al. (2009) Elevated serum S100B protein and neuron-specific enolase levels in carbon monoxide poisoning. Am J Emerg Med 27(7): 838–42

Young GB (2009) Coma. Ann N Y Acad Sci 1157: 32–47

Young GB, McLachlan RS, Kreeft JH, Demelo JD (1997) An electroencephalographic classification for coma. Can J Neurol Sci 24: 320–5

Young JS, Blow O, Turrentine F, Claridge JA, Schulman A (2003) Is there an upper limit of intracranial pressure in patients with severe head injury if cerebral perfusion pressure is maintained? Neurosurg Focus 15(6): E2

Zandbergen EG, Hijdra A, Koelman JH, Hart AA, Vos PE, Verbeek MM, de Haan RJ; PROPAC Study Group (2006) Prediction of poor outcome within the first 3 days of postanoxic coma. Neurology 66(1): 62–8

Zschocke S, Hansen HC (2012) Methodische Grundlage. In: Zschocke S, Hansen HC (Hrsg) Klinische Elektroenzephalographie, 3. Aufl. Springer, Berlin Heidelberg New York

Spezielles Management und Verlauf von Enzephalopathien

Kapitel 14 Enzephalopathien nach globaler Hypoxie – 253
H.-C. Hansen

Kapitel 15 Septische Enzephalopathie – 265
C. Terborg, W. Müllges

Kapitel 16 Hepatische Enzephalopathien – 271
K. Weißenborn

Kapitel 17 Renale Enzephalopathie – 279
W. Müllges, C. Terborg

Kapitel 18 Enzephalopathien bei Hormon- und Elektrolytstörungen – 287
H.-C. Hansen

Kapitel 19 Enzephalopathien bei Enteropathien und nutritivem Mangel – 303
F. Erbguth

Kapitel 20 Vaskulär vermittelte Enzephalopathien (VE) – 315
H.-C. Hansen, G. Hamann

Kapitel 21 Enzephalopathien bei Infektionserkrankungen – 327
M. Friese, C. Gerloff, T. Weber

Kapitel 22 Enzephalopathien durch Autoimmunprozesse und Tumorerkrankungen – 343
H. Prüß, L. Harms, F. Leypoldt

Kapitel 23 Enzephalopathien bei Stoffwechselerkrankungen – 359
A. Münchau, F. Erbguth

Kapitel 24 Enzephalopathien bei psychiatrischen
Erkrankungen – 375
J. Reiff, D.F. Braus

Kapitel 25 Enzephalopathien als Folge von Epilepsien und
Antikonvulsiva bei Erwachsenen – 383
H. Meierkord

Kapitel 26 Enzephalopathie-Syndrome durch Medikamente/
Toxidrome – 391
H.-C. Hansen

Kapitel 27 Toxische und physikalisch bedingte
Enzephalopathien – 403
L. Harms, H. Prüß

Kapitel 28 Enzephalopathien durch Gebrauch und Entzug
von Alkohol und Drogen – 419
F. Erbguth

Enzephalopathien nach globaler Hypoxie

H.-C. Hansen

14.1 Epidemiologie und Pathophysiologie – 254

14.2 Klinische Befunde und Verlauf – 255

14.3 Prognostische Bedeutung klinischer Befunde – 257

14.4 Diagnostik und Differenzialdiagnose – 258

14.5 Prognostik mittels technischer Befunde – 258
14.5.1 Bildgebung – 258
14.5.2 Elektrophysiologie – 259

14.6 Integration klinischer und apparativer Befunde zur Prognostik – 261

14.7 Therapie – 261

Literatur – 262

14.1 Epidemiologie und Pathophysiologie

Die globale zerebrale Sauerstoffmangelschädigung (Hypoxydose) entsteht am häufigsten durch eine schwere globale ZNS-Ischämie, z. B. durch Herz-Kreislauf-Stillstand und schweren Schock, selten durch Stromschlag, Intoxikation, Vasospasmen oder Strangulation. Allein von einem Kreislaufstillstand sind in Deutschland jährlich 80.000 Menschen betroffen (Inzidenz 1:1000). Auslöser wie eine flüchtige, rekompensierte links-kardiale Insuffizienz – etwa im Rahmen einer ventrikulären Tachykardie (low output syndrome) – sind ohne Anamnese schwer zu diagnostizieren (vorangehender Schwindel, Dyspnoe). Im Kindes- und Jugendalter dominieren die Asphyxien mit ihren schweren lebenslangen zerebralen Folgeschäden und andere hypoxämische Ursachen. Dabei gelangt der Sauerstoff primär nicht ausreichend ins Blut und trotz erhaltenen zerebralen Blutflusses (CBF) nicht ins ZNS. Primäre Hypoxämien durch respiratorisches Versagen reichen als Grund zur Hirnschädigung aus (Status asthmaticus, Thoraxtraumen, hoher Querschnitt, Lungenversagen mit Perfusions- oder Diffusionsstörungen wie Lungenembolie, Asphyxie, Ertrinken, Bolusaspiration mit Ersticken/Atelektasen, neuro-muskuläre Paralysen). Auch schwere prolongierte Kreislaufdepressionen kommen als Auslöser in Frage, sind aber schwer zu objektivieren. Schließlich können histotoxische Hypoxydosen profunde Hirnschädigungen auslösen, wie z. B. durch massive Störungen der O_2-Verwertung auf Zellebene aus toxischen Gründen (Kohlenmonoxid, Blausäure, Schwefelwasserstoff, Malonsäure) oder durch Substratmangel (Hypoglykämie).

Wegen der häufigen Kombination von Schädigungen (z. B. kardio-respiratorisches Versagen mit Asystolie, im Schock bei Anämie) könnte man treffender von der posthypoxisch-oligämischen Enzephalopathie sprechen, die im Alltag aber kurz »hypoxische Enzephalopathie« genannt wird (◐ Abb. 14.1). Sie resultiert aus dem extremen zerebralen Sauerstoffbedarf und der dadurch bedingten hohen Sensibilität der Neurone. Der Grad der hypoxischen Hirnschädigung wird maßgeblich von der Latenzzeit bis zur Wiedererlangung stabiler Kreislaufverhältnisse bestimmt (Zeit bis ROSC, »return of spontaneous circulation«). Dies zeigt die vorrangige Bedeutung aller präklinischen Anstrengungen, einschließlich der Laienreanimation (Nolan et al. 2010).

Die ischämische Hypoxydose verursacht bei gleicher biochemischer Endstrecke (ATP-Mangel) im Vergleich mit einer primären (hypoxämischen) Hypoxydose in gleicher Zeit die größeren Schäden, was mit dem mangelnden Abtransport von Metaboliten (fehlender Spüleffekt) und sekundären Mikrothromben begründet wird. Ein residueller Hirnkreislauf wirkt sich somit günstiger auf die Prognose aus. Daher werden »defibrillierbare« Rhythmen (Kammerflimmern, Kammerflattern oder ventrikuläre Tachykardie) mit geringer Restzirkulation von ungünstigeren »nicht-defibrillierbaren« Rhythmen unterschieden (Asystolie oder elektromechanische Entkopplung, syn. pulslose elektrische Aktivität). Werden derartige hypoxische Schädigungen überlebt, folgen anschließend:

1. konsekutive ZNS-Schädigungen mit Neuro-Inflammation nach Re-Perfusion,
2. systemisches Post-Reanimationssyndrom (z. B. Herz-, Leber- und Nierenschäden).

Nach Unterbrechung der O_2-Zufuhr brechen die Energiespeicher in allerkürzester Zeit (ca. 6–8 Sekunden) zusammen und konsekutiv die Membranpotenziale der Neurone. Mit dieser anoxischen Depolarisation tritt sofort eine Bewusstseinsstörung auf, und nach 30 Sekunden ist kein EEG mehr ableitbar. Bei globalem Stillstand der Hirnzirkulation muss in den besonders vulnerablen Gebieten mit den ersten neuronalen Nekrosen nach 3 Minuten gerechnet werden. Diese nehmen in den folgenden Minuten rasch zu (weitreichende Zellverluste nach 10, Totalnekrosen zwischen 15 und 20 Minuten), wobei eine niedrige Körpertemperatur diesen Prozess verlangsamt und die Aussichten auf eine zumindest partielle Restitution verbessert. Da sich die klinischen Folgen der Hypoxie und Hypothermie überlappen, gilt:

> Regel aus der Wasser- und Bergrettung: Niemand ist tot, solange er/sie nicht warm und tot ist!

Wird der Sauerstoffmangel nicht sehr rasch behoben, laufen Schädigungsprozesse an Neuronen und am Endothel der Gefäße weiter, z. B. durch Zytokin- und Glutamatfreisetzung, Wasser- und Kalziumeinstrom, Bildung freier membrantoxischer Sauerstoffradikale und durch Aktivierung proteolytischer Enzyme (Chalkias u. Xanthos 2012). Einige wichtige Folgen sind:

- sekundäre aktive (und damit temperaturabhängige) Gewebeschädigungen durch epileptische Dysregulation mit metabolischer Erschöpfung der Neuronen,
- Schwellungen/Inflammation der Glia,
- »No-reflow«-Phänomene durch diffuse Mikrothrombosen.

All diese Folgen halten den Zellverlust durch Nekrosen und Apoptose in Gang und aktivieren auch über Zytokine das extrazerebrale Immunsystem. Sinkt die kortikale Durchblutung unter normale Bereiche, d. h. unter die autoregulatorische Schwelle, können Grenzzoneninfarkte zwischen den zerebralen Gefäßterritorien entstehen (▶ Abb. 9.1c). Kommt es zu inkompletten Ischämien, z. B. bei schweren Herzrhythmusstörungen, können diese die Schädigungsprozesse durch das aufrechterhaltene Wasser- und Glukoseangebot akzentuieren und selektive neurona-

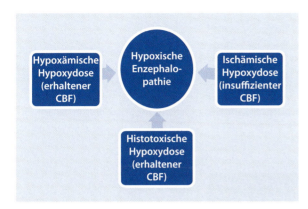

Abb. 14.1 Mögliche Ursachen von hypoxischer Enzephalopathie und ihre Beziehung zum zerebralen Blutfluss (CBF)

Tab. 14.1 Klinische Befunde in der posthypoxischen Akutphase

Obligater Reaktionsausfall	Fakultative Zeichen
Pupillenreaktion	Streck-Synergismen
Vestibulo-okuläre Reflexe	Cornealreflex-Ausfall
Motorik, Reflexe, Tonus	Myoklonien, generalisiert
	Epileptische Anfälle
	Bradykardie, Hypotension, Atemstörung, Hyperthermie

le Nekrosen induzieren (Hossmann 2008). Die resultierenden laminären Nekrosen (▶ Abschn. 7.1) können sich der Bildgebung entziehen, auch im MRT.

Selektive Nervenzelluntergänge in der hypoxischen Enzephalopathie
- Hippocampus (Ammonshorn, CA1-Neurone)
- Großhirn-Kortex (Schichten 3, 5, 6)
- Basalganglien (Pallidum, Putamen, Nucl. caudatus)
- Thalamus (Retikulariskerne)
- Kleinhirn (Purkinje-Zellen)

Fortlaufende Schädigungsmechanismen in der hypoxischen Enzephalopathie
- Anoxische Depolarisation
- Exzitotoxizität
- Epileptische Dysregulation
- Glia-Inflammation/Glia-Schwellung
- »No-reflow«-Phänomen
- Reperfusionsschäden
- SIRS (Systemisches Inflammations Response Syndrom)

14.2 Klinische Befunde und Verlauf

Eine zerebrale Hypoxie ausreichender Stärke führt innerhalb von 30 Sekunden ins Koma und bald darauf zum Tode. Wird sie aber mit entsprechendem Schweregrad überlebt, persistiert zunächst ein Koma mit verschiedenen obligaten und fakultativen neurologischen Ausfällen (Tab. 14.1).

Unmittelbar nach der Hypoxie lässt sich vielfach eine hämodynamische hypotone Instabilität mit Katecholaminpflichtigkeit, allgemeiner Vasodilatation und oft auch einer hypoxischen Kardiomyopathie beobachten (Neumar et al. 2008). Gemeinsam mit den übrigen ischämischen Organschädigungen ist sie Teil eines Post-Reanimationssyndroms (Schneider et al. 2012), das von einer aktivierten Blutgerinnung, einer allgemeinen Entzündungsreaktion und einer relativen Nebennierenrindeninsuffizienz (NNR-Insuffizienz) begleitet wird. Nach einem kurzen reaktiven Kortisonausstoß verhält sich die NNR teilweise auch anhaltend refraktär auf die ACTH-Stimulation. Das resultierende »systemische Inflammations-Response-Syndrom« (SIRS, bei zwei Drittel aller Patienten, Geppert et al. 2000) und die Neuro-Inflammation dürften sich gegenseitig verstärken, möglicherweise sogar unterhalten.

In den ersten Stunden und Tagen nach der Hypoxie sind Krampfanfälle bis zum Status epilepticus und spontane oder Stimulus-induzierte generalisierte Myoklonien typisch. Bei ca. 35% der Patienten entwickeln sich anhaltende generalisierte Myoklonien länger als 30 Minuten, definiert als Status myoclonicus. Diese kurzen Muskelzuckungen sind asynchron über einzelne Muskelsegmente verteilt und weisen auf eine ausgedehnte kortikale hypoxische Beteiligung hin. Auch interferieren sie gelegentlich stark mit der Beatmung. Oft liegen gleichzeitig schwere EEG-Veränderungen vor, mit Burst-Suppression-Mustern, rhythmisierten oder periodisch auftretenden steilen Wellen und Spitzen. Obwohl zeitlich oft an Myoklonien gekoppelt, besteht kein sicherer Bezug des Status myoclonicus zur Epilepsie. Beide Statusformen verbindet eine schlechte Prognose, einzelne Anfälle dagegen sind nicht prognostisch entscheidend.

Die Beobachtung der fehlenden Wirksamkeit von Antikonvulsiva hält die Diskussion in Gang, ob es sich bei diesen Myoklonien um eine nicht-epileptische Begleiterscheinung durch Desintegration kortikaler inhibitorischer Systeme oder einen fortgeschrittenen

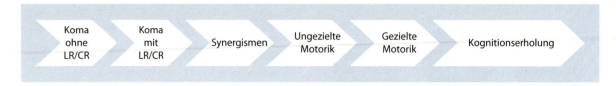

◨ **Abb. 14.2** Befundabfolge im zeitlichen Verlauf der hypoxischen Enzephalopathie. Von links nach rechts zeigen sich die aufeinanderfolgende Befunde bei günstigem Krankheitsverlauf

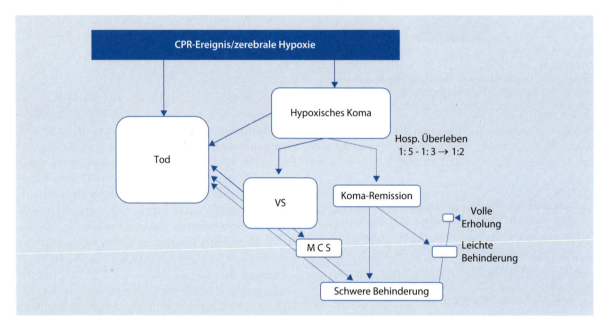

◨ **Abb. 14.3** Neurologische Folgen der hypoxischen Hirnschädigung. Die Flächenverhältnisse deuten ungefähr die Häufigkeiten an, mit denen die Folgezustände auftreten. Zu beachten sind die hohe posthypoxische, auch sekundär eintretende Mortalität (insgesamt ca. 40%, links) und die Seltenheit eine kompletten Erholung (1–5%, rechts). Von den initial überlebenden Patienten geraten mindestens 40–50% in ein VS oder MCS. Alle Angaben reflektieren die Gegebenheiten ohne therapeutische Hypothermie

therapieresistenten non-konvulsiven Status epilepticus (»subtle status«) im Koma handelt. Ein manifester Anfall geht selten voraus, vielleicht wegen der primär schlechten zerebralen metabolischen Situation.

Soweit Medikamenteneffekte dies zulassen, erkennt man die Erholung von der Hypoxie am Abklingen der Symptome im Koma. Die Progression der Enzephalopathie dagegen ist nur an der Persistenz des Komas und der Reflexausfälle abzulesen. Normalerweise folgt auf das schlaffe Koma ohne LR und CR die Rückkehr der Hirnstammreflexe und der Extremitäten-Motorik, zunächst meist als Streck-Synergismen. Bei weiterer Erholung sieht man oft Beugesynergismen, danach die ungezielte, später die gezielte Motorik der Extremitäten, des Gesichts und der Augen sowie eine Rückkehr von Sprache und Kognition/Affekt. Die Lidöffnung für sich allein ist unspezifisch und auch im VS vorhanden.

Die motorische Erholung kann an jeder Stelle der in ◨ Abb. 14.2 skizzierten Befundabfolge stehenbleiben, z. B. bei Beugesynergismen im vegetative state (VS, syn. apallisches Syndrom). Der Patient verbleibt mithin also ohne gezielte Motorik, Kognition oder Sprache, aber mit intakten vegetativen Funktionen. Weitere Hirnschädigungen sind durch die Progredienz der hypoxischen Enzephalopathie selbst (Verlust der Hirnstammreflexe, der Motorik) oder durch erneute globale Ischämien im Zusammenhang mit weiteren Rhythmusstörungen möglich. Tod, VS und minimal reaktiver Bewusstseinszustand (MCS; ▶ Abschn. 1.2.3) sowie andere mehr oder auch weniger schwere Behinderungsgrade sind als Outcome möglich (◨ Abb. 14.3). A priori ist und bleibt die komplette Erholung das mit Abstand unwahrscheinlichste Ergebnis, außer der Patient erwacht nach Reanimation in kurzer Zeit, d. h. nach wenigen Tagen.

Bei Patienten, die sich aus dem VS oder MCS erholt haben, verbleiben oft typische Residuen mit schweren Einschränkungen im Alltag. Sie sind Folge der o. g. Schwerpunktschädigungen in verschiedenen Hirnregionen. Als Pole des Spektrums sind kognitive Störungen mit einer besonderen Gedächtniseinschränkung (Korsakow-Syndrom, Hippocampus) und Bewegungsstörungen mit Myoklonie-Syndromen (Lance-Adams-Syndrom, Zerebellum) zu nennen. Dazwischen liegen viele Varianten mit Psychosyndromen, zentralen Paresen und Sehstörungen (regional betonte kortikale Nekrosen). Stammganglienläsionen führen je nach Schädigungsmuster zur Akinese und Rigidität (Globus pallidus) oder zur Hyperkinese (Putamen) (Venkatesan u. Frucht 2006).

Chronisches posthypoxisches Myoklonus-Syndrom (Lance-Adams-Syndrom) Im Vordergrund steht ein typischer Aktionsmyoklonus, der oft auf Clonazepam oder Levetiracetam anspricht. Der retikulär oder auch kortikal generierte Myoklonus interferiert stark mit den Alltagsaktivitäten. Kognitive Störungen sind, wenn überhaupt, nur gering ausgeprägt (Frucht u. Fahn et al. 2000). Eine Besserung ist auch nach Jahren möglich.

Amnestisches Syndrom (Korsakow-Syndrom) Typisch sind eine Merkfähigkeitsstörung und eine Beeinträchtigung des Altgedächtnisses, die je nach Antriebslage durch rege Konfabulationen »aufgefüllt« werden können. Oft werden zeitliche Desorientiertheit und Konzentrationsminderung überspielt, Einsicht und Spontaneität sind gestört.

Akinetisch-rigides Syndrom Dieses Syndrom tritt mit Latenz (Monate bis Jahre) v. a. bei Patienten über 30 Jahre auf, z. T. in Kombination mit generalisierter Dystonie und Hirnnervenbeteiligung.

Verzögerte Demyelinisierung Nach erster guter Erholung kann ca. 1–4 Wochen nach der Hypoxie eine erneute Verschlechterung auftreten. Gangstörung, Inkontinenz und kognitive Störungen sowie Frontalhirnsymptome korrelieren dann mit einer Marklagergliose, die ohne erkennbare Neuroinflammation einhergeht. Die Pathophysiologie ist unbekannt, Beziehungen zu latenten neuro-metabolischen Störungen wie Arylsulfatase A-Mangel wurden vermutet (Khot u. Tirschwell 2006). Das Syndrom ist gelegentlich reversibel, schreitet in anderen Fällen voran, wobei sich neuro-psychiatrische Defizite bilden, und führt gelegentlich auch zum Tode. Das MRT (Molloy et al. 2006) zeigt eine der Heroin-Leukenzephalopathie (▶ Abb. 28.3) sehr ähnliche, ausgedehnte flächige Signalsteigerung in T2-Wichtung. Versuche mit IVIG und hyperbarer Sauerstofftherapie blieben erfolglos.

14.3 Prognostische Bedeutung klinischer Befunde

Für **neurologische Befunde** sind – unter normothermen Bedingungen erhobene – kritische Zeiträume der Symptomrückbildung bekannt, die im Falle einer guten Prognose rasch durchlaufen werden. Jørgensen und Malchow-Møller (1981) zeigten vor über 30 Jahren, dass eine späte Rückkehr der Pupillen-LR nach der Reanimation (28 Minuten oder später) die neurologische Erholung nahezu ausschließt. Umgekehrt »durfte« der Ausfall der Pupillen-LR bis zu 12 Minuten anhalten, ohne dass spätere neurologische Beeinträchtigungen auftraten.

Sowohl das Ausbleiben einer Besserung von LR und CR über 24 Stunden als auch die Persistenz motorischer Ausfälle oder Streck-Synergismen über drei Tage wurden als kritische Meilensteine des Krankheitsverlaufs von vielen Arbeitsgruppen (z. B. Levy et al. 1985) erkannt, schließlich in Metaanalysen (z. B. Zandbergen et al. 1998, 2006; Wijdicks et al. 2006) bestätigt und international in Leitlinien implementiert. Sie signalisieren ein schlechtes Outcome (apallisches Syndrom oder Tod).

> Patienten mit schlechter Prognose zeigen für längere Zeit eine ausbleibende Besserung oder sogar eine Verschlechterung ihres Zustandes (Verlust von Reflexen). Allerdings gelten diese Zusammenhänge nicht gleichermaßen nach Hypothermie-Behandlung!

Im Falle eines günstigen Verlaufs wird meistens kurz das Stadium eines vegetativen Status durchlaufen. Erste Zeichen einer gezielten Reaktion und später auch Kommunikation kehren nach Tagen oder Wochen zurück.

Vegetative State (VS) nach Hypoxie
Persistierender vegetativer Status – Hält die vegetative Phase länger als einen Monat an, was eine stärkere hypoxische Schädigung signalisiert, gilt der Zustand als »persistierender vegetativer Status«.
Permanenter vegetativer Status – Ab dem dritten Monat nach Hypoxie spricht man vom »permanenten vegetativen Status«.

Zwar ist bei erwachsenen Patienten ab dem 3. Monat kaum mehr mit einer nennenswerten Besserung zu rechnen (Haupt et al. 2003), man muss aber speziell nach einer Hypothermie-Behandlung auf stimmige Zusatzbefunde z. B. mittels EEG achten (Hansen 2011).

Tab. 14.2 Klinische Eingangskonstellation nach CPR (cardiopulmonary resuscitation) und ihr prognostischer Effekt. (Nach Hansen u. Haupt 2010 sowie Vaahersalo et al. 2012*).

Ausgangsbefunde bei Reanimation		Outcome	
		Gut	Schlecht
Arrest-Dauer	<6 min	57%	43%
	>6 min	19%	81%
CPR-Dauer	<28 min	50%	50%
	>28 min	21%	79%
Erster EKG-Befund	Kammerflimmern, Kammerflattern	23–58%*	42–77%*
	Asystolie, pulslose elektrische Aktivität	16–19%*	81–84%*

* Angabenspektrum mit bzw. ohne Hypothermie-Behandlung

> Je schneller die posthypoxischen Ausfälle und das Koma insgesamt remittieren, umso höhere Chancen bestehen auf eine gute Prognose – und umgekehrt! Die klinischen Zeichen eines vegetativen Status gewinnen erst mit längerem Zeitabstand prognostische Bedeutung.

Weitere Informationen über die Erkrankungssituation wie Ursache der Hypoxie, Zeit bis zum Erreichen eines stabilen Kreislaufs (ROSC) und die Art der Reanimation sind wichtige Ko-Determinanten der Prognose, die nur einen relativen prognostischen Trend setzen (Tab. 14.2). Über im Durchschnitt günstigere Bedingungen für eine Erholung verfügen
— Kinder und
— alle, die im Krankenhaus reanimiert wurden.
— Patienten, die eine hypotherme Phase durchliefen

Die relativ schlechtere Ausgangslage liegt vor bei
— Patienten, die außerhalb des Hospitals reanimiert wurden (OHCA, out of hospital cardiac arrest), und
— Patienten, die mit einer nicht-defibrillierbaren Herzrhythmusstörung vorgefunden wurden.

Das bedeutet, dass Asystolie und pulslose elektrische Aktivität als auslösende Ereignisse schwerer wiegen als Kammerflimmern und Kammertachykardie, wobei sich Wechsel in beide Richtungen ergeben können.

14.4 Diagnostik und Differenzialdiagnose

Die schwere hypoxische Enzephalopathie ist z. B. nach Reanimation aus Anamnese und typischem Komazustand zu diagnostizieren. Sie zeigt sich oft in typischen EEG-Befunden (▶ Abschn. 9.2.1) und einem SEP-Ausfall. Auch erhöhte NSE-Werte belegen die ZNS-Schädigung in Fällen mit unauffälligem CCT.

Neuro-radiologische Bildgebung Die neuro-radiologische Bildgebung dient in erster Linie dem Ausschluss von neurologischen Differenzialdiagnosen wie SAB, Hirnstammblutung, schwerer sekundärer Hirnverletzung nach Sturz und selten zum direkten Nachweis einer hypoxischen Enzephalopathie.

Internistisch-kardiologische Betreuung Die nach Abwendung eines plötzlichen Herztodes denkbaren kardiorespiratorischen und toxischen Differenzialdiagnosen erfordern eine sofortige internistisch-kardiologische Diagnostik mit klinischer Befunderhebung, EKG, Röntgen-Thorax, Herz-Sonographie und Laborchemie. Ursächlich besonders häufig sind Herzrhythmusstörungen durch Myokardinfarkt bei Dispositionen zur KHK und Kardiomyopathie. Dennoch dürfen Differenzialdiagnosen wie Lungenembolie, Aortendissektion, Herzbeuteltamponade und Bolus-Ereignisse sowie Elektrolytstörungen (Hyperkaliämie) nicht übersehen werden. Ohne Beweis einer anderen Ursache geht man vom akuten Koronarsyndrom aus und stellt die Indikation zur Koronarangiographie, die ggf. mit rekanalisierenden Maßnahmen zur Rezidivverhinderung verbunden wird (Michels u. Kochanek 2011).

14.5 Prognostik mittels technischer Befunde

14.5.1 Bildgebung

Bei Patienten mit schlagartigen Bewusstseinsstörungen und massiven Enzephalopathien wird die Bildgebung vorwiegend zum Ausschluss wichtiger Differenzialdiagnosen wie SAB, SHT oder Hirnstamminfarkte eingesetzt. Zur Differenzialdiagnose postkomatöser Zustände sind die bildgebenden Verfahren derzeit nicht ausreichend validiert (Boly et al. 2011).

CCT-Diagnostik Die CCT-Diagnostik stellt in vielen Fällen mit schlechter Prognose nach Hypoxie keine frühe pathologische Veränderung dar (»intaktes Gliagerüst«). Umgekehrt signalisiert ein Hirnödem nicht stets einen ungünstigen Verlauf, deutet aber einen Trend dazu an. Die einzige prospektive (monozentrische) Untersuchung zeigte für alle Patienten mit globalem Hirnödem an Tag 1 bis 5 nach CPR eine schlechte Prognose bei 22% von 192 hypotherm behandelten Patienten (Fugate et al. 2010). Mangels multizentrischer Studiendaten und definierter Zielkriterien reicht der frühe CCT-Befund derzeit zur Voraussage des weiteren Krankheitsverlaufs nicht aus (Später zeigen sich Hirnatrophie und Stammgangliennekrosen (▶ Abb. 9.5).

MRT-Diagnostik Die MRT-Diagnostik bietet interessante Zielbefunde an pathophysiologisch plausiblen Orten. Die größere Bedeutung scheinen dem Hippocampus (Spezifität 100%, Sensitivität 22,5%; Greer et al. 2012) und der Hirnrinde sowie dem Putamen zuzukommen. Die Signalstörungen in der Diffusionswichtung (DWI) stellen sich zu unterschiedlichen Zeitpunkten dar und bilden sich dann lokal auch unterschiedlich zurück (Mlynash et al. 2010). Aus einer Untersuchung der Faserbahnen mittels DTI in der zweiten Behandlungswoche konnte ein sehr enger Bezug zur 1-Jahres-Prognose hergestellt werden (100% Spezifität, 94% Sensitivität für schlechtes Outcome, n=57; Luyt et al. 2012). Mangels geeigneter Befundkriterien und Untersuchungszeitpunkte ergibt sich bislang keine Empfehlung für den Einsatz der MRT nach Hypoxie zu diagnostischen oder prognostischen Zwecken.

14.5.2 Elektrophysiologie

Die hypoxische Enzephalopathie schlägt sich sofort im EEG nieder. Sie zeigt sich oft auch im Ausfall der von Medikamenten weniger beeinflussbaren SEP. Den Vorteilen der neuro-physiologischen Untersuchungen am Krankenbett stehen einige Anforderungen an den Untersucher und technische Voraussetzungen gegenüber.

SEP

Der posthypoxische beidseitige Ausfall der kortikalen SEP zeigt eine ausgedehnte diffuse kortiko-thalamische Hirnschädigung an (Befunde: ▶ Abschn. 9.3.2 und ▶ Abschn. 13.7.1). Der Befund stellt sich mitunter erst 24 Stunden nach der Hypoxie ein (Gendo et al. 2001) und ist prognostisch sehr ungünstig, auch unter medikamentöser Behandlung und nach Hypothermie. Seine hohe Spezifität (95–100% bezüglich der schlechten Prognose) kontrastiert mit der niedrigeren Sensitivität für die schlechte Prognose (45%). Erhaltene SEP schließen somit die schlechte Prognose keineswegs aus, was auch für den Fall eines gebesserten vormaligen SEP-Ausfalls gilt. Die Verzögerung und Abschwächung des Krankheitsverlaufs durch Hypothermie-Behandlung verzögert auch das Auftreten von SEP-Ausfällen bzw. deren Rückbildung. Ein- oder beidseitig erhaltene SEP lassen nach der Hypoxie keine prognostische Aussage zu.

Ohne Hypothermie-Behandlung ist eine obligat infauste Prognose gegeben, wenn sich dieser SEP-Ausfall bis Tag 3 eingestellt hat; er kann in den ersten 24 Stunden fehlen.

Mit erfolgter Hypothermie-Behandlung gilt diese absolute Sicherheit am 3. Tag nicht mehr. Bei ausgefallenen SEP kann man durch kongruente weitere Untersuchungsbefunde (EEG/klinisch) die schlechte Prognose belegen.

EEG

In der Erholung von der posthypoxischen Enzephalopathie verändert sich der EEG-Befund entlang eines vorgegebenen Pfades, der aus der Null-Linie über ein Burst-Suppression-Muster (BSM, ▶ Abb. 9.19) schließlich in eine kontinuierliche Grundaktivität führt, die auf Außenreize reagiert. Die Persistenz einiger auf dem Erholungswege auftretenden Koma-EEG-Muster (z. B. repetitive Potenzialmuster) und isoelektrischer Einblendungen sowie die ausbleibende EEG-Reaktivität auf Außenreize sind als Zeichen schlechter Prognose zu werten (▶ Abschn. 13.7.2). Hierunter fallen das Burst-Suppression-Muster, das pathologisch flache EEG und verschiedene Muster mit repetitiven bzw. rhythmisierten Potentialen, nicht jedoch die FIRDA/SCS.

Nach tierexperimentellen Befunden (◐ Abb. 14.4) steigt im Stadium der BSM die Wiederholfrequenz der Bursts, und periodische und rhythmisierte Aktivitäten (RA) entstehen. Schließlich kehrt langsam zunehmend die Grundaktivität mit zunehmender Frequenz und Amplitude zurück, bis schließlich wieder ein kontinuierliches Aktivitätsmuster entsteht (Geocadin et al. 2002). Dieser Befundwandel vollzieht sich bei einer geringeren hypoxischen Schädigung rascher, so dass bestimmte EEG-Muster nur flüchtig erscheinen (z. B. BSM oder RA). Umgekehrt persistieren pathologische EEG-Muster bei starker hypoxischer Schädigung über lange Zeiträume und verbleiben eventuell auch dauerhaft. Tierexperimentell wurden kritische Zeiträume für die einzelnen Schritte im Minutenbereich nach Wiederherstellung des Kreislaufs erkannt und hieraus eine »Dosis-Wirkung-Beziehung« ersichtlich. Allerdings ist der nahe liegende Ansatz, aus der

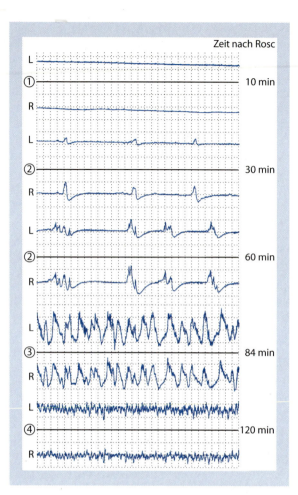

Abb. 14.4 Typische EEG-Befunde aus der Erholung nach einer globalen Hypoxie von 5 bis 7 Minuten Dauer im experimentellen Modell. Von oben nach unten ist der Befundwandel innerhalb der ersten 2 Stunden nach Wiederherstellung des Kreislaufs (ROSC) dargestellt: 1. Vollständige Suppression des EEG, oberste Spuren, 2. Burst-Suppression-EEG (BSM), 3. rhythmisierte Delta-Wellen-Aktivität (RDA) und 4. Rückkehr zum Ausgangsbefund (typischer hoher Theta-Anteil, unterste Spuren). »Null-Linien«-Befunde erschienen stets bei günstiger und ungünstiger klinischer Entwicklung, ebenso BSM. Letztere traten bei guter Prognose mit ansteigender Burstrate auf und verschmolzen dann rasch in eine RDA. Ableitungen bei erwachsenen Wistar Ratten, fronto-temporal jeweils links L und rechts R; Kalibration 10μV/div bzw. 50msec/div. Für weitere Einzelheiten s. auch Geocadin et al. 2002.

EEG-Evolution durch entsprechend frühzeitiges on-line Monitoring zwischen guter und schlechter Prognose zu unterscheiden, noch nicht erfolgreich umgesetzt worden.

> Die rasche Wiederkehr der EEG-Grundaktivität nach Reanimation und das Erreichen eines kontinuierlichen EEG innerhalb von Minuten bis maximal 24 Stunden sind typische Merkmale von Patienten mit guter Prognose, zumindest für jene ohne Hypothermie.

Ein BSM (bis 7,5 Stunden) und selbst eine EEG-Null-Linie können lange persistieren, ohne dass Langzeitschäden auftreten (bis 8 Stunden, Jørgensen u. Malchow-Møller 1981; bis 1 Stunde: Bassetti u. Scollo-Lavizzari 1987). Pathologische EEG-Befunde über mehr als 24 Stunden waren dagegen bereits oft mit einer schlechten Prognose verbunden. Erste Berichte zum EEG-Monitoring liegen bereits von Patienten vor, die mit Hypothermie behandelt wurden. Zum Ende der Hypothermie, also nach mehr als 24 Stunden, scheint nach rezenten Untersuchungen keine besondere Veränderung des EEG mehr stattzufinden (Crepeau et al. 2013). Möglicherweise besitzen die prognostisch ungünstigen EEG-Muster sogar noch eher eine prognostische Aussagekraft, denn selbst bei noch früherer Registrierung (ab der 6. Stunde nach Beginn der Hypothermie, Rossetti et al. 2012) zeigte sich durchweg eine schlechte Prognose, wenn dann noch EEG-Muster mit rhythmischen Aktivitäten (▶ Abb. 13.6) wie Spitzen, triphasischen Wellen und periodischen Komplexen vorhanden waren. Dies galt auch, wenn zu diesem frühen Zeitintervall unter Hypothermie keine EEG-Reaktivität auf Außenreize vorhanden war (100% schlechte Prognose). Ein schlechter Verlauf war häufig, aber nicht obligat gegeben, wenn isoelektrische Einblendungen in der Grundaktivität in der Hypothermiephase verblieben waren. Erlangten Patienten dagegen früh eine EEG-Reaktivität auf Außenreize, war dies in 74% mit einem guten Outcome verknüpft.

Biochemische Marker

Deren Nachweis ist nicht aufwändig und kann über einen erheblichen Anstieg von NSE und S-100B die starke posthypoxische Zellschädigung von Neuronen und Gliazellen anzeigen. Sekundäre epileptische Komplikationen und selbst der Status epilepticus drücken sich aber nicht in einem weiteren NSE-Anstieg aus (Rossetti et al. 2012). Stets sind mögliche Störfaktoren (Probenbehandlung, Normwerte) und die Bestimmungszeitpunkte zu berücksichtigen. Die durchgeführte Hypothermie verzögert und mildert den Krankheitsverlauf, aber verschiebt die NSE-Grenzwerte nach oben (Fugate et al. 2010; Bouwes et al. 2012).

Ohne Hypothermie-Behandlung ist eine obligat infauste Prognose gegeben, wenn innerhalb von drei Tagen das NSE auf >33ng/mL ansteigt (Hamann et al. 2012).

Mit erfolgter Hypothermie-Behandlung gibt die NSE-Erhöhung nur noch einen Trend an. Weil selbst NSE-Werte >80 ng/mL keine absolute prognostische Sicherheit mehr gewährleisten, sind kongruente weitere Untersuchungsbefunde (SEP/EEG/klinisch) nötig, um eine schlechte Prognose zu belegen.

14.6 Integration klinischer und apparativer Befunde zur Prognostik

Wurde ohne therapeutische Hypothermie behandelt, gelten die folgenden Kriterien für die infauste Prognose (Tod oder apallisches Syndrom) zum Tag 3 nach Hypoxie (jeder Befund für sich allein):
- Ausfall der Pupillenreflexe, Streck-Synergismen oder keine Extremitätenmotorik,
- Ausfall beider kortikaler SEP,
- NSE >33ng/l.

Nach einer Behandlung mit Hypothermie sind die Schädigungs- und Erholungsprozesse erheblich modifiziert, so dass die oben genannte Prognosenstellung durch Einzelbefunde unmöglich ist. Sie kann aber durch die Kongruenz ungünstiger Befunde im Sinne einer verlässlich ungünstigen Prognose erreicht werden.

Die Prognose bleibt offen unter folgenden Voraussetzungen:
- stets unterhalb von 24 Stunden,
- stets kurz nach therapeutischer Hypothermie,
- nach Hypothermie trotz starker NSE-Erhöhung,
- bei bestehender Reaktivität im EEG.

Die Prognose ist ungünstig (»deutlicher Hinweis«), wenn über drei Tage und länger
1. Hirnstammreflexe nicht wiederkehren **oder** Streck-Synergismen oder keine Extremitätenmotorik verbleiben **und** ein kongruenter Zusatzbefund (2) besteht,
2. Reaktivität im EEG ausbleibt **oder** kortikale SEP beidseits fehlen.

Gesicherte Kriterien für die infauste Prognose nach Hypothermie liegen derzeit nicht vor. Eine anhaltende Kongruenz prognostisch schlechter Befunde aus klinischen und neuro-physiologischen Untersuchungen (EEG plus SEP) mit fehlender Erholungstendenz ist vermutlich die gesuchte tragfähige Konstellation, doch der kritische Zeitpunkt (3 Tage oder 5 Tage) ist noch nicht klar. Stets muss auf die Abwesenheit von medikamentösen Störfaktoren, die das EEG und die klinischen Befunde verschlechtern können, geachtet werden.

14.7 Therapie

Die sofortige Wiederherstellung der Oxygenierung und des Spontankreislaufs ist gleichzeitig supportiv und kausal wirksam. Neuroprotektiv ausgerichtete Maßnahmen – einschließlich der therapeutischen Hypothermie (TH) – sollen sekundäre Prozesse wie Neuro-Inflammation, SIRS, oxidative Schädigung, Proteolyse und zerebrale Minderperfusion begrenzen, was tierexperimentell gut belegt ist (Übersicht bei Holzer 2010). Als wirksam erwiesen sich die moderate Hypothermie über 24 Stunden sowie die Vermeidung von hämodynamischer Instabilität, Hyperglykämie (Neumar et al. 2008) und übermäßiger Sauerstoffgabe (Kilgannon et al. 2010) und Hyperkapnie. Gemeinsam mit der therapeutischen Hypothermie und einer frühen koronarangiographischen Intervention verdoppelten sich so die Überlebensraten (Tømte et al. 2011a). Eine antikonvulsive Therapie (▶ Abschn. 12.2.4) ist zur Durchbrechung von Anfällen und zur Beendigung eines Staus epilepticus sinnvoll. Eine Behandlung gegen Myoklonien ist oft nötig (in erster Linie mit Valproat, Levetiracetam, Piracetam), um die Beatmung sicherzustellen. Gelegentlich gelingt dies nur durch Sedierung mit Propofol oder durch Muskelrelaxierung. Der spätere Einsatz medikamentöser Stimulantien in der Rehabilitationsphase erfolgt – abgesehen von Amantadin – überwiegend »off-label« (Hamann et al. 2012).

Die Ergebnisse der australischen Zulassungsstudie (Bernard et al. 2002) hatten eine gesenkte 6-Monats-Letalität (45% statt 59%) und eine gute Erholung mit geringem neurologischen Defizit erbracht (55% statt 39%). Prospektive Daten aus Studien der letzten beiden Jahre bestätigen die Reduktion der Mortalität durch TH (um 7% bei Vaahersalo et al. 2012, um 12% bei Fugate et al. 2013, um 11% bei Girotra et al. 2012).

Kognitive Langzeitprognose Die kognitive Langzeitprognose (2-Jahres-Ergebnisse) wurde bei 133 Patienten nachgefragt (Fugate et al. 2013), die mit einer verhältnismäßig kurzen medianen Komadauer von zwei Tagen überwiegend im Stadium CPC 1/2 entlassen worden waren (93% Kammerflimmern). Es lebten nach zwei Jahren noch 77 der Patienten, und von den zum Interview bereiten 56 Personen lebten 51 ohne Pflegebedarf. Knapp 80% war die Rückkehr an den alten Arbeitsplatz gelungen.

> Behandlungsziele sind Normotonie, Normoglykämie, Normokapnie, Normoxämie und Normothermie – ggf. gefolgt von moderater Hypothermie.

Moderate Hypothermie-Vorgehen

Ziel ist die Absenkung der Temperatur auf 32–34°C über die ersten 24 Stunden, mit nachfolgend kontrollierter langsamer Wiedererwärmung. Empfohlen wird dazu ein kontinuierliches Kreislauf- und Temperaturmonitoring.

Kühlung Für die unterschiedlichen Methoden (extern/intravaskulär) ergeben sich im Vergleich keine prognostischen Vorteile, aber Unterschiede in der Handhabung (Tømte et al. 2011b). Die Infusion kalter Lösungen (4°C, 30 ml/kgKG) senkt die Kerntemperatur um 1–2°C und kann frühzeitig begonnen werden.

Erwärmung Für die passive Erwärmung wird eine Geschwindigkeit von 0,25–0,5°C pro Stunde angestrebt, bis 36,5°C erreicht werden. Während der nächsten 48 Stunden werden alle Temperaturanstiege über 37,5°C streng vermieden, durch Kühlung oder Antipyretika (Paracetamol, Novaminsulfon).

Kältezittern soll aktiv unterbunden werden, ggf. durch Sedierung und Relaxierung. Optimal ist ein kontinuierliches zweistündliches Scoring über drei Tage mit dem Zielwert 0–1 (Crossley Score [Crossley u. Mahajan 1994] oder Badjatia Score [Badjatia et al. 2008]). Magnesium reduziert das Kältezittern.

Kontrollen Kontrolliert werden muss bezüglich Gerinnung, Bradyarrhythmie, Infektionen, Blutungen, Elektrolyte.

Widersprüchliche Ergebnisse bzw. keine überzeugenden Wirksamkeitsnachweise erbrachten randomisierte Untersuchungen mit Glukokortikoiden, Thrombolyse, aktiviertes Protein C, Hämofiltration usw. Diskutiert wird der gezielte Einsatz von Hämofiltration und speziellen Zytokin-Antagonisten sowie Glukokortikoiden – je nach hormoneller Regulationsstörung (Schneider et al. 2012). Für eine hirndrucksenkende Therapie, ICP-gesteuert oder nicht, liegen keine Empfehlungen vor.

Literatur

Badjatia N, Strongilis E, Gordon E, Prescutti M, Fernandez L, Fernandez A et al. (2008) Metabolic impact of shivering during therapeutic temperature modulation: the Bedside Shivering Assessment Scale. Stroke 39(12): 3242–7
Bassetti C, Scollo-Lavizzari G (1987) Der Wert des EEG zur Prognose bei postanoxischen Komata. Z EEG EMG (jetzt: Klin Neurophysiologie) 18(2): 97–100
Bernard SA, Gray TW, Buist MD, Jones BM, Silvester W, Gutteridge G, Smith K (2002) Treatment of comatose survivors of out-of-hospital cardiac arrest with induced hypothermia. N Engl J Med 346(8): 557–63
Boly M (2011) Measuring the fading consciousness in the human brain. Curr Opin Neurol 24(4): 394–400
Bouwes A, Binnekade JM, Kuiper MA, Bosch FH, Zandstra DF, Toornvliet AC et al. (2012) Prognosis of coma after therapeutic hypothermia: a prospective cohort study. Ann Neurol 71(2): 206–12
Chalkias A, Xanthos T (2012) Post-cardiac arrest brain injury: pathophysiology and treatment. J Neurol Sci 315(1–2): 1–8
Crepeau AZ, Rabinstein AA, Fugate JE, Mandrekar J, Wijdicks EF, White RD, Britton JW (2013) Continuous EEG in therapeutic hypothermia after cardiac arrest: prognostic and clinical value. Neurology 80(4): 339–44
Crossley AW, Mahajan RP (1994) The intensity of postoperative shivering is unrelated to axillary temperature. Anaesthesia 49(3): 205–7
Fugate JE, Wijdicks EF, Mandrekar J, Claassen DO, Manno EM, White RD, Bell MR, Rabinstein AA (2010) Predictors of neurologic outcome in hypothermia after cardiac arrest. Ann Neurol 68(6): 907–14
Fugate JE, Moore SA, Knopman DS, Claassen DO, Wijdicks EF, White RD, Rabinstein AA (2013) Cognitive outcomes of patients undergoing therapeutic hypothermia after cardiac arrest. Neurology. 2013 May 17. (Epub ahead of print)
Frucht S, Fahn S (2000) The clinical spectrum of posthypoxic myoclonus. Mov Disord 15, Suppl 1: 2–7
Gendo A, Kramer L, Häfner M, Funk GC, Zauner C, Sterz F et al. (2001) Time-dependency of sensory evoked potentials in comatose cardiac arrest survivors. Intensive Care Med 27(8): 1305–11
Geocadin RG, Sherman DL, Hansen HC, Kimura T, Niedermeyer E, Thakor NV, Hanley DF (2002) Neurological recovery by EEG bursting after resuscitation from cardiac arest in rats. Resuscitation 55(2): 193–200
Geocadin RG (2007) Intensive Care for Brain Injury After Cardiac Arrest: Therapeutic Hypothermia and Related Neuroprotective Strategies. Crit Care Clin 22: 619–36
Geppert A, Zorn G, Delle Karth G et al. (2000) Soluble selectins and the systemic inflammatory response syndrome after successful cardiopulmonary resuscitation. Crit Care Med 28: 2360–5
Girotra S, Nallamothu BK, Spertus JA, Li Y, Krumholz HM, Chan PS; American Heart Association Get with the Guidelines-Resuscitation Investigators (2012) Trends in survival after in-hospital cardiac arrest. N Engl J Med 367(20): 1912–20
Gueugniaud PY, Garcia-Darennes F, Gaussorgues P, Bancalari G, Petit P, Robert D (1991) Prognostic significance of early intracranial and cerebral perfusion pressures in post-cardiac arrest anoxic coma. Intensive Care Med 17(7): 392–8
Greer DM, Scripko PD, Wu O, Edlow BL, Bartscher J, Sims JR et al. (2012) Hippocampal Magnetic Resonance Imaging Abnormalities in Cardiac Arrest are Associated with Poor Outcome. J Stroke Cerebrovasc Dis, Sep 17. doi:pii: S1052–3057(12)00269-8
Hamann GF, Bender A, Bühler R, Hansen HC, von Scheidt W, Voller B (2012) Hypoxische Enzephalopathie. In: Diener H-C, Weimar C (Hrsg) Leitlinien für Diagnostik und Therapie in der Neurologie. Thieme, Stuttgart (http://www.dgn.org/images/stories/dgn/leitlinien/LL_2012/pdf/ll_81_2012_hypoxische_enzephalopathie_he.pdf)
Hansen HC (2011) Das posthypoxische Wachkoma. Nervenarzt. doi 10.1007/s00115-011-3303-x
Hansen HC, Haupt WF (2010) Prognosebeurteilung nach kardiopulmonaler Reanimation. Notfall Rettungsmed 13: 327–39
Haupt WF, Firsching R, Hansen HC, Henze T, Horn M, Janzen RWC et al. (2003) »Acute Vegetative State« und »Persistent Vegetative State«: klinische, biochemische, elektrophysiologische und bildgebende Befunde. Intensivmedizin 40: 462–74
Holzer M (2010) Targeted temperature management for comatose survivors of cardiac arrest. N Engl J Med 363(13): 1256–64
Hossmann KA (2008) Cerebral ischemia: Models, methods and outcomes. Neuropharmacology 55: 257–70
Jørgensen EO, Malchow-Møller A (1981) Natural history of global and critical brain ischaemia. Resuscitation 9(2): 133–74
Khot S, Tirschwell DL (2006) Long-term neurological complications after hypoxic-ischemic encephalopathy. Semin Neurol 26(4): 422–31
Kilgannon JH, Jones AE, Shapiro NI et al. (2010) Association between arterial hyperoxia following resuscitation from cardiac arrest and in-hospital mortality. JAMA 303: 2165–71

Levy DE, Caronna JJ, Singer BH, Lapinski RH, Frydman H, Plum F (1985) Predicting outcome from hypoxic-ischemic coma. JAMA 253(10): 1420–6

Luyt CE, Galanaud D, Perlbarg V et al. (2012) Diffusion tensor imaging to predict long-term outcome following cardiac arrest: A bicentric pilot study. Anesthesiology 117(6): 1311–21

Molloy S, Soh C, Williams TL (2006) Reversible delayed posthypoxic leukoencephalopathy. Am J Neuroradiol 27(8): 1763–5

Michels G, Kochanek M (Hrsg) (2011) Repetitorium Internistische Intensivmedizin, 2. Aufl. Springer, Berlin Heidelberg

Mlynash M, Campbell DM, Leproust EM, Fischbein NJ, Bammer R, Eyngorn I et al. (2010) Temporal and spatial profile of brain diffusion-weighted MRI after cardiac arrest. Stroke 41(8): 1665–72

Neumar RW, Nolan JP, Adrie C et al. (2008) International Liaison Committee on Resuscitation. Consensus Statement Post-Cardiac Arrest Syndrome. Circulation 118: 2452–83

Nolan JP, Soar J, Zideman DA, Biarent D, Bossaert LL, Deakin C, Koster RW, Wyllie J, Böttiger B on behalf of the ERC Guidelines Writing Group (2010) Sektion 1 der Leitlinien zur Reanimation 2010 des European Resuscitation Council. Notfall Rettungsmed 13: 515–22

Rossetti AO, Carrera E, Oddo M (2012) Early EEG correlates of neuronal injury after brain anoxia. Neurology 78(11): 796–802

Schneider A, Albertsmeier M, Böttiger BW, Teschendorf P (2012) Postreanimationssyndrom. Der Anaesthesist 61(5), 424–36

Tømte O, Andersen GØ, Jacobsen D, Drægni T, Auestad B, Sunde K (2011a). Strong and weak aspects of an established post-resuscitation treatment protocol – A five-year observational study. Resuscitation 82(9): 1186–93

Tømte Ø, Drægni T, Mangschau A, Jacobsen D, Auestad B, Sunde K (2011b) A comparison of intravascular and surface cooling techniques in comatose cardiac arrest survivors. Crit Care Med 39(3): 443–9

Vaahersalo J, Hiltunen P, Tiainen M, Oksanen T, Kaukonen KM, Kurola J, Ruokonen E, Tenhunen J, Ala-Kokko T, Lund V, Reinikainen M, Kiviniemi O, Silfvast T, Kuisma M, Varpula T, Pettilä V; FINNRESUSCI Study Group (2012) Therapeutic hypothermia after out-of-hospital cardiac arrest in Finnish intensive care units: the FINNRESUSCI study. Intensive Care Med 39(5): 826–37

Venkatesan A, Frucht S (2006) Movement disorders after resuscitation from cardiac arrest. Neurol Clin 24(1): 123–32

Wijdicks EF, Hijdra A, Young GB, Bassetti CL, Wiebe S; Quality Standards Subcommittee of the American Academy of Neurology (2006) Practice parameter: prediction of outcome in comatose survivors after cardiopulmonary resuscitation (an evidence-based review): report of the Quality Standards Subcommittee of the American Academy of Neurology. Neurology 67(2): 203–10

Zandbergen EG, de Haan RJ, Stoutenbeek CP, Koelman JH, Hijdra A (1998) Systematic review of early prediction of poor outcome in anoxic-ischaemic coma. Lancet 352(9143): 1808–12

Zandbergen EG, Hijdra A, Koelman JH, Hart AA, Vos PE, Verbeek MM, de Haan RJ; PROPAC Study Group (2006) Prediction of poor outcome within the first 3 days of postanoxic coma. Neurology 66(1): 62–8

Septische Enzephalopathie

C. Terborg, W. Müllges

15.1 Einführung und Definition – 266

15.2 Pathophysiologie und Neuropathologie – 266

15.3 Klinik, Diagnostik, Verlauf – 266
15.3.1 Verlauf – 267

15.4 Therapie – 268

Literatur – 269

15.1 Einführung und Definition

Von septischer Enzephalopathie spricht man bei zerebralen Funktionsstörungen infolge einer Sepsis, die sich nicht auf andere Ursachen wie z. B. Blutungen, Infarkte oder zerebrale Infektionen beziehen lassen. Sie ist die häufigste Form einer Enzephalopathie auf Intensivstationen (Inzidenzen bis 71% je nach Definition und Untersuchungsmethode) und wird auch als »Intensivpsychose« oder »intensive care delirium« bezeichnet. Vorbestehende ZNS-Läsionen und möglicherweise auch das Erkrankungsalter prädisponieren für eine septische Enzephalopathie bei Sepsis.

In den klinischen Kriterien für Stadien und Komplikationen der Sepsis werden neurologische Störungen als eine Form der Organdysfunktion erfasst und qualifizieren die Sepsis zumindest als »schwer« (◘ Tab. 15.1; ACCP/SCCM 1992). Neurologische Störungen bei Sepsis betreffen neben dem zentralen Nervensystem auch das periphere Nervensystem und die Muskulatur. Klinisch bedeutsam sind die hieraus entstehenden erheblichen Verzögerungen des Krankheitsverlaufs durch z. B. mangelnde Kooperationsfähigkeit, erschwerte Mobilisation und Abtrainieren von der Beatmung, wobei die critical-illness-(Poly-)Neuropathie und -Myopathie eine große Rolle spielen.

15.2 Pathophysiologie und Neuropathologie

In der komplexen Pathophysiologie der septischen Enzephalopathie sind entzündliche und vaskuläre Mechanismen sowie Effekte auf Transmitterebene beteiligt (► Kap. 8; Übersichten bei Papadopoulos u. Davies DC 2000; Pytel u. Alexander 2009; Ringer et al. 2011; Siami et al. 2008; Gofton u. Young 2012).

Eine zentrale Rolle wird dem Übertritt von systemischen Entzündungsmediatoren in das ZNS durch Störung der Blut-Liquor-Schranke zugewiesen. Oxidativer Stress, proinflammatorische Zytokine wie Tumornekrosefaktor (TNF-α) und Störungen der anti-inflammatorischen Mediatoren haben in der Sepsis Auswirkungen auf das ZNS. Dagegen spielt die direkte Einwirkung von Mikroorganismen auf das ZNS wohl keine wesentliche Rolle.

TNF-α stört den zerebralen Wassertransport und spielt bei der Entwicklung eines Hirnödems eine entscheidende Rolle (Alexander et al. 2008). Die Aktivierung der Komplementkaskade führt in der Sepsis zu Zytokinfreisetzung, Ödem, Nekrose und Apoptose in Zellen des ZNS. Störungen der Blut-Liquor-Schranke, der Mikrozirkulation und eine endotheliale Dysfunktion exponieren das ZNS gegenüber Toxinen, Entzündungszellen und Entzündungsmediatoren wie Interleukinen und mindern u. a. die Nährstoffversorgung.

Hämodynamische Störungen sind bei der Sepsis und der septischen Enzephalopathie zentral und betreffen sowohl die Makro- als auch die Mikrozirkulation. In frühen Studien zur Sepsis wurden eine Verminderung des zerebralen Blutflusses, des Sauerstoffmetabolismus und der zerebralen Autoregulation, die unabhängig vom Blutdruck sind, als Ursache für eine globale Ischämie mit entsprechenden Auswirkungen auf die Mikrozirkulation nachgewiesen (Alexander et al. 2008; Maekawa et al. 1991). Da hypotone Blutdruckschwankungen bei Sepsis fast regelhaft vorkommen, verursacht eine verminderte zerebrale Vasomotorenreaktivität eine erhebliche, nicht mehr autoregulativ kompensierbare Hypoperfusion in der zerebralen Mikrozirkulation (Pfister et al. 2008). Dies hat auch funktionelle Konsequenzen: Tierexperimentell wurde gezeigt, dass Störungen der Mikrozirkulation einer gestörten neurovaskulären Kopplung, also der zerebralen Dysfunktion vorausgehen (Rosengarten et al. 2007). Bei Patienten mit akuter Pneumonie wurde kürzlich nachgewiesen, dass die neurovaskuläre Kopplung auf visuelle Reize verzögert ist (im Sinne einer verzögerten hämodynamischen Flussantwort der A. cerebri posterior). Sie normalisiert sich nach Erholung wieder, während VEP-Latenz und -Amplitude unverändert blieben (Rosengarten et al. 2012).

Ein cholinerges Defizit und eine nachfolgende Störung aktivierender zerebraler Regelkreise werden mit akuten Bewusstseinsstörungen und Langzeitfolgen wie kognitiven und depressiven Störungen in Zusammenhang gebracht. Analog zur hepatischen Enzephalopathie wurde eine Vermehrung aromatischer Aminosäuren nachgewiesen, die nicht nur die Neurotransmittersynthese reduzieren, sondern auch als »falsche Transmitter« zur zerebralen Dysfunktion beitragen.

■ Neuropathologie

Histologisch dominieren septische Gerinnungsstörungen mit Ischämie, septischen Mikrothrombosen und Blutungen sowie eine transiente globale Entzündungsreaktion, so dass die wenigen größeren Untersuchungen übereinstimmend einen diffusen, überwiegend vaskulären Gewebeschaden bei septische Enzephalopathie ergaben. Mikroabszesse und Herdenzephalitiden wird eine untergeordnete Bedeutung beigemessen (Bleck 2006; Jackson et al. 1985; Pendlebury et al. 1989; Sharshar et al. 2004).

15.3 Klinik, Diagnostik, Verlauf

Nach wie vor ist die septische Enzephalopathie eine Ausschlussdiagnose. Somit dient die Diagnostik in erster Linie dem Nachweis bzw. Ausschluss anderer Ursachen einer zerebralen Dysfunktion. Wichtig ist, bei bewusstseinsgestör-

15.3 · Klinik, Diagnostik, Verlauf

Tab. 15.1 ACCP/SCCM-Konsensuskriterien für Sepsis und Organversagen

Stadien	Klinische Kriterien
Systemische inflammatorische Reaktion (SIRS) auf eine Vielzahl pathogener Stimuli	Inflammatorische Antwort mit ≥2 Kriterien: – Temperatur: >38°C oder <36°C – Herzfrequenz: >90/min – Atmung: Frequenz >20/min oder $paCO_2$ <32 mmHg – Leukozyten >12 oder <4 G/l oder >10% Stabkernige
Sepsis	SIRS durch eine Infektion (mikrobiologisch oder klinisch nachgewiesen)
Schwere Sepsis	Sepsis mit Organdysfunktion, Perfusionsstörung oder Hypotension (<90 mmHg systolisch od. Abfall um ≥40 mmHg vom Ausgangsblutdruck)
Septischer Schock	Schwere Sepsis mit Hypotonie (s. o.) trotz adäquatem Flüssigkeitsersatz

Tab. 15.2 Symptome der septischen Enzephalopathie

Allgemein	Fluktuierend im Verlauf, unspezifisch
Psychische Störungen = Leitsymptom	Frühsymptome: Konzentration↓, Aufmerksamkeit↓, Verlangsamung, Störung komplexer neuro-psychologischer Leistungen Später: delirante Symptome; Vigilanzstörung bis zum Koma
Flapping Tremor	Möglich; DD andere metabolische Enzephalopathie
Paratone Rigidität (Gegenhalten)	Möglich
Epileptische Anfälle	Möglich
Meningismus	Untypisch
Herdneurologische Symptome	Untypisch
Hirnnervensymptome	Untypisch

ten Patienten an die septische Enzephalopathie zu denken, wenn eine Infektion im Bereich des Möglichen liegt. Insgesamt sind die Symptome und Befunde jedoch unspezifisch und von denen anderer metabolischer Enzephalopathien oder Erkrankungen des ZNS kaum zu trennen (Tab. 15.2). **Differenzialdiagnostisch** müssen anhand von Anamnese, Befund und Zusatzuntersuchungen die häufigsten Ursachen eines akuten organischen Psychosyndroms durch geeignete Untersuchungen nachgewiesen bzw. ausgeschlossen werden (Iacobone et al. 2009). Es sind dies
— zerebro-vaskuläre Erkrankungen,
— entzündliche Erkrankungen des ZNS oder seiner Hüllen,
— embolische Herdenzephalitis, Abszessbildung
— Status epilepticus (non-convulsivus),
— Intoxikationen,
— Substanzentzug,
— die Wirkung von Analgesie und Sedation,
— andere metabolische Enzephalopathien,
— hypoxischer Hirnschaden.

Frühsymptome Als Frühsymptome treten neuro-psychiatrische Veränderungen oft vor der laborchemischen Manifestation einer Sepsis auf. Zwar werden sie auf Intensivstationen durch Analgetika und Sedativa oft maskiert, auf Allgemeinstationen und in der Notaufnahme hingegen sollten sie aber insbesondere postoperativ vermehrt bedacht werden.

Leitsymptome Als Leitsymptome gelten die fluktuierende Verminderung von Aufmerksamkeit, eine phasenweise Desorientiertheit, psychomotorische Verlangsamung oder Agitation und schließlich verschiedene Grade der qualitativen und quantitativen Bewusstseinsstörung.

Ebersoldt et al. (2007) betonten mit dem Begriff »Sepsis-assoziiertes Delirium« den akuten Beginn, den fluktuierenden Verlauf und die potenzielle Reversibilität der septische Enzephalopathie. Dies kann mittels eines kurzen, standardisierten Tests (Confusion Assessment Method for Intensive Care Unit/CAM-ICU; ▶ Abschn. 13.2) erfasst werden, auch zur Verlaufskontrolle (Ely et al. 2001; Guenther et al. 2009).

Das Auftreten einer paratonen Rigidität (»Gegenhalten«), eines Flapping-Tremors und multifokaler Myoklonien ist nicht regelmäßig nachweisbar und unspezifisch. Epileptische Anfälle, fokal oder generalisiert, sind seltener. Meningismus, fokale zerebrale Auffälligkeiten (z. B. Halbseitenzeichen, Aphasien) oder Störungen der Hirnnervenfunktionen sind untypisch und sollten den Verdacht auf andere Erkrankungen lenken.

15.3.1 Verlauf

Grundsätzlich sind sämtliche Symptome der septischen Enzephalopathie vollständig rückbildungsfähig. Das Ausmaß einer septischen Enzephalopathie kann klinisch oder mittels EEG erfasst werden und ist mit der Mortalität der Sepsis assoziiert (Eidelman et al. 1996). Neuere Untersuchungen zur Morbidität der Überlebenden einer Sepsis weisen auf residuelle affektive und kognitive Störungen (besonders der Bereiche Aufmerksamkeit und Gedächtnis), auf eine verminderte Lebensqualität und auf eine erhöhte Prävalenz zerebraler Atrophie hin (Hopkins u.

Jackson 2006; Iwashyna et al. 2010). Eine gewisse Altersabhängigkeit und Disposition bei zerebralen Vorschäden entspricht der klinischen Erfahrung (Young et al. 1992).

Schwer abzugrenzen sind allerdings andersartige enzephalopathische Schädigungen durch interkurrente Hypoxämien (z. B. nach ARDS und Schockphasen), und es ist auch unklar, ob die psychischen Spätfolgen als unspezifische Konsequenz der schweren intensivmedizinischen Langzeitverläufe aufzufassen sind. Ein gezieltes Trainingsprogramm soll allerdings die kognitiven Störungen und die funktionelle Behinderung signifikant verbessern können, was die Bedeutung der neuro-psychiatrischen Rehabilitation unterstreicht (Jackson et al. 2011). Der Beitrag einer septischen Hirnbeteiligung zur erheblichen Langzeitletalität nach Sepsis ist unklar.

Serumdiagnostik Eine akute bakterielle Infektion lässt sich durch die klare Erhöhung von Procalcitonin (PCT) nachweisen und im Verlauf verfolgen (▶ Abschn. 9.3).

> **Definition**
> PCT ist ein Maß der »Wirtsreaktion« auf bakterielle Infektionen und hat im Vergleich zum C-reaktiven Protein eine höhere Sensitivität und Spezifität für eine Sepsis.

PCT steigt früher an als das C-reaktive Protein (innerhalb von 6–12 Stunden) und hat eine geringere Halbwertszeit (Luzzani et al. 2003; Pierrako u. Vincent 2010). Zum Ausschluss anderer metabolischen Enzephalopathien sollten mindestens Blutglukose-, Blutgasanalyse-, Elektrolyt-, Leber- und Retentionswerte untersucht werden.

Erhöhte Serumwerte von S-100b und Neuronen-spezifische Enolase (NSE) können in der schweren Sepsis nachgewiesen werden, aber auch bei anderen z. B. hypoxischen ZNS-Läsionen (Ngyuyen et al. 2006; Hsu et al. 2008).

Liquor Der Liquor ist oft unspezifisch verändert: Geringe Schrankenstörungen und Pleozytosen (<100/3 Zellen) sind möglich. Liquorpunktionen sollten unter Beachtung septischer Gerinnungsstörungen (Cave Thrombopenie) nur dann erfolgen, wenn ein Meningitis- oder Enzephalitisverdacht besteht und sich für die antibakterielle Therapie auch eine Konsequenz ergeben würde.

EEG, SEP Das EEG zeigt bei vielen Enzephalopathien eine unspezifische Allgemeinveränderung ohne Herdbefunde. Die Schwere der Allgemeinveränderung (▶ Abschn. 9.2.1) korreliert gut mit der klinischen Ausprägung der septischen Enzephalopathie und der Mortalität der Sepsis (Ringer et al. 2011; Rosengarten et al. 2007, 2012). Wegen der Medikationseffekte wird das EEG in die intensivmedizinische Praxis meist erst einbezogen, wenn Patienten trotz beendigter Analgosedierung bewusstseinsgestört bleiben. In Abwesenheit struktureller ZNS-Läsionen sind mittels EEG ein Status epilepticus bzw. ein Status nonconvulsivus auszuschließen.

SEP-Veränderungen bei Patienten mit schwerer Sepsis und im septischen Schock können die kortikale und subkortikale Reizleitung betreffen. Es wurden Verzögerungen der Interpeaklatenz N13–N20, der Latenz N20 und der Interpeaklatenz N20–N70 berichtet (Zauner et al. 2002).

Der Einsatz von SEP bei der Sepsis ist bisher für die Praxis ohne Bedeutung, auch weil die Differenzialdiagnose pathologischer SEP-Befunde breit ist.

Bildgebende Verfahren Die zerebrale Bildgebung dient dem Ausschluss anderer Ursachen der neurologischen Defizite, insbesondere zerebro-vaskulären Läsionen (Bleck et al. 1993). Bei septischer Enzephalopathie bleibt das CCT meist ohne pathologischen Befund, kann aber ein leichtes, diffuses Hirnödem zeigen. Kernspintomographisch wurden bei Patienten im septischen Schock sowohl akute Hirninfarkte und auch eine Leukenzephalopathie beschrieben, die im Krankheitsverlauf zunahm (Sharshar et al. 2007). Mittels MRT wurde auch eine Assoziation zwischen Sepsis und posteriorem reversiblen Enzephalopathie-Syndrom (PRES) wahrscheinlich gemacht (Bartynski et al. 2006): In einer Serie von 106 Patienten mit PRES wurden immerhin 25 Patienten identifiziert, bei denen eine Infektion bzw. Sepsis und keine klassischen PRES-Auslöser (▶ Tab. 20.1) vorlagen.

Bei diesen 25 Patienten hatten solche mit normalem Blutdruck (mittlerer MAP 95 mmHg) ein ausgeprägteres Hirnödem als Mitglieder der hypertensiven Gruppe (mittlerer MAP 137 mmHg). Zudem weisen diese zusätzlich Vasospasmen auf. Diese Befunde legen nahe, dass die Sepsis mit einem PRES einhergehen und zu einem komplexen pathophysiologischen Prozess von Hirnödem und Vasokonstriktion führen kann, bei der ein erhöhter MAP eine wichtige Rolle spielt.

Dass die Auswirkungen einer Sepsis auf das ZNS nicht immer reversibel sind, bestätigte sich tierexperimentell mittels MRT. Im Sepsis-Modell zeigte sich neben einem vasogenen Hirnödem in basalen Hirnarealen auch ein zytotoxisches Hirnödem mit ADC-Minderung in Thalamus und Kortex. Zusätzlich ergab die MR-Spektroskopie eine global reduzierte N-Acetylaspartat/Cholin-Ratio als Ausdruck einer neuronalen Schädigung (Bozza et al. 2009).

15.4 Therapie

Die Therapie der septischen Enzephalopathie entspricht zunächst der Therapie der Sepsis. Die Patienten sollten je nach der Schwere der Erkrankung auf einer Intensivstation überwacht und mit Antibiotika, hämodynamischer Stabilisierung, ausreichender Oxigenierung und ggf. spezieller Therapie des Organversagens behandelt werden (Reinhart u. Brunkhorst 2010).

Je früher eine Sepsis erkannt und effektiv behandelt wird, desto besser können Komplikationen verhindert werden. Hohe Dosen sedierender Medikamente sollten, soweit möglich, vermieden werden, um keine zusätzlichen iatrogenen Bewusstseinsstörungen zu induzieren, die das Bild verschleiern. Deren Kumulation in der Sepsis steht oft auf längere Sicht der kombiniert neurologischen/elektrophysiologischen Prognoseerstellung im Wege.

Ob für Patienten mit septischer Enzephalopathie zusätzliche, spezifischere Maßnahmen wie die Gabe von Cholinesterase-Inhibitoren oder rekombinantes aktiviertes Protein C nützlich sind, ist noch nicht in prospektiven Studien evaluiert (Hofer et al. 2008; Spapen et al. 2010).

Zur frühen Mobilisation und Maßnahmen zur Reorientierung/Rehabilitation ▶ Abschn. 12.2.2.

Literatur

ACCP/SCCM (1992) American college of chest physicians/society of critical care medicine consensus conference: Definitions for sepsis and organ failure and guidelines for the use of innovative therapies in sepsis. Crit Care Med 20: 864–74

Alexander JJ, Jacob A, Cunningham P, Hensley L, Quigg RJ (2008) Tnf is a key mediator of septic encephalopathy acting through its receptor, tnf receptor-1. Neurochem Int 52: 447–56

Bartynski WS, Boardman JF, Zeigler ZR, Shadduck RK, Lister J (2006) Posterior reversible encephalopathy syndrome in infection, sepsis, and shock. AJNR Am J Neuroradiol 27: 2179–90

Bleck TP (2006) Neurological disorders in the intensive care unit. Semin Respir Crit Care Med 27: 201–9

Bleck TP, Smith MC, Pierre Louis SJ, Jares JJ, Murray J, Hansen CA (1993) Neurologic complications of critical medical illnesses. Crit Care Med 21: 98–103

Bowton DL, Bertels NH, Prough DS, Stump DA (1989) Cerebral blood flow is reduced in patients with sepsis syndrome. Crit Care Med 17: 399–403

Bozza FA, Garteiser P, Oliveira MF, Doblas S, Cranford R, Saunders D, Jones I, Towner RA, Castro-Faria-Neto HC (2009) Sepsis-associated encephalopathy: A magnetic resonance imaging and spectroscopy study. J Cereb Blood Flow Metab 30: 440–8

Ebersoldt M, Sharshar T, Annane D (2007) Sepsis-associated delirium. Intensive Care Med 33: 941–50

Eidelman LA, Putterman D, Putterman C, Sprung CL (1996) The spectrum of septic encephalopathy. Definitions, etiologies, and mortalities. JAMA 275: 470–3

Ely EW, Inouye SK, Bernard GR, Gordon S, Francis J, May L, Truman B, Speroff T, Gautam S, Margolin R, Hart RP, Dittus R (2001) Delirium in mechanically ventilated patients: Validity and reliability of the confusion assessment method for the intensive care unit (cam-icu). JAMA 286: 2703–10

Gofton TE, Young GB (2012) Sepsis-associated encephalopathy. Nat Rev Neurol 8: 557–66

Guenther U, Popp J, Koecher L, Muders T, Wrigge H, Ely EW, Putensen C (2009) Validity and reliability of the cam-icu flowsheet to diagnose delirium in surgical icu patients. J Crit Care 25: 144–51

Hofer S, Eisenbach C, Lukic IK, Schneider L, Bode K, Brueckmann M, Mautner S et al. (2008) Pharmacologic cholinesterase inhibition improves survival in experimental sepsis. Crit Care Med 36: 404–8

Hopkins RO, Jackson JC (2006) Long-term neurocognitive function after critical illness. Chest 130: 869–78

Hsu AA, Fenton K, Weinstein S, Carpenter J, Dalton H, Bell MJ (2008) Neurological injury markers in children with septic shock. Pediatr Crit Care Med 9: 245–51

Iacobone E, Bailly-Salin J, Polito A, Friedman D, Stevens RD, Sharshar T (2009) Sepsis-associated encephalopathy and its differential diagnosis. Crit Care Med 37: S331–6

Iwashyna TJ, Ely EW, Smith DM, Langa KM (2010) Long-term cognitive impairment and functional disability among survivors of severe sepsis. JAMA 304: 1787–94

Jackson AC, Gilbert JJ, Young GB, Bolton CF (1985) The encephalopathy of sepsis. Can J Neurol Sci 12: 303–7

Jackson JC, Ely EW, Morey MC, Anderson VM, Denne LB, Clune J, Siebert CS, Archer KR et al. (2011) Cognitive and physical rehabilitation of intensive care unit survivors: Results of the return randomized controlled pilot investigation. Crit Care Med 40: 1088–97

Luzzani A, Polati E, Dorizzi R, Rungatscher A, Pavan R, Merlini A (2003) Comparison of procalcitonin and c-reactive protein as markers of sepsis. Crit Care Med 31: 1737–41

Maekawa T, Fujii Y, Sadamitsu D, Yokota K, Soejima Y, Ishikawa T, Miyauchi Y, Takeshita H (1991) Cerebral circulation and metabolism in patients with septic encephalopathy. Am J Emerg Med 9: 139–43

Nguyen DN, Spapen H, Su F, Schiettecatte J, Shi L, Hachimi-Idrissi S, Huyghens L (2006) Elevated serum levels of s-100beta protein and neuron-specific enolase are associated with brain injury in patients with severe sepsis and septic shock. Crit Care Med 34: 1967–74

Papadopoulos MC, Davies DC, Moss RF, Tighe D, Bennett ED (2000) Pathophysiology of septic encephalopathy: A review. Crit Care Med 28: 3019–24

Pendlebury WW, Perl DP, Munoz DG (1989) Multiple microabscesses in the central nervous system: A clinicopathologic study. J Neuropathol Exp Neurol 48: 290–300

Pfister D, Siegemund M, Dell-Kuster S, Smielewski P, Ruegg S, Strebel SP, Marsch SC, Pargger H, Steiner LA (2008) Cerebral perfusion in sepsis-associated delirium. Crit Care 12: R63

Pierrakos C, Vincent JL (2010) Sepsis biomarkers: A review. Crit Care 14: R15

Pytel P, Alexander JJ (2009) Pathogenesis of septic encephalopathy. Curr Opin Neurol 22: 283–7

Reinhart K, Brunkhorst FM (Hrsg) (2010) Prävention, Diagnose, Therapie und Nachsorge der Sepsis, 1. Aufl. Thieme, Stuttgart

Ringer TM, Axer H, Romeike BFM, Zinke J, Brunkhorst F, Witte OW, Günther A (2011) Neurological sequelae of sepsis: I) septic encephalopathy. The Open Critical Care Medicine Journal: 2–7

Rosengarten B, Hecht M, Auch D, Ghofrani HA, Schermuly RT, Grimminger F, Kaps M (2007) Microcirculatory dysfunction in the brain precedes changes in evoked potentials in endotoxin-induced sepsis syndrome in rats. Cerebrovasc Dis 23: 140–7

Rosengarten B, Krekel D, Kuhnert S, Schulz R (2012) Early neurovascular uncoupling in the brain during community acquired pneumonia. Crit Care 16: R64

Sharshar T, Annane D, de la Grandmaison GL, Brouland JP, Hopkinson NS, Francoise G (2004) The neuropathology of septic shock. Brain Pathol 14: 21–33

Sharshar T, Carlier R, Bernard F, Guidoux C, Brouland JP, Nardi O, de la Grandmaison GL, Aboab J, Gray F, Menon D, Annane D (2007) Brain lesions in septic shock: A magnetic resonance imaging study. Int Care Med 33: 798–806

Siami S, Annane D, Sharshar T (2008) The encephalopathy in sepsis. Crit Care Clin 24: 67–82, viii

Spapen H, Nguyen DN, Troubleyn J, Huyghens L, Schiettecatte J (2010) Drotrecogin alfa (activated) may attenuate severe sepsis-associated encephalopathy in clinical septic shock. Crit Care 14: R54

Straver JS, Keunen RW, Stam CJ, Tavy DL, de Ruiter GR, Smith SJ, Thijs LG, Schellens RG, Gielen G (1998) Nonlinear analysis of eeg in septic encephalopathy. Neurol Res 20: 100–6

Young GB, Bolton CF (1992) Septic encephalopathy: What significance in patients with sepsis? J Crit Illness 7: 668–82

Young GB, Bolton CF, Archibald YM, Austin TW, Wells GA (1992) The electroencephalogram in sepsis-associated encephalopathy. J Clin Neurophysiol 9: 145–52

Zauner C, Gendo A, Kramer L, Funk GC, Bauer E, Schenk P, Ratheiser K, Madl C (2002) Impaired subcortical and cortical sensory evoked potential pathways in septic patients. Crit Care Med 30: 1136–9

Hepatische Enzephalopathien

K. Weißenborn

16.1 Definitionen, Epidemiologie und Pathophysiologie – 272
16.1.1 Epidemiologie – 272
16.1.2 Pathophysiologie – 272

16.2 Klinische Befunde und Verlauf – 273
16.2.1 Unterschiede zwischen HE Typ A (ALF) und HE Typ C – 273
16.2.2 Schweregrade der HE – 273
16.2.3 Sub-Kategorien der HE – 274

16.3 Diagnose und Differenzialdiagnose – 274

16.4 Therapie und Prognose – 275
16.4.1 HE Typ A (akutes Leberversagen) – 275
16.4.2 HE Typ C, spez. bei Leberzirrhose – 276

Literatur – 276

16.1 Definitionen, Epidemiologie und Pathophysiologie

Unter dem Begriff »hepatische Enzephalopathie« (HE) versteht man sämtliche Funktionsstörungen des Gehirns, die als Folge einer akuten oder chronischen Leberfunktionsstörung auftreten und die klinisch, neuro-psychologisch oder mittels neuro-physiologischer Verfahren nachweisbar sind. Vereinbarungsgemäß werden in Abhängigkeit von der zugrunde liegenden Pathologie und der Verlaufsform die in ◘ Tab. 16.1 aufgeführten Typen der HE unterschieden (Ferenci et al. 2002).

Bei akutem Leberversagen (Typ A) wird die fehlende Entgiftungsleistung der Leber als entscheidende Ursache für die Entstehung der Symptomatik angesehen, bei der Leberzirrhose (Typ C) die Kombination aus eingeschränkter Entgiftungsleistung der Leber und Ausschaltung der hepatischen Entgiftungsfunktion durch porto-systemische Umgehungskreisläufe. Die grundsätzliche Bedeutung des letzteren Mechanismus wird am Beispiel der Enzephalopathien bei portosystemischem Bypass ohne Leberfunktionsstörung (Typ B) deutlich.

16.1.1 Epidemiologie

Jährlich erkranken zwischen 200 und 500 Menschen in Deutschland an einem akuten Leberversagen (Canbay et al. 2011). Geschätzte eine Million leiden in Deutschland an einer Leberzirrhose (Sauerbruch et al. 2013). Eine HE liegt definitionsgemäß bei allen Patienten mit akutem Leberversagen (acute liver failure, ALF) vor. Man unterscheidet – je nach Intervall vom Auftreten der Gelbsucht bis zu ersten Zeichen einer HE – zwischen einer hyperakuten (<8 Tage), einer akuten (8–28 Tage) und einer subakuten Verlaufsform (5–12 Wochen). Im Gegensatz dazu zeigt nur ein Bruchteil der Patienten mit Leberzirrhose eine HE, wobei das Risiko mit dem Ausmaß der Leberfunktionsstörung und portosystemischer Shunts ansteigt. Die Prävalenz einer klinisch manifesten HE liegt bei ca. 10–14%, wenn alle Zirrhotiker betrachtet werden, und beträgt 16–21% bei dekompensierter Zirrhose (Coltorti et al. 1991; D'Amico et al. 1986). In einer prospektiven Untersuchung von Patienten auf der Warteliste zur Transplantation fanden wir bei 21 von 99 Zirrhotikern (21%) klinische Zeichen einer HE (Tryc et al. 2012).

16.1.2 Pathophysiologie

Ein zentrales Agens in der Pathophysiologie der HE ist Ammoniak. In Folge einer gestörten Ammoniak-Entgiftungsleistung der Leber und/oder einer Umgehung der Leber über portosystemische Shunts gelangt vermehrt ammoniakreiches Blut aus dem Intestinaltrakt in den systemischen Kreislauf und damit auch in das Gehirn. Im Gehirn wird Ammoniak durch Astrozyten aufgenommen und zu Glutamin verstoffwechselt, welches einen osmotischen Effekt auf das Astrozytenvolumen hat. Solange die Astrozyten im Gegenzug zur gesteigerten Glutaminsynthese den Osmolyten Myo-Inositol abgeben können, bleibt das Zellvolumen konstant. Ist dieser Kompensationsmechanismus aufgebraucht, kommt es zur Astrozytenschwellung. Diese Zellschwellung wird als wesentliche Ursache der HE bei Leberzirrhose angesehen. In der Folge kommt es zu einer Störung des astrozytären Energiestoffwechsels und einer Beeinträchtigung der Neurotransmission.

Die Homöostase der Astrozyten bei Patienten mit Lebererkrankung hängt allerdings nicht allein vom Plasma-Ammoniak-Spiegel ab. Die bei Zirrhotikern häufige Hyponatriämie, Medikamente und auch Infektionen können zur Astrozytenschwellung und damit zur Entwicklung der HE beitragen. Dies gilt sowohl für das akute Leberversagen als auch für die Leberzirrhose (Butterworth 2011; Tranah et al. 2012). Bedeutsam scheint für die Pathogenese der HE bei Leberzirrhose auch die vermehrte Ablagerung von Mangan im Hirngewebe mit Schwerpunkt im Bereich der Basalganglien zu sein (Krieger et al. 1996). Dies wird als möglicher Grund für das häufige Auftreten extrapyramidal-motorischer Symptome bei der HE diskutiert.

Bei akutem Leberversagen ist im Gegensatz zur Leberzirrhose mit zunehmendem Grad der Enzephalopathie mit dem Auftreten eines Hirnödems zu rechnen, welches letztlich auch über die Prognose mitentscheidet. Die Ursache des Hirnödems ist nicht abschließend geklärt. Neben der Ammoniak-induzierten Astrozytenschwellung werden eine Erhöhung des zerebralen Blutflusses und eine Schädigung der Blut-Hirn-Schranke mit Entwicklung eines extrazellulären Ödems diskutiert. Die Entwicklung des Hirnödems und des Hirndrucks korreliert bei Patienten mit akutem Leberversagen mit dem Plasma-Ammoniak-Spiegel. Da Ammoniak-senkende Therapiemaßnahmen jedoch keinen nachweislichen Effekt auf das Outcome der Patienten mit ALF gezeigt haben, wird neben der Rolle von Ammoniak zunehmend jene pro-inflammatorischer Zytokine diskutiert. Deren Spiegel sind bei ALF ebenfalls signifikant erhöht und korrelieren auch mit dem Grad der HE (Acharya et al. 2009; Lee et al. 2011; Shawcross u. Wendon 2012; Tranah et al. 2012).

Neben der systemischen Inflammationsreaktion wird sowohl bei ALF als auch bei Leberzirrhose die Bedeutung einer zusätzlichen Neuro-Inflammations-Reaktion für die Entwicklung neurologischer Symptome diskutiert. In Tiermodellen des ALF und der Leberzirrhose konnten eine Mikrogliaaktivierung und ein Anstieg der zerebralen Produktion pro-inflammatorischer Zytokine gezeigt

Tab. 16.1 Nomenklatur der hepatischen Enzephalopathien (HE). (Nach Ferenci et al. 2002)

HE-Typ	Pathophysiologie	Sub-Kategorien
Typ A	HE bei akutem Leberversagen (ALF)	Keine
Typ B	HE bei portosystemischem Bypass ohne begleitende Leberfunktionsstörung	Keine
Typ C	HE bei Leberinsuffizienz infolge Zirrhose und portaler Hypertension bzw. portosystemischem Bypass	Episodische HE Persistierende HE Minimale HE

Tab. 16.2 Schweregrade der HE (West Haven)

Schweregrad HE	Bewusstseinslage
Stadium I	Verlangsamung, Konzentrationsstörungen, Störungen des Schlaf-Wach-Rhythmus
Stadium II	Somnolent, desorientiert und leicht verwirrt
Stadium III	Soporös oder hochgradig verwirrt
Stadium IV	Koma

werden. Anti-inflammatorisch wirkende Substanzen wie Indometacin oder Ibuprofen und Minocyclin waren in diesen Modellen mit einer Reduktion der Zytokinproduktion und der Mikroglia-Aktivierung sowie mit einer Verbesserung des neurologischen Status der Versuchstiere verbunden (Butterworth 2011). In einem Ratten-Modell des akuten Leberversagens konnte gezeigt werden, dass Hypothermie die Produktion pro-inflammatorischer Cytokine im Hirn und die Mikroglia-Aktivierung reduziert, das Auftreten der Enzephalopathie verzögert und die Entwicklung eines Hirnödems verhindert (ebd.). Positive Effekte der Hypothermiebehandlung konnten in unkontrollierten Studien auch für ALF-Patienten gezeigt werden (Jalan et al. 2003).

16.2 Klinische Befunde und Verlauf

16.2.1 Unterschiede zwischen HE Typ A (ALF) und HE Typ C

Wenngleich viele Symptome der Enzephalopathie bei akutem und chronischem Leberversagen gleich sind, gibt es doch einige wichtige Unterschiede:

Der wichtigste ist das Auftreten eines Hirnödems und erhöhten Hirndrucks bei Patienten mit ALF im Gegensatz zur Leberzirrhose. Das Hirnödem tritt bei etwa einem Drittel der ALF-Patienten im Stadium III und bei etwa zwei Drittel im Stadium IV HE auf. Ein zweiter wichtiger Unterschied ist das Auftreten von Krampfanfällen. Etwa ein Drittel der Patienten mit ALF entwickeln zerebrale Krampfanfälle. Im Gegensatz dazu sind Krampfanfälle im Rahmen der Typ C HE eine Seltenheit. Ursache für die Häufigkeit von Krampfanfällen bei ALF (im Gegensatz zur HE Typ C) ist wahrscheinlich der sehr viel schnellere und ausgeprägtere Anstieg der Plasma- und damit der zerebralen Ammoniak-Konzentration.

Im Gegensatz dazu sind die bei der Leberzirrhose charakteristischen extrapyramidalen und zerebellären Symptome nicht Teil der HE bei ALF. Hier finden sich lediglich Pyramidenbahnzeichen als Zeichen einer Funktionsstörung des motorischen Systems.

16.2.2 Schweregrade der HE

Alle 3 Formen der HE werden je nach Ausprägung der Bewusstseinsstörung in 4 klinische Schweregrade eingeteilt (West-Haven-Kriterien) (Conn u. Lieberthal 1979). Im Stadium I sind die Patienten verlangsamt und zeigen Konzentrationsstörungen sowie Störungen des Schlaf-Wach-Rhythmus, im Stadium II sind sie somnolent, desorientiert und leicht verwirrt, im Stadium III soporös oder höchstgradig verwirrt. Manche haben paranoide Symptome und halluzinieren. Typisch für die Stadien II und III ist ein Sprachzerfall. Zunächst werden einzelne Wörter im Satz weggelassen, dann Silben. Schließlich werden nur noch Silben perseveriert (»ja, ja, ja«; »da, da, da«). Im Stadium IV sind die Patienten komatös (Tab. 16.2).

Zusätzlich sind Veränderungen der Motorik zu beobachten, die allerdings keine feste Beziehung zur Ausprägung der Bewusstseinsstörung haben. So kann man die typische Asterixis (Flapping tremor) bei einzelnen Patienten bereits sehen, wenn noch keine Bewusstseinstrübung oder kognitive Beeinträchtigung vorliegt. Sowohl bei Typ A als auch bei Typ C treten – bevorzugt im Stadium III und IV – Funktionsstörungen der Pyramidenbahnen mit Hyperreflexie, erhöhtem Muskeltonus und Babinski-Zeichen auf. Für den Typ C sind darüber hinaus zerebelläre und extrapyramidale Symptome charakteristisch. Dies unterscheidet die hepatische Enzephalopathie von allen sonstigen metabolischen Enzephalopathien – mit Ausnahme des M. Wilson und schweren hypoxischen Hirnschäden, bei denen es im Verlauf zu progredienten extrapyramidalen Syndromen kommen kann. Bei genauer neurologischer Untersuchung zeigen schon ca. 20–30% der Patienten mit dekompensierter Leberzirrhose, die auf den ersten Blick klinisch unauffällig erscheinen, einen Tremor, Rigor, eine Ataxie oder eine Hyperreflexie (Krieger et al. 1996).

16.2.3 Sub-Kategorien der HE

Episodische HE

Die HE bei Leberzirrhose tritt in aller Regel **episodisch** auf. Die Wahrscheinlichkeit solcher HE-Episoden steigt mit dem Grad der Leberinsuffizienz. Patienten, die eine HE-Episode erlitten haben, haben ein deutliches Rezidivrisiko. Etwa 40% erleiden im darauf folgenden Jahr erneut eine HE-Episode, und 40% derjenigen, die ein Rezidiv erleiden, werden ein weiteres Rezidiv in den darauf folgenden 6 Monaten zeigen (Sharma et al. 2009). In der Mehrzahl der Fälle lässt sich ein die HE-Episode auslösender Faktor wie eine gastrointestinale Blutung, eine Infektion oder Ähnliches identifizieren.

Chronisch progrediente HE

Neben der klassischen episodischen Verlaufsform ist selten eine chronisch progrediente Verlaufsform zu beobachten. In der Mehrzahl dieser Fälle wird das klinische Bild durch motorische Defizite wie ein parkinsonistisches Bild (Zirrhose-assoziiertes Parkinson-Syndrom) oder eine rasch progrediente Paraspastik ohne sensible Begleitsymptomatik (hepatische Myelopathie) geprägt (Read et al. 1967). In einer prospektiven Untersuchung von Patienten auf der Warteliste zur Lebertransplantation fanden wir bei 9 von 214 untersuchten Patienten ein Zirrhose-assoziiertes Parkinson-Syndrom und bei 4 der 214 Patienten eine hepatische Myelopathie. In zwei Fällen bestand beides nebeneinander (Tryc et al. 2012).

Minimale hepatische Enzephalopathie

Ein Teil der Patienten mit Leberzirrhose, die im klinischen Kontakt unbeeinträchtigt wirken, weisen in neuropsychologischen Untersuchungen Defizite in den Bereichen Aufmerksamkeit, motorische Geschwindigkeit und Genauigkeit sowie visuell-konstruktive Fähigkeiten auf. Interessanterweise sind die sprachlichen Fähigkeiten der Patienten nicht beeinträchtigt. Die Patienten sind jedoch in Berufen, in denen manuelle Fähigkeiten gefordert werden, nicht mehr arbeitsfähig. Andere Patienten zeigen sowohl klinisch als auch neuro-psychologisch einen normalen Befund, jedoch eine eindeutig pathologische Verlangsamung des EEG-Grundrhythmus. Aufgrund dieser Befunde wurde zusätzlich zu den klinischen Stadien der HE das Stadium der »minimalen« (früher »subklinischen« oder auch »latenten«) HE definiert. Die Prävalenz dieser mildesten Form der HE ist nicht sicher geklärt. In der Literatur finden sich Angaben von 30–60% der Zirrhotiker. Diese Unterschiede erklären sich durch unterschiedliche Patientengruppen, aber auch durch unterschiedliche Methoden in der Diagnostik, für welche noch kein Goldstandard definiert wurde.

Unstrittig ist jedoch, dass mit dem Vorliegen einer minimalen HE das Risiko, eine klinisch manifeste HE zu entwickeln, steigt und dass bereits die minimale HE einen negativen Einfluss auf die Lebensqualität, die Arbeitsfähigkeit sowie die Fahrtauglichkeit der betroffenen Patienten hat (Dhiman et al. 2010). Aktuell wird von einigen Experten vorgeschlagen, zwischen »covert« und »overt« HE zu unterscheiden und die minimale HE und HE Grad I unter dem Begriff »covert« zusammenzufassen. Dies beruht auf der Vermutung, dass im Alltag die subtilen klinischen Symptome der HE Grad I leicht übersehen werden könnten.

16.3 Diagnose und Differenzialdiagnose

Die Symptome der klinisch manifesten HE und der minimalen HE sind nicht spezifisch; die Diagnose HE ist eine Ausschlussdiagnose.

Bei Patienten mit Leberzirrhose muss differenzialdiagnostisch wegen der häufigen Gerinnungsstörungen in jedem Fall eine intrakranielle Blutung ausgeschlossen werden. Insbesondere bei alkoholtoxischer Leberzirrhose ist eine Wernicke-Enzephalopathie zu bedenken und ggf. auch ohne Diagnosesicherung mit Thiamin zu behandeln. Die Bestimmung des Plasma-Ammoniak-Spiegels ist insbesondere bei der Diagnostik der HE Typ C nicht wegweisend, da keine enge Korrelation zwischen den Ammoniak-Spiegeln und der Ausprägung der Symptomatik besteht.

Das Zirrhose-assoziierte Parkinson-Syndrom ist durch eine klinische Verlaufsbeobachtung – kombiniert mit bildgebenden Verfahren – von einem M. Parkinson oder einer Multi-System-Atrophie (MSA) abzugrenzen. Typisch für den Zirrhose-assoziierten Parkinsonismus sind

— die rasche Entwicklung der Symptomatik (Hypo- und Bradykinese, Hypomimie, Rigor, Tremor),
— die Kombination dieser extrapyramidalen Symptome mit zerebellären Symptomen oder Pyramidenbahnzeichen und
— die Tendenz zu symmetrischer Manifestation der Symptome im Gegensatz zu der eher asymmetrischen Symptomatik bei M. Parkinson.

Ein wichtiges Unterscheidungsmerkmal im Vergleich zur MSA ist das Fehlen der für die MSA typischen autonomen Dysfunktion.

SPECT- und MRT-Untersuchungen können die Differenzialdiagnostik unterstützen. In der Mehrzahl der Fälle bieten die Patienten klinisch ein Bild, das eher einer MSA ähnelt, nuklearmedizinisch dagegen einen Befund, der eher den Befunden bei M. Parkinson gleicht (Tryc et al. 2012). In der Kernspintomographie zeigen Patienten mit

Leberzirrhose in mehr als 90% der Fälle eine Hyperintensität der Basalganglien, welche auf eine Manganablagerung im Hirngewebe zurückgeführt wird. Beschrieben ist auch eine allgemeine Hirnatrophie, es finden sich jedoch im Gegensatz zur MSA keine umschriebene Atrophie oder Signalveränderungen im Bereich des Putamens – verbunden mit einer Atrophie des Pons oder des Kleinhirnwurms.

Die hepatische Myelopathie wird anhand ihres typischen klinischen Verlaufs, welcher innerhalb von Monaten zum Verlust der Gehfähigkeit führt und durch negative MRT – und wenn möglich – Liquoruntersuchungen diagnostiziert (Weißenborn et al. 2003).

Bei Patienten mit akutem Leberversagen sind neben Blutungen Hypoglykämien und komplex fokale Anfälle als mögliche Ursache von Bewusstseinsstörungen zu bedenken, so dass Blutzuckerkontrollen sowie im Zweifelsfall eine EEG-Ableitung empfohlen werden.

Eine Herausforderung ist die Diagnose eines Hirnödems bei Patienten mit ALF. Es tritt im Stadium III und IV der HE auf und somit bei Patienten, die in der Regel intubiert und beatmet sind. Eine klinische Beurteilung ist hier nicht möglich, rezidivierende Bildgebung ebenso wenig. Empfohlen wird daher von einigen Zentren eine kontinuierliche epidurale Druckmessung. Diese birgt wegen der das ALF begleitenden Gerinnungsstörungen ein erhöhtes Risiko intrakranieller Blutungen. Eine einmütige Empfehlung gibt es derzeit nicht, zumal eine klinische Studie keinen Vorteil hinsichtlich der Mortalität gezeigt hat (Vaquero et al. 2005). Für nicht-invasive Methoden wie die sonographische Opticusbeurteilung (▶ Abschn. 11.3.2) oder das transkranielle Doppler-Monitoring (▶ Abschn. 11.3.1) zur Beurteilung der Hirndruckentwicklung gibt es noch keine ausreichende Evidenz zur allgemeinen Empfehlung.

Zur Diagnostik der minimalen HE wird in Ermangelung eines Goldstandards seit Jahren nach einem möglichst einfachen, wenig zeitaufwändigen, preiswerten neuro-physiologischen oder neuro-psychologischen Verfahren gesucht.

Die aktuelle Empfehlung der International Society for Hepatic Encephalopathies and Nitrogen Metabolism (IS-HEN) für den deutschsprachigen Raum ist der Einsatz des sogenannten PSE-Syndrom-Tests (Randolph et al. 2009). Dieser Test hat sich sowohl als sehr sensibel gegenüber der manifesten HE als auch als vergleichsweise spezifisch erwiesen, da pathologische Ergebnisse bei Patienten mit anderen Erkrankungen – wie z. B. Urämie, chronischer Alkoholismus ohne Leberzirrhose, Diabetes mellitus – in deutlich weniger als 10% der Fälle aufgetreten sind. Der Test bietet 4 Parallelversionen für Verlaufsuntersuchungen und Normwerte für einen Altersbereich von 18–80 Jahren.[1]

Alternativ wurden die Messung der Critical Flicker Frequency (CFF) oder die Bestimmung der Anzahl falschpositiver Reaktionen im »Inhibitory Control Test« empfohlen. Die Sensitivität und Spezifität dieser Verfahren liegt nach unserer Erfahrung ebenso wie die der quantitativen EEG-Diagnostik unter der des PSE-Syndrom-Tests.

Bildgebende Verfahren dienen bei Verdacht auf HE nur dem Ausschluss anderer möglicher Ursachen einer neuro-psychiatrischen Symptomatik. Die oben erwähnten Signalveränderungen in T1-gewichteten Bildern in der Kernspintomographie sind nicht als Ausweis des Vorliegens einer HE zu werten, sondern können lediglich als Indiz eines ausgeprägten Umgehungskreislaufs und gestörter biliärer Ausscheidung des mit der Nahrung aufgenommenen Mangans gelten (▶ Abb. 9.11d).

Im EEG sind triphasische Wellen (▶ Abb. 9.16) typisch.

16.4 Therapie und Prognose

16.4.1 HE Typ A (akutes Leberversagen)

Bei Patienten mit ALF besteht ein enger Zusammenhang zwischen dem Serum-Ammoniak-Spiegel und der Ausprägung der HE oder dem Risiko eines Hirnödems (>200 µg/dL: Gefahr der Einklemmung). Aktuell versucht man, den Ammoniak-Spiegel durch kontinuierliche Hämofiltration zu senken. Den Ammoniak-Spiegel senkende medikamentöse Therapien, die bei Patienten mit Leberzirrhose eingesetzt werden, wie die Gabe von Lactulose oder Ornithin-Aspartat, haben bei ALF bisher keinen signifikanten Effekt gezeigt (Bernal et al. 2010; Frontera u. Kalb 2011). In einer randomisierten Placebo-kontrollierten Doppel-Blind-Studie konnte durch die Gabe von 30 g Ornithin-Aspartat pro Tag weder eine Reduktion der Plasma-Ammoniak-Spiegel noch eine Senkung der Mortalität erzielt werden (Acharya et al. 2009). Vorläufige Daten der United States Acute Liver Failure Study Group aus einer retrospektiven Analyse zeigten keinen Unterschied bezüglich der Mortalität zwischen Patienten, die mit Lactulose behandelt worden waren, und jenen ohne. Aber sie offenbarten einen signifikanten Anstieg der Überlebenszeit ohne Transplantation. Dennoch wird von der Gabe von Lactulose wegen ihres blähenden Effektes und damit verbundener Erschwerung des operativen Zugangs bei Notwendigkeit einer Lebertransplantation abgeraten (Lee et al. 2011).

Zur Prophylaxe bzw. Behandlung eines Hirnödems werden die Vermeidung einer Sepsis, eine adäquate Sedierung und der Ausgleich der häufig auftretenden Hyponatriämien durch Gabe hypertoner Kochsalzlösung emp-

---

1 Der Test beeinhaltet 5 Untertests, u.a. ZVT u. Zahlen Symboltest, und kann über die neurometabolische Arbeitsgruppe der Medizinischen Hochschule Hannover (MHH) bezogen werden.

fohlen. Es wird eine leichte Hypernatriämie von 150–155 mmol/l angestrebt.

Bei manifester Hirndruckerhöhung wird die Gabe von Mannitol empfohlen, solange die Serumosmolarität unter 320 mOsm/l liegt und kein begleitendes akutes Nierenversagen vorliegt. Im Fall eines invasiven Druckmonitorings wird empfohlen, den ICP unter 20–25 mmHg zu halten und einen zerebralen Perfusionsdruck (CPP) von mindestens 60 mmHg anzustreben (Lee et al. 2011). Falls kein Hirndruckmonitoring erfolgt, wird alle 6 Stunden 1 g Mannitol/kg KG infundiert (Frontera u. Kalb 2011). Zur Aufrechterhaltung eines ausreichenden zerebralen Perfusionsdrucks wird je nach systemischem Blutdruck die Gabe von Volumen, Noradrenalin und ggf. Vasopressin empfohlen (Lee et al. 2011). Der ICP-Anstieg galt früher einhellig als sehr schlechtes prognostisches Zeichen und führte oft zur Therapiebegrenzung (Mukherjee et al. 2003). Heute wird je nach lokaler Zentrumserfahrung und therapeutischem Spektrum (z. B. Hypothermie, Plasmapherese) auch dann nicht mehr generell auf die Lebertransplantation verzichtet (Hunter u. Young 2010; Stenbøg et al. 2013.).

> **Praxistipp**
>
> In Extremfällen kann eine moderate Hypothermiebehandlung (32–34°C) als Überbrückung bis zu einer Lebertransplantation erwogen werden. Ergebnisse kontrollierter Studien zu dieser Frage stehen jedoch noch aus.

Wesentlich ist die frühzeitige Identifizierung jener Patienten, die ohne notfällige Lebertransplantation versterben. Derzeit werden überwiegend die King's-College-Kriterien dafür eingesetzt, welche das Vorliegen einer höhergradigen Enzephalopathie, eine schwere Koagulopathie, das Patientenalter und je nach Ursache Bilirubin- bzw. Kreatinin-Spiegel und pH berücksichtigen (Bernal et al. 2010).

16.4.2 HE Typ C, spez. bei Leberzirrhose

In der Mehrzahl der Fälle reicht die Korrektur von auslösenden Faktoren wie gastrointestinale Blutungen, Infektionen, zu hoher Proteinzufuhr, Medikamente oder Elektrolytstörungen zur Behandlung der HE-Episode aus. Nachweislich wirksam ist die orale Gabe von Lactulose in einer Dosierung, die zu 2–3 weichen Stühlen pro Tag führt (30–60 g/Tag) (Morgan et al. 2007; Sharma et al. 2011). Häufig wird die Lactulose-Therapie nach einer HE-Episode unbegrenzt fortgeführt, um ein Rezidiv zu vermeiden. Diese Strategie wird durch eine Studie unterstützt, in der in einem offenen, randomisierten kontrollierten Design gezeigt werden konnte, dass in der therapierten Gruppe weniger HE-Rezidive auftraten als in der nicht behandelten Gruppe (Sharma et al. 2009). Durch zusätzliche Gabe von Rifaximin in einer Dosis von 2-mal 550 mg/Tag konnte in einer weiteren Studie die HE-Rezidivrate noch weiter reduziert werden (Bass et al. 2010). Positive Effekte konnten bei Zirrhose-Patienten mit klinisch manifester und minimaler HE auch mit Ornithin-Aspartat erzielt werden – sowohl in Bezug auf den Ammoniak-Spiegel als auch in Bezug auf den neurologischen Status (Mittal et al. 2011; Morgan et al. 2007).

Das Zirrhose-assoziierte Parkinson-Syndrom und die hepatische Myelopathie reagieren nicht auf Ammoniaksenkende Therapie. Anfangs kann die Parkinson-Symptomatik bei einzelnen Patienten noch durch die Gabe dopaminerger Medikamente positiv beeinflusst werden (24). Eine signifikante Verbesserung beider Krankheitsbilder wurde nach Transplantation beobachtet, sofern diese früh im Krankheitsverlauf erfolgt war (Tryc et al. 2012; Weißenborn et al. 2003). Eine abschließende Bewertung dieser Therapieoption auf der Basis ausreichender Fallzahlen steht noch aus.

Hinsichtlich der prognostischen Bedeutung ist anzumerken, dass das Auftreten einer HE eine schwere Leberfunktionsstörung anzeigt, welche mit einer reduzierten Lebenserwartung assoziiert ist. Die Patienten versterben jedoch nicht an der hepatischen Enzephalopathie.

> **Häufigste Todesursache bei ALF sind Multi-Organversagen, Blutungen und Infektionen.**

Wie hoch der Anteil des Hirnödems letztlich an der Mortalität ist, ist derzeit ungeklärt. Erfreulich ist in jedem Fall, dass die Mortalität des akuten Leberversagens in den vergangenen 30 Jahren von ca. 90% auf 30–40% gesunken ist (Bernal et al. 2010; Lee et al. 2011). Auch bei Leberzirrhose sind die häufigsten direkten Todesursachen Blutungen (insbesondere gastrointestinale), Infektionen und Nierenversagen – jedoch nicht die HE.

Literatur

Acharya, SK, Bhatia V, Sreenivas V, Khanal S, Panda SK (2009) Efficacy of L-ornithine L-aspartate in acute liver failure: a double-blind, randomized, placebo-controlled study. Gastroenterology 136: 2159–68

Bass NM, Mullen KD, Sanyal A et al (2010) Rifaximin treatment in hepatic encephalopathy. N Engl J Med 362:1071–81

Bernal W, Auzinger G, Dhawan A, Wendon J (2010) Acute Liver failure. Lancet 376: 190–201

Butterworth RF (2011) Hepatic Encephalopathy: A Central Neuroinflammatory Disorder? Hepatology 53: 1372–6

Canbay A, Tacke F, Hadem J, Trautwein C, Gerken G, Manns MP (2011) Acute liver failure: a life-threatening disease. Dtsch Arztebl Int 108(42): 714–20

Coltorti M, Del Vecchio-Blanco C, Caporaso N, Gallo C, Castellano L (1991) Liver cirrhosis in Italy. A multicentre study on presenting modalities and the impact on health care resources. National Project on Liver Cirrhosis Group. Ital J Gastroenterol 23(1): 42–8

Conn H, Lieberthal M (1979) The Hepatic Coma Syndromes and Lactulose. Williams & Wilkins, Baltimore

D'Amico G, Morabito A, Pagliaro L, Marubini E (1986) Survival and prognostic indicators in compensated and decompensated cirrhosis. Dig Dis Sci 31(5): 468–75

Dhiman RK, Saraswat VA, Sharma BK et al. (2010) Minimal hepatic encephalopathy: consensus statement of a working party of the Indian National Association for Study of the Liver. J Gastroenterol Hepatol 25(6): 1029–41

Ferenci P, Lockwood A, Mullen K et al. (2002) Hepatic encephalopathy – definition, nomenclature, diagnosis, and quantification: final report of the working party at the 11th World Congress of Gastroenterology, Vienna 1998. Hepatology 35(3): 716–21

Frontera JA, Kalb T (2011) Neurological Management of Fulminant Hepatic Failure. Neurocrit Care 14: 318–27

Hunter GRW, Young GB (2010) Recovery of Awareness after Hyperacute Hepatic Encephalopathy with "Flat" EEG, Severe Brain Edema and Deep Coma. Neurocrit Care 13: 247–51

Jalan R, Olde Damink SW, Deutz NE et al. (2003) Moderate hypothermia prevents cerebral hyperemia and increase in intracranial pressure in patients undergoing liver transplantation for acute liver failure. Transplantation 75: 2034–9

Krieger S, Jauß M, Jansen O, Theilmann L, Geißler M, Krieger D (1996) Neuropsychiatric profile and hyperintense globus pallidus on T1-weighted magnetic resonance images in liver cirrhosis. Gastroenterology 111: 147–55

Lee WM, Larson AM, Stravitz RT (2011) AASLD Position Paper: The Management of Acute Liver Failure: Update 2011. www.aasld.org

Mittal VV, Sharma BC, Sharma P, Sarin SK (2011) A randomized controlled trial comparing lactulose, probiotics, and L-ornithine L-aspartate in treatment of minimal hepatic encephalopathy. Eur J Gastroenterol Hepatol 23(8): 725–32

Morgan MY, Blei A, Grüngreiff K, et al. (2007) The treatment of hepatic encephalopathy. Metab Brain Dis 22(3–4): 389–405

Mukherjee KK, Chhabra R, Khosla VK (2003) Raised intracranial pressure in hepatic encephalopathy. Indian J Gastroenterol 22, Suppl 2: S62–5

Randolph C, Hilsabeck R, Kato A et al. (2009) Neuropsychological assessment of hepatic encephalopathy: ISHEN practice guidelines. Liver Int 29: 629–35

Read A, Sherlock S, Laidlaw J et al. (1967) The neuro-psychiatric syndromes associated with chronic liver disease and an extensive portal-systemic collateral circulation. Q J Med 36: 135–50.

Sauerbruch T, Appenrodt B, Schmitz V, Spengler U. (2013) Conservative and interventional treatments for liver cirrhosis – part 2 of a series on liver cirrhosis. Dtsch Arztebl Int 110(8): 126–32

Sharma BC, Sharma P, Agrawal A, Sarin SK (2009) Secondary prophylaxis of hepatic encephalopathy: an open-label randomized controlled trial of lactulose versus placebo. Gastroenterology 137(3): 885–91

Sharma P, Agarwal A, Sharma BC, Sarin SK (2011) Prophylaxis of hepatic encephalopathy in acute variceal bleed: a randomized controlled trial of lactulose versus no lactulose. J Gastroenterol Hepatol 26(6): 996–1003

Shawcross DL, Wendon JA (2012) The neurological manifestations of acute liver failure. Neurochemistry Intern 60: 662–71

Stenbøg P, Busk T, Larsen FS (2013) Efficacy of liver assisting in patients with hepatic encephalopathy with special focus on plasma exchange. Metab Brain Dis 28(2): 333–5

Tranah TH, Vijay GK, Ryan JM, Shawcross DL (2012) Systemic inflammation and ammonia in hepatic encephalopathy. Metab Brain Dis Dec 7. [Epub ahead of print]

Tryc AB, Goldbecker A, Berding G et al. (2012) Cirrhosis-related Parkinsonism: Prevalence, mechanisms and response to treatments. J Hepatol Dec 5. doi:pii: S0168-8278(12)00913-0. 10.1016/j.jhep.2012.11.043

Vaquero J, Fontana RJ, Larson AM et al. (2005) Complications and use of intracranial pressure monitoring in patients with acute liver failure and severe encephalopathy. Liver Transpl 11(12): 1581–9

Weißenborn K, Tietge UJ, Bokemeyer M et al. (2003) Liver transplantation improves hepatic myelopathy: evidence by three cases. Gastroenterology 124(2): 346–51

Renale Enzephalopathie

W. Müllges, C. Terborg

17.1 Einordnung – 280

17.2 Urämie – 280

17.3 Charakteristische Komplikationen der Urämie – 283
17.3.1 Atraumatisches Subduralhämatom (SDH) – 283
17.3.2 Wernicke-Enzephalopathie – 283
17.3.3 Dysäquilibrium-Syndrom – 284
17.3.4 Dialyse-Demenz – 284

17.4 Besonderheiten ausgewählter neurologischer Medikationen bei Urämie – 284

17.5 Prognose – 284

17.6 Glomeruläre Filtrationsrate: Bestimmung und Näherungsformeln (ein Anhang) – 285

Literatur – 285

17.1 Einordnung

Die »urämische« Enzephalopathie gehört zum Syndrom des akuten wie des chronischen Nierenversagens. Ähnliche Symptome werden aber auch ausgelöst durch die Grunderkrankungen selbst, die zum Nierenversagen führen. Hierzu zählen folgende Leiden
— hämatologisch-neoplastische (Hämolytisch-urämisches Syndrom, Paraproteinämien; ▶ Kap. 20),
— entzündliche (Nephritiden; ▶ Abschn. 22.1),
— dysplastische (polyzystische Nierendegeneration mit Aneurysmabildung) und
— genetische (z. B. M. Fabry; ▶ Kap. 20, und M. Wilson; ▶ Abschn. 23.1.3).

Schließlich sind bei nierenkranken Patienten zentrale Begleitsymptome anderer Ursache abzugrenzen, z. B. aufgrund hypertensiver Krisen, durch Elektrolytverschiebung oder Medikamente (Antibiotika, Immunsuppression bei Kollagenose oder Nierentransplantation). Schließlich gibt es Überlappungen zu anderen Enzephalopathien wie bei hepatorenalem Syndrom.

17.2 Urämie

Die Urämie (Harnvergiftung) ist das Hauptmerkmal der akuten oder chronischen Niereninsuffizienz (NI). Der typische Abfall der renalen Filtrationsleistung ist z. T. an der Kreatininerhöhung (s. ◯ Tab. 17.1), besser aber an der glomerulären Filtrationsrate zu erkennen (GFR, entspricht annähernd der Kreatininclearance). Unter einer GFR von 21 ml/min wird eine Enzephalopathie wahrscheinlich. Bei größerer Muskelmasse liegen die Kreatininwerte schon physiologischerweise höher, bei Hypotrophie umgekehrt. Allein auf Basis des Kreatinins ist somit keine genaue GFR-Schätzung möglich: Diese kann bei gleichem Kreatininwert eines Gesunden um bis zu 50% höher liegen als die eines chronisch Nierenkranken. Denn erst unterhalb einer GFR um 50% steigen die Serum-Kreatininwerte verlässlich an.

> Renale Funktionsstörungen können bei normalen Serum-Kreatininwerten vorliegen.

Näherungsformeln (z. B. MDRD) gestatten Aussagen über chronische, weniger über akute Zustände. Als weiteres Merkmal dient die retentionsbedingte Azotämie (Stickstoff; Harnstofferhöhung >50 mg/dl), die nur lose mit dem Auftreten enzephalopathischer Symptome korreliert. Für die Auslösung einer Enzephalopathie muss keine Oligurie vorliegen (<400 ml Urin/24h).

Stadien der Niereninsuffizienz
— Stadium 1: Funktionseinschränkung (Serum-Kreatinin zwischen 1,2 mg/dl bis 2 mg/dl)
— Stadium 2: Kompensierte Retention (2–6 mg/dl)
— Stadium 3: Dekompensierte Retention (6–12 mg/dl)
— Stadium 4: Urämie (über 12 mg/dl)

Aus den genannten Gründen werden Schweregradeinteilungen der Urämie nach GFR bevorzugt (▶ Abschn. 17.6). Moderne Näherungsalgorithmen geben eine geschätzte GFR (eGFR) an.[1] Zum Teil beziehen Sie Körpergewicht, Geschlecht und Hautfarbe ein und/oder normieren auf die Standard-Körperoberfläche zum erleichterten Wertevergleich.

> Näherungsformeln sind bislang nicht für Akutpatienten validiert, werden vorwiegend nach dem Trend beurteilt und für chronische Nierenpatienten eingesetzt.

> Liegt bei einer Enzephalopathie eine Azotämie vor, ist dies typisch für Niereninsuffizienz und urämische Enzephalopathie. Andere Ursachen schließt das aber nicht aus.

Patienten mit Niereninsuffizienz weisen neben einer Enzephalopathie oft charakteristische Symptome und Befunde auf (◯ Tab. 17.1), die eine renale Genese nahe legen.

Die urämische Enzephalopathie tritt nur noch bei sehr akuten Krankheitsfällen oder im Rahmen einer Therapiebegrenzung auf, und selbst dann selten in voller Ausprägung. Verbesserte Dialyseverfahren und moderne Pharmakotherapien greifen entscheidend in die Pathophysiologie (◯ Tab. 17.1) und damit die Symptomentstehung ein. Komplikationen der Urämie können allerdings enzephalopathische Symptome verdeutlichen, wie:
— Effekte der begleitenden renalen arteriellen Hypertonie (z. B. unter Dialysebehandlung),
— Folgen vaskulärer Enzephalopathie (zerebrale Mikroangiopathie mit Infarkten und Hirnblutungen, akute hypertensiven Enzephalopathie und PRES (Schwartz 1996); ▶ Kap. 20),
— Folgen einer Mangelernährung (z. B. Thiamin; ▶ Abschn. 17.3.2 und ▶ Abschn. 19.6.1),
— zerebrale Ciclosporin-A-Effekte bei Nierentransplantierten (▶ Kap. 26),
— Elektrolytstörungen (▶ Kap. 18).

---

[1] Beispiele: CKD-EPI-Formel (chronic kidney disease epidemiology collaboration), Mayo-Klinik-Formel, »Cockcroft-Gault-Formel« oder die »MDRD-Formel« (benannt nach der Formel der Studie »modification of diet in renal disease«) (http://nierenrechner.de/egfr-rechner/aus-krea.html).

Klinische Symptome und Verlauf

Typischerweise liegt der Schwerpunkt auf quantitativen und qualitativen Bewusstseinsstörungen plus motorischen Störungen bei weitgehend intakt bleibenden Hirnstammreflexen.

Grundsätzlich ist die Symptomatik umso schwerer und schreitet umso rascher fort, je akuter die Nierenfunktion versagt. Aus diesem Grund ist die Enzephalopathie-Symptomatik trotz gleich hoher Retentionswerte bei chronischer Niereninsuffizienz häufig viel geringer als im akuten Nierenversagen. Eine ausgeprägte urämische Enzephalopathie findet man bei etwa 20% der Patienten, die eine Dialysetherapie benötigen.

> Die Schwere der urämischen Enzephalopathie korreliert enger mit der Dynamik als mit der aktuellen Ausprägung der Laborveränderungen. Charakteristisch ist – gleich welchen Stadiums – ihre Symptomvariabilität in täglichen, bisweilen stündlichen Abständen.

Mit ersten Symptomen ist ab einer GFR <21 ml/min und spätestens ab Serum-Kreatininwerten oberhalb 6 mg/dl zu rechnen. Die beklagte Erschöpfung, Apathie und der Konzentrationsmangel sind testpsychologisch oft im Zahlenverbindungs-Test oder sogar mittels der »mini mental state examination« nachzuvollziehen (Lockwood 1989), auch noch nach Dialyse.

Schreitet die Niereninsuffizienz (rasch) fort, entwickeln sich deutlichere kognitiv-affektive Störungen im Sinne organischer Psychosyndrome mit emotionaler Labilität und Merkfähigkeitsstörungen. Depressivität und Suizidalität werden oft unterschätzt (Seifter u. Samuels 2011). Zeichen einer Frontalhirn-Dysfunktion – wie Gegenhalten (Paratonie) und Auslösbarkeit des Palmomentalreflexes (Burn u. Bates 1998) – sollen häufig sein. Viele Patienten werden appetitlos und verlieren Gewicht (Aguilera et al. 2004). Selbst in frühen Stadien oder unter Dialysebehandlung leiden viele an einem Schlaf-Apnoe-Syndrom mit erheblicher Tagesschläfrigkeit (Hanly 2004). Als Ursache der Schwerhörigkeit bei Urämie, die auf Dialysetherapie ansprechen kann, werden kumulierte ototoxische Medikamente oder eine kraniale Schwerpunktneuropathie (Polyneuropathie, PNP) vermutet.

Viele weitere typische Begleitsymptome erklären sich aus einer urämischen, überwiegend axonalen PNP, die immerhin bei ca. 70% der Patienten zu finden ist. Bereits in leichten Stadien können quälende Begleitsymptome auftreten, so dass es folgende Charakteristika dieser akrodistal betonten, meist symmetrischen PNP gibt:
- distale Paresen, Atrophien und Sensibilitätsminderungen,
- Reflexabschwächungen,

Tab. 17.1 Symptome, Befunde und jeweilige pathophysiologische Ursachen bei Niereninsuffizienz

Symptome, Befunde	Pathophysiologische Ursachen
Hypertonie (Seltener: Hypotonie)	Hyperreninismus, Natrium-/Wasserretention (Renaler Salzverlust)
Periphere Ödeme, Lungenödem	Natrium- und Wasserretention
Anämie	Verminderte Erythropoetin-Produktion
Hyperkaliämie	Distal-tubuläre Störung, hyporeninischer Hypoaldosteronismus
Azidose	Gestörte tubuläre Protonen- und Ammoniumsekretion
Pruritus, Kalkablagerungen	Hyperphosphatämie
Myopathie, Osteopathie	Hyperkalzämie, sek. Hyperparathyreoidismus
Osteomalazie	Vitamin-D-Mangel
Gicht	Hyperurikämie

- brennende Schmerzen (»burning feet syndrome«),
- ein Restless-legs-Syndrom.

Neben dem Restless-legs-Syndrom sind auch vermehrte periodische Extremitätenbewegungen möglich. Diese betreffen Arme und Beine und treten auch im Schlaf auf. Es können sekundäre Eisenmangelzustände zugrunde liegen, assoziiert mit Urämie oder Dialyse (Collado-Seidel et al. 1999).

> Die Symptome und Begleiterscheinungen der urämischen Enzephalopathie tragen synergistisch zum Nachlassen der kognitiven Leistung und zur affektiven Verstimmung bei.

In weiter fortgeschrittenen Stadien oder bei sehr schnell fortschreitender Niereninsuffizienz entwickelt sich oft ein delirantes Syndrom mit Verwirrtheit, Erregung und visuellen Halluzinationen. Spätestens dann wird die Dialysebehandlung lebenswichtig, denn das Fortschreiten zu Sopor und Koma ist mit erheblicher Mortalität belastet (Brouns u. De Deyn 2004). Ein Meningismus findet sich bei etwa einem Drittel der Patienten in späten Stadien (Burn u. Bates 1998). Generalisierte Tonuserhöhung, Tremor und Myoklonien kommen hinzu. Sind sie multifokal und einem hochfrequenten Tremor überlagert, resultiert ein »Zittern« des gesamten Körpers (»twitch-convulsive syndrome«). Schon zuvor ist Asterixis – wie bei hepatischer Enzephalopathie – beim Vorhalten der Arme nachzuweisen (negativer Myoklonus; ▶ Abschn. 6.2).

❗ **Entwickeln sich Reflexsteigerung und Pyramidenbahnzeichen, ist bei bewusstseinsgestörten Nieren-Patienten eine Basilaristhrombose abzugrenzen.**

Motorische Defizite bei renaler Enzephalopathie können stark fluktuieren und sich asymmetrisch ausprägen, ähnlich einer schlaganfallverdächtigen »alternierenden Hemiparese«.

❯ **Tonus- und Bewegungsstörungen treten im Unterschied zu anderen Enzephalopathien in späten Stadien der Niereninsuffizienz bei gemindertem Bewusstsein fast obligat auf. Meningismus und wechselnde Hemiparesen bei Hypertonus können in die falsche Richtung weisen (DD Meningoenzephalitis bzw. Schlaganfall/ Todd'sche Paresen).**

Fokale epileptische Anfälle sind bei Patienten mit Niereninsuffizienz selten und bedürfen stets des sorgfältigen Ausschlusses einer zusätzlichen Hirnläsion (z. B. Infarkt, Blutung). Generalisierte Anfälle (ein Drittel der urämischen Patienten) sind u. a. durch frühzeitigere Dialysebehandlungen und Vermeidung von Elektrolytstörungen (Cave: Diuretika-Hyponatriämie!) selten geworden. Non-konvulsive epileptische Anfälle (▶ Abschn. 6.4) imponieren als sonst unerklärliche plötzliche Bewusstlosigkeit oder wie ein Delir als intermittierende qualitative Bewusstseinsstörungen. Sie können im Gefolge einer konvulsiven Anfallsserie oder ohne offensichtlich vorangehende Krampfereignisse auftreten und den Hirnstoffwechsel so massiv beeinträchtigen, dass neuronale Verluste drohen. Allein das EEG kann diese Anfallsphasen beweisen und besitzt bei solchen Bewusstseinsstörungen in der Urämie unmittelbare Therapierelevanz (▶ Abschn. 11.5).

❗ **Cave**
Bei urämischer Enzephalopathie mit Sopor oder Koma darf man den therapierbaren nicht-konvulsiven Status epilepticus nicht übersehen (falsch-ungünstige Prognose). Jedes unklare fluktuierende Psychosyndrom ohne klaren Bezug zu einer Stoffwechselveränderung bedarf der unmittelbaren EEG-Diagnostik!

Das Beschriebene ist insbesondere bei Anfallsanamnese, Substanzentzügen und pro-konvulsiven Medikamenten (▶ Kap. 26 und ▶ Kap. 28) zu bedenken.

■ Diagnostik

Zur Diagnose der urämischen Enzephalopathie ist der Nachweis einer urämischen Funktionsstörung durch Anstieg der Retentionswerte oder Abfallen der GFR entscheidend.

Neuroradiologische Verfahren wie CCT und MRT dienen zum Ausschluss anderer Ursachen von quantitativen und qualitativen Bewusstseinsstörungen, und nicht zur eigentlichen Diagnosestellung. Als unspezifische Veränderungen finden sich bei vielen Nierenkranken nebenbefundlich (lakunäre) Hirninfarkte in Folge einer renalen Hypertonie.

Umschriebene Verkalkungen, z. B. der Stammganglien, sprechen für einen unzureichend behandelten sekundären Hyperparathyreoidismus, sind aber klinisch meist bedeutungslos. Bei chronischer Niereninsuffizienz können im MRT hypointense T1- und hyperintense T2-Veränderungen der Stammganglien, der inneren Kapsel und der Hirnrinde (Schmidt et al. 2001) auftreten. Sie verschwinden nach Dialyse folgenlos, ihre Relevanz ist unklar. Bei Niereninsuffizienz (auch: tubuläre Azidose) findet sich selten ein »Lentiform-fork«-Zeichen im Putamen (Kumar u. Goyal 2010). Nach jahrelanger Urämie und Dialysebehandlung kann sich eine innere und äußere Hirnatrophie entwickeln, deren Bedeutung sich aus leistungspsychologischen Untersuchungen ergibt.

Das EEG zeigt bei urämischer Enzephalopathie eine verlangsamte Grundaktivität. Sie korreliert intraindividuell mit der Verminderung der Informationsverarbeitungsgeschwindigkeit und mit dem Kreatininwert; sie bessert sich nach einer Dialyse, gelegentlich nach Beseitigung einer Anämie (Stivelman 2000). Trotz Anfallsfreiheit weisen viele (14%) Patienten triphasische Wellen (▶ Abb. 9.16) und spikes und spike-waves im EEG auf.

Die Latenzen früher EP (z. B. VEP und SEP) sind zwar tendenziell verlängert, aber nicht um diagnostisch relevante Beträge. Dagegen zeigen evozierte Potenziale mittlerer und langer Latenz (P300) deutlichere Latenzverlängerungen (Kramer et al. 1996). Diese neuro-physiologischen Befunde verbessern sich nach Dialyse oder Nierentransplantation, so dass Kontrollen im Längsschnitt den Rückgang der Enzephalopathie untermauern können. Im klinischen Alltag werden diese Verfahren allerdings kaum eingesetzt.

Insbesondere bei den nackensteifen Patienten findet man im Liquor eine überwiegend lymphozytäre Pleozytose (bis 25/μL) und eine Eiweißerhöhung bis 100 mg/dl (Seifter u. Samuels 2011), wohl als Ausdruck einer aseptischen meningitischen Begleitreaktion.

Pathophysiologie

Die Niereninsuffizienz mindert den Metabolismus und den Sauerstoffverbrauch des Gehirns, unabhängig von den hämodynamischen Bedingungen (Brouns u. De Deyn 2004). Angeschuldigt werden urämisch gebildete toxische Iminoharnstoffe (Kreatinin, Guanidin, Guadininsuccinatsäure und Methylguanidin). Ihre leichte Passage durch die Blut-Hirn-Schranke erklärt die hohen Liquorspiegel bei urämischen Patienten (De Deyn et al. 2009), die Aktivierung von glutamatergen NMDA-Rezeptoren und die Inhibition von GABAergen Rezeptoren – somit auch die kortikale Erregbarkeitssteigerung. Die wegen renalem Hyperparathyreoidismus intraneuronal erhöhten Kalziumspiegel (Lockwood 1989) können die neuronale Exzitabilität zusätzlich beeinflussen, ohne dass ein quantitativer Zusammenhang mit motorischen Symptomen belegt wäre.

Durch eine Guanidin-vermittelte Störung von Anionen(OAT3)- und Kationen(OCT3)-Transportern an der Blut-Hirn-Schranke sollen nicht näher identifizierte »Neurotoxine« zentral kumulieren (Hosoya u. Tachikawa 2011). So wird eine Entzündungsreaktion (Fos- und Fra-2-Genprodukte) provoziert (Heidland et al. 2010). Die typische Appetitminderung bei Niereninsuffizienz wird auf eine Ausschüttung pro-inflammatorischer Zytokine (Liu et al. 2008) wie Leptin und auf die Anhäufung von Tryptophan und seinem Abbauprodukt Serotonin zurückgeführt. Leptin stillt physiologischerweise das Hungergefühl, und Serotonin hemmt zusätzlich den Appetit, was die Gewichtsabnahme bei chronischer Niereninsuffizienz erklärt (Aguilera et al. 2004).

Therapie und Prognose

Die Behandlung besteht aus der Beseitigung
1. der Ursachen der Niereninsuffizienz (prärenal, renal oder postrenal) und
2. der Urämie durch Dialyse-Therapie.

Der Ausgleich einer renalen Anämie (Erythropoietin) soll die kognitive Dysfunktion und neuro-physiologische Befunde der urämischen Enzephalopathie bessern können (Stivelman 2000). Die Indikation zu einer CPAP-Maskenbeatmung bei einem Schlaf-Apnoe-Syndrom oder Tagesschläfrigkeit unterscheidet sich nicht von Nierengesunden.

> **Zur Pharmakotherapie niereninsuffizienter Patienten**
> - Vorwiegend hepatisch eliminierte Medikamente einsetzen
> - Alle renal eliminierten Medikamente einer Dosisanpassung unterziehen, je nach GFR

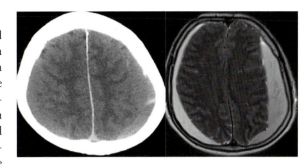

Abb. 17.1 Bilaterales chronisches Subduralhämatom eines 62-jährigen anurischen Patienten, Dialyse seit 2 Jahren. Normales Blutbild, normale Gerinnungsparameter, ASS 100 mg/d. Ein Trauma war nicht erinnerlich. Die Untersuchung wurde durchgeführt aufgrund einer raschen demenziellen Entwicklung mit abasischer Gangstörung und neuer Blasenstörung. Postoperativ besserte sich der MMST-Score von 14 auf 23

> - Auswaschraten bei Dialysepatienten berücksichtigen
> - Bei Kombinationen komplizierte Wechselwirkungen beachten,
> - Spiegelbestimmungen einsetzen

Zu den Besonderheiten der speziellen neurologischen Pharmakotherapie ▶ Abschn. 17.4.

17.3 Charakteristische Komplikationen der Urämie

17.3.1 Atraumatisches Subduralhämatom (SDH)

Solche Blutungen treten wegen renal bedingter Gerinnungsstörungen oder im Gefolge der Antikoagulation zur Dialyse gehäuft (1–3,5%) bei urämischer Enzephalopathie (Leonard u. Shapiro 1975) auf. Sie stellen eine gefährliche Differenzialdiagnose zur interkurrenten Verschlechterung der Enzephalopathie dar (◘ Abb. 17.1).

> **❶ Cave**
> In etwa 20% der Fälle kommen Subduralhämatome bei urämischen Patienten bilateral vor und verursachen dann eine unspezifische Bewusstseinsminderung ohne fokale Zeichen.

17.3.2 Wernicke-Enzephalopathie

Die B1-Avitaminose, die zu einer Wernicke-Enzephalopathie (▶ Abschn. 7.4.3 und 19.6.1) führen kann, ist hier vor allem in der Urämie-bedingten Mangelernährung begründet. Entgegen der Erwartung wird das wasserlösliche Thiamin wegen seiner starken Eiweißbindung nicht durch die Dialyse besonders leicht entfernt. Um nicht eine Wernicke-Enzephalopathie mit gefährlichen Dauerschäden bei schwer urämischen oder Dialyse-Patienten zu übersehen (Hung et al. 2001), wird bei Dialysepatienten oder terminal Niereninsuffizienten üblicherweise das Vitamin B1 auch ohne Thiaminspiegel-Bestimmung routinemäßig substituiert.

 Cave
Nur bei einem von fünf Wernicke-Patienten mit Niereninsuffizienz besteht die sonst klinisch-diagnostisch wegweisende Okulomotorikstörung.

17.3.3 Dysäquilibrium-Syndrom

Diese historische Dialyse-Komplikation ist eine typische Diagnose aus den 70er Jahren und wird bei den heutzutage eingesetzten Verfahren kaum noch zu stellen sein. Man versteht hierunter das akute zytotoxische Ödem (zelluläre Schwellung; ▶ Kap. 8) nach zu abrupter Veränderung des osmotischen Gradienten zwischen Blutplasma und Gehirn (Arieff 1994). Es ist klinisch gekennzeichnet durch die Kombination aus Delir und Myoklonien, in schweren Fällen auch Visusstörung durch Papillenödem, Grandmal-Status, Koma und Herzrhythmusstörungen.

Zu diesem osmotischen Gradienten tragen neben dem Dialysat auch organische Säuren (intrazelluläre Azidose!) bei, die gewöhnlich gar nicht gemessen werden (Arieff et al. 1977). Dieser onkotische Mechanismus erklärt den Beginn eines Dysäquilibrium-Syndroms in der Regel erst gegen Ende einer Dialysesitzung und auch das Überdauern der Symptome um Stunden bis zu einzelnen Tagen.

17.3.4 Dialyse-Demenz

Patienten mit dieser Diagnose dürften heute kaum noch anzutreffen sein. Es handelt sich um eine der CJD ähnlich unbehandelt über wenige Monate zum Tode führende Demenz (Jack et al. 1984) mit besonders ausgeprägter aphasischer Störung, fast stets begleitet von Myoklonien, zunehmender Ataxie und Apraxie, schließlich auch Grand-Mal-Anfällen und mutistischen Psychosyndromen. Die ursächliche kortikale Aluminium-Anreicherung, stammend aus dem Dialysat, wurde im letzten Jahrhundert rasch erkannt und beseitigt.

17.4 Besonderheiten ausgewählter neurologischer Medikationen bei Urämie

Polyneuropathische Schmerzen sprechen oft auf Gabapentin/Pregabalin (Dosisanpassung!) an, kombinierbar mit Amitriptylin. Ein Restless-legs-Syndrom reagiert auf Dopamin-Agonisten (Dosisanpassung!) oder L-Dopa (Cave: Resorptionsbehinderung bei Eisensupplementierung!). Saure antiphlogistische und antipyretische Analgetika (NSAID wie ASS/Ibuprofen) können die Niereninsuffizienz verschlechtern. Manche Opioide können bei Niereninsuffizienz kumulieren wie Morphin, Codein, Oxycodon und Tramadol. Buprenorphin und Hydromorphon hingegen werden intestinal ausgeschieden.

Bei hyperaktivem Delir können niedrig dosierte Neuroleptika oder Atypika verabreicht werden. Antidepressiva wie SSRI stellen in der Regel bis zu einer ausgeprägten Niereninsuffizienz kein Problem dar. Benzodiazepine können kumulieren (Lorazepam parenteral: relative Kontraindikation; Midazolam: Warnhinweis). Die Auswahl eines Antiepileptikums richtet sich nach dem epileptischen Syndrom, der aktuellen Ausprägung der Enzephalopathie (z. B. Antrieb, Depression) sowie den Wechselwirkungen. Levetiracetam, Gabapentin und Vigabatrin werden nicht hepatisch ausgeschieden und können kumulieren. Der Status epilepticus wird grundsätzlich behandelt wie bei Nierengesunden. Myoklonien lassen sich ohne Dialyse schwer bessern und können sehr hohe Benzodiazepin-Dosen erfordern. Eventuell kann Dexmedetomidin, ein sedierender Alpha-2-Antagonist, vorteilhaft eingesetzt werden (Nomoto et al. 2011).

17.5 Prognose

Enzephalopathische Veränderungen durch Urämie sind funktioneller Art und prinzipiell vollständig rückbildungsfähig. Einschränkungen ergeben sich dann, wenn die Urämie selbst, die Folgeschäden durch Malnutrition, komplizierende epileptische Erregungssteigerungen, vaskuläre Komplikationen und auch die systemischen Auswirkungen der Niereninsuffizienz nicht zu beseitigen sind.

> **Besondere Merkmale der urämischen Enzephalopathie (zur Abgrenzung gegen andere Enzephalopathien)**
> - Labor- und klinische Konstellation der Niereninsuffizienz (◘ Tab. 17.1)
> - Anorexie und Appetitmangel

- Schlafstörung (Schlaf-Apnoe) und Tagesschläfrigkeit
- Distal-symmetrische sensomotorische, oft schmerzhafte Polyneuropathie (burning feet)
- Restless-Legs-Syndrom und periodische Extremitätenbewegungen
- Myoklonien und Asterixis
- Epileptische Anfälle
- Vollständige Reversibilität bei Beseitigung der Urämie

Tab. 17.2 Schweregradeinteilung der chronischen Niereninsuffizienz

Stadium	Renale Funktionseinschränkung	GFR (ml/min/1,73 m²)
1	Keine	≥90
2	Leicht	60–89
3	Moderat	30–59
4	Schwer	15–29
5	Chronisches Nierenversagen	<15

Patienten im Stadium 1 oder 2 sind *nicht* nierenkrank (keine bzw. leichte Nierenfunktionseinschränkung, d. h. GFR ≥60 ml/min/1,73m²), wenn keine Proteinurie oder andere pathologische Veränderungen an den Nieren festzustellen ist.

17.6 Glomeruläre Filtrationsrate: Bestimmung und Näherungsformeln (ein Anhang)

Die Schweregradeinteilungen der chronischen Niereninsuffizienz orientieren sich an der GFR, gemäß den Empfehlungen der National Kidney Foundation (◘ Tab. 17.2). Ihre optimale Bestimmung erfolgt anhand von Serum- und Urinbestimmungen renal exkretierter Substanzen wie Inulin über genau definierte Zeiträume, was im klinischen Alltag kaum zu bewerkstelligen ist.

Mosteller-Formel Nach der Mosteller-Formel (Mosteller 1987) gilt:

$$KOF = \sqrt{Größe\,[cm] \times Gewicht\,[kg]/3600}$$

Man kann in Kenntnis der KOF (Körperoberfläche) auf 1,73 qm normieren, was den interindividuellen Vergleich erleichtert. Für besonders schlanke Menschen werden dann überschätzte Werte angegeben, die für den jeweiligen Patienten nach unten zu korrigieren sind. Hierzu ist ein Korrekturfaktor (tatsächliche KOF geteilt durch Normwert 1,73) zu ermitteln und mit der berechneten GFR zu multiplizieren.
Beispiel: Für 3,4 qm KOF bei erheblicher Adipositas müsste eine GFR von 180 ml/min vorliegen, um die Werte des Stadiums 1 (>90) zu erfüllen.

Cockcroft-Gault-Formel Die Cockcroft-Gault-Formel schätzt die GFR in ml/min – unabhängig von der Körperoberfläche – und basiert auf 1973 erhobenen Daten von 249 Männern mit einer Kreatininclearance zwischen 30 und 130 ml/min. Ein Korrektur-Faktor für das weibliche Geschlecht ist zu berücksichtigen. Die GFR wird überschätzt, da die tubuläre Sekretion unberücksichtigt bleibt.

MDRD-Formel Die MDRD-Formel (http://www.kidney.org/professionals/kdoqi/gfr_calculator.cfm) benötigt keine Angabe des Körpergewichts, da sie die glomeruläre Filtrationsrate stets für eine standardisierte Körperoberfläche von 1,73 m² errechnet. Weitere Variablen wie Serum-Kreatinin, Geschlecht, Alter, Hautfarbe fließen ein. Die Abschätzung der GFR (»estimated«, eGFR) gelingt bei moderater bis schwerer chronischer Nierenfunktionseinschränkung wohl genauer als mit der Cockcroft-Gault-Formel und der gemessenen Kreatininclearance.

Mayo-Klinik-Formel Die Mayo-Klinik-Formel (2004) bezog erstmals die Daten Gesunder ein, ist aber in Deutschland wenig gebräuchlich.

CKD-EPI-Formel Die in 2009 entwickelte CKD-EPI-Formel (Einheit: ml/min/1,73qm) basiert auf den bislang umfangreichsten Erhebungen (>12000 Datensätze Erwachsener, auch Gesunde). Sie benötigt keine Albumin- und Harnstoffwerte, überschätzt tendenziell die GFR und klassifiziert so weniger Personen als chronisch nierenkrank (http://nierenrechner.de/egfr-rechner/aus-krea/hilfe.html).

Literatur

Aguilera A, Codoceo R, Baja MA et al. (2004) Eating behaviour disorders in uremia. Semin Dial 17: 44–52

Arieff AI (1994) Dialysis disequilibrium syndrome. Kidney Int 45: 629–35

Arieff AI, Guisado R, Massry SG et al. (1977) Central nervous system pH in uremia and the effects of hemodialysis. J Clin Invest 58: 306–9

Balzar E, Saletu B, Khoss A, Wagner U (1986) Quantitative EEG: investigation in children with and end-stage renal disease before and after hemodialysis. Clin Electroencephalograph 17: 195–202

Brouns R, De Deyn PP (2004) Neurological complications in renal failure. Clin Neurol Neurosurg 107: 1–16

Burn DJ, Bates D (1998) Neurology and the kidney. J Neurol Neurosurg Psychiatry 65: 810–21

Chow KM, Wang AY, Hui ACV et al. (2001) Nonconvulsive status epilepticus in peritoneal dialysis. Am J Kidney Dis 38: 400–5

Collado-Seidel V, Winkelmann J, Trenkwalder C (1999) Aetiology and treatment of restless legs syndrome. CNS drugs 12: 9–20

De Deyn PP, Vanholder R, Eloot S, Glorieux G (2009) Guanidino compounds as uremic (neuro)toxins. Sem Dial 22: 340–5

Hanly P (2004) Sleep apnea and daytime sleepiness in end-stage renal disease. Semin Dial 17: 109–14

Heidland A, Sebekova KK, Klassen A, Palkovits M (2010) Mechanisms of acute uremic encephalopathy: early activation of Fos and Fra-2 gene products in different nuclei/areas of the rat brain. J Ren Nutr 20: S44–50

Hosoya K, Tachikawa M (2011) Roles of organic anion/cation transporters at the blood-brain and blood-cerebrospinal fluid barriers involving uremic toxins. Clin Exp Nephrol 15: 478–85

Hung SC, Hung SH, Tarng DC et al. (2001) Thiamine deficiency and unexplained encephalopathy in hemodialysis patients. Am J Kidney Dis 38: 941–7

Jack R, Rabin PL, McKinney DW (1984) Dialysis encephalopathy. Int J Psychiatry Med 13: 309–26

Kumar G, Goyal MK (2010) Lentiform fork sign: a unique MRI picture. Clin Neurol Neurosurg 112: 805–12

Leonard CD, Shapiro FL (1975) Subdural hematoma in regularly hemodialyzed patients. Ann Int Med 82: 650–78

Liu M, Liang Y, Chigurupati S et al. (2008) Acute kidney injury leads to inflammation and functional changes in the brain. J Am Soc Nephrol 19: 1360–70

Lockwood AH (1989) Neurologic complications of renal disease. Neurol Clin 7: 617–27

Mosteller RD (1987) Simplified calculation of body-surface area. NEJM 317: 1098–9

Nomoto K, Scurlock C, Bronster D (2011) Dexmedetomidine controls twitch-convulsive syndrome in the course of uremic encephalopathy. J Clin Anesth 23: 646–8

Schmidt M, Sitter T, Lederer SR et al. (2001) Reversible MRI changes in a patient with uremic encephalopathy. J Nephrol 14: 424–7

Schwartz RB (1996) A reversible posterior leucencephalopathy syndrome. N Engl J Med 334: 1743

Seifter JL, Samuels MA (2011) Uremic encephalopathy and other brain disorders associated with renal failure. Sem Neurol 31: 139–43

Stivelman JC (2000) Benefits of anemia treatment on cognitive function. Nephrol Dial Transplant 15: S29–35

Enzephalopathien bei Hormon- und Elektrolytstörungen

H.-C. Hansen

18.1 Einleitung – 288
18.1.1 Epidemiologie und Pathophysiologie – 288
18.1.2 Klinische Befunde und Verlauf – 290
18.1.3 Therapie und Prognose – 291

18.2 Natriumstörungen – 292
18.2.1 Hyponatriämie – 292
18.2.2 Hypernatriämie – 293

18.3 Kalzium-, Magnesium- und Phosphatstoffwechsel – 294
18.3.1 Hypokalzämie und Hypomagnesämie – 294
18.3.2 Hyperkalzämie – 295
18.3.3 Hypermagnesämie – 295
18.3.4 Hypophosphatämie (Serum-Phosphat <0,8 mmol/l) – 295
18.3.5 Hyperphosphatämie (Serum-Phosphat >1,5 mmol/l) – 296

18.4 Osmotisches Demyelinisierungssyndrom (ODS) und Zentrale Pontine Myelinolyse (ZPM) – 296
18.4.1 Epidemiologie und Pathophysiologie – 296
18.4.2 Klinische Befunde und Verlauf – 297
18.4.3 Diagnostik – 297
18.4.4 Prävention – Therapie – Prognose – 298

18.5 Endokrine Enzephalopathien – 299

Literatur – 301

18.1 Einleitung

Die Elektrolytverteilung im Körper beeinflusst die Transmembranspannungen und die Volumenhomöostase, so dass bei Dysregulationen 1. Ödeme bzw. Dehydrationen und 2. Störungen der Reizleitung am Herzen, im zentralen und im peripheren Nervensystem zu erwarten sind. Steroid- und Schilddrüsenhormone üben vielfältige metabolische globale Stoffwechsel-Effekte und spezielle neurotrope Effekte aus, die an einer pathologischen ZNS-Aktivierung oder -Inaktivierung gut erkennbar sind. So erzeugen Störungen des Hormon-, Kalzium- und Natriumhaushalts zwar oft **enzephalopathische Syndrome**, die jedoch **wenig störungsspezifisch** ausgeprägt sind. Kaliumentgleisungen induzieren keine zentralen Störungen, jedoch kardiale Arrhythmien und neuro-muskuläre Ausfälle bis hin zur Tetraparese. Störungen im Kalzium-, Magnesium- und Phosphathaushalt dagegen können Symptome des zentralen und des peripheren Nervensystems sowie Herzrhythmusstörungen bewirken.

18.1.1 Epidemiologie und Pathophysiologie

Die Hyponatriämie tritt als häufigste Elektrolytstörung bei ca. 3% aller Krankenhauspatienten auf, vor allem bei älteren Menschen (4,5%) und AIDS-Patienten (40%). Die Prävalenz der Hyperkalzämie liegt im Krankenhausbereich bei 1%. Enzephalopathien durch hormonelle Entgleisungen werden durch absolute oder relative Insuffizienzen bzw. Hormonüberschuss (Adenome, Zufuhr) ausgelöst.

Über die Auslösung der enzephalopathischen Funktionsstörung entscheiden vor allem die **Akuität** und die **Dynamik** der Hormon-/Elektrolytstörung, die sich aus dem zeitlichen Verlauf der Serum-Elektrolytwerte ergibt. Chronische Abweichungen werden viel besser vertragen als rasche und weite »Sprünge« der Elektrolyte, die innerhalb von 48 Stunden entstehen. Leichte neurologische Auffälligkeiten wie Aufmerksamkeitsstörungen und Sturzneigung findet man bei genauerer psychophysiologischer Untersuchung bei chronischen Hyponatriämien erst ab ca. 120 mmol/l (Decaux 2006). Ein generell gültiger Schwellenwert, ab dem klinisch ein »Psychosyndrom« im Rahmen einer Elektrolytabweichung zu erwarten ist, lässt sich nicht angeben. In der Literatur liegen die angegebenen Schwellenwerte zwischen 110 und 120 mmol/l. Mitverantwortlich für die Ausprägung der Symptomatik sind individuelle Vulnerabilitätsfaktoren wie Alter und zerebrale Vorschädigungen (v. a. neurodegenerativer und arteriosklerotischer Art).

Ursachen von Elektrolytstörungen
- Ausscheidungsstörungen: Organversagen Niere/Endokrinium
- Einfuhrstörungen: exzessives Trinken oder Dursten, Fehlzufuhr, endokrine Störungen
- Abnorme Verluste: renal, intestinal, kutan, Sondenableitungen
- Verteilungsstörungen: Säure-Basen-Dysregulation, Dialyse
- Medikamenteneffekte

Ursachen von hormonellen Störungen:
- Endokrine Überfunktion (primär oder sekundär)
- Primäres Endorganversagen oder Regelungsstörung (hypophysär-hypothalamisch)
- Organinsuffizienzen und gleichzeitig erhöhter Hormonbedarf
    - Infektion, Schlaganfall, Infarkt, Trauma, Operation
    - Alkoholentzug, Muskelarbeit, Hypo- und Hyperthermie
    - Medikationen wie Sedierung/Narkose

Pathophysiologie des Natrium-/Wasserstoffwechsels

Geregelt wird der Natrium- und Wasserhaushalt von der Osmo- und Volumenregulation. Alle Osmolaritätsstörungen beziehen sich ganz überwiegend auf die Natriumkonzentration und damit den Wasserbestand des Körpers. Störungen des extrazellulären Volumens (EZV) beruhen dagegen auf einem abnormen »Gesamt-Natriumbestand«.

Die Osmoregulation soll die Osmolalität innerhalb 287 mosmol/kg +/– 2% halten und damit das Zellvolumen stabilisieren. Sie bedient sich hypothalamischer Osmorezeptoren, die die ADH-Sekretion und den Wasserkonsum regulieren (Durstempfinden und Trinkverhalten). Um die Plasmaosmolalität konstant zu halten, werden die Osmolalität der Urinausscheidung und die Wasseraufnahme gesteuert: Durst empfindet man ab 290 mosmol/kg und aktiviert das Trinkverhalten – unter 280 mosmol/kg stoppt die ADH-Sekretion, damit die fortlaufende Antidiurese, und es kann verdünnter Urin ausgeschieden werden. Wasser diffundiert bei Hyponatriämie passiv-osmotisch in die Zelle hinein (Hirnödem), bei Hypernatriämie heraus (Zellschrumpfung).

Die Volumenregulation des Organismus strebt nach einem konstanten, effektiv zirkulierenden Extrazellulärvolumen (EZV) und regelt dies über die Natriurese. An der Regulation nehmen teil: glomeruläre Arteriolen (Re-

18.1 · Einleitung

Tab. 18.1 Beteiligte Organe in der Regelung von Elektrolyten und Hormonen und ihre Zielparameter

Ziel-Parameter	Beteiligte Organe im Regelsystem	Hormon
Serum-Natrium-Osmolarität	Hypothalamus-Hypophyse-NNR	Antidiuretisches Hormon
Natriumbestand Plasmavolumen	Hypothalamus, Niere, Vorhöfe, NNR	Renin-Aldosteron-Angiotensinsystem, ANP, BNP
Kalzium	Nebenschilddrüse, Schilddrüse, Knochen, Niere, Darm, Haut	Parathormon, Kalzitonin, Vitamin D3 (Calcitriol)
Phosphat	Niere, Knochen, Darm	–
Magnesium	Niere, Darm	–
Metabolische Regulation, u. a. »Stress-response«	Hypothalamus-Hypophyse-NNR	Glukokortikoide
Metabolische Regulation, u. a. »Energiestoffwechsel«	Hypothalamus-Hypophyse-Schilddrüse	T3, T4
Metabolismus des Knochenwachstums und der Laktation	Hypothalamus-Hypophyse-Knochen/ Pankreas bzw. -Brustdrüse	Somatropin/Prolaktin

nin-Angiotensin-Aldosteron), Karotissinus (sympathisches Nervensystem), Vorhöfe (atriales natriuretisches Peptid, ANP) und unter pathologischen Bedingungen Neurohypophyse/Hypothalamus (ADH). Das normale Serumnatrium beträgt 135–150 mmol/l. Salzdefizit führt zu Hypovolämie und Hypotonie, Exzess von Natriumchlorid zu Hypervolämie, Hypertonus und Ödemen.

> **Auswirkungen von Natrium- und Wassermangel**
> – Hyponatriämie: Relativer Wasserexzess
> – Hypernatriämie: Relativer Wassermangel
> – Hypovolämie: Natriummangel
> – Hypervolämie: Natriumexzess

> Physiologische Gegenregelung bei a) Dehydratation: steigendes Trinkverhalten; bei b) Hyperhydratation: Diuresezunahme, durch Sistieren der ADH-Sekretion.

Die Osmolalität einer Lösung ist definiert durch Anzahl Teilchen pro Masseneinheit Wasser [Kg]. Sie wird im Serum primär durch Natriumionen, sekundär durch Glukose und Harnstoff determiniert (Normalwerte 275–290 mOsm/kg) und berechnet sich wie folgt:

$$\text{Serum Osmolalität} = ([Na^+] \times 2) + ([\text{Glukose}]/18) + ([\text{Harnstoff}]/2{,}8)$$

Längere Osmolalitätsabweichungen stoßen mithilfe sog. **idiogener Osmole** aus dem intrazellulären Intermediärstoffwechsel adaptive Vorgänge an. Ihre Anpassung an die umgebende Osmolalität des EZV wirkt der Zellvolumenänderung entgegen und sorgt für Symptomfreiheit (Verringerung bei Hyponatriämie). Wenn nun in dieser kompensierten Situation eine umfangreiche iatrogene Serumelektrolytkorrektur erfolgt, kann sich der osmotische Gradient zwischen Serum und Zellinnerem betonen und mithin auch die Symptome.

> Schnelle therapeutische Natriumkorrekturen erfolgen ausschließlich bei kurzfristig erworbenen Elektrolytabweichungen, z. B. kurz nach einer akzidentellen hypotonen Infusion. Die Grenze ist schwer zu definieren, Palm et al. (2011) nennen 36 Stunden.

Pathophysiologie des Kalzium-/Phosphat-/Magnesiumstoffwechsels

Der Kalziumstoffwechsel wird komplex über die Nieren, den Darm und den Skelettspeicher mithilfe mehrerer Drüsen geregelt, wobei Vitamin D3 zur Erleichterung der Kalziumaufnahme, Parathormon zur Sicherstellung ausreichender Spiegel und Kalzitonin zur Begrenzung von Hyperkalzämien dienen. Der Mangel an Kalzium führt zu Tetanie, Osteoporose, Gerinnungsstörungen, der Überschuss zu Kalzifizierungen und beides zu Enzephalopathien und Herzrhythmusstörungen. Magnesium und Phosphatstoffwechsel dagegen unterliegen keiner direkten hormonellen Kontrolle, sondern der Regelung durch intestinale Absorption und renale Exkretion (Tab. 18.1; Übersicht: Favus et al. 2006).

Die Effekte dieser Ionen zur neuro-muskulären Erregbarkeit fasst der György-Index zusammen. Das hiervon abgeleitete vereinfachte Quotientenverhältnis von »Anionen durch Kationen« reflektiert gut den Trend der neuronalen Erregbarkeit (Anstieg ~ Erregbarkeitssteigerung, Abfall ~ Erregbarkeitsabnahme). Hypokalzämie und Alkalose (z. B. durch Hyperventilation) erhöhen den Quotienten und steigern die neuronale Erregung. Die Quotientenbetrachtung gestattet, gleich- oder gegensinnige Auswirkungen im Magnesium-, Phosphat- und Säurebasen-Haushalt einzukalkulieren.

$$\text{Quotientenverhältnis} \approx \frac{\left[HCO_3^-\right]\left[H_2PO_4^{--}\right]}{\left[Ca^{++}\right]\left[Mg^{++}\right]\left[H^+\right]}$$

Das besondere Anfallsrisiko beim Parathormonausfall (Oechsner et al. 1996) erklärt sich aus den additiven Effekten von Hypokalzämie und Hyperphosphatämie. Phosphate stehen als wichtigste intrazelluläre Anionen stets in einem festen Verhältnis zum Kalzium über ein Löslichkeitsprodukt. Ein relevanter Zellzerfall bewirkt über die konsekutive Hyperphosphatämie die Ausscheidung von Kalziumphosphat in Gefäßen und Geweben sowie über eine Hypokalzämie (Krampfanfälle, Tetanie und Muskelkrämpfe) einen sekundären Hyperparathyreoidismus. Mangelzustände von Magnesium und Kalzium als Elemente der elektromechanischen Kopplung und Ko-Faktoren vieler Enzyme haben z. T. klinisch ähnliche Auswirkungen. Magnesium ist z. B. essentiell für die Thiaminwirkung, daher kann ein Magnesiummangel zur Therapieresistenz von Wernicke-Enzephalopathien beitragen (▶ Abschn. 19.6.1).

Ein Abfall des Quotienten signalisiert eine zentrale und periphere Erregbarkeitsminderung (z. B. Azidose), wobei die (ausgeklammerte) Hypokaliämie für neuromuskuläre Schwächen eine besondere Rolle spielt. Störungen im Kaliumstoffwechsel betreffen die neuro-muskuläre sowie die kardiale Reizleitung und lösen primär keine Enzephalopathien aus. Dies kann jedoch indirekt im metabolischen Koma nach Rhabdomyolyse eintreten, durch Nierenversagen, DIC und Azidose (Hansen 2003). Serum-Kaliumwerte sind vom pH-Wert mitbestimmt: In der Azidose wird im Austausch gegen Protonen intrazelluläres Kalium in den Extrazellularraum verlagert und trägt zur Hyperkaliämie bei.

> **Cave**
> Multifaktorielle Auslöser sind auch bei Elektrolyt- und Hormonstörungen häufig, z. B. zerebrale Hypoxie und prolongierter Krampfanfall im Alkoholentzug mit Hyponatriämie.

18.1.2 Klinische Befunde und Verlauf

Die akute Enzephalopathie aufgrund einer Elektrolytdysregulation oder Hormonstörung manifestiert sich als **unspezifisches akutes zerebrales Allgemeinsyndrom**, dessen Ausprägung fast nie einen Rückschluss auf die zugrunde liegende Ursache gestattet. Myoklonien und Krampfanfälle sind typisch bei Kalzium- und Natriummangel, Faszikulieren etwas häufiger bei Hypernatriämie.

Die Polyurie/Polydipsie ist typisch für die hyperkalzämische Krise und alle Diabetesformen, die Oligurie für NNR-Insuffizienz und thyreoidale Krisen.

Erste Anzeichen Erste Anzeichen sind oft unspezifische vegetative und psychische Symptome wie Schwindel, Inappetenz, Antriebsstörung (Agitiertheit oder Lethargie). Affektive und kognitive Störungen kommen hinzu, so dass die Emotionalität (Reizbarkeit, Desinteresse), die Denkabläufe und die Aufmerksamkeit beeinträchtigt werden. Die Orientierung wird unsicher. Fokale neurologische Ausfälle (z. B. Hemiparesen, Aphasien) sind möglich und täuschen ein Schlaganfallgeschehen vor.

Schwere Fälle In schweren Fällen treten qualitative und/oder quantitative Bewusstseinsstörungen bis zum Koma auf, Meningismus in 30% der Fälle. Hyperaktiv-angetriebene Verwirrtheit und hypoaktiv-apathische Zustände können abwechseln (Delir) oder einzeln persistieren, z. B. mit Wahnbildung und Halluzinationen. Hirnödem und Status epilepticus kommen auch nach sehr kurzer Prodromalphase vor, bei Hyponatriämie schon um 125 mmol/l. »Endokrine Psychosyndrome« zeigen gewisse Vorzugsausprägungen (Bewegungsdrang: Hyperthyreose/Suizidalität: M. Cushing) (◘ Tab. 18.7). Wegen ihrer Variabilität trägt der neuro-psychiatrische Befund wenig Sicheres zur hormonellen Genese bei. Wichtiger für die Diagnose sind die begleitenden körperlich metabolisch-endokrinen Stigmata sowie Laborwerte.

Wenn schnell und gezielt behandelt werden kann, erholen sich die meisten Patienten rasch und erlangen das vorherige neurologische Funktionsniveau zurück. Nach schwerem Hirnödem, Status epilepticus oder massiver Hyperthermie verbleiben auch schwere organische Psychosyndrome. Sie erhöhen bei Intensivpatienten die Behandlungsdauer, die Morbidität und Mortalität (Pandharipande et al. 2005). (Ungeeignete Maßnahmen und Folgeschäden ▶ Abschn. 18.4.)

> Bei Verschlechterung der Bewusstseinslage im Rahmen einer deutlichen Natrium-/Kalziumstörung folgt eine Intensivüberwachung unabhängig vom aktuellen Laborwert.

Die **Rückbildung** der enzephalopathischen Delir- oder Koma-Symptomatik erfolgt vergleichsweise langsam. Sie überdauert die Normalisierung der Serumelektrolyte oft viele Tage, mitunter 1–2 Wochen. Ursächlich werden verzögerte Normalisierungen der Gehalte an osmotisch wirksamen Substanzen und Elektrolyte innerhalb der zerebralen Kompartimente vermutet (Gliagewebe, axonale Strukturen, Transmitterstoffwechsel).

Tab. 18.2 Wichtige Größen der Osmolarität und des Extrazellulärvolumens

Serum (Natrium) 135–145 mmol/l	Plasma-Osmolalität 280–296 mosm/kg	Extrazellulärvolumen Klinischer Status	Natriurese (im Diuretika freien Urin!)
Hyponatriämie	Hypotonie	Hypovolämie – Durst, trockene Haut, tachykard, hypoton	Salzverlust – Urin-Na: >40 mmol/l
Hypernatriämie	Hypertonie	Hypervolämie – Ödeme, Halsvenen- und pulmonale Stauung	Hypotoner Urin – Urin-Na: <20 mmol/l

Im **peripheren Nervensystem** (PNS) sind die begleitenden Störungen zeitlich enger an aktuelle Elektrolytwerte gekoppelt. Abgesehen von den Rhabdomyolysen bei einer Hypokaliämie sind sie grundsätzlich voll reversibel und umfassen
- senso-motorische Ausfallsyndrome (Para-, Tetrasymptomatik) und
- akrodistale Reizerscheinungen (Parästhesien, Krämpfe, Tetanie).

> **Enzephalopathische Störungen wie Krampfanfall, Delir, Somnolenz, Sopor, Koma sind umso ausgeprägter, je schneller und ausgiebiger die Elektrolytstörung/Hormonentgleisung auftritt. Ihre variable Ausprägung gestattet weder einen Rückschluss auf die Art oder Schwere der Hormon- oder Elektrolytstörung noch auf die alleinige Genese der Enzephalopathie.**

Diagnostik
Die Serumanalytik dient dem Nachweis der Elektrolytstörung, aber noch nicht der Diagnose. Ein Kausalzusammenhang zur enzephalopathischen Symptomatik ergibt sich aus:
1. zeitlicher Bezug zum Symptombeginn,
2. Krankheitsverlauf, z. B. (verzögerte) klinische Besserung nach Elektrolytkorrektur und
3. Ausschluss anderer Ursachen.

Bei vielen asymptomatischen Menschen besteht chronisch z. B. eine Hyponatriämie, die auf Medikamenten- (z. B. Diuretika, SSRI) oder Alkoholeffekten (Diurese) beruht. Schaut man nur auf die Laborwerte, liegt bei passenden Enzephalopathie-Symptomen die vorschnelle Zuordnung zu einem Kausalzusammenhang nahe. Dagegen schützen nur der klare zeitliche Bezug und eine eingehende Ausschluss-Diagnostik. Selten kann diese bei sehr groben Elektrolytstörungen und einem stimmigen Krankheitsverlauf entbehrlich werden, z. B. nach rascher Vollremission der Symptome. Weitere Laborparameter wie die Urin-Natriumkonzentration und freie Elektrolytanteile im Serum sowie klinische Größen (Beurteilung des Extrazellulärvolumens) sind diagnostisch wichtig (◘ Tab. 18.2).

Differenzialdiagnose
Viele andere Enzephalopathien und vaskuläre, entzündliche, traumatische, neoplastische, degenerative ZNS-Läsionen (einschließlich Hirnblutungen), der non-konvulsive Status epilepticus, die Intoxikation und der Entzug psychoaktiver Substanzen wie Alkohol bieten gleichartige Symptome. Darum ist bei unklarer Anamnese (z. B. »Einlieferung nach Bewusstseinsstörung«) die Ausschluss-Diagnostik erforderlich, einschließlich der Indikationsstellung zur bildgebenden Diagnostik (mindestens CCT) (▶ Abb. 4.1).

Neuroradiologie
Ein Hirnödem kann initial deutlich hervortreten, sich manchmal aber auch nur retrospektiv durch Verlaufsuntersuchungen diagnostizieren lassen. Das initiale CCT ist besonders nach einem Sturz oder beim antikoagulierten Patienten wichtig (Cave: Subduralhämatom).

Neurophysiologie
Im **EEG** zeigen sich häufig pathologische allgemeine Verlangsamungen (▶ Abschn. 9.2.1), die von medikamentösen EEG-Effekten schwer zu trennen sein können. Steile Potenzialkomplexe und triphasische Wellen sind charakteristisch, aber nicht pathognomonisch für Elektrolytstörungen (DD Hypoxie, Leberversagen). Das EEG kann zur Frage des non-konvulsiven Status epilepticus bei persistierender Bewusstseinsstörung erforderlich werden.

18.1.3 Therapie und Prognose

Die metabolische Normalisierung durch **Elektrolytausgleich und hormonelle Substitution/Blockade** wird durch neuroprotektiv ausgerichtete Maßnahmen (▶ Abschn. 12.2.3) unterstützt (Vitalparameter, ggf. hirndrucksenkende Maßnahmen, Sedierung und Beatmung). Begleitende neuro-muskuläre Ausfälle erfordern mitunter eine respiratorische Unterstützung (Hilfe zum Abhusten, nicht-invasive Beatmung).

Tab. 18.3 Hyponatriämie: Ursachen und Mechanismen

Ursachen	Renaler Salzverlust	Gesamt-Natriumbestand
Diuretika, andere Medikamente*	Ja	Normo-Hypovolämie
Gastrointestinale Verluste, Fieber	Nein	Hypovolämie
Wasserüberschuss und Polydipsie (Marathon, Psychose, Zwang)	Variabel	Hypervolämie
Schilddrüsen-/Nebennierenrindeninsuffizienz	Ja	Normal
Herz-, Leberinsuffizienz	Nein	Hypervolämie
SIADH (Syndrom der inadäquaten ADH-Sekretion) bei Trauma, SAB, Tumoren	Ja	Normal
CSWS (zerebrales Salzverlust-Syndrom) nach Trauma, SAB und intrakraniellen Eingriffen	Ja	Hypovolämie
Hypovolämie (Barorezeptor-Stimulation, ADH)	Nein	Hypovolämie
Volumenersatz mit halb-isotoner Lösung	Nein	Normal

* Carbamazepin, SSRI, Antiphlogistika, Cyclophosphamid.

Das Monitoring geschieht durch serielle klinische Untersuchungen und Laborkontrollen, ggf. ergänzt durch EEG- und EKG-Ableitungen. Medikamenteneffekte auf das ZNS (verzögerter Abbau beim Intensivpatienten) oder Sepsiskomplikationen erschweren diese Beurteilung. Als prognostisch günstig gelten:
— eine rasche Rückbildung der Bewusstseinsstörung (▶ Abschn. 13.6) und
— der Erhalt der bioelektrischen Reagibilität im EEG (▶ Abschn. 13.7.2).

18.2 Natriumstörungen

Zur klinischen Beurteilung sind folgende Parameter und Grenzwerte nützlich. Eine detaillierte Übersicht zum diagnostischen und therapeutischen Vorgehen findet sich bei Palm et al. (2011).

18.2.1 Hyponatriämie

Die ätiologische Zuordnung (Tab. 18.3) und die Therapiestrategie orientieren sich
1. an der Natriumausscheidung (Frage nach Salzverlust) und
2. am Extrazellulärvolumen (Gesamt-Natriumbestand).

Die Urinanalyse soll unter Vermeidung von Diuretikaeffekten erfolgen (Tab. 18.2). Bei der hypervolämen Form im Rahmen einer fortgeschrittenen Herz-, Leber- oder Niereninsuffizienz werden ADH und Durst durch mangelnde Füllung zentraler Gefäße bzw. niedrigen arteriellen Blutdruck (»Barorezeptor-Mechanismus«) erklärt. Exzessive Flüssigkeitszufuhr nach einer Ausdauerbelastung kann durch Verdünnung eine »exercise-associated hyponatremia« induzieren, z. B. nach einem Marathonlauf (Almond et al. 2005). Die resultierenden Bewusstseinsstörungen sind dann von einer Dehydratation mit normalen Elektrolytwerten abzugrenzen (Spormann et al. 2012).

»Zentral-neurologische« Hyponatriämien werden durch dienzephale ZNS-Läsionen ausgelöst, z. B. durch Meningitis, Schädel-Hirn-Trauma, Subarachnoidalblutung, intrazerebrale Blutung, ischämischen Schlaganfall, paraneoplastische Enzephalitis (anti-VGKC-AK), aber auch durch Medikationen und neuro-endokrine Tumoren mit ektoper ADH-Produktion. Leitsymptome sind Polydipsie und Polyurie. Als neuro-endokrine Syndrome gelten:
— SIADH (Syndrom der inadäquaten ADH-Sekretion, mit EZV-Überschuss) und
— CSWS (zerebrales Salzverlust-Syndrom, mit EZV-Mangel).

Die Natriurese ist bei beiden Syndromen gesteigert, beim CSWS etwas stärker. Dort führen natriuretische Peptide zur übermäßigen Natriurese und bewirken ein verringertes Extrazellulärvolumen mit verringertem Gesamt-Natriumbestand. Beim SIADH mit ADH-vermittelter Oligurie resultiert eine Verdünnungshyponatriämie mit eher vermehrtem Extrazellulärvolumen. Für die Differenzialdiagnose sind die gegensinnigen Veränderungen im extrazellulären und zentralen Volumen wichtig und durch Parameter wie ZVD, Hautturgor, Gewicht, Hämatokrit zu beurteilen.

Therapie
— Ausschaltung der Ursache (erste Priorität)
— Normo- und hypervoläme Formen: Flüssigkeitsrestriktion

- Hypovoläme Formen: vorsichtig Natriuminfusionen (s.u.) oder Diuretika, max. Anstieg 0,5 mmol/l/24h
- Vermeidung einer Überkorrektur durch fortlaufende Na-Kontrollen (z. B. alle 6 Stunden)
- Vaptane (Vasopressin-Antagonisten) bei normo- und hypervolämen Formen, z. B. SIADH

> **Weniger tun ist mehr (im Sinne von Sicherheit) – solange bei Hyponatriämie weder die Enzephalopathie-Symptomatik noch das Hirnödem verstärkt.**

Nach Ursachenbehebung kann das Serum-Na je nach Nierenfunktion unter der Hyponatriämie wieder ansteigen. Bei überschneller Korrektur droht ein **osmotisches Demyelinisierungssyndrom (18.4)**, bei dem sich innerhalb einer Woche – oft nicht sofort – ein Hirnstammsyndrom mit Dysarthrie, Ataxie, Tetraparese, Okulomotorik- oder Vigilanzstörung ausprägt. Zur Verhinderung dieser pontinen oder extrapontinen Myelinolysen soll das Serum-Natrium **nie mehr als 12 mmol/l in 24 Stunden** ansteigen. Bereits bei einem Anstieg von 6 mmol/l wird erneut Flüssigkeit zugeführt (Trinken, Infusionen), ggf. auch hypotone Infusion (5% Glukose, im Fall von Hyperglykämie mit Insulin). Pro Stunde soll der Serum Natriumwert nicht über 0,5 mmol/l ansteigen, anderenfalls ist aktiv gegenzusteuern.

Asymptomatische Patienten Bei asymptomatischen Patienten sind eine Überwachung und Serumkontrollen notwendig, ebenso Ursachenausschaltung und Flüssigkeitsbeschränkung bei Hypervolämie/Euvolämie.

Symptomatische Patienten Wichtig ist hier die Flüssigkeitsrestriktion bei Hypervolämie und Normovolämie. Unterhalb Serum-Natrium um 125 mmol/l erfolgen je nach klinischer Schwere langsam i.v-Na-Infusionen in iso- (0,9%) bis hypertoner (3%) Lösung, z. B. 3–4 Stunden 40–70 ml/h (Palm et al. 2011). Aufgrund der Neigung zu folgender Spontanrekompensation kann oberhalb von 130 mmol/l eine weitere Infusionstherapie unnötig sein. Die fortlaufende Kontrolle der Serumwerte über die nächsten 12–24 Stunden soll Anstiege in den hypertonen Bereich ausschließen. Bei epileptischen Anfällen erfolgen zusätzliche Benzodiazepin-Gaben.

Pathologischer Durst Bei übermäßigem Durst kann man ggf. orale Vasopressin-Rezeptorantagonisten (Vaptane) verabreichen. Tolvaptan ist zur stationären Therapie der euvolämen Hyponatriämie mit einer Tagesdosis von 15 mg und dann freier Flüssigkeitszufuhr zugelassen. Bei Euvolämie reichen wohl 7,5 mg einmal täglich aus.

Tab. 18.4 Hypernatriämie: Ursachen und Mechanismen

Ursachen	Exzessiver Wasserverlust	Gestörte Natriumaufnahme
Fehlendes Trinkverhalten (Demenz, Bewusstseinsstörung)	Ja	Nein
Schwitzen, Fieber, Verbrennung	Ja	Nein
Hyperaldosteronismus (Conn-Syndrom)	Ja (sek)	Ja
Fehlzufuhr (z. B. per infusionem, Sondennahrung, Meerwasser)	Nein	Ja
Osmotische Diurese (z. B. entgleister Diabetes mellitus, Osmotherapie)	Ja	Nein
Zentraler Diabetes insipidus (ADH-Mangel, versch. Ursachen)	Ja	Nein
Nephrogener Diabetes insipidus bei Diuretika, Lithium, Hypokaliämie, fortgeschrittener Niereninsuffizienz, ADH-Rezeptor-Defekt	Ja	Nein

CSWS-Patienten Behandlung der Grunderkrankung, Substitution von Na und Wasser, ggf. Fludrocortison.

SIADH-Patienten Flüssigkeitsrestriktion, vorsichtig hypertone Natriumlösung, ggf. Lithium- und Phenytoingaben als Heilversuch, Vaptane.

18.2.2 Hypernatriämie

Die ätiologische Zuordnung (Tab. 18.4) orientiert sich
1. am eventuellen renalen (z. B. Diabetesformen, Konzentrierungsstörungen) oder extrarenalen Wasserverlust und
2. an der Natriumaufnahme, z. B. durch Fehlzufuhr, künstliche Einfuhr, durch mineralokortikoide Effekte.

Die Entwässerung des ZNS führt zu Störungen des neuronalen Intrazellulärraums sowie zu kleinsten intrazerebralen Blutungen und Mikrozirkulationsstörungen. Werte über 180 mmol/l sind lebensbedrohlich.

Therapie

Erst Priorität hat die Ausschaltung der Ursache, bei Diabetes insipidus mit Vasopressin-Analoga.

Tab. 18.5 Epidemiologie und Pathophysiologie

Ursachen Hypokalzämie (Gesamt-Ca <2,2 mmol/l; ionisiertes Ca <1,1 mmol/l)	Ursachen Hyperkalzämie (Gesamt-Ca >2,7 mmol/l; ionisiertes Ca >1,3 mmol/l)	Ursachen Hypomagnesämie (Mg <0,7 mmol/l)	Ursachen Hypermagnesämie (Mg >1,0 mmol/l)
Mg-Mangel	Hyperparathyreoidismus	Diabetes mellitus	Erhöhte i.v.-Zufuhr
Niereninsuffizienz	Malignome, Osteolysen	Alkoholabusus	Niereninsuffizienz
Pankreatitis und Sepsis	Thyreotoxikose	Mangelernährung (Intensivpatienten)	Rhabdomyolyse
Bluttransfusion	Lange Immobilisation	Chron. Darmverluste Niereninsuffizienz	
Medikamente Aminoglykoside, Theophyllin, Heparin	Medikamente Lithium, Vitamin A und D, Thiaziddiuretika, Tamoxifen	Medikamente Furosemid, Aminoglykoside, Amphotericin, Pentamidin, Digitalis, Cisplatin, Ciclosporin	Antazida (nur bei zusätzlicher Niereninsuffizienz)

> Wichtig sind eine langsame Rehydratation mit (halb-)isotonischen Kochsalzlösungen (maximaler S-Natrium Abfall: 1–2 mmol/h) sowie die Vermeidung einer Überkorrektur durch fortlaufende Na-Kontrollen (z. B. alle 6 Stunden).

Die zu rasche Rehydratation kann zum Hirnödem führen, weil sich zuvor der Wassergehalt im ZNS kompensatorisch absenkt. Das fortlaufende Monitoring der klinischen Befunde und der Laborwerte ist unverzichtbar.

18.3 Kalzium-, Magnesium- und Phosphatstoffwechsel

Beeinträchtigungen im Kalzium-, Magnesium- und Phosphathaushalt bewirken sowohl Enzephalopathien mit prinzipiell reversiblen organischen Psychosyndromen und Krampfanfällen als auch neuro-muskuläre Symptome. Die Auslenkung zur Dämpfung bzw. Übererregbarkeit ergibt sich aus dem Quotientenverhältnis zwischen Anionen und Kationen unter Berücksichtigung des Säure-Basen-Status (▶ Abschn. 18.1.1). Für **Kalziumstörungen** ist der freie, d. h. der ionisierte Kalzium-Anteil relevant – nicht der Gesamt-Serumwert –, wofür pH und Eiweißbindungen eine Rolle spielen. Etwa 55% des Kalziums liegen frei ionisiert, 40% protein-, 5% phosphatgebunden vor; 99% des Ca^{2+} und 80% des Phosphats befinden sich im Skelettsystem. Eine Alkalose, z. B. durch Hyperventilation, hebt den proteingebundenen Anteil auf Kosten des ionisierten Ca^{2+} an; bei Azidose ist es umgekehrt.

Die Hypermagnesämie und die Hypophosphatämie können jeweils für sich ein enzephalopathisches Bild auslösen und entstehen durch renale Exkretionsstörung. Die Hypomagnesämie tritt oft gemeinsam mit der Hypokaliämie auf, z. B. unter Diuretikabehandlung und bei Alkoholkrankheit (■ Tab. 18.5). Die Depletion beider Elektrolyte sind nicht leicht an den Serumwerten zu erkennen, da sich ihr größter Anteil (>90%) intrazellulär befindet.

18.3.1 Hypokalzämie und Hypomagnesämie

Das zerebrale Allgemeinsyndrom mit Müdigkeit und Bewusstseinsstörungen wird oft von Tremor und tetanischen Symptomen (Chvostek-Zeichen), später von Myoklonien und Krampfanfällen begleitet. Auf epilepsiefördernde Begleitmedikationen und Substanzentzüge ist bei diesen Patienten besonders zu achten. Magnesiummangel kann Hypokalzämien und Hypokaliämien auslösen.

Ein mangelhafter Gesamtbestand an Magnesium ist an den Serumwerten schlechter zu erkennen als am Verhalten des Serumwertes auf die Mg-Gabe. Steigt der Mg-Spiegel im Serum trotz i.v.-Gabe nicht an (z. B. durch Verlagerung des Mg in das intrazelluläre Kompartiment), so ist eine Mg-Depletion wahrscheinlich.

Längerfristiger Kalziummangel führt oft zu Stammganglienverkalkungen, die selten extrapyramidale Symptome auslösen. Der im MRT gleich aussehende Morbus Fahr, eine isoliert zerebrale Kalziumstörung, löst jedoch obligat bleibende kognitive Störungen aus, die Hyperkalzämie nicht (■ Abb. 18.1).

- **Therapie**

Substitution bei symptomatischer Form oder bei ionisiertem Kalzium <0,65 mmol/l durch i.v.-Gabe von Ca-Gluconat 10% (10–20 ml über 10–20 min), dann kontinuierlich als Dauerinfusion nach Bedarf unter fortlaufender Serumkontrolle.

 Cave

Kalzium-Gaben können Blutdruckanstiege und Vasokonstriktionen auslösen, Magnesium-Gaben erhebliche Bradykardien (EKG-Monitor!).

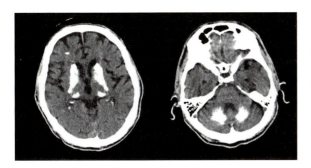

Abb. 18.1 66-jähriger Patient mit rezidivierenden generalisierten Krampfanfällen und einer leichten Demenz ohne Bewegungsstörungen. Die CCT zeigt bilaterale Verkalkungen in beiden Stammganglienregionen und Kleinhirnkernen wie bei Hyperkalzämie. Diese lag jedoch, entsprechend einem M. Fahr, bei wiederholter Messung nicht vor

Therapeutisch wird der Magnesium- und/oder Kalziummangel, insbesondere bei epileptischen Symptomen, langsam parenteral ausgeglichen. Dieser Ausgleich (Calciumchlorid- oder Calciumgluconat-Lösung) sollte unter EKG-Kontrolle erfolgen.

18.3.2 Hyperkalzämie

Klinische Symptome und Zeichen sind Bewusstseinstörungen bis zum Koma, vegetative Allgemeinsymptome und Kopfschmerzen, aber seltener Krampfanfälle und keine tetanischen Zeichen, sondern eine hypotone Muskulatur. Häufig klagen die Patienten über Durst (Polydipsie) und sind wegen Polyurie (renaler Diabetes insipidus) dehydriert, Herzrhythmusstörungen (QT-Verkürzung) sind möglich.

- **Therapie**

Man behandelt stets die Grunderkrankung, die Hyperkalzämie symptomatisch ab Gesamtwerten von >3,5 mmol/l. Therapeutisch wird isotone Flüssigkeit (kein Mineralwasser, keine Milch!) verabreicht, um die Exsikkose zu bessern. Die Kalziurese kann durch Schleifendiuretika (keine Thiazide) angeregt werden, unter Beobachtung und ggf. Substitution von Kalium- und Natriumbikarbonat. Gelegentlich ist eine Dialyse unvermeidbar. Ab 4 mmol/l Ca-Gesamtwert oder bei einer stark ausgeprägten klinischen Symptomatik wird Kalzitonin s.c. eingesetzt.

18.3.3 Hypermagnesämie

Ursachen sind meist Fehlapplikationen durch fehlerhafte Infusionszubereitungen, seltener ausschließlich renale Gründe. Beschrieben wurde eine akzidentelle Hypermagnesämie, die zu areagiblen Pupillen und einem hypoxischen Koma aufgrund der kompletten neuro-muskulären Paralyse führte (Rizzo et al. 1993). Direkt zentral dämpfende Effekte von Magnesium stehen deutlich im Hintergrund. Die größere Gefahr besteht durch therapieresistente Bradykardien und in einer kardiorespiratorischen Depression mit hypoxischer Enzephalopathie. In der Literatur werden Auslösesituationen durch Mg-Fehlapplikationen im Alkoholentzug und unter Eklampsie beschrieben sowie akzidentelle Antazidabelastungen oder verschlucktes Gurgelwasser (Birrer et al. 2002).

18.3.4 Hypophosphatämie (Serum-Phosphat <0,8 mmol/l)

Erniedrigte Phosphatwerte bedingen über das Löslichkeitsprodukt einen Anstieg des freien Kalziums (Muskelschwäche, Verwirrtheit, Koma) und unterdrücken die Parathormonsekretion. Die Normalwerte sind altersabhängig (höher in der Pubertät und im Kindesalter!). Ursachen des anorganischen Phosphatmangels sind:
- vermehrte Ausscheidung bei Hyperparathyreoidismus und Niereninsuffizienz,
- vermehrter Abstrom ins Gewebe bei »Refeeding«, Azidose und Neoplasien,
- verringerte Aufnahme durch parenterale Ernährung und bindende Substanzen wie Antazida.

Beim **Refeeding Syndrom** kommt es im Anschluss an eine Mangelernährung (Intensivpatienten, Anorexie, Dysphagie) in den ersten 2–4 Tagen zu erheblichen Hypophosphatämien, die mit lebensbedrohlicher Hypokaliämie (Herzrhythmusstörungen) und Hypomagnesämie (Tetanie, Krampfanfälle) einhergehen (34%, Marik u. Bedigian 1996). Grund ist der gemeinsame Abstrom von Mineralien und Glukose aus dem Plasma in die Gewebe. Eine zusätzliche komplizierende Wernicke-Enzephalopathie durch den relativen Thiaminmangel (Kishimoto et al. 2012; ▶ Abschn. 19.6) und auch pontine Myelinolysen werden beschrieben (Leroy et al. 2012). Zur Vorbeugung wird vorgeschlagen, die Wiederaufnahme der Ernährung bei Hochrisiko-Patienten (Dysphagie-Patienten, chronisch Unterernährte und nach Nahrungskarenz von 10 Tagen oder mehr) zunächst nur mit 10 kcal/kg täglich zu beginnen und dann langsam zu steigern sowie mit Vitamin-B1-Gaben zu unterstützen (Mehanna et al. 2009). Zum relativen Karnitinmangel ▶ Abschn. 3.5.2.

- **Symptome**

Die generalisierte Muskelschwäche drückt sich als Adynamie und Areflexie aus, beim Intensivpatienten häufiger im Zusammenhang mit der Abtrainierung vom Respirator (»Weaning-Versagen«). Differenzialdiagnosen ergeben sich zum GBS, zu Hirnstammsyndromen und zur Critical-illness-Polyneuropathie. In der MRT wurden PRES-artige reversible Befunde in den Stammganglien, im Thalamus und in posterioren Abschnitten erhoben (Weber et al. 2000). Periodische Scharfe-Wellen-Komplexe im EEG wurden im Rahmen eines Hyperparathyreoidismus beschrieben (Bertolucci u. Malheiros 1990).

18.3.5 Hyperphosphatämie (Serum-Phosphat >1,5 mmol/l)

Erhöhte Phosphatwerte bedingen einen Abfall des freien Kalziums (Tetanie, Krampfanfälle, Verwirrtheit, Demenz, intrazerebrale Verkalkungen) und lösen so die Parathormonsekretion aus. Im Pseudo-hypoparathyreoidismus sind die Phosphatwerte wegen teilweiser Endorganresistenz gegen PTH reduziert, was an der neurologischen Symptomatik wenig ändert. Im Pseudo-Pseudo-hypoparathyreoidismus ist die Osteodystrophie ohne Kalziumabfall und neurologische Symptome vorhanden. Vermehrte ZNS-Kalkablagerungen mit organischen Psychosyndromen und Infarkten wurden beschrieben (Beck et al. 1998).

Als Ursachen eines erhöhten anorganischen Phosphats im Serum gelten:
- verminderte Ausscheidung bei Hypoparathyreoidismus und Niereninsuffizienz,
- vermehrte Aufnahme vom Gewebe ins Serum bei Azidose,
- vermehrter Anfall aus Zelluntergängen (Crush-Syndrom, Lymphoblasten).

18.4 Osmotisches Demyelinisierungssyndrom (ODS) und Zentrale Pontine Myelinolyse (ZPM)

18.4.1 Epidemiologie und Pathophysiologie

Diese demyelinisierende Enzephalopathie, meist ausgelöst durch Schwankungen der Plasma-Osmolarität, tauchte nach der Einführung zentraler Venenkatheter erstmals beim Menschen auf (Adams et al. 1959). Typischerweise sind schlecht ernährte, meist chronisch hyponatriäme Patienten betroffen, bei denen eine Infusionstherapie mit einem drastischen Osmolaritätsanstieg verbunden war. Typische, aber nicht obligate Auslöser sind Natriumabweichung und Alkoholentzug. Viele weitere Dispositionen – z. B. endokrinologische und medikamentöse – sind in allen Altersgruppen (► folgende Übersicht) möglich, z. B. auch osmolare Belastungen durch Hyperglykämie in der diabetischen Entgleisung. Die abrupte Wiederaufnahme einer vollen Ernährung nach längerer Nahrungskarenz («Refeeding») zeichnet sich als weiterer Risikofaktor ab (Bose et al. 2011; Patel et al. 2008).

> **Erkrankungen mit erhöhtem Risiko für osmotische Demyelinisierung**
> - Alkoholerkrankung 60–90%, Wernicke-Enzephalopathie
> - Chronische Malnutrition bei z. B. Malignomen, Dysphagiepatienten, Intensivpatienten
> - Polydipsie, Bulimie, Anorexie, Hyperemesis gravidarum
> - Hyponatriämie und dessen Korrektur
> - Hypokaliämie, Hypophosphatämie
> - Diabetes insipidus, Hypophyseninsuffizienz, M. Addison
> - Diabetische Hyperosmolarität, diabetische Ketozidose
> - Wasserintoxikation, Verbrennungen, zerebrale Hypoxie
> - Leberversagen, Z. n. Lebertransplantation
> - Nierenversagen, Dialysepatienten
> - Infektionen (Sepsis, Pankreatitis)
> - Medikamente: Zytostatika, Tacrolimus, Ciclosporin, SSRI, Carbamazepin, Lithium

Zur Auslösung sind der Gradient und die Dynamik des Osmolaritätssprungs weitaus wichtiger als die Absolutwerte des Serum-Natriums und der Osmolarität. Denn zur Induktion einer ZPM scheinen auch geringe Osmolaritätssprünge auszureichen, die rasch in oder durch den Normbereich der Elektrolyte oder aus dem Normbereich hinauf in die Hyperosmolarität führen (Menger u. Paehge 2009; Brown 2000).

Die Demyelinisierungen sind vorzugsweise pontin (ZPM) lokalisiert, aber auch als »extrapontine Myelinolyse« (EPM) möglich. Nicht immer sind diese Läsionen symptomatisch und dann gelegentlich von andersartigen pontinen MRT-Herden schwer abzugrenzen. Neuropathologisch finden sich teils umschriebene Entmarkungen bei erhaltenen Axonen (► Abschn. 7.4.2), teils Gewebsverluste in bestimmten Prädilektionsstellen (Gocht u. Colmant 1987). Autoptisch sind in 50% die Brücke, in 30% extrapontine Bezirke und in 20% beide Bereiche beteiligt. Hierzu zählen:
- Pons, Zerebellum, Corpus geniculatum laterale, Capsula externa und interna, Stammganglien, Thalamus sowie
- Claustrum, Capsula interna, Hirnstamm, Corpus mamillare.

Fälle mit asymptomatischer pontiner Myelinolyse werden mittlerweile gehäuft in vivo durch MRT diagnostiziert (Lupato et al. 2010) und auch im Sektionsgut in bis zu

18.4 · Osmotisches Demyelinisierungssyndrom (ODS) und Zentrale Pontine Myelinolyse (ZPM)

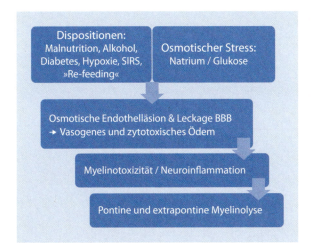

◘ **Abb. 18.2** Auslöser und Schädigungskaskade bei pontiner und extrapontiner Myelinolyse

5% angetroffen, stark gehäuft nach Alkoholabhängigkeit (35-fach; Menger u. Paehge 2009). Man sieht sie auch bei Delirien ohne nachvollziehbare Natriumentgleisung mit einem benigneren Verlauf (Mochizuki et al. 2003).

Pathophysiologisch spielen idiogene Osmole aus dem Intermediärstoffwechsel wie Myoinositol, Taurin und Glutamat eine wichtige Rolle, da sie neben den intra- und extrazellulären Elektrolyten den Ein- und Ausstrom von Wasser in bzw. aus der Zelle determinieren (Influx vs. Efflux). Idiogene Osmole können »im Auftrag der intrazellulären Volumenkontrolle« rasch abgegeben, aber nicht wieder rasch aufgenommen oder durch metabolische Änderungen angepasst werden. Bei Hyponatriämie fallen sie adaptiv ab, damit die Zellen das angesammelte Volumen verlieren (Wasser-Efflux) und sich das »hypo-osmolare Hirnödem« verringern kann. Eine rasche Normalisierung der Hyponatriämie in dieser Situation, also eine erneute hyperosmolare Umgebung, löst einen weiteren Wasser-Efflux aus. Die folgende Zellschrumpfung alteriert die Blut-Hirn-Schranke (BBB) mit der Folge einer Extravasation von Plasmabestandteile bzw. Proteinleckagen aus Endothelzellen (◘ Abb. 18.2). Hieraus resultiert eine myelinotoxische Schädigung, die von einer Mikrogliaaktivierung und einer sekundären Neuroinflammation unterhalten wird. Vorstellbar ist, dass ein SIRS (Verbrennung, Sepsis) diese Prozesse noch fördern und evtl. die »osmotische Empfindlichkeit« steigert. Weitere Ko-Faktoren für das ODS sollen Hypokaliämie und Hypophosphatämie sein, so dass sich Parallelen und Überschneidungen zum »Refeeding«-Syndrom mit den diesbzüglichen osmotischen Shifts ergeben (Bose et al. 2011; Patel et al. 2008). Wie es im Einzelfall zu einer Schwerpunktschädigung bestimmter Bahnsysteme kommt, ist nicht geklärt. Grundsätzlich soll an den Prädilektionsstellen die enge Querverflechtung von grauer Substanz und Faserbahnen eine Rolle spielen

(Norenberg 1983). Unter schwierigen Bedingungen scheinen sich auch pontine Infarkte und Blutungen einzustellen (Adamson et al. 1992).

18.4.2 Klinische Befunde und Verlauf

Die Enzephalopathie-Symptomatik des ODS tritt mit erheblicher zeitlicher Latenz nach der Osmolaritätsänderung auf, im Mittel nach einer Woche (Brown 2000: 2–7 Tage; Menger u. Paehge 2009: 3–11 Tage) und gelegentlich erst Ende der 2. Woche. Sie imponiert als Befundverschlechterung während oder nach einem hypoosmolaren Zustand mit psychopathologischen Veränderungen, zunehmenden Paresen, speziell der Okulomotorik, einer Ataxie oder einer Dysarthrie. Oft steht im Anschluss an ein Delir oder Koma lediglich eine mangelnde Erholung trotz beendeter Analgosedierung im Vordergrund. Das klinische Spektrum reicht von symptomarmen Verläufen, z. B. mit geringer und flüchtiger Dysarthrie, bis hin zum Locked-In-Syndrom (► Abschn. 1.2.5).

Eine klinische Abgrenzung der Läsionsorte gelingt am ehesten mit Hirnstammzeichen wie okulomotorischen Ausfällen und pedunkulären Halluzinationen (Walterfang et al. 2012). Anfälle sind untypisch für ein ODS, im Alkoholentzug aber durchaus möglich. Vielfältige Überschneidungen sind bei entsprechender Ko-Morbidität zur Wernicke-Enzephalopathie (► Abschn. 19.6) und dem Marchiafava-Bignami-Syndrom (► Abb. 28.2) mit Balkendemyelinisierung vorhanden (◘ Tab. 18.6).

Die Persistenz des Ausfallmusters, z. B. eines Locked-In-Syndroms, erstreckt sich oft über weitere 2–4 Wochen. Doch selbst in diesen Fällen ist eine langsame Besserung über Monate mit einer Restitution auf das prämorbide Niveau möglich. Oft spielen Alkoholvorschädigungen eine limitierende Rolle, auch Komplikationen des Krankenlagers (Pneumonie, Thrombembolie etc.).

Die **klinische Differenzialdiagnose** schließt ein: Hirnstamminfarkt, hypertensive Enzephalopathie, Hirnstammenzephalitis (Listerien, Bickerstaff), Wernicke-Enzephalopathie, ADEM, Lymphom, septische Enzephalopathie.

18.4.3 Diagnostik

Neuroradiologie
- MRT

Das MRT weist bei ZPM in der Regel eine zentral-pontine symmetrische ovale Signalsteigerung in T2-Wichtung nach, was noch etwas früher mittels DWI-Technik gelingt (► Abb. 9.11a). Da die MRT-Befunde mit Verzögerung auftreten, ist meistens nach dem ersten unauffälligen MRT (Ausschluss Ischämie) ein zweite MRT-Aufnahme (Tag

Tab. 18.6 Klinische Befunde in der Abgrenzung verschiedener osmotischer Demyelinisierungssyndrome (ZPM/EPM) von der Wernicke-Enzephalopathie (WE) und der Marchiafava-Bignami-Erkrankung (MBS)

Befundspektrum	ODS		WE	MBS
	ZPM	EPM		
Affektinkontinenz, Adynamie, Delir, Koma	Ja	Ja	Ja	Ja
Zerebelläre Ataxie	Ja	Ja	Ja	Ja
Pseudobulbäre Dysarthrie/Dysphagie	Ja	Ja	Nein	Ja
Gangstörung (schlaffe, später spastische Tetraparese)	Beides	Beides	Spastisch	Spastisch
Ophthalmoplegie und Hirnnervenausfälle (Schielstellungen)	Ja	Nein	Ja	Nein
Hypothermie	Nein	Nein	Ja	Nein
Parkinsonoides akinetisch rigides Syndrom, Katatonie	Nein	Ja	Nein	Ja
Hyperkinesen: Choreoathetose, Dystonie, Myoklonien	Nein	Ja	Selten	Nein
Krampfanfälle	Nein	Selten	Selten	Ja
Inkontinenz	Nein	Nein	Nein	Ja
Akinetischer Mutismus	Nein	Ja	Nein	Ja
Hirnwerkzeugstörungen, Diskonnektionssyndrome*, Hemianopsien	Nein	Nein	Selten	Spät

* Apraxie, Aphasie, Anton-Syndrom, Balint-Syndrom

4–19) nötig, wobei auch der Nachweis im CCT später gut gelingen kann. Hämorrhagische Anteile und Aufnahme von KM (für 4 Wochen) illustrieren die Leckage und Störung der BBB. Extrapontine Entmarkungen verhalten sich zeitlich ähnlich und sind im Ausmaß mit der MRT auch besser zu erfassen. Auf lange Sicht bilden sich die MRT-Befunde weitgehend zurück.

> Die MRT-Läsiongröße korreliert weder zu Beginn noch im Verlauf mit der Prognose.

Bei überraschend deutlichen MRT-Befunden nach ODS werden weitgehende, sogar vollständige Symptomremissionen beobachtet (Menger u. Paehge 2009) und auch asymptomatische Patienten.

- Liquor

Liquoruntersuchungen tragen vorwiegend zur Ausschlussdiagnostik entzündlicher Hirnstammaffektionen bei und zeigen allenfalls geringe Erhöhungen des Gesamteiweißes.

- Neuro-physiologische Untersuchungen

Neuro-physiologische Untersuchungen (FAEP, SEP, MEP) können pontine oder thalamo-kortikale Entmarkungen durch Nachweis der Leitungsblocks aufzeigen und ermöglichen eine funktionelle Verlaufskontrolle auch im Koma. Ihre Besserung zeigt meistens eine bevorstehende Remission an (Menger u. Paehge 2009), der Reizleitungsausfall ist diesbezüglich nicht verwertbar.

18.4.4 Prävention – Therapie – Prognose

Zwar kann die Enzephalopathie bei ODS, speziell bei instabilen multimorbiden Patienten im hyponatriämen Hirnödem, nicht in allen Fällen vermieden werden. Man kann ihr vorbeugend durch geeignete Elektrolyttherapie entgegenwirken, indem man einen raschen Anstieg der Osmolarität vermeidet. Ab 125–130 mmol/l wird zur Vermeidung eines überschießenden Anstiegs (durch renale Funktionsbesserung) die Therapie-Intensität gedrosselt, evtl. sogar ganz auf korrektive Gaben verzichtet. Die Rolle von Vaptanen zu Präventionszwecken (Sterns et al. 2007) ist auch mangels Langzeitdaten noch offen, bislang liegen keine Berichte über Myelinolysen vor (Yu et al. 2013).

> Die Serum-Natriumkorrektur soll 8–10 mmol/l in 24 Stunden nicht überschreiten, selbst nicht bei hypoosmolarem Koma. Gegebenenfalls ist erneutes Absenken des Natriums notwendig.

- Akuttherapie

Für die Akuttherapie der manifesten ZPM und EPM existieren keine allgemeinen Empfehlungen, aber Konzepte, die in Kasuistiken und kleineren Studien erfolgreich waren (Plasmapherese, IVIG, Kortikosteroide, Myoinositol, hyperbarer Sauerstoff und TRH). Ihnen steht die hohe Quote einer spontanen Besserung beim ODS entgegen (>50%). Gut zu begründen ist der Wechsel von Tacroli-

Tab. 18.7 Hormonelle Stigmata und neuro-psychiatrische Befunde bei endokrinen Dysregulationen. (In Anlehnung an: Schwarz u. Scriba 1974 sowie Kunze 1992)

	Somatische Befunde	Schwerpunkte des zerebrales Allgemeinsyndroms
Myxödem	Teigig-trockene Haut, dünnes Haar, Makroglossie, Heiserkeit (Struma), Erguss: Aszites, Pleura, Perikard, Hypothermie, Hypoventilation, Myopathie MDR: Verlängerte Relaxation	Lethargie, Hypersomnie, Kälteempfindlichkeit, Amnesie, Demenz, Koma
Hyperthyreose	Struma, kardiale Insuffizienz, Tachyarrhythmie, Tremor, Schweißneigung, Myopathie, Diarrhöe, Erbrechen, teilweise endokrine Orbitopathie MDR: Hyperreflexie	Insomnie, Bewegungsdrang, Bulbäre Dysarthrie, teilweise Adynamie, emotionale Indifferenz
NNR-Insuffizienz M. Addison	Hypotonie, Hypothermie, »Bauchkrämpfe«, Anorexie, Erbrechen Hyperpigmentierung: Handlinien, Mamillen, Narben, Oligurie, Azidose MDR: Areflexie	Adynamie, Lethargie, Delir, Koma, Krampfanfälle
Hyperkortisolismus M. Cushing	Vollmondgesicht, Stammfettsucht, Stiernacken, Myopathie, Osteoporose, Akne und Hirsutismus, Hypogonadismus, Hypertonus, Diabetes mellitus, Hypertensive Enzephalopathie MDR: Hypo-Areflexie	Insomnie, Reizbarkeit, Antriebs- und Appetitsteigerung, Angst, Panik und Stimmungsschwankungen, Suizidgefahr, DD bipolare Störung
Hypopituitarismus M. Simmonds	Metabolismus↓↓: Hypothermie, Bradykardie, Hypoglykämie Hypotonie, Synkopenneigung, CO_2-Retention MDR ↓ Stigmata: Abnahme Genital-Behaarung und Libido; Amenorrhoe	Adynamie, Kälteempfindlichkeit, Libidoverlust, Amenorrhoe, Koma
Hypoparathyreoidismus	Neuro-muskuläre Übererregbarkeit: Tetanie; Muskelkrämpfe; Chvostek'sches Zeichen Herzrhythmusstörungen	Delir, motorische Unruhe, Krampfanfälle Extrapyramidale Syndrome Verkalkungen (Fahr-Syndrom)
Hyperparathyreoidismus	Durst, Polyurie, »Bauchkrämpfe«, Erbrechen Nierensteine, Ulzera, Pankreatitis, Knochenschmerzen, QT-Zeit-Verkürzung, Myopathie MDR: Areflexie. DD: Tumor bedingte Hyperkalzämie	Reizbarkeit, Delir, psychotische Episoden, Koma

MDR = Muskeldehnungsreflexe

mus auf eine andere Immunsuppression; er bewirkte aber bei einem ZPM-Patienten im Locked-In-Syndrom nach einer Lebertransplantation auch nur eine Teilremission (El Moghazy et al. 2013).

Prognose

Die Prognose der Patienten mit Enzephalopathie nach osmotischer Demyelinisierung scheint heute günstiger als zu früheren Zeiten zu sein, was an verbesserten Diagnosemöglichkeiten (MRT) liegen kann. Berichtet wurde in einer größeren Serie von jeweils einem Drittel der überwiegend chronisch alkoholkranken Patienten mit »gutem«, »ausreichendem« und »schlechtem« funktionellen Outcome (im Mittel 9 Monate, n=32) und von nur zwei Letalverläufen unter 42 Patienten (Menger u. Jörg 1998). Insofern sind die intensivmedizinischen Bemühungen mit vorwiegend supportiver/neuroprotektiver Ausrichtung in der Frühphase und die längeren rehabilitativen Aufgabenstellungen gut begründbar. Nach eigenen klinischen Erfahrungen gelingt es den meisten Patienten, wieder vom Beatmungsgerät unabhängig zu werden und zu schlucken, so dass die häufig notwendige frühe Tracheotomie, die PEG-Anlage und auch der Blasenkatheter de-installiert werden können. Von einer infausten Prognose ist beim ODS nur bei Vorliegen anderer schwerer Begleitkomplikationen auszugehen.

18.5 Endokrine Enzephalopathien

Lebensgefährliche endokrine Krisen sind u. a. das Myxödem, das thyreotoxische Koma (DD Sepsis; Cave ASS-Gabe, Kontrastmittel), die Addison-Krise (refraktärer Schock, Hypothermie) sowie die Hyperkalzämie (Cave Digitalis). Dies sind nur Beispiele, die die Notwendigkeit einer engen interdisziplinären Zusammenarbeit zwischen Neurologen, Psychiatern, Intensivmedizinern, Internisten (Endokrinologie), Radiologe und ggf. den chirurgischen Disziplinen illustrieren.

Die endgültige Diagnose einer endokrin ausgelösten zerebralen Symptomatik beruht immer auf be**s**tätigenden Hormonanalysen. Allerdings sollten bestimmte klinische Konstellationen schon vor Eintreffen der Laborwerte die Einleitung der Therapie veranlassen. Ausreichende Verdachtsmomente können vorliegen, wenn entsprechende endokrine Hinweise bei einem zerebralen Allgemeinsyn-

Tab. 18.8 Auslöser, Diagnose und Therapie bei endokrinen Dysregulationen HΦ = Hypophyse

	Disposition/Auslöser	Laborbefunde	Therapiebeginn
Myxödem	OP, Hitze, Infektionen, Muskelarbeit, Trauma, Infarkte, Barbiturate, Opiate, Stress, erhöhter Hormonbedarf	fT4 ↓↓ TSH ↑/TSH ↓ Na↓	i.v. L-Thyroxin 250–500 µg/d Prednisolon 100–250 mg/d Intubation und Beatmung Wärme, Flüssigkeit, Elektrolyte Auslösende Erkrankung!
Hyperthyreose DD: Sepsis	OP, Infektionen, Hitze, Muskelarbeit, Trauma, Stress, Ketoazidose Barbiturate, Opiate, KM, Amiodaron (Jodexzess) Hormon-Überdosierung, Thyreostatika-Entzug Disposition: Thyreopathien (Adenom, Basedow)	fT4 ↑ TSH ↓/↑ TRAK, Anti-TPO, Anti-TG	Supportiv: Kühlung, O2-Gabe, Sedierung, β-Blocker, Steroide, Volumen, Thrombose-Prophylaxe 1. Reduktion Hormonproduktion 2. Blockierung peripherer T3- und T4-Effekte 3. Behandlung des Auslösers Kein ASS: ↑ zirk. H-Spiegel Ziel: Erholung binnen 24 h
NNR-Insuffizienz M. Addison	OP, Infektionen, Hitze, Muskelarbeit, Steroid-Entzug NNR-Erkrankungen, ZNS-Läsionen, Suppression HΦ –Achse durch längere Steroidexposition, reversibel bei Sepsis	Na↓, Glukose↓, Anämie, Eosinophilie, Kalium↑, Natriurie↑ Cortisol i. Serum↓ ACTH i. Serum ↑ (NNR-Ins) ACTH i. Serum ↓ (HΦ-Ins)	Hydrokortison: - Stressdosis 200–400 mg /Tag - Erhaltungsdosis 20–25 mg/Tag Früh wg. refraktärem Schock! Mineralokortikoide: - bei primärer NNR-Insuffizienz
Hyperkortisolismus	Exogene Zufuhr M. Cushing (HΦ-Adenom) NNR-Adenom	Glukose↑ Cortisol i. Serum ↑ ACTH i. Serum ↓/↑ Dexamethason Hemmtest CRH Stimulationstest	Operative Adenomentfernung, Absetzen der Steroide/Anabolika Sedierung, antihypertensive Therapie
Hypopituitarismus M. Simmonds	HΦ: Adenome, Inaktive Tumoren/Nekrosen, postpartal, Post-SHT, Sarkoidose/M. Wegener Hypophysenapoplexie Wegfall der Hormon-Substitution, erhöhter perioperativer Bedarf!	Cortisol i. Serum↓ fT4 ↓↓ TSH↓ ACTH ↓	Wie bei Myxödem plus M. Addison
Hypoparathyreoidismus	Post-Strumektomie Idiopathisch	Ca ↓, Phosphat↑, Mg Mg↓, PTH ↓	Siehe Hypokalzämie: Langsam Ca-Gluconat i.v.
Hyperparathyreoidismus	Adenome, Ohne Vorboten, gelegentl. Induziert durch Immobilisation, Diuretika, Vitamin D	Ca ↑, Phosphat PTH↑	Siehe Hyperkalzämie: Schleifendiuretika, Volumengabe Cave: Kalziumzufuhr, Digitalis, Thiazide

drom ohne alternative Erklärung vorliegen. Diese können sich aus dem klinischen somatischen Befund (Stigmata) ergeben oder auch in Form typischer endokrin anmutender Psychosyndrome bestehen (Tab. 18.7). Entsprechend wichtig können auch anamnestische Details sein, die mit einer endokrinen Auslösung oder Disposition zusammenhängen, meist bei erhöhtem Hormonbedarf (Operationen) oder bei Unterbrechung einer Vormedikation (Tab. 18.8).

- **Steroidpsychose**

Unter dem etwas unglücklichen Begriff »Steroidpsychose« werden endokrin induzierte psychische Störungen zusammengefasst, die bei Steroid-Gaben oft mit starken affektiven Anteilen auftreten und einen paranoid-halluzinatorischen Charakter gewinnen können. Generell sind mit Steroid-Gaben relevante Verhaltensstörungen in einer Inzidenz bis zu 5% beschrieben worden (zumeist Insomnie, Euphorie, Antriebssteigerung). Wie bei Zuständen mit endogener Steroidproduktion kann sich ohne langen Vorlauf eine Suizidalität entwickeln. Relevant sind zerebro-vaskuläre Komplikationen bei steroidinduziertem Diabetes und Hypertonus. Hauptsächliche Risikofaktoren sind die Dauer und Höhe der Steroiddosis und noch unbekannte individuelle Dispositionen, da das Wiederholungsrisiko bei einer Re-Exposition erhöht ist. **Anabole Steroide** zum »Bodybuilding« sind von psychotropen Effekten nicht frei (Aggression und andere affektive Störungen; Talih et al. 2007). Sie besitzen überdies ein eigenes Suchtpotenzial. Als Differenzialdiagnose zur Enzephalopathie sind juvenile Schlaganfälle zu bedenken (Shimada et al. 2012; Prange, pers. Mitteilung).

Die Therapie der Wahl ist das Absetzen oder zumindest die Reduktion der Steroiddosis, was ein Steroid-Entzugssyndrom mit ähnlichen Symptomen und/oder eine Addison-Krise auslösen kann. In der Akutsituation sind Neuroleptika und Benzodiazepine einsetzbar. Von trizyklischen Antidepressiva wird wegen ihrer Deliriogenität abgeraten. Kann man im Langzeitverlauf nicht auf Steroide verzichten, werden »mood stabilizer« wie Valproat und Lamotrigin zur Prävention von Rezidiven des Psychosyndroms empfohlen (Dubovsky et al. 2012).

Literatur

Adams RD, Victor M, Mancall EL (1959) Central pontine myelinolysis: a hitherto undescribed disease occuring in alcoholic and malnourished patients. Arch Neurol Psychiatry 81: 154–72

Adamson DJ, Laing RB, Nathwani D (1992) Alcoholism, hyponatraemia and central neurological damage: more than pontine myelinolysis? Scott Med J 37: 83–4

Adrogué HJ, Madias NE (2000) Hyponatremia N Engl J Med 342(21): 1581–9

Almond CS, Shin AY, Fortescue EB, Mannix RC, Wypij D, Binstadt BA et al. (2005) Hyponatremia among runners in the Boston Marathon. N Engl J Med 352(15): 1550–6

Beck DA, Gray L, Lyles KW (1998) Dementia associated with hyperphosphatemic tumoral calcinosis. Clin Neurol Neurosurg 100(2): 121–5

Bertolucci PH, Malheiros SF (1990) Hyperparathyroidism simulating Creutzfeldt-Jakob disease. Arq Neuropsiquiatr 48(2): 245–9

Birrer RB, Shallash AJ, Totten V (2002) Hypermagnesemia-induced fatality following epsom salt gargles. J Emerg Med 22(2): 185–8

Bose P, Kunnacherry A, Maliakal P (2011) Central pontine myelinolysis without hyponatraemia. J R Coll Physicians Edinb 41(3): 211–4

Brown WD (2000) Osmotic demyelination disorders: central pontine and extrapontine myelinolysis. Curr Opin Neurol 13(6): 691–7

Decaux G (2006) Is asymptomatic hyponatremia really asymptomatic? Am J Med 119(7), Suppl 1: S79–82

Dubovsky AN, Arvikar S, Stern TA, Axelrod L (2012) The neuropsychiatric complications of glucocorticoid use: steroid psychosis revisited. Psychosomatics 53(2): 103–15

El Moghazy W, Gala-Lopez B, Wong W, Kneteman N (2013) Recovery of locked-in syndrome following liver transplantation with calcineurin inhibitor cessation and supportive treatment. Am J Case Rep 14: 16–9

Favus MJ, Bushinsky DA, Lemann J (2006) Regulation of Calcium, Magnesium, and Phosphate Metabolism. In: Primer on the Metabolic Bone Diseases and Disorders of Mineral Metabolism 6th edition by American Society for Bone and Mineral Research (Chapter 13). http://www.homepages.ucl.ac.uk/~ucgatma/Anat3048/PAPERS etc/ASBMR Primer Ed 6

Gocht A, Colmant HJ (1987) Central pontine and extrapontine myelinolysis: a report of 58 cases. Clin Neuropath 6: 262–70

Hansen HC (2003) Rhabdomyolyse. Intensivmed 40: 293–300

Kishimoto Y, Ikeda K, Murata K, Kawabe K, Hirayama Y, Iwasaki Y (2012) Rapid development of central pontine myelinolysis after recovery from Wernicke encephalopathy: a non-alcoholic case without hyponatremia. Intern Med 51(12): 1599–603

Kunze K (1992) Enzephalopathien. In: Lehrbuch der Neurologe, S 540–64. Thieme, Stuttgart

Leroy S, Gout A, Husson B, de Tournemire R, Tardieu M (2012) Centropontine myelinolysis related to refeeding syndrome in an adolescent suffering from anorexia nervosa. Neuropediatrics 43(3): 152–4

Lupato A, Fazio P, Fainardi E, Cesnik E, Casetta I, Granieri E. (2010) A case of asymptomatic pontine myelinolysis. Neurol Sci 31(3): 361–4

Marik PE, Bedigian MK (1996) Refeeding hypophosphatemia in critically ill patients in an intensive care unit. A prospective study. Arch Surg 131(10): 1043–7

Mehanna H, Nankivell PC, Moledina J, Travis J (2009) Refeeding syndrome – awareness, prevention and management. Head Neck Oncol 1: 4

Menger H, Jörg J (1999) Outcome of central pontine and extrapontine myelinolysis. J Neurol 246(8): 700–5

Menger H, Paehge T (2009) Central pontine myelinolysis. Fortschr Neurol Psychiatr 77(1): 44–54

Mochizuki H, Masaki T, Miyakawa T, Nakane J, Yokoyama A, Nakamura Y et al. (2003) Benign type of central pontine myelinolysis in alcoholism – clinical, neuroradiological and electrophysiological findings. J Neurol 250(9): 1077–83

Norenberg MD (1983) A hypothesis of osmotic endothelial injury, a pathogenetic mechanism in central pontine myelinolysis. Arch Neurol 40: 66–9

Palm C, Wagner A, Gross P (2011) Hypo- und Hypernatriämie. Dtsch Med Wochenschr 136: 29–33

Pandharipande P, Jackson J, Ely EW (2005) Delirium: acute cognitive dysfunction in the critically ill. Curr Opin Crit Care 11(4): 360–8

Patel AS, Matthews L, Bruce-Jones W (2008) Central ontine myelinolysis as a complication of refeeding syndrome in a patient with anorexia nervosa. J Neuropsychiatry Clin Neurosci 20(3): 371–3

Oechsner M, Pfeiffer G, Timmermann K, Krömer H, Stürenburg HJ, Kunze K (1996) Akute reversible Enzephalopathie mit Hirnödem und Anfallsserie bei Pseudohypoparathyreoidismus. Nervenarzt 67: 875–9

Rizzo MA, Fisher M, Lock JP (1993) Hypermagnesemic pseudocoma. Arch Intern Med 153(9): 1130–2

Spormann R, Harding U, Stuhr M, Röther J, Püschel K, Reifferscheid F (2012) Kasuistik interaktiv – Ein Marathon mit dramatischen Folgen. Anästhesiol Intensivmed Notfallmed Schmerzther 47(11/12): 696–702

Stuerenburg HJ, Hansen HC, Thie A, Kunze K (1996) Reversible dementia in idiopathic hypoparathyroidism associated with normocalcemia. Neurology 47(2): 474–6

Schwarz H, Scriba PC (1974) Endokrin bedingte Enzephalopathien. In: Bodechtel G (Hrsg) Differentialdiagnose neurologischer Krankheitsbilder, 3. Aufl, S 505–31. Thieme, Stuttgart

Shimada Y, Yoritaka A, Tanaka Y, Miyamoto N, Ueno Y, Hattori N, Takao U (2012) Cerebral infarction in a young man using high-dose anabolic steroids. J Stroke Cerebrovasc Dis 21(8): e9–11

Sterns RH, Silver S, Kleinschmidt-DeMasters BK, Rojiani AM (2007) Current perspectives in the management of hyponatremia: prevention of CPM. Expert Rev Neurother 7(12): 1791–7

Talih F, Fattal O, Malone D (2007) Anabolic steroid abuse: psychiatric and physical costs. Cleve Clin J Med 74(5): 341–52

Walterfang M, Goh A, Mocellin R, Evans A, Velakoulis D (2012) Peduncular hallucinosis secondary to central pontine myelinolysis. Psychiatry Clin Neurosci 66(7): 618–21

Weber U, Hüppe T, Niehaus L (2000) CT and MRI in severe hypophosphataemia with central nervous system involvement. Neuroradiology 42(2): 112–4

Yu C, Sharma N, Saab S (2013) Hyponatremia: clinical associations, prognosis, and treatment in cirrhosis. Exp Clin Transplant 11(1): 3–11

Enzephalopathien bei Enteropathien und nutritivem Mangel

F. Erbguth

19.1 Entzündliche Darmerkrankungen – 304
19.1.1 Zöliakie und Glutensensitivität – 304
19.1.2 M. Crohn und Colitis ulcerosa – 306
19.1.3 M. Whipple – 307

19.2 Enzephalopathie bei Hepatitis C – 308

19.3 Pankreatische Enzephalopathie – 308

19.4 Mitochondriale neuro-gastrointestinale Enzephalopathie (MNGIE) – 308

19.5 Afebrile epileptische Anfälle bei milder Gastroenteritis – 308

19.6 Nutritive Mangelzustände – Vitamin- und Folsäuremangel – 309
19.6.1 Vitamin-B1(Thiamin)-Mangel: Wernicke-Enzephalopathie und Korsakow-Syndrom – 309
19.6.2 Vitamin-B12(Cobalamin)-Mangel – 312

19.7 Hypervitaminosen – 313

19.8 Enzephalopathien im Rahmen konservativer Diagnostik und Therapie von Enteropathien – 313

19.9 Neurologische Komplikationen operativer Behandlungen – 313

Literatur – 314

Enteropathien können Enzephalopathien durch unterschiedliche pathophysiologische Mechanismen verursachen:
- infektiös-erregerbedingt (z. B. M. Whipple),
- autoimmunvermittelt-parenchymatös (z. B. Zöliakie),
- autoimmunvermittelt-vaskulitisch (z. B. M. Crohn, Colitis ulcerosa),
- komplex-multikausal (z. B. nekrotisierende Pankreatitis [Dietrich u. Erbguth 2003; Töpper et al. 2002]),
- infolge Hypovitaminosen nach Malabsorptionen und -digestionen,
- infolge Hypervitaminosen,
- nach konservativer oder operativer Behandlung (z. B. bariatrischer Chirurgie).

> Ausschließlich neuro-psychiatrische Manifestationen der zumeist internistischen Grunderkrankungen bzw. nutritiven Defizienzen sind nicht die Regel, aber durchaus möglich!

19.1 Entzündliche Darmerkrankungen

19.1.1 Zöliakie und Glutensensitivität

Epidemiologie und Pathophysiologie

Die Zöliakie (syn. »einheimische Sprue«, »glutensensitive Enteropathie«) ist primär eine Dünndarmerkrankung mit Unverträglichkeit gegen die Gliadinfraktion von Gluten, einem Eiweißbestandteil der Getreidesorten Weizen, Roggen und Gerste (Freeman 2008) und einer Prävalenz von ca. 1%. Abhängig vom Ausmaß der Glutenbelastung treten geringe bis ausgeprägte Entzündungen der Darmmukosa – bis hin zur kompletten Zottenatrophie – und systemische Immunreaktionen auf. Bei ca. 10% der Patienten mit gesicherter Diagnose treten neurologische Komplikationen auf. Ausschließlich neurologische Manifestationen sind als Erstmanifestation (Bürk et al. 2009; Bushara 2005) möglich. Subklinische Manifestationen der Darmerkrankung und lediglich labordiagnostische Hinweise auf Malabsorption (z. B. Eisen-, Vitamin-B12-Mangel oder Folsäuremangel, Anämien) erschweren die diagnostische Zuordnung. Zudem sind im Erwachsenenalter Beginn und Schwere der Erkrankung sehr variabel!

> Die Zöliakie gilt mittlerweile nicht mehr als reine Darmkrankheit, sondern als immunvermittelte Systemerkrankung.

Es besteht eine genetische Disposition (80–90% aller Patienten sind Träger des Allels HLA DQ2, übrige des Allels HLA DQ8), und im Serum lassen sich spezifische Antikörper und Autoantikörper nachweisen. Das Krankheitskonzept unterscheidet zwischen der »Glutensensitivität« als systemischer Autoimmunität mit zirkulierenden Antikörpern und deren unterschiedlichen Manifestationen, von denen eine die gastrointestinale Variante »Zöliakie« darstellt (Zhang u. Tian 2007).

Gegenwärtig geht man von überwiegend T-zellulär autoimmun-vermittelten Entzündungsprozessen aus, die im Gehirn disseminierte Parenchymläsionen zeigen können (sichtbar als WML) oder durch epitopspezifische Antikörper (z. B. gegen Purkinjezellen) »systemisch« bestimmte neuronale Zellverbände atrophieren lassen können und so zur Kleinhirnatrophie führen. Malnutritive oder -digestive Faktoren spielen keine wesentliche Rolle in der Enzephalopathie-Genese, abgesehen von seltenen Fällen eines Vitamin-B12-Mangels. Assoziationen bestehen zu anderen autoimmunologischen oder endokrinologischen Erkrankungen wie juveniler Diabetes mellitus, primär biliäre Zirrhose, primär sklerosierende Cholangitis, Colitis ulcerosa, Sjögren-Syndrom und andere Kollagenosen, Autoimmunthyreoiditis, M. Addison und polyglanduläres Syndrom Typ 1.

Klinische Befunde und Verlauf

Das Durchschnittsalter für das erste Auftreten neurologischer Symptome liegt um das 50. Lebensjahr. Eine (Leuk-)Enzephalopathie ist mit ca. 36% die dritthäufigste neurologische Manifestation nach der zerebellären Gluten-Ataxie mit 67% und der peripheren Neuropathie mit 46% (alle Formen der Neuropathie von senso-motorisch distal-symmetrischen axonalen Formen bis hin zu Multiplex-Neuropathien) (Hadjivassiliou et al. 2010). Neben Kombinationen dieser Symptome gibt es auch seltenere Manifestationen: Myopathien, Myelopathien, Epilepsien (Assoziation mit bilateralen parietookzipitalen Verkalkungen).

Zudem wurden eine Reihe neuro-psychiatrischer Manifestationen in einen ursächlichen Zusammenhang mit einer Glutensensitivität gebracht (Hadjivassiliou et al. 2003):
- demenzielle Syndrome,
- Psychosen,
- Autismus und
- Aufmerksamkeitsdefizit-/Hyperaktivitäts-Syndrom (ADHS).

Der positive Nachweis von Anti-Gliadin-Antikörpern (AGA) allein belegt noch keine Kausalität zu einer unspezifischen neurologischen Symptomatik, da AGA als Epiphänome bei anderen Erkrankungen angetroffen werden. Es finden sich nämlich sowohl bei definierten degenerativen neurologischen Erkrankungen – wie z. B. der Chorea Huntington –, insbesondere aber auch bei unklaren neurologischen Syndromen hohe Prävalenzen von AGA: 40% bei idiopathischen Ataxien, 43% bei hereditären

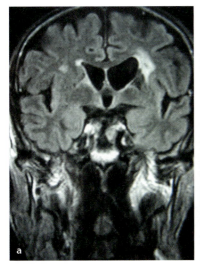 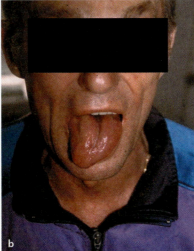 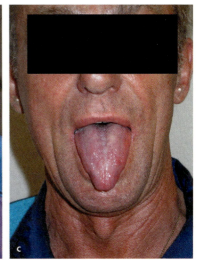

Abb. 19.1 Asymmetrische hyperintense periventrikuläre T2-Flair-Läsionen (a) bei einem Patienten mit Gluten-Enzephalopathie, Hypoglossusparese (b) und entzündlichem Liquorsyndrom. Die Symptome remittierten nach einer Steroidgabe und glutenfreier Diät (c)

Ataxien, 34% bei Neuropathien. Auch bei 17% gesunder Blutspender fanden sich positive AGA-Titer (Hadjivassiliou et al. 2003, 2010).

- **Gluten-Ataxie**

Die Gluten-Ataxie präsentiert sich als zerebelläre Stand- und Gangataxie, fakultativ mit Dysarthrie und Okulomotorikstörungen (Hadjivassiliou et al. 2003), meist mit Kleinhirnatrophie. Seltenere akute Verläufe können wie eine paraneoplastische Kleinhirndegeneration imponieren; bei begleitender Neuropathie kann eine periphere Ataxie hinzutreten.

- **Gluten-Enzephalopathie**

Beschrieben werden Kopfschmerzen zusammen mit Auffälligkeiten der weißen Substanz (WML), fakultativ dazu kognitive Störungen und fokale neurologische Symptome (Hadjivassiliou et al. 2010). Die WML sind sowohl fokal als auch diffus verteilt, mit eher vaskulärem als demyelinisierendem Verteilungsmuster (◘ Abb. 19.1). Klinisch ist bei migränösen Kopfschmerzen auch ein CADASIL-Syndrom abzugrenzen.

Die unspezifische Symptomatik und die hohen Prävalenzraten von WML im MRT und von AGA im Blut erschweren den Kausalitätsnachweis im Einzelfall. Allerdings wird bei klinisch verdächtigen Konstellationen mit positivem Antikörper-Nachweis auf Verdacht eine strenge glutenfreie Diät durchgeführt, selbst nach negativer Darmbiopsie. Ein Verschwinden der Kopfschmerzen wird dann im Einzelfall für den kausalen Zusammenhang sprechen, besitzt allerdings keine Beweiskraft.

Diagnostik

> **Ausreichend spezifische Labortests für die Zöliakie**
> - IgA-Antikörper gegen Gewebstransglutaminase Typ 2 (TG 2); EIA; bei IgA-Mangel IgG-Test durchführbar
> - IgA-Antikörper gegen Endomysium (EMA), IFT (höchste Spezifität); bei IgA-Mangel IgG-Test durchführbar
> - IgG-Antikörper gegen deamidierte Gliadinpeptide (DGP), EIA (geringste Spezifität)

Ein IgA-Mangel sollte durch Bestimmung des Gesamt-IgA ausgeschlossen werden. Bei IgA-kompetenten Personen reicht die Bestimmung von TG2-IgA-Antikörpern als Suchtest aus. Die AK-Tests können unter glutenfreier Diät oder immunsuppressiver Therapie negativ ausfallen. Bestimmungen von IgG- oder IgA-Antikörpern gegen natives Gliadin (konventionelle AGA) sind wegen schlechter Sensitivität und Spezifität nicht geeignet.

Zur internistischen Diagnosesicherung wird eine endoskopisch-bioptische Diagnostik aus dem duodenojejunalen Übergang durchgeführt (Zottenatrophie, Kryptenhyperplasie, lymphozytäre Infiltration der Lamina propria).

Die neurologisch-apparative Diagnostik kann pathologische Befunde in der MRT (T2-hyperintense Läsionen im Marklager) und im Liquor (vereinzelt entzündliche Syndrome, mit 20–90 mononukleären Zellen/µL, Protein 80–160 mg/dl bei in der Regel fehlender autochthoner Immunglobulinsynthese und negativen oligoklonalen

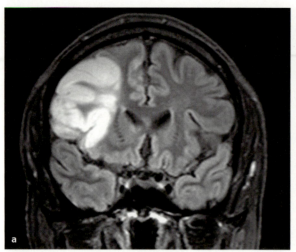
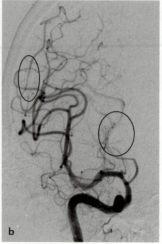
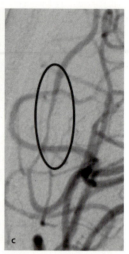

Abb. 19.2 **a** Ausgedehnter Rindeninfarkt, **b und c** abschnittweise Kaliberverengungen und -sprünge in der DSA bei einem 40-jährigen Patienten mit Colitis ulcerosa

Banden) erbringen. Differenzialdiagnostisch sind andere Leukenzephalopathien mit WML, z. B. aus dem Formenkreis der Enzephalomyelitis disseminata, abzugrenzen (▶ Kap. 22).

Therapie und Prognose

Besserungen solcher akuter enzephalopathischer Syndrome (mit positivem MRT- und Liquorbefund) wurden in Einzelfällen durch Immuntherapien erzielt (z. B. Kortikosteroide, IVIG). Unter glutenfreier Kost normalisieren sich die Antikörpertiter meist innerhalb von 3–12 Monaten. Grundsätzlich ist die Prognose unter glutenfreier Diät variabel. Nur bei kurzer Symptomdauer werden Vollremissionen erwartet.

19.1.2 M. Crohn und Colitis ulcerosa

Epidemiologie und Pathophysiologie

Für die chronischen autoimmun-entzündlichen Darmerkrankungen (»Inflammatory bowel disease«, IBD) M. Crohn, Colitis ulcerosa und nicht-klassifizierbare Kolitis wird eine Prävalenz von 40–70/100000 mit bevorzugtem Beginn zwischen dem 20. und 30. Lebensjahr angegeben. Extraintestinale Manifestationen beider Erkrankungen werden durch systemische Autoimmunreaktionen und Entzündungsmediatoren ausgelöst und betreffen neben Gelenken, Leber, Haut, Niere und Augen auch das Nervensystem.

Klinische Befunde und Verlauf

Die Häufigkeit neurologischer Komplikationen wird für beide Erkrankungen mit 2–5% angegeben (Dietrich u. Erbguth 2003; Töpper et al. 2002). Die zerebralen Manifestationen umfassen eine Vaskulitis der Hirngefäße (◘ Abb. 19.2), Hirnvenenthrombosen und arterielle Hirninfarkte, die sich in demenziellen Prozessen, Bewusstseinsstörungen, fokalen Symptomen und epileptischen Anfällen äußern. Auch Hirnblutungen als Folge einer Verbrauchskoagulopathie sind möglich.

Mitwirkende pathogenetische Faktoren sind eine begleitende Hyperkoagulabilität durch Faktor-V- und Faktor-VIII-Erhöhungen, Hyperfibrinogenämie, Thrombozytosen und Antithrombin-III-Erniedrigungen im Rahmen der entzündlichen Darmerkrankung.

Beim M. Crohn tritt in frühen Stadien häufig eine Papillitis auf, die abgegrenzt werden muss gegen einen Sehnervinfarkt (anteriore ischämische Optikusneuropathie), z. B. bei retinaler Vaskulitis, gegen eine Stauungspapille, z. B. infolge einer Sinusthrombose oder eines »Pseudotumor cerebri« (benigne intrakranielle Hypertension bei M. Crohn). Daneben gibt es neuro-muskuläre und spinale Manifestationen: akute und chronische demyelinisierende und axonale PNP, Hirnnervenneuropathien, Myopathien, Myositiden, Myasthenia gravis, Myelopathien, Myelitiden und epidurale Abszesse bei Fisteln.

Diagnostik

Die zerebrale MRT kann Läsionen der weißen Substanz bei vaskulitischer Manifestation aufdecken und Hirninfarkte oder venöse Thrombosen bestätigen oder ausschließen. WML können Probleme in der Abgrenzung zur Multiplen Sklerose (bei IBD gehäuft) und zu assoziierten Vaskulitiden aufwerfen, da bei ihnen allen chronisch entzündliche Liquorsyndrome mit positiven oligoklonalen Banden auftreten.

Auf einen entzündlichen Befall mittlerer Gefäße können Stenosesignale im TCD hinweisen; die Vaskulitis-typischen Veränderungen mit Kalibersprüngen werden in den Schnittbild-Angiographien und der DSA detektiert (◘ Abb. 19.2). In der Differenzialdiagnostik zur Vaskulitis kann neben der leptomeningealen oder Hirn-Biopsie suspekter zerebraler Herde auch eine Muskel- oder Hautbiopsie erwogen werden. Sie konnten in Einzelfällen bei schweren Enzephalopathien mit WML durch den Nachweis perivaskulärer entzündlicher Infiltrate die Diagnose des M. Crohn mit neurologischer Beteiligung stützen.

Zur Frage einer Malabsorption durch IBD werden mit der Gastroenterologie die geeigneten Stuhluntersuchungen, Resorptionstests und Funktionstests abgestimmt.

Therapie und Prognose

Die Steroidtherapie induziert bei diesen vaskulitischen Enzephalopathien meist eine Remission, bei Nichtansprechen empfiehlt sich der Einsatz von IVIG, Plasmaaustausch oder Cyclophosphamid. Bei der gerinnungshemmenden Therapie arterieller und venöser zerebro-vaskulärer Manifestationen muss das erhöhte gastrointestinale Blutungsrisiko durch Thrombozytenfunktionshemmer oder Antikoagulanzien bedacht werden.

19.1.3 M. Whipple

Epidemiologie und Pathophysiologie

Bei dieser Systeminfektion mit dem grampositiven Aktinobakterium Tropheryma whipplei umfasst die allgemeine und gastrointestinale Symptomatik Bauchschmerzen, Durchfälle und Gewichtsverlust mit häufigen Fieberschüben, Lymphknotenschwellungen und Polyarthralgien. Extraintestinal können neben kardialen, pulmonalen, okulären (Chorioretinitis, Papillenödem, Glaskörpertrübung) und dermatologischen (Hyperpigmentierungen) Manifestationen in etwa 40% der Fälle zerebrale Erscheinungsformen auftreten (Fenollar et al. 2007). Oft und besonders in atypischen Fällen wird die Diagnose erst autoptisch gestellt, da bei etwa 15–20% aller mit T. whipplei infizierten Patienten nie gastrointestinale Beschwerden auftraten und der jejunale Biopsiebefund unauffällig geblieben sein kann.

Die Schwierigkeit der Diagnosestellung unterstreicht ein Fallbericht aus dem Jahr 1995 über einen 1931 verstorbenen und bereits 1936 kasuistisch publizierten Patienten mit einer Blickparese sowie rhythmischen, kloniformen Zuckungen der linken Gesichtshälfte, nach dessen Tod sich autoptisch neben einer Peri- und Endokarditis auch eine Enzephalitis im Bereich von Thalamus, Hypothalamus und Basalganglien fand. Nach Wiederaufbereitung des archivierten Autopsiematerials gelang 62 Jahre später mittels PCR-Nachweises von T. whipplei die Diagnosestellung eines M. Whipple (Fenollar et al. 2007; Gerard et al. 2002).

Klinische Befunde und Verlauf

Auf neurologischem Gebiet dominiert die zerebrale Manifestation; spinale oder peripher-neurologische Symptome sind eine Rarität. Auch bei neurologisch asymptomatischen Whipple-Patienten wurde T. whipplei in bis zu 70% mittels PCR im Liquor nachgewiesen. Nur 5% der ZNS-Beteiligungen sind die erste und einzige Manifestation der Erkrankung.

Die neurologische Symptomatik ist variabel und unspezifisch: demenzielle Syndrome und Bewusstseinsstörungen, daneben Persönlichkeitsveränderungen oder psychotische und depressive Episoden. Etwa die Hälfte aller Betroffenen weisen supranukleäre Augenbewegungsstörungen mit initial häufig vertikaler und nachfolgend auch horizontaler Blickparese auf (Panegyres 2008). Als pathognomonisch gelten die bei ca. 20% der Fälle auftretenden okulomastikatorischen bzw. okulofazioskeletale Myorhythmien (rhythmische Kontraktionen der Kau-, Gesichts-, Rumpf- und/oder Extremitätenmuskulatur mit einer Frequenz von etwa 1 Hz), die von einem langsamen Konvergenz-Pendelnystagmus begleitet werden.[1] Typisch sind ferner hypothalamische Funktionsstörungen in Form von Störungen des Schlaf-Wach-Rhythmus, Polydipsie, Hyperphagie, Libidoveränderungen und Amenorrhoe (Revilla et al. 2008). Es wurden auch Beteiligungen des ersten Motoneurons sowie epileptische Anfälle, Ataxien und Sensibilitätsstörungen beschrieben.

> Eine Symptomtrias aus Myoklonien, Demenz und supranukleärer Blickparese muss immer an einen zerebralen M. Whipple denken lassen.

Neuropathologie

Typisch sind eine generalisierte Hirnatrophie und kleine, bis zu 2 mm durchmessende Granulome, die diffus in der grauen Substanz und subependymal lokalisiert sind. Mikroskopisch finden sich im Inneren der Granulome Perjodsäure-Schiff(PAS)-positive Makrophagen, umgeben von aktivierten Astrozyten. Bei fortgeschrittener Erkrankung greift die Infiltration auf die weiße Substanz und den subarachnoidalen Raum über (Gerard et al. 2002).

Diagnostik

Unspezifische **Laborveränderungen** wie Anämie, Leukozytose, BSG-Beschleunigung und Leberwerterhöhungen können erste Hinweise auf IBD geben. **Jejunumbiopsien**, die mikroskopisch PAS-reagenzpositives Material (Bakterienfragmente, meist innerhalb von Makrophagen) zeigen, in dem der Nachweis von Bakterien-RNA-Sequenz durch PCR gelingt, sichern die Diagnose. Nach zweimalig

---

1 Einem Fallbericht in »Neurology« ist ein Video der pathognomonischen Myorhythmien beigefügt (Panegyres 2008)

negativen Biopsien sollte bei anhaltendem Krankheitsverdacht eine Biopsie aus Lymphknoten, Hirngewebe oder Glaskörper erwogen werden.

Im **Liquor** finden sich oft eine leichte Pleozytose und Eiweißerhöhung (Zellzahl 5–900/µL, durchschnittlicher Eiweißgehalt 91 mg/dl). In etwa 10% gelingt der Nachweis PAS-positiver Makrophagen, in 70% findet sich eine PCR (Diels et al. 2011).

Kernspintomographien zeigen vieldeutige, im mediobasalem Temporallappen, in Hypothalamus, Pons und Basalganglien gelegene Signalveränderungen. Sie sind in der T1-Wichtung hypointens und in der T2-Wichtung hyperintens, zeigen geringe, manchmal ringförmige Kontrastmittelaufnahme. In Einzelfällen sind große intrazerebrale Raumforderungen beschrieben worden, die differenzialdiagnostisch an Tumoren denken ließen (Black et al. 2010). Ein zerebraler M. Whipple kann auch zerebro-vaskuläre Bildbefunde und Formen einer limbischen Enzephalitis imitieren (Blanc et al. 2011).

Therapie und Prognose

Notwendig ist eine konsequente mehrmonatige antibiotische Therapie wegen häufiger Rezidive nach verfrühter Beendigung und sogar unter laufender Behandlung. Initial sollte über ca. 4 Wochen eine i.v.-Gabe eines Drittgenerations-Cephalosporins (z. B. Ceftriaxon, Cefotaxim) in Kombination mit Streptomycin erfolgen. Alternativ ist auch die Kombination von Penicillin und Streptomycin möglich. Anschließend wird eine 1- bis 2-jährige orale Fortsetzung mit Cotrimoxazol empfohlen. Im Falle eines Rezidivs sollte eine Umstellung auf ein orales Cephalosporin erfolgen. Zur Kontrolle des Therapieerfolges werden serielle Liquor-PCR-Untersuchungen und engmaschige Bildgebungskontrollen empfohlen. Stets sollte die Therapie bis zum sicheren negativen Befund in der Liquor-PCR fortgesetzt werden (Panegyres 2008; Kumar 2011).

19.2 Enzephalopathie bei Hepatitis C

Das ZNS kann durch erregerinduzierte Vaskulitis und immunvermittelte Demyelinisierungen involviert sein, neben der typischen neuropathischen Manifestation bei Kryoglobulinämie. Beobachtete Symptome waren: Apathie, Bewusstseinsstörungen, Myoklonien, Tetraspastik, Myoklonien und progrediente Enzephalomyelitis. Therapeutische Erfolge wurden von Interferon-α, Kortikosteroide, Plasmapherese und Rituximab berichtet (Dietrich u. Erbguth 2003; Töpper et al. 2002). Die Verläufe sind uneinheitlich, aber in frühen Stadien potenziell reversibel.

19.3 Pankreatische Enzephalopathie

Im Zusammenhang mit einer akuten Pankreatitis oder Pankreaskarzinomen wurden Symptome einer Enzephalopathie (führend: Bewusstseinsstörungen) in bis zu 20% der Fälle beobachtet, die zur Bezeichnung »pankreatische Enzephalopathie« geführt haben. Dabei bleibt aber ungeklärt, ob diese Enzephalopathie eine eigenständige Erkrankung darstellt oder ob sie nicht Ausdruck einer multifaktoriellen Enzephalopathie bei Pankreatitis ist. Sepsis, Pankreatinaktivierung, Freisetzung von Zytokinen und freien Radikalen, Mikrozirkulations- und Gerinnungsstörungen, verändertes Endothelin-1-Stickoxid-Verhältnis, Störungen des Wasser- und Elektrolythaushalts und Vitamin-B1-Defizite können allesamt eine Rolle spielen (Zhang u. Tian 2007). Im MRT wurden Läsionen beschrieben, die phänomenologisch denen bei CPM bzw. EPM entsprechen. Im Tierversuch wurde eine Störung der Blut-Hirn-Schranke bei experimenteller Pankreatitis durch erhöhten Tumornekrosefaktor und Interleukin-6 nachgewiesen.

19.4 Mitochondriale neuro-gastrointestinale Enzephalopathie (MNGIE)

Diese seltene autosomal rezessiv vererbte Multisystemerkrankung tritt meist vor dem 30. Lebensjahr auf. Die Symptome sind gastrointestinal (Motilitätsstörung mit Kachexie) und neurologisch (Ptose, progressive externe Ophthalmoplegie, Polyneuropathie und Leukenzephalopathie) (Garone et al. 2011), (▶ Abb. 23.2).

Die Mutation im TYMP-Gen, das die Thymidin-Phosphorylase kodiert, reduziert deren Aktivität drastisch und erhöht Thymidin und Deoxyuridin im Plasma massiv. Im MRT finden sich ausgeprägte Zeichen einer Leukenzephalopathie. Möglicherweise kann die Krankheit positiv durch eine Stammzell- Transplantation beeinflusst werden.

19.5 Afebrile epileptische Anfälle bei milder Gastroenteritis

Bei Kindern wurden »afebrile Krämpfe« bei milder Gastroenteritis mit Diarrhöen ohne Dehydratation oder Elektrolytstörungen beschrieben. Das Auftreten ohne enzephalopathische oder meningitische Komplikationen gilt inzwischen als eigene »Entität« (Verrotti et al. 2009) (▶ Abschn. 6.4). Die Pathophysiologie ist ungeklärt. Die Prognose ist stets gut und in der Regel keine weitere antiepileptische Therapie notwendig.

19.6 Nutritive Mangelzustände – Vitamin- und Folsäuremangel

Vitamine, vom Menschen überwiegend nicht synthetisiert, müssen mit der Nahrung regelmäßig zugeführt werden – anderenfalls werden Enzephalopathien durch nutritive oder resorptive Defizite ausgelöst. Selten geschieht dies durch Hypervitaminosen fettlöslicher Vitamine (Kumar 2011). Eine Zusammenstellung der enzephalopathischen und allgemeinen Symptome bei Hypovitaminosen findet sich in ◘ Tab. 19.1.

Die Enzephalopathien durch geminderten Bestand an Elektrolyten werden in ► Kap. 18 behandelt, die Mangelzustände für Vitamin B1, B12 und Folsäure hier detailliert besprochen. Spurenelemente und andere Vitamine sind in ◘ Tab. 19.1 angesprochen.

> Bei allen Avitaminosen gehen die neurologischen Symptome gelegentlich der Diagnose einer Enteropathie voraus, ohne dass (internistische) Laborveränderungen bestehen müssen! Als Beispiel sei eine Pellagra als erste klinische Manifestation eines M. Crohn angeführt (Pollack et al. 1982).

19.6.1 Vitamin-B1(Thiamin)-Mangel: Wernicke-Enzephalopathie und Korsakow-Syndrom

Epidemiologie und Pathophysiologie

Der Vitamin-B1-Mangel führt zur Wernicke-Enzephalopathie (WE) und einer axonalen Neuropathie (Beri-Beri), gelegentlich zu therapierefraktärer Herzinsuffizienz und Laktazidose. Wernicke beschrieb 1881 die eindrucksvollen Nekrosen und Blutungen im Bereich des Hirnstamms und des Dienzephalons als »Pseudoenzephalitis haemorrhagica superioris« (► Abschn. 7.4.3). Biochemisch steht die Übersäuerung wegen unzureichendem aerobem Glukoseabbau im Vordergrund. Thiaminmangel hat viele Ursachen (► Übersicht).

> **Auswahl typischer Auslöser der WE**
> – Chronische Alkoholkrankheit
> – Prolongierte parenterale Ernährung, z. B. postoperativ
> – Malnutrition, Fasten und Hungern (»Beriberi«)
>   – Hyperemesis, z. B. onkologisch bedingt oder in der Schwangerschaft
>   – Anorexia nervosa und Bulimie
>   – Malignome, Leukämie, Lymphome
> – Hämodialyse

Unterschiedliche klinische Verläufe werden mit der variablen Transketolaseaktivität begründet. Dieses Enzym setzt seine Substrate im Pentosephosphatweg nur in Anwesenheit von ausreichenden Mengen Thiaminpyrophosphat und Magnesium suffizient um.

Klinische Befunde und Verlauf

Die Wernicke-Enzephalopathie (WE) ist durch die drei Kardinalsymptome Ataxie (A), Okulomotorikstörung (OM) und organisches Psychosyndrom (OPS) mit Verwirrtheit und Bewusstseinsstörungen gekennzeichnet und hat eine Sterblichkeit von 15–20%. Alle Symptome können auch einzeln auftreten. Harper et al. (1986) zeigten, dass die wenigsten Fälle mit neuropathologisch nachgewiesener WE zu Lebzeiten die volle Symptomtrias aufwiesen (◘ Abb. 19.3).

Bei Intensivpatienten können alle WE-Symptome durch Bewusstseinsstörungen maskiert sein, oder sie werden anderen Ursachen zugeschrieben, wie Analgosedierung, Intoxikation, postiktuale Verlangsamung, psychiatrische Erkrankung. Bedeutsame Folge des Thiaminmangels kann eine schwere und therapierefraktäre Laktazidose sein. Sie ist durch den blockierten aeroben Glukoseabbau über den Krebszyklus und den Pentosephosphatweg (Minderung der Transketolaseaktivität) begründet und nur durch Thiaminzufuhr zu beheben. Bei 80% der Patienten finden sich auch Zeichen einer Neuropathie sowie gelegentlich Beteiligungen der Sehnerven. In Autopsiestudien fanden sich typische neuropathologische Befunde bei 12% der Personen mit chronischem Alkoholabusus, darunter auch »beschwerdefreie« Fälle.

Extrazerebral manifestiert sich gelegentlich der Thiaminmangel in Gestalt der »feuchten Beri-Beri«, als dekompensierte und digitalisrefraktäre Herzinsuffizienz mit fulminantem Lungenödem. Typisches Beispiel ist der an Kardiomyopathie erkrankte Alkoholiker.

Die akute WE geht häufig in das Korsakow-Syndrom über, und beide gelten als Spielart der gleichen Erkrankung mit Mischbildern und Übergängen. Beim Korsakow-Syndrom besteht meist eine Desorientierung, eine ausgeprägte Störung des retrograden und anterograden Gedächtnisses, der Merkfähigkeit (amnestisches Syndrom) sowie Konfabulationen.

Unter selektiver Thiamin-Mangelernährung traten experimentell beim Menschen gemittelt bereits nach neun Tagen erste Symptome auf, die sich nach Substitution komplett zurückbildeten (Abgeschlagenheit, Kopfschmerzen und senso-motorische Parasymptomatik). Im Allgemeinen wird beim Gesunden (!) von für 2–3 Wochen ausreichenden Thiaminspeichern ausgegangen. Besonders der erhöhte Bedarf (z. B. in der Schwangerschaft), die einseitige Ernährung oder die Malresorption (Achlorhydrie) kann zum Vitamin-B1-Defizit führen (Kumar 2011).

Tab. 19.1 Mangel an essentiellen Vitamin und Spurenelementen: Wichtigste Symptome und Häufigkeiten in Bezug auf Enzephalopathien

Chemische Bezeichnung/ Mangelerkrankung	Vitamin	Typische allgemeine und nicht-enzephalopathische neurologische Symptome	Enzephalopathie	Epidemiologie
Retinoide (Provitamin: ß-Carotin)	A	Follikuläre Hyperkeratosen Optikusatrophie, Nachtblindheit, Xerophthalmie, Immunschwäche	NN	Überwiegend Kinder, bes. in Entwicklungsländern
Thiamin Beriberi	B1	Unspez. ödematöse Effloreszenzen, Herzinsuffizienz, Laktazidose PNP	Fokale (Wernicke-) Enzephalopathie und Korsakow-Syndrom	Malnutrition, -digestion Speicherreserve reicht max. 3–4 Wochen !
Riboflavin	B2	Ekzeme periorifiziell und typische Areale*, Paronychien, Mundwinkelrhagaden, Anämie, PNP	NN	Sehr selten
Niacin (Nicotinamid, Nicotinsäure) Pellagra	(B3)	Ekzeme in typ. Arealen*, Photosensibilität, Stomatitis, Diarrhöen, Anorexie, Myoklonien PNP	Quantitative und qualitative Bewusstseinsstörungen, Halluzinationen, Demenz Apathie	Isoliert selten, bei isolierter Maisernährung; bei Mangelernährung oft kombiniert mit B1- und B6- Mangel
Pantothensäure	(B5)	Unspez. Dermatose, Muskelkrämpfe PNP (»burning feet«)	Kopfschmerzen, Fatigue, Ataxie	Isolierter B5-Mangel selten, z. B. schwere Mangelernährung
Pyridoxin	B6	Ekzeme typ. Areale*, Stomatitis, Glossitis, Konjunktivitis, Anämie PNP	Epileptische Anfälle, v. a. bei Kindern	Isolierter Mangel sehr selten, bei Alkoholismus 30% erniedrigte Serumspiegel
Biotin	(B7, H)	Ekzeme, Haarausfall, Nagelveränderungen, Glossitis, Anorexie	NN	Extrem selten
Folsäure (Pteroylglutamat)	(B9, B11)	Glossitis, Stomatitis Makrozytäre Anämie, Myelopathie, PNP	Demenz, Leukenzephalopathie	Eng verknüpft mit B12-Mangel, daher isoliert schlecht charakterisiert; neurologische Manifestationen sehr selten
Cobalamin Perniziosa	B12	Stomatitis angularis, Glossitis, Haarausfall, Makrozytäre Anämie, Sehnervbeteiligung funikuläre Myelose, PNP	Organische Psychosyndrome, Leukenzephalopathie	Häufig, z. B. Achlorhydrie bei Gastritis, Medikationen
Ascorbinsäure Skorbut	C	Hyperkeratosen mit Blutungen, Follikulitis, Gingivitis, Anämie, Wundheilungsstörung, Müdigkeit Myalgien	NN	Tumor- und Nierenpatienten Neuro-psychiatrische Pat., z. B. mit Demenz
Calciferol Rachitis	D	Osteomalazie, Rachitis, proximale Myopathie	NN	Selten, unklare Rolle bei inflammatorischer EP
Tocopherol	E	Neuropathie, Myopathie Spinozerebelläre Degeneration	NN	Maldigestion, erhöhter Bedarf in Schwangerschaft, Stillzeit
Phyllochinon	K	Blutungsneigung an allen Organen, z. B. Petechien, Anämie	NN, intrazerebrale Blutungen (Purpura)	Iatrogen durch Vit-K-Antagonisten
Selen		Nagelveränderungen, schuppige Haut, Anämie, Myopathie	NN	Mangel wird diskutiert als Risikofaktor für Demenz

19.6 · Nutritive Mangelzustände – Vitamin- und Folsäuremangel

Tab. 19.1 Fortsetzung

Chemische Bezeichnung/ Mangelerkrankung	Vitamin	Typische allgemeine und nicht-enzephalopathische neurologische Symptome	Enzephalopathie	Epidemiologie
Zink		Psoriasiforme Ekzeme an Akren, periorifiziell (Akrodermatitis enteropathica) und in typischen Arealen* trockene Haut, Anämie, Immuninsuffizienz	NN	Durch parenterale Ernährung, zu hohe Kupferzufuhr
Kupfer		Mikrozytäre Anämie, Myelopathie, Sehnervbeteiligung	NN	Ähnlich Avitaminose B12

NN: Keine konsistente Auslösung von Enzephalopathien beschrieben
Nicht überall genannt, aber nahezu allen Mangelsyndromen in unterschiedlicher Akzentuierung gemein, sind Anämie und Müdigkeit, allgemeine Leistungsschwäche, Immunschwäche, Fertilitäts- und Wundheilungsstörungen sowie Wachstumsstörungen bei Kindern. – Die dermatologischen Symptome betreffen vorzugsweise die orale Schleimhaut und die perioralen Hautbereiche und äußern sich bevorzugt als Stomatitis/Glossitis und Rhagaden im Mundwinkel (Perlèche). * Ekzeme in typischen Arealen betreffen die seborrhoischen Bezirke (paranasal, am Stamm: vordere/hintere Schweißrinne).

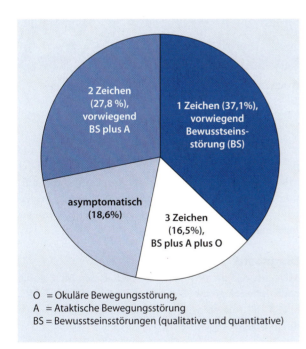

O = Okuläre Bewegungsstörung,
A = Ataktische Bewegungsstörung
BS = Bewusstseinsstörungen (qualitative und quantitative)

Abb. 19.3 Verteilung der Symptome der Wernicke-Trias. (O = Okuläre Bewegungsstörung; A = Ataktische Bewegungsstörung; BS = Bewusstseinsstörung). (Mod. n. Harper 1986)

Beim Alkoholkranken wirken Mangelernährung, enterale Resorptionsstörung, mangelnde hepatische Speicherung oft synergistisch.

Diagnostik

Die WE ist aufgrund der typischen Symptom- und Risikokonstellation bei Alkoholanamnese und/oder Mangelernährungskonstellationen **klinisch zu diagnostizieren** und umgehend zu behandeln.

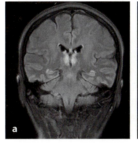 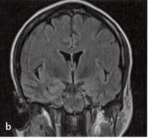

Abb. 19.4 MRT-T2-Flair-Befunde bei einer alkoholkranken Patientin mit Verwirrtheit und Okulomotorikstörung: **a** vor und **b** drei Wochen nach Symptombeginn und Thiamin-Gabe

> **Die Bestimmungen des Thiaminspiegels und der Transketolaseaktivität können den Mangel beweisen, dürfen aber nie den Therapiebeginn verzögern.**

Im EEG dominieren Verlangsamungen mit bilateral synchronen, generalisierten δ-Wellen, Letztere als Ausdruck thalamo-mesenzephaler Funktionsstörungen.

Das MRT kann periaqäduktal im Mesenzephalon, im Thalamus und im Bereich der Corpora mamillaria – gelegentlich auch zerebellär – signalintensive symmetrische Läsionen im FLAIR- und T2-Bild zeigen (**Abb. 19.4**). Eine lokale Kontrastmittelaufnahme ist häufig.

Therapie und Prognose

Zur **hochdosierten parenteralen Thiamin-Gabe** genügt der klinisch begründete Verdacht auf WE. Empfohlen wird eine Tagesdosis von 100–200 mg. Bei fehlender Ansprache kann eine Magnesiumsubstitution – z. B. wegen eines gleichzeitigen alkoholassoziierten Mangels – sinnvoll sein, weil Magnesium ko-enzymatisch im Glukoseabbau über Transketolase benötigt wird. Spricht auch diese Therapie nicht an (<24 Std.), sollte man die Diagnose überprüfen (MRT zur DD Hirnstamminfarkt, andere Enzephalopathien). Nach einer Symptombesserung, die länger als eine Woche anhält, kann mit oralen Thiamin-Gaben von 50–100 mg/d fortgefahren werden, bis ein klinisch stabiler Zustand erreicht ist.

Die parenterale Glukose-Gabe bei unbehandeltem Thiaminmangel kann zu einer raschen Verschlechterung und irreversiblen neurologischen Schäden führen. Wahrscheinlich wirkt sich das Glukose-Überangebot durch erhöhten Substratdruck am Enzymsystem nachteilig aus und beschleunigt den nekrotisierenden Krankheitsprozess durch Förderung der anaeroben Glykolyse. Akute Unverträglichkeitsreaktionen nach i.v.-Thiamin-Gabe sind so selten (ca. 1:100.000), dass ihr breiter Einsatz gerechtfertigt wird. Insofern gilt der Grundsatz, bei unklarem Koma neben Glukose auch Thiamin zu verabreichen, zumal wenn die angenommene metabolische Ursache nicht zu ermitteln ist.

Durch frühzeitige Thiaminsubstitution bessern sich die Okulomotorikstörungen in der Regel innerhalb von Stunden oder wenigen Tagen. Das Psychosyndrom und die ataktische Gangstörung respondieren weniger und später: Die kognitiven Symptome bessern sich nur bei 20% vollständig (amnestische Syndrome), und auch die ataktische Gangstörung bildet sich oft nicht vollständig zurück.

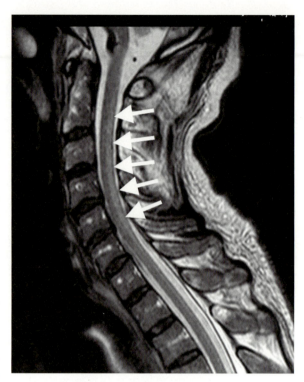

Abb. 19.5 MRT-HWS (T2) mit Darstellung einer Signalstörung in den Hinterstängen (Pfeile) als typischer Befund einer funikulären Myelose bei einem Patienten mit enzephalopathisch-demenzieller Symptomatik, Beinparese und PNP

19.6.2 Vitamin-B12(Cobalamin)-Mangel

Epidemiologie und Pathophysiologie

Das an Nahrungsproteine gebundene Cobalamin wird nach Freisetzung im sauren Milieu des Magens an den dort gebildeten Intrinsic Factor (IF) fixiert. Nur so kann es im terminalen Ileum über spezifische Rezeptoren der Darmmukosa aufgenommen werden. Insofern kann Folgendes einem Mangel zugrunde liegen (Kumar 2011):
- Anazidität (z. B. PPI-Gabe),
- IF-Mangel (Formen atrophischer Gastritis),
- Störung der Vitamin-B12-Zufuhr oder
- Störung der Darmresorption.

Unter den neurologischen Komplikationen dominieren funikuläre Myelose (Abb. 19.5) und PNP.

Klinische Befunde und Verlauf

Veränderungen der Kognition, der Persönlichkeit und des Affekts sowie Bewusstseinsstörungen bis hin zum Koma sind beschrieben. Reversible Leukenzephalopathien (Vry et al. 2005), meist in Kombinationen mit spinalen Manifestationen, zeigen sich als hyperintense symmetrische periventrikuläre WML in T2-Wichtung. Die Schwere der MRT-Befunde korreliert mit dem Ausmaß der Avitaminose (de Lau et al. 2009). Pathognomonisch ist die begleitende Myelo-Neuropathie mit Gangstörungen und eine Beteiligung des N. opticus.

Diagnostik

Viele neurologische Manifestationen lassen sich durch neuro-physiologische Ergebnisse belegen (ENG, EMG, SEP, VEP), die spinale Manifestation gelegentlich auch durch Bildgebung (MRT).

> Vitamin-B12-Spiegel im unteren Normalbereich und normale Blutbildwerte (MCV) schließen die Avitaminose mit neurologischen Ausfällen nicht aus.

Empfohlen wird die Bestimmung von Holo-Transcobalamin, Plasma-Methylmalonsäure (MMA) und Plasma-Homocystein im Serum.

Therapie und Prognose

Die Vitaminsubstitution erfolgt anfangs täglich mit i.m.-Gaben von 1000 μg Cobalamin (über 5–10 Tage), danach wöchentlich bis ca. zur 6. Woche. Die anschließende

Erhaltungstherapie setzt monatliche (100–500 μg) oder vierteljährliche Gaben (500–1000 μg) ein. Das Ansprechen auf die Therapie kann anhand des Retikulozyten-Anstiegs und mittels Kontrolle der MMA (Normalisierung) geprüft werden. Meist erreicht man nur eine geringe Symptomrückbildung, vermeidet aber Progredienz. Bei geringer Symptomausprägung kann die suffiziente frühzeitige Substitution zur restitutio ad integrum führen.

Bei Patienten, die im Rahmen der Erhaltungstherapie eine parenterale Gabe von Vitamin B12 ablehnen, kann eine orale Substitution in sehr hoher Dosierung (1000 μg/d) versucht werden, da auch bei Fehlen des IF bzw. intestinaler Malabsorption etwa 1% passiv absorbiert werden.

19.7 Hypervitaminosen

Hypervitaminosen können bei den fettlöslichen Vitaminen A, D, E und bei Vitamin B6 auftreten.

> **Neurologische Symptome der Überdosierung**
> – Vitamin A: Kopfschmerzen, Sehstörungen, intrakranielle Hypertension, PNP
> – Vitamin D: Appetitlosigkeit, erhöhte Reizbarkeit und Müdigkeit
> – Vitamin E: Kopfschmerzen, Müdigkeit, Verschwommensehen
> – Vitamin B6: Zerebelläre Symptome und PNP

19.8 Enzephalopathien im Rahmen konservativer Diagnostik und Therapie von Enteropathien

Bei Magen-Darm-Erkrankungen sind enzephalopathische Nebeneffekte infolge diagnostischer Maßnahmen und medikamentöser Therapien zu bedenken. Besonders gilt dies nach eigenen klinischen Erfahrungen und ersten Studienmitteilungen für den Vitamin-B12- und Folsäure-Mangel, der gern durch die Anazidität bei langfristiger Einnahme von Protonenpumpeninhibitoren (z. B. Refluxkranke) ausgelöst wird (▶ Abschn. 19.6.2).

Bei gleichzeitiger Neuropathie kommt oft eine toxische Belastung durch Metronidazol in Frage, unter Langzeitbehandlungen ab kumulativen Gesamtdosen von ca. 25–50 Gramm oder bei intravenöser Applikation. Die enzephalopathischen Symptome umfassen Kopfschmerzen und Bewusstseinsstörungen in Kombination mit metallischen Geschmackssensationen. Nach Absetzen von Metronidazol bilden sich die Symptome in der Regel zurück.

Polyethylenglycol (Macrogol®), eingesetzt zur Darmreinigung, kann speziell bei besonderer Disposition (Diuretikaeinnahme, Alkoholmissbrauch) ausgeprägte Hyponatriämien mit Enzephalopathie auslösen. Bei zu schneller Korrektur drohen dann osmotische Demyelinisierungssyndrome (▶ Kap. 18; Freeman 2008).

Immuntherapien verursachen mitunter differenzialdiagnostisch wichtige toxische Enzephalopathien (z. B. MTX, MoAK) (▶ Kap. 26) oder opportunistische Infektionen, z. B. durch JC-Virus (PML) (▶ Abschn. 21.2).

19.9 Neurologische Komplikationen operativer Behandlungen

Neurologische und internistische Krisen sind als »Postgastrektomie-Syndrom« (Koike et al. 2004) und Kurzdarm-Syndrome bekannt. Auch die zur Bekämpfung der Adipositas eingesetzte bariatrische Chirurgie mindert gelegentlich über die gewünschte Kalorienreduktion hinaus die Zufuhr essentieller Bestandteile (Vitaminmangel-Syndrome). Postoperative zentrale und periphere neurologische Komplikationen erscheinen akut und subakut als Ausfallsyndrome (Juhasz-Pocsine et al. 2007). Gleichsinnige Problematiken treten nach Ösophaguschirurgie und grundsätzlich bei chronischen Schluckstörungen (z. B. neurogener Art wie Motoneuronerkrankungen) auf.

Analog zur Magenresektion nach Tumor hält sich postoperativ dann eine hartnäckige, weil enzephalopathisch mit verursachte Anorexie mit Appetitlosigkeit, Völlegefühl und Adynamie.

> **Aufmerksamkeitsstörungen und mnestische Verluste im beginnenden oder rasch manifesten Thiaminmangel (2–3 Wochen!) lassen den Patienten rasch seine ärztlichen Ernährungsempfehlungen missachten.**

> **Neurologische Komplikationen nach bariatrischer Chirurgie**
> – Enzephalopathie
> – Funikuläre Myelose
> – Optikusneuropathie
> – Akute Polyradikuloneuropathie
> – Myopathie

Nach abdominellen Eingriffen mit kompliziertem Verlauf (z. B. Peritonitis) spielen septische Prozesse mit entsprechender Enzephalopathie (▶ Kap. 15) und Medikamenteneffekte (Analgosedierung) eine große Rolle. Auch hier sind neue Neuropathien oft wegweisend, beispielsweise die Critical-illness-PNP (▶ Kap. 15) und die Metronidazol-abhängige toxische PNP (▶ Abschn. 19.8).

> **Besondere, aber fakultativ vorliegende Merkmale der Enzephalopathien bei Enteropathien und nutritivem Mangel**
> - Anamnese: fakultativ (!) Magen-Darmkrankheiten und deren Behandlung (PPI, Antibiotika, OP)
> - Beschwerden: Anorexie, Appetitmangel, Verdauungsbeschwerden, Nahrungsintoleranz
> - Begleitende Befunde: Distal betonte symmetrische senso-motorische Polyneuropathie-Syndrome
> - Haut: Ekzeme in seborrhoischen und periorifiziellen Arealen (auch genital)
> - Trockene, irritative Haut mit Nagel- und Haarbrüchigkeit, follikuläre Hyperkeratosen, diffuses Effluvium, Nagelveränderungen, (Paronychie), bräunliche Haut mit Photosensibilität
> - Stomatitis mit Mucositis/Glossitis/Cheilitis/Perlèche mit/ohne Rhagaden
> - Labor- und klinische Konstellation der Malabsorption, -nutrition (Anämie/Immunschwäche)
> - MRT: Fokale Enzephalopathie bei Thiaminmangel, sonst oft unspezifische WML

Literatur

Black DF, Aksamit AJ, Morris JM (2010) MR Imaging of central nervous system Whipple disease. A 15-year review. Am J Neuroradiol 31: 1493–7

Blanc F, Ben Abdelghani K, Schramm F (2011) Whipple Limbic Encephalitis. Arch Neurol 68: 1471–3

Bürk K, Farecki M-L, Lamprecht G et al. (2009) Neurological symptoms in patients with biopsy proven celiac disease. Mov Disord 24: 2358–62

Bushara KO (2005) Neurologic presentation of celiac disease. Gastroenterology 128: S92–S97

de Lau LML, Smith AD, Refsum H, Johnston C, Breteler MMB (2009) Plasma vitamin B12 status and cerebral white-matter lesions. J Neurol Neurosurg Psychiatry 80: 149–57

Diels A, Pfeifenbring S Eggers C et al. (2011) Zerebraler Morbus Whipple: welche Diagnostik ist sinnvoll? Fortschr Neurol Psychiat 79: 298–303

Dietrich W, Erbguth F (2003) Neurologische Komplikationen entzündlicher intestinaler Erkrankungen: Zöliakie, Morbus Whipple, Morbus Crohn und Colitis ulcerosa. Fortschr Neurol Psychiat 71: 406–14

Fenollar F, Puechai X, Paoult D (2007) Whipple´s disease. N Engl J Med 356: 55–66

Fenollar F, Nicoli F, Paquet C et al. (2011) Progressive dementia associated with ataxia or obesity in patients with Tropyheryma whipplei encephalitis. BMC Infectious diseases 11: 171 (1–9)

Freeman HJ (2008) Neurological disorders in adult celiac disease. Can J Gastroenterol 22: 909–11

Garone C, Tadesse S, Hirano M (2011) Clinical and genetic spectrum of mitochondrial neurogastrointestinal encephalomyopathy. Brain 134: 3326–32

Gerard A, Sarrot-Reynauld F, Liozon E et al. (2002) Neurologic presentation of Whipple Disease. Medicine 81: 443–57

Hadjivassiliou M, Grünewald R, Sharrack B et al. (2003) Gluten ataxia in perspective: epidemiology, genetic susceptibility and clinical characteristics. Brain 126: 685–91

Hadjivassiliou M, Sanders DS, Grünewald RA et al. (2010) Gluten sensitivity: from gut to brain. Lancet Neurol 9: 318–30

Harper CG, Giles M, Finlay-Jones R (1986) Clinical signs in the Wernicke-Korsakoff complex: a retrospective analysis of 131 cases diagnosed at necropsy. JNNP 46: 593–8

Jackson JR, Eaton WW, Cascella NG et al. (2012) Neurologic and psychiatric manifestations of celiac disease and gluten sensitivity. Psychiatr Q 83: 91–102

Juhasz-Pocsine K, Rudnicki SA, Archer RL, Harik SI (2007) Neurologic complications of gastric bypass surgery for morbid obesity. Neurology 68: 1843–50

Koike H, Iijima M, Mori K, Hattori N, Ito H, Hirayama M, Sobue G (2004) Postgastrectomy polyneuropathy with thiamine deficiency is identical to beriberi neuropathy. Nutrition 20: 961–6

Kumar N (2011) Acute and subacute encephalopathies: deficiency states (nutritional). Sem Neurol 31: 169–83

Panegyres PK (2008) Diagnosis and management of Whipple´s disease of the brain. Pract Neurol 8: 311–7

Pollack S, Enat R, Haim S, Zinder O, Barzilai D (1982) Pellagra as the presenting manifestation of Crohn's disease. Gastroenterology 82: 948–52

Revilla FJ, de la Cruz R, Khardori N et al. (2008) Teaching NeuroImage: Oculomasticatory myorhythmia: Pathognomonic phenomenology of Whipple disease. Neurology 70: e25

Töpper R, Gartung C, Block F (2002) Neurologische Komplikationen bei entzündlichen Darmerkrankungen. Nervenarzt 73: 489–500

Verrotti A, Tocco M, Coppola GG et al. (2009) A febrile benign convulsions with mild gastroenteritis: a new entity? Acta Neurol Scand 120: 73–9

Vry MS, Haerter K, Kastrup O et al. (2005) Vitamine-B12-deficiency causing isolated and partially reversible leukoencephalopathy. J Neurol 252: 980–2

Zhang XP, Tian H (2007) Pathogenesis of pancreatic encephalopathy in severe acute pancreatitis. Hepatobiliary Pancreat Dis Int 6: 134–40

Vaskulär vermittelte Enzephalopathien (VE)

H.-C. Hansen, G. Hamann

20.1 Einleitung – 316
20.1.1 Pathophysiologie der VE-Auslöser – 316
20.1.2 Spektrum klinischer Befunde und Verlauf – 316

20.2 Die arteriosklerotische Mikroangiopathie und Arteriolosklerose (hypertensive Enzephalopathie oder M. Binswanger) – 316

20.3 Zerebrale Amyloid-Angiopathie (CAA) – 318

20.4 Angiitis bei zerebraler Amyloid-Beta-Angiopathie (Amyloid-beta-related Angiitis, ABRA) – 319

20.5 Eklamptische Syndrome – 319

20.6 Posteriores Reversibles Leukenzephalopathie-Syndrom (PRES) – 320

20.7 Reversibles zerebrales Vasokonstriktionssyndrom (RCVS) – 321

20.8 Hereditäre Angiopathien – 322
20.8.1 Cerebral Autosomal Dominant Arteriopathy with Subcortical Infarcts and Leukoencephalopathy (CADASIL) – 322
20.8.2 Cerebral Autosomal Recessive Arteriopathy with Subcortical Infarcts and Leukoencephalopathy (CARASIL) – 322
20.8.3 Genetische COL4A1-Erkrankung – 323
20.8.4 Autosomal Dominant Retinal Vasculopathy with Cerebral Leukodystrophy (AD-RVLC) – 323
20.8.5 M. Fabry – 323
20.8.6 Mitochondriale Enzephalomyopathie mit Laktazidose und Stroke-like-Episoden (MELAS) – 323
20.8.7 Hereditäre Multiinfarktdemenz (HEMID) – 324
20.8.8 Pontine Autosomal Dominante Microangiopathy and Leukoencephalopathy (PADMAL) – 324

20.9 Sonstige vaskuläre Enzephalopathien – 324
20.9.1 Sneddon-Syndrom und primäres Phospholipid-AK-Syndrom (APS) – 324
20.9.2 Mikrozirkulationsstörungen durch prokoagulatorische Effekte und Hyperviskosität – 325
20.9.3 Multiple embolische Mikrothromben und Purpura cerebri – 326

Literatur – 326

20.1 Einleitung

Vaskulären Enzephalopathien liegen multiple zerebrale Durchblutungsstörungen unterschiedlicher Genese zugrunde, die gleichartige klinische Zustände hervorrufen können. Erforderlich ist eine umfangreiche radiologische, kardiologische und laborchemische Diagnostik, zumal neben qualitativen und quantitativen Bewusstseinsstörungen entsprechend der vielen zerebralen Gefäßsyndrome fast jeder neurologische Befund vorkommen kann.

20.1.1 Pathophysiologie der VE-Auslöser

Pathophysiologisch sind sowohl multiple größere vaskuläre Läsionen (makroangiopathisch bedingte ischämische Ereignisse in der arteriellen Strombahn, Blutungen oder venöse Stauungsinfarkte) als auch viele kleinere vaskuläre Hirnläsionen bedeutsam. Diese entstehen durch Erkrankungen der zerebralen Mikrogefäße und der Blut-Hirn-Schranke sowie bei Störungen der Blutgerinnung oder der Fließeigenschaften (Hämorheologie). Zur VE führt aber erst die Summation oder Progression vaskulärer Läsionen, insbesondere von bihemisphäriell ischämischen Ereignissen (z. B. Schauer kardiogener Embolien). Weitere Möglichkeiten können sein:
— Infarkte mit raumforderndem Ödem,
— expandierende Blutungen,
— Summation der Effekte bihemisphärieller alter und neuer Schlaganfälle,
— postiktuale Bewusstseinsstörungen nach frühem Krampfanfall »post-stroke«.

Solche Zuordnungen werden wesentlich durch radiologische Verfahren und durch das EEG unterstützt. Unterschieden werden Makro- und Mikroangiopathien von der in ▶ Kap. 14 besprochenen diffusen globalen zerebralen Hypoxie, z. B. nach komplettem Kreislaufstillstand und die Immunvaskulitiden (▶ Abschn. 22.1).

20.1.2 Spektrum klinischer Befunde und Verlauf

Neben der Enzephalopathie liegen oft eine fokale Schlaganfall-Symptomatik, also eine »senso-motorische Halbseite«, oder andere klassische Gefäßsyndrome (Hamann et al. 2002) vor. Solche wegweisenden Befunde (z. B. Minderbewegungen, Sprach- und Sehstörungen) sind jedoch aufgrund der enzephalopathischen Psychosyndrome leicht zu übersehen, oft gar nicht zu erfassen. Zu beobachten sind primär delirante Störungen, und zwar sowohl des hypoaktiven Typs im Kontext frischer rechtshirnig parietaler, frontaler und bi-thalamischer Läsionen (▶ Abb. 2.6) als auch die des hyperaktiven Typs, wie sie vermehrt nach okzipito-parietalen fokalen Schädigungen auftreten können. Beide sind durch Störungen der Aufmerksamkeits- und der visuellen Orientierungsfunktionen gekennzeichnet und treten besonders bei Patienten mit vorbestehenden vaskulären oder degenerativen Läsionen auf. Sie zeigen dann den Beginn einer VE an.

Klinisch lässt sich – einigermaßen sicher – nur aus dem Vorhandensein von »kortikalen« neurologischen Schlaganfallfolgen (Aphasie, Apraxie, Hemineglect usw.) eine makroangiopathische Ursache bestimmen. Ansonsten ist die radiologische Läsionstopologie eine wesentliche Hilfe, um makroangiopathisch ausgelöste Territorialinfarkte (durch Embolien/hämodynamisch bedingte Läsionen) von den unten näher besprochenen Folgen mikrovaskulärer Prozesse zu unterscheiden.

> In der Regel löst das umschriebene einmalige Schlaganfallereignis keine Enzephalopathie-Symptomatik mit quantitativen und qualitativen Bewusstseinsstörungen aus.

Es gibt aber auch Ausnahmen von dieser Regel. Diese können auftreten bei Infarkten im vertebro-basilären Stromgebiet (bilateral!) und bei erheblichen, z. B. vaskulären zerebralen Vorschädigungen. Zu bedenken ist der Progress der Schlaganfallerkrankung oder die Möglichkeit epileptischer Komplikationen.

20.2 Die arteriosklerotische Mikroangiopathie und Arteriolosklerose (hypertensive Enzephalopathie oder M. Binswanger)

■ Klinische Symptome und Verlauf

Multiple kleine vaskuläre Läsionen infolge degenerativer zerebraler Mikroangiopathie manifestieren sich als zerebrales Allgemeinsyndrom enzephalopathischer Prägung mit oder ohne Schlaganfall-Symptome. Die breite Palette der Ausfallssymptomatik rangiert zwischen zwei Polen eines großen Spektrums (Moran et al. 2012):
— den multiplen lakunären Infarkten (Status lacunaris) mit Apathie, Denkverlangsamung, psychomotorischer Verlangsamung, Bradykinesie, Orientierungs-, Aufmerksamkeits- und Gedächtnisstörungen, Perseverationen und
— der Binswanger'schen Erkrankung (subkortikale arteriosklerotische Enzephalopathie [SAE] mit diffusen Marklagerveränderungen; ◯ Abb. 20.1) mit schwerer subkortikaler Demenz, Abulie, Inkontinenz und Rigidität.

Die klinischen und radiologischen Ausprägungen der zerebralen Mikroangiopathie sind sehr mannigfaltig. Viele Patienten zeigen ein Nebeneinander von Marklagerveränderungen, lakunären Infarkten und Blutungen. Diese Veränderungen erhöhen die Wahrscheinlichkeit der Entwicklung einer vaskulär enzephalopathisch begründeten Demenz.

- **Diagnostik**

Die radiologischen Folgen der zerebralen Mikroangiopathie (▶ Abb. 9.2) sind:
1. die lakunären Infarkte (Durchmesser <1,5 cm) der Stammganglien, des tiefen Marklagers und des Hirnstamms (Status lacunaris, »deep brain infarcts«),
2. die flächigen Veränderungen der weißen Substanz (Leukoaraiosis, Marklagerdegeneration),
3. die intrazerebralen Blutungen der Basalganglien und des Hirnstamms,
4. die zerebralen Mikroblutungen.

Die »lakunären Infarkte« der Basalganglien sind in der Regel kernspintomographisch und im CCT identifizierbar, die auf Hirnstammebene häufiger nicht im CCT. Der deutsche Begriff »lakunärer Schlaganfall« ist im Vergleich zu »deep brain infarct« simplifizierend, da auch embolische Infarkte bei Karotisstenosen oder bei Vorhofflimmern von lakunärer Größe sein können. In bis zu 28% der Schlaganfälle finden sich zusätzliche subklinische, tiefe Hirninfarkte. Die Inzidenz von MRT-Veränderungen liegt bei gesunden älteren Menschen noch höher. Wesentliche Risikofaktoren sind Alter, Hypertonus, Diabetes mellitus, Rauchen, früherer Schlaganfall oder TIA, exzessive Alkoholeinnahme und erhöhtes Cholesterin.

- **Pathophysiologie und Pathologie der zerebralen degenerativen Mikroangiopathie**

Man kann die Veränderungen der Mikrogefäßwände in drei verschiedene Grade einteilen (Grueter u. Schulz 2012):
– Grad 1: Kaliberschwankungen und Tortiositäten; Einlagerungen von Kalzium, Eisen, Zink, Phosphat, Aluminium
– Grad 2: Fibrose der Basalmembran, Lipohyalinose durch Plasmaextravasation
– Grad 3: schwere Lipohyalinose, Wandhämatome, Mikroaneurysmen und thrombotische Mikrogefäßverschlüsse

Eine Sonderform der mikrovaskulären Schädigung stellt die sog. periventrikuläre venöse Kollagenose dar. Hierbei scheinen ventrikelnahe venöse Gefäße durch einen Hydrozephalus oder eine Liquorabflussstörung chronisch geschädigt und fibrotisch zerstört zu werden. Diese venösen

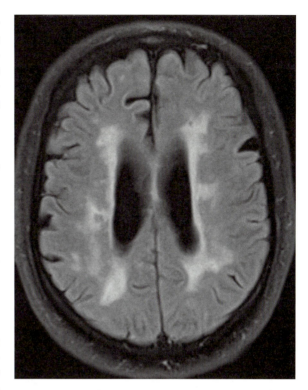

◘ **Abb. 20.1** Konfluierende Marklagerveränderungen im MRT (Leukoaraiosis). 81-jährige Patientin mit progredienter Merkfähigkeitsstörung. (Bildrechte: K. Wernecke, Wiesbaden; mit freundl. Genehmigung)

Veränderungen korrelieren eng mit den begleitend auftretenden Veränderungen der weißen Substanz.

Lakunäre Infarkte finden sich v. a. in den Basalganglien, der inneren Kapsel oder dem Pons. Histopathologisch finden sich Infarkthöhlen mit umgebender Gliose mit lipidreichen und hämosiderinreichen Makrophagen und fragmentierten Blutgefäßen. C. Miller-Fisher hat in sehr aufwändigen Arbeiten feststellen können, dass diesen lakunären Hirninfarkten eine Okklusion der perforierenden Arterie zugrunde liegt. Er prägte den Begriff der »segmentalen arteriellen Desorganisation«. Es finden sich nämlich in diesen Arterien dann fleckförmig-asymmetrische vaskuläre Veränderungen der Wand mit Aufhebung der Architektur und Verdickung. Er hat außerdem die Extravasation von Plasmaproteinen in die Gefäßwand sowie die Umwandlung von Fibrin festgestellt und bezeichnete dies als »Lipohyalinose«, später als »fibrinoide Nekrose«. Weiterhin wurden Thrombosen der Mikrogefäße festgestellt. Erste Zeichen der mikrovaskulären Schädigung können die Verdickung der Basalmembranen der zerebralen Mikrogefäße und die zusätzliche Bildung von Kollagen Typ IV und Laminin in dem Basalmembranbereich sein (Liebetrau et al. 2005). Diese Veränderungen kann man auch als Fibrose bezeichnen. Sekundär kommt es dann zur Störung der Blut-Hirn-Schranke in diesen fibrotischen

Gefäßen. Als deren Folge werden dann weitere Plasmabestandteile in der Gefäßwand abgelagert, es kommt zu einem Ödem. Diese Veränderungen können durch Antihypertensiva positiv beeinflusst werden.

Altersabhängige White Matter Lesions (WML, Leukoaraiosis) Veränderungen der weißen Substanz (WML) kommen bei bis zu 80% der kaukasisch-stämmigen Bevölkerung über 60 Jahren vor. Sie finden sich bei zwei Dritteln der Demenzpatienten und immerhin bei einem Drittel der als M. Alzheimer klassifizierten Fälle. Im MRT zeigen sich typischerweise periventrikuläre T2-Hyperintensitäten, v. a. im frontalen Marklager, und dies eher bei Frauen. Alter und hoher Blutdruck sind hier die wesentlichen Risikofaktoren. Die Ursache ist wohl eine ischämische endotheliale Dysfunktion. Bedingt durch hohen Blutdruck, kommt es zu Blut-Hirn-Schranken-Störungen und zur transendothelialen Extravasation von Blutbestandteilen.

Mikrovaskuläre Störungen bei der Alzheimer-Demenz (AD) Ähnlich wie bei Lipohyalinose/Arteriolosklerose werden bei AD-Patienten Verdickungen der Basalmembranen mit eingelagerten Matrixproteinen beschrieben. Die reduzierte Kapillardichte und die geschlängelten Arteriolen ähneln den Befunden bei vaskulärer Demenz sehr. Verknüpfungen mit mikrovaskulären Veränderungen sind bei AD durch die Störung der Gefäßinnervation erklärlich, weil z. B. die Degeneration des Nucl. basalis Meynert auch kortikale Mikrogefäße mit ihrer dichten cholinergen Innervation betreffen kann. Da sie für die Erweiterung präkapillärer Arteriolen und damit für Kollateralisierungen und Blutflussregulationen wichtig sind, würde eine reduzierte Dilatationsfähigkeit sekundäre Ischämien und kortikale Veränderungen bewirken. Besonders Blut-Hirn-Schranken-Störungen werden in denervierten Gefäßen beobachtet (Hamann 2012).

- **Therapeutische Aspekte**

Die Hypertension ist neben dem Nikotinmissbrauch der wesentliche modifizierbare Risikofaktor. Generell ist die Behandlung einer etablierten Mikrogefäßerkrankung jedoch noch unklar. Üblich ist die Gabe eines Thrombozytenaggregationshemmers zur Sekundärprophylaxe ischämischer Ereignisse. Eine duale Plättchenhemmung erzielte keine wesentliche Verbesserung (SSPS3-Studie).

20.3 Zerebrale Amyloid-Angiopathie (CAA)

- **Pathophysiologie**

Die sporadische Form als eigenständige progrediente Erkrankung des fortgeschrittenen Lebensalters ist durch Amyloidablagerungen in zerebralen Mikrogefäßen gekennzeichnet (u. a. Amyloid-Beta-Protein, Cystatin C,

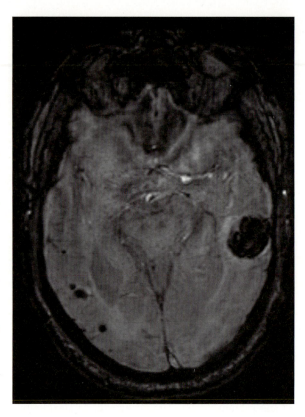

Abb. 20.2 78jähriger Patient mit wahrscheinlicher CAA. Mehrere rechts temporale zerebrale Mikroblutungen, Linksseitige temporale Makroblutung
MRT-Aufnahme in T2*w. Mit freundlicher Genehmigung Von Prof. K. Wernecke, RNS Wiesbaden

Transthyretin-Protein, Gelsolin). Sie zeigt zu den systemischen Amyloidosen und dem M. Alzheimer keinen bzw. nur einen sehr losen Bezug.

In nur sehr wenigen CAA-Fällen gibt es keine Amyloidablagerungen im Hirnparenchym. Auch Alzheimer-Patienten weisen einige vaskuläre Amyloidablagerungen auf. Man nimmt an, dass bei einer Alzheimererkrankung das Amyloid-Beta-Protein durch perivaskuläre Drainage in die Mikrogefäßwand transportiert und dort polymerisiert wird, sich dann der Basalmembran der Gefäße anlagert und mit extrazellulären Membranproteinen interagiert. Die Folge ist eine Überproduktion von Amyloid-β 40, ein Abfall der Amyloid-Beta-Degradation oder eine Reduktion der Amyloid-Beta-Clearance im perivaskulären Raum.

- **Klinische Symptome und Verlauf**

Häufigkeit und Ausmaß der CAA sind stark altersgebunden. Sie wird so gut wie nie bei Menschen unter 55 Jahren angetroffen, aber Ablagerungen sind neuropathologisch in der 8. und 9. Dekade bei mehr als 50% der Personen vorhanden. Kennzeichnend für CAA sind rezidivierende Hirnblutungen atypischer Lokalisation (Abb. 20.2) in rindennahen Gebieten (lobäre Blutungen). Dies führt zu Symptomen des Schlaganfalls und zu vaskulär-kognitiven Störungen bis zur Demenz, wozu neben den rezidivierenden Blutungen (ICB) auch lakunäre Infarkte und Marklagerveränderungen (Leukoaraiose) sowie SAB und eine superfizielle Siderose (▶ Abschn. 7.3.1, ▶ Tab. 27.1, ▶ Abb. 27.2) beitragen (Viswanathan u. Greenberg 2011). Charakteristisch ist die atypische ICB bei bestehender Demenz (40% der Patienten).

- **Diagnostik**

Früher vorwiegend neuropathologisch diagnostiziert, wird die CAA heute durch Befunde der T2*-Wichtung im MRT immer häufiger intravital identifiziert. Die »Boston-Kriterien« unterscheiden vier diagnostische Ebenen:
- definitive CAA mit autoptischem Befund,
- wahrscheinliche CAA mit unterstützendem Pathologiebefund (Biopsie),
- wahrscheinliche CAA mit unterstützendem Bildgebungsbefund,
- mögliche CAA gemäß dem Verlauf rezidivierender atypischer Blutungen.

Zu detaillierten neuro-pathologischen Befunden ▶ Abschn. 7.2.2.

- **Therapeutische Aspekte**

Die Grunderkrankung ist bislang nicht zu beeinflussen. Nach allgemeinem Konsens gilt – wenn auch nicht belegt – eine Antikoagulation bei CAA als kontraindiziert, sofern keine vitale Indikation (z. B. Herzklappenersatz) vorliegt. Über den Einsatz von Plättchenhemmern oder der Thrombolyse liegen keine Daten vor.

20.4 Angiitis bei zerebraler Amyloid-Beta-Angiopathie (Amyloid-beta-related Angiitis, ABRA)

Tritt bei CAA-Patienten komplizierend eine granulomatöse Angiitis auf, spricht man von einer Amyloid-beta-related Angiitis (ABRA). Das mittlere Alter der Patienten mit ABRA liegt mit 67 Jahren deutlich höher als das der isolierten ZNS-Angiitis (50 Jahre; ▶ Abschn. 22.1.1), aber unter dem der sporadischen CAA.

- **Pathophysiologie**

Postuliert wird eine Immunreaktion gegen Amyloid-Beta (Aβ), die zu einer parenchymalen und leptomeningealen Inflammation im Rahmen der verstärkten Entfernung von Aβ aus dem Parenchym und Ablagerung von Aβ in kortikalen und leptomeningealen Blutgefäßen führt (▶ Abb. 7.22).

- **Klinische Symptome und Verlauf**

Die Patienten zeigen kognitive Veränderungen (60%), Kopfschmerzen (35%), Anfälle, fokale neurologische Defizite (24%) Halluzinationen (12%).

- **Diagnostik**

Radiologisch erscheinen die begleitenden Marklagerveränderungen hyperintens – ähnlich wie bei der der isolierten ZNS-Angiitis im MRT (T2).

Der Liquor zeigt meistens nur eine geringe Eiweißerhöhung mit leichter Pleozytose. In Biopsien dominiert eine angiodestruktive Inflammation mit granulomatösen Anteilen (▶ Abschn. 7.8)

- **Therapie**

Die therapeutische Immunsuppression scheint diese Sonderform der Amyloidangiopathie zu dämpfen (Kortikosteroide, Cyclophosphamid) (Scolding et al. 2005).

20.5 Eklamptische Syndrome

Diese Schwangerschaftskomplikationen gehen mit systemischen Perfusionsstörungen und Blutungen einher, die auch Gehirn und Auge involvieren können. Plazentar induzierte Mediatoren beeinflussen die dortige Zirkulation, so dass Sehstörungen als Leitsymptom bekannt sind. Das Krankheitsbild tritt erst ab der 20. Schwangerschaftswoche auf. Die Inzidenz der Präeklampsie beträgt etwa 6–8% aller Schwangerschaften (erhöht auf etwa 30% bei Mehrlingsschwangerschaften). Bei rund 65% der Patientinnen sind Kreatinin und Harnstoff im Serum erhöht. Kommen Leberfunktionsstörungen (Bauchschmerzen), Anämie und Thrombopenie (Blutungen, DIC) hinzu, spricht man von einem HELLP-Syndrom (**H**ämolytische Anämie, **E**levated **L**iver enzyme levels (u. a. GOT, GPT, GLDH, LDH, AP, GGT, Bilirubin) und Thrombopenie (**L**ow **P**latelet count). Sekundäre Enzephalopathien sind dann als Folge einer hepatischen Dysfunktion oder im Gefolge einer Blutung zu bedenken.

> **Allgemeine Definition der Präeklampsie**
> - Hypertonie (>140/90 mmHg)
> - Proteinurie mit mehr als 0,3 g/l Protein im 24-Stunden-Sammelurin
> - Generalisierte Ödeme (v. a. an Beinen, Armen und im Gesicht)
> - Lungenödem, akutes Nierenversagen, Leberblutungen oder Verbrauchskoagulopathie

Pathophysiologie

Die genauen Ursachen sind unbekannt, vermutet werden Effekte plazentarer vasoaktiver Mediatoren. In der ersten Phase kommt es durch eine schlechte Verbindung zwischen Endometrium und innerem Myometrium zu einer erschwerten Invasion des Trophoblasten in das Myometrium und v. a. in die myometrialen Arterien. Dies führt zur unzureichenden Ausbildung der sog. Spiralarterien, letztlich zu Episoden mit Ischämie und Reperfusion in der Plazenta, was diese einem erhöhten oxidativen und endoplasmatischen Stress aussetzt. In der zweiten Phase kommt es zur Freisetzung von Mediatoren aus dem intervillösen Raum in die systemische mütterliche Zirkulation. Diese Mediatorfreisetzung im maternalen Kreislauf führt dort zur Aktivierung von entzündlichen Prozessen und zu einer generalisierten endothelialen Dysfunktion, Leukozyten- und Komplementaktivierung. Die Folge ist eine Reduktion des intravaskulären Volumens mit verstärkter vaskulärer Reaktivität.

Klinische Symptome und Verlauf

Die **neurologischen Symptome** der **Präklampsie** sind Sehstörungen, Kopfschmerzen, delirante Syndrome. Sie sind oft teilweise auch als Hypertensionsfolge oder »renal-enzephalopathisch« erklärlich. Aus einer Präklampsie kann sich jederzeit eine **Eklampsie** entwickeln. Diese liegt vor, wenn zusätzlich **epileptische Anfälle** auftreten (z. B. fokal-motorisch oder tonisch-klonisch generalisiert). Die Sehstörungen können okular (Papillenödem, Vasospasmus, retinale Blutungen, Netzhautödeme, Zentralarterienverschluss) oder zerebral (Ödeme, Infarkte, Hirnblutungen) bedingt sein. Übelkeit und Erbrechen sind häufig und vieldeutig.

> **Cave**
> Viele Symptome der Eklampsie können einen erhöhten ICP anzeigen bzw. vortäuschen.

Diagnostik

Es zeigen sich auch ohne fokal-neurologische Defizite häufig auffällige MRT-Befunde (fokale Hirnödeme analog PRES [▶ Abschn. 20.6], Grenzzoneninfarkte und bilaterale Hypodensitäten in den Basalganglien). Die meisten Veränderungen sind reversibel.

Das EEG ist oft auffällig verlangsamt (fokal und generalisiert) sowie in unterschiedlichem Ausmaß durch epilepsietypische Potenziale geprägt.

Therapie

Zur raschen Abwendung vitaler Gefahren von Mutter und Kind sollte die Indikation zur Aufnahme auf eine Intensivstation großzügig gestellt werden. Neurologische Schäden können durch die Steuerung des arteriellen Blutdrucks gemildert werden. Unter absoluter Vermeidung einer Hypotension sollte der Blutdruck nur bis in Bereiche gesenkt werden, in denen die zerebrale Autoregulation erhalten bleibt. Komplikationen, wie z. B. eine ICB, führen zu den üblichen Maßnahmen, also beispielsweise Monitoring und Therapie des erhöhten intrakraniellen Drucks.

Magnesiumsulfat ist als Mittel der Wahl zur Anfallsprophylaxe und direkten Anfallsbehandlung zu verwenden; es wirkt auch blutdrucksenkend (Cave Bradykardie, regelmäßige Serumspiegelkontrollen notwendig!). Bei schwerer Präklampsie/Eklampsie nach der 36. Schwangerschaftswoche wird die Indikation zur **Entbindung** großzügiger gestellt; sie terminiert das systemische-vaskulotoxische Geschehen rasch.

Diuretika und Antikoagulation mit Heparin sollten vermieden werden, da das intravasale Volumen vermindert bzw. die ICB-Rate erhöht wird (Steegers et al. 2012; Sibai u. Kuperminc 2005).

20.6 Posteriores Reversibles Leukenzephalopathie-Syndrom (PRES)

Initial beschrieben bei Transplantationspatienten unter Ciclosporin A (Hinchey et al. 1996), tritt PRES als zerebro-vaskuläre Reaktion auf diverse systemische Noxen auf (◘ Tab. 20.1). Typisch ist das reversible vasogene Hirnödem mit okzipitaler Betonung (Roth 2012).

Pathophysiologie

Vermutet wird eine toxische Störung der Blut-Hirn-Schranke, die zu einer schweren endothelialen Dysfunktion (Extravasation intravaskulärer Bestandteile) sowie zu vasomotorischen Einschränkungen führt.

Klinische Symptomatik und Verlauf

Klinisch umfasst PRES ein Enzephalopathie-Syndrom plus (fakultativ) Kopfschmerzen, Sehstörungen bis zur Erblindung und Krampfanfälle. Eine Besserungstendenz nach Beseitigung der Auslöser ist typisch. Bei den meisten Patienten sind sowohl die klinischen als auch die radiologischen Veränderungen nach Ausschaltung der auslösenden Situation komplett reversibel. Allerdings sind beim PRES auch bleibende narbige Gewebeveränderungen beschrieben.

Diagnostik

Das posterior betonte fokale Ödem bildet sich besser im FLAIR-MRT ab als in der Diffusionswichtung (▶ Abb. 9.4a, b). Atypisch außerhalb des Okzipitallappens gelegene Veränderungen sind häufig (z. B. frontal, parietal, im Hirnstamm, im Splenium und in Basalganglien). Ischämien und Blutungen können hinzutreten. Differenzialdiagnostisch sind vaskuläre Erkrankungen mit unmittelbarer Therapierelevanz abzugrenzen (◘ Tab. 20.2).

Tab. 20.1 Systematik der Auslöser eines PRES

Systemische Primärerkrankungen	Blutdrucksteigernde Substanzen	Endothelial angreifende Substanzen
Arterieller Hypertonus (HT) – Exazerbierter ess. HT – Sekundärer HT	Bronchodilatatoren	Ciclosporin A, Tacrolimus
Eklampsiesyndrome (s.u.)	Cyclosporin A, Tacrolimus	Bevacizumab
Organtransplantation	Sympathomimetische Drogen	IVIG
Autoimmunerkrankungen, z. B. SLE, Wegener, Panarteriitis	Midodrin/Fludrocortison	Cisplatin, Cytarabin, Gemcitabine, Tiazofurin
Elektrolytstörungen (Mg, Ca)	Trizyklika, MAO-Hemmer	Erythropoetin
Sepsis, SIRS	Malignes neuroleptisches Syndrom	HAART, Indinavir
Neurotrauma	Serotonin-Syndrom	
Polyradikulitis (GBS) und spinal autonome Dysreflexie	Entzug von Antihypertensiva	

Tab. 20.2 Therapierelevante vaskuläre Differenzialdiagnostik des PRES

	PRES	Sinusvenenthrombose	Basilarisspitzensyndrom
Prädisponierende Faktoren	Hypertonus, Eklampsie, Zytostatika, Immunsuppressiva	Schwangerschaft, Puerperium, Kontrazeptiva	Schlaganfallrisikofaktoren, kardiale Erkrankungen
Beginn	Akut, innerhalb von Tagen	Akut, innerhalb von Tagen	Perakut, innerhalb von Stunden
	Anfälle, Kopfschmerz, Sehstörungen, Benommenheit; selten fokale Defizite	Kopfschmerz, Anfälle, Bewusstseinsstörung, fokale neurologische Defizite, Papillenödem, andere Venenthrombosen	Kortikale Blindheit, Hemianopsie, Hirnstammzeichen, Bewusstseinsstörung; selten Anfälle
Befunde in der Bildgebung	Ödem vorwiegend der weißen Substanz bilateral okzipital und parietal, paramedian oft frei	Hämorrhagien oder Infarkte, enge Ventrikel, gyrales Enhancement, Deltazeichen	Bilaterale Infarkte okzipital (einschließlich calcarina), Thalamus, medialer Temporallappen und Hirnstamm
Prognose	Komplette Rückbildung nach Beseitigung der ausösenden Faktoren	Intensivbehandlung erforderlich, hohe Mortalität bei schweren Fällen	Keine oder nur geringe Rückbildung

Therapie

Neben dem Ausschalten aller auslösenden Ursachen wurden in Einzelfällen antihypertensive Therapien, Magnesium-Infusionen oder antiepileptische Medikamente eingesetzt. Im Zusammenhang mit Eklampsie, HELLP oder Gestosen empfiehlt sich die Schnitt-Entbindung.

20.7 Reversibles zerebrales Vasokonstriktionssyndrom (RCVS)

Pathophysiologie

Lange Zeit als benigne Migräne- oder Vaskulitisvariante gedeutet, hat sich das RCVS (Call et al. 1988) trotz Überlappung zu Eklampsie-Syndromen als eigenständiges Krankheitsbild durchgesetzt. Frauen sind ca. dreimal häufiger betroffen, bevorzugt im mittleren Lebensalter zwischen 40 und 50 Jahren (Spanne: 15–80). Gefäßirritationen bewirken rezidivierende multifokale segmentale Vasokonstriktionen (VC), die in einem Drittel der Fälle kortikale SAB und andere Blutungen (ICB, SDH) sowie gelegentlich diffus verteilte zerebrale Ischämien und PRES auslösen (Ducros et al. 2010). Zeitgang und diffuse Verteilung der VC sprechen gegen einen sekundären Vasospasmus als Blutungsfolge. Eine Gestose oder der postpartale Zustand scheinen zu RCVS zu disponieren. Weitere, oft in Kombination vorkommende Trigger sind:

— Alkohol und andere Drogen (Kokain, Amphetamine, Cannabis),
— Nikotin-Pflaster,

- Medikamente (SSRI, Immunsuppressiva, Ergotamin-Derivate, Nasensprays),
- Blutprodukte (IVIG, Erythrozytenkonzentrate, α-Interferone),
- Katecholamine (Phäochromozytom, Karzinoide, als Zusatz bei Lokalanästhesie),
- Hyperkalzämie,
- Porphyrie,
- Z.n. neuro-chirurgischen Eingriffen oder kraniospinalem Traumata.

■ **Klinische Symptomatik und Verlauf**

Leitsymptom ist der SAB-artige »Donnerschlag«-Kopfschmerz mit vorübergehend starker Rezidivneigung (über eine Woche). Selten aus voller Ruhe auftretend, wird er in fast 80% auf akute physische Belastungen bezogen und von erhöhten Blutdruckwerten begleitet (in 30%). Nach den eher seltenen Krampfanfällen (erste Woche) können organische Psychosyndrome vom deliranten Typ (Velez u. McKinney 2013), Sehstörungen im Rahmen eines PRES (Singhal et al. 2002) und v. a. fokal-neurologische Defizite (ca. 20% der Fälle) hinzukommen, die alle meist transient bleiben. Ausnahmen sind größere ICB (Ducros et al. 2010). Die begleitende geringe Pleozytose (<50/3 Zellen pro µL) und Proteinerhöhung (<0,9 g /l) erschweren die Abgrenzung zur Vaskulitis. Sie wird allerdings durch die Identifizierung von Triggerfaktoren und fehlenden Auto-AK im Serum erleichtert.

■ **Diagnose und Therapie**

In der Akutphase sind segmentale Engstellungen (wie Wursteinschnürungen) durch konventionelle Angiographie nachweisbar, häufig auch durch MRA und TCD. Nach Ausschluss einer aneurysmatischen SAB beweisen sie die Diagnose im Falle ihrer Auflösung innerhalb von 1–3 Monaten (Ducros et al. 2007). CCT und MRT zeigen in weniger als 50% kortikale SAB und transterritorial verteilte Ischämien/Blutungen/PRES. Gegen die Vasokonstriktion werden Nimodipin und postpartal speziell Magnesium eingesetzt. Insbesondere sind alle Auslösefaktoren zu eliminieren.

20.8 Hereditäre Angiopathien

Das Spektrum hereditärer Mikroangiopathien erweitert sich ständig und schließt mittlerweile viele Altersgruppen ein. Daher sollte, obwohl die degenerativen zerebralen Mikroangiopathien im älteren Lebensalter an oberster Stelle stehen, bei jeder enzephalopathischen Veränderung mit radiologischen Hinweisen auf Mikroangiopathie an eine hereditäre Angiopathie gedacht werden, speziell bei **Augenbeteiligung** oder **juveniler/familiärer Schlaganfallanamnese**. Weitere, nicht-hereditäre Mikroangiopathien mit entzündlichen Komponenten (M. Susac, M. Eales, M. Cogan) induzieren ebenfalls **okulo-vestibuloauditorische Syndrome** mit Enzephalopathien (▶ Abschn. 22.1.2).

20.8.1 Cerebral Autosomal Dominant Arteriopathy with Subcortical Infarcts and Leukoencephalopathy (CADASIL)

Dieses Anfang der 90er Jahre erstmals als einheitliches Syndrom beschriebene Krankheitsbild beginnt meistens mit komplizierter Migräne (mit Aura) im frühesten Erwachsenenalter. Juvenile Schlaganfälle oder transitorisch ischämische Attacken (bei 80% der Patienten) treten häufig als lakunäres Syndrom in Erscheinung (wie »pure motor stroke«). Eine demenzielle Erkrankung vom Typ der subkortikalen Demenz liegt bei 30% der Patienten schon im 60. Lebensjahr vor. CADASIL- Patienten entwickeln häufig Gangstörungen (90%), Harninkontinenz (86%) und apathisch geprägte Verhaltensstörungen sowie affektive Störungen (40 bzw. 20%).

Beschrieben wurde das vollständig reversible »CADASIL-KOMA«, das mit Anfällen und prolongierten Bewusstseinsstörungen über 1–2 Wochen klinisch von anderen Enzephalopathien und einer viralen Enzephalitis abgegrenzt werden muss (Schon et al. 2003).

■ **Diagnostik und Therapie**

Das MRT zeigt charakteristische konfluierende Marklagerveränderungen im Bereich des vorderen Temporallappens, der Capsula externa und des Balkens (▶ Abb. 9.2c). Elektronenmikroskopisch lassen sich dort osmiophile Ablagerungen in der Basalmembran von zerebralen Mikrogefäßen nachweisen (▶ Abschn. 7.2.2). Sie führen zu lakunären Infarkten und Marklagerischämien. Die Sicherung der Diagnose ist durch genetische Untersuchungen (Mutation im Notch3-Gen auf Chromosom 19p13) und durch Hautbiopsie möglich (Nachweis osmiophiler Granula, Region Ellbogen).

Die Therapie beschränkt sich auf symptomatische Maßnahmen (Chabriat et al. 2009). Die Gendiagnostik ist gerechtfertigt bei Patienten mit progressiver kognitiver Verschlechterung, charakteristischem MRT-Befund und einer suspekten Familiengeschichte mit autosomal-dominantem Erbgang.

20.8.2 Cerebral Autosomal Recessive Arteriopathy with Subcortical Infarcts and Leukoencephalopathy (CARASIL)

Das CARASIL-Syndrom ähnelt klinisch dem CADASIL-Syndrom, wird aber rezessiv vererbt (Mutation im HTRA1-Gen). Histopathologisch zeigt sich eine intensive

Arteriosklerose der kleinen, penetrierenden Mikrogefäße mit granulären osmophilen und Amyloid-haltigen Ablagerungen. Bisher wurden etwa 50 Patienten beobachtet (Fukutake et al. 2011). Sie stammten zumeist aus Japan oder China.

Die Diagnose wird durch die klinische Kombination einer **Alopezie** mit **Arthropathien**, Lumbalgien, einer Spondylosis deformans und Bandscheibenvorfällen sowie progredienten zerebro-vaskulären Erkrankungen vor dem 40. Lebensjahr gestellt. Im MRT dominieren diffuse WML und lakunäre Infarkte der Basalganglien und des Thalamus. Eine spezifische Therapie ist nicht möglich.

20.8.3 Genetische COL4A1-Erkrankung

Hierbei entwickeln sich hereditäre, infantile (z. T. perinatale) Hemiparesen, retinale arterielle Tortuositäten und eine Leukenzephalopathie. Neben ischämischen Schlaganfällen, Hirnblutungen, Leukoaraiose und Mikroblutung treten okuläre Vaskulopathien im Bereich der retinalen Arterien, Katarakt und Glaukom sowie ein vorderes Augensyndrom auf. Raynaud-Phänomene, Muskelkrämpfe, Nierenveränderungen und Herzrhythmusstörungen kommen hinzu.

20.8.4 Autosomal Dominant Retinal Vasculopathy with Cerebral Leukodystrophy (AD-RVLC)

Die meisten (heterozygoten) Patienten erkranken zwischen dem 40. und 50. Lebensjahr mit ophthalmologischen und neurologischen Symptomen. Es handelt sich um drei genetische Syndrome mit Leukodystrophie und TREX1-Mutation auf dem Chromosom 3 (3p21.1–p21.3): die zerebro-retinale Vaskulopathie, die hereditäre Endotheliopathie, Retinopathie und Nephropathie (HERNS) sowie die hereditäre vaskuläre Retinopathie (Federico et al. 2012).

Klinisch finden sich Teleangiektasien, Mikroaneurysmen, retinale kapilläre Veränderungen im Bereich der Makula, TIAs, Schlaganfälle, kognitive Beeinträchtigungen, Kopfschmerzen, Persönlichkeitsveränderungen, Depressionen und Angstsyndrome. Zusätzlich bestehen ein Raynaud-Syndrom und milde Leber- und Nierenveränderungen. Im MRT dominieren WML in Großhirn und Zerebellum.

Die noch seltenere homozygote Mutation löst das Aicardi-Goutières-Syndrom (AGS) aus, eine seltene familiäre progressive Enzephalopathie mit Basalganglienverkalkungen und Lymphozytose (DD Virusenzephalitis). Diese Veränderungen beginnen früh im Leben und sind rasch progredient (Ringelstein et al. 2010). s. S. 367

20.8.5 M. Fabry

Die Fabry-Erkrankung bewirkt ein X-chromosomal vererbtes Defizit der lysosomalen alpha-Galaktosidase A. Die bislang identifizierten genetischen Veränderungen umfassen über 245 Mutationen.

Die Patienten erkranken progredient mit Angiokeratomen, Akroparästhesien und Hypohidrosis bei PNP, kranialen Veränderungen und einer progressiven Vaskulopathie, die Herz, Nieren und das zentrale Nervensystem betreffen kann (▶ Abschn. 7.5.3).

In der klassischen Form ist bei den betroffenen Männern im Serum keine Galaktosidase-A-Aktivität nachweisbar, genetische Testungen sind möglich. Betroffene können von einer Enzymersatztherapie profitieren (Federico et al. 2012).

20.8.6 Mitochondriale Enzephalomyopathie mit Laktazidose und Stroke-like-Episoden (MELAS)

Neben den typischen fluktuierenden Hemisyndromen sind Migräne, Epilepsie, Retinopathie, Optikusneuropathie und Hörminderung klinisch wegweisend. Fasten, extreme körperliche Aktivität, die Einnahme von Chloramphenicol, Tetracyclin oder Barbituraten können eine kortikale Blindheit, einen Schlaganfall oder epileptische Anfälle provozieren.

Abgeschwächte Formen (mit schwer diätetisch einstellbarem Diabetes mellitus) werden auf Heteroplasmie zurückgeführt. Neben dem genetischen Hintergrund sind auch Umweltfaktoren von erheblichem Einfluss auf die Erkrankung.

Dieser Systemerkrankung liegt eine Mutation der mitochondrialen Transfer-RNA im POLG-1-Gen zugrunde. Kortikale Durchblutungsstörungen können durch Proliferationen endothelialer Mitochondrien und laminäre Nekrosen aufgrund eines kortikalen Energiemangels erklärt werden (▶ Abschn. 7.6.2). Im MRT finden sich bilaterale, parieto-okzipital betonte transterritoriale ischämische Läsionen.

Akut kann zur Besserung der parieto-okzipitalen Läsionen L-Arginin 0,5 g/kg als 10%ige Lösung in 5% Dextrose intravenös über 15 Minuten gegeben werden (Ringelstein et al. 2010).

> **! Cave**
> Wegen der Gefahr einer Verschlimmerung sollte nicht mit Valproat behandelt werden.

20.8.7 Hereditäre Multiinfarktdemenz (HEMID)

Charakteristisch ist der frühe Erkrankungsbeginn ab 34 Jahre (Tod im Mittel bei 44 Jahren). Ansonsten ähnelt HEMID dem CADASIL-Syndrom, zeigt aber keine temporale WML im MRT. Ischämische Nekrosen werden eher im Centrum semiovale und dem Pons gefunden. Durch die häufige Ponsbeteiligung unterscheidet sich die HEMID vom CADASIL (Federico et al. 2012; Ringelstein et al. 2010).

20.8.8 Pontine Autosomal Dominante Microangiopathy and Leukoencephalopathy (PADMAL)

An diesem autosomal dominanten Syndrom erkranken die Patienten zwischen 30 und 45 Jahren, in Einzelfällen sind sie bis zu 64 Jahre. Die Schlaganfälle treten typischerweise als lakunäre Syndrome auf, die kumulativ zu spastischer Tetraparese, Anarthrie und schwerer Dysphagie führen. Die ausgeprägten MRT-Veränderungen finden sich überwiegend schon vor einer klinischen Symptomatik. Wie bei HEMID ist die häufige und schwere Beteiligung des Pons das führende Charakteristikum des PADMAL – allerdings später. Unklar ist, ob es sich bei HEMID und PADMAL letztlich um identische Erkrankungen unterschiedlicher Penetranz handelt.

20.9 Sonstige vaskuläre Enzephalopathien

20.9.1 Sneddon-Syndrom und primäres Phospholipid-AK-Syndrom (APS)

- **Pathophysiologie**

Diese als primär nicht-entzündlich eingeschätzten thrombotischen Vaskulopathien mittlerer und kleiner Gefäße führen zu oligo- bzw. multitopen Perfusionsstörungen: Das Sneddon-Syndrom führt zur typischen Kombination von ischämischen Schlaganfallereignissen mit ischämischer Hautaffektion (Livedo racemosa), das APS zu einer Multiorganbeteiligung, zu venösen Thrombosen und Aborttendenz.

Beim Sneddon-Syndrom werden gehäuft Alterationen der Blutgerinnung mit ungewisser Bedeutung beobachtet (Faktor VII-Erhöhung, Protein-S-Mangel). Frauen sind dreimal häufiger betroffen, und genetische Auslösefaktoren sowie Bezüge zur Migräne werden diskutiert. Die auch beim Sneddon-Syndrom nachweisbaren Phospholipid-Antikörper (40–80%) sowie gelegentliche Thrombosen und Aborte weisen auf einige Überlappungen zum primären APS hin. Dieses kann zusätzlich renale, hepatische, peripher arterielle, okuläre und venöse Durchblutungsstörungen sowie eine Thrombopenie auslösen. Es kann Aborte induzieren und für Mutter und Kind einen lebensbedrohlichen Verlauf nehmen. Direkte Interaktionen der APS-AK mit neuronalen Strukturen der Basalganglien werden diskutiert (Peluso et al. 2012), doch in erster Linie greifen die APS-AK an verschiedenen Schaltstellen der Gerinnung an:

- Koagulationsstimulation (z. B. Prothrombinaktivierung),
- Fibrinolysehemmung (z. B. Aktivitätsminderung der tPA),
- Plättchenaktivierung (z. B. Expressionsanstieg von GpIIb-IIIa, Thromboxan TXA2),
- endotheliale Dysfunktion (z. B. vermehrte Expression von Adhäsionsmolekülen [ICAM-1]).

- **Klinische Symptomatik und Verlauf**

Mehrzeitige und bihemisphärielle Ischämien können bei beiden Syndromen enzephalopathische Syndrome bis hin zur vaskulären Demenz bewirken. Klinisch dominieren mitunter jahrelang rezidivierende Schlaganfallepisoden mit den entsprechenden Herdzeichen, z. B. ein Chorea-Syndrom (Peluso et al. 2012). Die schmerzlose netzartige bläulich-rote Marmorierung an den unteren Extremitäten ist oft lange vor den zerebralen Symptomen bekannt. Periphere venöse und arterielle Thrombosen und Aborte sind typischer für das APS (Caldas u. Carvalho 2011). Dieses zeichnet sich durch Seropositivität für Lupus-Antikoagulanz, Antikardiolipin und anti-β2-Glykoprotein-AK sowie eine gelegentliche Thrombopenie aus. Herzgeräusche, multiple arterielle Komplikationen, Fieber oder entzündliche Serumkonstellation lassen an zirkulierende infektiöse Thromben denken (DD Endokarditis).

- **Diagnose und Therapie**

Die typische Kombination der VE mit dermatologischen Befunden erlaubt, das Sneddon-Syndrom nach Ausschluss anderer Autoimmun- und Schlaganfallerkrankungen (Kollagenosen, insbesondere Lupus erythematodes) zu diagnostizieren. Das APS-Syndrom lässt sich auch ohne neurologische Beteiligung diagnostizieren (Gefäßverschluss oder Schwangerschaftskomplikation und ein wiederholt nachweisbarer typischer serologischer Befund; Tripodi et al. 2011).

Zur Behandlung von Sneddon-Patienten wird zunächst nur die Sekundärprävention ischämischer Ereig-

20.9.3 Multiple embolische Mikrothromben und Purpura cerebri

Kapilläre Obstruktionen jedweder Genese induzieren Thrombopenien und petechiale Mikroblutungen, die mit oder ohne Multiorganinfarkten einhergehen. Diffus im Gehirn verteilt, lösen sie auch enzephalopathische Syndrome aus. Klinisch wegweisend bleiben die peripheren Organmanifestationen (Petechien der Haut [Osler splits], pulmonale Ödeme, Tachykardie).

Besonders gefährdet sind Patienten mit primären Gerinnungsstörungen (TTP) und mit DIC (z. B. im septischen oder hämorrhagischen Schock). Nach einem Trauma ist die Gefährdung erhöht. Besonders zu bedenken sind Luft- und Fettembolien nach gefäßnahen Prozeduren bzw. Traumata mit Röhrenknochenfrakturen – sie können anhaltende Bewusstseinsstörungen begründen. Auch Nitrosegase sollen als Ursache in Frage kommen.

Im MRT zeigen sich oft multifokale kortikale und subkortikale Infarzierungen, teils hämorrhagisch umgewandelt (Abb. 20.3). PRES-Befunde sind ebenfalls möglich (Ellchuk et al. 2011). Fettembolien zeigen mitunter ein typisches »starfield pattern« (Chen et al. 2008). Wichtige Komplikationen sind Hirnödem und ICP-Anstieg.

Literatur

Alejaldre A, Delgado-Mederos R, Santos MÁ, Martí-Fàbregas J (2010) Cerebrovascular complications after heart transplantation. Curr Cardiol Rev 6: 214–7

Caldas CA, de Carvalho JF (2011) Primary antiphospholipid syndrome with and without Sneddon's syndrome. Rheumatol Int 31(2): 197–200

Call GK, Fleming MC, Sealfon S, Levine H, Kistler JP, Fisher CM (1988) Reversible cerebral segmental vasoconstriction. Stroke 19: 1159–70

Cervera R (2010) Update on the diagnosis, treatment, and prognosis of the catastrophic antiphospholipid syndrome. Curr Rheumatol Rep 12(1): 70–6

Chabriat H, Joutel A, Dichgans M, Tournier-Lasserve E, Bousser MG (2009) Cadasil. Lancet Neurol 8: 643–53

Chen JJ, Ha JC, Mirvis SE (2008) MR imaging of the brain in fat embolism syndrome. Emerg Radiol 15(3): 187–92

Ducros A, Boukobza M, Porcher R, Sarov M, Valade D, Bousser MG (2007) The clinical and radiological spectrum of reversible cerebral vasoconstriction syndrome. A prospective series of 67 patients. Brain 130(Pt 12): 3091–101

Ducros A, Fiedler U, Porcher R, Boukobza M, Stapf C, Bousser MG (2010) Hemorrhagic manifestations of reversible cerebral vasoconstriction syndrome: frequency, features, and risk factors. Stroke 41(11): 2505–1

Ellchuk TN, Shah LM, Hewlett RH, Osborn AG (2011) Suspicious neuroimaging pattern of thrombotic microangiopathy. Am J Neuroradiol 32(4): 734–8

Federico A, Di Donato I, Bianchi S, Di Palma C, Taglia I, Dotti MT (2012) Hereditary cerebral small vessel diseases: A review. J Neurol Sci 322: 25–30

Francès C, Piette JC (2000) The mystery of Sneddon syndrome: relationship with antiphospholipid syndrome and systemic lupus erythematosus. J Autoimmun 15(2): 139–43

Fukutake T (2011) Cerebral autosomal recessive arteriopathy with subcortical infarcts and leukoencephalopathy (CARASIL): from discovery to gene identification. J Stroke Cerebrovasc Dis 20: 85–93

Grueter BE, Schulz UG (2012) Age-related cerebral white matter disease (leukoaraiosis): a review. Postgrad Med J 88: 79–87

Hamann GF (2012) Vaskuläre Demenzen. In: Wallesch CW, Förstl H (Hrsg) Demenzen. Thieme, Stuttgart

Hamann G, Sieble M, von Scheidt W (2002) Schlaganfall: Klinik – Diagnostik – Therapie. Interdisziplinäres Handbuch ecomed Verlagsgesellschaft, München

Hinchey J, Chaves C, Appignani B, Breen J, Pao L, Wang A (1996) A reversible posterior leukoencephalopathy syndrome. N Engl J Med 334: 494–500

Liebetrau M, Burggraf D, Büscher C, Linz W, Hamann GF (2005) Ramipril prevents extracellular matrix accumulation in cerebral microvessels. Neurol Res 27: 477–82

Moran C, Phan TG, Srikanth VK (2012) Cerebral small vessel disease: a review of clinical, radiological, and histopathological phenotypes. Int J Stroke 7: 36–46

Newman MF, Kirchner JL, Phillips-Bute B, Gaver V, Grocott H, Jones RH et al. (2001) Longitudinal assessment of neurocognitive function after coronary-artery bypass surgery. N Engl J Med 344: 395–402

Peluso S, Antenora A, De Rosa A, Roca A, Maddaluno G, Brescia Morra V, De Michele G (2012) Antiphospholipid-related chorea. Front Neurol 3: 150

Ringelstein EB, Kleffner I, Dittrich R, Kuhlenbäumer G, Ritter MA (2010) Hereditary and non-hereditary microangiopathies in the young. An up-date. J Neurol Sci 299: 81–5

Roth C (2012) Posteriores reversibles Leukenzephalopathiesyndrom. Fortschr Neurol Psychiatrie 80: 111–9

Rudolph JL, Schreiber KA, Culley DJ et al. (2010) Measurement of postoperative cognitive dysfunction after cardiac surgery: a systematic review. Acta Anaesthesiol Scand 54(6): 663–77

Salvarani C, Brown RD Jr, Hunder GG (2012) Adult primary central nervous system vasculitis. Lancet 380: 767–77

Schon F, Martin RJ, Prevett M, Clough C, Enevoldson TP, Markus HS (2003) »CADASIL coma«: an underdiagnosed acute encephalopathy. J Neurol Neurosurg Psychiatry 74(2): 249–52

Scolding NJ, Joseph F, Kirby PA, Mazanti I, Gray F, Mikol J et al. (2005) Abeta-related angiitis: primary angiitis of the central nervous system associated with cerebral amyloid angiopathy. Brain 128: 500–15

Sibai B, Kupferminc M (2005) Pre-eclampsia. Lancet 365: 785–99

Singhal AB, Caviness VS, Begleiter AF et al. (2002) Cerebral vasoconstriction and stroke after use of serotonergic drugs. Neurology 58: 130–3

Steegers E, von Dadelszen AP, Duvekot P, Pijnenborg JJ (2010) Pre-eclampsia. Lancet 376: 631–44

Sun X et al. (2012) Silent brain injury after cardiac surgery: a review. J Am Coll Cardiol 60(9): 791–7

Tripodi A, de Groot PG, Pengo V (2011) Antiphospholipid syndrome: laboratory detection, mechanisms of action. J Intern Med 270(2): 110–22

Velez A, McKinney JS (2013) Reversible cerebral vasoconstriction syndrome: a review of recent research. Curr Neurol Neurosci Rep 13(1): 319

Viswanathan A, Greenberg SM (2011) Cerebral amyloid angiopathy in the elderly. Ann Neurol 70: 871–80

Werring DJ, Gregoire SM, Cipolotti L (2010) Cerebral microbleeds and vascular cognitive impairment. J Neurol Sci 299: 131–5

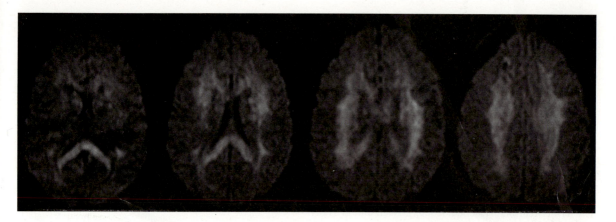

Abb. 20.3 Kraniale MRT eines 18j. Patienten mit Fettemboliesyndrom nach Femurschaft- und Tibiakopffraktur (Tag 7 nach Unfall): Ausgedehnte bilateral-symmetrische flächige Diffusionsrestriktionen im peri- und paraventrikulären Marklager, Balken und Centrum semiovale bei nur mäßig ausgeprägten wolkigen FLAIR-Hyperintensitäten und unauffälliger T2*-Wichtung. Fettemboliesyndrom, histolog. nachgewiesen (überlassen von W. Dietrich und F. Erbguth, Nürnberg)

nisse mittels Antikoagulation empfohlen. Nur therapieresistente Einzelfälle sind immunsuppressiv behandelt worden. Nifedipin soll die Livedo racemosa bessern. Zur Behandlung des APS werden Antikoagulantien eher mit Immuntherapien (Kortikosteroide, IVIG, PE) kombiniert (Cervera 2010). Tripodi et al. (2011) schlagen hierzu ein abgestuftes Therapieschema vor, das auch (zusätzliche) Plättchenhemmung einsetzt. Gegen die typischen Hyperkinesen wird in erster Linie Haloperidol eingesetzt.

20.9.2 Mikrozirkulationsstörungen durch prokoagulatorische Effekte und Hyperviskosität

Verschlechterte Fließeigenschaften und andere prokoagulatorische Effekte, die die Gerinnung aktivieren, können zu multiplen Endstrominfarkten führen. Klinisch unterscheidet sich die Symptomatik nicht von anderen ausgedehnten Mikrozirkulationsstörungen. Wegen des Faktoren- und Thrombozytenverbrauchs ist oft ein Nebeneinander von zerebralen Ischämien und Blutungen vorhanden. Stets bleibt die Differenzialdiagnose Endokarditis von herausragender Therapiekonsequenz.

Die Diagnostik bezieht stets die Gerinnungsdiagnostik (einschließlich Thrombozyten und d-Dimere), die BSG und Serumanalysen auf Paraproteine und Blutausstriche (Handauswertung) ein. Oft ist die Anamnese wegweisend. Differenzialdiagnostisch in Frage kommen u. a.:
- hämolytisch-urämisches Syndrom (HUS),
- Heparin-induzierte Thrombopenie (HIT),
- Makroglobulinämie, Agglutinine,
- schwere Polyglobulie, Sichelzellenanämie, Malaria,
- paraneoplastische Syndrome.

Postoperativ, speziell nach kardiochirurgischen Eingriffen, kann es zu vaskulären Enzephalopathie-Syndromen kommen. Diskutiert werden Mikrothrombosen und ungünstige Flussprofile während der extrakorporalen Zirkulation (Alejaldre et al. 2010) sowie zusätzliche Immunaktivierungen.

Solche postoperativ anhaltenden Enzephalopathien scheinen das Behandlungsergebnis nachhaltig zu prägen. Seit dem aufsehenerregenden NEJM-Artikel (Newman et al. 2001) über eine stark vermehrte Inzidenz von Heimeinweisungen wegen Demenz nach kardiochirurgisch erfolgreicher Therapie besteht eine erhöhte Sensibilität für die »Postoperative Kognitionsstörung« (POCD-Syndrom, Rudolph et al. 2010). Dazu trägt auch die hohe Rate neu erworbener pathologischer MRT-Befunde nach Klappen- und Bypass-Eingriffen bei (25–50%, Sun et al. 2012). Allerdings stehen einer genauen Bemessung des klinischen Effekts starke methodische Probleme im Wege (größere Prä/post-Testvergleiche, Lerneffekte, ungleiche OP-Bedingungen und neurologische Vorschädigungen).

> Sicher ist, dass speziell nach kardiochirurgischen Eingriffen mit einer höheren Rate von fokalen Defiziten (mindestens 3%) und zerebralen Allgemeinsyndromen (14–48%) zu rechnen ist.

Letztere manifestieren sich meist als postoperatives Delir mit überwiegend deutlicher Rückbildungstendenz, wobei die neurologischen Ausgangsbedingungen des Patienten vermutlich auch ins Gewicht fallen (»kognitive Reserve«, ▶ Abschn. 1.3). Selbst sechs Monate nach dem Eingriff sollen bei 25% der von POCD Betroffenen noch messbare Einschränkungen vorliegen.

Enzephalopathien bei Infektionserkrankungen

M. Friese, C. Gerloff, T. Weber

21.1 **Infektiös-toxische Enzephalopathien** – 328
21.1.1 Enterohämorrhagische Escherichia coli (EHEC) – 328
21.1.2 Typhus und Paratyphus – 329
21.1.3 Tuberkulose (Tbc) – 330
21.1.4 Legionellose – 331

21.2 **Infektiös-entzündliche Enzephalopathien** – 332
21.2.1 Virale Enzephalopathien – 332
21.2.2 Trypanosomiasis – 336

Literatur – 339

21.1 Infektiös-toxische Enzephalopathien

M. Friese, C. Gerloff

21.1.1 Enterohämorrhagische Escherichia coli (EHEC)

- **Epidemiologie und Pathogenese**

Die Aufnahme von Shiga-Toxin-produzierenden enterohämorrhagischen Escherichia coli (EHEC) mit der Nahrung kann über eine blutige Diarrhöe hinaus ein hämolytisch-urämisches Syndrom (HUS) mit neurologischen Komplikationen auslösen.

> **HUS**
>
> Ein HUS wird durch das Vorliegen einer Thrombozytopenie (<150/nl), einer hämolytischen Anämie und eines akuten Nierenversagens (Kreatininanstieg >50% des Ausgangswertes) definiert.

Sowohl das HUS als auch die neurologischen Ausfälle sind vermutlich auf die Toxizität des Shiga-Toxins zurückzuführen. Es bindet an den Globotriaosylceramid(Gb3)-Rezeptor, der sowohl auf Endothelzellen als auch auf Neuronen vorhanden ist. Die Internalisierung führt zur Veränderung der 28S RNA der 60S ribosomalen Untereinheit mit konsekutiver Inhibition der Proteinsynthese und nachfolgendem Zelltod.

Sporadische Infektionen betreffen zumeist Kinder, die in ca. 6% ein HUS ausbilden, zur Hälfte mit neurologischer Beteiligung. Obwohl Erwachsene eher selten mit EHEC infiziert werden, betraf 2011 der norddeutsche EHEC-Ausbruch mit insgesamt 3842 Individuen zu 90% Erwachsene. Von diesen trat bei 855 Patienten (22%) ein HUS auf. Während die kindlichen HUS-Ausbrüche auf den O157:H7 Serotyp zurückzuführen sind, wurden die Erwachsenen im Jahre 2011 mit dem aggressiveren O104:H4 infiziert. In einer Hamburger Kohorte von insgesamt 217 Patienten mit einer komplizierten EHEC-Infektion zeigten 104 (48%) neurologische Symptome.

- **Klinische Befunde und Verlauf**

Bei Kindern sind typisch: epileptische Anfälle (71%), Bewusstseinsstörungen (85%) und Paresen (40%). Bei Erwachsenen trat die neurologische Symptomatik im Hamburger Ausbruch ca. 5 Tage nach den ersten Diarrhöen und ca. 4 Tage nach dem Einsetzen des HUS auf. Zu Beginn dominierten neuro-psychiatrische Einschränkungen (49%) wie Desorientiertheit, Aufmerksamkeitsstörungen, Ruhelosigkeit, Angst, Nervosität und mnestische Defizite. Zudem wurden aphasische Störungen (18%), Okulomotorikstörungen (10%), epileptische Anfälle (9%) und Myoklonien (6%) beobachtet. Kopfschmerzen in leichter, unspezifischer Form waren häufig, als Leitsymptom hingegen eher selten (6%). Im Verlauf traten bei insgesamt 35% epileptische Anfälle und bei 46% Aphasien auf. Der Beginn der neurologischen Symptome war zumeist zeitgleich mit dem Anstieg des Serumharnstoffs und des Kreatinins zu beobachten (Magnus et al. 2012).

- **Prognose**

Obwohl eine Intensivtherapie mit Intubation bei ca. 30% der Patienten mit neurologischen Komplikationen notwendig ist, scheint der Spontanverlauf günstig. Denn auch bei Patienten mit schweren neurologischen Symptomen kommt es zumeist zu einer restitutio ad integrum (ca. 90%), jedoch kommen letale Verläufe vor. Die MRT-Befunde sind zumeist komplett rückläufig. Nach Abklingen der Diarrhöe werden die Patienten durch die Gesundheitsämter weiter beobachtet (§ 29 Abs. 1 IfSG). Eine Rückkehr an Schulen und sonstige Gemeinschaftseinrichtungen bzw. zu beruflicher Tätigkeit sollte erst nach Vorliegen von drei aufeinander folgenden negativen Stuhlbefunden erfolgen (Abstand der Proben: 1–2 Tage).

- **Diagnostik**

Eine EHEC-Infektion sollte beim Vorliegen von blutigen Diarrhöen, Erbrechen und Unterbauchkrämpfen vermutet und mikrobiologisch durch Stuhlkultur und **PCR-Nachweis** des Shiga-Toxins bestätigt werden. Während im **Liquor** meist keine Pleozytose oder oligoklonale Banden und nur gelegentlich eine leichte Schrankenstörung nachgewiesen werden (Magnus et al., 2013), kann das zerebrale **MRT** polytope Hyperintensitäten in der Diffusions- und T2-gewichteten Bildgebung zeigen. Die häufigsten Hyperintensitäten sind symmetrisch in den Regionen der Abduzenskerne und im lateralen Thalamus zu erwarten. Das **EEG** zeigt zumeist unspezifische Veränderungen mit generalisierter Verlangsamung der Grundaktivität (Magnus et al. 2012).

- **Therapie**

Im Vordergrund steht die interdisziplinäre symptomatische Therapie des HUS und der neurologischen Komplikationen. Ziel ist das Verhindern oder frühzeitige Unterbrechen epileptischer Anfälle. Schon Myoklonien sollten antikonvulsiv behandelt werden, da die Anfälle im späteren Stadium schwer zu kontrollieren sind und nicht selten eine Barbituratnarkose notwendig machen. Das HUS sollte von nephrologischer Seite therapiert werden, in vielen Fällen mit Hämodialyse.

Eine spezifische, präventive Therapie der neurologischen Komplikationen ist derzeit nicht durch randomisierte, kontrollierte Studien gesichert.

Fallsammlungen sprechen für einen Behandlungsansatz über die Modulation des Komplementsystems, so dass zu Beginn eines HUS eine präventive Off-label-Therapie mittels Eculizumab zu erwägen ist. Die Antikörpergabe kann sofort oder bei fehlendem Ansprechen auf eine initiale Immunadsorption (Progression der neurologischen Symptome) nach dieser erfolgen.

Bei der kongenitalen Variante des HUS liegen Mutationen in regulatorischen Proteinen der immunologischen Komplementkaskade vor. Auch beim EHEC-assoziierten HUS kann ein Komplementverbrauch vorliegen. Daher wurde der gegen die Komplementkomponente C5 gerichtete, monoklonale Antikörper Eculizumab in kindlichen und adulten Fallserien getestet. Drei Kinder mit neurologischen Komplikationen unter HUS zeigten ein rasches Ansprechen auf die Eculizumabtherapie; 600 mg i.v.-Infusionen in wöchentlichen Abständen mit insgesamt 2–4 Gaben (Lapeyraque et al. 2011). Die Kinder wurden gleichzeitig gegen Neisseria meningitidis geimpft, und es wurde eine Prophylaxe mit Penicillin begonnen. Während des norddeutschen EHEC-Ausbruchs 2011 wurden 328 erwachsene Patienten mit dem Antikörper Eculizumab behandelt. Das Standardschema umfasste für vier Wochen 900 mg/Woche und anschließend für drei Wochen 1200 mg Eculizumab/Woche. Die Verträglichkeit war sehr gut, und es liegen Hinweise auf eine günstige Beeinflussung des Verlaufs vor. Eine Placebo-Kontrolle oder Randomisierung war in der Krisensituation nicht erfolgt. Eine definitive Schlussfolgerung über Notwendigkeit und optimalen Zeitpunkt des Antikörpereinsatzes kann daher bislang nicht gezogen werden (vgl. Trachtman et al. 2012). Entgegen den Erwartungen scheint eine Plasmapherese bei den mit O104:H4 infizierten Erwachsenen ineffektiv zu sein (Menne et al. 2012).

21.1.2 Typhus und Paratyphus

- **Epidemiologie und Pathogenese**

»Enterisches Fieber« beschreibt eine Infektion mit Salmonella enterica Serotyp Typhi (S. typhi) oder Serotyp Parathyphi (S. paratyphi). In den sog. entwickelten Ländern gingen diese Erkrankungen im letzten Jahrhundert stark zurück. Der Typhus und Paratyphus stellt nur noch eine Erkrankung von Reiserückkehrern dar. Der häufigste Erreger in der endemischen Population ist S. typhi (80% der Infektionen), jedoch können S. paratyphi A, B und C die gleichen klinischen Symptome hervorrufen. Aufgrund der Impfmöglichkeit gegen S. typhi wird bei Reiserückkehrern ein umgekehrtes Verhältnis der Serotypen (S. paratyphi ca. 70%) nachgewiesen. Während Typhus und Paratyphus-Infektionen in der endemischen Population v.a. bei Kindern und Adoleszenten vorkommen, sind die Infektionen bei Reiserückkehrern nicht altersgebunden. Nach Aufnahme der mit S. typhi oder S. paratyphi kontaminierten Nahrung folgt eine asymptomatische Periode (ca. 7–14 Tage). Bei Einsetzen der Bakteriämie kommt es dann zu Fieber und einer Grippe-ähnlichen Symptomatik (Schüttelfrost, Kopfschmerzen, Abgeschlagenheit, Anorexie und Übelkeit), die wegen Nackensteife wie eine Meningitis imponieren kann. Zudem kann sich eine Hepatomegalie, Splenomegalie sowie eine Bradykardie ausbilden, und es zeigen sich Roseolen, rötlich-fleckförmige Effloreszenzen am Oberkörper. Im Verlauf kann es bei 10–15% der Patienten zu schwerwiegenden Komplikationen kommen, wie gastrointestinale Blutungen, Perforationen oder der Typhusenzephalopathie. Die Enzephalopathie ist auch der Namensgeber der Erkrankungen (τῦφος: Nebel, Dampf) (Connor u. Schwartz 2005).

Für die Pathogenese der Typhusenzephalopathie wird ein direkt toxischer Effekt der Endotoxine auf das ZNS vermutet sowie eine Ausschüttung von Entzündungsmediatoren durch infizierte Makrophagen postuliert. Eine eitrige Salmonellen-Meningitis ist sehr selten und tritt nur bei Kindern auf, während Erwachsene zumeist eine infektiös-toxische Enzephalopathie erleiden.

- **Klinische Befunde und Verlauf**

Neurologische Symptome erscheinen in der Regel während der ersten Tage des Fieberanstiegs und oft vor der Enteritis-Symptomatik, aber auch ein Beginn bis zu drei Wochen nach dem Fieberanstieg ist möglich. Es handelt sich um epileptische Anfälle, Delir, Schwindel oder akute psychotische Zustände (Osuntokun et al. 1972).

Tödliche Verläufe werden für ca. 30% der Infizierten in endemischen Ländern berichtet. Bei Reiserückkehrern sind letale Ausgänge sehr selten (<1%). Die wenigen berichteten Todesfälle betreffen fast ausschließlich Immigranten. Die neurologische Symptomatik zeigt zumeist einen gutartigen Verlauf mit rascher Remission unter adäquater Antibiose. Bis ein negatives Ergebnis von insgesamt drei Stuhluntersuchungen vorliegt (erste Stuhlprobe frühestens 24 Stunden nach Abschluss der Antibiose, Abstand der Proben 1–2 Tage), werden die Patienten durch die Gesundheitsämter weiter beobachtet (§ 29 Abs. 1 IfSG). Eine Rückkehr an Schulen und sonstigen Gemeinschaftseinrichtungen bzw. zu beruflicher Tätigkeit ist nach Vorliegen von 3 aufeinander folgenden negativen Stuhlbefunden möglich.

- **Diagnostik**

Leukopenie, Thrombopenie und ein Anstieg der Leberenzyme (2- bis 3-fach zur Obergrenze) sind häufig zu finden. Diese Befunde können auch bei anderen Erkrankungen von Reiserückkehrern auftreten (DD Malaria, Dengue). Die Diagnose wird durch den Nachweis des Erregers in

Blut- oder Stuhlkulturen geführt. Nach Beginn einer Antibiose bleiben die Blutkulturen zumeist negativ; dann kann eine Kultur aus einer Knochenmarksaspiration einen höheren Erfolg zeigen (ca. 90% positiv). Auch können die Salmonellen aus einem Abstrich der Roseolen angezüchtet werden. Die Serologie ist dagegen oft wenig hilfreich, da Sensitivität und Spezifität gering sind.

Im Liquor findet sich bei enzephalopathischem Bild ohne meningitische Beteiligung zumeist kein pathologischer Befund, allenfalls eine leichte Schrankenstörung. Das EEG bei Typhusenzephalopathie kann unspezifische Befunde wie eine Verlangsamung der kortikalen Grundaktivität und subkortikale Störungen (FIRDA) zeigen (Uysal et al. 2001). Die wenigen Berichte über MRT beinhalten multifokale zerebelläre subkortikale hyperintense Läsionen, bei einem Fall mit akuter zerebellärer Ataxie nach Typhus, reversible Diffusionsstörungen im Splenium des Corpus callosum sowie bilaterale parietale subkortikale Hyperintensitäten, auch einige Fälle mit einem diffusen Hirnödem.

- **Therapie**

Die Therapie besteht aus einer spezifischen Antibiose und supportiven Maßnahmen. Aufgrund von zahlreichen multiresistenten Stämmen ist derzeit die Antibiose der ersten Wahl Ceftriaxon 2 g/Tag i.v. über einen Zeitraum von zwei Wochen. Liegt eine Resistenztestung vor, die eine Sensitivität für Fluorochinolone zeigt, kann auf Ciprofloxacin 2×500 mg/Tag für zwei Wochen, bei Dauerausscheidern für vier Wochen umgestellt werden.

Prophylaktisch stehen ein oraler Lebendimpfstoff und ein parenteral zu applizierender Impfstoff zur Verfügung. Diese können bei Reisen in die Endemiegebiete in Asien, Südamerika und Nordafrika in Erwägung gezogen werden. Der orale Lebendimpfstoff besteht aus einer Kapsel, die an alternierenden Tagen insgesamt dreimal eingenommen wird. Er verleiht ca. 60% Impfschutz für mindestens ein Jahr. Eine Auffrischimpfung ist bei bestehendem Risiko nach einem Jahr möglich. Der orale Impfstoff ist bei Kindern unter 6 Jahren, bei Schwangeren und bei Patienten mit einer Immunsuppression kontraindiziert, da keine ausreichenden Sicherheitsdaten vorliegen. Der parenteral zu verabreichende Impfstoff besteht aus dem Vi-Antigen, ist ebenfalls gut verträglich und bietet nach einmaliger Gabe ca. 60% der geimpften Erwachsenen und Kindern (über 2 Jahre) einen Impfschutz bis zu 3 Jahren. Da beide Impfstoffe nur einen Impfschutz gegenüber S. typhi verleihen, findet sich unter den geimpften Reisenden, die an enterischem Fieber erkrankt sind, zumeist eine Infektion mit S. paratyphi.

21.1.3 Tuberkulose (Tbc)

- **Epidemiologie und Pathogenese**

Als ungewöhnliche Manifestationen einer Tbc gelten Fälle mit einer diffusen zerebralen Beteiligung ohne klinische Hinweise auf eine meningitische Infektion. Diese als »tuberkulöse Enzephalopathie« bezeichnete Manifestation wurde zuerst bei Kindern in Indien mit einer disseminierten Tuberkulose beschrieben. Es wurde postuliert, dass sowohl toxische, entzündliche als auch vaskuläre Mechanismen entscheidend seien und ein Bild hervorrufen, das am ehesten einer para- oder post-infektiösen autoimmun vermittelten Enzephalitis gleicht (Lammie et al. 2007). Die Post-mortem-Befunde zeigten ein diffuses Hirnödem, Demyelinisierungen und in einigen Fällen eine Hämorrhagie. Diese Befunde werden jedoch kontrovers diskutiert und sprechen für eine heterogene neurologische Störung durch die Tbc-Infektion, die keiner einheitlichen klinisch-pathologischen Entität zugeordnet werden kann.

- **Klinische Befunde und Verlauf**

Zumeist manifestiert sich die Tuberkulose im ZNS klassisch als tuberkulöse Meningitis und Radikulomyelitis. Entzündliche Granulome bilden sich entlang der sylvischen Fissur, den basalen Zisternen, im Hirnstamm oder Zerebellum und gehen dann mit fokal neurologischen Symptomen einher (Thwaites u. Tran 2005). Typisch ist der entzündliche (infektiöse) Hydrozephalus.

> Patienten mit Tbc-Enzephalopathie dagegen zeigen diffuse zerebrale Störungen mit Koma, Krampfanfällen, Bewegungsstörungen und Pyramidenbahnzeichen bei einem unauffälligen Liquorbefund (Lammie et al. 2007).

- **Diagnostik**

Bei klinischem Verdacht oder einer gesicherten peripheren Tbc-Infektion muss bei begleitenden neurologischen Symptomen zunächst eine Tbc-Meningitis ausgeschlossen werden. Eine Liquoruntersuchung sollte nach Ausschluss von MR- oder CT-morphologischen Hirndruckzeichen erfolgen. Der Liquor bei einer Tbc-Meningitis ist zumeist farblos (80–90%), hat einen erhöhten Eröffnungsdruck (50% >25 cm H_2O), zeigt eine Leukozytenzahl zwischen 5–1000/µL mit einem

- größeren Anteil an Lymphozyten gegenüber Neutrophilen,
- erhöhten Proteingehalt (45–250 mg/dl),
- erhöhten Laktat (5–10 mmol/l) und
- erniedrigten Liquor/Blut-Glukose-Verhältnis (<0,5 in 95%).

Tab. 21.1 Initialtherapie bei Tbc-Meningitis und Tbc-Enzephalopathie. (Nach Thwaites et al. 2009)

Medikament	Kinder	Erwachsene	Applikation	Dauer
Isoniazid	5 mg/kg	300 mg	Oral	9–12 Monate
Rifampicin	10 mg/kg	450 mg (<50 kg) 600 mg (>50 kg)	Oral	9–12 Monate
Pyrazinamid	35 mg/kg	1,5 g (<50 kg) 2,0 g (>50 kg)	Oral	2 Monate
Ethambutol	15 mg/kg	15 mg/kg	Oral	2 Monate
Glukokortikoide	Prednisolon 4 mg/kg	1. Kein Koma und keine fokale Neurologie: Dexamethason 0,3 mg/kg (max. 24 mg) 2. Koma und/ oder fokale Neurologie: Dexamethason 0,4 mg/kg (max. 24 mg)	Oral	6–8 Wochen ausschleichen

Liegen keine dieser Veränderungen vor bzw. lediglich eine milde Schrankenstörung, kann eine Tbc-Enzephalopathie postuliert werden. Ein Direktpräparat (Ziehl-Neelsen-Färbung) aus mindestens 6 ml Liquor sowie eine Anzucht und PCR-Analyse sollten erfolgen. MR-morphologisch sind in den T2-gewichteten Sequenzen polytope Hyperintensitäten möglich, die auch mit einer Schrankenstörung einhergehen können. Das EEG zeigt zumeist eine Verlangsamung der Grundaktivität. Zudem sollte auf eine HIV-Koinfektion untersucht werden, die direkte zusätzliche therapeutische Konsequenzen mit sich bringen würde.

- **Therapie und Prognose**

Neben der Behandlung mit tuberkulostatischen Medikamenten bedarf es einer begleitenden Medikation mit Kortikosteroiden (Tab. 21.1). Da einige Beschreibungen ein gutes Ansprechen der Tbc-Enzephalopathie auf Kortikosteroide nahe legen, es sich dabei aber nur um einzelne Fallbeschreibungen handelt und keine kontrollierten Studien vorliegen, empfiehlt sich ein analoges Vorgehen wie bei der Tbc-Meningitis (Thwaites et al. 2009).

Aufgrund der Heterogenität der beschriebenen Fälle mit Tbc-Enzephalopathie lässt sich keine sichere prognostische Abschätzung geben, die meisten verliefen letal. Eine Tbc-Meningitis verläuft trotz adäquater Therapie bei ca. 30% der betroffenen Individuen tödlich und hinterlässt bei ca. 30% der Überlebenden schwere Residuen.

21.1.4 Legionellose

- **Epidemiologie und Pathogenese**

Die Erstbeschreibung der Legionellose (Synonym: Legionärskrankheit, Pontiac-Fieber) erfolgte 1977 durch das US Center for Disease Control (CDC). Namensgebend für die Erkrankung war ein Ausbruch dieser Infektion bei einer Zusammenkunft amerikanischer Legionäre – mit ungewöhnlich hoher Letalität. Seither wurden wiederholt Infektionen mit dem gramnegativen Bakterium Legionella pneumophila bei Hotelgästen wie auch unter Klinikpatienten aus unterschiedlichen Ländern berichtet. Bisher sind 14 Serotypen dieses Bakteriums bekannt, die für 90% der Legionellosen verantwortlich sind. Sowohl sporadische als auch epidemische, ambulant erworbene und nosokomial erworbene Pneumonien, in gesunden und immunsuppressiven Patienten werden durch L. pneumophila verursacht.

Ein deutlicher Anstieg der Legionellose zeigte sich in den letzten Jahren mit insgesamt 23.076 Fällen von 1990 bis 2005 in den USA. Bei nosokomial und ambulant entstandenen Pneumonien haben Legionellen ätiologisch einen Anteil von bis zu 30% bzw. 15%. Von einer Legionellose werden vornehmlich Männer zwischen dem 45. und 64. Lebensjahr betroffen. Neurologische Symptome treten bei ca. 40–50% der betroffenen Personen auf. Die Ursache für die Beteiligung des Nervensystems bei der Legionellenpneumonie ist am ehesten durch die Wirkung der Legionellentoxine zu erklären. Diese Toxine sind direkt neuro- und myotoxisch und sollen auch als Erklärung für die Beteiligung anderer Organsysteme (Gastrointestinaltrakt, Niere und Leber) dienen.

- **Klinische Befunde und Verlauf**

In 35–52% gehen die neurologischen und psychiatrischen Symptome jenen der Legionellenpneumonie um Tage voraus. Bei 609 Patienten mit einer Beteiligung des zentralen und peripheren Nervensystems wurden Orientierungsstörungen (58%), Kopfschmerzen (52%), quantitative Bewusstseinsstörungen (40%), zerebelläre Syndrome (11%), Halluzinationen (8%), Neuropathien (3%) oder pyramidal-motorische Störungen (2%) sowie vielfältige Psychopathologien dokumentiert. Zudem treten bei Patienten mit einer Legionellenpneumonie zu 89% Hyponatriämien und zu 51% Hypophosphatämien auf. Der Liquorbefund bei ZNS-Beteiligung ist zumeist normwertig. Jedoch sind auch bei 21% mononukleäre oder neutrophile Liquorpleozytosen und zu 4% eine Eiweißerhöhung berichtet worden. Die bildgebenden Verfahren zeigen zumeist keine zerebrale Pathologie, jedoch ist bei etwa der Hälfte der Patienten mit ZNS-Beteiligung im EEG eine Allgemeinveränderung zu detektieren (Plaschke et al. 1997). Die Diagnose der Legionellose wird bei klinischem Verdacht durch spezifische Laboruntersuchungen verifiziert. Eine definitive Diagnose gibt die Anzucht der Mikroorganismen aus dem respiratorischen Sekret oder der Pleuraflüssigkeit. Die Serologie benötigt einen vierfachen Anstieg des Antikörpertiters, um eine diagnostische Sicherheit zu erreichen. Ein schnell durchzuführender Test ist der Legionellenantigentest im Urin mit einer Sensitivität von 74% und einer Spezifität von 99%. Allerdings detektiert der Test ausschließlich L. pneumophila Serogruppe 1.

> Bei Verdacht sollte immer sowohl der Urinantigentest durchgeführt als auch eine Sputumkultur angelegt werden.

PCR-basierte Tests sind ebenfalls in einigen Zentren verfügbar und liefern eine noch höhere Spezifität und Sensitivität.

- **Therapie und Prognose**

Therapeutisch entscheidend ist die rasche Einleitung einer antiinfektiven Therapie. Derzeit wird auf Grundlage der verfügbaren Sensitivitäten eine Therapie mit Levofloxacin (oder anderen Fluoroquinolonen wie etwa Moxifloxacin) oder Azithromycin als Mittel der ersten Wahl bei einer Legionellenpneumonie empfohlen (Carratalà u. Garcia-Vidal 2010). Die Therapiedauer der Antibiose sollte 7–10 Tage betragen, für immunsuppressive Patienten wird eine Therapie über 21 Tagen empfohlen. Bei einer Beteiligung des Nervensystems ist die Prognose als günstig einzuschätzen. Die Symptome remittieren in der Regel nach Beginn der antibiotischen Therapie innerhalb von 2–10 Wochen. Einzelne Fallberichte haben allerdings auch Verläufe mit Defektzuständen beschrieben. Die Sterblichkeit von Patienten mit einer Legionellenpneumonie ist maßgeblich von der Grundkrankheit und Komplikationen wie Ateminsuffizienz, Schock oder Nierenversagen determiniert.

21.2 Infektiös-entzündliche Enzephalopathien

T. Weber

Infektiös-entzündliche Enzephalopathien können durch eine Infektion des zentralen Nervensystems (ZNS) durch neurotrope, oder neuronotrope Erreger entstehen. Weitere Möglichkeiten sind die sekundäre Mitbeteiligung des ZNS in Folge einer systemischen Infektion (▶ Kap. 15) oder einer systemischen oder ortsständigen Immunantwort (▶ Abschn. 21.2 und ▶ Kap. 22) als peri- oder postinfektiöse Reaktion.

Peri- oder postinfektiöse Autoimmunerkrankungen (molecular mimicry, bystander reaction) können sich als Meningoenzephalitis, Enzephalomyelitis, Radikulomyelitis oder Radikulopolyneuritis äußern. Verursacher von Enzephalopathien/itiden sind:
- viral (z. B. HIV, JC-Virus, Masern),
- afrikanische Trypanosomiasis (HAT),
- Prion-Krankheiten.

21.2.1 Virale Enzephalopathien

Streng genommen, handelt es sich sowohl bei der HIV-Enzephalopathie als auch bei der progressiven multifokalen Leukenzephalopathie (PML) um Enzephalitiden. In der Mehrzahl der Fälle lässt sich eine humorale und/oder zelluläre Abwehrreaktion gegen virale Strukturproteine nachweisen, seltener gegen virale Funktionsproteine. Davon abzugrenzen sind postinfektiöse ZNS-Erkrankungen. Diese lassen sich unterteilen in solche der grauen Substanz und solche der weiße Substanz. Zu den ZNS-Erkrankungen der grauen Substanz zählen:
- Sydenham'sche Chorea,
- PANDAS (Pediatric autoimmune neuropsychiatric disorders associated with streptococcal infections),
- Encephalitits lehargica,
- Post infectious dystonia.

Zu den ZNS-Erkrankungen der weißen Substanz zählen:
- Acute disseminated encephalomyelitits (ADEM),
- Post infectious transverse myelitis,
- Post infectious optic neuritis.

- **HIV-Enzephalitis (HIVE)**

HIV dringt innerhalb weniger Wochen bis Monate nach der primären Infektion in das Gehirn ein und verursacht im weiteren Verlauf drei abgrenzbare neuro-kognitive Erkrankungen (HAND: **H**IV **A**ssociated **N**eurocognitive **D**isorders) (Antinori et al. 2007; McArthur u. Smith 2013; Williams et al. 2012).

Nach Schweregrad werden drei Formen unterschieden.

ANI (HIV-associated Asymptomatic Neurocognitive Impairment) Erworbene Beeinträchtigung in mindestens zwei kognitiven Domänen (z. B. Sprechen/Sprache; Aufmerksamkeit/Arbeitsgedächtnis), mindestens 1 SD unterhalb der Alters-/Bildungsnorm des zugeordneten Tests.

Die kognitive Beeinträchtigung beschränkt keine Alltagsfunktionen. Sie erfüllt nicht die diagnostischen Kriterien eines Delirs oder einer Demenz. Es gibt keinen Hinweis auf eine andere Ursache.

MND (HIV-1-associated Mild Neurocognitive Disorder) Erworbene Beeinträchtigung in mindestens zwei kognitiven Domänen (z. B. Sprechen/Sprache; Aufmerksamkeit/Arbeitsgedächtnis) mindestens 1 SD unterhalb der Alters/Bildungsnorm des zugeordneten Tests.

Die kognitive Beeinträchtigung schränkt mindestens eine der folgenden Aktivitäten leicht ein. Es existiert eine vom Patienten berichtete leichte Reduktion mentaler Fähigkeiten und konsekutiver Ineffizienz am Arbeitsplatz, in der Versorgung des Haushalts oder im sozialen Umfeld. Bekannte/Freunde beobachteten eine leichte Reduktion mentaler Fähigkeiten und konsekutiver Ineffizienz am Arbeitsplatz, in der Versorgung des Haushalts im sozialen Umfeld. Sie erfüllt nicht die diagnostischen Kriterien eines Delirs oder einer Demenz. Es gibt keinen Hinweis auf eine andere Ursache, inkl. einer schweren depressiven Episode.

HAD (HIV-assoziierte Demenz) Ausgeprägte erworbene Beeinträchtigung in mindestens zwei kognitiven Domänen – typischerweise multiple Domänen betreffend –, insbesondere das Erlernen neuer Informationen, verlangsamte Informationsverarbeitung und deutlich eingeschränkte Aufmerksamkeit/Konzentration.

Die kognitive Beeinträchtigung führt zu einer deutlichen Reduktion mentaler Fähigkeiten und konsekutiver Ineffizienz am Arbeitsplatz, in der Versorgung des Haushalts, im sozialen Umfeld. Sie erfüllt nicht die diagnostischen Kriterien eines Delirs oder einer Demenz. Es gibt keinen Hinweis auf eine andere Ursache, inkl. anderer Infektionen des ZNS, von Hirntumoren, zerebro-vaskulären Erkrankungen, präexistierenden neurologischen Erkrankungen, schwerem Drogenmissbrauch.

- **Epidemiologie und Pathogenese**

Bis zu 50% aller HIV-Infizierten sind von einer kognitiven Beeinträchtigung betroffen. In der Mehrzahl der Fälle, d. h. bei bis zu 45% aller HIV-Positiven, liegen ANI und MND vor. Dank der effektiven ZNS-spezifischen antiretroviralen Therapie (c-ART) findet sich eine HAD bei weniger als 5% aller Betroffenen (McArthur u. Smith 2012).

Eine ZNS-Invasion mit HIV lässt sich bereits acht Tage nach der Infektion zeigen, oft vergehen aber 2–3 Monate bis zur Virusinvasion und Vermehrung im ZNS. Neben CD4+-T-Zellen werden reife Monozyten des peripheren Blutes von HIV infiziert. Als »trojanisches Pferd« dienen hauptsächlich die besonders leicht infizierbaren (suszeptiblen) reifen Monozyten (CD14+CD16+) (Williams et al. 2012).

Nach Durchtritt durch die Endothelzellen der Hirngefäße (Brain Micro Vascular Endothelial Cells) und durch die Blut-Hirn-Schranke (BBB) kommt es zu einer komplexen Wechselwirkung, z. B. mit Mikrogliazellen (auch homotypische Interaktion genannt) und z. B. mit Gliazellen (auch heterotypische Interaktion genannt), wie Oligodendrozyten und Astrozyten. Vermittler dieses Kreislaufs sind u. a. Chemokine wie CCL3 (MIP-1α), CCL4 (MIP-1β), CCL5 und CCL8 (MCP-2), die sämtlich an den Rezeptor CCR5 (CC-Motiv-Chemokin-Rezeptor 5 oder CD 195) binden.

- **Diagnostik**

Die Diagnose der HIV-assoziierten neuro-kognitiven Beeinträchtigung erfolgt mittels neuro-psychologischer Untersuchungen und Tests.

Zur Charakterisierung des Ausmaßes der neuro-kognitiven Beeinträchtigung dienen HIV-Demenz-Skala, mod. HIV-Demenz-Skala, Mental Alternation Test, Memorial Sloan-Kettering Skala, Trail Making Test (Teil A und B) sowie der 9-Loch-Steckbrett-Test.

- **Therapie und Prognose**

Die Behandlung erfolgt mit antiretroviralen Substanzen. Von der Anwendung eines löslichen, kleinmolekularen CCR5-Antagonisten (Maraviroc) erhofft man sich eine verbesserte Wirksamkeit der ART durch Erhöhung funktionsfähiger CD4+-Zellen (Dentone et al. 2012).

Progressive multifokale Leukenzephalopathie (PML)

- **Epidemiologie und Pathogenese**

Die PML ist Folge einer Reaktivierung einer Infektion mit dem humanpathogenen Polyomavirus JCV (Weber 2008). Bis Anfang der 80er Jahre waren immunsuppressive Grunderkrankungen wie lymphoproliferative Erkrankungen, solide Tumoren, angeborene Immundefizienzsyndrome und chronisch granulomatöse Erkrankungen (wie eine Sarkoidose und Tuberkulose) die wesentlichen Ursachen. Seit Beginn der AIDS-Pandemie sind diese Erkrankungen nur noch in 15% Ursache einer PML. In 85% war die PML Folge der HIV-assoziierten Immunsuppression. 2005 kam es erstmals bei MS-Patienten, die mit dem monoklonalen Antikörper Natalizumab, der gegen ein Integrin (VLA-4) gerichtet ist, behandelt worden waren, zu einer PML gekommen (Langer-Gould et al. 2005; Kleinschmidt-DeMasters u. Tyler 2005; Van Assche et al. 2005). Mit Stand November 2012 sind 302 PML (Verdachts-)Fälle gemeldet. Daraus resultiert ein geschätztes Gesamtrisiko einer PML unter Natalizumab von 2,71 Fällen pro 1000 Patienten (95% CI 2,41–3,04). ◘ Tab. 21.2 gewährt eine Übersicht über Substanzen, die mit der Entwicklung einer PML assoziiert sind.

Tab. 21.2 Medikamente, die mit einer PML assoziiert sind. (Nach Magnus et al. 2012)

Behandlung	Medikament	Wirkmechanismus/Rezeptor
Steroide	Alle	Multiple Mechanismen
Alkylierende Substanzen	Cyclophosphamid, Carmustin, Dacarbazin	DNS
Purin-Analoga	Fludaribine, Cladribin, Azathioprin	DNS
Antimetabolit	Methotrexat	Hemmung des Folsäure-Metabolismus
Monoklonaler Antikörper	Murimonab	CD3
	Rituximab	CD20
	Ofatumumab*	CD20
	Alemtuzumab**	CD52
	Infliximab	TNF-α
	Etanercept	TNF-α
	Natalizumab	VLA-4
	Efalizumab	LFA-1
	Basiliximab	IL-2Ra
Fusionsprotein	Belatacept	Fc Fragment hIgG1 + CTLA-4
Chimärer monoklonaler Antikörper	Brentuximab Vedotin	Mab gegen CD30 + 3–5 Moleküle Monomethylauristatin
Immunsuppressiv	Ciclosporin	Cyclophilin A
	Tacrolimus	Calcineurin
	Sirolimus	mTOR
	Mycophenolat Mofetil	Inosin Monophosphat

* Ein Fall, Grunderkrankung (Lymphom) mögliche Ursache der PML.
** Vier Fälle, unzureichend Evidenzklasse in 3 (lediglich eine Klasse-3-Evidenz)

In den letzten fünf Jahren zeichnet sich ab, dass die JCV-Infektion zu einem Spektrum von Erkrankungen führt (Übersicht bei Tan u. Koralnik 2010), das der klassischen PML und der PML-IRIS eine als »JCV-Enzephalopathie« bezeichnete Variante sowie eine zerebelläre Form gibt (◘ Tab. 21.3).

Bei HIV-Patienten und bei mit Natalizumab behandelten PML-Patienten (Nat-PML) kann während der Immunsuppression eine frühzeitige inflammatorische PML (early PML-IRIS) auftreten. Nach Wegfall der Immunsuppression kann es auch zur einer späten inflammatorischen PML (late PML-IRIS) kommen (◘ Abb. 21.1). Das Krankheitsbild verschlechtert sich dramatisch, und etwa die Hälfte der Patienten versterben (Tan IL et al. 2010; Tan K et al. 2009; Clifford et al. 2010). Bei der early PML-IRIS steigt die JCV-Viruslast im Liquor cerebrospinalis um mehr als das 10-Fache an, bei der späten Form dagegen nur um weniger als das 2-Fache (Tan IL et al. 2010). Einzelne Untersuchungen bei late PML-IRIS legen nahe, dass der Abfall der Virusmenge im ZNS und CSF durch eine auf das ZNS beschränkte zelluläre Immunreaktion bedingt ist. Es kommt zum Auftreten von bis zu 50% sog. JCVVP1-spezifischer bifunktioneller Th1-Th2 pos. CD4+ T-Zellen, die sowohl Th1-Eigenschaften (Steigerung der Effektivität von Makrophagen, Stimulation von CD8+ zytotoxischen T-Zellen) als auch Th2-Eigenschaften (Stimulation der B-Zellproliferation und Antikörpersynthese) aufweisen und molekular durch die Co-Expression von T-bet als auch GATA3 charakterisiert sind (Aly et al. 2011). Die Bezeichnung »Enzephalopathie« ist zumindest für alle Fälle einer PML mit quantitativer intrathekaler Gesamt-IgG-Synthese sowie der Synthese von JCVVP1-spezifischen Antikörpern kontrovers, da es in diesen Fällen eindeutige humorale und zelluläre Immunreaktionen gibt (Weber 2008; Aly et al. 2011; Weber et al. 2001; Perkins et al. 2012).

Klinischer Befund und Verlauf

Im Gegensatz zur Multiplen Sklerose, bei welcher der Beginn eines akuten Schubes meist auf den Tag bzw. die Tageszeit genau angegeben werden kann, setzen Symptome der PML über wenige Tage bis zu etwa 10 Tagen schleichend ein. Das Spektrum neurologischer Ausfälle und Beschwerden ähnelt dem der PML bei HIV, Tumorleiden oder granulomatösen Erkrankungen (◘ Tab. 21.4). Verdächtig auf eine PML sind insbesondere epileptische Anfälle und alle Formen einer Aphasie.

Diagnostik

Der Verdacht auf das Vorliegen einer PML sollte bei subakuter, d. h. innerhalb von wenigen Tagen erfolgenden Ausbildung eines Symptoms keimen, insbesondere bei einem epileptischen Anfall oder einer globalen Aphasie (Abgrenzung zu MS: ◘ Tab. 21.4) (Weber 2008).

Als sensitivste und spezifische Diagnostik steht der Nachweis viraler DNS im Liquor cerebrospinalis mittels PCR zu Verfügung. Die Sensitivität liegt zwischen 76 und 100%, die Spezifität des Tests bei 95–100% (Moret et al. 2006; Bossolasco et al. 2005). Da der Nachweis von Antikörpern gegen das Hauptstrukturprotein VP1 von JC-Virus im Serum eindeutig den Nachweis der JCV-Infektion gestattet, bietet sich dieser Test zur Abschätzung

Tab. 21.3 Klinische und pathologisch-anatomische Manifestationen der JCV-Infektion. (Nach Plaschke et al. 1997)

	Klassische PML	PML-IRIS	JCV-Körnerzell-Neuronopathie	JCV-Enzephalopathie	JCV-Meningitis
Beginn	Subakut	Immun-Rekonstitution	Chronisch	Subakut	Akut
Radiologischer Befund	Asymmetrische, gut abgrenzbare, kein KM-aufnehmende subkortikale Läsionen der weißen Substanz, hyperintens in der T2 und FLAIR, hypointens in der T1 MR	KM-Aufnahme und Raumforderung	Kleinhirnatrophie, keine KM-Aufnahme	Kortikale Läsionen	Ggf. KM-Aufnahme der Meningen, keine umschriebenen Läsionen
Neurologische Symptome	Abhängig von der Lage der Läsion(en)	Abhängig von der Lage der Läsion(en)/Ausmaß der Entzündung	Zerebelläre Ausfälle	Enzephalopathie	Nackensteife, Fieber, Meningismus
Diagnose	Nachweis JCV DNS im Liquor cerebrospinalis, MR, Hirnbiopsie	Nachweis JCV DNS im Liquor, MR, Hirnbiopsie	Nachweis JCV DNS im Liquor Kleinhirnbiopsie, MR	Nachweis JCV DNS im Liquor, MR, Hirnbiopsie	Nachweis JCV DNS im Liquor, Ausschluss anderer Erreger
Histologie	Entmarkung häufig an der Grenze weiße/graue Substanz, Nachweis JCV in Oligodendrozyten, bizarre Astrozyten	Ähnlich wie klassische PML, ausgeprägte entzündliche Infiltrate	Lytische Infektion der Körnerzellen des Kleinhirns mit JCV	Lytische Infektion kortikaler Pyramidenbahnzellen und Astrozyten mit JCV	
Behandlung	cART bei HIV, Absetzen der Immunsuppression, Plasmapherese bei Natalizumab assoz. PML	Siehe Klassische PML Frühe Gabe von Steroiden, Blockade von CCR5 mit Maraviroc (Wirksamkeit nur in kleinen Fallserien belegt)	Siehe Klassische PML		

des Risikos an, insbesondere bei MS-Patienten unter Natalizumab. Etwa 50–60% aller MS-Patienten haben Immunglobulin-G-Antikörper gegen JCV_{VP1} (Gorelik et al. 2010). Bei JCV_{VP1}-Antikörper-negativen Patienten liegt das hypothetische Risiko einer PML bei 0,09 pro 1000 (http://tysabri.de/index.php?inhalt=tysabri.pmlinzidenz).

- **Therapie und Prognose**

Wesentlich für die Prognose einer PML ist die Beseitigung der immunsuppressiv wirkenden Ursache. Bei HIV-Patienten ist es die deutliche Besserung der T-Zellzahl und Funktion unter wirksamer ART bzw. C-ART. Unter dieser Therapie hat sich die 1-Jahres-Überlebensrate auf von 10% in den 90er Jahren auf gute 50% verbessert (Simpson 2011; Lima et al. 2010). Bei HIV-Patienten mit PML beträgt die 5-Jahres-Überlebensrate 50%, bei Nat-PML versterben in der Akutphase etwa 30% (Vermersch et al. 2011). Bei Tumorleiden hängt die Sterblichkeit von der Grundkrankheit ab und liegt bei über 90%.

Bei Nat-PML-Patienten besteht die Therapie der Wahl im Absetzen von Natalizumab und mehrfacher Plasmapherese (Tan IL et al. 2011; Khatri et al. 2009). Die Wirksamkeit akzessorischer Behandlungen, wie die Gabe von Mirtazapin, die unter der Annahme einer Blockade des Serotonin-Rezeptors (5-HT_{2A}) erfolgt, ist nicht bewiesen (Elphick et al. 2004; Moenster u. Jett 2012). Eine Studie mit Mefloquin, einem kompetitiven Hemmer von JCV in der Zellkultur, zeigte keine klinische Wirksamkeit (Kobayashi et al. 2013). Die Blockade des CCR5-Rezeptors mit Maraviroc scheint einzelnen Fallberichten zufolge eine wirksame Ergänzung oder Alternative der Plasmapherese zu sein (Giacomini et al. 2012).

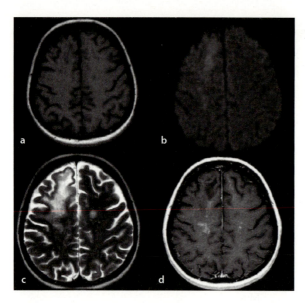

Abb. 21.1 PML und PML-IRIS: Frühe PML mit hypointensen Läsionen in der T1-Wichtung und hyperintensen Läsionen in der Diffusions-Wichtung (DWI) (a und b). Größenzunahme der Läsionen in der IRIS-Phase in der T2-Wichtung (c) und Kontrastaufnahme in der T1-Wichtung (d). (Aus: Yousry et al. 2012; mit freundl. Genehmigung)

Subakute Sklerosierende Panenzephalitis (SSPE)

- **Epidemiologie und Pathogenese**

Die subakute sklerosierende Panenzephalitis ist eine späte Komplikation einer Masernvirusinfektion (Reuter u. Schneider-Schaulies 2010; Gadoth 2012). Sie tritt durch Invasion des ZNS mit einem mutierten Masernvirus 5–7 Jahre nach der primären Infektion auf. Ihre Häufigkeit ist in gut vakzinierten Populationen um den Faktor 30 zurückgegangen, ihr sporadisches »Wiederauftreten« ist Folge eines leider immer wieder vorkommenden mangelnden Impfschutzes (Gadoth 2012).

Neben dieser seltenen Spätkomplikation der Maserninfektion kommt es in etwa 0,1% der Maserninfektionen bei immunkompetenten Menschen zu einer Masernenzephalitis mit einer Sterblichkeit von bis zu 20%.

> Eine seltenere Form betrifft immunsupprimierte Menschen, die im Anschluss an eine Maserninfektion eine immer tödlich verlaufende Einschlusskörperchen-Enzephalitis entwickeln.

- **Klinischer Befund und Verlauf**

Die SSPE lässt sich in vier klinische Phasen einteilen. In der Phase I treten bei den meist betroffenen Kindern und Jugendlichen unmerklich Persönlichkeitsveränderungen, eine Schulleistungsschwäche und Verhaltensauffälligkeiten auf. Das Auftreten periodischer oder quasiperiodischer axialer Myoklonien mit Stürzen charakterisiert die Phase II. Mit der Ausbildung einer ausgeprägten generalisierten Rigidität – verbunden mit extrapyramidalen Zeichen und einem Stupor – kennzeichnet die Phase III. In der letzten Phase kommt es zu einer tiefgreifenden Bewusstseinseintrübung bis hin zu einem akinetischen Mutismus, verbunden mit hohem Fieber und periodischen generalisierten Schweißausbrüchen als Hinweis auf ein autonomes Regulationsversagen. Der Tod tritt in der Regel 1–3 Jahre nach Erkrankungsbeginn ein. Eine kurative Behandlung ist nicht verfügbar (Reuter u. Schneider-Schaulies 2010; Gadoth 2012; Cece et al. 2011).

- **Diagnostik**

Charakteristischerweise zeigen sich im EEG schon in der ersten Phase der Erkrankung generalisierte bilaterale steile Potenzialkomplexe, häufig synchron mit den Myoklonien. Diese »Radermecker-Komplexe« dauern im Vergleich zu CJD etwas länger (bis 1000 ms) und treten in längeren Abständen auf (alle 5–10, z. T. 15 s). Im Verlauf der Erkrankung nimmt dieses Intervall wieder ab (1–5 s). Im Serum und im Liquor finden sich erhöhte Antikörper gegen das Masernvirus, die zu positiven oligoklonalen Banden korrespondieren. Berechnet man die lokale Antikörpersynthese masernspezifischer Antikörper, so finden sich deutlich erhöhte, ansteigende Indizes mit Werten von 10 bis über 50. Insbesondere in der ersten Phase der Erkrankung kann das MRT bei einem Viertel der Erkrankten ohne pathologischen Befund sein (Cece et al. 2011). Im MR finden sich häufig subkortikale, kortikale und periventrikuläre Läsionen sowie eine Hirnatrophie. Es kommt zu einer diffusen asymmetrischen Signalsteigerung sowohl der subkortikalen als auch der periventrikulären weißen Substanz, teilweise auch der grauen Substanz mit Zeichen der Raumforderung und verstrichenen Sulci.

21.2.2 Trypanosomiasis

Afrikanische Trypanosomiasis

Die afrikanische Trypanosomiasis (HAT: Human African Trypanosomiasis) wird auf Mensch und Vieh durch die Tse-Tse-Fliege übertragen. Es gibt eine ostafrikanische Form, verursacht durch T. brucie rhodesiense, und eine westafrikanische Form, verursacht durch T. b. gambiense.

- **Epidemiologie und Pathogenese**

Schätzungsweise 300.000 Menschen erkranken jährlich. Die klinische Symptomatologie mit psychiatrischen Ausfällen, Schlafstörungen, motorischen und sensiblen Ausfällen gab Anlass zur Verwendung des Begriffs »Enzephalopathie« (Kennedy 2006). Nach einer sehr variablen Inkubationszeit von Monaten bis zu mehreren Jahren tritt die Krankheit zunächst in einer asymptomatischen hämo-

Tab. 21.4 Häufigkeit neurologischer Symptome/Zeichen bei PML und MS

Symptom	Häufigkeit in %							Alle PML (Median)	MS
Sensible Ausfälle	6	8	7	7	18	4	19	11	50
Epileptischer Anfall	6	–	20	14	11	22	13	14	4
Kopfschmerz	7	16	7	–	23	11	–	16	17
Ataxie	13	28	40	11	26	11	44	22	47
Gesichtsfeldausfälle	33	24	20	36	30	36	20	36	26
Sprachausfälle	17	16	53	7	31	36	47	31	0,8
Mono-/Hemiparese	33	48	60	46	67	54	70	52	80
Kognitive Defizite	36	24	40	54	66	61	–	45	16

lymphatischen Form (S1) auf und geht in eine meningoenzephalitische Form (S2) über. Die große Schwierigkeit in der Behandlung der Trypanosomiasis ist durch das hohe Maß antigener Variation des sog. Variant Surface Glycoproteins (VSG) bedingt. Von den ca. 1000 Genen, die VSG kodieren, ist zu jedem Zeitpunkt aber nur ein Gen aktiv.

> Der Parasit schaltet konstant ein Gen an und ein anderes ab. Durch diesen ständigen VSG-Gen-Wechsel ist der Erreger in der Lage, beständig der Immunantwort des Wirtes zu entgehen (Kennedy 2006).

Klinische Befunde und Verlauf
In der frühen Phase (S1) der Infektion zeigen die Patienten unspezifische Symptome wie Fieber, Kopfschmerzen, Abgeschlagenheit und Schwäche. Im Verlauf kommt es dann zu organspezifischen Funktionsstörungen wie Herzversagen, Tachykardie, Leber, Milz und Augenbeteiligung. In der zweiten (S2) Phase treten folgende Symptome auf:

Neuro-psychiatrische Veränderungen Angst und Reizbarkeit, Niedergeschlagenheit und Gleichgültigkeit, Manie und Erregung, gewaltbereites und suizidales Verhalten, unkontrollierte sexuelle Impulsivität, Halluzinationen und Delirium

Schlafstörungen Somnolenz am Tage, Insomnie, narkoleptische Krisen (Endstadium: unkontrollierbarer Schlafdrang)

Extrapyramidale und pyramidale motorische Symptome Glieder- und Zungentremor, Dysarthrophonie, zerebelläre Ataxie, extrapyramidale Bewegungsstörungen, fokale Paresen, Hemi- und Paraspastik mit Pyramidenbahnzeichen, Muskelfaszikulationen, Neuritis und Polyneuritis, Schnauz-Reflex, Palmomental-Reflex

Sensible Ausfälle Parästhesien, Hyperästhesien, Anästhesien, Pruritus

Diagnostik
Die HAT rhodiense lässt sich durch den Nachweis des Parasiten im Blutausstrich führen. Bei der HAT gambiense tritt die Parasitämie nur intermittierend auf. Serologisch wird der Nachweis mittels des Card Agglutination Trypanosomiasis Tests (CATT) geführt. Alle Patienten, bei denen dieser Test positiv ausfällt, müssen lumbal punktiert werden. In den Zellen des Liquors müssen für die Diagnose einer ZNS-Beteiligung (S2) Trypanosomen nachgewiesen werden (Kennedy 2006). Nach WHO-Definition ist die S2-Phase eingetreten bei Nachweis des Erregers und einer Zellanzahl ≥5 µL^{-1}. Der Nachweis intrathekal synthetisierten IgMs mittels CATT ist sehr sensitiv.

Therapie und Prognose
Trotz einer Sterblichkeit von bis zu 5% unter Melarsoprol muss in der S2-Phase die HAT behandelt werden (100%ige Sterblichkeit) (Kennedy 2006; Lutje et al. 2010).

Behandlungsphasen der HAT
- Behandlung der S1 Phase (hämolymphozytär)
  - Suramin i.v. bei T.b.rhodiense
  - Pentamidin i.m. bei T.b.gambiense
- Behandlung der späten Phase (S2; enzephalitisches Stadium)
  - i.v. Melarsoprol bei beiden HAT
  - i.v. Eflornithin bei HAT gambiense
  - Nifurtimox per os und i.v. Eflornithin (NECT) bei beiden HAT

Tab. 21.5 WHO-Kriterien für die Diagnose sporadischer CJD

Kategorie	Kriterium
I	Progressive Demenz
II	
A	Myoklonus
B	Visuelle oder zerebelläre Zeichen und Symptome
C	Extrapyramidale oder Pyramidenbahn-Zeichen
D	Akinetischer Mutismus
III	
A	Typischer EEG-Befund
B	Nachweis von 14-3-3 im Liquor

Für die Diagnose »Mögliche sCJD« müssen Kategorie I und 2 der Kriterien aus der Kategorie II erfüllt sein und eine Krankheitsdauer von weniger als zwei Jahren bestehen. Für die Diagnose »Wahrscheinliche sCJD« müssen Kategorie I und 2 Parameter aus Kategorie II – einschließlich Demenz – entweder mit typischem EEG und/oder positivem Nachweis von 14-3-3 im Liquor sowie eine Krankheitsdauer von weniger als zwei Jahren vorliegen. Ferner dürfen andere Untersuchungen (Labor, Bildgebung) keine alternative Diagnose eröffnen. »Gesicherte sCJD« bedeutet: Diagnose neuropathologisch bestätigt (Van Everbroeck et al. 2004).

Eine gefürchtete Komplikation ist die post-treatment reactive encephalopathy nach der i.v.-Gabe von Melarsoporol, die in etwa 10% aller Fälle auftritt und eine Sterblichkeit von 50% hat (Kennedy 2006; Lutje et al. 2010).

Chagas' Krankheit

Sehr selten entwickelt sich in der akuten Infektion mit T. cruzi (Chagas' Krankheit) eine Meningoenzephalitis, die stets mit einer schweren Myokarditis und Herzinsuffizienz assoziiert wird, häufig Kinder unter 2 Jahren betrifft und nahezu immer tödlich verläuft (Cordova et al. 2010).

Prion-Krankheiten

Prion-Krankheiten (Proteinaceous Infectious Agent) oder »transmissible spongiforme Enzephalopathien« stellen eine Gruppe von teils sporadischen, teils genetischen Krankheiten dar, bei denen sich innerhalb des zentralen Nervensystems eine posttranslationale Konformationsänderung eines regulären zellulären Prion-Proteins (PrP^C) in die krankheitsauslösende Form PrP^{Sc} (Sc: Scrapie-assoziiert) ausbreitet. Das übertragbare Prinzip lässt sich nicht mit Proteinasen spalten und ist weitgehend resistent gegen denaturierende Lösungsmittel (Kittner et al. 2009). Eine Therapie dieser unheilbaren und stets tödlich verlaufenden Erkrankungen gibt es nicht.

- **Epidemiologie und Pathogenese**

Prion-Krankheiten treten weltweit mit einer jährlichen Inzidenz von 1–2 Fällen pro Million auf (Ladogana et al. 2005). Die mittlere Erkrankungsdauer beträgt 6 Monate, die Sterblichkeit liegt bei 100%. Frauen sind etwa im Verhältnis 1,4:1 häufiger als Männer betroffen. Der Erkrankungsbeginn liegt im Mittel bei 66 Jahren (Bereich 19–91 Jahre). Neben den sporadischen Formen wie der Creutzfeldt-Jakob-Krankheit (sCJD), der fatalen Insomnie und unterschiedlich Proteinase-empfindlichen Prionopathie, den erworbenen Formen Kuru, iatrogener CJD (iCJD) und varianter CJD (vCJD) unterscheidet man vier Gruppen genetischer Formen (Head u. Ironside 2012):
- die familäre oder genetische CJD (fCJD oder gCJD),
- das Gerstmann-Sträussler-Scheinker-Syndrom (GSS),
- die fatale familiäre Insomnie und
- die Prion-Protein-zerebrale Amyloid-Angiopathie (PrP-CAA).

- **Klinische Befunde und Verlauf**

Bei den Prion-Krankheiten handelt es sich um ein Spektrum einer rasch progredienten Demenz mit in der Regel sehr kurzem Verlauf. Bei der häufigsten sCJD lassen sich drei Phasen unterscheiden:

Unspezifische Prodromalphase Eine unspezifische Prodromalphase von wenigen Wochen Dauer findet sich bei 14–60% der Patienten. Häufige Symptome sind: Erschöpfung, Depression, Insomnie, abnormales Schwitzen, Gewichtsverlust, Verhaltensauffälligkeiten, die von sozialem Rückzug, Verlust von Interessen über Angst, Übererregbarkeit bis zu Aggression reichen.

Klinisch symptomatische Phase Die zweite, klinisch symptomatische Phase dauert Tage bis Wochen und zeigt in wechselnder und sehr variabler Ausprägung eine rasch progrediente Demenz, Myoklonien, Ataxie, zerebelläre Zeichen, Pyramidenbahnzeichen, unspezifische Sehstörungen und visuelle Halluzinationen. Eine in dieser Phase auffällige Schreckhaftigkeit in Bezug auf laute Geräusche wird »startle response« genannt.

Terminale Phase Mit dem Übergang in die dritte und terminale Phase entwickeln sich Sopor, Stupor, akinetischer Mutismus und Koma (Head u. Ironside 2012). In dieser Phase tritt das typische Muster triphasischer Komplexe (► Abb. 9.17) im EEG auf (Hansen et al. 1998).

- **Diagnostik**

Die minimalen Voraussetzungen für die klinisch mögliche und klinisch wahrscheinliche Diagnose einer sCJD sind in Tab. 21.5 zusammengefasst.

◻ **Tab. 21.6** MRT-Kriterien für die Diagnose einer CJD. (Mod. nach Vitali et al. 2011)

Diagnose	Kriterien
Definitive CJD	Hyperintense Signale im Gyrus cingulus, Striatum und mehr als einem neokortikalen Gyrus (häufig praecuneus, angularis, superior oder mittlerer frontaler Gyrus) Eine subkortikale Beteiligung wird gestützt durch – Striatum mit anterior-posteriorem Gradienten oder subkortikale Hypointensität in der ADC Eine kortikale Beteiligung wird gestützt durch – Asymmetrische Beteiligung des Neokortex in der Mittellinie oder im Bereich des Cingulums – Aussparung des Gyrus praecentralis oder bandförmige kortikale Hypointensitäten in der ADC Beteiligung nur des Kortex (>3 Gyri)
Wahrscheinliche CJD	Unilateral Striatum oder Kortex (>3 Gyri) (▶ unter subkortikale bzw. kortikale Beteiligung) Bilateral Striatum oder posteromesialer Thalamus (▶ oben unter subkortikale Beteiligung)
Wahrscheinlich keine CJD	Lediglich FLAIR /DWI Signalveränderungen in limbischen Regionen, in denen Hyperintensitäten normalerweise auftreten können (z. B. Inselregion, anteriores Cingulum, Hippocampi) sowie Fehlen einer eingeschränkten Diffusion in diesen Regionen in der ADC FLAIR > DWI Hyperintensitäten, DWI Hyperintensitäten als Artefakt
Definitiv keine CJD	Normaler Befund: Befund nicht vereinbar mit CJD

Der Einsatz dieser Kriterien erlaubt die Diagnose einer sCJD mit einer Sensitivität von 64%, einer Spezifität von 91%, einem positiven prädiktiven Wert von 95% und einem negativen prädiktiven Wert von 49% (Steinhoff et al. 2004). Häufigste Ursache einer falsch-positiven Diagnose ist ein M. Alzheimer.

Die typischen EEG-Veränderungen bestehen in periodischen triphasischen Scharfe-Welle-Komplexen:
- periodische Potenzialkomplexe, von denen die Mehrheit eine Dauer zwischen 100 und 600 ms aufweist (das relativ regelmäßige Intervall zwischen den Komplexen beträgt 500 bis max. 2000 ms);
- generalisierte und lateralisierte Komplexe sind zulässig;
- mindestens fünf repetitive Intervalle müssen mit einer Differenz ihrer Dauer von weniger als 500 ms nachgewiesen sein.

Der Liquor zeigt typischerweise weder Pleozytose noch positive oligoklonale Banden (Green et al. 2007). In mehr als 95% lässt sich das 14-3-3 Protein nachweisen, aber lediglich in bis zu 10% anderer Formen von Demenzen und neurodegenerativen Prozessen (Stoeck et al. 2012). Auch das Tau-Protein ist bei CJD im Liquor sehr stark erhöht (>1300 ng/l). Angesichts der geringen Spezifität dieser Marker muss der Liquorbefund im Kontext mit klinischen, neurophysiologischen (serielles EEG) und MRT-Befunden interpretiert werden.

Die diagnostischen Kriterien für die MRT messen den Hyperintensitäten in der DWI-Wichtung eine höhere Wertigkeit als denen in der FLAIR-Wichtung zu (◻ Tab. 21.6; Vitali et al. 2001).

Bei mehr als einem Jahr dauernden Verläufen von sCJD kann das MRT eine ausgeprägte Atrophie mit Verlust der DWI-Hyperintensitäten insbesondere in vorher betroffenen Regionen zeigen. Um Artefakte auszuschließen, sollten alle Sequenzen in mindestens zwei Ebenen (z. B. axial und koronar) gewonnen werden.

Literatur

Aly L, Yousef S, Schippling S, Jelcic I, Breiden P, Matschke J et al. (2011) Central role of JC virus-specific CD4+ lymphocytes in progressive multi-focal leucoencephalopathy-immune reconstitution inflammatory syndrome. Brain 134(Pt 9): 2687–702

Antinori A, Arendt G, Becker JT, Brew BJ, Byrd DA, Cherner M et al. (2007) Updated research nosology for HIV-associated neurocognitive disorders. Neurology 69(18): 1789–99

Bossolasco S, Calori G, Moretti F, Boschini A, Bertelli D, Mena M et al. (2005) Prognostic significance of JC virus DNA levels in cerebrospinal fluid of patients with HIV-associated progressive multifocal leukoencephalopathy. Clin Infect Dis 40(5): 738–44

Carratalà J, Garcia-Vidal C (2010) An update on Legionella. Curr Opin Infect Dis 23: 152–7

Cece H, Tokay L, Yildiz S, Karakas O, Karakas E, Iscan A (2011) Epidemiological findings and clinical and magnetic resonance presentations in subacute sclerosing panencephalitis. J Int Med Res 39(2): 594–602

Clifford DB, De Luca A, Simpson DM, Arendt G, Giovannoni G, Nath A (2010) Natalizumab-associated progressive multifocal leukoencephalopathy in patients with multiple sclerosis: lessons from 28 cases. Lancet Neurol 9(4): 438–46

Connor BA, Schwartz E (2005) Typhoid and paratyphoid fever in travellers. Lancet Infect Dis 5: 623–8

Cordova E, Maiolo E, Corti M, Orduna T (2010) Neurological manifestations of Chagas' disease. Neurol Res 32(3): 238–44

Dentone C, Fraccaro P, Fenoglio D, Firpo E, Cenderello G, Piscopo R et al. (2012) Use of maraviroc in clinical practice: a multicenter observational study. Journal of the International AIDS Society 15(6):18265

Elphick GF, Querbes W, Jordan JA, Gee GV, Eash S, Manley K et al. (2004) The human polyomavirus, JCV, uses serotonin receptors to infect cells. Science 306(5700): 1380–3

Gadoth N (2012) Subacute sclerosing panencephalitis (SSPE) the story of a vanishing disease. Brain & Development 34(9): 705–11

Giacomini PS, Rosenberg, Araujo AD, Boivin M-N, Poliquin-Lasnier L, Xia C et al. (2012) Maraviroc for treatment of immune reconstitution inflammatory syndrome following natalizumab-associated progressive multifocal leukoencephalopathy. ECTRIMS, 28th congress of the european committee for treatment and research in multiple sclerosis. Lyon

Gorelik L, Lerner M, Bixler S, Crossman M, Schlain B, Simon K et al. (2010) Anti-JC virus antibodies: implications for PML risk stratification. Ann Neurol 68(3): 295–303

Green A, Sanchez-Juan P, Ladogana A, Cuadrado-Corrales N, Sánchez-Valle R, Mitrová E, Stoeck K, Sklaviadis T, Kulczycki J, Heinemann U, Hess K, Slivarichová D, Saiz A, Calero M, Mellina V, Knight R, van Duijn CM, Zerr I. (2007) CSF analysis in patients with sporadic CJD and other transmissible spongiform encephalopathies . Eur J Neurol. 14:121–4.

Hansen HC, Zschocke S, Stuerenburg HJ, Kunze K (1998) Clinical changes and EEG patterns preceding the onset of periodic sharp wave complexes in Creutzfeldt-Jakob disease. Acta neurologica Scandinavica 97(2): 99–106

Head MW, Ironside JW (2012) Review: Creutzfeldt-Jakob disease: prion protein type, disease phenotype and agent strain. Neuropathol Appl Neurobiol 38(4): 296–310

Kennedy PG (2006) Human African trypanosomiasis-neurological aspects. J Neurology 253(4): 411–6

Khatri BO, Man S, Giovannoni G, Koo AP, Lee JC, Tucky B et al. (2009) Effect of plasma exchange in accelerating natalizumab clearance and restoring leukocyte function. Neurology 72(5): 402–9

Kittner C, Heinemann U, Zerr I (2009) Risikofaktoren der sporadischen Creutzfeldt-Jakob-Krankheit. Dtsch Med Wochenschr 134(27): 1429–35

Kleinschmidt-DeMasters BK, Tyler KL (2005) Progressive multifocal leukoencephalopathy complicating treatment with natalizumab and interferon beta-1a for multiple sclerosis. N Engl J Med 353(4): 369–74

Kobayashi Z, Akaza M, Numasawa Y, Ishihara S, Tomimitsu H, Nakamichi K et al. (2013) Failure of mefloquine therapy in progressive multifocal leukoencephalopathy: Report of two Japanese patients without human immunodeficiency virus infection. J Neurol Sci 324(1–2): 190–4

Ladogana A, Puopolo M, Croes EA, Budka H, Jarius C, Collins S et al. (2005) Mortality from Creutzfeldt-Jakob disease and related disorders in Europe, Australia, and Canada. Neurology 64(9): 1586–91

Lammie GA, Hewlett RH, Schoeman JF, Donald PR (2007) Tuberculous encephalopathy: a reappraisal. Acta Neuropathol 113: 227–34

Langer-Gould A, Atlas SW, Green AJ, Bollen AW, Pelletier D (2005) Progressive multifocal leukoencephalopathy in a patient treated with natalizumab. N Engl J Med 353(4): 375–81

Lapeyraque AL, Malina M, Fremeaux-Bacchi V, Boppel T, Kirschfink M, Oualha M et al. (2011) Eculizumab in severe Shiga-toxin-associated HUS. N Engl J Med 364: 2561–3

Lima MA, Bernal-Cano F, Clifford DB, Gandhi RT, Koralnik IJ (2010) Clinical outcome of long-term survivors of progressive multifocal leukoencephalopathy. J Neurol Neurosurg Psychiatry 81(11): 1288–91

Lutje V, Seixas J, Kennedy A (2010) Chemotherapy for second-stage Human African trypanosomiasis. Cochrane Database Syst Rev: CD006201

Magnus T, Röther J, Simova O, Meier-Cillien M, Repenthin J, Möller F et al. (2012) The neurological syndrome in adults during the 2011 northern German E. coli serotype O104:H4 outbreak. Brain 135: 1850–9

Magnus T, Simova O, Meier-Cillien M, Röther J, Gerloff C (2013) Reply: Blood–cerebrospinal fluid barrier dysfunction in patients with neurological symptoms during the 2011 Northern German Escherichia coli serotype O104:H4 outbreak Brain 2013, 136 : e242

McArthur J, Smith B (2013) Neurologic Complications and Considerations in HIV-Infected Persons. Current Infectious Disease Reports. Epub 2013/01/12

Menne J, Nitschke M, Stingele R, Abu-Tair M, Beneke J, Bramstedt J et al.; EHEC-HUS consortium (2012) Validation of treatment strategies for enterohaemorrhagic Escherichia coli O104:H4 induced haemolytic uraemic syndrome: case-controlstudy. BMJ 345: e4565

Moenster RP, Jett RA (2012) Mirtazapine and mefloquine therapy for progressive multifocal leukoencephalopathy in a patient infected with human immunodeficiency virus. Am J Health Syst Pharm 69(6): 496–8

Moret H, Brodard V, Barranger C, Jovenin N, Joannes M, Andreoletti L (2006) New commercially available PCR and microplate hybridization assay for detection and differentiation of human polyomaviruses JC and BK in cerebrospinal fluid, serum, and urine samples. J Clin Microbiol 44(4): 1305–9

Osuntokun BO, Bademosi O, Ogunremi K, Wright SG (1972) Neuropsychiatric manifestations of typhoid fever in 959 patients. Arch Neurol 27: 7–13

Perkins MR, Ryschkewitsch C, Liebner JC, Monaco MC, Himelfarb D, Ireland S et al. (2012) Changes in JC Virus-Specific T Cell Responses during Natalizumab Treatment and in Natalizumab-Associated Progressive Multifocal Leukoencephalopathy. PLoS Pathog 8(11): e1003014

Plaschke M, Ströhle A, Then Bergh F, Backmund H, Trenkwalder C (1997) Neurologic and psychiatric symptoms of legionella infection. Case report and overview of the clinical spectrum. Nervenarzt 68: 342–5

Reuter D, Schneider-Schaulies J (2010) Measles virus infection of the CNS: human disease, animal models, and approaches to therapy. Medical Microbiology and Immunology 199(3): 261–71

Simpson DM (2011) HIV-associated PML: Changing epidemiology and clinical approach. Cleve Clin J Med 78, Suppl 2: S24–7

Steinhoff BJ, Zerr I, Glatting M, Schulz-Schaeffer W, Poser S, Kretzschmar HA (2004) Diagnostic value of periodic complexes in Creutzfeldt-Jakob disease. Ann Neurol 56(5): 702–8

Stoeck K, Sanchez-Juan P, Gawinecka J, Green A, Ladogana A, Pocchiari M, Sanchez-Valle R, Mitrova E, Sklaviadis T, Kulczycki J, Slivarichova D,Saiz A, Calero M, Knight R, Aguzzi A, Laplanche JL, Peoc'h K, Schelzke G, Karch A, van Duijn CM, Zerr I.(2012) Cerebrospinal fluid biomarker supported diagnosis of Creutzfeldt-Jakob disease and rapid dementias: a longitudinal multicentre study over 10 years. Brain 135:3051–61.

Tan CS, Koralnik IJ (2010) Progressive multifocal leukoencephalopathy and other disorders caused by JC virus: clinical features and pathogenesis. Lancet Neurol 9(4): 425–37

Tan IL, McArthur JC, Clifford DB, Major EO, Nath A (2011) Immune reconstitution inflammatory syndrome in natalizumab-associated PML. Neurology 77(11): 1061–7

Tan K, Roda R, Ostrow L, McArthur J, Nath A (2009) PML-IRIS in patients with HIV infection: clinical manifestations and treatment with steroids. Neurology 72(17): 1458–64

Thwaites G, Tran TH (2005) Tuberculous meningitis: many questions, too few answers. Lancet Neurol 4: 160–70

Thwaites G, Fisher M, Hemingway C, Scott G, Solomon T, Innes J; British Infection Society (2009) British Infection Society guidelines for the diagnosis and treatment of tuberculosis of the central nervous system in adults and children. J Infect 59: 167–87

Trachtman H, Austin C, Lewinski M, Stahl RA (2012) Renal and neurological involvement in typical Shiga-Toxin-associated HUS. Nat Rev Nephrol 8: 658–69

Uysal H, Karademir A, Kilinç M, Ertürk O (2001) Salmonella encephalopathy with seizure and frontal intermittent rhythmic delta activity. Infection 29: 103–6

Van Assche G, Van Ranst M, Sciot R, Dubois B, Vermeire S, Noman M et al. (2005) Progressive multifocal leukoencephalopathy after natalizumab therapy for Crohn's disease. N Engl J Med 353(4): 362–8

Van Everbroeck B, Dobbeleir I, De Waele M, De Deyn P, Martin JJ, Cras P (2004) Differential diagnosis of 201 possible Creutzfeldt-Jakob disease patients. J Neurol 251(3): 298–304

Vermersch P, Kappos L, Gold R, Foley JF, Olsson T, Cadavid D et al. (2011) Clinical outcomes of natalizumab-associated progressive multifocal leukoencephalopathy. Neurology 76(20): 1697–704

Vitali P, Maccagnano E, Caverzasi E, Henry RG, Haman A, Torres-Chae C et al. (2011) Diffusion-weighted MRI hyperintensity patterns differentiate CJD from other rapid dementias. Neurology 76(20): 1711–9

Weber F, Goldmann C, Kramer M, Kaup FJ, Pickhardt M, Young P et al. (2001) Cellular and humoral immune response in progressive multifocal leukoencephalopathy. Ann Neurol 49(5): 636–42

Weber T (2008) Progressive multifocal leukoencephalopathy. Neurol Clin 26(3): 833–54

Williams DW, Eugenin EA, Calderon TM, Berman JW (2012) Monocyte maturation, HIV susceptibility, and transmigration across the blood brain barrier are critical in HIV neuropathogenesis. J Leukocyte Biology 91(3): 401–15

Yousry TA, Pelletier D, Cadavid D, Gass A, Richert ND, Radue EW et al. (2012) Magnetic resonance imaging pattern in natalizumab-associated progressive multifocal leukoencephalopathy. Ann Neurol 72(5): 779–87

Enzephalopathien durch Autoimmunprozesse und Tumorerkrankungen

H. Prüß, L. Harms, F. Leypoldt

22.1 Enzephalopathien bei Immunprozessen gegen extraneurale Antigene – 344
22.1.1 Enzephalopathien bei zerebralen Vaskulitiden – 344
22.1.2 Kollagenosen – 347

22.2 Autoimmune Enzephalopathien und metastatische Affektionen des zentralen Nervensystems – 350
22.2.1 Antikörperassoziierte und paraneoplastische neurologische Syndrome und andere autoimmune Enzephalopathie-/Enzephalitis-Syndrome – 350
22.2.2 Enzephalopathien bei Metastasen, Meningeosis karzinomatosa und Graft-versus-Host-Disease – 355

Literatur – 357

22.1 Enzephalopathien bei Immunprozessen gegen extraneurale Antigene

Viele Autoimmunkrankheiten können qualitative und quantitative Veränderungen des Bewusstseins und Störungen von Kognition und Affekt bewirken, obwohl die immunologischen Zielantigene gar nicht primär das neuronale Gewebe, sondern mesenchymale Strukturen betreffen (◘ Tab. 22.1). Zur zerebralen Beteiligung neigen die primären und sekundären ZNS-Vaskulitiden, die Kollagenosen (systemischer Lupus erythematodes, Anti-Phospholipid-Antikörper-Syndrom, Sjögren-Syndrom) und die Neurosarkoidose.

Differenzialdiagnostisch sind neben den bei immunmediierten Erkrankungen gehäuft auftretenden zerebralen Ischämien und Blutungen (z. B. bei knapp 10% der Patienten mit M. Crohn; Zöller et al. 2012), insbesondere Enzephalopathien, Lymphome und Infektionen abzugrenzen. Im Falle von Sepsis, Enzephalitiden und infektiösen Enzephalopathien und dadurch bedingter klinischer Verschlechterung wäre eine Eskalation der immunsuppressiven Therapie fatal (z. B. JC-Virus, Streptococcus viridans, Pilze, Tbc). Auch einige der eingesetzten Medikamente können eine Enzephalopathie-Symptomatik bewirken, z. B. die »Kortison-Psychose (► Abschn. 18.5)« und der Steroiddiabetes. Sekundäre metabolische Enzephalopathien treten infolge Leber- oder Niereninsuffizienz durch Immunsuppressiva wie MTX und spezifische Antikörper (MoAk) auf. Wegen ihrer Langzeittherapieerfolgen sollte jede Immunsuppression auf gesicherten, möglichst histologisch gestützten Diagnosen beruhen. Impfungen der Patienten und prophylaktische Medikationen gegen Magenulzera, Osteoporose usw. sind stets zu bedenken.

22.1.1 Enzephalopathien bei zerebralen Vaskulitiden

Verschiedene Autoimmunprozesse führen unter Beteiligung von Antikörpern und Immunzellen zum einen zur Wandentzündung der Hirngefäße und zu ischämischen Folgeschäden (selektive neuronale Gewebsuntergänge, Infarkte, Blutungen) – zum anderen zu nicht streng vaskulär definierten Gewebsalterationen, etwa mit inflammatorischen Elementen. Die neuro-psychiatrische Symptomatik leitet sich aus der Verteilung dieser vaskulären und enzephalopathischen Schädigungen ab, wobei die letztere Komponente schwer abzugrenzen ist.

Die Vaskulitis kann sich auf das ZNS beschränken (primäre zerebrale Angiitis) oder – häufiger – generalisiert als systemische Autoimmunkrankheit auftreten (sekundäre ZNS-Vaskulitis). Häufig klagen die Patienten im Vorfeld über sog. B-Symptome, d. h. unspezifische Beschwerden wie Abgeschlagenheit, Nachtschweiß, Gewichtsverlust und auch Arthralgien, Myalgien oder Temperaturerhöhung. Anamnese und spezifische Organbefunde können den diagnostischen Weg weisen (◘ Tab. 22.1). Das Labor zeigt oft eine Erhöhung der BSG, eine Anämie und Thrombozytose. Die optimale Therapie der zerebralen Vaskulitiden erfordert die genaue ätiologische Zuordnung, die am besten hinsichtlich der betroffenen Gefäße (klein, mittel, groß), des klinischen Verteilungsmusters, der ergänzenden Laborbefunde und möglichst der histologischen Befunde erfolgt.

Primäre zerebrale Angiitis

Die primäre ZNS-Vaskulitis (auch PACNS oder IAN = isolierte Angiitis des ZNS) wird meist als enzephalopathisches Krankheitsbild durch Störungen von Gedächtnis und Affekt manifest, oft in Kombination mit ischämischen oder hämorrhagischen Schlaganfällen und entsprechenden multifokalen Symptomen. Kopfschmerzen und epileptische Anfälle sind häufig vorhanden. Betroffen sind in erster Linie kleine und mittlere Hirngefäße, so dass die MR-Angiographie in der Regel unauffällig bleibt. Selbst die konventionelle zerebrale Angiographie zeigt die klassischen alternierenden Ektasien und Stenosen nur in der Minderheit der Fälle (► Abb. 9.3). MRT mit diffusionsgewichteten und ADC-Aufnahmen (ADC = apparent diffusion coefficient) gestatten fast immer den Nachweis von ischämischen Veränderungen unterschiedlichen Alters, der differenzialdiagnostisch von Bedeutung ist (Lee et al. 2003). Alle Entzündungsparameter im Blut sind unauffällig.

■ Diagnostik

Zur Diagnostik erfolgt immer die Abgrenzung zu sekundären ZNS-Vaskulitiden im Rahmen von systemischen Autoimmunkrankheiten und Infektionen (z. B. bei Retroviren, chronischen Hepatitiden, Varizella-Zoster- oder Zytomegalie-Virus, Tuberkulose, Borreliose, bakterielle Endokarditis). Da isoliert das ZNS betroffen ist, strebt man die bioptische Diagnostik im Randbereich einer betroffenen Hirnregion an (Lie 1997). Trifft man den richtigen Biopsieort, zeigen die Proben von Leptomeninx und Hirngewebe typischerweise eine segmentale, granulomatöse Vaskulitis der kleinen und mittleren leptomeningealen und kortikalen Arterien (► Abb. 7.22). Im Liquor sieht man mehrheitlich eine unspezifische lymphozytäre Pleozytose und erhöhtes Eiweiß (Salvarini et al. 2007, 2012), während eine erhöhte intrathekale IgG-Produktion oder deutliche Pleozytose an andere Erkrankungen denken lässt (v. a. Sjögren-Syndrom oder erregerbedingte Krankheiten).

Tab. 22.1 Typische Begleitsymptome bei Vaskulitiden und Kollagenosen

Neuropathien (NP) Radikulopathien (RP)	Senso-motorische und sensorische PNP: Sjögren, SLE, AAV, RA, PAN Multiple motorische NP: Sjögren, AAV Small-fiber-PNP: Sjögren Poly-RP: Sjögren Kraniale NP und Mono-NP: SLE, Sarkoidose, AAV, PAN Kompressions-NP: RA, Syst. Sklerose Optikus-Neuritis: Sjögren, RA, Behçet
Augen	Sicca-Syndrom: Sjögren Uveitis: Sarkoidose, Behçet Scleritis: MPA
Atemwege	Pleuritis: SLE, AAV Hiläre Adenopathien, Fibrose: AAV, Sarkoidose Pneumon. Infiltrate, Asthma, Sinusitis: AAV
Herz	Myo-/Perikarditis: SLE, PAN Koronare Arteriitis: PAN, MPA
Gelenke	Arthritis: SLE, RA
Oropharynx Magen-Darm-System	Sicca-Syndrom: Sjögren Ulcera: M. Behçet
Niere	Niereninsuffizienz, Glomerulonephritis: SLE, AAV, PAN
Haut	Exanthem, Photosensibilität: SLE Purpura: SLE, Kryoglobuline, PAN, AAV Genitale Ulzera: M. Behçet Livedo reticularis: PLP, PAN Erythema nodosum: Sarkoidose

RA = Rheumatoide Arthritis, SLE, Systemischer Lupus erythematodes; AAV = ANCA-assoziierte Vaskulitiden (WG, CSS; MPA); PLP, PAN = Polyarteriitis nodosa; MPA = Mikroskopische Polyangiitis; WG = Wegener-Granulomatose; CSS = Churg-Strauss-Syndrom

■ Therapie

Je früher die Therapie mit Steroiden und Cyclophosphamid einsetzt, desto besser ist die Prognose (Salvarini et al. 2007). Üblich sind Prednisolondosen von 1mg/kg für 4–6 Wochen und das sehr langsame Abdosieren über 6 Monate. Cyclophosphamid wird zumeist in monatlichen intravenösen Gaben von 750 mg/m² über 3–6 Monate verabreicht. Der Therapieerfolg wird mittels Verlaufskontrollen der klinischen, MRT- und Liquorbefunde verfolgt.

Systemische Vaskulitiden mit sekundärer ZNS-Beteiligung

Systemische Vaskulitiden unterscheiden sich nach der Größe vorrangig betroffener Gefäße und entsprechender Pathomechanismen. Hinweise auf eine sekundäre zerebrale Vaskulitis liefern die klinischen Allgemeinsymptome (◘ Tab. 22.2) einer systemischen Gefäßentzündung: Atemwegs- oder Nierenbeteiligung (Proteinurie, Ödeme), Augen- (Uveitis, Konjunktivitis) oder Hautveränderungen (Erythema nodosum, Raynaud-Symptomatik) und eine teilweise typische Beteiligung des peripheren Nervensystems (meist als Mononeuritis multiplex).

Zum **diagnostischen Vorgehen** bietet sich eine relativ umfassende Basisdiagnostik und – in Abhängigkeit von weiter bestehendem Verdacht auf eine zerebrale Vaskulitis – eine erweiterte Diagnostik an (◘ Tab. 22.2).

Vaskulitis der großen Gefäße

Während die **Riesenzell-Arteriitis** (Arteriitis cranialis/temporalis) fast ausschließlich Patienten über dem 60. Lebensjahr betrifft, befällt die **Takayasu-Arteriitis** Kinder und junge Frauen. Sie kommt in Japan viel häufiger als bei uns vor.

Die Riesenzell-Arteriitis beginnt meist mit Kopfschmerzen, seltener mit den typischen Schmerzen beim Kauen (Claudicatio masticatoria), und bietet meist eine deutlich beschleunigte BSG. Die Riesenzell-Arteriitis ist gehäuft mit der Polymyalgia rheumatica assoziiert. Zur Diagnosesicherung erfolgt die Biopsie der Temporalarterie (ggf. bilateral), in der sich die typischen granulomatösen und lymphozytären Infiltrate leider nur abschnittsweise zeigen (»skip lesions«, falsch-negative Befunde möglich!). Ein weiterer Baustein zur Diagnose ist das vaskulitische »Halozeichen« im B-Bild der hochauflösenden farbkodierten Duplexsonographie, das auch in die Biopsieplanung einbezogen wird.

Gelegentliche zerebrale Symptome erklären sich weniger durch eine akute Enzephalopathie als durch eine extra-, seltener auch intrakranielle vaskulitische Beteiligung mit zerebralen Ischämien (Salvarani et al. 2006). Solche Hirnbeteiligungen werden durch abrupten Kortisonentzug getriggert und sind prognostisch ungünstig.

Die **Therapie** beginnt man schon beim begründeten Verdacht mit 1 mg/kg Prednisolon. Durch Zugabe von wöchentlich 10–20 mg Methotrexat können Steroide eingespart sowie Rezidive vermindert werden (Jover et al. 2001).

> **Praxistipp**
>
> Sehr langsames Ausschleichen wird ausdrücklich empfohlen.

Tab. 22.2 Stufen-Diagnostik bei V.a. ZNS-Vaskulitis. (In Anlehnung an die DGN-Leitlinie »Zerebrale Vaskulitis«)	
1. Basis-Diagnostik	Anamnese und klinische Untersuchung
	MRT- und MRA-Bildgebung
	Liquoranalyse (Zellanzahl und Zytologie, Laktat, Eiweiß, Reiber-Diagramm, oligoklonale Banden), ein Röhrchen für ggf. weitere Analysen zurückstellen (Kühlschrank)
	EKG, ggf. Herzecho
	Laborparameter: BSG, CRP, Differenzialblutbild, CK, ASAT, ALAT, Kreatinin, GFR, Gerinnung, TSH, Serumelektrophorese, Rheumafaktoren, ANA, SS-A, SS-B, c- und p-ANCA, Antiphospholipid-Antikörper, Lupus-Antikoagulans, Immunfixation, Serologie für Lues, Borrelien, Hepatitis B, C, HIV
	Röntgen-Thorax
2. Erweiterte Diagnostik in Abhängigkeit von den Befunden der Basisdiagnostik	Laborparameter: PCT, Kryoglobuline, löslicher Interleukin-2-Rezeptor, Urinimmunelektrophorese, Quantiferon-Test, weitere Tbc-Diagnostik
	Ggf. Genetik (CADASIL, M. Fabry)
	Liquoranalyse (Virus-PCR Herpesgruppe, Mikroskopie, Kulturen)
	Konventionelle Angiographie der Hirngefäße (▶ Abb. 9.3a-d)
	Tumorscreening (Body-CT, ggf. FDG-PET)
	Hirnbiopsie (plus Organbiopsien in Abhängigkeit von Systembeteiligung)

Vaskulitis der mittleren Gefäße

Die **Polyarteriitis nodosa** (PAN) wird eher durch Paresen und Myalgien im Rahmen einer schmerzhaften Mononeuritis multiplex auffällig. Neben Kopfschmerzen stellt die Symptomatik einer vaskulären Enzephalopathie mit multiplen Infarkten die häufigste Beteiligung des ZNS dar. In der Hälfte der Fälle ist die PAN mit einer Hepatitis B oder C assoziiert und dann eher prognostisch ungünstig (Özen et al. 2006). Stets hängt die Gesamtprognose davon ab, ob Niere, Herz oder Magen-Darm-Trakt mitbetroffen sind. Angiographien können Aneurysmen der Hirn- oder Nierenarterien aufzeigen.

Zur **Diagnosesicherung** ist eine Biopsie von Niere, Haut, Nerv und/oder Muskel erforderlich, die polymorph kernige Zellinfiltrate nachweist. Die klinisch manchmal sehr ähnlichen Manifestationen der Vaskulitiden der kleinen Gefäße lassen sich in vielen Fällen durch die **ANCA-Negativität** der PAN unwahrscheinlich machen. **Therapeutisch** ist neben der Prednisolon-Gabe bei der Hepatitis-positiven PAN eine virustatische Therapie erforderlich (Lamivudin, Ribavirin, Interferon-α), bei der Hepatitis-negativen Form wird zusätzlich Cyclophosphamid verabreicht.

Vaskulitiden der kleinen Gefäße

Die **Wegener-Granulomatose** (WG) und die **Mikroskopische Polyangiitis** (MPA) ähneln einander klinisch insbesondere durch den Befall von Lunge und Nasennebenhöhlen. In beiden Formen betreffen die nekrotisierenden Entzündungen überwiegend die kleinen Gefäße der Atemwege und der Nieren. Fast immer finden sich anti-neutrophile zytoplasmatische Antikörper (**ANCA-Positivität**) – bei der WG in der Regel c-ANCA, bei der MPA p-ANCA. Während eine ZNS-Beteiligung bei der MPA die Ausnahme ist, findet sich diese bei der WG in 10% der Fälle (raumfordernde Granulome an der Schädelbasis mit Hirnnervenausfällen und Okulomotorikstörungen, sekundäre ZNS-Vaskulitis mit Ischämien, Blutungen und Enzephalopathie [Seror 2006]). Die Biopsie aus dem HNO-Bereich sichert die Diagnose durch den Nachweis einer typischen Gefäßwandentzündung (WG: granulomatöse, MPA nicht-granulomatös). Die **Therapie der Wahl** ist Cyclophosphamid, wobei die monatliche Pulstherapie der oralen Gabe bezüglich Krankheitsremission, Kumulativdosis und Nebenwirkungen überlegen ist (de Groot et al. 2001).

Das oft mit p-ANCA assoziierte **Churg-Strauss-Syndrom** (CSS) wird aufgrund der eosinophilen granulomatösen Gefäßentzündung der Atemwege, der Asthma-Symptomatik und der **Blut-Eosinophilie** auch als »allergische Granulomatose« bezeichnet. Vorrangig wird das periphere Nervensystem mit einer Mononeuritis multiplex einbezogen. In bis zu 15% der Fälle kommen Enzephalopathien vor, seltener auch Hirninfarkte (Sablé-Fourtassou et al. 2005). **Therapie der Wahl** bei Beteiligung des ZNS ist die Cyclophosphamid-Pulstherapie, nach Erreichen der Remission ggf. Azathioprin oder MTX als Erhaltungstherapie.

Der **M. Behçet** (BD) ist eine ätiopathogenetisch unzureichend geklärte Erkrankung des mittleren Lebensalters mit rezidivierenden oralen und genitalen Aphten und Ulcera sowie einer Uveitis. In den Ländern des Mittelmeerraums und des Mittleren Ostens kommt sie häufiger vor als bei uns und führt zu einer Multisystem-Vaskulitis der kleinen Venen. Beim meist akut beginnenden Neuro-Behçet ist die Enzephalopathie das führende Symptom mit Gedächtnis- und Aufmerksamkeitsstörungen. Es können Hirnvenen-Thrombosen mit sekundärem Pseudotumorcerebri-Syndrom oder eine meningoenzephalitische Beteiligung mit multifokalen Herden auftreten (Kidd et al. 1999). Sensitive und spezifische Biomarker für BD fehlen. Im Liquor findet man typischerweise nur ein erhöhtes Eiweiß und eine lymphozytäre oder granulozytäre Pleozytose, im Serum ist gelegentlich Interleukin 6 erhöht. Kontrastmittel-aufnehmende MRT-Läsionen in T2-Wichtung finden sich bevorzugt im Hirnstamm, aber auch im Bereich von Thalamus, Basalganglien und der Weißen Substanz. **Therapeutisch** werden initial hochdosierte Steroidgaben eingesetzt, die langsam ausgeschlichen und kombiniert werden mit steroidsparenden Immunsuppressiva wie Cyclophosphamid oder Methotrexat.

22.1.2 Kollagenosen

Systemischer Lupus erythematodes

Beim systemischen Lupus erythematodes (SLE), der vorrangig junge Frauen befällt, zeigen sich vielfältige ZNS-Symptome. Das weite Spektrum reicht von oft subtilen kognitiven Störungen und Stimmungsveränderungen bis zu akuten Verwirrtheitszuständen mit delirant-wahnhaften Elementen. Hinzu kommen fokale sensomotorische Defizite infolge Hirninfarkten und Bewegungsstörungen (Hanly 2005; ACR nomenclature 1999). Schwierig ist die Abgrenzung einer primären ZNS-Affektion des SLE von weiteren Enzephalopathien, z. B. ausgelöst durch Medikamente, metabolische Störungen, Urämie oder Hypertonus (Bertsias u. Boumpas 2010), da ein absolut verlässlicher diagnostischer Marker der Hirnbeteiligung beim SLE fehlt. Das Auftreten neuro-psychiatrischer Auffälligkeiten gilt als prognostisch ungünstiges Zeichen der Erkrankung (insbesondere in Kombination mit Anti-Phospholipid-Antikörpern). Histologisch dominieren Verschlüsse der kleinen Hirngefäße und sterile Gefäßwandverdickungen, jedoch keine echte Vaskulitis.

Die breite **Differenzialdiagnose** des **neuro-psychiatrischen SLE** reicht von endokrinen, hypertensiven und metabolischen Enzephalopathien über Medikamenteneffekte (Antidepressiva, Antiepileptika, Statine, Betablocker) und Infektionen bis zu zerebralen Ischämien, Angststörungen, Psychosen, Fatigue.

- **Diagnostik**

Klinisch sind Arthritiden und Polyserositiden an Pleura und Perikard neben dermatologischen Befunden (Schmetterlingserythem und Photosensibilität) wegweisend. Laborchemisch bedeutsam ist der Nachweis von anti-nukleären (>95%) und Doppelstrang-DNA-Antikörpern (30–70%). Antikörper gegen ribosomales P-Protein korrelieren enger mit der entzündlichen Aktivität der Erkrankung selbst als mit ihren neuro-psychiatrischen Folgen. Die ZNS-Beteiligung wird durch Nachweis eines milden entzündlichen Liquorsyndroms wahrscheinlicher. Der Nachweis von Anti-Phospholipid-Antikörpern im Serum ist besonders aussagekräftig für die Lupus-Diagnose, das Lupus-Antikoagulans (Antikörper gegen Thrombin und β2-Glycoprotein-I) korreliert zudem mit der Wahrscheinlichkeit von Hirninfarkten. MRT-Veränderungen, insbesondere Marklagerläsionen, sind sehr häufig, allerdings auch bei SLE-Patienten ohne klinisch erkennbare ZNS-Beteiligung. Größere demyelinisierende Hirnläsionen im MRT erfordern stets die Abgrenzung zur Multiplen Sklerose und auch zu Overlap-Syndromen mit Beteiligung der Sehnerven, des Rückenmarks und positiven Aquaporin-4-Antikörpern, die auf den ersten Blick einer Neuromyelitis optica gleichen (Voss u. Stangel 2012).

- **Therapie**

Mittel der ersten Wahl sind hochdosierte Glukokortikoide, ggf. in Kombination mit Immunsuppressiva, stets unter Berücksichtigung behandelbarer aggravierender Faktoren (Hypertonus, Infektionen, metabolische Störungen). Trotz dürftiger Studienlage werden ergänzend Azathioprin, Cyclophosphamid, Mucophenolat-Mofetil oder Rituximab verabreicht. In schweren Fällen erfolgt eine Plasmapherese-Therapie. Thrombozytenfunktionshemmer oder orale Antikoagulation werden bei neuropsychiatrischem SLE mit Anti-Phospholipid-Antikörpern empfohlen, insbesondere bei thrombotischen Gefäßverschlüssen.

Das **Anti-Phospholipid-Antikörper-Syndrom (APS)** ist häufig ein Teilaspekt des SLE, kann aber auch separat auftreten. Neben akuten thrombotischen ZNS-Ereignissen (TIA, Infarkte, Amaurosis fugax, Hirnvenen-Thrombose) können Kopfschmerzen, Psychosyndrome und epileptische Anfälle entstehen.

> Entscheidend ist die Antikoagulation, weil Immunsuppressiva keinen Einfluss auf die fokalen thrombotischen ZNS-Ereignisse zu haben scheinen und daher auch nicht verabreicht werden.

Klinisch diagnostisch können bei diesen Patienten eine Livedo reticularis, arterielle und venöse Thrombosen hilfreich sein, anamnestisch wiederholte Aborte.

Sjögren-Syndrom

Beim **Sjögren-Syndrom** sind ebenfalls überwiegend Frauen betroffen (im Verhältnis zu Männern 9:1). Allgemeinmedizinisches Leitsymptom ist die Sicca-Symptomatik mit Augen- und Mundtrockenheit, die mittels Schirmer-Test oder Spaltlampenuntersuchung bzw. Speicheldrüsenszintigrafie objektiviert werden kann. Typisch ist die sensibel betonte Polyneuropathie, oft verknüpft mit neuropathischen Schmerzen. Häufiger als ein zerebrales Allgemeinsyndrom tritt die Enzephalopathie als multifokale ZNS-Symptomatik mit epileptischen Anfällen, Myelon- oder Sehnervbeteiligung auf (Soliotis et al. 2004).

- **Diagnostik**

Der Nachweis von SS-A-Antikörpern (Anti-Ro) und SS-B-Antikörpern (Anti-La) gilt als richtungsweisend, Kryoglobulinämien können auftreten. In Bioptaten von Speicheldrüsen oder Konjunktiva finden sich lymphozytäre Infiltrate, wie im peripheren Nerven.

> **Cave**
> Die MRT-Läsionen der weißen Substanz und der entzündliche Liquor bei ZNS-Beteiligung ähneln den Befunden bei Multipler Sklerose – einschließlich des Nachweises oligoklonaler Banden!

- **Therapie**

Hochdosierte Glukokortikoide sind die primäre Behandlungsoption. Als steroidsparende Therapeutika kommen bei rückfallgefährdeten Patienten ebenso Azathioprin oder Mucophenolat-Mofetil zum Einsatz, Cyclophosphamid bei therapierefraktären Verläufen.

Neurosarkoidose

Bei Sarkoidose (syn. M. Boeck), einer entzündlichen Multisystemerkrankung unklarer Genese, ist die **Neurosarkoidose** in mindestens 10% aller Fälle zu erwarten. Eine Enzephalopathie mit qualitativen Bewusstseinsstörungen, mnestischen Defiziten und Fatigue-Symptomen ist möglich. Häufiger tritt eine basale aseptische Meningitis mit Hirnnervenbeteiligung auf. Bei kranialer Neuropathie (meist des N. fazialis) mit Uveitis, Parotitis und Fieber spricht man vom Heerfordt-Syndrom. Richtungsweisend sind:

- Erythema nodosum,
- (bi-)hiläre Lymphadenopathie,
- Uveitis,
- Lupus pernio.

Zum diagnostischen Routine-Programm gehören neben der körperlichen Untersuchung:
- Lungenfunktionsprüfung,
- Organuntersuchungen von Milz, Leber, Augen, Haut, ergänzt durch Thorax-Röntgen,
- und ggf. bronchoalveoläre Lavage.

Die Serumdiagnostik sollte umfassen:
- BSG,
- löslicher Interleukin-2-Rezeptor (sIL2R),
- ACE,
- und Calcium.

Der Nachweis von Hirnläsionen im MRT ist zwar sensitiv, aber relativ unspezifisch – wie auch das häufig vorhandene entzündliche Liquorsyndrom der Neurosarkoidose mit Zellzahlerhöhung und oligoklonalen Banden.

- **Diagnostik**

Zur Diagnose dient der histologische Nachweis nicht-verkäsender epitheloidzelliger Granulome in der transbronchialen mediastinalen Lymphknotenbiopsie. Die erweiterte Diagnostik strebt nach weiteren Biopsieorten mithilfe Thorax-CT und FDG-PET. Bei (sehr seltener) isolierter Neurosarkoidose kann man die Diagnosestellung nur mittels Hirnbiopsie sichern.

Wegen der ausgeprägten »Steroidempfindlichkeit« der Sarkoidose (Startdosis: 1 mg/kgKG Methylprednisolon) sollten Zweifel an der Diagnose aufkommen, wenn Glukokortikoide die Symptomatik nicht bessern.

- **Therapie**

Steroidsparende Immunsuppressiva wie Methotrexat, Azathioprin oder Cyclophosphamid sind als Eskalationstherapie üblich, ohne dass die Überlegenheit eines Medikaments bisher gezeigt wurde. Positive Effekte neuer Substanzen in therapierefraktären Fällen müssen noch validiert werden (z. B. Tumornekrosefaktor-α-Inhibitor (Infliximab).

SREAT (steroid responsive encephalopathy associated with autoimmune thyroiditis)

Das Auftreten eines enzephalopathischen Syndroms bei nachweisbaren Antikörpern (AK) gegen Schilddrüsengewebe führte in der Vergangenheit häufig zur Verdachtsdiagnose der 1966 erstmals beschriebenen **Hashimoto-Enzephalopathie.** Wie bei Hashimoto-Thyreoiditis geht es speziell um AK gegen mikrosomales Antigen (Äquivalent:

Thyreoperoxidase) oder gegen Thyreoglobulin. Für die überwiegend bei Frauen anzutreffende Erkrankung, die gut auf Steroide anspricht, hat sich der neutralere Begriff SREAT etabliert. Typisch ist eine subakute qualitative oder quantitative Bewusstseinsstörung, die von Anfällen oder Myoklonien begleitet sein kann. Doch es sind auch Schlaganfall-ähnliche Verläufe beschrieben worden. Wichtig ist, dass dabei die Schilddrüsenfunktion euthyreot, hyper- oder hypothyreot sein kann. Die Differenzialdiagnose ist breit und umfasst neben vielen Enzephalopathien auch Depressionen und rasch progressive Demenzsyndrome, einschließlich CJD (▶ Abschn. 21.2).

- **Diagnostik**

Da das MRT nur geringe Diffusionsstörungen zeigt und häufig unauffällig ist, gehört neben dem Labor mit positiven SD-AK das EEG zur Basisdiagnostik (Zschocke u. Hansen 2012). Denn pathologische EEG-Befunde wie allgemeine, fokale Verlangsamungen (seltener), mitunter repetierende Potenziale, triphasische Wellen oder epilepsietypische Potenziale sind häufig vorhanden (>66%) und korrespondieren gut mit dem klinischen Verlauf (Schäuble et al. 2003).

Allerdings wird der kausale Zusammenhang zu den Schilddrüsen-AK bezweifelt (Schott et al. 2003), wobei deren Bedeutung eher in einer generell erhöhten Suszeptibilität für Autoimmunerkrankungen gesehen wird. Dafür sprechen die Assoziation dieser AK mit (z. B.) Multipler Sklerose und Myasthenia gravis (Castillo 2006), der fehlende Zusammenhang ihrer Höhe zur klinischen Symptomausprägung und die fehlenden neuralen Zielantigene. Mittlerweile wurden in »SREAT-Verdachtsfällen« andere spezifische antineuronale Autoimmunitäten nachgewiesen, z. B. AK gegen spannungsgesteuerte Kaliumkanäle oder gegen NMDA-Rezeptoren (▶ Abschn. 22.2). Abzuwarten bleibt, ob angesichts der wachsenden Zahl definierbarer AK gegen zerebrale Antigene die Entitäten SREAT oder Hashimoto-Enzephalopathie einer präziseren Klassifikation weichen, zugunsten eines Antikörper-spezifischen Profils an Symptomen, pathologischen Befunden und therapeutischen Strategien.

- **Therapie**

Solange kein spezifischeres Krankheitsbild abgegrenzt werden kann, sollte bei allen Patienten mit SREAT eine Steroidtherapie erfolgen. Die Ansprache auf Steroide ist zuverlässig und meist rasch. Daher gilt sie als diagnostisches Kriterium. Dosen von Methylprednisolon 1–2 mg/kg KG werden nicht unterschritten, aber nach der Schwere der Symptomatik ausgerichtet. Wegen Rezidiven trotz langsamen Ausschleichens des Steroids sind weitere Immunsuppressiva wie Azathioprin angezeigt.

Susac-Syndrom

Diese Erkrankung mit Retinopathie, Enzephalopathie und schwerer Hörminderung ist kombiniert mit einer entsprechend lokalisierten wohl entzündlichen Mikroangiopathie unklarer Ursache, für die man eine Immunvaskulitis vermutet. Frauen sind vorrangig betroffen, und klinisch dominieren schwere sensorineurale Hörminderungen, Skotome und organische Psychosyndrome. Es finden sich häufig ischämische zentrale Balkenveränderungen im MRT. Die nicht-hereditäre Erkrankung limitiert sich nach einigen Jahren selbst. Zur Behandlung werden Kortikosteroide, intravenöse Immunglobuline, Methotrexat, Cyclophosphamid und Rituximab eingesetzt (Ringelstein et al. 2010).

Cogan-Syndrom

Rezidivierende entzündliche Augenveränderungen (interstitielle Keratitis, selten Skleritis) und plötzliche audiovestibuläre Funktionsstörungen (Vertigo, Tinnitus) sind charakteristisch – vor allem bei jungen Erwachsenen. Eine systemische Vaskulitis kann hinzutreten, in der Regel mit Beteiligung mittlerer und größerer Gefäße, inklusive Aortitis. Allgemeine Entzündungszeichen sind eher selten (Abgeschlagenheit, Fieber, Gewichtsverlust und Arthralgien). Ein spezifischer Labortest existiert nicht. Differenzialdiagnostisch sollen Syphilis und Raumforderungen im Hirnstamm und Kleinhirn-Brücken-Winkel ausgeschlossen werden. MRA und Echokardiographie sind bei Vorliegen einer Aortitis wegweisend. Zur Vermeidung eines permanenten Hörverlusts werden früh Cyclophosphamid und Steroiden eingesetzt. Bei nur okulärer Beteiligung können topische Steroide oder Atropin ausreichend sein.

M. Eales – retinale Angiitis, meningoenzephalitische oder myelopathische Beteiligung

Diese idiopathische, entzündliche Venenverschlusskrankheit führt an der peripheren Netzhaut zu Ischämien, zu retinaler Angiogenese und Glaskörperblutungen, teilweise zu Netzhautablösungen. Betroffen sind vor allem junge, ansonsten gesunde Männer. Die Ätiologie ist nicht geklärt. Im Stadium aktiver Entzündung kommen orale Steroide zum Einsatz, in späteren Stadien eine Laserbehandlung oder ophthalmologische Chirurgie. Die intravitreale Gabe von Bevacizumab, einem MoAk gegen »vascular endothelial growth factor« (VEGF), soll die Prognose verbessern (Thakar et al. 2012).

Köhlmeier-Degos-Syndrom

Hautsymptome im Sinne einer malignen atrophischen Papulose mit fast pathognomonischen weißlich-atrophischen Läsionen und teleangiektatischem Randsaum lassen bei Enzephalopathien an diese seltene idiopathische, thrombotische Verschlusskrankheit kleiner Arterien denken. Sie betrifft neben Haut und Darm auch das ZNS und kann zu Hirninfarkten, Hirnblutungen, Meningoenzephalitis und Myelitis führen (Theodoridis et al. 2013). Die Diagnose wird durch den Hautbefund gestellt. Es gibt einen auf die Haut beschränkten Verlauf mit guter Prognose, doch es existieren auch solche mit progredienten systemischen Läsionen und hoher Mortalität. Versuche mit Immunsuppression haben mangels einer wirksamen Therapie auch zu keiner Besserung geführt. Einzelbelege sprechen für klinische Besserungen unter Heparin, ASS, Dipyridamol oder Pentoxifyllin.

Rheumatoide Arthritis und M. Still

Rheumatoide Arthritis Auch im Rahmen einer langjährigen Rheumatoiden Arthritis – in der Regel erst nach schwerem, gelenkdestruktivem Verlauf – kann es zu vaskulitischen Veränderungen der mittleren Gefäße mit palpabler Purpura, kutanen Ulzerationen, Serositis und peripherer Neuropathie kommen, die in der Muskel-Nerv-Biopsie durch nekrotisierende Inflammation der Gefäßwände sichtbar werden. Eine zerebrale Beteiligung mit Infarkten, epileptischen Anfällen oder Hirnnervenausfällen ist sehr selten, häufiger findet sich eine Mononeuritis multiplex oder sensomotorische Polyneuropathie. Laborchemisch finden sich unspezifische Zeichen vermehrter Entzündung, wie eine erhöhte BSG.

> **Praxistipp**
>
> Trotz der Möglichkeit einer assoziierten Vaskulitis müssen neue systemische Beschwerden bei Patienten mit Rheumatoider Arthritis differenzialdiagnostisch immer zunächst an eine Infektion denken lassen.

Therapeutisch kommen Steroide bei vaskulitischer Neuropathie oder kutanen Ulzera zum Einsatz. Eine Eskalation mit Cyclophosphamid muss sorgfältig abgewogen werden, da viele Patienten in diesem Krankheitsstadium bereits erhebliche Organschäden aufweisen.

M. Still Der M. Still ist eine seltene Multisystemerkrankung, die meist mit einer Pharyngitis beginnt. Typisch sind hohes rekurrierendes Fieber über Wochen, vor allem in den Morgen- und Abendstunden, gefolgt von flüchtigen makulösen, lachsfarbenen Effloreszenen an Stamm und Extremitäten sowie von Gelenkschmerzen, häufig auch generalisierten Lymphknotenschwellungen, Splenomegalie und Serositis (Fautrel et al. 2002). Die Diagnose wird aufgrund fehlender eindeutiger Laborparameter klinisch gestellt, eine deutliche Leukozytose mit hohem Neutrophilenanteil und eine erhöhte BSG stützen die Diagnose, Rheumafaktoren und ANAs sind negativ. Therapeutisch können nicht-steroidale Antiphlogistika gegen Gelenk- und Muskelschmerzen eingesetzt werden, bei Synovitis und Organmanifestationen sind Steroide erforderlich, oft mit »Steroidsparern« wie Methotrexat. Sie werden in Abhängigkeit von der klinischen Remission reduziert. Versuche mit dem Interleukin-1-Antagonisten Anakinra konnten in mehreren Fällen eine Remission erreichen (Fitzgerald et al. 2005).

22.2 Autoimmune Enzephalopathien und metastatische Affektionen des zentralen Nervensystems

F. Leypoldt

Tumore können das Nervensystem direkt durch metastatische Invasion oder indirekt über metabolische/vaskuläre und auch autoimmun-paraneoplastische Prozesse angreifen. Allerdings kommen autoimmune Reaktion gegen Oberflächenantigene insbesondere Rezeptoren und Kanäle des zentralen Nervensystems auch idiopathisch ohne Tumorassoziation vor.

22.2.1 Antikörperassoziierte und paraneoplastische neurologische Syndrome und andere autoimmune Enzephalopathie-/ Enzephalitis-Syndrome

Ursachenspektrum und Pathogenese

Immunantworten im Rahmen paraneoplastischer Syndrome richten sich in der Regel zunächst gegen (ektop exprimierte) neuronale Antigene auf Tumorzellen. Begünstigt durch das pro-inflammatorische Milieu des Tumorgewebes, involviert der Immunprozess auch das Nervensystem. Bei den idiopathischen Formen autoimmuner Enzephalopathien scheinen dagegen (prodromale) Viruserkrankungen oder andere Immunaktivierungen die auslösende Rolle zu spielen.

Treten die Immunreaktionen gegen intrazelluläre neuronale Antigene auf, führen sie oft zu einer histologisch nachweisbaren zellulär vermittelten Enzephalitis. Der Schwerpunkt befindet sich dann in jenem Bereich des Gehirns oder Rückenmarks, der das Antigen exprimiert – der Autoantikörper stellt lediglich ein Epiphänomen dar. Enzephalitits-Syndrome mit Antikörpern gegen intrazelluläre Antigene sind fast immer paraneoplastisch bedingt. Richtet sich die Autoimmunität dagegen gegen neuronale

Oberflächenantigene, führen die Autoantikörper eher aufgrund reversibler Kanal- oder Rezeptorinhibition zu einem Enzephalopathie-Syndrom, und nicht zur zellulären Infiltration. Diese Erkrankungen sind nur in einem Teil der Fälle paraneoplastisch bedingt (◘ Tab. 22.3).

Enzephalitiden mit definierbaren Antikörpern gegen intrazelluläre neuronale Antigene (Hu, CV2/CRMP5, Yo, Ma/Ta, Ri, Amphiphysin)

Die paraneoplastische Enzephalomyelitis und die limbische Enzephalitis treten subakut auf. Das klinische Bild geht meistens über ein diffuses Enzephalopathie-Syndrom hinaus. Es treten im Verlauf oft Myelonsyndrome, fokal-neurologische Syndrome wie Apraxie, Aphasie, Hemiparesen, extra-pyramidalmotorische Störungen und Neuropathien hinzu. Die **limbische Enzephalitis** (▶ Abb. 9.13b) ist durch epileptische Anfälle, Störungen von Gedächtnis und qualitativem Bewusstsein geprägt und kann als »psychiatrische Symptomatik« imponieren. Typisch sind auch das subakute zerebelläre Syndrom, das Stiff-Person-Syndrom und periphere Syndrome.

> Unbehandelt verlaufen die Erkrankungen progredient, sie sind nicht selten therapierefraktär (Dalmau et al. 2008).

Limbische Enzephalitiden oder Temporallappenepilepsien treten auch koinzident mit Antikörpern gegen GAD (Glutamatdekarboxylase) auf. Die Patienten sind meist jung, weiblich, sprechen schlecht auf Immunsuppression an, haben sehr selten Tumore und gelegentlich ein Stiff-Person-Syndrom. Oft finden sich ein hoher systemischer GAD-Titer und eine intrathekale GAD-AK-Synthese.

Enzephalitiden mit definierbaren Antikörpern gegen neuronale Oberflächenantigene (NMDA-R NR1, GABA$_b$-R, AMPA-R, LGI1, CASPR2, Gly-R) und GAD

Klinisch besteht meistens das Syndrom »Limbische Enzephalitis«. Vor allem bei der NMDA-R-AK-assoziierten Enzephalitis kommt es – teils nach einer grippalen-prodromalen Phase – zum stadienhaften Auftreten einer globalen Enzephalopathie (◘ Tab. 22.4).

Sie beginnt meist mit Anfällen, psychiatrischen Syndromen, einer Bewegungsstörung (Chorea oder rhythmische oro-mandibuläre Arm-/Beinbewegungen) und Gedächtnisstörungen – gefolgt von einer katatonanmutenden Bewusstseinsstörung und autonomen Störungen. Bei Kindern und Jugendlichen sind paraneoplastische Ursachen selten. Teratome liegen bei bis zu 50% der erwachsenen Frauen vor, nach denen auch im Verlauf gesucht werden muss (Dalmau et al. 2011; Rosenfeld u. Dalmau 2011).

Enzephalitiden ohne definierende Antikörper

Die ADEM (akute disseminierte Enzephalomyelitis) präsentiert sich klinisch akut oder subakut als Enzephalopathie-Syndrom und ist oft begleitet von fokalen Zeichen, Fieber und autonomer Beteiligung. Sie ist eher als Formenkreis denn als einheitliche Entität einzustufen, tritt postinfektiös oder -vakzinös auf und betrifft überwiegend Kinder und junge Erwachsene.

Die Bickerstaff-Enzephalitis (▶ Abb. 9.13a) ist zunächst als Hirnstammenzephalitis klinisch schwer von anderen Hirnstammprozessen zu unterscheiden. In 60% gehen Infektionen der oberen Atemwege voraus (Yuki 2009). Störungen der Okulomotorik, des Sprechens und Schluckens, der Willkürmotorik sowie autonomer Funktionen sind typischer als reine Enzephalopathie-Syndrome. Sie befindet sich vermutlich zusammen mit dem Miller-Fisher- und dem Guillain-Barré-Syndrom in einem größeren Spektrum zentral- und peripher-nervöser Demyelinisierungen.

Das CLIPPERS-Syndrom (chronic lymphocytic inflammation with pontine perivascular enhancement and response to steroids) präsentiert sich ähnlich (◘ Abb. 22.2). Es wird durch die neuro-radiologischen und neuro-pathologischen Charakteristika abgegrenzt (Pittock et al. 2010).

Diagnostik und spezielle Differenzialdiagnosen

Seit der Beschreibung von Antikörpern gegen neuronale Oberflächenantigene nimmt die serologische Diagnostik in Bezug auf Enzephalopathie-Syndrome und limbische Enzephalitiden eine Schlüsselrolle ein (◘ Tab. 22.3). Sie sind wegweisend für die Diagnose und Prognose.

> **Cave**
> Da auch seronegative paraneoplastische und idiopathische autoimmune Enzephalopathien existieren, stellt der fehlende Antikörpernachweis keinen Ausschluss dar.

Grundsätzlich gilt, dass Syndrome, die mit Antikörpern gegen neuronale Oberflächenantigene assoziiert sind, eine eher bessere und Syndrome mit Antikörpern gegen intrazelluläre Antigene eine eher schlechtere Prognose haben. Patienten mit GAD-Antikörpern liegen bezüglich des Ansprechens auf immunsuppressive Therapien dazwischen. Vorsicht ist bei teilcharakterisierten paraneoplastischen Antikörpern, bei isolierten Serumtitern bei Antikörper gegen neuronale Oberflächenantigene und nicht-IgG-Isotypen geboten. Um deren Relevanz abzuschätzen, muss eine Abwägung des Antikörperbefundes vor dem Hintergrund der klinischen und paraklinischen Parameter erfolgen.

◘ **Tab. 22.3** Klinisch relevante Autoantikörper bei Enzephalitis und Enzephalopathie-Syndromen

Name (Synonym)	Antigen	Klinisches Syndrom	Häufigste Tumore
– Gut charakterisierte, paraneoplastische Antikörper (intrazelluläre Antigene) – Assoziation mit einem Tumor in >95%			
Anti-Hu (ANNA-1)	HuD	Enzephalomyelitis, limbische Enzephalitis, Kleinhirndegeneration, Hirnstammenzephalitis, sensorische Neuronopathie, sensomotorische Neuropathie, autonome Neuropathie	Lungenkarzinom (85%), insb. SCLC, Neuroblastom, Prostata, Merkel-Zell, weitere
Anti-Yo (PCA-1)	cdr2, cdr62	Paraneoplastische Kleinhirndegeneration, W>M	Ovarial, Mamma, Uterus
Anti-CV2 (CRMP5)	CRMP5	Enzephalomyelitis, Polyneuropathie, Optikusneuritis, limbische Enzephalitis, Kleinhirndegeneration, Chorea	SCLC, Thymom, weitere
Anti-Ma1	Ma-Proteine	Rhombenzephalitis, limbische Enzephalitis, Neuropathie	Mamma, Lunge
Anti-Ta/Ma2	Ma-Proteine	Limbische Enzephalitis, Rhombenzephalitis, M > W	Keimzelltumor
Anti-Ri (ANNA-2)	NOVA	Opsoklonus-Myoklonus-Syndrom, Rhombenzephalitis, Kleinhirndegeneration, Myelitiden	Mamma, Ovarial, SCLC
Anti-Amphiphysin	Amphiphysin	Stiff-Person-Syndrom; limbische Enzephalitis, Rhombenzephalitis, Kleinhirndegeneration, PNP	Mamma, SCLC
Anti-Recoverin	Recoverin	Retinopathie	Lungen
– Teilcharakterisierte paraneoplastische Antikörper – prädiktiver Wert bezüglich Paraneoplasie unklar			
Anti-Tr(PCA-Tr)	DNER	Kleinhirndegeneration	Hodgkin-Lymphom, NHL
Anti-Zic4	Zic1-4	Kleinhirndegeneration	SCLC
Anti-SOX-1 (AGNA)	SOX-1	Sensitivität 67%, Spezifität 95% bezüglich vorliegen eines SCLC bei nachgewiesenem LEMS	SCLC, Bronchial-Karzinoid
PCA-2	280 kD	Enzephalitis, Lambert-Eaton myasthenes Syndrom, PNP	SCLC
ANNA-3	170 kD	Neuropathie, Kleinhirndegeneration, limb. Enzephalitis	SCLC
Anti-ganglionäre AchR-AK	ganglionäre AchR (α3)	Autonome Neuropathie (Sensitivität 50%, Spezifität bei Titer über 1 nmol/l >90%), nur 30% paraneoplastisch	SCLC, Thymom, Lymphom, Blase, Mamma, Prostata, Rektum
– Fakultativ paraneoplastische Antikörper (Antikörper, die mit oder ohne Tumor auftreten; neuronale Oberflächenantigene)			
Anti-NMDA-R	NMDA-R NR1a	Limbische Enzephalitis, W > M, Gedächtnisstörungen, Bewegungsstörung, Katatonie, psychiatrisch	20–50% Ovarial-Teratom > männl. Keimzelltumor
Anti-VGKC-Komplex	LGI1, CASPR2	Limbische Enzephalitis, M > W, Hyponatriämie, Neuromyotonie, Morvan Syndrom	SCLC, Thymom
Anti-AMPA-R.	GluR1 GluR2	Limbische Enzephalitis, W>>M, Atypische Psychose, häufige Rezidive	SCLC, Mamma, Thymom
Anti-GABA$_B$-R.	GABA$_B$	Limbische Enzephalitis, häufig Anfälle. Koinzident oft GAD-AK	SCLC, Thymom, neuroendokrine Tumore
– Antikörper ohne paraneoplastische Assoziation			
Anti-GAD	Glutamatdecarboxylase	Limbische Enzephalitis, Stiff-Person Syndrom, zerebelläres Syndrom	
Anti-Gq1b	Neuronale Ganglioside	Bickerstaff-Miller-Fisher-Spektrum	

SCLC = Kleinzelliges Bronchialkarzinom; W = Frauen; M = Männer

Tab. 22.4 Klinische Merkmale der Enzephalitiden/Enzephalopathien mit Autoantikörpern gegen Oberflächantigene

	NMDA-R NR1	LGI1	CASPR2	AMPA	GABA(b)	GlyR
Alter in J. (Median)	2–76 (19)	30–80 (60)	46–77 (60)	38–87 (60)	24–75 (62)	38–72
Geschlecht (w : m)	4 : 1	1 : 2	1 : 4	9 : 1	1 : 1	
Klinisches Syndrom	Stadien: 1. Prodom 2. Psychiatrische Symptomatik, Anfälle, Amnesie 3. Bewegungsstörung, Katatonie, Autonome Störungen	Limbische Enzephalitis, kurze tonisch-klonische, myoklonische Anfälle, Myoklonien	Limbische Enzephalitis, Neuromyotonie	Limbische Enzephalitis, Psychiatrische Symptomatik	Limbische Enzephalitis	Encephalomyelitis mit Rigidität, Stiff-Person-Syndrom, Hyperekplexie
MRT	Nur 50% auffällig! 25% mesiotemporal FLAIR, teils KM	>80% mesiotemporal FLAIR	40% Enzephalitis: mesiotemporal FLAIR	90% mesiotemporal FLAIR	70% mesiotemporal FLAIR	Meist normal
Liquor: Pleozytose oder OKB	95%	40%	25%	90%	90%	Teils OKB
Tumor	Altersabhängig 10–50%, Teratome	<20% (Lunge, Thymus etc.)	<20% (Lunge, Thymus)	70% (Lunge, Brust, Thymus)	60% (Lunge)	Selten
Rezidive	20%, meist idiopathische Fälle, keine initiale Immuntherapie	Selten	Häufig (Enzephalitis)	50%	Selten	Unbekannt
Weiteres	EEG in 90% pathologisch, 30% »Extreme Delta Brush«	Hyponatriämie (60%)	Kombination Neuromyotonie u. Enzephalitis: Morvan-S.	Häufige Rezidive	Prominente Anfälle bis zum Status epilepticus	Bisher nur wenige Fälle bekannt
Frequenz	55%	30%	Etwa 4%	Etwa 4%	Etwa 5%	Etwa 2%

Bei der Bickerstaff-Enzephalitis gelingt ein GQ1b-AK-Nachweis in 65–70% der Fälle. Spezifische Autoantikörper bei ADEM oder CLIPPERS existieren (noch) nicht.

Der **Liquor** ist bei der Mehrheit der paraneoplastischen und antikörperassoziierten Syndrome in Bezug auf Pleozytose, Gesamteiweiß oder oligoklonalen Banden auffällig. Bei der LGI1- und CASPR2 AK-Enzephalitis ist dies nur bei der Hälfte der Patienten der Fall (Tab. 22.4). Bei der Bickerstaff-Enzephalitis besteht in 30% der Patienten eine zyto-albuminäre Dissoziation.

Das **EEG** ist bei all diesen Syndromen meist auffällig, wenn auch unspezifisch. Bei 30% der NMDA-R-AK-positiven Patienten kann ein typisches Muster mit temporalen kontinuierlichen Deltaherden mit überlagertem Betarhythmus nachgewiesen werden (Abb. 22.1).

Die **Bildgebung** (MRT) liefert bei NMDA-R NR1 AK-Enzephalitis nur in der Hälfte der Fälle auffällige Befunde (Tab. 22.4), häufiger bei Enzephalitiden mit intrazellulären Antigenen. Bei der paraneoplastischen zerebellären Degeneration ist das MRT meist unauffällig. MRT-Befunde bei CLIPPERS (punktförmige pontin betonte KM-Anreicherungen im Hirnstamm) (Abb. 22.2) und ADEM (große, KM-anreichernde, raumfordernde subkortikale Läsionen) (Abb. 22.3) gelten jeweils als pathognomonisch.

Die Methodik zur **Tumorsuche** variiert abhängig vom nachgewiesenen Autoantikörper und vermuteten Tumor. Sie erfordert gezielte Bildgebung. Das FDG-Ganzkörper-PET kann dabei als Sekundärdiagnostik sinnvoll sein. Bei Syndromen mit klassischen paraneoplastischen Antikörpern (gegen intrazelluläre Antigene) ist von einer höheren Sensitivität des PET bei unauffälliger Primärdiagnostik auszugehen. Bei entsprechendem Verdacht wiederholt man die Tumorsuche z. B. alle 3–6 Monate.

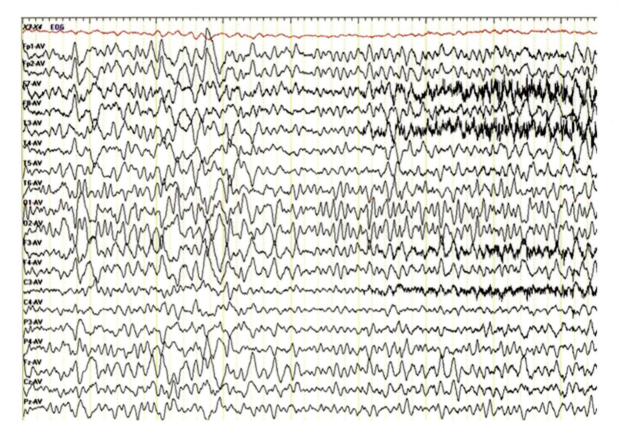

Abb. 22.1 EEG bei NMDA-R-AK Enzephalitis. Diskontinuierlicher, temporaler Theta-Deltaherd mit überlagertem Beta-Rhythmus (Extreme Delta Brush) ist bei 30% der Patienten mit NMDA-R-AK Enzephalitis nachweisbar (7µV, Zeitkonstante 0,3s, Common-Average-Verschaltung). (Bildrechte: Prof. F. Erbguth, Nürnberg; mit freundl. Genehmigung)

- **Spezielle Differenzialdiagnosen**

Führend sind Enzephalopathie-Syndrome bei Enzephalitiden infektiöser Genese durch HSV-1; bei immunsupprimierten Patienten VZV, EBV und CMV sowie HHV6. Seltener sind HIV-Enzephalopathie/-itis und Prionen-Erkrankungen. Auch systemische Kleingefäßvaskulitiden oder die ZNS-Vaskulitis bzw. ihre Amyloid-beta-assoziierte Variante (ABRA) erzeugen ein ähnliches Bild. Bei Hirnstammenzephalitiden liegt selten ein M. Whipple oder ein M. Behçet zugrunde, bei den paraneoplastischen Syndromen müssen metastatische, meningeal-infiltrative oder therapiebedingte Ursachen ausgeschlossen werden.

Therapie und Prognose

Beim Nachweis einer paraneoplastischen Ätiologie ist die Tumorentfernung indiziert. Klassische paraneoplastische Syndrome mit Antikörpern gegen intrazelluläre Antigene können sich schon dadurch stabilisieren, leider meist auf defizitärem Niveau. Enzephalitiden mit Antikörpern gegen Oberflächenantigene heilen nach Tumorentfernung oft ganz aus. Ihre Rückfallquote ist gering (◘ Tab. 22.3). Die Prognose wird vom Tumortyp mitbestimmt.

Eine Immunsuppression wird bei fehlendem Tumornachweis mit »klassischen paraneoplastischen Antikörpern« gegen intrazelluläre Antigene durchgeführt (z. B. mit Cyclophosphamid oder als individueller Heilversuch Rituximab). Die Ergebnisse sind heterogen, belastbare Daten fehlen. Intravenöse Immunglobuline (ivIG) werden, weniger wirksam, als Zusatztherapie erwogen, z. B. bei peripher-nervösen Syndromen.

Bei idiopathischen Enzephalitiden mit Antikörpern gegen neuronale Oberflächenantigene gelten Steroide (intravenöse Stoßtherapien), Plasmapherese oder Immunadsorption und ivIG als Therapie der ersten Wahl, Rituximab oder Cyclophosphamid als Eskalationstherapie. Die Ergebnisse dieser Immunsuppression sind meistens zufrieden stellend.

ADEM und Bickerstaff-Enzephalitiden werden ebenfalls mit Steroiden (intravenöse Stoßtherapien), Plasmapheresen und/oder Immunadsorptionen oder ivIG behandelt. Ihre Prognose ist überwiegend günstig. CLIPPERS wird mit Steroiden und steroidsparenden Agenzien wie Azathioprin behandelt, mit guten Ergebnissen (Responsivität ist ein Diagnosekriterium).

22.2 · Autoimmune Enzephalopathien und metastatische Affektionen des zentralen Nervensystems

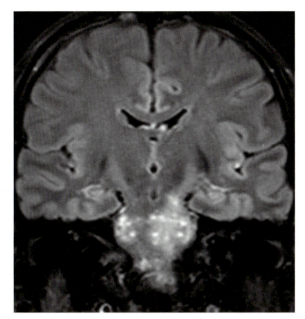

● Abb. 22.2 CLIPPERS: 25-jähriger Patient mit subakutem spinalen Syndrom und Hirnstamm-Symptomatik. Das MRT (FLAIR, koronare Darstellung) zeigte neben den hier dargestellten Signalveränderungen im Hirnstamm eine zusätzliche Halsmarkbeteiligung. Nach einer kurzen hochdosierten Kortikoidtherapie waren alle Symptome und die Signalveränderungen komplett rückläufig. (Bildrechte: Prof. F. Erbguth, Nürnberg; mit freundl. Genehmigung)

22.2.2 Enzephalopathien bei Metastasen, Meningeosis karzinomatosa und Graft-versus-Host-Disease

Ursachenspektrum und Pathogenese

> Die häufigsten Primärtumore, bei denen Hirnmetastasen auftreten, sind Bronchialkarzinome, gefolgt von Melanomen, Mamma-, Nieren- und kolorektalen Karzinomen.

Die relative Inzidenz nimmt aufgrund verbesserter Therapien, längerer Überlebenszeiten und fehlender zentralnervöser Wirkung von Antikörpertherapien zu. Die Metastasierung erfolgt hämatogen. Bei soliden Metastasen werden die neurologischen Ausfälle oft durch ein Ödem betont und seltener durch Einblutung oder einen Liquoraufstau (Hydrozephalus occlusus) ausgelöst.

Klinische Manifestation

Subakute enzephalopathische Syndrome sind bei Hirnmetastasen und Meningeosis häufig, und das klinische Spektrum schließt Verhaltensauffälligkeiten (depressive Syndrome), zerebrale Herdzeichen, Hirndruck und Hirnnervenausfälle mit ein. Die beiden letztgenannten sind insbesondere bei meningealer Aussaat des Tumors häufig.

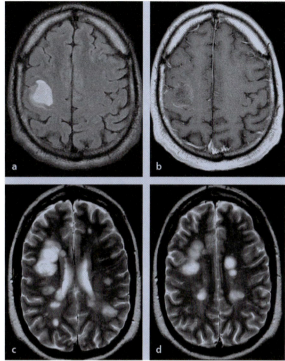

● Abb. 22.3 MRT bei ADEM. A axiale FLAIR-Wichtung mit juxtakortikaler Läsion mit ringförmiger, flauer Kontrastmittelanreicherung (B) bei einem 41-jährigen Patienten mit bioptisch gesicherter ADEM. C und D: multifokale juxtakortikale und periventrikuläre Läsionen bei einem 35-jährigen Patienten mit ADEM (T2-Wichtung). (Bildrechte bei A und B: Prof. H. Tumani, Ulm; mit freundl. Genehmigung; C und D: Autor)

> Praxistipp
>
> Bei allen Patienten mit Tumoranamnese und neurologischen Beschwerden oder Verhaltensauffälligkeiten sollte nach zerebraler Metastasierung gefahndet werden.

Solide Metastasen finden sich vor allem zerebral (80%) oder zerebellär (15%) und nur selten im Myelon (5%). Häufig sind Kopfschmerzen (50%), insbesondere mit Verstärkung beim Husten/Pressen/Bücken und/oder bei Übelkeit/Erbrechen. Kognitive Auffälligkeiten oder Verhaltensstörungen, epileptische Anfälle oder intrakranielle Einblutungen in Metastasen sind weitere Manifestationen (Kamar u. Posner 2010).

Bei einer **Meningeosis karzinomatosa** bestehen oft subklinische multifokale Ausfälle. So führen Doppelbilder und Kopfschmerzen zur Vorstellung, und es fallen dann asymmetrische kaudale, radikuläre Defizite an den Beinen auf. Häufig liegen Harn- oder Stuhlinkontinenz und positive meningeale Dehnungszeichen vor. Doppelbilder sind das häufigste Symptom einer Polyradikulopathia cra-

Tab. 22.5 Diagnosekriterien einer neurologischen Graft-versus-Host-Erkrankung

Hauptkriterien	Das Auftreten im Rahmen eines chronischen GvH
	Neurologische Symptome ohne Nachweis von Differenzialdiagnosen
Nebenkriterien	Passende MRT Auffälligkeiten
	Liquorauffälligkeiten
	Pathologische Hirnbiopsiebefunde/Autoptische Befunde
	Ansprechen auf Immunsuppression

Gesicherte GvH-assoziierte ZNS-Erkrankung: Alle 6 Kriterien
Mögliche GvH-assoziierte ZNS-Erkrankung: 2 Haupt- + 2 Nebenkriterien (Grauer et al. 2010)

nialis bei Meningeosis. Verdächtig ist auch ein nicht seltenes »Syndrom des tauben Kinns« (numb chin syndrome). Insgesamt sind Kopf- und/oder Rückenschmerzen das häufigste Symptom einer Meningeosis. Ein enzephalopathisches Syndrom kann aus einer diffusen leptomeningealinfiltrativen Affektion des Hirnparenchyms mit Verwirrtheit, zerebralen Herdzeichen und epileptischen Anfällen resultieren (Strik u. Prömmel 2010).

> Im Umfeld einer allogenen Stammzelltransplantation (SZT) treten häufig enzephalopathische Syndrome auf. Diese sind in der Akutphase meist medikamentös-toxischer Genese oder infektiösopportunistischer Ätiologie.

Immunvermittelte, neurologische Syndrome im Sinne einer Graft-versus-Host-Erkrankung (GvH-Erkrankung) können in der Spätphase nach einer SZT auftreten. Allerdings sind zentralnervöse Manifestationen im Gegensatz zu kutanen, exokrinen, pulmonalen, gastrointestinalen und hepatischen Affektionen sehr selten (◘ Tab. 22.5). Häufiger als die zentralnervösen Manifestationen sind myositische, gefolgt von polyneuropathischen und polyradikulopathischen Syndromen als Ausdruck einer chronischen GvH-Erkrankung. Hinweisend auf eine zentralnervöse GvH-assoziierte immunvermittelte Genese kann eine Manifestation nach Steroidreduktion sein. Kasuistisch beschrieben sind: Enzephalopathien, Vaskulitiden, demyelinisierende ZNS-Erkrankungen, Optikusneuritiden und zerebrale Herdzeichen.

Diagnostik und spezielle Differenzialdiagnosen

Zur Diagnostik oder zum Ausschluss solider Hirnmetastasen gilt die KM-verstärkte MRT-Diagnostik als Goldstandard. Schwierigkeiten können in der Abgrenzung von anderen uni- oder multifokalen zystischen oder soliden entzündlichen Prozessen bestehen. Für Metastasen sprechen:

- Lokalisation an der Mark-Rinden-Grenze,
- Multifokalität
- und ausgeprägtes vasogenes Umgebungsödem (oft »fingerförmig«).

In Einzelfällen trägt eine MRT-Spektroskopie oder ein PET zur Differenzierung bei. Meist werden in unklaren Fällen mit solitären Läsionen oder bei unbekanntem Primärtumor eine Biopsie und histologische Untersuchung durchgeführt.

Eine Meningeosis karzinomatosa wird zytologisch oder immunzytologisch im Liquor gesichert. Typisch sind:

- erhöhter Liquordruck,
- Schrankenstörung,
- erhöhtes Liquorlaktat und
- Pleozytose mit Tumorzellen.

Eine einmalig unauffällige Zellzahl schließt allerdings eine Meningeosis nicht aus. Bei starkem klinischen Verdacht sollten mehrere Lumbalpunktionen und Analysen von Volumina um 10 ml erfolgen. Trotzdem liegt die Sensitivität nicht über 90%. Bei Meningeosis lymphomatosa oder leucämica kann eine Durchflusszytometrie (sog. »FACS-Analyse«) diagnostisch wertvoll sein.

Das zerebrale und spinale MRT kann meningeale KM-Anreicherungen zeigen, typischerweise lumbosakral, an Kaudafasern und intrakraniell (basal, zerebellär und hemisphäriell) gelegen. Häufig ist der Hydrozephalus (Verklebung der Abflusswege).

Bei iatrogenem oder spontanem Liquorunterdruck-Syndrom können die MRT-Befunde eine Meningeosis vortäuschen. Allerdings kann die meningeale Anreicherung bei einer Meningeosis wegen Gabe von Bevacizumab vermindert sein!

Bei Enzephalopathien im Rahmen von GvH-Erkrankungen gibt es keine pathognomonischen Befunde – eine umfassende Differenzialdiagnose und der Ausschluss medikamentös-toxischer, metabolischer und infektiöser Ursachen ist vorrangig (◘ Tab. 22.5).

Differenzialdiagnosen Hirnabszesse, Toxoplasmoseherde, Zystizerkosen können wie Hirnmetastasen imponieren. Granulomatöse Erkrankungen wie die Sarkoidose, Tuberkulose, seltene adulte Langerhans-Zell-Histiozytosen, eine Borreliose oder granulomatöse Vaskulitiden können das klinische und bildmorphologische Bild einer Meningeosis imitieren. Nach Lumbalpunktionen oder bei spontanem Liquorunterdruck-Syndrom reichern die Meningen ebenfalls an. Auch nach Radiotherapie kann eine chronische Pachymeningeosis auftreten.

Therapie und Prognose

Die Prognose von Patienten mit Hirnmetastasen variiert mit dem Alter, dem Primärtumor und dem klinischen Zustand sowie der Behandlungsdurchführung. So liegt bei Lungen- oder Melanommetastasen das mediane Überleben abhängig vom Alter, dem Karnofski-Index und der Anzahl an Metastasen intra- und extrakraniell zwischen 3 und 15 Monaten, beim Mamma-Karzinom sogar zwischen 3 und 25 Monaten – in Abhängigkeit vom Hormonrezeptorstatus. Einzelne Metastasen werden chirurgisch und radiotherapeutisch, systemische Tumormanifestationen chemotherapeutisch behandelt. Die Prognose einer Meningeosis karzinomatosa ist schlecht (mediane Überlebenszeit wenige Monate).

Eine intrathekale Behandlung mit MTX, liposomalem AraC oder Thiotepa mit oder ohne fokale Radiotherapie von Tumormassen mit Liquorabflussbehinderung stellt die Therapie der Wahl dar. Die intrathekale Applikation über ein Ommaya-Reservoir mit intraventrikulärer Applikation hat vermutlich Vorteile gegenüber der lumbalen Applikation. Bei fortgeschrittener Erkrankung und Patienten in schlechtem Allgemeinzustand wird eine rein symptomatische Therapie mit Steroiden und Analgesie, ggf. mit Antikonvulsiva erwogen.

Die Behandlung einer vermuteten zentralnervösen GvH-Erkrankung erfolgt oft polypragmatisch mit antibiotischen, virostatischen und immunsuppressiven Therapieanteilen.

Literatur

Bertsias GK, Boumpas DT (2010) Pathogenesis, diagnosis and management of neuropsychiatric SLE manifestations. Nat Rev Rheumatol 6(6): 358–67

Castillo P, Woodruff B, Caselli R et al. (2006) Steroid-responsive encephalopathy associated with autoimmune thyroiditis. Arch Neurol 63(2): 197–202

Dalmau J, Rosenfeld MR (2008) Paraneoplastic syndromes of the CNS. The Lancet Neurology 7: 327–40

Dalmau J, Lancaster E, Martinez-Hernandez E, Rosenfeld MR, Balice-Gordon R (2011) Clinical experience and laboratory investigations in patients with anti-NMDAR encephalitis. Lancet Neurol 10: 63–74

de Groot K, Adu D, Savage C (2001) The value of pulse cyclophosphamide in ANCA-associated vasculitis: meta-analysis and critical review. Nephrol Dial Transplant 16: 2018–21

DGN-Leitlinie (2012) Immunvermittelte Erkrankungen der grauen ZNS-Substanz sowie Neurosarkoidose. www.dgn.org/Leitlinien.html

Fautrel B, Zing E, Golmard JL et al. (2002) Proposal for new set of classification criteria for adult-onset still disease. Medicine 81: 194

Fitzgerald AA, Leclercq SA, Yan A, Homik JE, Dinarello CA (2005) Rapid responses to anakinra in patients with refractory adult-onset Still's disease. Arthritis Rheum 52: 1794

Gluth MB et al. (2004) Cogan's syndrome: A retrospective review of 60 cases through half a century. Mayo Clin Proc 81: 483

Grauer O, Wolff D, Bertz H, Greinix H, Kühl J-S, Lawitschka A et al. (2010) Neurological manifestations of chronic graft-versus-host disease after allogeneic haematopoietic stem cell transplantation: report from the Consensus Conference on Clinical Practice in chronic graft-versus-host disease. Brain 133: 2852–65

Hanly JG (2005) Neuropsychiatric lupus. Rheum Dis Clin North Am 31: 273–98

Hoitsma E, Faber CG, Drent M, Sharma OP (2004) Neurosarcoidosis: a clinical dilemma. Lancet Neurol 3(7): 397–407

Jover JA, Hernández-García C, Morado IC et al. (2001) Combined treatment of giant-cell arteritis with methotrexate and prednisone. A randomized, double-blind, placebo-controlled trial. Ann Int Med 134: 106–14

Kamar FG, Posner JB (2010) Brain metastases. Semin Neurol 30: 217–35

Kidd D, Steuer A, Denman AM, Rudge P (1999) Neurological complications in Behçet's syndrome. Brain 122(Pt 11): 2183–94

Lee SY, Chu K, Park KI, Jeong SW, Yoon BW (2003) Diffusion-weighted MR findings in isolated angiitis of the central nervous system (IACNS). Acta Neurol Scand 108: 346–51

Lie JT (1997) Classification and histopathologic spectrum of central nervous system vasculitis. Neurol Clin 15(4): 805–19

Nomenclature AaHCONL (1999) The American College of Rheumatology nomenclature and case definitions for neuropsychiatric lupus syndromes. Arthritis Rheum 42: 599–608

Özen S, Ruperto N, Dillon MJ, Bagga A, Barron K, Davin JC et al. (2006) EULAR/PReS endorsed consensus criteria for the classification of childhood vasculitides. Ann Rheum Dis 65: 936–41

Pittock SJ, Debruyne J, Krecke KN, Giannini C, van den Ameele J, De Herdt V et al. (2010) Chronic lymphocytic inflammation with pontine perivascular enhancement responsive to steroids (CLIPPERS). Brain 133(9): 2626–34

Ringelstein EB, Kleffner I, Dittrich R, Kuhlenbäumer G, Ritter MA (2010) Hereditary and non-hereditary microangiopathies in the young. An up-date. J Neurol Sci 299(1–2): 81–5

Rosenfeld MR, Dalmau J (2011) Anti-NMDA-Receptor Encephalitis and Other Synaptic Autoimmune Disorders. Curr Treat Options Neurol 13(3): 324–32

Sablé-Fourtassou R, Cohen P, Mahr A et al. (2005) French Vasculitis Study Group. Antineutrophil cytoplasmic antibodies and the Churg-Strauss syndrome. Ann Int Med 143: 632–8

Salvarani C, Giannini C, Miller DV, Hunder G (2006) Giant cell arteritis: Involvement of intracranial arteries. Arthritis Rheum 55(6): 985–9

Salvarani C, Brown RD Jr, Calamia KT et al. (2007) Primary central nervous system vasculitis: analysis of 101 patients. Ann Neurol 62(5): 442–51

Salvarani C, Brown RD Jr, Hunder GG (2012) Adult primary central nervous system vasculitis. Lancet 380: 767–77

Schäuble B, Castillo PR, Boeve BF, Westmoreland BF (2003) EEG findings in steroid-responsive encephalopathy associated with autoimmune thyroiditis. Clin Neurophysiol 114(1): 32–7

Schott JM, Warren JD, Rossor MN (2003) The uncertain nosology of Hashimoto encephalopathy. Arch Neurol 60(12): 1812

Seror A (2006) Central nervous system involvement in Wegener's granulomatosis. Medicine 85: 54–65

Soliotis FC, Mavragani CP, Moutsopoulos HM (2004) Central nervous system involvement in Sjögren's syndrome. Ann Rheum Dis 63(6): 616–20

Strik H, Prömmel P (2010) Neoplastic meningitis. Diagnosis and individualised therapy. Nervenarzt 81: 229–41, quiz 242

Thakar M, Bamrolia NR, Raina UK, Ghosh B (2012) Intravitrealbevacizumab as an adjunct to vitrectomy in advanced Eales' disease. J Ophthalmic Inflamm Infect 2(2): 105–8

Theodoridis A, Makrantonaki E, Zouboulis CC (2013) Malignant atrophic papulosis (Köhlmeier-Degos disease) – a review. Orphanet J Rare Dis 14; 8–10

Vollertsen RS, Conn DL (1990) Vasculitis associated with rheumatoid arthritis. Rheum Dis Clin North Am 16: 445

Voss EV, Stangel M (2012) Nervous system involvement of connective tissue disease: mechanisms and diagnostic approach. Curr Opin Neurol 25(3): 306–15

Yuki N (2009) Fisher syndrome and Bickerstaff brainstem encephalitis (Fisher-Bickerstaff syndrome). J Neuroimmunol 215: 1–9

Zöller B, Li X, Sundquist J, Sundquist K (2012) Risk of subsequent ischemic and hemorrhagic stroke in patients hospitalized for immune-mediated diseases: a nationwide follow-up study from Sweden. BMC Neurol 12: 41

Zschocke S, Hansen HC (2012) Klinische Elektroenzephalographie, 3. Aufl. Springer, Berlin Heidelberg New York

Enzephalopathien bei Stoffwechselerkrankungen

A. Münchau, F. Erbguth

23.1 Hereditäre Enzephalopathien – 360
23.1.1 Einleitung – 360
23.1.2 Krankheiten mit den Leitsymptomen Bewusstseinsstörung/Koma – 361
23.1.3 Hereditäre Enzephalopathien mit anderer Leitsymptomatik und enzephalopathischen Krisen – 365

23.2 Enzephalopathien bei erworbenen/getriggerten Stoffwechselleiden – 369
23.2.1 Enzephalopathie bei Störungen des Glukosestoffwechsels – 369
23.2.2 Porphyrien – 371
23.2.3 Enzephalopathie bei M. Wilson – 372

Literatur – 373

23.1 Hereditäre Enzephalopathien

A. Münchau

23.1.1 Einleitung

Zahllose erblich bedingte Erkrankungen führen zu diffusen Hirnschädigungen. Als »inborn errors of metabolism« führen die primär neuro-metabolischen Syndrome zu Funktions- und Strukturschäden im ZNS, die als typische Enzephalopathie keine fokale Begrenzung, sondern eine ausgedehnte Verteilung aufweisen.

Wegen der Vielfalt hereditärer Stoffwechselstörungen und -untersuchungen kommt der primären Verlaufsanalyse und der klinischen Syndromformulierung eine herausragende diagnostische Bedeutung zu. Die klinische Expertise ist Dreh- und Angelpunkt rationaler Diagnostik und einer situativ den Bedürfnissen angepassten klinischen Betreuung der betroffenen Patienten. Sie steht im Mittelpunkt dieses Abschnitts.

Vorrangig widmet sich dieses Kapitel in zwei Abschnitten den hereditären Erkrankungen, die zu enzephalopathischen Störungen des Bewusstseins führen – zunächst als Leitsymptom bei einer Störung des Stoffwechsels von Aminosäuren, organischen Säuren, Harnstoff und Kohlenhydraten. Im zweiten Abschnitt geht es um hereditäre Krankheiten, die neben anderen Leitsymptomen wie Ataxie, Bewegungsstörungen, epileptischen Anfällen und neuro-muskulären Zeichen auch zu Bewusstseinsstörungen führen können.

Epidemiologie, Pathophysiologie und Therapie werden hier nach Stoffwechseldefekten geordnet betrachtet.

- **Klinische Befunde und Verlauf**

Trotz aller Unterschiede der Stoffwechselstörung zeichnen sich in Bezug auf das klinische Verlaufs- und Befundspektrum sowie in der Diagnostik folgende Gemeinsamkeiten der neuro-metabolischen Erkrankungen ab.

Die meisten Patienten entwickeln Symptome schon in der frühen Kindheit, viele Erkrankungen werden im Neugeborenen-Screening (SCR) erfasst und behandelt. Bei einigen Stoffwechselstörungen kommt es zu späterer Erstmanifestation, mitunter erst im Erwachsenenalter.

Wegweisend sind eine positive Familienanamnese und eine spezielle Eigenanamnese über
- Symptome und klinische Zeichen, die bereits im **progredienten Verlauf** seit der Kindheit bestehen, ohne bis dato richtungsweisend auffällig gewesen zu sein (z. B. Lernstörungen), oder
- Symptome, die auf eine Beteiligung anderer Organe hinweisen (z. B. Organomegalie).

Auslösemechanismen (Infektionen, Impfungen, Fieber, Mahlzeiten, Fasten, Medikamente, Trauma) und klinischer Verlauf können wichtige Hinweise auf die Art der Störung liefern. So sind **episodische Verläufe** beispielsweise bei Aminoazidurien oder Harnstoffzyklusdefekten, Schlaganfall-ähnliche z. B. bei den Mitochondriopathien oder der Homozystinurie typisch. Zusätzlich zur sorgfältigen Anamnese – einschließlich Fremdanamnese der sog. Meilensteine der Entwicklung (◘ Abb. 23.1) – und einer ausführlichen neurologischen/neuro-psychiatrischen Untersuchung sollte auf die Untersuchung der inneren Organe (Organomegalie?), des Skelettsystems, der Haut und Augen (Stigmata) geachtet werden.

> Beim Verdacht auf eine Stoffwechselstörung kann der Familienanamnese eine wegweisende Bedeutung zukommen.

> Bei hereditären Stoffwechselstörungen spielen häufig auslösende Ereignisse oder Zustände eine wichtige Rolle.

- **Diagnostik**

Zur diagnostischen Zuordnung sind gewisse Blut-/Serumparameter hilfreich.

Blut-/Serumbefunde bei hereditären Enzephalopathien
- Ammoniakerhöhung (Harnstoffzyklusdefekte, Organoazidopathien)
- Anämie (Vitamin-B12-/Folsäure-Stoffwechselstörungen)
- Retikulozytenvermehrung (Glykolyse- oder Glutathionsynthesedefekte)
- Azidose (Organoazidopathien, Mitochondriopathien)
- Alkalose (Harnstoffzyklusdefekte)
- Cholesterinabsenkung (A-, oder Hypobetalipoproteinämie, peroxisomale Krankheiten)
- Creatin-Kinase-Erhöhung (Muskeldystrophien, Mitochondriopathien, Fettsäureoxidationsstörungen, Glykogenosen)
- Harnsäureabweichungen (Purinstoffwechseldefekte)
- Laktaterhöhung (Glykogenosen, Glykolysedefekte, Fettsäureoxidationsstörungen, Mitochondriopathien)
- Transaminasenerhöhung (Glykogenosen, Atmungskettendefekte, Organoazidopathien, Fettsäureoxidationsstörungen, Harnstoffzyklusdefekte, Gallensäuresynthesedefekte)
- Eisenspeicherung (peroxisomale Erkrankungen)
- Coeruloplasminerniedrigung (M. Wilson, Acoeruloplasminämie)

23.1.2 Krankheiten mit den Leitsymptomen Bewusstseinsstörung/Koma

Aminoazidopathien und Organoazidopathien
- **Epidemiologie und Pathophysiologie**

Aminoazidopathien, die durch autosomal-rezessiv vererbte Enzymdefekte im Abbau der Aminosäuren verursacht werden, manifestieren sich oft primär als Enzephalopathie im Kindesalter (Hoffmann et al. 2002, 2004). Nach frühzeitiger Identifikation im Neugeborenen-SCR kann eine Aminosäuren-Restriktion Folgeschäden verhindern. Bei Zuwanderern aus Ländern, in denen keine Frühdiagnosen gestellt werden, können unbehandelte Krankheiten weiterhin vorkommen. Auch kann es durch eingeschränkte Diät-Compliance, v. a. in höherem Lebensalter, zu Krankheitsausbrüchen kommen.

Der klassische Vertreter, die Phenylketonurie, wird in Deutschland seit den 60er Jahren durch das Neugeborenen-SCR früh erfasst und erfolgreich durch phenylalaninarme Diät behandelt.

Die Stoffwechseldefekte der Organoazidopathien, die klinisch den Aminoazidopathien ähneln (Hoffmann et al. 2004), betreffen meist mitochondriale Funktionen. Sie bergen die Gefahr lebensbedrohlicher Entgleisungen des Energiestoffwechsels und werden durch vermehrte Eiweißaufnahme, Mangelernährung, Infekte, Impfungen, Unfälle, Operationen oder Steroidbehandlung ausgelöst.

> Die meisten Amino- und Organoazidopathien werden in Deutschland verlässlich im Neugeborenen-SCR erfasst. In anderen Ländern ist dies oft nicht der Fall, so dass diese Erkrankungen bei Zugewanderten unerkannt bleiben und sich erst in metabolischen Krisen manifestieren können.

- **Klinische Befunde und Verlauf**

Aminoazidopathien Die **Ahornsiruperkrankung**, der ein Mangel an Dehydrogenase verzweigter Ketosäuren zugrunde liegt, führt unbehandelt meist kurz nach der Geburt zu progredienter Lethargie, Trinkschwäche und Bewusstseinsstörung. Bei ausreichender Enzymrestaktivität kann sich die Krankheit später manifestieren und zu Entwicklungsstörung, Ataxie, epileptischen Anfällen und rezidivierenden ketoazidotischen Entgleisungen mit Koma führen. Nach positivem SCR wird langfristig eiweißarm ernährt und mit einer Aminosäuremischung ohne Leucin, Isoleucin und Valin supplementiert.

Die **klassische Homozystinurie**, hervorgerufen durch einen Defekt der Cystathionin-Beta-Synthetase, induziert eine Multisystemerkrankung mit psychomotorischer Retardierung, psychiatrischen Auffälligkeiten, epileptischen Anfällen und – durch arterielle Thrombembolien – multiplen Hirninfarkten. Die Homozystinurie kann auch zu Ectopia lentis, Katarakt, Glaukom, Retinadegeneration und Skelettdeformitäten (marfanoider Habitus, Pes cavus, Genu valgum, Skoliose, Osteoporose) führen. Behandelt wird mit Pyridoxin in Kombination mit Folsäure und Betain. Im Neugeborenen-SCR werden nicht alle Patienten erfasst.

Störungen des zytosolischen Methylgruppentransfers können u. a. durch Defekte der **Methioninsynthase**, der **Methylcobalaminsynthese** oder der **5,10-Methylentetrahydrofolatreduktase (MTHFR)** verursacht werden und bedingen im Frühkindesalter eine epileptische Enzephalopathie. Im Verlauf können auch rezidivierende thrombembolische Komplikationen und Hinterstrangsymptome auftreten. Diese Störungen werden im Neugeborenen-SCR nicht zuverlässig erfasst. Richtungsweisend sind eine Erhöhung der Homocystein- und Erniedrigung der Methioninkonzentration im Blut. Beim MTHFR-Mangel ist 5-Methyltetrahydrofolat im Liquor verringert. Cobalaminstoffwechselstörungen führen zu einer megaloblastären Anämie und erhöhten Ausscheidung der Methylmalonsäure im Urin. Behandelt wird mit Betain und Methionin (Hoffmann et al. 2004).

Organoazidopathien Der **Isovalerianazidurie** liegt ein Defekt der Isovaleryl-CoA-Dehdrogenase zugrunde, der sich im Neugeborenen-SCR erfassen lässt. Meist manifestiert sich die Erkrankung in der Neugeborenperiode mit Nahrungsverweigerung, Erbrechen, Lethargie, Somnolenz und Hypothermie und geht einher mit Ketoazidose, Hyperammonämie und Thrombo-, Neutro- oder Panzytopenie. Charakteristisch ist auch ein »Schweißfußgeruch«, erklärt durch die Anreicherung der Fettsäure Isoveriansäure. Neben den früh akuten Verläufen gibt es auch eine chronisch intermittierende Form, bei der es, ausgelöst durch Infekte oder vermehrte Eiweißbelastung, zu enzephalopathischen Krisen kommt – begleitet von metabolischer Azidose. Die Behandlung der akuten Krise beinhaltet eine Restriktion der Eiweißzufuhr, die Glukose-, Insulin-, Lipidinfusion und Korrektur der metabolischen Azidose (Hoffmann et al. 2002). Als Langzeittherapie wird eine proteinreduzierte Diät unter Verwendung einer leukinfreien Aminosäuremischung und Supplementierung von Glycin und L-Carnitin empfohlen.

Defekte der Propionyl-Co-A-Carboxylase führen zur **Propionazidurie**, die sich überwiegend in den ersten Lebenstagen mit Trinkschwäche, häufigem Erbrechen, Dehydratation, Gewichtsverlust, Apathie, epileptischen Anfällen, zunehmender Somnolenz bis hin zum Koma manifestiert und von schwerer metabolischer Azidose mit Hyperammonämie begleitet wird. Werden diese zumeist schweren enzephalopathischen Krisen überlebt, entwickeln betroffene Kinder häufig eine generalisierte Dystonie und Chorea. Auch diese Erkrankung wird im Neugeborenen-SCR festgestellt und in der Krise analog zur Isovalerianazidurie behandelt – aber mit zusätzlichen Gaben von Carnitin und Argininhydrochlorid- und Natriumbenzoat-Infusionen zur Therapie der Hyperammonämie. Die Langzeittherapie besteht aus einer Isoleucin-, Valin- und Methionin-armen Diät und einer L-Carnitin-Substitution.

Die **Methylmalonazidurie** kann durch Störungen der mitochondrialen Methylmalonyl-CoA-Mutase oder einen Mangel des Vitamin-B12-Kofaktors Adenosylcobalamin hervorgerufen werden. Ein der genetischen Störung vergleichbares klinisches Syndrom kann im Säuglingsalter durch einen alimentären Vitamin-B12-Mangel (z. B. vegane Ernährung) ausgelöst werden. Die akute Klinik und auch die möglichen Folgeschäden sind ähnlich wie bei der Propionazidurie. Im Neugeborenen-SCR wird die Erkrankung erfasst und in der Akutphase wie die Propionazidurie behandelt, mit zusätzlichen Vitamin-B12-Gaben. Zur Langzeittherapie erfolgt die Isoleucin-, Valin- und Methionin-Restriktion, L-Carnitin-Substitution sowie ggf. eine weitere Supplementierung von Vitamin B12.

Durch Defekte der 3-Hydroxy-3-methylglutaryl-(HMG)-CoA-Lyase, die beim Leucinabbau und der hepatischen Ketogenese von Bedeutung ist, kommt es zur **3-Hydroxy-3-methylglutarazidurie**. Sie manifestiert sich in etwa einem Drittel der Fälle neonatal als akute metabolische Krise mit schwerem, unstillbarem Erbrechen, Atemstörungen, Muskelhypotonie, Lethargie bis Koma und epileptischen Anfällen. Die metabolische Azidose, die Hyperammonämie und hypoketonische Hypoglykämie werden umgehend mit Glukoseinfusion behandelt. Nach Erfassung im Neugeborenen-SCR ist eine protein- und fettarme Kost als Langzeittherapie angezeigt. Katabole Stoffwechsellagen müssen prompt behandelt werden, um schwere metabolische Krisen zu verhindern.

Bei der **Glutarazidurie Typ 1** bedingt der Mangel an Glutaryl-CoA-Dehydrogenase, das beim Abbau von Lysin, Hydrolysin und Tryptophan wichtig ist, eine Anreicherung von Glutaryl-Co-A, das in großen Mengen zu Glutarsäure hydrolysiert und im Urin ausgeschieden wird (Kölker et al. 2011). Glutarsäure und weitere Metabolite, insbesondere die 3-Hydroxy-Glutarsäure, wirken neurotoxisch – vermutlich über eine NMDA-Rezeptor-vermittelte Exzitotoxizität. Die Erkrankung manifestiert sich ganz überwiegend im Kindesalter, kann jedoch in seltenen Fällen auch erst im Erwachsenenalter als Demenz manifest werden, einhergehend mit ausgedehnten Marklagerveränderungen. Nach zumeist unauffälliger oder allenfalls leicht verzögerter frühkindlicher Entwicklung kommt es oft vor dem 2. Lebensjahr, zumeist im Anschluss an eine Infektion oder eine Impfung, zu einer akuten Enzephalopathie mit Erbrechen, epileptischen Anfällen und Bewegungsstörungen. Zunächst tritt bei betroffenen Kindern eine perioral akzentuierte Chorea auf. Im weiteren Verlauf dominiert dann eine schwere generalisierte Dystonie mit Beteiligung der fazialen und der Schlundmuskulatur, begleitet von Rumpfhypotonie in Ruhe, Verlust der Kopfkontrolle und Dysarthrie bis Anarthrie. Die Willkürmotorik ist dauerhaft stark eingeschränkt, kognitive Störungen sind variabel, allerdings meist vorhanden. Unbehandelt kommt es zu weiteren enzephalopathischen Krisen, 50% der unbehandelten Kinder sterben vor dem 5. Lebensjahr. Nach einer enzephalopathischen Krise ist der Verlauf ungünstig. Es entwickelt sich eine Neurodegeneration und Gliose, hauptsächlich des Putamens, weniger des Nucleus caudatus und Globus pallidus, selten des Thalamus. Ferner sind Marklagerschädigung und fronto-temporal betonte Hirnvolumenminderung typisch.

Neugeborene werden in Deutschland auch auf diese Erkrankung hin untersucht. Erhalten Genträger eine spezielle Diät (Proteinrestriktion von Lysin und Tryptophan, Gabe von Carnitin und Riboflavin), können enzephalopathische Krisen in den meisten Fällen verhindert werden (Kölker et al. 2011). Entscheidend ist die Vermeidung metabolischer Krisen durch frühzeitige Behandlung kataboler Stoffwechselsituationen. Werden Krisen vermieden, ist die Prognose günstig.

> Wenn auch klassischerweise akute Erkrankungen des Kindesalters, können sich Amino- und Organoazidopathien auch schleichend spät adult manifestieren, vornehmlich als Demenz mit Marklagerveränderungen.

Diagnostik

Die hier besprochenen **Amino- und Organoazidopathien** lassen sich über das SCR der Neonatalperiode hinaus durch die Bestimmung organischer Säuren und Metabolite im Urin und Serum nachweisen, mit jeweils typischen Konstellationen für einzelne Enzymdefekte.

Harnstoffzyklusdefekte
Epidemiologie und Pathophysiologie

Hereditäre Defekte des Harnstoffzyklus beeinträchtigen die Stickstoffentgiftung und führen zur Hyperammonämie und Enzephalopathie. Harnstoffzyklusdefekte sollten daher bei jedem unklaren, rezidivierenden Koma erwogen werden. Mit einer Prävalenz von 1:8000 Neugeborenen ist der X-chromosomal vererbte **Ornithintranscarbamylase(OTC)-Mangel** (Grau u. Hoffmann 2004) die häufigste Störung. Die selteneren Erkrankungen **Carbamylphosphatsynthetase(CPS)-Mangel** und **N-Acetylglutamat-**

synthetase(NAGS)-Mangel werden autosomal-rezessiv vererbt.

Die Hyperammonämie führt zu einem Hirnödem mit konsekutiver Steigerung des ICP, einer Störung des Neurotransmitter-Gleichgewichts, vorrangig einem vermehrten Transport von Tryptophan über die gestörte Blut-Hirn-Schranke ins Gehirn und hieraus folgend einer erhöhten Freisetzung von Serotonin. Hinzu kommen Funktionsstörungen der NMDA-Rezeptoren und des Glutamat-, NO- und cGMP-Stoffwechsels.

Im EEG sind oft triphasische Potenzialkomplexe vorhanden. Werden sie als gesteigerte zerebrale Erregbarkeit fehlinterpretiert und wird unter der Auffassung einer epileptischen Genese der periodischen Bewusstseinsstörungen therapeutisch Valproat eingesetzt, kann die Erkrankung vollends dekompensieren. Dies drückt sich zunächst in einer »Anfalls«-zunahme, später in massiver Hirnödementwicklung aus (Oechsner et al. 1998). Außer Valproat können auch Salicyate und 5-Fluorouracil zu einem Anstieg des Ammoniakspiegels führen. Besonders ungünstig ist eine Kombination aus Phenobarbital und Topiramat (Segura-Bruna et al. 2006).

Therapeutisch kommt neben einem Absetzen der verursachenden Medikamente eine Dialysebehandlung in Betracht. Schwere und Variabilität der Erkrankung richten sich danach, ob der Enzymdefekt im Harnstoffzyklus früh oder spät angreift. Zudem werden sie von der Art der Mutation bestimmt. Vor allem beim OTC-Mangel gibt es sehr viele verschiedene Mutationen, die zu einer unterschiedlichen Beeinträchtigung der Enzymfunktion und entsprechend klinischen Schwere führen. Generell erkranken bei dieser Störung hemizygote Jungen früher und schwerer als heterozygote Mädchen, die auch lebenslang asymptomatisch bleiben können.

- **Klinische Befunde und Verlauf**

Prinzipiell können Störungen des Harnstoffzyklus in jedem Lebensalter manifest werden, und dies, wie bei Kindern, in Gestalt einer episodischen Bewusstseinsstörung bis hin zu Koma, neuro-psychiatrischen Symptomen, aber auch mit fokalen neurologischen Defiziten. Besondere Prädilektionszeiten sind die Neonatalperiode, das späte Säuglingsalter, Phasen der Ernährungsumstellung, die Pubertät und bei Frauen die Peripartalperiode. Auslöser im Erwachsenenalter können proteinreiche Mahlzeiten, aber auch Fasten, Infektionen oder eine Behandlung mit Steroiden oder Valproat sein. Schwere neonatale Manifestationen sind mit einer hohen Letalität verbunden.

Bei Neugeborenen kommt es zumeist in den ersten Tagen zu einer progredienten Lethargie bis hin zum Koma, zu Trinkschwäche, Erbrechen, epileptischen Anfällen, Hypothermie, initial durch Hyperventilation zu einer respiratorischen Alkalose, im Verlauf dann zur metabolischen Azidose. Komplikationen sind schwere Hirnblutungen auf dem Boden von Gerinnungsstörungen. Die meisten der Betroffenen erleiden schwere Hirnschädigungen.

Bei Kindern und Erwachsenen sind episodische Enzephalopathien mit Kopfschmerzen, Bewusstseinsstörungen, neuro-psychiatrischen Defiziten, v. a. Apathie, vermehrter Reizbarkeit und Orientierungsstörungen, einhergehend mit Inappetenz und Erbrechen, charakteristisch. Es können während enzephalopathischer Krisen allerdings auch umschriebene Störungen wie Hemiparese, Aphasie und kortikale Sehstörungen auftreten. Wenn unerkannt und unbehandelt, führen die Störungen meist durch zunehmendes Hirnödem zu Koma, Hirnschwellung und schließlich zum Tod durch Einklemmung oder andere Komplikationen.

Enzephalopathische Zustände können allerdings auch milder verlaufen und durch supportive Maßnahmen wieder abklingen. Im Intervall können Patienten komplett asymptomatisch sein und erleiden von Episode zu Episode oder auch chronisch schleichend kognitive und andere neuro-psychiatrische Störungen, eine chronische Ataxie und rezidivierendes Erbrechen.

> **Harnstoffzyklusdefekte können sich in jedem Lebensalter als episodische Enzephalopathien mit Bewusstseinsstörung, oft mit Erbrechen, manifestieren.**

- **Diagnostik**

Erhöhte Plasma-Ammoniakspiegel (Werte >150 µmol/l bei Neugeborenen und >100 µmol/l bei älteren Patienten) untermauern nach Ausschluss anderer Ursachen (z. B. Hepatopathien, Karnitinmangel ▶ Abschn. 3.5.2) den Verdacht auf einen Enzymdefekt im Harnstoffzyklus. Die weitere Differenzierung des Enzymdefekts gelingt durch Bestimmung organischer Säuren (Orotsäure und Aminosäuren im Urin/Aminosäuren, freies Carnitin und Acylcarnitin im Plasma, möglichst in einem erfahrenen Stoffwechsellabor). Bei Harnstoffzyklusdefekten sind häufig auch die Transaminasen erhöht, die Leber ist vergrößert, die Prothrombinzeit verkürzt und die Harnstoffkonzentration erniedrigt. Die diagnostische Sicherung erfolgt molekulargenetisch oder durch Histochemie in Gewebeproben, z. B. Leberpunktat.

> **Die Gabe von Valproat kann bei Harnstoffzyklusdefekten Auslöser einer schweren metabolischen Krise mit Koma sein.**

- **Therapie und Prognose**

Die komplizierte Akutbehandlung erfordert eine spezielle intensivmedizinische Überwachung und supportive Therapie (▶ Abschn. 12.1), am besten unter fortlaufender

Konsultation eines spezialisierten Stoffwechselzentrums (Grau u. Hoffmann 2004). Ratsam ist ein ICP-Monitoring. Bei erhöhtem Hirndruck sollten Osmotherapeutika angewandt werden, nicht jedoch Steroide oder eine Hyperventilation. Valproat ist kontraindiziert.

Noch vor der zeitaufwändigen definitiven Diagnosestellung muss frühzeitig eine Therapie eingeleitet werden, die vorausschauend auf die Komplikationen der unterschiedlichen Stoffwechselstörungen ausgerichtet ist.

> **Therapeutische Prinzipien**
> — Beendigung der Zufuhr von Aminosäuren und Proteinen (für essentielle Aminosäuren allerdings nicht länger als 24 Stunden)
> — Flüssigkeitsausgleich und Glukosezufuhr bei gleichzeitiger Gabe von Alt-Insulin
> — Hochkalorische Ernährung mit Glukose und Lipiden
> — Infusion von Argininhydrochlorid zur Substitution und Unterbindung der endogenen Proteolyse, alternativ L-Citrullin via Magensonde
> — Infusion von Natriumbenzoat und Phenylacetat
> — Gabe von N-Carbamyl-Phosphat beim Verdacht auf einen N-Acetylglutamatsynthetase (NAGS)-Mangel

Sollten die dargelegten Maßnahmen innerhalb weniger Stunden zur Stabilisierung und Verbesserung des klinischen Bildes und Absenken des Ammoniakspiegels nicht ausreichen, ist eine **Hämodialyse** zu erwägen. Diese sollte bei Ammoniakspiegeln >250 µmol/l in jedem Fall vorgenommen werden.

Die Langzeitbehandlung sollte von einem erfahrenen Stoffwechselzentrum unterstützt werden. Prinzipiell ist auf einen möglichst konstanten Anabolismus, eine ausreichende Stickstoffzufuhr mit hochwertigen Aminosäuren, Supplementierung von Arginin und Citrullin und alternative Maßnahmen zur Stickstoffausscheidung zu achten. Die vermehrte Ammoniakproduktion von Darmbakterien kann durch Laktulosegaben vermieden werden. Bei schwerem CPS- oder OTC-Mangel kann eine Lebertransplantation in Betracht gezogen werden.

Störungen des Kohlenhydratstoffwechsels

Der autosomal-rezessive **Galactose-1-Phophat-Uridyltransferase-Mangel** (**Galaktosämie**) führt zu einer Blockade der Umwandlung von Galactose-1-Phosphat zu Glucose-1-Phosphat, das nicht in die Glykolyse eingeschleust werden kann (Hoffmann 2004). Bei Laktosezufuhr kommt es somit zum einen durch die Konzentrationserhöhung des Galaktose-1-Phosphat zu Leber-, Nieren-, Gehirn- und Augenlinsenschädigungen, zum anderen zur Hypoglykämie. Schon in den ersten Lebenstagen manifestiert sich die Erkrankung bei Zufuhr von laktosehaltiger Milch. Die Säuglinge trinken schlecht, erbrechen, werden lethargisch, trüben zunehmend ein. Es entwickeln sich Hypoglykämie, Nieren- und Leberfunktionsstörungen, evtl. Leberversagen mit Ikterus, Gerinnungsstörungen und Blutungen in verschiedenen Organen. Kompliziert wird der Verlauf oft durch epileptische Anfälle. Wird die akute Erkrankung, deren Letalität hoch ist, überlebt, entwickeln sich im Verlauf bei den Kindern oft Gedeihstörungen, Hepatomegalie, Leberzirrhose, mentale Retardierung, Ataxie und Katarakte. Viele betroffene Patientinnen entwickeln, auch bei adäquater Therapie, Störungen der Ovarialfunktion mit verzögerter Pubertät und Einschränkung der Fruchtbarkeit. Die Erkrankung kann im Neugeborenen-SCR über eine Bestimmung der Uridyltransferase-Aktivität im Trockenblut festgestellt werden, allerdings nur bei Milchfütterung. Die Diagnosesicherung erfolgt molekulargenetisch.

Therapeutisch entscheidend ist eine laktosefreie und galaktosearme Ernährung, z. B. auf Sojabasis. Wegen des Kalziummangels bei Milchverzicht muss Kalzium substituiert werden (Hoffmann 2004).

Eine autosomal-rezessiv vererbte **Störung der Fruktose-1-Phosphat-Aldolase B** führt zu einer hereditären Fruktoseintoleranz. Ab Beginn einer Fütterung mit fruktose-/saccharosehaltigen Nahrungsmitteln (Säfte, Früchte, Gemüse) kann sich ein akutes Krankheitsbild mit gastrointestinalen Beschwerden, Übelkeit, Erbrechen, autonomen Symptomen, Bewusstseinsstörungen, epileptischen Anfällen und Hypoglykämie entwickeln. Wird die Fruktosezufuhr fortgesetzt, kommt es zu Gedeihstörungen und schweren Leber- und Nierenfunktionsstörungen. Die Diagnose kann molekulargenetisch gestellt werden.

Unter fruktosefreier Ernährung erholen sich die meisten betroffenen Kinder, eine Hepatomegalie kann allerdings bestehen bleiben. Folgende Nahrungsstoffe sind bei Fruktoseintoleranz ungeeignet: Honig, Obst, Obstsäfte, Gemüsesorten mit hohem Anteil an Fruktose (z. B. Möhren und Zwiebeln), Nüsse, alle Haushaltszucker enthaltenden Produkte und Würzmischungen.

Bei einem autosomal-rezessiv vererbten **Fruktose-1,6-Diphosphatase-Mangel** ist die Glukoneogenese beeinträchtigt, wodurch es nüchtern und nach Fruktosezufuhr zu schweren Hypoglykämien und Laktatazidose kommt. Sie gehen einher mit enzephalopathischen Bewusstseinsstörungen, epileptischen Anfällen und ggf. fokalen Symptomen. Patienten entwickeln oft auch eine Leberverfettung und Hepatomegalie. Diagnostisch wegweisend ist ein Abfall der Blutzuckerwerte und Anstieg von Laktat, Ketonkörpern und Harnsäure unter Fruktosebelastung.

Sichern lässt sich die Diagnose molekulargenetisch; therapeutisch sind eine kohlenhydratreiche, fett- und fruktosearme Ernährung und Vermeidung von Fastenperioden die entscheidenden Maßnahmen. Bei akuten Erkrankungen, insbesondere Infektionen, sollten Kohlenhydrate häufig über die Magensonde verabreicht werden. Werden diese Maßnahmen eingehalten, ist die Prognose günstig.

Störungen des Biotinstoffwechsels

Feststellbar im Neugeborenen-SCR werden diese Störungen durch einen **Biotinidase- und Holocarboxylasesynthetase-Mangel** hervorgerufen. Letzterer wird meist schon bei Neugeborenen symptomatisch, ersterer in den ersten Wochen bis ersten Lebensjahren.

Klinisch kann es sowohl zu metabolischen Krisen als auch zu langsam fortschreitenden neurologischen Ausfällen kommen. In den Krisen kommt es zu Bewusstseinsstörungen, Muskelhypotonie, myoklonischen Anfällen, Ketoazidose, Laktatazidose und Hyperammonämie. Die Betroffenen entwickeln kognitive Störungen, Ataxie, Optikusatrophie und Innenohrschwerhörigkeit. Atemstörungen (Apnoe, Hyperventilation, Stridor), Ekzeme und Alopezie können auftreten. Metabolische Krisen werden durch Gaben von Biotin behandelt, beim Holocarboxylasesynthetase-Mangel in höheren Dosen (bis 50 mg/d) als beim Biotinidase-Mangel (5–10 mg/d).

Der **autosomal-rezessiven Biotin-responsiven Basalganglienerkrankung** (biotin-responsive basal ganglia disease, BBGD; Ozand et al. 1998; Tabarki et al. 2013) liegen Mutationen im SLC19A3 Gen, das den humanen Thiamintransporter 2 (hTHTR2) kodiert, zugrunde. Biotin ist ein Substrat dieses Transporters, der genaue Mechanismus der günstigen Auswirkungen einer Biotinsubstitution bei dieser Krankheit ist allerdings bislang nicht klar. Bei betroffenen Patienten kommt es meist in der Kindheit zu subakuten enzephalopathischen Episoden, die durch Fieber ausgelöst werden. Charakteristisch sind neben Bewusstseinsstörung und Verwirrung Dysarthrie, Dysphagie, eine externe Ophthalmoplegie, schwere generalisierte Dystonie und Tetraparese. Kernspintomographisch finden sich auf diffusionsgewichteten Sequenzen typischerweise bilaterale Läsionen im N. caudatus, Putamen, Thalamus, jedoch auch kortikal, im Hirnstamm und zerebellär, die denen bei einer Wernicke-Enzephalopathie ähneln können. Die Corpora mamillaria sind jedoch ausgespart. Klinische Symptome und Hirnläsionen bilden sich innerhalb weniger Tage nach hochdosierter Gabe von Biotin und Thiamin zurück. Unbehandelt bzw. verzögert behandelt, sterben viele Patienten oder entwickeln ein schweres Residualsyndrom mit generalisierter Dystonie, mentaler Retardierung und Epilepsie.

23.1.3 Hereditäre Enzephalopathien mit anderer Leitsymptomatik und enzephalopathischen Krisen

Mitochondriale (mt) Erkrankungen

Dieser heterogenen Gruppe (◘ Abb. 23.1) liegen Gendefekte zugrunde, die Störungen der mitochondrialen Atmungskette bedingen. Sie manifestieren sich vorrangig im Gehirn, am Auge und in der Muskulatur (Skelett und Herz). Typisch, aber nicht obligat, ist eine Innenohrbeteiligung mit progredienter Hörminderung. Die Behandlung ist symptomatisch und supportiv, eine erwiesenermaßen ursächlich greifende Therapie ist nicht verfügbar.

Dem **Leigh-Syndrom**, der häufigsten mt-Enzephalopathie bei Kleinkindern, liegen unterschiedliche Gendefekte und Funktionsstörungen zugrunde. Hauptcharakteristikum sind bilaterale, im MRT meist symmetrische Läsionen im Marklager, in den Basalganglien, im Thalamus, im Hirnstamm und im oberen zervikalen Myelon. Klinisch werden sie meist im ersten Lebensjahr mit Hypotonie, psychomotorischer Retardierung, Dystonie, Ataxie und Spastik manifest, oft einhergehend mit Gedeihstörungen, intermittierendem Erbrechen, typischer Laktatazidose und Bewusstseinsstörungen (Uziel et al. 2011).

Zwei weitere typische Vertreter mitochondrialer Erkrankungen sind die **mt-Enzephalomyopathie, assoziiert mit Laktatazidose und »stroke-like« Episoden (MELAS)**, hervorgerufen durch maternal vererbte Mutationen mitochondrialer DNA, und die mitochondriale spinozerebelläre Ataxie und Epilepsie, die durch rezessiv vererbte Mutationen der nukleär kodierten **Polymerase Gamma (POLG)** bedingt ist (Tzoulis u. Bindoff 2012). Beide Mutationen können auch mit anderen als den skizzierten Phänotypen assoziiert sein (◘ Abb. 23.2), ebenso gibt es zahlreiche weitere Gendefekte, die zu einer mitochondrialen Funktionsstörung und zu komplexen klinischen Syndromen führen können.

MELAS- und POLG-assoziierte Erkrankungen sind klassische Beispiele von mt-Störungen, bei denen neben den typischerweise über längere Zeit prozesshaft fortschreitenden Verschlechterungen auch abrupte Krisen mit enzephalopathischen Bildern vorkommen können – oft ausgelöst durch Infekte oder eine andere katabole Stoffwechsellage.

> **Mitochondriale Störungen sind klinisch sehr vielgestaltig und molekulargenetisch heterogen. Das zelluläre Energieversagen imponiert in unterschiedlichen Altersgruppen als progredientes facettenreiches Syndrom mit und ohne metabolische Krisen.**

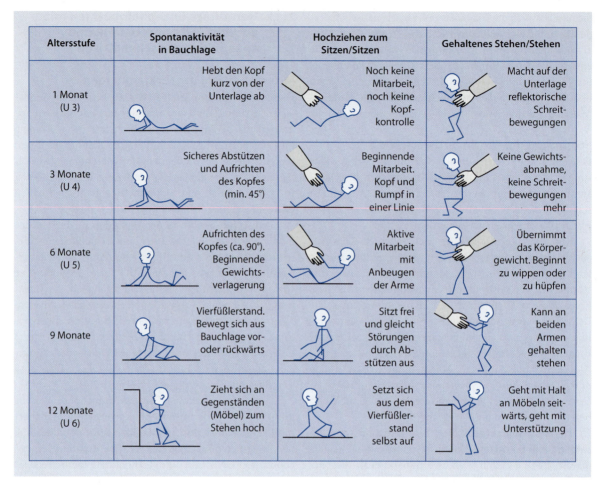

◨ Abb. 23.1 Meilensteine der kindlichen Entwicklung im ersten Lebensjahr. (Aus: ▶ www.thieme-connect.de; mit freundl. Genehmigung)

Porphyrien

Die genetisch heterogenen Porphyrien beruhen auf verschiedenen Störungen der Hämbiosynthese und treten u. a. als episodische Enzephalopathie auf. Klinisch bestehen neben neuro-psychiatrischen Symptomen abdominelle (kolikartigen Bauchschmerzen, Erbrechen, Obstipation) oder senso-motorische Beschwerden (Extremitätenschmerzen und -lähmungen). »Porphyrische Krisen« stehen oft in Verbindung mit einem roten, nachdunkelnden Urin (Details ▶ Abschn. 23.2.2).

Die Erkrankung bleibt ohne Provokation oft über viele Jahre klinisch stumm. Auslöser sind meist Medikamente, Alkohol, Hunger, Stress, Infektionen oder der prämenstruelle Zustand. Sie führen meist in der dritten Dekade zu akuten Manifestationen, von der Frauen etwa doppelt so häufig wie Männer betroffen sind. Im Intervall sind porphyrinogene Medikamente, Alkohol und Stress zu vermeiden, eine Ernährung mit hohen Kohlehydrat- und Proteinanteil ist vorteilhat. In der Krise können sich Symptome und klinische Zeichen durch eine zügig eingeleitete adäquate Therapie rasch zurückbilden.

> Porphyrien werden meist in der dritten Lebensdekade symptomatisch, ausgelöst durch Einnahme bestimmter Medikamente.

M. Wilson (hepatolentikuläre Degeneration)

Diese autosomal-rezessive Kupferspeicherkrankheit beruht auf Mutationen im ATP7B-Gen und manifestiert sich mit den Leitsymptomen Bewegungsstörung und Lebererkrankung, teilweise bis zum Leberausfall mit hepatischer Enzephalopathie und hämolytischer Anämie. Provokationen akuter Verschlechterungen ergeben sich durch Infektionen, Lebererkrankungen, metabolischen Stress und übermäßige Kupferzufuhr (Diätfehler). Angesichts des breiten Symptomspektrums (Gedächtnis- und

23.1 · Hereditäre Enzephalopathien

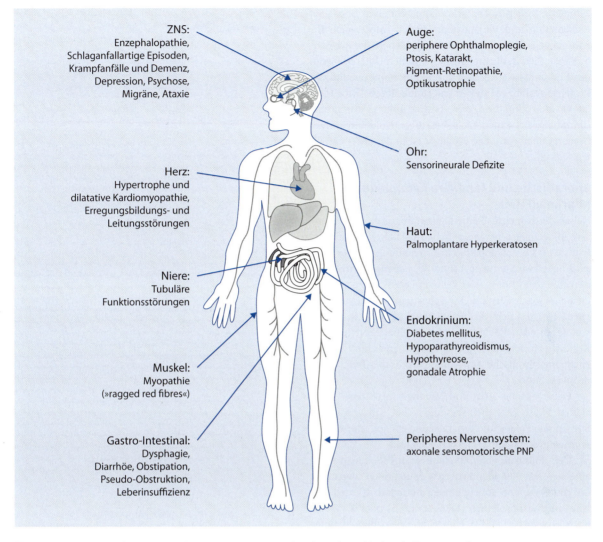

Abb. 23.2 Organmanifestationen und Leitsymptome von Mitochondriopathien. (Mod. nach Chinnery 2003)

Konzentrationsstörungen, vermehrte Reizbarkeit, psychotische Zustände, Parkinson-Syndrom, Dystonie, Dysarthrie, Dysphagie, zerebelläre Zeichen und Armhaltetremor, Oberlippenretraktion) sollte der M. Wilson insbesondere in die Differenzialdiagnose juveniler Bewegungsstörungen einbezogen werden. Unter Therapie entwickeln sich viele Patienten günstig, weitere Details zur Klinik, Diagnose und Therapie sind im ▶ Abschn. 23.2.3 besprochen.

> Jede unklare juvenile Bewegungsstörung, speziell mit begleitendem Psychosyndrom, bedarf der Überprüfung auf einen M. Wilson.

Aicardi-Goutières-Syndrom

Im Rahmen dieser heterogenetischen autosomal-rezessiven Erkrankung kommt es postnatal oder im ersten Lebensjahr zu einer subakuten, Monate anhaltenden Enzephalopathie mit Beeinträchtigung des Allgemeinbefindens, zerebralen Anfällen. Im dann folgenden, überwiegend statischen Verlauf treten Tetraspastik, Dystonie (vor allem an den Armen), bucco-lingualen Dyskinesien und zumeist schwere kognitive Störungen auf. Eines der Leitsymptome sind die bei vielen Patienten vorkommenden frostbeulenartigen Hautläsionen, v. a. an Füßen, Händen und den Ohrmuscheln. Im Liquor finden sich eine Pleozytose, Eiweißerhöhung und eine Erhöhung des Interferon-α ohne autochthone Immunglobulinproduktion oder oligoklonale Banden. Im CT bzw. MRT lassen sich Kalzifizierungen und Atrophie der Basalganglien und des N. dentatus, eine Leukodystrophie, eine globale, mitunter stark hirnstammbetonte Hirnvolumenminderung und gelegentlich große temporal gelegene zystische Läsionen nachweisen. Bei perinatalen Formen können auch eine Leber- und Milzvergrößerung und eine Thrombozytopenie vorliegen. Die Erkrankung ähnelt in Bezug auf Präsentation und Verlauf kongenitalen Infektionen. Ihr können verschiedene Mutationen in Genen, die die Exonuklease TREX1, die drei nicht-allelischen Untereinheiten des Endonuklease RNASEH2 Proteinkomplexes und das Protein SAMHD1 kodieren, zugrunde liegen (Rice et al. 2009). Man nimmt an, dass die Erkrankung durch eine Immunantwort gegen nicht beseitigte Nukleintrümmer hervorgerufen wird. Die Prognose ist in den meisten Fällen schlecht.

Sporadische und familiäre hemiplegische Migräne (FHM)

Neben der namensgebenden Symptomatik (Kopfschmerzen, fokale neuro-psychologische Ausfällen wie Aphasie) tritt sie als Enzephalopathie in Erscheinung. Beschrieben sind Fälle zwischen dem 1. und 80. Lebensjahr mit wiederkehrendem Koma oder Delir. Bei 80% finden sich begleitende fokale Ausfälle. Typisch ist ein supratentorielles Hirnödem, das sich wie die Symptomatik meist innerhalb von Tagen oder Wochen (selten auch über Monate) ohne Residuen zurückbildet. Allerdings können sich im Verlauf auch eine chronische Ataxie und chronisches Psychosyndrom ausbilden.

Fieber (knapp 50%) und Meningismus (16%) in der akuten Phase können insbesondere bei Kindern in die Irre führen. Fokale und generalisierte epileptische Anfälle kommen vor, bis zum Status epilepticus.

Den dominant vererbten familiären Fällen liegt meist eine der fast 100 identifizierten Mutationen zugrunde, die die Gene von Ionenpumpen betreffen, speziell von Natrium-Kanalproteinen (FHM 2 und 3) oder Kalzium-Kanalproteinen (FHM3). Hinter der reversiblen Symptomatik wird eine kortikale Depolarisationswelle (spreading depression) vermutet, der eine Glutamat-vermittelte Hyperexzitabilität aufgrund versagender Ionenpumpen zugrunde liegen soll (Russell u. Ducros 2011). Die T666-Mutation im Gen CACNA 1 (FHM1) ist mit besonders hoher Inzidenz komatöser Verläufe assoziiert. Als Triggerfaktoren gelten Kopfverletzungen, aber auch Angiographien und Stressbelastungen allgemeiner Art. Mehrere unklare Komafälle ließen sich nach relativ geringem Hirntrauma auf eine FHM zurückführen (Kors et al. 2001).

Mittels MRT ist in der Attacke gelegentlich ein Hirnödem nachzuweisen, im Intervall mitunter eine zerebelläre Atrophie. Das EEG (Abb. 23.3) zeigt in der Regel eindeutig pathologische Befunde wie allgemeine oder fokale Verlangsamungen und periodisch scharfe Wellen (Russell u. Ducros 2011). Im Liquor kann sich die Konstellation einer aseptischen Meningitis ergeben.

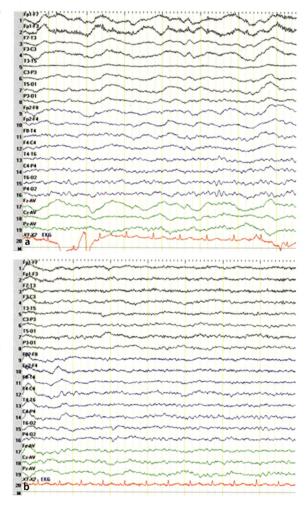

Abb. 23.3 Hemiplegische Migräne, sporadische Form. 63-jährige Patientin mit dem 4. Rezidiv einer akuten Aphasie mit Migränekopfschmerz, die erneut innerhalb von 3 Tagen folgenlos abklang. Das EEG in der Attacke (oben) zeigt eine ausgedehnte linkshirnige Funktionsstörung mit herdförmig betonter Delta-/Subdelta-Aktivität frontotemporal, die nach 4 Tagen nicht mehr nachweisbar ist (unten). Mehrfache MRT blieben ohne erklärende Befunde (geringe Leukoaraiosis), familienanamnestisch gehäuft unkomplizierte Migräne. EEG in Blockdarstellung der Längsreihen (linkshirnig: schwarze Spuren, rechtshirnig: blaue Spuren, Mittellinie: grün, EKG-Polygraphie: rot)

Für die Behandlung in der Attacke gibt es einzelne positive und negative Erfahrungen mit Verapamil und Ketamin. Epileptische Anfälle werden symptomatisch behandelt. Zur Prophylaxe wurden Verapamil, Lamotrigin und Azetazolamid mit Erfolg eingesetzt. Triptane und Nimodipin sind kontraindiziert.

23.2 Enzephalopathien bei erworbenen/getriggerten Stoffwechselleiden

F. Erbguth

23.2.1 Enzephalopathie bei Störungen des Glukosestoffwechsels

Akute Enzephalopathien treten sowohl bei Hyper- als auch bei Hypoglykämien auf. Bei einem Diabetes mellitus verdoppelt sich durch Insulinresistenz und Hyperglykämien das Risiko für vaskuläre und degenerative Demenzen. Auch rezidivierende Hypoglykämien können bei zu strenger Glykämiekontrolle eine chronische Enzephalopathie im Sinne der demenziellen Entwicklung verursachen.

Hyperglykämische Enzephalopathie – »Coma diabeticum«

Akute und subakute Störungen der Gehirnfunktion beim »Coma diabeticum« treten einzeln oder als Mischform (Kearney u. Dang 2007) auf als
- **ketoazidotische Hyperglykämie** mit Serumglukosewerten >300 mg/dl und einer Azidose (pH-Wert <7,3) (meistens beim Typ-1-Diabetes),
- **hyperosmolare Hyperglykämie** mit Serumglukosewerten >600 mg/dl, Erhöhung der Serumosmolarität auf >320 mosm/l und einem begleitenden Flüssigkeitsdefizit von >5 Litern (meistens beim Typ-2-Diabetes).

■ Klinik, Verlauf und Prognose

Bei der ketoazidotischen Hyperglykämie kommt es bei 80% der Patienten zu enzephalopathischen Symptomen mit allen Stadien quantitativer Bewusstseinsstörungen – bei 10–15% bis hin zum Koma. Die allgemeine Symptomatik umfasst Müdigkeit, Übelkeit, Erbrechen, Polydipsie, Polyurie, Kussmaul'sche Atmung, Azetongeruch und abdominelle Schmerzen. Die Enzephalopathie wird primär durch die Azidose verursacht. Fokale neurologische Symptome sind selten. Meistens kommt es zur kompletten neurologischen Restitution (Vidyarthi u. Chowdhury 2012).

Bei der hyperosmolaren Hyperglykämie kommt es ebenfalls zu akuten Bewusstseinsstörungen bis hin zum Koma, häufig aber auch zu fokalen Symptomen wie Aphasie, Halbseitensymptomen, Pyramidenbahnzeichen und fokalen Anfällen ohne Nachweisbarkeit begleitender struktureller Hirnläsionen in bildgebenden Verfahren. Es können extrapyramidale hemichoreatische oder hemiballistische Syndrome auftreten, die z. T. im CT und MRT Korrelate in den Basalganglien zeigen (Lai et al. 1996; Vidyarthi u. Chowdhury 2012; ◘ Abb. 23.4). Für die Diagnos-

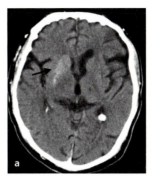
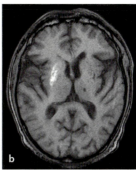

◘ **Abb. 23.4** Typische asymmetrische Darstellung des Nucleus caudatus und Putamen rechts bei hyperosmolarem Coma diabeticum mit Hemiballismus und Hemichorea im CT hyperdens (links) und in der MRT-T1-Wichtung hyperintens (rechts), s. auch diabetische Striatopathie ► Abschn. 9.1.5

tik sind die Serumglukose, der pH und die Osmolarität entscheidend.

Die Sterblichkeitsrate beträgt fast 30%; bei den Überlebenden sind aber bleibende Parenchymschäden und damit persistierende neurologische Folgen eher selten.

■ Therapie

Die Therapie besteht in einer Rehydrierung und Insulintherapie (Senkung des Blutzuckerspiegels um ca. 50 mg/dl pro Stunde). Eine zu schnelle bzw. überschießende Korrektur muss vermieden werden. Anzustreben ist eine Stabilisierung des Blutzuckers bei zunächst ca. 200 mg/dl.

Akute Enzephalopathie bei Hypoglykämie

20–60% der Typ-1-Diabetiker erleiden pro Jahr eine schwerere Hypoglykämie (Blutglukose <50 mg/dl [2,78 mmol/l]), bei der es zu einer akuten Enzephalopathie bis hin zum hypoglykämischen Koma kommen kann. Ausgelöst werden solche Unterzuckerungen z. B. durch
- eine zu strenge glykämische Kontrolle,
- eine akzidentelle oder suizidale Insulinzufuhr,
- vermehrte relative Bewegung,
- eine inadäquate parenterale Ernährung,
- Sepsis,
- Multiorganversagen oder endogenen Hyperinsulinismus bei einem Insulinom (Auer 2009).

Da Patienten mit einer Hypoglykämie-Wahrnehmungsstörung auch bei sehr niedrigen Glukosewerten völlig symptomfrei sein können, ist die Festlegung eines allgemeingültigen Grenzwertes zur Definition einer Hypoglykämie schwierig. Die »American Diabetes Association« hat den Grenzwert auf 70 mg/dl (3,89 mmol/l) festgesetzt.

Medizinhistorisch ist die hypoglykämische Enzephalopathie bemerkenswert, weil sie Anfang des 20. Jahrhunderts therapeutisch in Form des provozierten »Insulin-

Schocks« in der Behandlung von Psychosen unter ähnlichen pathophysiologischen Vorstellungen wie bei der späteren Elektrokrampfbehandlung eingesetzt wurde.

- **Klinik, Verlauf und Prognose**

Bei fortschreitender Hypoglykämie kommt es zu einer »glukosemobilisierenden« Gegenregulation: bei einem Absinken der Glukose-Konzentration auf unter <80 mg/dl (<4,44 mmol/l) tritt zunächst eine aktive Hemmung der Insulinsekretion ein. Dieser folgt bei einem weiteren Absinken unter 65 mg/dl (3,61 mmol/l) eine durch die Insulindepletion vermittelte zentrale **sympathoadrenerge Aktivierung** mit Katecholamin- und Glukagonfreisetzung mit konsekutiver Kortisol-, Wachstumshormon- und Prolaktinausschüttung. Klinisch führt dies zu autonomen Warnsymptomen wie Schwitzen, Zittern, Herzklopfen, Hunger- und Angstgefühlen. Erst unterhalb von Glukosewerten um 50 mg/dl (2,78 mmol/l) treten erste **neuroglykopenische Symptome** mit Störungen der Konzentration, des Sehens, der Koordination, Sprache und der Motorik auf. Ab 30 mg/dl (<1,67 mmol/l) treten fokale oder generalisierte epileptische Anfälle und Bewusstseinsstörungen bis hin zum Koma hinzu. Die oft zu beobachtende halbseitige Akzentuierung oder eine Aphasie können an einen Schlaganfall denken lassen. Schwerste, länger anhaltende Hypoglykämien führen ähnlich wie eine Hypoxie (▶ Kap. 14) zu Defektzuständen mit persistierender »unresponsive wakefulness« (»apallisches Syndrom«).

In der neuro-glykopenischen Phase kommt es im Gehirn zunächst zu einer »spreading depression« mit neuronalem Funktionsverlust. Gestörte Neurotransmittersysteme führen zu affektiven Symptomen. Sinkt das Glukoseangebot weiter ab, sistiert die Produktion energiereicher Phosphate, und es kumulieren exzitatorische Aminosäuren, so dass nach ca. 10–30 Minuten irreversible nekrotische Parenchymschäden auftreten (McCrimmon 2012). Die Schwelle für neuro-glykopenebedingte Veränderungen liegt im EEG bei 55 mg/dl, für die P300 bei 72 mg/dl.

Isoelektrizität im EEG tritt unterhalb von Glukosewerten um 25 mg/dl auf. Bedeutsam für die Irreversibilität der Schäden ist zudem die Dauer der hypoglykämischen Exposition. Besonders vulnerable Hirnareale für hypoglykämiebedingte Schädigungen sind der Hippocampus, der Kortex und das Striatum; in der akuten Hypoglykämie lassen sich dort im MRT oft entsprechende Signalauffälligkeiten nachweisen (Kang et al. 2010). Deutlich resistenter sind Hirnstamm und Kleinhirn. Im MRT können Hypoglykämien einen ischämischen Schlaganfall imitieren: In der Diffusionswichtung finden sich dann vereinzelt einseitige Diffusionsrestriktionen (Bux et al. 2011) bei hypointensem Signal in der ADC-Darstellung (◘ Abb. 23.5).

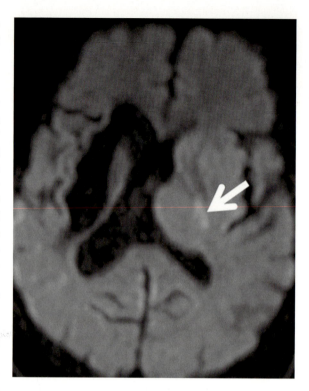

◘ **Abb. 23.5** Leicht signalhyperintense Läsion in der linken Capsula interna in der diffusionsgewichteten MRT-Aufnahme (gleichzeitig hypointens im ADC-Map) bei ausgeprägter Hypoglykämie (24 mg/dl) als Zeichen eines zytotoxischen Ödems. (Aus: Bux et al. 2011).

Hypoglykämie-Wahrnehmungsstörung

Nach rezidivierenden Hypoglykämien beim Diabetiker erfolgt die Aktivierung des sympathoadrenergen Systems erst bei zunehmend niedrigeren Glukosewerten. Die autonomen »Frühwarn-Symptome« treten so meist später nahe der Schwelle zur Bewusstseinsstörung auf. Eine solche »Hypoglykämie-Wahrnehmungsstörung« findet sich bei etwa 20–25% der insulinbehandelten Diabetiker.

> Die zentralnervösen Symptome der Hypoglykämie können klinisch und sogar in der MRT-Bildgebung ischämische Schlaganfälle imitieren. Obwohl eine Glukosebestimmung zur Routinediagnostik akuter neurologischer Symptome gehört, wird sie doch immer wieder bei Schlaganfall-suggestiven Konstellationen vergessen.

- **Therapie**

Leichte Hypoglykämien können von den Patienten durch schnell resorbierbare Kohlenhydrate ausgeglichen werden, z. B. durch süße Limonade oder Traubenzucker.

Bei schwerer Hypoglykämie wird rasch intravenös 50 ml Glukose (20% oder 50%) gegeben, anschließend 500 ml Glukose 5–10%.

Chronische Enzephalopathie durch rezidivierende Hypoglykämien

Grundsätzlich sind chronische kognitive Beeinträchtigungen und demenzielle Entwicklungen durch rezidivierende Hypoglykämien pathophysiologisch plausibel durch
- sich addierende neuronale Zellschädigungen, v. a. im Hippocampus, und
- eine Hypoglykämie-induzierte gesteigerte Plättchenaggregation und Fibrinogenbildung mit konsekutiven vaskulär-mikrozirkulatorischen Parenchymschäden.

Das Ausmaß und die praktische Bedeutung werden jedoch kontrovers diskutiert. Bei Typ-1-Diabetikern hatte eine prospektive Studie über 18 Jahre (Diabetes Control and Complications Trial et al. 2007) keinen Zusammenhang zwischen der Zahl der Hypoglykämien und kognitiven Leistungen gezeigt. Bei älteren Typ-2-Diabetikern ließ sich im Verlauf über bis zu 27 Jahren eine »dosisabhängige« signifikante Erhöhung des Demenz-Risikos um 30–90% durch Hypoglykämien nachweisen (Kang et al. 2010). Die damit nahe liegende Kausalbeziehung könnte jedoch auch in anderer Richtung bestehen, da erhöhte Hypoglykämie-Raten auch als Resultat einer beginnenden Demenz auftreten könnten, weil sich dann beispielsweise die Glukosewahrnehmung und die zentral-autonome Gegenregulation verändern oder demenzielle Symptome mit einer schlechteren Therapie-Compliance und dadurch mit gehäuften Hypoglykämie-Episoden einhergehen. Einen solchen Zusammenhang stützte eine Studie, bei der sich ein dreifach erhöhtes Hypoglykämie-Risiko bei Vorliegen einer Demenz fand (Bruce et al. 2009).

23.2.2 Porphyrien

Bei den Porphyrien liegt eine erbliche Stoffwechselstörung der Hämbiosynthese in der Leber (hepatische Porphyrien) bzw. den Erythrozyten (erythropoetische Porphyrien) vor, was zu einer Anhäufung von Porphyrinen und ihren entsprechenden Vorstufen – wie Porphobilinogen (PBG) und δ-Aminolävulinsäure (ALA) – sowie zu deren vermehrter Ausscheidung führt. Es gibt akute und nicht-akute Porphyrien. Die Prävalenz beträgt etwa 10/100.000; nur etwa 20% werden klinisch manifest. Neuro-psychiatrische Symptome aufgrund von Enzephalopathien treten nur bei den hepatischen Formen der akuten intermittierenden Porphyrie, der hereditären Koprophyrie (südafrikanische Weiße) und der Porphyria variegata auf.

Bei der wichtigsten neurologisch relevanten Form – der autosomal-dominant vererbten »akuten intermittierenden Porphyrie« – kommt es oft durch exogene Auslöser (z. B. Nahrungskarenz oder Medikamente) zu den lebensbedrohlichen Attacken mit Psychosen, Neuropathien und abdominellen Symptomen.

Klinik, Verlauf, Prognose

Die Porphyrie-Enzephalopathie ist charakterisiert durch Adynamie, Delir, Psychosen und alle Stadien der Bewusstseinsstörungen. Oft ist sie verbunden mit Kopfschmerzen und Krampfanfällen. Treten zu einer Enzephalopathie schmerzhafte kolikartige abdominelle Beschwerden (auch anamnestisch), kardiologische und neuropathische Symptome hinzu, muss an eine akute intermittierende Porphyrie gedacht werden. Die Neuropathie ist meist schmerzhaft und kann einen motorisch proximal akzentuierten akuten GBS-artigen Verlauf nehmen, oft mit autonomer Beteiligung. Aufgrund der Symptomvielfalt ist die Porphyrie-Diagnose klinisch schwierig. Das »Daran-Denken« ist der Schlüssel zur korrekten Diagnose. Die chilenische Schriftstellerin Isabel Allende beschrieb in ihrem Roman »Paula« (1994) den tödlichen enzephalopathischen Verlauf mit Koma einer akuten Porphyrie ihrer eigenen Tochter.

> Die akuten Porphyrieattacken sind gekennzeichnet von der Symptomtrias Enzephalopathie, abdominelle Schmerzen und kardiologische Symptome.

Diagnostik

Eine dunkelrot bis schwärzliche Verfärbung des Urins – oft erst unter Lichteinwirkung nach ca. 30 Minuten – dient als wichtiger Hinweis auf eine Porphyrie (Abb. 23.6). Ein qualitativer SCR-Nachweis von PBG gelingt mittels des Hoesch- oder Schwartz-Watson-Tests. Die Diagnosesicherung erfolgt durch den Nachweis der erhöhten Porphyinvorläufer ALA, PBG und der Gesamtporphyrine in Urin, Blut und Stuhl. Enzymbestimmungen und molekulargenetische Untersuchungen sind zur Bestimmung der Stufe des Enzymdefekts möglich, aber für die klinische Diagnostik und Therapie nicht relevant.

Therapie

Alle Porphyrie-auslösenden Medikamente, die auch in der Roten Liste© aufgelistet sind, müssen abgesetzt und durch »porphyriekompatible« ersetzt werden. Kontraindiziert sind beispielsweise Medikamente, die für die Behandlung der neurologischen Symptome nahe liegen, wie Barbiturate, Carbamazepin, Phenytoin, Valproat oder Diclofenac. Zur Suppression der Hämsynthese werden 400–500 g Glukose (hemmt die ALA-Synthase) und Hämarginat i.v.

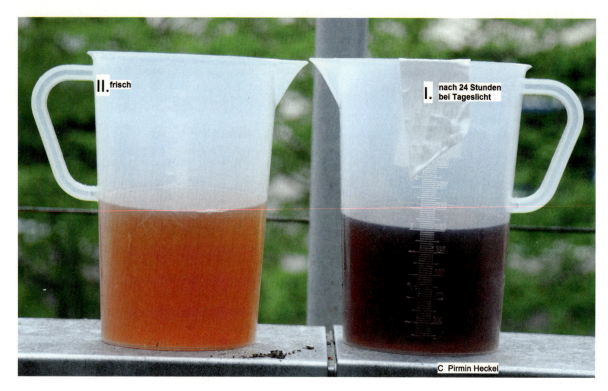

Abb. 23.6 Urin eines Patienten mit akuter intermittierender Porphyrie frisch (links) und nach 24 Stunden Tageslicht (rechts). Die Kombination einer Enzephalopathie mit aufsteigenden peripheren Lähmungen und einer Anamnese mit ergebnisloser explorativer Laparotomie wegen abdomineller Beschwerden führte zusammen mit dem dargestellten Urinbefund zur korrekten Diagnose, bestätigt aufgrund exzessiv erhöhter ALA und PBG-Werte

gegeben (3–4 mg/kg KG/Tag für 4 Tage; als Normosang® über Orphan Europe zu erhalten). Die Schmerzen werden symptomatisch mit Acetylsalicylsäure oder Opioiden behandelt und eine Hypertonie bzw. Tachykardie z. B. mit Propanolol. Bei Unruhe oder Erbrechen kann Ondansedron verwendet werden, Krampfanfälle werden mit Magnesium, Gabapentin oder Levetiracetam therapiert, da Benzodiazepine problematisch sein können und nur als Ultima Ratio verwendet werden sollten.

23.2.3 Enzephalopathie bei M. Wilson

Beim autosomal-rezessiv vererbten M. Wilson – auch »hepatolentikuläre Degeneration« genannt – kommt es mit einer Prävalenz von 3–5/100.000 zu einer Störung des Kupferstoffwechsels mit konsekutiver Kupferakkumulation vor allem in Leber und Gehirn. Das betroffene »Wilson-Gen« ATP7B auf dem Chromosom 13 kodiert eine kupferbindende ATPase. Zu 40% treten primär neurologische, zu 60% primär hepatische Symptome auf. Im chronischen Verlauf dominieren Mischbilder (Lorincz 2010). Die Krankheit manifestiert sich kaum außerhalb des »klassischen« Erkrankungsalters zwischen 5 und 35 Jahren.

Klinik, Verlauf und Prognose

Das primär neurologisch-enzephalopathische Erscheinungsbild (»Westphal-Strümpell-Pseudosklerose«) tritt meistens als extrapyramidal-parkinsonoides Syndrom auf, mit Tremor, Rigor und Hypokinese – aber auch in diffuserer Form mit Ausbildung von Spastik, zerebellären Symptomen (z. B. Ataxie, Dysarthrie), Dyskinesien und Dystonien. Oft kommt es zu Antriebs- und Affektstörungen bis hin zu manifesten Psychosen.

Etwa ein Drittel der Patienten zeigt initial unspezifische Verhaltensauffälligkeiten wie Schulversagen, Depression, emotionale Labilität oder sexuelle Enthemmung. Mitunter wird in der Adoleszenz eine pubertäre Verhaltensstörung fehldiagnostiziert. Auch unter Therapie können kognitive Defizite und psychische Auffälligkeiten persistieren. Erst im fortgeschrittenen Stadium können demenzielle Entwicklungen auftreten. Eine Rückbildung ist bei kurzer Symptomdauer möglich; meistens besteht das Therapieziel in einer Verhinderung einer Progression.

Bei primär hepatischen Formen mit Entwicklung einer schweren Leberzirrhose kann zusätzlich eine hepatische Enzephalopathie auftreten (▶ Kap. 16).

> Jede unklare Bewegungsstörung bei jungen Erwachsenen, insbesondere mit dystoner, parkinsonoider oder zerebellärer Symptomatik – evtl. kombiniert mit psychischen Auffälligkeiten –, erfordert den Ausschluss eines M. Wilson.

■ **Diagnostik**

Die okulären Kupfereinlagerungen sind oft als »Kayser-Fleischer-Kornealring« zu sehen, und im MRT lässt sich die Kupferakkumulation in den Stammganglien erkennen (Pfeiffer 2007 ▶ Tab. 9.1, Panda- Zeichen).

Folgende Laborbestimmungen sichern die klinische Verdachtsdiagnose:
— Erhöhung von Gesamt-Serumkupfer und freiem Serumkupfer,
— Erniedrigung von Coeruloplasmin im Serum,
— Erhöhung von Kupfer im 24-h-Urin (auch nach Provokation mit D-Penicillamin),
— Erhöhung des Leberkupfergehalts im Bioptat (fakultativ).

Eine Gendiagnostik ist aufgrund der vielen Mutationen schwierig.

■ **Therapie**

Die Standardtherapie besteht in einer Gabe von D-Penicillamin als Kupfertransporter, der zu einer erhöhten Ausscheidung und zum Abbau der Akkumulation führt (»lebenslange Entkupferung«). Alternativ ist auch die Gabe der Kupferchelatbildner Trientin (v. a. in angloamerikanischen Ländern 1. Wahl) oder Tetrathiomolybdat möglich. Zinksulfat verringert die Kupferaufnahme und reduziert die toxischen Verbindungen. Empfohlen werden eine begleitende kupferarme Diät (Vermeidung von Innereien, Schokolade, Kakao, Nüssen, Pilzen, Bohnen, Rosinen und Krustentieren) und die Gabe von Vitamin B6, da Penicillamin pyridoxinantagonistisch wirkt. Als Ultima Ratio bei schwerer Hepatopathie kann eine Lebertransplantation notwendig werden.

Literatur

Allende I (1994) Paula. Bertelsmann-Club, Wien Rheda-Wiedenbrück
Auer RN (2009) Hypoglycaemic brain damage. In: McCandless DM (ed) Metabolic Encephalopathy, pp 31–40. Springer, New York
Bruce DG, Davis WA, Casey GP et al. (2009) Severe hypoglycaemia and cognitive impairment in older patients with diabetes: the Fremantle Diabetes Study. Diabetologia 52: 1808–15
Bux C, Erharhaghen J, Bisdas S et al. (2011) Time is brain. Nicht nur beim ischämischen Schlaganfall. Nervenarzt 82: 1038–9
Diabetes Control and Complications Trial/Epidemiology of Diabetes Interventions and Complications Study Research Group, Jacobson AM, Musen G, Ryan CM et al. (2007) Long-term effect of diabetes and its treatment on cognitive function. N Engl J Med 356: 1842–52
Grau AJ, Hoffmann GF (2004) Defekte des Harnstoffzyklus. In: Hoffmann GF, Grau AJ (Hrsg) Stoffwechselerkrankungen in der Neurologie, S 131–8. Thieme, Stuttgart
Hoffmann GF (2004) Galaktosämien und andere seltene Störungen des Kohlenhydratstoffwechsels. In: Hoffmann GF, Grau AJ (Hrsg) Stoffwechselerkrankungen in der Neurologie, S 139–43. Thieme, Stuttgart
Hoffmann GF, Nyhan WL, Zschoke J, Kahler S, Mayatepek E (2002). Inherited Metabolic Diseases. A clinical approach. Williams & Wilkins, Philadelphia
Hoffmann GF, Burgard P, Pietz J (2004) Störungen im Stoffwechsel von Amino- und Karbonsäuren. In: Hoffmann GF, Grau AJ (Hrsg) Stoffwechselerkrankungen in der Neurologie, S 109–30. Thieme, Stuttgart
Kang EG, Jeon SJ, Choi SS et al. (2010) Diffusion MR Imaging of Hypoglycemic Encephalopathy. Am J Neuroradiol 31: 559–64
Kearney T, Dang C (2007) Diabetic and endocrine emergencies. Postgrad Med J 83: 79–86.
Kern W (2011) Hypoglykämie bei Menschen mit Diabetes mellitus. Diabetologe 7: 515–26
Kölker S, Christensen E, Leonard JV, Greenberg CR, Boneh A, Burlina AB et al. (2011) Diagnosis and management of glutaricaciduria type 1 – revised recommendations. J Inherit Metab Dis 34: 677–94
Kors EE, Terwindt GM, Vermeulen FL, Fitzsimons RB, Jardine PE, Heywood P et al. (2001) Delayed cerebral edema and fatal coma after minor head trauma: role of the CACNA1A calcium channel subunit gene and relationship with familial hemiplegic migraine. Ann Neurol 49(6): 753–60
Lai PH, Tien RD, Chang MH et al. (1996) Chorea-ballismus with non-ketotic hyperglycemia in primary diabetes mellitus. AJNR Am J Neuroradiol 17: 1057–64
Lorincz MT (2010) Neurologic Wilson's disease. Ann N Y Acad Sci 1184: 173–87
McCrimmon RJ (2012) Update in the CNS Response to Hypoglycemia. J Clin Endocrinol Metab 97: 1–8
Oechsner M, Steen C, Stürenburg HJ, Kohlschütter A (1998) Hyperammonaemic encephalopathy after initiation of valproate therapy in unrecognised ornithine transcarbamylase deficiency. J Neurol Neurosurg Psychiatry 64(5): 680–2
Ozand PT, Gascon GG, Al Essa M et al. (1998) Biotin-responsive basal ganglia disease: a novel entity. Brain 121: 1267–79
De Feo P, Gallai V, Mazzotta G, Crispino G, Torlone E, Perriello G, Ventura MM, Santeusanio F, Brunetti P, Bolli GB (1988) Modest decrements in plasma glucose concentration cause early impairment in cognitive function and later activation of glucose counterregulation in the absence of hypoglycemic symptoms in normal man. J Clin Invest 82(2): 436–44
Pfeiffer RF (2007) Wilson's Disease. Semin Neurol 27: 123–32
Rice GI, Bond J, Asipu A, Brunette RL, Manfield IW, Carr IM et al. (2009) Mutations involved in Aicardi-Goutieres syndrome implicate SAMHD1 as regulator of the innate immune response. Nat Genet 41: 829–32
Russell MB, Ducros A (2011) Sporadic and familial hemiplegic migraine: pathophysiological mechanisms, clinical characteristics, diagnosis, and management. Lancet Neurol 10(5): 457–70
Segura-Bruna N, Rodriguez-Campello A, Puente V, RoquerJ (2006) Valproate-induced hyperammonemic encephalopathy. Acta Neurol Scand 114(1): 1–7

Tabarki B, Al-Shafi S, Al-Shahwan S et al. (2013) Biotin-responsive basal ganglia disease revisited: clinical, radiologic, and genetic findings. Neurology 80; 261–7

Tzoulis C, Bindoff LA (2012) Acute mitochondrial encephalopathy reflects neuronal energy failure irrespective of which genome the genetic defect affects. Brain 135 (Pt 12): 3627–34

Uziel G, Ghezzi D, Zeviani M (2011) Infantile mitochondrial encephalopathy. Semin Fetal Neonatal Med 16: 205–15

Vidyarthi M, Chowdhury TA (2012) Diagnosis and early management of hyperglycaemic emergencies in the emergency department. QJM 105: 296–7

Whitmer RA, Karter AJ, Yaffe K et al. (2009) Hypoglycemic episodes and risk of dementia in older patients with type 2 diabetes mellitus. JAMA 301: 1565–72

Enzephalopathien bei psychiatrischen Erkrankungen

J. Reiff, D.F. Braus

24.1 Einleitung – 376

24.2 Neuronale Plastizität und Stresserfahrung – 376

24.3 Psychiatrische Krankheitsbilder – 376
24.3.1 Depressive Störungen – 376
24.3.2 Posttraumatische Belastungsstörung – 378
24.3.3 Schizophrene Spektrumserkrankung – 379
24.3.4 Suchterkrankungen – 380

24.4 Schlussbemerkung – 380

Literatur – 381

24.1 Einleitung

Folgt man der Internationalen Klassifikation psychiatrischer Störungen (ICD-10) wird die Mehrzahl der Erkrankungen (z. B. F1 bis F4) traditionell als »nicht-organisch« klassifiziert, da man ursprünglich davon ausging, dass neuro-pathologische Substrate vermeintlich nicht existieren würden. Durch verbesserte struktur- und funktionsbildgebende Verfahren (z. B. mit der Kernspintomographie; ▶ Kap. 9) oder postmortem erhobene immunhistochemische und mikrostrukturelle Untersuchungen können inzwischen Störungen der Subkompartimente des Gehirns, des Metabolismus, der funktionellen und effektiven neuronalen Konnektivität oder feinmorphologische Veränderungen auf synaptischer Ebene und Rezeptor-Ebene sichtbar gemacht und mit genetischen Faktoren in Verbindung gesetzt werden. Zu den häufigen, meist stressassoziierten psychiatrischen Erkrankungen liegen inzwischen vielfältige Befunde vor, auch wenn diese nicht immer in ihrer Bedeutung für die Pathophysiologie der psychopathologischen Symptome und deren Behandlung verstanden sind. Im Lichte dieser Daten erfüllen auch die meisten psychischen Störungen die Kriterien von Enzephalopathien als »messbare Störungen der Hirnphysiologie«. Dies wird im Folgenden an neurobiologischen Befunden zu Stresserfahrung sowie an häufigen psychiatrischen Störungen beispielhaft verdeutlicht.

24.2 Neuronale Plastizität und Stresserfahrung

Das Gehirn und der gesamte Organismus müssen sich ständig aktiv an soziale und physikalische Umweltbedingungen anpassen. Durch Allostase, einen komplexen selbstregulierenden biologischen Mechanismus, erfolgt kurzfristig adaptive Plastizität zur Stabilisierung der Homöostase. Durch chronische Stresserfahrung kann es auf dem Boden einer meist vorbestehenden erhöhten Vulnerabilität zu einer Störung dieser Selbstregulation kommen – mit Auswirkungen u. a. auf die Mikroarchitektur mit Zellatrophie und Zellverlust bzw. Genexpression von Hirnstrukturen (Karatsoreos u. McEwen 2011). Beispielsweise kann das Aufwachsen in einem ungünstigen sozialen Umfeld mit Vernachlässigung oder Missbrauch zu einer erhöhten Stresssensitivität aufgrund einer anhaltenden Dysregulation der Hypothalamus-Hypophysen-Nebennieren-Achse (HPA-Achse) führen. Auf epigenetischer Ebene kommt es dabei z. B. zu einer Hypermethylierung der Promoterregion der Glukokortikoid-Rezeptorgene (NR3C1) und damit zu einer verminderten Expression von NR3C1 sowie zu erhöhter Stresssensitivität, und zwar im Tiermodell in gleicher Weise wie beim Menschen (Meyer-Lindenberg u. Tost 2012).

Ein weiterer Faktor, der zu den Auswirkungen von Stress beiträgt, ist eine verringerte Expression verschiedener neurotropher Faktoren, von denen der Brain Derived Neurotrophic Factor (BDNF) besonders gut untersucht ist. So ist beispielsweise ein funktionaler BDNF-Polymorphismus (Val66Met) assoziiert mit

- reduziertem Hippocampusvolumen,
- ineffizienter Konnektivität zum Frontalhirn,
- reduzierter synaptischer Dichte,
- gestörter Angstextinktion und
- kognitiven Defiziten.

Dieses Met-Allel wird gleichzeitig als ein genetischer Risikofaktor für depressive Störungen und kognitive Defizite bei Menschen angesehen, die chronischem Stress oder einem schweren Trauma ausgesetzt sind (Duman u. Aghajanian 2012). Eine Störung der Expression neurotropher Faktoren kann außerdem zu einer verminderten Neuroprotektion und erhöhten Vulnerabilität gegenüber Exzitotoxizität mit Aktivierung apoptotischer Verarbeitungswege führen. Es ist derzeit noch unklar, ob diese Faktoren auch am Verlust von hemmenden GABA-ergen Zellen und Gliazellen beteiligt sind, welche im Zusammenhang mit psychischen Störungen wie Psychosen seit langem diskutiert werden (Banasr et al. 2011).

Resilienzfaktoren hingegen sorgen für das richtige Ausmaß bzw. die effiziente Beendigung einer Stressreaktion (Karatsoreos u. McEwen 2011). Sie werden beispielsweise vermittelt

- über Wachstumsfaktoren,
- über Chaperone-Proteine, die neu synthetisierte Proteine unterstützen, sich korrekt zu falten,
- durch Bewegung induzierte neuro-plastische Kaskaden,
- durch Ernährungsbestandteile wie Omega-3-Fettsäuren,
- durch das Aufrechterhalten von zirkadianen Rhythmen.

Die Resilienzforschung stellt deshalb einen wichtigen Forschungsbereich in der modernen Psychiatrie dar (Southwick u. Charney 2012).

24.3 Psychiatrische Krankheitsbilder

24.3.1 Depressive Störungen

Depressive Störungen sind klinisch gekennzeichnet durch Veränderungen von Stimmung und Emotionen, des biologischen Belohnungssystems, der exekutiven Funktionen, von Lernen und Gedächtnis, durch neuro-vegetative Symptome, Veränderungen der Psychomotorik und der zirkadianen Rhythmik sowie einer erhöhten Stresssensitivität.

24.3 · Psychiatrische Krankheitsbilder

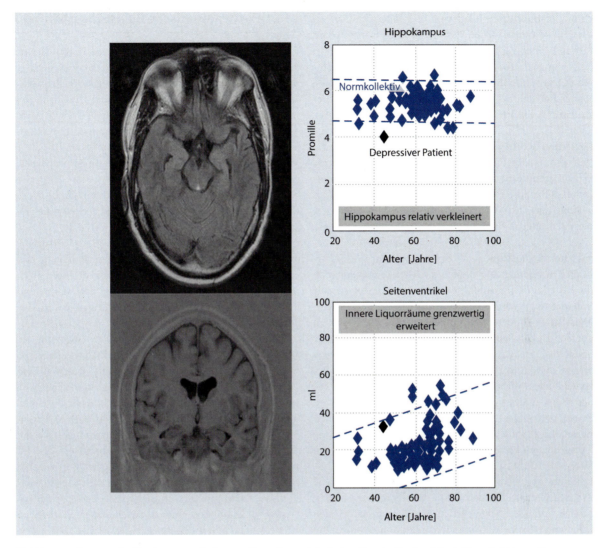

Abb. 24.1 Grenzwertige Erweiterungen der inneren Liquorräume als indirektes Korrelat für eine diskrete Hirnentwicklungsstörung (unten) sowie eine relative Volumenreduktion des Hippocampus (oben). Dies lässt sich bei einem Teil der Patienten sogar im Einzelfall mit entsprechend sensitiven Verfahren (z. B. voxelbasierte Morphometrie [VBM] und Volumetrie [VBV]) nachweisen

Seit langem ist bekannt, dass man dabei Dysfunktionen in biogenen Aminen und im Kortiko-Releasing-Hormon-System (CRH-System), der HPA-Achse sowie REM-Schlafveränderungen findet.

Neuere Daten zeigen nun, dass depressive Störungen assoziiert sein können mit durch neuronale Plastizität induzierten mikrostrukturellen Veränderungen in »limbischen« Hirnregionen. Hierzu zählen Hippocampus und Amygdala, die Stimmung und Emotionen kontrollieren und mit kortikalen Regionen konnektiert sind. So zeigten Metanalysen, dass bei depressiven Patienten in Relation zu gesunden Kontrollen überzufällig häufig grenzwertige Erweiterungen der inneren Liquorräume als indirektes Korrelat für eine diskrete Hirnentwicklungsstörung sowie eine relative Volumenreduktion des Hippocampus vorliegen (Koolschijn et al. 2009) (Abb. 24.1). Bildgebungs- und Post-mortem-Studien haben außerdem ein geringeres Volumen und eine geringere Größe und Dichte von Neuronen im dorsolateralen präfrontalen Kortex (PFC) bei schwer Depressiven gefunden. Diese und andere Befunde legen nahe, dass der Fehlfunktion synaptischer Anpassung an Stresserfahrung in vulnerablen Phasen der Hirnentwicklung und Reifung bei Depressionen eine zentrale Rolle zukommt (Kang et al. 2012).

Chronischer Stress führt im Tiermodell und in Post-mortem-Studien an Depressiven zum Verlust von Neuronen und synaptischer Dichte im Hippocampus, zu verminderten adulten Neurogenese sowie zu gestörter AMPA-Rezeptorfunktion (AMPA = α-amino-3-hydroxy-5-methyl-4-isoxazolepropionsäure). Auch nicht-neuronale

Zellpopulationen wie Astrozyten und Oligodendrozyten sind im PFC und Teilen des Gyrus cingulus reduziert, was mit einer verminderten Glutamatwiederaufnahme, erniedrigten Astrozytenmarkern und reduziertem trophischen Support einhergeht. Dies kann zu einer gestörten Regulation der Synapsenfunktion, Atrophie neuronaler Zellen und gestörter Konnektivität beitragen (Duman u. Aghajanian 2012). Neuere Befunde weisen auch auf eine Reduktion der Anzahl GABA-erger Interneurone im PFC mit verminderter GABA-Synthese und Freisetzung hin. Dazu passend konnten mittels MR-Spektroskopie verminderte GABA-Spiegel bei depressiven Patienten als Hinweis auf eine gestörte GABA-Transmission nachgewiesen werden (Banasr et al. 2011).

- **Altersdepression**

Eine Besonderheit stellt die sog. Altersdepression dar, die bei erstmaligem Auftreten nach dem 60. Lebensjahr mit verschiedenen kognitiven, emotionalen und physiologischen Veränderungen einhergeht und mit Läsionen der weißen Hirnsubstanz (WML) assoziiert ist. Es konnte gezeigt werden, dass das Ausmaß der WML den Schweregrad der kortikalen Atrophie voraussagen kann, besonders im medialen Orbitofrontalen Kortex (OFC). Die Schwere der depressiven Symptome stand in direktem Zusammenhang mit den WML, die kognitive Beeinträchtigung stand jedoch nur in indirektem Zusammenhang zum frontalen kortikalen Volumen. Diese Befunde legen nahe, dass depressiven Symptomen und kognitiver Dysfunktion bei WML unterschiedliche neurobiologische Mechanismen zugrunde liegen. Die depressive Störung könnte zumindest bei Subgruppen aus einem reduzierten Input von subkortikalen noradrenergen und serotonergen Verarbeitungswegen resultieren, entweder auf dem Boden subkortikaler Neurodegeneration oder einer Unterbrechung durch WML. Im Gegensatz dazu dürfte die kognitive Beeinträchtigung eher auf primärer neokortikaler synaptischer Degeneration oder auf sekundärer kortikaler Degeneration durch den Alterungsprozess beruhen (verbunden mit den WML) als auf einer Unterbrechung axonaler Projektionen (Lee et al. 2012).

In der Gesamtschau weisen diese Befunde darauf hin, dass rezidivierende depressive Störungen und die Altersdepression auf zellulärer Ebene als milde neuro-degenerative Erkrankungen betrachtet werden können. Gleichzeitig gibt es Hinweise darauf, dass durch familiäre Unterstützung, regelmäßige Bewegung im aeroben Stoffwechsel, Schlafkontrolle, gesunde »steinzeitliche« Ernährung (mit Fisch, magerem Fleisch, Nüssen, saisonalem Obst und Gemüse), kognitive Umstrukturierung im Rahmen der Psychotherapie, konsequentes Stressmanagement und antidepressive Medikation diese mikrostrukturellen und funktionellen Veränderungen gestoppt oder sogar teilweise rückgängig gemacht werden können (Banasr et al. 2011).

24.3.2 Posttraumatische Belastungsstörung

Die posttraumatische Belastungsstörung (PTBS) ist eine mögliche Folgereaktion des Gehirns auf ein oder mehrere schwere traumatische Ereignisse, wie z. B. sexueller Missbrauch, Vergewaltigung, Entführung oder Unfälle, die an der eigenen Person, aber auch an fremden Personen erlebt werden können. Das Störungsbild ist klinisch charakterisiert durch die folgenden drei Symptomcluster:
- ein Wiedererleben des Traumas (tagsüber Flashbacks, nachts Albträume),
- die Vermeidung traumabezogener Stimuli und
- ein Hyperarousal (Schreckhaftigkeit, vermehrte Reizbarkeit).

Die PTBS wird den Angststörungen zugerechnet, und dazu passend finden sich Auffälligkeiten der HPA-Achsen-Funktion, in der Interaktion von Hippocampus und Amygdala mit dem PFC und im noradrenergen und serotonergen System.

Gegenstand der gegenwärtigen PTBS-Forschung ist, weshalb einige Individuen nach einem Trauma eine PTBS entwickeln, während andere resilient sind. Familien- und Zwillingsstudien haben gezeigt, dass das Risiko, eine PTBS zu entwickeln, assoziiert ist mit der zugrunde liegenden genetischen Vulnerabilität und dass mehr als 30% der Varianz, die mit PTBS assoziiert ist, in Zusammenhang mit einer erblichen Komponente steht. Es konnten bisher keine eindeutigen Kandidatengene identifiziert werden, aber Studien, welche die Interaktion von spezifischen Umwelteinflüssen auf Hirnstruktur oder epigenetische Modifikationen zur Prädiktion einer PTBS untersuchten, lieferten interessante Befunde (Skelton et al. 2012). Zwei davon werden exemplarisch dargestellt:

In einer MRT-Studie an Überlebenden des großen Erdbebens in Japan im März 2011 zeigte sich, dass das regionale Volumen der grauen Substanz (GMV) im rechten ventralen anterioren cingulären Kortex (ACC) **vor** dem Erdbeben und ein reduziertes GMV im linken orbitofrontalen Kortex (OFC) **durch** das Erdbeben negativ assoziiert waren mit PTBS-Symptomen. Das bedeutet, dass Personen mit weniger grauer Substanz im ACC vor dem Erdbeben und Personen mit reduziertem OFC als Folge des Erdbebens wahrscheinlich PTBS-Symptome entwickeln würden. Da ACC und OFC eine prominente Rolle beim Erleben und der Verarbeitung von Furcht- und Angst-Erfahrung spielen, deuten diese Ergebnisse darauf hin, dass eine neuronale Fehlfunktion in diesen Regionen zentral mit der Vulnerabilität für PTBS-Symptome in Zusammenhang steht (Sekiguchi et al. 2013).

Weiterhin ist bekannt, dass sich unser Genom durch epigenetische Mechanismen wie die DNA-Methylierung an Umwelteinflüsse adaptiert. Daten an Nagetieren zeigten, dass eine unterschiedliche Qualität der frühen

Umwelt assoziiert ist mit Veränderungen der DNA-Methylierung. Nun konnte durch eine genomweite Studie von Promoter-Methylierung an Individuen, die nachweislich einen schweren Missbrauch während der Kindheit erleben mussten, gezeigt werden, dass frühe Traumatisierung mit epigenetischen Veränderungen in den Promotern zahlreicher Gene in hippocampalen Neuronen einhergeht und somit veränderte synaptische Plastizität und Hippocampusfunktion bei der Ausbildung von PTBS besonders beteiligt sind (Labonte et al. 2012). Dies passt zu den Befunden, dass eine geordnete Interaktion von Hippocampus, Amygdala und PFC bei der Angstkonditionierung und Extinktion eine zentrale Rolle spielt.

24.3.3 Schizophrene Spektrumserkrankung

Die schizophrene Spektrumserkrankung ist eine neuropsychiatrische Erkrankungsgruppe, welche durch die folgenden drei Symptomkonstellationen charakterisiert ist:
- Positivsymptome wie Wahn und Halluzinationen,
- Negativsymptome wie Apathie und sozialer Rückzug,
- kognitive Symptome wie Störungen von Aufmerksamkeit, verbalem Gedächtnis, Problemlösen, Arbeitsspeicher, Sprache und räumlicher Orientierung.

Seit langem sind strukturelle Auffälligkeiten bei Personen mit dieser Erkrankungsgruppe bekannt: Die gesamte weiße und graue Substanz und das **Gesamthirnvolumen** können überzufällig häufig reduziert sein, wohingegen Volumina der Seitenventrikel und des 3. Ventrikels typischerweise vergrößert sind. Bei der chronischen Schizophrenie findet sich eine ausgedehnte Volumenreduktion im Kortex, besonders im medialen PFC und im linken Gyrus temporalis superior. Das Ausmaß dieser Veränderungen ist meist gering bis mittelgradig ausgeprägt, mit einer erheblichen Überlappung zwischen Patienten und Kontrollpersonen. Mikrostrukturelle Veränderungen des Hippocampus finden sich auch bei Verwandten von Schizophrenie-Patienten, was auf eine erbliche Komponente hinweist. Zusätzlich zu den Volumenveränderungen sind Auffälligkeiten der Kortexdicke, der Gyrifizierung und in subkortikalen Regionen beschrieben (Meyer-Lindenberg 2010).

Mikrostrukturelle Ebene Auf mikrostruktureller Ebene wurde gezeigt, dass im PFC die Pyramidenzellen – als Hauptquelle der exzitatorischen kortiko-kortikalen Neurotransmission – in der Größe reduziert und dichter gepackt sind. Dies weist auf eine Reduktion der axonalen Terminals und der dendritischen Spines hin, die den Raum zwischen den Neuronen ausfüllen und eine Folge eines übermäßigen Prunings, also eines Entfernens von beschädigten oder ineffizienten Synapsen zur Steigerung der Netzwerkeffizienz, in der Adoleszenz sein könnte. Des Weiteren sind verschiedene Interneuron-Populationen im PFC reduziert, wie z. B. diejenigen, die Parvalbumin enthalten und mit reduzierter GABA-erger Neurotransmission einhergehen. Im Hippocampus sind in Subpopulationen die Zellkörper der Pyramidenzellen kleiner, die dendritischen Spines reduziert. Im Thalamus fand sich in einigen Studien eine Reduktion der Neuronenanzahl, besonders im mediodorsalen Nucleus und im Pulvinar.

Genebene Auf Genebene wurden einige Suszeptibilitätsgenen in allen wichtigen Neurotransmissionssystemen, der neuronalen Plastizität und der Hirnentwicklung (z. B. über Neuroregulin 1) identifiziert (Meyer-Lindenberg 2010). Beispielhaft kann eine Variante des CACNAC1C Gens (Cav1.2 Untereinheit für spannungsabhängigen Kalziumkanal) gelten, das mit bipolarer Störung und Schizophrenie assoziiert ist. Daran kann die Komplexität verdeutlicht werden: Funktionale Auswirkungen dieses Risikogens sind eine erhöhte Stressantwort, Defizite im Sozialverhalten, gesteigerte und damit ineffiziente Hippocampusaktivierung während der Verarbeitung von Emotionen, eine erhöhte Reagibilität der Amygdala auf Belohnung sowie eine verminderte Aktivierung und Konnektivität des Hippocampus und subgenualen ACC beim episodischen Gedächtnis. Diese Befunde zeigen, dass dieses Risikoallel bei Schizophrenie und bipolarer Störung in komplexer Weise die neurale Weiterverarbeitung von Informationen im Emotionsregulations-Netzwerk verändert (Meyer-Lindenberg u. Tost 2012).

Man kann also davon ausgehen, dass mehrere pathologische Prozesse nebeneinander existieren (▶ Übersicht), die in unterschiedlicher Weise beim einzelnen Patienten ausgeprägt sind. Die Gruppe der Schizophrenien als Spektrumserkrankung kann als ein neuronales Dyskonnektivitätssyndrom mit dynamischer Komponente über die Lebenszeit angesehen werden. Diese wird im Einzelfall zusätzlich stark von Umweltereignissen (Migration, Urbanizität in der Kindheit, sozialem Stress) und im Krankheitsverlauf von Medikamenteneffekten beeinflusst (Braus 2005).

Wichtige pathophysiologische Aspekte der schizophrenen Spektrumserkrankung
- Multiple genetische Vulnerabilitätsfaktoren (z. B. mit Fehlfunktion im Neuroregulin1-ErbB4-PI3KD-Akt1-Verarbeitungsweg), einschließlich genetischer Strukturvarianten (CNV)
- Diskrete Störung der Hirnentwicklung intrauterin und des Pruningprozesses in der Pubertät, mit konsekutiv inadäquater Inhibition

- Störung in der Mikroarchitektur und Konnektivität, besonders im präfrontalen Kortex, Thalamus und Hippocampus
- Störung in der Funktion des dopaminergen Systems, subkortikal und kortikal
- Störung im glutamatergen System mit NMDA-Unterfunktion (bzw. Fehlfunktion der Ko-Agonisten D-Serin und Glycin) und GABA-Mangel
- Störung im serotonergen System mit 5-HT$_{2A}$-Aktivierung

24.3.4 Suchterkrankungen

Sucht ist charakterisiert durch maladaptives Verhalten, sich gegen die Einsicht Suchtmittel zu besorgen und die Dosis zu steigern, auch auf Kosten der Gesundheit, des Privat- und Sozialebens. Neurobiologisch spielt bei der Sucht das Belohnungssystem die zentrale Rolle (Ersche et al. 2012). Der PFC reguliert dabei die limbischen Strukturen (z. B. Nucleus accumbens, Amygdala) und ist besonders verantwortlich für die exekutiven Funktionen wie Selbstkontrolle und bewusste Handlungsauswahl. Die Pathophysiologie der Suchterkrankungen steht in enger Beziehung zur postnatalen Hirnentwicklung.

> Am vulnerabelsten ist das Gehirn im Alter zwischen 9 und 16 Jahren, weil die dopaminerge Innervation im PFC in diesem Zeitraum optimiert wird und gleichzeitig pubertätsbedingt ohnehin stresssensibel ist (Goldstein u. Volkow 2011).

Tierexperimentell sind diese dopaminergen Veränderungen am besten am Kokain-Modell untersucht. Bei Affen beispielsweise, die sich aus einer Pumpe selbst mit Kokain versorgen konnten, zeigten PET-Untersuchungen eine schnelle und anhaltende Veränderung der Dopamin(D_2)-Rezeptoren unter Kokain (Nader et al. 2006). Die Selbstanwendung von Kokain führte schon innerhalb einer Woche nach weniger als zehn Applikationen zu einer adaptiven Verminderung der D_2-Rezeptor-Verfügbarkeit um bis zu 20%. Bei kontinuierlicher Zufuhr des Suchtstoffs findet also im Dopaminsystem eine rasche und anhaltende Gegenregulation und Desensitivierung statt. Weiter zeigte sich (Bellone u. Luscher 2012), dass Kokain auch einen starken Effekt auf die synaptische Plastizität hat. Wiederum genügt schon eine geringe Applikation in einer kritischen Phase der postnatalen Entwicklung, um eine grundlegende Veränderung der Neurotransmission an der Synapse und ihrem Rezeptorprofil zu induzieren.

Bei Stimulanzienabhängigkeit des Menschen sind neben der globalen Hirnvolumenreduktion seit langem **mikrostrukturelle Veränderungen** im Striatum, im Kleinhirnoberwurm und in präfrontalen Hirnregionen beschrieben. Ungeklärt war aber bislang, ob diese Veränderungen der Abhängigkeit vorangingen und somit nur einen Vulnerabilitätsfaktor für die Entwicklung einer Abhängigkeitserkrankung darstellen. In einer Vergleichsstudie an Stimulanzienabhängigen, deren biologischen Geschwistern ohne Drogenanamnese und gesunden Kontrollen fanden sich bei den Substanzabhängigen und ihren Geschwistern eine Volumenvergrößerung der grauen Substanz im medialen Temporallappen und den Basalganglien. Zusätzlich beobachtete man eine Reduktion der grauen Substanz im Gyrus centralis posterior sowie in angrenzenden Arealen wie dem Gyrus temporalis superior und der hinteren Insula. Diese Ergebnisse legen nahe, dass Veränderungen der grauen Substanz im dorsalen Striatum zusammen mit einer gestörten präfrontalen Konnektivität ein erhöhtes Risiko für die Entwicklung einer Stimulanzienabhängigkeit darstellen. Dieses neuronale Muster ist besonders mit schlechter Selbstkontrolle assoziiert, ein in der Kindheit und frühen Pubertät erlerntes Verhalten.

> Die Befunde unterstützen die Idee eines zugrunde liegenden neuro-kognitiven Endophänotyps für Stimulanzienabhängigkeit und verdeutlichen die Bedeutung von Umwelterfahrung in vulnerablen Phasen der Hirnentwicklung (Ersche et al. 2012).

24.4 Schlussbemerkung

Die beispielhaft vorgestellten neurobiologischen Befunde unterstreichen, weshalb bei vielen psychiatrischen Erkrankungen eine »Störung der Hirnphysiologie im Sinne einer Enzephalopathie« vorliegt. Das herkömmliche, in erster Linie deskriptive Konzept der Psychiatrie ohne Bezug zum Gehirn war in hohem Maße zu reduktionistisch und kann heute als überholt gelten. Gemäß dem alten chinesischen Sprichwort »Der Anfang von Weisheit ist, Dinge beim richtigen Namen zu nennen« sollten psychiatrische Störungen zukünftig in stärkerem Maße nach den zugrunde liegenden Gehirnstörungen (auf genetischer, zellulärer bzw. systemischer Ebene) benannt werden, was langfristig zu einem wesentlich höheren Differenzierungsgrad und einer stärker hypothesengeleiteten Therapiestrategie beim einzelnen Patienten führen wird. Hierzu gibt es erste zaghafte Ansätze in neuen psychiatrischen Klassifikationssystemen, z. B. in Form der »Neuroanalyse«: Hier werden die Psychosen bereits als unterschiedliche Störungen von neuronaler Konnektivität und hierarchischer Dynamik angesehen. Depressionen werden definiert als vielfältige Störungen der Optimierungsdynamik mittels synaptischer Plastizität und freier Energie im Gehirn. Und Persönlichkeitsstörungen werden – zumindest bei einigen Betroffenen – als Störungen des Default-Mode-Netzwerkes klassifiziert (Peled 2012). Eine solche neurowissenschaftlich getriebene psychiatrische Nosologie kann dazu beitragen, mittelfristig zu einer stärker individualisierten Behandlung in der Psychiatrie zu führen.

Literatur

Banasr M. Dwyer JM et al. (2011) Cell atrophy and loss in depression: reversal by antidepressant treatment. Curr Opin Cell Biol 23(6): 730–7

Bellone C, Luscher C (2012) Drug-evoked plasticity: do addictive drugs reopen a critical period of postnatal synaptic development? Front Mol Neurosci 5: 75

Braus D (2005) Schizophrenie-Bildgebung, Neurobiologie, Pharmakotherapie. Schattauer, Stuttgart

Duman RS, Aghajanian GK (2012) Synaptic dysfunction in depression: potential therapeutic targets. Science 338 (6103): 68–72

Ersche KD, Jones PS et al. (2012) Abnormal brain structure implicated in stimulant drug addiction. Science 335(6068): 601–4

Goldstein RZ, Volkow ND (2011) Dysfunction of the prefrontal cortex in addiction: neuroimaging findings and clinical implications. Nat Rev Neurosci 12(11): 652–69

Kang HJ, Voleti B et al. (2012) Decreased expression of synapse-related genes and los of synapses in major depressive disorder. Nat Med 18(9): 1413–7

Karatsoreos IN, McEwen BS (2011) Psychobiological allostasis: resistance, resilience and vulnerability. Trends Cogn Sci 15(12): 576–84

Koolschijn PC, van Haren NE et al. (2009) Brain volume abnormalities in major depressive disorder: a meta-analysis of magnetic resonance imaging studies. Hum Brain Mapp 30(11): 3719–35

Labonte B, Suderman M et al. (2012) Genome-wide Epigenetic Regulation by Early-Life TraumaGenome Epigenetic Regulation by Early-Life Trauma. Arch Gen Psychiatry 69(7): 722–31

Lee JY, Insel P et al. (2012) Different associations of white matter lesions with depression and cognition. BMC Neurol 12(1): 83

Meyer-Lindenberg A (2010) From maps to mechanisms through neuroimaging of schizophrenia. Nature 468(7321): 194–202

Meyer-Lindenberg A, Tost H (2012) Neural mechanisms of social risk for psychiatric disorders. Nat Neurosci 15(5): 663–8

Nader MA, Morgan D et al. (2006) PET imaging of dopamine D2 receptors during chronic cocaine self-administration in monkeys. Nat Neurosci 9(8): 1050–6

Peled A (2012) Neuroanalysis: a method for brain-related neuroscientific diagnosis of mental disorders. Med Hypotheses 78(5): 636–40

Sekiguchi A, Sugiura M et al. (2013) Brain structural changes as vulnerability factors and acquired signs of post-earthquake stress. Mol Psychiatry 18(5): 618–23

Skelton K, Ressler KJ et al. (2012) PTSD and gene variants: new pathways and new thinking. Neuropharmacology 62(2): 628–37

Southwick SM, Charney DS (2012) The science of resilience: implications for the prevention and treatment of depression. Science 338(6103): 79–82

Enzephalopathien als Folge von Epilepsien und Antikonvulsiva bei Erwachsenen

H. Meierkord

25.1 Einleitung – 384

25.2 Epileptische Enzephalopathien – 384

25.3 Experimentelle Daten – 386

25.4 Klinische Daten – 388
25.4.1 Konvulsiver Status epilepticus mit tonisch-klonischen Anfällen (GTKSE) – 388
25.4.2 Non-konvulsiver Status epilepticus – 388
25.4.3 Wiederholte tonisch-klonische Anfälle über lange Zeiträume – 388
25.4.4 Rasmussen-Syndrom als Sonderfall – 388
25.4.5 Enzephalopathien und medikamentöse antiepileptische Therapie – 389

25.5 Zusammenfassung – 389

Literatur – 389

25.1 Einleitung

Im Gefolge von epileptischen Anfällen können die verschiedensten Symptome auftreten und länger andauern als die Anfälle selbst. Hierzu gehören psychotische Phänomene, Verwirrtheit, Aphasien und Lähmungen. Diese seit langem bekannten Symptome der postiktalen Phase zeigen, dass es zu anfallsinduzierten Alterationen neuronaler Funktionen kommen kann. Sie entsprechen formell Enzephalopathien von begrenzter Dauer und Ausdehnung. Angenommen wird, dass Wasserverschiebungen mit Schrumpfung des Extrazellulärraums (EZR) zugrunde liegen. Neben solchen transienten Veränderungen kann es auch zu dauerhaften zerebralen Alterationen kommen, in Abhängigkeit von Schwere und/oder Dauer des epileptischen Ereignisses. Bei schweren Formen des Status epilepticus lassen sich mittels bildgebender Diagnostik wie der Magnetresonanztomographie (MRT) ganze Sequenzen von zunächst reversiblen funktionellen bis zu den später auftretenden irreversiblen strukturellen Veränderungen des Gehirns darstellen (Meierkord et al. 1997). Solche Veränderungen können regionale Schwerpunkte in bestimmten Hirnregionen aufweisen oder auch diffus verteilt sein. Es ist von großer praktischer und theoretischer Bedeutung, derartige Störungen besser zu verstehen, um therapeutische Strategien entwickeln zu können, denn die Patienten sind hierdurch in ihrer Lebensqualität signifikant beeinträchtigt.

Seit Sir William R. Gowers gibt es akkumulierende Hinweise darauf, dass Anfälle weitere Anfälle provozieren können (»seizures beget seizures«). Dieses Phänomen, welches heute als auch »Sekundäre Epileptogenese« bezeichnet wird, ist von überragender Bedeutung für Fragen der Prävention und Neuroprotektion. Auf der anderen Seite können Enzephalopathien, die nicht durch epileptische Aktivität ausgelöst wurden, selbst zu Anfällen und Status epilepticus führen. Das Rasmussen-Syndrom nimmt insofern eine Sonderstellung ein, da die hiermit assoziierte pharmakoresistente Epilepsie des Erwachsenenalters einerseits Folge der Enzephalopathie ist, andererseits selbst zum Fortschreiten der Enzephalopathie beiträgt.

25.2 Epileptische Enzephalopathien

> **Epileptische Enzephalopathie**
> Unter einer epileptischen Enzephalopathie wird eine Gehirnstörung verstanden, bei der epileptische Anfälle und epileptische Aktivität zum Fortschreiten der zerebralen Veränderungen beitragen.

Nach der Internationalen Liga gegen Epilepsie (ILAE) werden acht altersgebundene Syndrome des Kindesalters unterschieden (Tab. 25.1).

Den epileptischen Anfällen bei diesen komplexen Störungen ist gemeinsam, dass sie durch antiepileptische Substanzen nicht kontrollierbar sind. Aus diesem Grund werden häufig ungewöhnliche Behandlungsformen in Betracht gezogen, etwa Kortikosteroide, intravenöse Immunglobuline, Plasmapherese, ketogene Diät und verschiedene neurochirurgische Ansätze (Tonat 1992).

Die bei epileptischen Enzephalopathien auftretenden Anfälle und (häufig massive) epileptische Aktivität im EEG tragen zur Stagnation der kognitiven Entwicklung und Zunahme kognitiver Defizite der Kinder bei.

Frühkindliche myoklonische Enzephalopathie Das Syndrom entsteht aus verschiedenen metabolischen und/oder malformativen Störungen bei Neugeborenen. Mehr als die Hälfte der Betroffenen wird nicht älter als 12 Monate, und ein Übergang in das West-Syndrom ist möglich. Die Anfälle sind nach Aicardi (1992) extrem variabel mit multifokalen Myoklonien und später tonischen Anfällen.

Ohtahara-Syndrom Innerhalb der ersten drei Lebensmonate beginnen die Symptome bei zuvor normal entwickelten Kindern. Es kommt zu tonischen Spasmen oder tonisch-klonischen Anfällen, Absencen oder auch komplex-fokalen Anfällen mit sekundärer Generalisierung. Die Anfälle können einzeln oder als Cluster auftreten. Das EEG zeigt ein Burst-suppression-Muster. Die Anfälle sind medikamentös in der Regel nicht kontrollierbar. Die Prognose ist schlecht mit Entwicklung von schwerer psychomotorischer Entwicklungsverzögerung und Lernschwierigkeiten. Die Krankheit kann in ein West-Syndrom übergehen, seltener in ein Lennox-Gastaut-Syndrom. Die Hälfte der Patienten stirbt im Kindesalter.

West-Syndrom Der Beginn liegt innerhalb der ersten Lebensjahre, und die Krankheitserscheinungen umfassen folgende Triade:
- infantile Spasmen,
- Verzögerung der psychomotorischen Entwicklung und
- im EEG ein Muster von Hypsarrhythmie.

Bei den epileptischen Spasmen handelt es sich um generalisierte Anfälle von kurzer Dauer mit Extension und/oder Flexion axial und der Extremitäten. Ein individuelles Ereignis dauert wenige Sekunden an. Im späteren Verlauf treten die Ereignisse gehäuft als Cluster auf.

In etwa 40% der Fälle wird eine Ätiologie nicht festgestellt. Mögliche Ursachen sind zerebrale Malformationen,

Tab. 25.1 Acht Enzephalopathie-Syndrome des Kindesalters

Syndrom	Symptombeginn
Frühkindliche myoklonische Enzephalopathie	Erste 3 LM
Ohtahara-Syndrom	Erste LM
West-Syndrom	Erstes LJ
Dravet-Syndrom	Zweites LJ
Myoklonischer Status bei nicht-progressiver Enzephalopathie	Erstes LJ
Lennox-Gastaut-Syndrom	Drittes LJ
Landau-Kleffner-Syndrom	Zwischen 4. und 7. LJ
Epilepsie mit kontinuierlicher Spike-and-wave-Aktivität während Slow-wave-sleep	Zwischen 4. und 5. LJ

LM = Lebensmonat; LJ = Lebensjahr

Infektionen, Blutungen, hypoxisch-ischämische Läsionen, Stoffwechselstörungen und genetische Leiden wie das Down-Syndrom.

Therapeutisch werden in der Regel ACTH und Vigabatrin verwendet. Wirksamkeit zeigten auch Valproinsäure, Levetiracetam, Topiramat, Zonisamid, Lamotrigin und Benzodiazepine. Auch eine ketogene Diät ist in vielen Fällen hilfreich (Caraballo et. al. 2011).

Myoklonischer Status epilepticus bei nicht-progressiver Enkephalopathie Dieses seltene Störungsbild beginnt in der Regel während des ersten Lebensjahres. Fokal epileptische Anfälle oder ein myoklonischer Status epilepticus leiten den Beginn ein. Ebenso werden myoklonische Absencen und generalisierte Anfälle sowie Bewegungsstörungen beobachtet. Das EEG zeigt multifokale epileptiforme Entladungen. Bei der Hälfte der Kinder lässt sich eine genetische Abnormalität feststellen, hierzu gehört das Angelman-Syndrom (1:15.000 Lebendgeburten). Häufig verleitet es zu Fehldiagnosen wie Autismus. Charakteristisch sind Entwicklungsverzögerung, fehlende Sprachentwicklung sowie Gang- und Gleichgewichtsstörungen. Die Betroffenen benötigen lebenslange Fürsorge und Pflege.

Als therapeutisch effektiv zeigten sich Valproinsäure, kombiniert mit Ethosuximid oder Clobazam. Die Prognose ist ungünstig mit Rückbildung von erworbenen kognitiven Fähigkeiten, möglicherweise resultierend in mentaler Retardierung.

Dravet-Syndrom Diese seltene Variante der Epilepsie im Kindesalter entwickelt sich im 2. Lebensjahr. Oftmals ist es nicht möglich, die Diagnose vor dem 2., 3. oder 4. Lebensjahr zu stellen. Die Anfälle sind oft assoziiert mit erhöhter Körpertemperatur und können unilateral sein. Es kann schwer sein, eine Differenzierung von Fieberkrämpfen vorzunehmen. Im 2. Lebensjahr verändert sich die Anfallsphänomenologie und zeigt einen fokalen Beginn. Sobald myoklonische und fokale Anfälle im 2. Lebensjahr einsetzen, kommt es zur Hemmung der motorischen Entwicklung. Besonders betroffen ist die Sprachentwicklung.

Therapeutisch werden zunächst Phenobarbital und Valproinsäure eingesetzt, aber auch Lamotrigin. Weitere Optionen sind Topiramat, Clonazepam und Clobazam.

Lennox-Gastaut-Syndrom (LGS) Das Lennox-Gastaut-Syndrom macht etwa 1–4% aller kindlichen Epilepsien aus. Charakteristisch sind multiple Anfallstypen, mentale Retardierung und pathologische EEG-Veränderungen mit paroxysmaler Aktivität und generalisierten Slow-spike-wave-discharges um 2 Hz. Die häufigsten Anfallstypen sind Absencen, aber auch tonisch-axial, atonisch. Es können zudem myoklonische Anfälle, generalisierte tonisch-klonische- Anfälle und fokale Anfälle auftreten. Man geht von einem idiopathischen LGS aus, wenn die psychomotorische Entwicklung vor Einsetzen der Krankheitssymptome normal war. Dagegen wird die Diagnose eines symptomatischen LGS gestellt, wenn man eine zugrunde liegende Ursache identifizieren kann (etwa 70–78%). Zugrunde liegende Pathologien sind Enzephalitiden, Tuberöse Sklerose, Malformationen wie kortikale Dysplasien, Geburtstraumen, hypoxisch-ischämische Schädigungen und Frontallappenläsionen. Die Prävalenz des LGS in USA wurde mit 0,26 pro 1000 Geburten angegeben (Heiskala 1997). Das Lennox-Gastaut-Syndrom tritt häufiger bei Jungen als bei Mädchen auf, das Alter bei Beginn der Epilepsie liegt bei 26–28 Monaten. Nach weiteren epidemiologischen Studien scheint die Inzidenz von Patienten mit LGS weitgehend konstant über verschiedene Populationen zu sein (Abb. 25.1).

Die Prognose ist insgesamt als ungünstig einzuschätzen. Nur wenige Patienten können einem normalen Arbeitsprozess nachgehen, etwa 50–76% benötigen signifikante Hilfe wie häusliche Pflege oder Pflege in Einrichtungen.

Behandlungsansätze sind antiepileptische Substanzen, ketogene Diät und epilepsiechirurgische Ansätze. An antiepileptischen Substanzen kommen Valproinsäure und Benzodiazepine, Vigabatrin, Zonisamid, Lamotrigin, Topiramat und Rufinamid in Betracht. Die chirurgischen Operationen basieren auf einer Corpuscallosotomie, Vagus-Stimulation und fokalen kortikalen Resektionen (Arzimanoglou et al. 2009).

Elektrischer Status epilepticus während Slow-wave-sleep (ESES) Bei dieser Störung produziert der Schlaf ein pathologisches EEG-Muster. Die klinischen Merkmale beinhal-

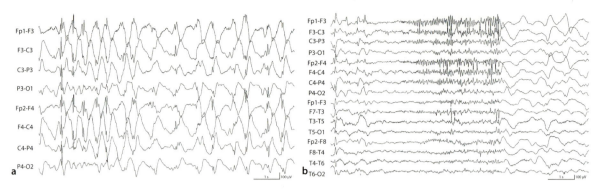

Abb. 25.1 Lennox-Gastaut-Syndrom: **a** Alter 3 Jahre, Slow-spike-wave-Komplexe, **b** 14 Jahre, Ausbrüche rascher und steiler Rhythmen (16–20/s) im Schlaf, z. T. mit tonischen Anfällen (hier subklinisch) einhergehend. (Aus: Schmitt u. Wohlrab in Zschocke u. Hansen 2012)

ten verschiedene Anfallstypen, eine Verschlechterung neuro-psychologischer Funktionen und zunehmende motorische Störungen. Das typische EEG-Muster besteht aus kontinuierlichen Spike-wave-Entladungen während des Tiefschlafs. Erste Anfälle treten zwischen 2 Monaten und 12 Jahren mit einer Spitze zwischen dem 4. und 5. Lebensjahr auf, sowohl im Wachzustand als auch im Schlaf. Etwa 60% weisen verschiedene Anfallsformen auf. EEG-Untersuchungen haben gezeigt, dass die kontinuierlichen Spike-wave-Endladungen etwa 85% des gesamten Tiefschlafs einnehmen. Die Inzidenz der Erkrankungen liegt bei 0,5% von 12.854 Kindern, die während einer 10-jährigen Periode evaluiert wurden. Es gibt keine geschlechtliche Bindung. Interessanterweise sind die Anfälle, die bei dem Syndrom auftreten, häufig selbstlimitierend.

Clobazam und Lorazepam – zusammen mit anderen Substanzen wie Valproinsäure – haben sich als therapeutisch wirksam erwiesen. Augenblicklich ist die Kombination eines Benzodiazepins mit Valproinsäure das Mittel der ersten Wahl.

Landau-Kleffner-Syndrom (LKS) Dieses Syndrom wird auch als »erworbene epileptische Aphasie« bezeichnet. Gesunde Kinder verlieren fortschreitend ihre rezeptiven und expressiven sprachlichen Fähigkeiten. Gleichzeitig treten paroxysmale EEG-Veränderungen auf. Möglich ist, dass den neurologischen Ausfällen eine verstärkte Synaptogenese zugrunde liegt. Bei den betroffenen Kindern setzt die Aphasie meist zwischen 4 und 7 Jahren ein. Die Prognose des Syndroms ist schwer einzuschätzen, da es keine kontrollierten Studien gibt. Bezüglich der Aphasie kann eine Verschlechterung in einem Zeitraum bis zu 7 Jahren einsetzen.

Therapeutisch kommen Substanzen wie Kortikosteroide, ketogene Diät und chirurgische Ansätze zum Einsatz. Wirksam ist auch Valproinsäure, kombiniert mit Ethosuximid und Benzodiazepinen.

25.3 Experimentelle Daten

Auf zellulärer Ebene gibt es eine Überlappung jener Mechanismen, die zur Generierung epileptischer Aktivität führen, mit denen, welche die (enzephalopathischen) Alterationen der Hirnfunktionen bewirken. Ein Überblick über die zellulären Grundlagen epileptischer Aktivität kann deshalb zu einem verbesserten Verständnis der Zusammenhänge von Enzephalopathien und Epilepsie führen. Die entscheidenden Prozesse sind die Schrumpfung des Extrazellulärraums und das zytotoxische Ödem. Sie lassen sich z.T. mittels Diffusion-MRT (DWI) darstellen (▶ Abschn. 25.4) und stellen so eine unmittelbare Verzahnung zellulärer und klinischer Vorgänge dar.

▪ Zelluläre Grundlagen

Auf zellulärer Ebene liegt den vielfältigen klinischen Expressionen von epileptischen Anfällen und Epilepsien eine charakteristische Gemeinsamkeit zugrunde: das Auftreten gesteigerter und synchronisierter neuronaler Entladungen. Man geht von drei basalen Mechanismen dieser Entladungen aus:
1. eine veränderte neuronale Erregbarkeit bestimmter Zellen (Schrittmacherzellen),
2. eine gestörte Balance zwischen Hemmung und Erregung und
3. eine abnorme Synchronisation der Entladung.

Veränderte neuronale Erregbarkeit Die Bereitschaft eines Neurons, nach Stimulation Aktionspotenziale zu generieren, wird als Erregbarkeit bezeichnet und variiert zwischen verschiedenen Zellen und Aktionszuständen (Hodgkin u. Huxley 1952). Pathologische Erregbarkeit kann auf der Anwesenheit von identifizierbaren Schrittmacherzellen beruhen. Dies sind Neurone, die aufgrund von veränderten intrinsischen Eigenschaften auch ohne externe

25.3 · Experimentelle Daten

Stimulationen entladen und die übrigen relativ normalen Zellen in diesen Erregungsprozess einbeziehen können.

Gestörte Balance Epileptische Aktivität kann auch durch eine Verstärkung exzitatorischer synaptischer Aktivität oder eine Verminderung synaptischer Inhibition hervorgerufen werden. Experimentell kann dies etwa durch eine Blockade der GABA-A-vermittelten Hemmung (Tasker u. Dudek 1991), durch eine Verstärkung exzitatorischer synaptischer Transmission (Dichter u. Ayala 1987) oder durch eine Blockade von K^+-Strömen (Baranyi u. Fehér 1979) erreicht werden.

Abnorme Synchronisation Als weiterer – für die aktuelle Diskussion entscheidender – Mechanismus spielt eine gesteigerte Synchronisation bei der Generierung und Ausbreitung epileptischer Aktivität eine große Rolle. Es handelt sich um unkontrollierte simultane Entladungen tausender von Neuronen, wobei synaptische und nicht-synaptische Mechanismen in Frage kommen.

■ Synaptische Mechanismen

Rekurrente exzitatorische Synapsen haben eine große funktionelle Bedeutung. Anatomisch sind rekurrente axonale Kollateralen sowohl in basalen als auch in apikalen dendritischen Regionen von Pyramidenzellen der CA3-Region des Hippocampus nachgewiesen worden. Experimentell ruft ein einzelnes Aktionspotenzial dieser Pyramidenzellen in den gekoppelten CA3-Neuronen ein exzitatorisches und synaptisches Potenzial von etwa einem Millivolt und 5–12 Sekunden Dauer hervor (Traub u. Miles 1991). Im Gegensatz hierzu verursacht eine Serie von drei oder mehreren Aktionspotenzialen einen »burst«, der 30–50 Millisekunden andauert. Diese Fähigkeit, durch Stimulation eines einzelnen Neurons Entladungssalven zu produzieren, ermöglicht unter bestimmten Bedingungen (etwa GABA-A-Blockade) die Auslösung synchroner Entladungen der gesamten neuronalen Population.

■ Nicht-synaptische Mechanismen

Veränderte ionale Zusammensetzung des extrazellulären Milieus Aktivitätsindizierte Ionenveränderungen sind überwiegend exzitatorisch. Die erniedrigte Kalzium(Ca^{2+})- und Magnesium(Mg^{2+})-Konzentration führt zu einer vermehrten Aktivierung von NMDA-Rezeptoren. Die Abnahme der extrazellulären Na-Konzentration wirkt prinzipiell erregbarkeitsdämpfend, sie erreicht jedoch während epileptischer Aktivität nie einen Bereich, bei dem die Ausbildung von Aktionspotenzialen unterdrückt wird. Die dominierenden exzitatorischen Effekte bei epileptischen Entladungen beruhen auf der erhöhten extrazellulären K^+-Konzentration. Hierdurch wird das Membranpotenzial von Nerven- und Gliazellen in die depolarisierende Richtung verschoben. Gleichzeitig nimmt durch die extrazelluläre K^+-Akkumulation die treibende Kraft für Kaliumströme ab, wodurch die Effizienz von Kaliumströmen geringer wird (▶ Abb. 8.2).

Ephaptische elektrische Feldeffekte Ephaptische Interaktionen sind Wechselwirkungen zwischen Neuronen, die überwiegend auf deren physikalischer Nähe zueinander beruhen und keine chemischen oder elektrischen Synapsen voraussetzen. Der Ionenfluss in und aus einem Neuron führt zu lokalen elektrischen Feldern, die benachbarte Neurone depolarisieren können. Das Ausmaß, mit dem ein Neuron durch die Aktivität eines Nachbarn beeinflusst wird, kann durch die räumliche Stromdichte sowie die Nähe der Zellen und ihrer Fortsätze bestimmt werden. In Regionen, in denen Neurone eng gepackt liegen, wie bei der CA1-Region des Hippocampus, kann es deshalb zu signifikanten ephaptischen Interaktionen kommen. Durch diesen Mechanismus können Zellen an der Grenze eines epileptogenen Herdes rekrutiert werden. Hierdurch wird die Zellpopulation vergrößert, die an der Entladung beteiligt ist.

■ Effekte epileptischer Aktivität

Die nicht-synaptischen Mechanismen der Synchronisation werden entscheidend von der Größe und von Veränderungen der Größe des Extrazellulärraums (EZR) beeinflusst. Es handelt sich hierbei um eine Matrix (▶ Abb. 8.1) aus Glykoproteinen, die mit Elektrolytlösung gefüllt ist. Membrangebundene Rezeptoren ragen in den EZR hinein und stellen den Angriffspunkt für Neurotransmitter, Neuromodulatoren, Hormone und andere Substanzen dar. Die Volumenfraktion des EZR liegt in Bezug auf das adulte Hirnvolumen zwischen 15 und 20%, wobei regional große Variationen auftreten: Für den Neokortex werden Werte von 20% angegeben, wohingegen sie im Hippocampus und in der Area dentata deutlich darunter liegen. Schrumpfungen des EZR können durch verschiedene Einflüsse ausgelöst werden. Epileptische Anfälle etwa führen zu Schrumpfungen des EZR, welche je nach Untersuchungsmodell bis zu 30% erreichen können. EZR-Schrumpfungen werden weiterhin auch nach Gewebshypoxien und nach experimenteller Behandlung mit osmolaren Lösungen beobachtet. Wichtige Stimuli, die während epileptischer Aktivität und Hypoxie zu einer Schrumpfung des EZR führen, sind die erhöhte intrazelluläre Osmolarität durch NaCl-Einstrom in Neurone und die erhöhte extrazelluläre K^+-Konzentration. Durch Letztere werden gliale Mechanismen der Kaliumclearance aktiviert, wie etwa der wichtige Na^+-K^+-$2Cl^-$-Kotransporter, ein Protein, welches der Resorption von Natrium, Kalium und Chlorid dient und eine wichtige Rolle bei der Volumenregulation des Extrazellulärraums spielt. Die Glia verhindert hierdurch zwar den Zusammenbruch normaler neuronaler Funktionen, der durch die exzitatorischen Effekte extrazellulärer K$^+$-Anstiege auftreten würde. Jedoch machen diese Aufnahmemechanismen die Glia empfindlich für eine osmotisch induzierte Schwellung (Ödeme) und damit für eine Schrumpfung des EZR. Zur chronischen Glia-Aktivierung ▶ Abschn. 8.3.

25.4 Klinische Daten

25.4.1 Konvulsiver Status epilepticus mit tonisch-klonischen Anfällen (GTKSE)

Die akuten und chronischen Auswirkungen eines Status epilepticus geben gute Einblicke in den Zusammenhang von epileptischer Aktivität und Enzephalopathie. Mittels bildgebender Diagnostik (serielle MRT mit Diffusionsbildgebung) wurden die Effekte analysiert. In einer der ersten Untersuchungen dieser Art (Meierkord et al. 1997) zeigte sich ein umschriebenes Ödem einige Zeit nach Beginn des Status epilepticus. Das Ödem produzierte einen raumfordernden Effekt und bildete sich nach Ende des Status epilepticus zurück. Es verblieb eine strukturelle Veränderung, charakterisiert durch Atrophie und Gliose. In späteren Untersuchungen (Kim et al. 2001) konnten anhand von diffusionsbildgebenden Sequenzen die Befunde bestätigt und erweitert werden. Vorübergehende Signalveränderungen reflektierten ebenso vorübergehende zytotoxische und vasogene Ödeme, die durch die Anfallsaktivität hervorgerufen wurden (▶ Abb. 9.12). Im weiteren Verlauf fanden sich Zellverluste und Gliosen.

25.4.2 Non-konvulsiver Status epilepticus

Auch bei non-konvulsivem Status epilepticus konnten transiente Signalveränderungen mittels MRT gezeigt werden, allerdings ohne strukturelle Folgen. Man muss hier berücksichtigen, dass die Untergruppe des sog. subtle-Status epilepticus eine Sonderstellung einnimmt. Prinzipiell handelt es sich bei dieser Variante um einen verkappten »generalisierten tonisch-klonischen Status epilepticus«. Durch unzureichende Therapie schwelt die Aktivität weiter, obwohl klinisch keine konvulsiven Entäußerungen sichtbar sind. In der Regel sind die Patienten komatös. In diesen Fällen, die zu den schwersten Formen epileptischer Aktivität zählen, treten sehr wohl strukturelle Läsionen des Gehirns auf.

Ein Vergleich der Folgeerscheinungen von Status epilepticus zwischen Kindern und Erwachsenen zeigt, dass solche Ereignisse im Kindesalter – verglichen mit dem Erwachsenenalter – weniger bzw. keine vergleichbaren Folgen hinterlassen. Dieser Unterschied lässt sich sowohl durch klinische Studien als auch durch experimentelle Untersuchungen nachweisen (Meierkord 2007).

25.4.3 Wiederholte tonisch-klonische Anfälle über lange Zeiträume

Die akuten und chronischen Folgen des generalisierten tonisch-klonischen Status epilepticus im Erwachsenenalter sind gut belegt. Es ist dagegen umstritten, ob auch wiederholte einzelne tonisch-klonische Anfälle über längere Zeiträume zu Folgeschäden führen können, also etwa zu Enzephalopathien und strukturellen Läsionen. Einige Studien (Briellmann et al. 2002) zeigten einen deutlichen Verlust von Hippocampus-Volumen über einen Zeitraum von 3,5 Jahren, in denen generalisierte tonisch-klonische Anfälle auftraten. Andere Studien konnten dieses Resultat nicht reproduzieren. Unter Verwendung von wiederholten MRT-Untersuchungen mit volumetrischer Messung des Hippocampus führten wir eine Studie über drei Jahre durch (Holtkamp et al. 2005). Während dieser Zeit wurden die auftretenden Anfälle dokumentiert. Es zeigte sich im Verlauf dieser Zeitspanne keine signifikante Veränderung des Hippocampus-Volumens. Das Ergebnis dieser Studie spricht gegen die Annahme, dass hippocampale Schäden durch wiederholte epileptische Anfälle auftreten können.

25.4.4 Rasmussen-Syndrom als Sonderfall

■ **Pathogenese**

Beim Rasmussen-Syndrom (auch Rasmussen-Enzephalopathie/-Enzephalitis) handelt es sich um einen fortschreitenden entzündlichen Prozess, der mit fokalen epileptischen Anfällen einhergeht. Die Epilepsie ist in aller Regel mit Medikamenten nicht kontrollierbar. Es entwickelt sich eine zunehmende kognitive Beeinträchtigung mit Atrophie einer der Hirnhälften. Die seltene und sporadische Krankheit wurde vom kanadischen Neurochirurgen T. Rasmussen 1958 beschrieben. Er berichtete über drei Patienten, die an schweren fokalen epileptischen Anfällen litten, auf dem Boden einer chronischen umschriebenen Enzephalitis.

Bezüglich der zugrunde liegenden pathogenetischen Vorgänge vermutete Rasmussen eine virale Ätiologie. Bislang wurde ein viraler Erreger jedoch nicht nachgewiesen, und man geht heute von einer immunologisch vermittelten Pathogenese aus. Bien et al. (2002) fanden vermehrte CD3- und CD8-Zellen, mit Neuronenverlusten aufgrund von Apoptose. Der Befund wurde als Hinweis für eine zytotoxische T-Zellreaktion gegen Neurone erklärt. Der Krankheitsverlauf in Stadien ist in ◘ Tab. 25.2 zusammengefasst.

Tab. 25.2 Stadienhafter Krankheitsverlauf beim Rasmussen-Syndrom

Stadium	Histopathologie	Dauer	Symptome
Prodromalstadium	Inflammatorische Veränderungen mit Mikroglia und perivaskulären Rundzellen	0,5–8 Jahre	Niedrige Anfallsfrequenz, leichte Hemiparese
Akutstadium	Mikroglia, perivaskuläre Rundzellen und Nekrosen	4–8 Monate	Hohe Anfallsfrequenz (Epilepsia partialis continua)
Residualstadium	Neuronaler Zellverlust und variable Ausmaße von Gliose	Mehrere Jahre	Hohe Anfallsfrequenz, Hemiplegie

Therapie

Die Behandlung verfolgt zwei hauptsächliche Ziele: Verminderung der epileptischen Anfälle (▶ Abschn. 12.2, Eskalationsschema) und Stoppen der progressiven neurologischen Defizite. Für Letzteres sind antiepileptische Substanzen unwirksam.

Fokale Resektionen erwiesen sich als enttäuschend (Olivier 1991), dagegen sind Hemisphärektomien bei der Behandlung der Anfälle hochgradig effektiv. Bezüglich des Zeitpunktes des Eingriffs existieren keine evidenzbasierten Daten.

25.4.5 Enzephalopathien und medikamentöse antiepileptische Therapie

Einzelne antiepileptische Substanzen und deren Kombinationen (▶ Kap. 26) können Enzephalopathien auslösen. Dann treten kognitive Störungen, vermehrte Anfälle, Vigilanzänderungen und Verhaltensauffälligkeiten auf, gelegentlich auch nach jahrelang gut vertragener Einnahme.

Im EEG sind oft triphasische Potenzialkomplexe vorhanden. Werden sie als gesteigerte zerebrale Erregbarkeit fehlinterpretiert und wird in der Annahme einer epileptischen Genese der periodischen Bewusstseinsstörungen therapeutisch Valproat eingesetzt, kann die Erkrankung vollends dekompensieren. Dies zeigt sich zunächst in einer Anfallszunahme, später in massiver Hirnödementwicklung. Außer Valproat können auch Salicyate und 5-Fluorouracil zu einem Anstieg des Ammoniakspiegels führen. Besonders ungünstig ist eine Kombination aus Phenobarbital und Topiramat (Segura-Bruna et al. 2006).

Als Auslöser der Valproinsäure(VPA)-assoziierten Enzephalopathie diskutiert man neben toxischen Metaboliten eine Hyperammonämie, die aber auch fehlen kann (Lheureux u. Hantson 2009). Bekannt ist, dass unter Valproinsäure etwa 50% der Patienten eine meist transitorische asymptomatische Hyperammonämie (Ammoniakspiegel >96 µg/dl) entwickeln. Sehr junges Alter (<2 Jahre) des Patienten, Polypharmakotherapie und angeborene Defekte des Harnstoffzyklus (Ornithin-Carbamoyltransferase-Defizit) sowie Mitochondriopathien (Kontraindikation Valproat!) sind als Risikofaktoren anzusehen. Hier sollte eine Supplementierung mit Karnitin stattfinden (Mock u. Schwetschenau 2012). Verschlechterungen der Bewusstseinslage oder der Anfallsfrequenz unter Antikonvulsiva können auch auf Therapieresistenz, Unter- oder Überdosierung zurückgehen. Meist wechselt man dann pragmatisch das Antikonvulsivum (Hansen et al. 2010). Ist es eine derartige Enzephalopathie, normalisieren sich die EEG-Veränderungen (schwere Verlangsamung triphasischer Wellen) und die klinischen Befunde der Enzephalopathie innerhalb einiger Tage (Segura-Bruna et al. 2006).

25.5 Zusammenfassung

Zwischen den verschiedenen Manifestationsformen der Epilepsien und den Enzephalopathien bestehen enge Verzahnungen. Zum einen verweisen die epileptischen Enzephalopathien auf die Möglichkeit der Verursachung von epileptischer Aktivität durch Enzephalopathien. Zum anderen zeigt die Untersuchung der Folgen von verschiedenen Ausprägungen epileptischer Aktivität, dass sowohl transiente als auch dauerhafte Enzephalopathien auftreten können. Das Rasmussen-Syndrom schließlich illustriert die Koexistenz beider Phänomene und deren gegenseitige Verstärkung.

Literatur

Aicardi J (1992) Early myoclonic encephalopathy in the management of childhood epilepsy. In: Roger J, Bureau M, Dravet Dreifuss F, Perret A, Wolf P (eds) Epileptic Syndromes in Infancy, Childhood and Adolescences. 2nd ed., pp 13–23. John Libbey, London

Arzimanoglou A, French J, Blume WT, Cross JH, Ernst JP, Feucht M (2009) Lennox-Gastaut syndrome: a consensus approach on diagnosis, assessment, management, and trial methodology. Lancet Neurol 8(1): 82–93

Baranyi A, Fehér O (1979) Convulsive effects of 3-aminopyridine on cortical neurones. Electroencephalogr Clin Neurophysiol 47(6): 745–51

Bien CG, Widman G, Urbach H, Sassen R, Kuczaty S, Wiestler OD, Schramm J, Elger CE (2002) The natural history of Rasmussen's encephalitis. Brain 125(Pt 8): 1751–9

Briellmann RS, Berkovic SF, Syngeniotis A, King MA, Jackson GD (2002) Seizure-associated hippocampal volume loss: a longitudinal magnetic resonance study of temporal lobe epilepsy. Ann Neurol 51(5): 641–4

Caraballo R, Vaccarezza M, Cersósimo R, Rios V, Soraru A, Arroyo H (2011) Long-term follow-up of the ketogenic diet for refractory epilepsy: multicenter Argentinean experience in 216 pediatric patients. Seizure 20(8): 640–5

Dichter MA, Ayala GF (1987) Cellular mechanisms of epilepsy: a status report. Science 237: 157–64

Hansen N, Finzel M, Block F (2010) Antiepileptika-induzierte Enzephalopathie. Fortschr Neurol Psychiat 78: 590–8

Heiskala H (1997) Community-based study of Lennox-Gastaut syndrome. Epilepsia 38(5): 526–31

Hodgkin AL, Huxley AF (1952) A quantitative description of membrane current and its application to conduction and excitation in nerve. J Physiol 117(4): 500–44

Holtkamp M, Meierkord H (2011) Nonconvulsive status epilepticus: a diagnostic and therapeutic challenge in the intensive care setting. Ther Adv Neurol Disord 4(3): 169–81

Holtkamp M, Schuchmann S, Gottschalk S, Meierkord H (2004) Recurrent seizures do not cause hippocampal damage. J Neurol 251(4): 458–63

Kim JA, Chung JI, Yoon PH, Kim DI, Chung TS, Kim EJ, Jeong EK (2001) Transient MR signal changes in patients with generalized tonicoclonic seizure or status epilepticus: periictal diffusion-weighted imaging. Am J Neuroradiol 22(6): 1149–60

Lheureux PE, Hantson P (2009) Carnitine in the treatment of valproic acid-induced toxicity. Clin Toxicol 47: 101–11

Meierkord H (2007) The risk of epilepsy after status epilepticus in children and adults. Epilepsia 48, Suppl 8: 94–5, Review. No abstract available. Erratum in: Epilepsia 48(12): 2384

Meierkord H, Holtkamp M (2007) Non-convulsive status epilepticus in adults: clinical forms and treatment. Lancet Neurol 6(4): 329–39

Meierkord H, Wieshmann U, Niehaus L, Lehmann R (1997) Structural consequences of status epilepticus demonstrated with serial magnetic resonance imaging. Acta Neurol Scand 96(3): 127–32

Meierkord H, Boon P, Engelsen B, Göcke K, Shorvon S, Tinuper P, Holtkamp M; European Federation of Neurological Societies (2010) EFNS guideline on the management of status epilepticus in adults. Eur J Neurol 17(3): 348–55

Mock CM, Schwetschenau KH (2012) Levocarnitine for valproic-acid-induced hyperammonemic encephalopathy. Am J Health Syst Pharm 69(1): 35–9

Olivier A (1991) Relevance of removal of limbic structures in surgery for temporal lobe epilepsy. Can J Neurol Sci 18(4 Suppl): 628–35

Perucca E (2002) Pharmacological and therapeutic properties of valproate: a summary after 35 years of clinical experience. CNS Drugs 16(10): 695–714

Schmitt B, Wohlrab B. (2013) EEG in der Neuropädiatrie. Springer, Berlin Heidelberg

Segura-Bruna N, Rodriguez-Campello A, Puente V, Roquer J (2006) Valproate-induced hyperammonemic encephalopathy. Acta Neurol Scand 114: 1–7

Tasker JG, Dudek FE (1991) Electrophysiology of GABA-mediated synaptic transmission and possible roles in epilepsy. Neurochem Res 16(3): 251–62

Tonat JF (1992) The age-dependent epileptic encephalopathies. J Child Neurol 7(1): 7–21

Traub RD, Miles R (1991) Multiple modes of neuronal population activity emerge after modifying specific synapses in a model of the CA3 region of the hippocampus. Ann N Y Acad Sci 627: 277–90

Zschocke S, Hansen HC (2012) Klinische Elektroenzephalographie, 3. Aufl. Springer, Berlin Heidelberg New York

Enzephalopathie-Syndrome durch Medikamente/Toxidrome

H.-C. Hansen

26.1 Einleitung – 392

26.2 Medikationseffekte unterhalb toxischer Bereiche – 392
26.2.1 Dosisunabhängige Medikamenteneffekte – 392
26.2.2 Dosisabhängige Medikamenteneffekte – 393

26.3 Spezielle medikamentöse Syndrome – 395
26.3.1 Toxidrome – 395
26.3.2 Zentral anticholinerges Syndrom (ZAS) – 395
26.3.3 Cholinerges Syndrom – 396
26.3.4 Serotonin-Syndrom (S-Syndrom) – 396
26.3.5 Malignes neuroleptisches Syndrom (MNS) – 398

Literatur – 400

26.1 Einleitung

Toxische oder unerwünschte Arzneimittelwirkungen (UAW) werden oft als Auslöser einer neurologisch-psychiatrischen Symptomatik diskutiert. Sie reichen von Befindlichkeitsstörungen bis zu stark ausgeprägten zerebralen Allgemeinsyndromen, schließlich bis zum Koma und Hirntod-Syndrom, und sind den Enzephalopathien sehr ähnlich. Ihre motorischen Symptome sind zur Differenzialdiagnose oft hilfreich (◘ Tab. 26.1). Wie bei den Enzephalopathien bleiben strukturelle Schädigungen im Regelfall aus, und alle Funktionsstörungen sind reversibel. Soweit bekannt, spielt sich die Pathophysiologie – direkt oder über Metaboliten indirekt vermittelt – auf der Ebene synaptischer Abläufe ab, oder es kommt zu Zellstoffwechselstörungen im Gliagewebe oder in Neuronen. Wenn sich Medikamenteneffekte klinisch »neuro-psychiatrisch« manifestieren, drückt sich dies oft auch mehr oder weniger deutlich im EEG aus (Zschocke u. Hansen 2012): Beispiele für starke Akzentuierungen im beta-Spektrum sind Benzodiazepine und Barbiturate, im Theta-Delta-Band Neuroleptika. Im EEG können eindrucksvollere pathologische Befunde wie triphasische Wellen auftreten (z. B. bei Cephalosporinen). Auch diese Veränderungen sind, solange durch Bewusstseinsstörungen keine Komplikationen (Aspiration, Hypoxie, Sturz etc.) auftreten, voll reversibel. Die EEG- und MRT-Befunde normalisieren sich nach Beendigung der Exposition. Allerdings kennt man länger verlaufende toxische Gewebereaktionen als Medikationsfolge mit neuropathologisch nachweisbaren Läsionen, die sich neuro-radiologisch entsprechend einer Atrophie darstellen (z. B. Methotrexat).

Stets sind Medikamenteneffekte eine Frage der individuellen Reaktionsbereitschaft und Dosis (Paracelsus: »dosis facit venenum« [»Die Dosis macht das Gift«]), wobei dosisabhängige und -unabhängige UAW unterschieden werden.

26.2 Medikationseffekte unterhalb toxischer Bereiche

26.2.1 Dosisunabhängige Medikamenteneffekte

Dosisunabhängige UAW wie die »Steroidpsychose« (▶ Abschn. 18.5) treten nur bei bestimmten Personen auf. Oft wird das Nervensystem gar nicht primär involviert, stattdessen löst die Dekompensation anderer Organe Enzephalopathie-Syndrome aus (im Fall der Antikonvulsiva: Ammoniak, Blutbild, Leber).

Enzephalopathien durch Antikonvulsiva Diese Enzephalopathien sind besonders gefürchtet, insbesondere wenn sie durch Valproat (VPA) hervorgerufen wurden. Sie treten zumeist in den ersten 6 Monaten der Behandlung im Rahmen einer medikamentös induzierten Leberinsuffizienz auf, können aber auch plötzlich einsetzen – nach jahrelanger unkomplizierter Vorbehandlung. Unter normalen Spiegeln entwickeln sich Ataxie, quantitative Bewusstseinsstörung, Hirnödem mit Erbrechen, gelegentlich eine Steigerung der Anfallsfrequenz. Letale Verläufe sind nicht selten. Besonders gefährdet sind Säuglinge und Kinder bis zum 2. Lebensjahr sowie mehrfach behinderte Kinder und Jugendliche. Auch eine Mehrfachtherapie, eine Mitochondriopathie und eine positive Familienanamnese erhöhen das Risiko. In Frage kommen neben VPA (Oechsner et al. 1998), Phenytoin, Carbamazepin, Barbiturate, aber auch Vigabatrin, Topiramat und Lamotrigin (Hansen et al. 2010). Im EEG findet man eine mindestens mittelschwere Allgemeinveränderung und eine Zunahme epilepsietypischer Graphoelemente. Therapeutisch entscheidend sind der rasche Wechsel des Antikonvulsivums, der zur Besserung der Bewusstseinslage und des EEG in wenigen Tagen führt, und evtl. Gaben von Carnitin. Bei der VPA-Enzephalopathie werden metabolische Störungen im Harnstoffzyklus mit der Folge einer Hyperammonämie (Segura-Bruna et al. 2006) besondere Bedeutung beigemessen, wegen der Bezüge zum OTC- und Carnitinmangel (▶ Abschn. 23.1; ▶ Abschn. 25.4.5).

Ein weiteres alltägliches Beispiel sind die Frühdyskinesien wie Blick- und Schlundkrämpfe nach Gabe von Dopamin(D_2)-Rezeptor-Antagonisten wie **Metoclopramid** und viele Neuroleptika. Hier klärt sich die Sachlage bei klarer Anamnese neben der Beendigung der Exposition durch therapeutische Antagonisierung (Biperiden). Allergische **Kontrastmittel(KM)-Unverträglichkeiten** sind ebenfalls unabhängig von der Dosis. Sie können als Akutreaktion allgemeine zerebrale Symptome durch Kreislaufstörungen bis zu zerebralen Hypoxien induzieren. Ausschließlich zerebrale KM-Reaktionen wie Krampfanfälle, kurze Herdsymptome (Sehstörungen) und SAB-artige Kopfschmerzen sind mittlerweile nur noch seltene Fallberichte und lassen sich oft auf Schrankenstörungen und Penetration des KM mit lokalen Ödemen zurückführen (Mitsuyama et al. 2010; Potsi et al. 2012).

Da Plasma-Spiegel hier keinen diagnostischen Aufschluss ergeben, ist die Diagnose von ungewöhnlichen oder **paradoxen Medikationsreaktionen** schwierig und klärt sich meist erst durch gefährliche Rezidivsituationen. Eine kontrollierte Re-Exposition kann nur nach eingehender Nutzen-Risiko-Abwägung und auf ausdrücklichen Wunsch des Patienten durchgeführt werden, wie wir am Fall einer **akuten UAW auf Fentanyl** mit Stupor, Tetraparese, Myoklonien, Miose über drei Tage berichteten (Stuerenburg et al. 2000). Die Mechanismen sind ebenso unklar wie bei der seltenen **paradoxen Reaktionen auf Benzodiazepine** (Mancuso et al. 2004).

26.2 · Medikationseffekte unterhalb toxischer Bereiche

Tab. 26.1 Wirkprinzip und Einsatzgebiete der Antidote bei toxisch-medikamentösen Syndromen

Antidot	Wirkung	Anwendung bei Intoxikation mit
Biperiden	Anticholinergikum	Neuroleptika, Metoclopramid
Flumazenil	GABA-Rezeptor-Antagonist	Benzodiazepine, kein Effekt bei GHB
Naloxon	Opioid-Rezeptor Antagonist	Opioide, z. B. Fentanyl/Opiate, z. B. Heroin
β-Blocker	Adrenozeptor-Antagonist	Sympathoadrenerge Stimulantien, z. B. MDMA, Ecstasy
Physostigmin	Cholinesterase-Hemmung	Antidepressiva, Neuroleptika, Antihistaminika, Tollkirsche, Pilze

Bei Drogenintoxikation sollte an ein »Body-packer«-Syndrom gedacht werden (Kokain, Opiate; ▶ Kap. 28).

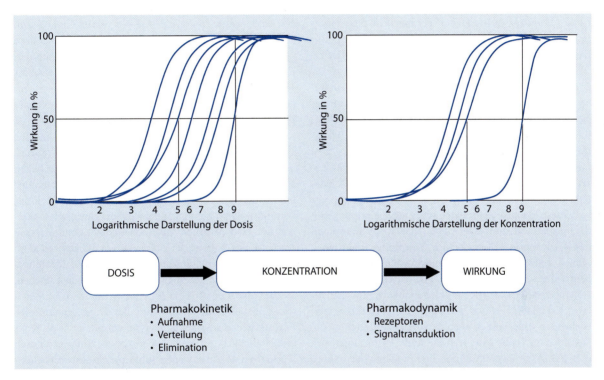

Abb. 26.1 Die Konzentration eines Pharmakons als Bindeglied zwischen Dosis und Wirkung, bestimmt durch die Parameter der Pharmakokinetik und -dynamik bestimmen die Variabilität der sigmoidalen Dosis- und Konzentrations Wirkungbeziehungen.

26.2.2 Dosisabhängige Medikamenteneffekte

Hierunter fallen typische zentrale UAW wie **Müdigkeit, Schlafstörungen, Verlangsamung, Schwindel, Nystagmus** und **Verschwommensehen** durch Akkomodationsstörungen. Die Rücknahme der Arzneimittel(AM)-Dosis bewirkt eine rasche klinische Remission. Insgesamt besteht für diese UAW eine »typisch biologische« Dosis-Wirkungs-Beziehung (sinusoidaler Kurvenverlauf, ◻ Abb. 26.1) wie bei den Hauptwirkungen. Links- bzw. Rechtsverschiebungen dieser Kurve entsprechen geringeren bzw. stärkeren Effekten gleicher Dosen, aber klinische Voraussagen über den AM-Effekt aufgrund der Dosis sind im Einzelfall durch die starke interindividuelle Varianz kaum möglich. Das wesentliche eigentliche Bindeglied zwischen Dosis und Wirkung ist die tatsächlich im Liquor- bzw. ZNS-Kompartiment erlangte AM-Konzentration, die mit der Wirkung deutlich enger zusammenhängt als die Dosis. Zur Erklärung von Effektunterschieden wird pharmakokinetischen Unterschieden (wie Aufnahme, Verteilung und Elimination) eine größere Bedeutung zugemessen als pharmakodynamischen Aspekten der AM (Rezeptoreigenschaften und -dichte, Signaltransduktion).

Zur klinischen Beurteilung bietet sich dennoch für viele Arzneimittel die Blutspiegelbestimmung im »therapeutischen Drug Monitoring« an (Brandt et al. 2008). Sie zeigt zumindest an, ob Medikamente im Serumkompartiment oberhalb des therapeutischen Bereichs nachweisbar sind. Bei Einnahme von Herzglykosiden kann so z. B. der Digoxinspiegel bei Patienten mit einem Psychosyndrom und den typischen begleitenden Sehstörungen wichtige Informationen liefern. Liquorspiegel, die vor allem für Enzephalopathien von weitaus größerem Interesse wären, sind für klinische Belange nahezu unbedeutend. Bei Serumspiegeln ist darauf zu achten, dass meist der Nüchternwert (bezogen auf das Medikament) benötigt wird, da Befundbeurteilung auf den sog. Talspiegel abgestellt werden (mindestens 12 Stunden nach letzter Einnahme). Ist dies Vorgehen nicht möglich, können auch der Absetzversuch des AM und die Beobachtung über fünf Eliminationshalbwertszeiten gelegentlich die Situation klären.

Enzephalopathien durch Immun- und Chemotherapeutika Enzephalopathien durch Immun- und Chemotherapeutika treten in Abhängigkeit von der kumulativen Dosis und der Verabreichungsart auf, besonders gehäuft bei intrathekaler Gabe. Eine Kombination der Chemotherapie mit Bestrahlung scheint die Wahrscheinlichkeit einer Enzephalopathie zu erhöhen (Filley u. Kleinschmidt-DeMasters 2000).

Zentral gängige Substanzen mit einiger klinischer Bedeutung sind Methotrexat (MTX), Cisplatin, Fluorouracil bzw. Ciclosporin A, Interferon-α, Tacrolimus und monoklonale Antikörper wie TNF-Antagonisten (Ethanercept). Klinisch treten quantitiative und qualitative Bewusstseinsstörungen auf. Speziell bei Immunsuppressiva sind oft Tremor, Krampfanfälle und passende EEG-Veränderungen vorhanden, gelegentlich auch zerebrale Herdzeichen wie Hemiparese, Dysarthrie, Aphasie und Sehstörungen wie z. B. bei MTX. Die Substanzen lösen Ödeme der weißen Substanz aus, die weit ausgedehnt über die hemisphäriellen Marklager wie bei der Heroin-Leukenzephalopathie (▶ Abb. 28.3) oder fokal posterior betont wie das PRES (▶ Abb. 9.4) auftreten – teils auch nicht symmetrisch oder infratentoriell. Die MRT-Befunde bei MTX-induzierter Enzephalopathie (MRT mit DWI- und FLAIR-Wichtung) sind oft nach raschem Absetzen reversibel (McKinney et al. 2009), aber nekrotisierende Pathologien sind beschrieben.

In der **Differenzialdiagnose** dieser Patienten sind die Strahlenschädigungen, ZNS-Infektionen einschließlich Listerien, Toxoplasmose, Nokardien, Aspergillus, Herpesviren und PML sowie zerebrale Malignominvasion oder Zweitmalignome (Lymphome) zu bedenken (▶ Abschn. 21.2). Metronidazol (▶ Abschn. 19.8) und Amphotericin B können ähnliche Enzephalopathien verursachen.

Diagnostische Erwägungen hinsichtlich einer medikamenteninduzierten Symptomatik betreffen immer auch pharmakokinetische Aspekte. Erworbene oder genetisch angelegte Störungen der AM-Elimination durch die Leber oder Niere sind dabei bedeutsamer als Verteilungsprobleme oder eine verstärkte Aufnahme von Medikamenten.

Zum einen kann die exkretorische Leistung dieser Organe begrenzt sein, was in aller Regel bis zur ersten AM-Exposition unbemerkt bleibt. Genetisch determinierte Polymorphismen solcher Systeme kommen häufig vor und betreffen Neuro- und Psychopharmaka. Viele dieser Substanzen unterliegen einer Biotransformation durch oxidative Enzymsysteme (Zytochrom-P-450, Epoxidasen) oder durch Konjugationsenzyme wie UDP-Glucuronosyltransferasen. In einem hohen Prozentsatz der europäischen Bevölkerung ist die Expression von Zytochrom-P-450-Isoenzymen genetisch bedingt verringert angelegt, z. B. das Enzym CYP 2D6 bei jedem 15. Menschen. Solche »poor metabolizer« sind z. B. unter Menschen asiatischer Herkunft häufiger anzutreffen, und es ist dann mit entsprechend vermehrten AM-Intoleranzen zu rechnen. Umgekehrt kann eine vermehrte AM-Elimination (»ultrarapid metabolizer«) ein Therapieversagen begründen.

Zum anderen können diese Eliminationssysteme auch bei »durchschnittlichem« Enzymbesatz blockiert, induziert oder wieder entblockiert werden, wozu neben Nahrungsmitteln, Nahrungsergänzungs- und Genussmitteln sowie Phytotherapeutika auch das Rauchen in Frage kommt. Wichtig können Stoffe wie Johanniskraut, Grapefruitsaft und natürlich viele Ko-Medikationen werden. Auch die Beendigung der Zufuhr dieser Substanzen kann von Bedeutung sein. So kann der Verzicht auf Zigaretten, z. B. im Krankenhaus, die CYP-1A2-Induktion aufheben, so dass darüber eliminierte Antipsychotika kumulieren (bei unveränderter Dosis!), mit der Folge quantitativer Bewusstseinsstörungen und extrapyramidaler UAW (Zullino et al. 2002). Einige Polymedikationen lösen so durch blockierten Abbau einzelner Substanzen unerwartete toxische Begleiterscheinungen aus.

> In vielen Fällen sind (nicht mitbestimmte) Metabolite der Substanz relevant, auch hinsichtlich einer prolongierten Enzephalopathie-Symptomatik.

Intoxikation mit Lithium Die Intoxikation mit Lithium lässt sich durch die Spiegelbestimmung rasch diagnostizieren, es kumuliert bei mangelnder renaler Ausscheidung und wird nicht metabolisiert. Auslöser sind Fehleinnahmen oder Kombinationen mit L-Dopa, Trizyklika, Neuroleptika. Die motorische Symptomatik mit Symptomen wie Tremor, Myoklonien, Ataxie, Dysarthrie, teilweise Rigor erinnert an eine Creutzfeldt-Jakob-Erkrankung. Ein Delir und quantitative Bewusstseinsstörungen sowie Krampfanfälle bis zum Status epilepticus sind nicht selten. Die EEG-Veränderungen sind entsprechend stark

ausgeprägt (triphasische Wellen, periodische Potenzialkomplexe, epilepsietypische Potenziale). Fehlen anamnestische Hinweise auf Lithium, sind diagnostisch hilfreich:
- unklare abdominelle Schmerzen,
- bekannte manische Episoden,
- Niereninsuffizienz,
- Exsikkose,
- Erbrechen.

26.3 Spezielle medikamentöse Syndrome

26.3.1 Toxidrome

Beeinflussen Pharmaka bestimmte Transmittersysteme in zu hohem Maße, lösen sie typische neuro-psychiatrische Syndrome aus, die als »Toxidrome« bezeichnet werden. Hierbei geht es um direkte Effekte im Sinne einer agonistischen oder antagonistischen Wirkung. Die Diagnose ergibt sich aus Anamnese und dem klinischen Verlauf, z. T. unterstützt durch die selektive Wirkung von Antidots. Deren Wirkdauer ist begrenzt (ca. 15–45 min) und kann noch unter der Intoxikation nach Einmalgabe zu rasch abklingen. Therapeutisch entscheidend sind nicht die Antidoteffekte, sondern die rasche Stabilisierung der Vitalparameter (supportive Maßnahmen) und die Erkennung und Ausschaltung der Ursache.

 Cave
Durch Flumazenil kann es zu einer Provokation von Krampfanfällen kommen.

In der Differenzialdiagnose von Bewusstseinsstörungen und Enzephalopathien spielen die Intoxikationen mit Benzodiazepinen, Opiaten und Hypnotika eine große Rolle. Nur der Opiateffekt ist gut an den Pupillen zu erkennen und mit besonderer Atemdepression verbunden (▶ Kap. 28). Alle drei Substanzgruppen bewirken dosisabhängig eine Sedierung sowie eine gewisse Sympathikolyse und Hypothermie. Barbiturate und Benzodiazepine senken den Muskeltonus und haben antikonvulsive Effekte, während ihr Entzug mit der typischen Anfallsneigung verbunden ist. Opiate können als UAW eher eine Tonussteigerung auslösen, bis zum Trismus.

Hypnotikasyndrom und Opiatsyndrom
- Quantitative und qualitative Bewusstseinsstörungen
- Hypotension, Hypoventilation, Hypothermie
- Senkung des Muskeltonus (Hypnotika-Syndrom)
- Miosis (Opiatsyndrom)

Sympatholytisches Syndrom
- Auslöser:
  - zentral: Clonidin, Anästhetika, Barbiturate, Methyl-Dopa, Benzodiazepine, Äthanol, Opiate
  - peripher: ß-Blocker, α-Blocker, Guanethidin
- Symptome: Blutduck und Herzfrequenz erniedrigt, Miosis, quantitative Bewusstseinsstörung, Hypothermie

Sympathomimetisches Syndrom
- Auslöser: Amphetamine (Ecstasy), Ephedrin, Kokain, MAO-Hemmer, Methylxanthine
- Symptome: Tachykardie, Schwitzen, Mydriasis, Agitiertheit, Hyperreflexie, epileptische Anfälle, Hypertonie, Tachykardie, Kopfschmerz, Arrhythmien, myokardiale Ischämie

26.3.2 Zentral anticholinerges Syndrom (ZAS)

Die Inhibition zentral cholinerger Synapsen durch verschiedenste Auslöser (◘ Tab. 26.2) imponiert als Delir oder als Vigilanzminderung. Typisch sind Unruhe, Agitiertheit, Angst, Halluzinationen, Sehstörungen, Dysarthrie, Ataxie, Aggressivität und paranoide Denkstörungen. Doch es kommen auch alle qualitativen und quantitativen Bewusstseinsstörungen bis zum Koma mit epileptischen Anfällen vor. Peripher-vegetative Auswirkungen der Rezeptorblockade sind Arrhythmien und Tachykardien, Mydriasis und Akkomodationsstörungen, Tremor, trockene Schleimhäute, Miktions-, Darmmotilitätsstörungen sowie Hyperthermie bei Anhidrose. Häufig manifestiert sich dieses Syndrom im postoperativen Verlauf als »verzögerte Erholung« aus der Narkose und geht mit paradoxen Reaktionen auf Sedativa einher.

 Die Trias des ZAS ist: Koma – Krämpfe – Herzarrhythmien.

Differenzialdiagnose des ZAS
- Enzephalopathien durch Elektrolytstörungen, endokrine Störungen, Hypoglykämie, Hypoxie, Hyperkapnie, renale und hepatische Insuffizienz
- Hyperthermie-Syndrome, Sepsis, Dehydratation
- Zerebro-vaskuläre und traumatische Enzephalopathien

Tab. 26.2 ZAS: Toxikologische und pharmakologische Auslöser

Perioperative Medikationen	Atropin, Ketamin, Opioide (Fentanyl), Propofol, Benzodiazepine, Barbiturate, Etomidat, Midazolam
Antiarrhythmika	Propafenon, Chinidin
Antihistaminika	Promethazin (Atosil), Diphenylhydramin (DPH), Clemastin Cimetidin, Ranitidin
Anti-Parkinsonmittel	Amantadin, Biperiden (Akineton), Trihexyphenidyl
Neuroleptika	Clozapin, Chlorprothixen, Olanzapin, Haloperidol, DHB
Antidepressiva	Doxepin und Trizyklika: Clomipramin, Amitriptylin, Imipramin* SSRI, MAO-A-IH: Verstärkende Effekte als Ko-Medikation
Spasmolytika und Antispastika	Baclofen, Blasentherapeutika Oxybutinin, Tolterodin
Lokalanästhetika	Mepivacain
Belladonna Alkaloide	Atropin (auch als Augentropfen), Scopolamin
Pflanzengifte	Engelstrompete, Tollkirsche, Stechapfel

* Tetrazyklische Antidepressiva bewirken Miosis, trizyklische Antidepressiva eher Mydriasis.

- **Diagnose**

Zur Diagnose sollen mindestens zwei periphere und ein zentrales Zeichen vorliegen, die nicht anders erklärbar sind. Ein klinisch allgemein akzeptierter Labortest für das ZAS ist noch nicht verfügbar. Die Diagnose wird durch die rasche Besserung der Enzephalopathie-Symptome nach langsamer Applikation von Physostigmin untermauert (z. B. langsam 0,5 mg i.v. über 5–10 min dann als Perfusor 1–2 mg i.v./h bis zur Remission). Die Nebenwirkungen können beinhalten: Schwitzen, Bradykardie, vermehrte Tränen-, Speichel- und Bronchialsekretion, Miktionsdrang, abdominelle Krämpfe, zerebrale Krampfanfälle (Kleinschmidt et al. 2005; Chew et al. 2008).

26.3.3 Cholinerges Syndrom

Auslöser sind Muskarine im Fliegen-, Panther- und Knollenblätterpilz sowie Cholinesterasehemmer wie Organophosphate, Alkylphosphate, Pyridostigmin, Acetylcholin, Carbachol, Pilocarpin.
Es gibt muskarinerge und nikotinerge Symptome.
- Muskarinerge Symptome: Bradykardie, Vasodilatation, Blutdrucksenkung, Schwitzen, Speichelfluss, Tränenfluss, Bronchialsekretion, Bronchospasmus, Erbrechen, Urin- und Stuhlabgang, Miosis, Akkomodationsstörung
- Nikotinerge Symptome: Tachykardie, Hypertension, Faszikulationen, Tremor, Paresen, Parästhesien, Sprachstörungen, Müdigkeit, quantitative und qualitative Bewusstseinsstörungen, Atemlähmung

Spezielle Therapiemaßnahmen sind: Atropin und ggf. Obidoxim i.v.

26.3.4 Serotonin-Syndrom (S-Syndrom)

- **Epidemiologie und Pathogenese**

Das Serotonin-Syndrom hängt als reversibles synaptisches Phänomen von der örtlichen Serotonin-Konzentration an den sog. 5-HT-Rezeptoren ab (5-Hydroxytryptamin). Im Fokus stehen Patienten mit Vor- und Polymedikation (Tab. 26.3), z. B. bei affektiven Erkrankungen, bei unkritischer Verschreibung von Migräne- oder Schmerzmitteln, allemal bei suizidalen Krisen.

> **Cave**
> Halten die Effekte von Vormedikationen an, reicht aufgrund von Enzymblockaden schon eine serotonerge Substanz in geringer Dosis, um ein S-Syndrom auszulösen. Im Fall der Metaboliten von Fluoxetin hält dieser Effekt über vier Wochen an.

Seit der Erstbeschreibung unter antidepressiver Mono- und Kombinationstherapien im Jahre 1960 wurden als Auslöser des S-Syndroms neben Psychopharmaka auch Opioid-Analgetika, Antiemetika, Husten- und Migränemittel sowie Amphetaminderivate identifiziert (Tab. 26.3). Größte Vorsicht ist geboten bei einer Kombinationstherapie mit SSRI und MAO-IH vom Typ A und B. Da ausgeprägte Syndrome erst ab 10- bis 50-facher Erhöhung vorkommen, ist eine Auslösung durch gering serotonerge Substanzen wie Mirtazapin umstritten (Gillman 2006).

26.3 · Spezielle medikamentöse Syndrome

Tab. 26.3 Mechanismen verschiedener Auslöser des S-Syndroms

Synthese bzw. Ausschüttung ↑	Wiederaufnahme ↓	Abbau ↓	Rezeptor-Agonisten
– Tryptophan, Valproat (Synthese ↑) – Amphetamine, MDMA-Ecstasy – Kokain, LSD	– SSRI, SNRI, TZA, Trazodon, Bupropion – Fentanyl, Tramadol, Pethidin – Dextrometorphan – Johanniskraut, Ginseng	– MAO-A-Inhibitoren und MAO-B-Inhibitoren – CYP 3A4-IH, z. B. Grapefruitsaft – CYP 2D6-IH, z. B. HAART – Linezolid	– Buspiron – Triptane – Lithium (indirekt) – Metoclopramid und Ondansetron (indirekt)

HAART = hochaktive anti-retrovirale Therapie; IH = Inhibitor; MAO = Monoaminooxidase

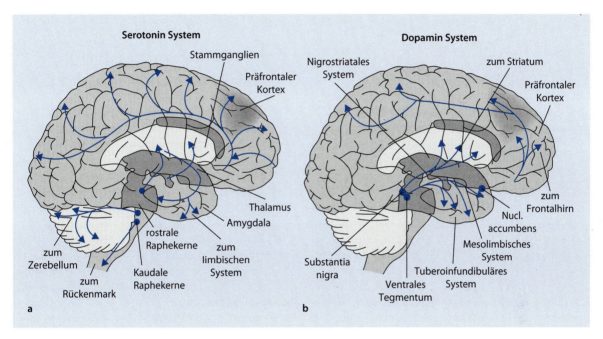

Abb. 26.2 Aufsteigende Projektionen serotonerger und dopaminerger Neurone

Pathophysiologisch sind von Bedeutung:
- Erhöhungen von Serotonin-Synthese und -Ausschüttung (Abb. 26.2),
- Verminderungen von Serotonin-Aufnahme oder -Metabolismus (z. B. durch Inhibition des enzymatischen Abbaus über Zytochromoxidasen) und
- die direkte Aktivierung von Serotonin-Rezeptoren.

Den selektiven 5-HT$_2$-Agonisten wird wegen ihrer hyperthermen Effekte die größte Bedeutung beigemessen (Boyer u. Shannon 2005). Tierexperimentell führen 5-HT$_1$-Agonisten eher zu Hypothermie, und beim Menschen werden die serotonergen Effekte von 5-HT$_1$-Agonisten wie Buspiron und Triptanen als eher gering gewertet (Gillman 2010). Antizipierende Warnhinweise der Hersteller haben sich nach der Zulassung beim MAO-B-Hemmer Rasagilin bewahrheitet (Fernandes et al. 2011; Duval et al. 2013).

Klinische Symptome und Verlauf
Die Symptome beginnen Minuten nach der Einnahme und halten meistens 6–24 Stunden an. Die massive Erregung äußert sich in Störungen des Bewusstseins und des Vegetativums bei charakteristischer zentral-motorischer Überaktivität und konsekutiver Temperaturerhöhung (Tab. 26.4). Typisch und wegweisend sind
- Tremor,
- beinbetont gesteigerte, kloniforme Reflexe,
- horizontale sakkadische Augenbewegungsstörung (»ocular flutter« oder »clonus«) (▶ Tab. 4.2),
- Schreckreaktionen (»startle«).

Komplikationen Die massive motorische Aktivierung kann zu Hyperthermie und Rhabdomyolyse mit Laktazidose, DIC und Niereninsuffizienz (Cave: Lithium!) sowie zu respiratorischer Dysfunktion mit Aspiration

Tab. 26.4 Serotonin-Syndrom: Symptome und klinische Befunde

Psychische Veränderungen	Vegetative Veränderungen	Zentral-motorische Symptome
– Unruhe, Hypomanie – Halluzinationen – Angst – Qualitative → quantitative Bewusstseinsstörungen	– Fieber über 40°C – Schwitzen, Tachykardie – Blutdruckanstieg – Nausea, Erbrechen – Mydriasis, Diarrhöe	– Akathisie, Ataxie, Tremor – Kloniform gesteigerte Muskeldehnungsreflexe – Ocular flutter – Myoklonus, generalisiert – Krampfanfälle

Tab. 26.5 Differenzialdiagnose hyperthermer Toxidrome

	Gastrointestinal	Haut	Pupillen	Motorik	Beginn/Verlauf	CK = Creatin Kinase
Serotonin-Syndrom	Peristaltik ↑ Speichel ↑	Schweiß ↑ Farbe normal Flushing	Mydriasis	Tremor, Myoklonien Akathisie Tonus ↑	B: Eher abrupt V: Erholung in 24 h	Rhabdomyolyse möglich
Anticholinerges Syndrom	Peristaltik ↓ Speichel ↓	Schweiß ↓ Hautrötung	Mydriasis	Tonus = Tremor, Anfälle	Variabel	Rhabdomyolyse möglich
Malignes neuroleptisches Syndrom	Peristaltik =/↓ Speichel ↑	Schweiß ↑ Blässe	Wechselnd	Bradykinese Tonus ↑ Rigor Tremor Opisthotonus, Grimassieren	B: Eher über Tage nach NL-Einnahme V: Erholung über Tage bis Wochen	Rhabdomyolyse oft, CK früh ↑
Maligne Hyperthermie	Keine	Marmorierung	ungestört	Tonus ↑, ohne Reaktion auf Relaxanzien	Beginn: sofort in Narkose	Rhabdomyolyse z.T. erheblich

führen. Die vegetative und psychische Erregung begünstigt schwere Kreislaufinsuffizienzen und eine Tendenz zur Fehleinschätzung und Selbstgefährdung.

Zur Diagnose dienende Hunter-Kriterien (Algorithmus ◘ Abb. 26.3). Die Differenzialdiagnose umfasst die übrigen hyperthermen Syndrome (◘ Tab. 26.5) und schließt fieberhafte Infektionserkrankungen ein, inklusive Meningoenzephalitis sowie sympatho-adrenerge Drogenintoxikationen (Amphetamine).

Der Schweregrad wird entlang der zur Diagnose eingesetzten Hunter-Kriterien (Dunkley et al. 2003) in drei Stufen eingeteilt (Grad 3: mit Hyperthermie >38,5°C, Grad 2: mit erfüllten Kriterien ohne Hyperthermie/Hypertonie, Grad 1: ohne erfüllte Kriterien). Speziell bei Grad 3 sind im anhaltenden »Serotonin-Sturm« letale Verläufe mit Hyperthermie über 41°C und Enzephalopathie durch zentrale Hitzeschädigung (► Abschn. 27.2.2) und MOV und ARDS möglich. Zwei autoptische Befunde, ausgelöst durch Amitriptyllin mit Citalopram bzw. Mirtazapin, zeigten hyperthermen Gewebeschäden mit selektivem Verlust von Purkinjezellen, jedoch kein hypoxisches Muster (Slettedal et al. 2011).

Therapie und Prognose
Nach rechtzeitigem Absetzen aller serotonergen Auslöser erholen sich die Patienten in der Regel innerhalb von 24 Stunden. Die Hyperthermie erfordert frühe physikalische Kühlung und Rehydratation. Wegen der Gefahr einer Rhabdomyolyse sollte (wenn möglich) auf Fixierungen verzichtet werden. Zur Sedierung werden auch Benzodiazepine eingesetzt, bei schwerer Tachykardie β-Blocker; beides lindert auch den Tremor. Orales Cyproheptadin kann als Serotonin-Agonist in stark ausgeprägten Fällen erwogen werden, Olanzapin besitzt $5-HT_2A$-antagonistische Eigenschaften (Boyer u. Shannon 2005) (◘ Abb. 26.3).

26.3.5 Malignes neuroleptisches Syndrom (MNS)

- **Epidemiologie und Pathogenese**

Das eigentlich **anti-dopaminerge** Syndrom wurde traditionell seit der Erstbeschreibung 1960 auf Neuroleptika (NL) bezogen.

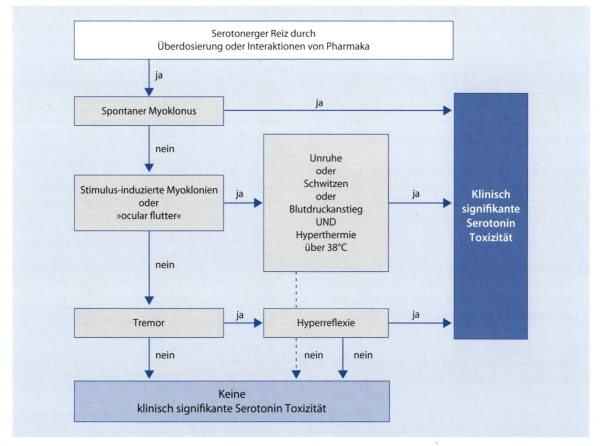

Abb. 26.3 Die Hunter-Kriterien im Flussdiagramm zur klinischen Diagnostik des Serotonin-Syndroms. Ein isoliert bestehender Tremor reicht zur Diagnose nicht aus, andere Befunde dagegen schon allein (spontane Myoklonien) oder in Kombination

> **Malignes neuroleptisches Syndrom**
> Das maligne neuroleptische Syndrom (MNS) ist eine hypertherme und hypertone akinetisch-mutistische Krise, provoziert durch einen direkt oder indirekt ausgelösten zentralen Dopaminmangel.

Für gleichartige Zustände bei Parkinson-Patienten infolge Medikationspause oder Resorptionsstörung wurde der Begriff **maligner L-Dopa-Entzugssyndrom** geprägt. Dopaminmangel bewirkt einen Hypermetabolismus (frontale, hypothalamische und autonome Störungen) sowie serotonerge (Schwitzen, Tremor) und noradrenerge Imbalanzen (Katecholaminsturm, adrenerge Entgleisung).

Zur Auslösung führen
- die **Einnahme** von Dopamin(D_2)-Rezeptor-Blockern (wie NL, Antiemetika) und serotonergen Substanzen (wie Antidepressiva und Lithium) oder
- der **Entzug** von dopaminergen (z. B. Parkinsonmittel) oder GABA-ergen Substanzen (wie GHB, Baclofen).

Als D_2-Blocker kommen hoch- und auch niederpotente NL der ersten Generation in Frage, aber auch alle atypischen Antipsychotika mit geringem D_2-Angriffspunkt wie Clozapin. Besonders über Mischintoxikationen einschließlich der Substanzen mit breiterem Rezeptorprofil (wie Promethazin und Metoclopramid) wurde berichtet (Strawn et al. 2007). Genetische Prädispositionen und eine Komorbidität zur malignen Hyperthermie bestehen wohl nicht (Hensel et al. 2010).

Risikofaktoren für das MNS sind begleitende Infektionen, Hitzeeffekte, zerebrale Vorschädigungen (z. B. M. Huntington, Alkohol-induzierte Psychosen), Exsikkose und Depotgaben von NL. Ein erniedrigtes Serum-Eisen und -Ferritin (in 95% der Fälle!) soll deswegen zum Dopaminmangel beitragen, weil es als Ko-Faktor der Tyrosinhydroxylase in der Katecholaminsynthese die Syntheserate von Dopamin entscheidend beeinflusst (Perry u. Wilborn 2012).

■ **Klinische Symptome und Verlauf**

Entscheidend ist die frühe Diagnosestellung zur Entfernung des auslösenden Antipsychotikums bzw. die

Beseitigung des Dopamin-Entzugs, wobei die Erstsymptome »Fieber« und »Muskelsteife« leicht zu übersehen sind.

Neben dem Leitsymptom »Hyperthermie« kommt es zu Störungen
- des Vegetativums (Schwitzen, Tachykardie, Blutdruckschwankungen),
- der zentralen Motorik (Akinese, Rigor, Dystonie, Dysarthrie, Respiration),
- des Bewusstseins (Delir, Mutismus, Koma).

Typischerweise ist das Serum-Eisen erniedrigt, die Serum-Kreatinkinase (CK) und die anderen Muskelenzyme sind erhöht. Oft entwickeln sich respiratorische Komplikationen mangels ausreichender Belüftung und Sekretclearance.

> **Hyperthermie, Hypermetabolismus und Exsikkose entwickeln sich teilweise unabhängig vom Rigor und der CK-Erhöhung. Komplizierend können sekundäre Enzephalopathien auftreten.**

Differenzialdiagnosen Die Differenzialdiagnosen umfassen das Serotonin-Syndrom, den Hitzschlag, die akinetische Krise im Alkohol- oder Dopamin-Entzug, die febrile Katatonie, die Rhabdomyolyse beim fieberhaften Patienten und Infektionen, insbesondere mit ZNS-Beteiligung (Meningoenzephalitis, Abszess) oder Sepsis. Bei schwerer Tachykardie können nosokomiale Lungenembolien und Herzinfarkte eine Rolle spielen.

Therapie Die Therapie besteht im sofortigen Absetzen aller dopaminerg/serotonerg wirkenden Substanzen und den supportiven Maßnahmen, unter besonderer Berücksichtigung von Rhabdomyolyse und Hyperthermie (Kühlung mit kalten Infusionen, ggf. Nierenersatzverfahren).

Zu vermeiden sind Kalzium-Gaben. Dantrolen greift als peripheres Muskelrelaxans am Ryanodin-Rezeptor des sarkoplasmatischen Retikulums an. Zur Sedierung wird Lorazepam empfohlen, das wegen seines starken Effekts bei katatonen Syndromen auch wichtige differenzialdiagnostische Hinweise liefern kann. Achten muss man auf ausreichende Analgesie (Muskelschmerzen) und Sedierung. L-Dopa, Lisurid, Amantadin können zur dopaminergen Stimulation nur im Rahmen eines individuellen Heilversuchs eingesetzt werden. Therapieresistente Fälle wurden erfolgreich mit Elektrokrampftherapie (EKT) behandelt (Strawn et al. 2007). Angaben zur Letalität behandelter Patienten schwanken zwischen 5% und 22% (Hensel et al. 2010). Unbehandelt ist die Prognose schlecht.

Neben dem Rückgang der CK stellt die Temperatursenkung neben der klinischen Befundbesserung einen wichtigen **prognostischen Parameter** dar.

Literatur

Boyer EW, Shannon M (2005) The serotonin syndrome. N Engl J Med 352: 1112–20

Brandt C, Baumann P, Eckermann G, Hiemke C, May TW, Rambeck B, Pohlmann-Eden B (2008) Therapeutic drug monitoring in Epileptologie und Psychiatrie. Nervenarzt 79: 167–74

Chew ML, Mulsant BH, Pollock BG, Lehman ME, Greenspan A, Mahmoud RA et al. (2008) Anticholinergic activity of 107 medications commonly used by older adults. J Am Geriatr Soc 56(7): 1333–41

Dunkley EJ, Isbister GK, Sibbritt D, Dawson AH, Whyte IM (2003) The Hunter Serotonin Toxicity Criteria: simple and accurate diagnostic decision rules for serotonin toxicity. QJM 96: 635–42

Duval F, Flabeau O, Razafimahefa J, Spampinato U, Tison F (2013) Encephalopathy associated with rasagiline and sertraline in Parkinson's disease: Possible serotonin syndrome. Mov Disord Mar 13. doi: 10.1002/mds.25416

Fernandes C, Reddy P, Kessel B (2011) Rasagiline-induced serotonin syndrome. Mov Disord 26(4): 766–7

Gillman PK (2006) A review of serotonin toxicity data: Implications for the mechanisms of antidepressant drug action. Biol Psychiat 59: 1046–51

Gillman PK (2010) Triptans, serotonin agonists, and serotonin syndrome (serotonin toxicity): a review. Headache 50(2): 264–72

Hansen N, Finzel M, Block F (2010) Antiepileptika-induzierte Enzephalopathie. Fortschr Neurol Psychiat 78: 590–8

Hensel M, Böhler K, Marnitz F, Binder C, von Brevern M (2010) Intensivmedizinisches Management des malignen neuroleptischen Syndroms. Anasthesiol Intensivmed Notfallmed Schmerzther 45: 448–55

Kleinschmidt S, Ziegeler S, Bauer C (2005) Cholinesterasehemmer. Anaesthesist 54(8): 791–9

Mancuso CE, Tanzi MG, Gabay M (2004) Paradoxical reactions to benzodiazepines: literature review and treatment options. Pharmacotherapy 24(9): 1177–85

McKinney AM, Kieffer SA, Paylor RT, SantaCruz KS, Kendi A, Lucato L (2009) Acute toxic leukoencephalopathy: potential for reversibility clinically and on MRI with diffusion-weighted and FLAIR imaging. Am J Roentgenol 193(1): 192–206

Mitsuyama T, Sato S, Ishii A, Kawamata T (2010) Contrast medium-induced seizures and prolonged motor weakness after cerebral angiography: case report. Neurosurgery 67(5): E1460–3

Perry PJ, Wilborn CA (2012) Serotonin syndrome vs neuroleptic malignant syndrome: a contrast of causes, diagnoses, and management. Ann Clin Psychiatry 24(2): 155–62

Potsi S, Chourmouzi D, Moumtzouoglou A, Nikiforaki A, Gkouvas K, Drevelegas A (2012) Transient contrast encephalopathy after carotid angiography mimicking diffuse subarachnoid haemorrhage. Neurol Sci 33(2): 445–8

Segura-Bruna N, Rodriguez-Campello A, Puente V, Roquer J (2006) Valproate-induced hyperammonemic encephalopathy Acta Neurol Scand 114: 1–7

Slettedal JK, Nilssen DO, Magelssen M, Løberg EM, Maehlen J (2011) Brain pathology in fatal serotonin syndrome: presentation of two cases. Neuropathology 31: 265–70

Sokoro AA, Zivot J, Ariano RE (2011) Neuroleptic malignant syndrome versus serotonin syndrome: the search for a diagnostic tool. Ann Pharmacother 45(9): e50

Strawn JR, Keck PE Jr, Caroff SN (2007) Neuroleptic malignant syndrome. Am J Psychiatry 164: 870–6

Stuerenburg HJ, Claassen J, Eggers C, Hansen HC (2000) Acute adverse reaction to fentanyl in a 55 year old man. J Neurol Neurosurg Psychiatry 69(2): 281–2

Zschocke S, Hansen HC (2012) Klinische Elektroenzephalograpie, 3. Aufl. Springer, Berlin Heidelberg New York

Zullino DF, Delessert D, Eap CB, Preisig M, Baumann P (2002) Tobacco and cannabis smoking cessation can lead to intoxication with clozapine or olanzapine. Int Clin Psychopharmacol 17(3): 141–3

Toxische und physikalisch bedingte Enzephalopathien

L. Harms, H. Prüß

27.1 Toxische Enzephalopathien durch (bio-)chemische Substanzen – 404
27.1.1 Metalle – 404
27.1.2 Organische Lösungsmittel, Pestizide und andere Industrieprodukte – 409
27.1.3 Toxische Gase – 410
27.1.4 Tierische Gifte – 411

27.2 Enzephalopathien durch physikalische Noxen – 412
27.2.1 Höhenkrankheit und höhenbedingtes zerebrales Ödem – 412
27.2.2 Hitzekrankheit – 413
27.2.3 Chronische traumatische Enzephalopathie – 414
27.2.4 Strahlen-induzierte Enzephalopathie (Ionisierende Strahlung) – 414
27.2.5 Elektromagnetische Energie (Nicht-ionisierende Strahlung) – 415

Literatur – 416

27.1 Toxische Enzephalopathien durch (bio-)chemische Substanzen

Relevante Auslöser toxischer Enzephalopathien können Substanzen aus der Umwelt nach privater oder beruflicher Exposition sein, aber auch Suchtmittel, inklusive deren Verunreinigungen (▶ Kap. 28) und Pharmaka (▶ Kap. 26). Unter den überwiegend lipophilen »Umweltgiften« spielen organische Lösungsmittel und organisch gebundene oder anorganisch vorliegende Metalle eine wichtige Rolle. Eigentlich gut durch die Blut-Hirn-Schranke geschützt, erreichen am ehesten apolare und lipidlösliche Substanzen das ZNS und lagern sich bevorzugt in den Basalganglien (Metalle) und in der weißen Substanz (Lösungsmittel) ab oder schädigen die Hirnrinde (Alkohole, CO).

Die akuten und chronischen toxischen Effekte ergeben sich aus der Dosisbelastung über die Zeit und aus »Wirtsfaktoren« wie Aufnahme, Depotbildung und Elimination sowie dem Lebensalter. Das Fettgewebe kann für lipophile Stoffe eine chronische Re-Exposition unterhalten und erklärt so chronisch-schleichende Symptome, die noch nach Jahren auftreten.

Obwohl aufgrund strenger Industrieauflagen selten geworden, bleiben beruflich erworbene TE als Berufskrankheiten (BK) anerkennbar. Offene Fragen ergeben sich immer wieder zum Expositionsausmaß (Gemische, Expositionsdauer) und zu konkurrierenden Kausalitäten (Alkohol). Dabei besteht für den Arzt eine Verpflichtung, begründete Verdachtsfälle der gesetzlichen Unfallversicherung oder der zuständigen Stelle des medizinischen Arbeitsschutzes anzuzeigen. Der Neurologe wird mit dieser Problematik auch durch die verbreitete Befürchtung konfrontiert, an umweltbedingten Einflüssen und chronisch-kumulativen Schädigungen zu erkranken.

Unterschieden werden die Merkmale der akuten Exposition (meist Kopfschmerzen, Bewusstseinsstörungen, Ataxie, Anfälle, Hirnödem) von den mannigfaltigen chronischen neuro-psychiatrischen Beschwerden, die man ohne nähere Definition als chronisch toxisches Enzephalopathie-Syndrom (ICD-10: G92) bezeichnet. Verschiedene neuro-psychiatrische Dysfunktionen sind möglich und z. T. von Befindlichkeitsstörungen schwer abzugrenzen. Sie reichen von leichten kognitiven Störungen bis zu schwerer Demenz, ohne dass die Symptomatik Rückschlüsse auf die Verursachung gestattet. Je nach Schweregrad der Intoxikation kann mit vollständigen oder partiellen Remissionen gerechnet werden oder aber eine ausgeprägte toxische zerebrale Schädigung verbleiben.

Wegen der unspezifischen Symptomatik sollen toxische Einflüsse häufig in die Differenzialdiagnose unspezifischer neuro-psychiatrischer Syndrome einbezogen werden. Zu beachten sind begleitende Erkrankungen von Haut, Nägeln, Leber, Niere und peripherer Nerven.

> **Wichtig sind die genaue Expositionsanamnese und der Ausschluss alternativer Diagnosen.**

Wichtige Einzelheiten hinsichtlich Berufskrankheiten, einschließlich aktueller Empfehlungen zur Detoxifikation, können in der Bundesanstalt für Arbeitsschutz und Arbeitsmedizin (▶ http://www.baua.de) abgerufen werden.

Differenzialdiagnose der toxischen Enzephalopathie (nach Hansen u. Witt 2005)
- Demenzsyndrome unterschiedlicher Ätiologie
- Systematrophien und Parkinson-Syndrom verschiedener Ätiologie
- Alkoholtoxische Enzephalopathie
- Organische Psychosyndrome nach
  - Hirntrauma (z. B. diffus axonales Trauma)
  - metabolisch-endokrinologischen Erkrankungen (Hypothyreose, Urämie, Porphyrie, Avitaminosen, lysosomalen Speichererkrankungen etc.)
  - vaskulärer Schädigung (SAE, CADASIL)
  - intrakraniellen Entzündungen (Multiple Sklerose, ADEM, Lyme, Tbc, HIV)
  - frühkindlicher Hirnschädigung
  - Liquorzirkulationsstörung
- Affektive Störungen, paranoid-halluzinatorische Störungen, Minderbegabung
- Angststörungen, dissoziative Störungen, Anpassungsstörungen
- Schlaf-Apnoe-Syndrom

27.1.1 Metalle

Chronische und akute Metallvergiftungen können durch gewerbliche Exposition, durch belastete Flüssigkeiten und Drogen-/Nahrungszusätze oder durch kriminelle Motive/Suizidalität ausgelöst werden. Medizinisch spielten früher Quecksilber und Arsen eine (therapeutische) Rolle; heute finden eher zerebrale Mangan- (aus Infusionslösungen) und meningeale Eisenablagerungen (Siderose nach Blutungen) neurologisches Interesse.

Typisch für die akute Metallaufnahme, aber nur fakultativ vorhanden, sind metallische Geschmackssensationen und Hypersalivation. Inkorporierte Metalle lagern sich oft in mehreren Organsystemen ab, lösen dort primäre Funktionsstörungen aus (z. B. an Haut und Niere, im Blut-, Verdauungs- und Nervensystem) und ziehen entsprechende akute Enzephalopathien nach sich. Spätere

27.1 · Toxische Enzephalopathien durch (bio-)chemische Substanzen

Tab. 27.1 Typische Enzephalopathie-Merkmale durch Metalleinwirkungen – bei akuter (A) und chronischer (C) Exposition

Metall und Bezeichnung	Typische Enzephalopathie-Symptomatik	Typische nicht-enzephalopathische Symptomatik	Epidemiologie und Inkorporation
Blei (Pb) Saturnismus	A: quantitative BS C: Konzentrationsstörungen, Affektive Störungen	A: GI-Symptomatik (Bleikoliken) C: Anämie, Hautkolorit, gingivaler Bleisaum, PNP und Streckerparesen	Trinkwasser, Industrie, Farben Oral, inhalativ, transdermal
Quecksilber (Hg) Mercurialismus	A: Sinnesstörungen, Tremor, Ataxie, Parästhesien, Antriebsstörungen C: Neuro-psychiatrische Störung, Ataxie, Schlafstörungen	A: GI-Symptomatik, Nierenschäden	Fisch: marine Nahrungskette Verdunstung metallischen Hg Oral, inhalativ
Thallium (Th)	C: Neuro-psychiatrische Störung, Ataxie, Schlafstörungen, Delir, Demenz	C: GI-Symptomatik, PNP (typ. burning feet), Haar-, Nagelveränderungen (spät)	Rattengift – homizidal, suizidal Oral
Mangan (Mn) Manganismus	C: Extrapyramidale und neuro-psychiatrische Störungen, Sehstörungen	Keine	Gewerbliche Staubexposition Infusionszusätze Inhalativ, i.v.
Wismut (Wi) Bismutismus (Abb. 27.1)	C: Neuro-psychiatrische Störungen, Myoklonien, Ataxie, Krampfanfälle	C: Enteritis, gingivaler Bismutsaum, Stomatitis, Gingivitis, Nierenschäden (Bismutnephropathie)	Gewerblich: Weichlote Oral Historisch: Salvarsan (Lues), Kosmetika
Aluminium (Al)	C: Extrapyramidale und neuro-psychiatrische Störungen, Epileptische Anfälle	C. Anämie, Arthropathie	Kochgeschirr Oral Kumulation bei Niereninsuffizienz
Eisen (Fe) Superfizielle Siderose (Abb. 27.2)	C: Ataktische Gangstörung, kognitive Störungen und epileptische Anfälle	C: Typisch: Hörminderung, Diplopie, Anosmie, radikuläre Ausfälle und Myelopathien (Inkontinenz)	Idiopathisch, nach Trauma und Blutungen von Tumor, AVM, nach Operationen Kein Bezug zur Hämochromatose
Kadmium	Keine	A: Inhalativ: Reizung der Atemwege, Lungenödem mit Latenz Oral: Durchfall, Erbrechen C: Nierenfunktionsstörungen, Schwäche, Schleimhäute	Farben, Metallverarbeitung, Phosphatdünger, Klärschlamm Inhalativ, oral
Arsen	A: Apathie, Bewusstseinsstörung, Epilepsie, Atemlähmung	A: Koliken, Diarrhöe, Nieren- und Herz-/Kreislaufversagen C: Polyglobulie, Akrozyanose, Hyperkeratose, Nagelveränderung	Historisch therapeutisch und als Zusatz in Beizmitteln und Pestiziden Oral, homizidal, suizidal Nachweis in Haaren noch nach Jahren

Rückverteilungseffekte aus Depots (z. B. Knochen) sorgen für eine längerfristige Metallbelastung des ZNS und PNS, dann mit chronischen Enzephalopathien und PNP. Im Kindesalter sind Besonderheiten wie erhöhte Aufnahmerate und vermehrte Toxizität zu bedenken. Es werden vermehrt zerebrale Entwicklungsstörungen nach Metallexposition diskutiert.

Enzymblockaden durch Komplexbildung mit Proteinen spielen pathophysiologisch eine wesentliche Rolle, z. B. die Blockade wichtiger Sulfhydrylgruppen (Schwefelbrücken). Weitere allgemeine biochemische Angriffspunkte sind z. B. Hämsynthese und mitotische Prozesse (Darm- und Fertilitätsstörungen).

Typische neuro-psychiatrische **Leitsymptome** der Enzephalopathien nach Intoxikation mit Blei, Quecksilber, Thallium, Mangan, Wismut und Aluminium sowie begleitende allgemeinmedizinische Befunde und Expositionswege führt Tab. 27.1 auf.

Arsen und Zink führen selten zu Enzephalopathien und PNP, Kadmium primär zu Nierenschäden. Während die genetische Hämochromatose das zentrale Nervensystem nicht entscheidend belastet, kann intrathekal freigesetztes Eisen die **superfizielle Siderose** auslösen. Im MRT gut darstellbare kortikale Hämosiderinablagerungen aus okkulten Blutungen oder manifesten Blutungsereignissen (z. B. SAB) erklären die Leitsymptome ataktische Gangstörung, Hörminderung, kognitive Störungen und Anfälle (▶ Abschn. 7.3.1, ◘ Abb. 27.2).

Der **diagnostische** Nachweis erfolgt durch Bestimmungen aus Blut, Urin, Faeces, Haaren (▶ Abschn. 11.1.2). **Kernspintomographien** liefern meist keine spezifischen Befunde (Ausnahme Mn, Fe), zeigen aber gelegentlich Hirnvolumenminderung und ein weitverteiltes symmetrisches Läsionsmuster. Dies kann selektiv subkortikale Kerngebiete in Basalganglien, Cerebellum, Hirnstamm einbeziehen oder Balken/Marklager meist unter Aussparung der U-Fasern involvieren (▶ Tab. 9.1).

Zur **Therapie** werden unterschiedliche Chelatbildner genutzt, gelegentlich Dialyseverfahren.

> **Obgleich bei TE das seltene Auftreten und die geringe Spezifität der Symptome die frühe Diagnose erschweren, bleibt es prognostisch entscheidend, die Belastung schnell zu erkennen und auszuschalten und die Elimination einzuleiten.**

Die Mobilisation gespeicherter Depotmetalle kann neurologische Ausfälle vorübergehend verdeutlichen. Aktuelle Empfehlungen zur Detoxifikation stellt u. a. die Deutsche Gesellschaft für Arbeitsmedizin und Umweltmedizin e.V. (DGAUM) unter ▶ www.awmf.org zur Verfügung.

Blei (Pb) (▶ ICD-10: T56.0)

- **Exposition und Pathophysiologie**

Bleivergiftungen traten schon im Altertum auf (Verwendung in Wasserrohren, Kosmetika, zum Süßen von Wein). Im Industriezeitalter dominierten zunächst berufliche Expositionen (bleihaltige Farben, Akkumulatoren). Heute sind die Quellen der Vergiftung eher untypisch und erfordern eine »detektivische« Anamneseerhebung. So wurden z. B. Vergiftungen durch ayurvedische Heilmittel oder Keramikglasuren beschrieben (Dandekar u. Hillmann 1997; Kirchgatterer et al. 2005). Spektakulär war die Vergiftung von ca. 35 Leipziger Haschischkosumenten, deren Rauschmittel mit elementarem Blei »gestreckt« worden war (Busse et al. 2008).

Trinkwasser aus alten Leitungen gilt auch heute noch als Quelle der Belastung. Daher erfolgten massive Korrekturen der Trinkwasserverordnung (Grenzwerte 2003: 40 μg/l; ab 2013: 10 μg/l). Besonders die Bleiexposition im Wachstumsalter soll zu langfristigen zerebralen Schädigungen (einschl. Hirnatrophie) führen und werden mit Absenkungen des IQ (s. Pädiatrische Leitlinien, ▶ www.agpas.de) sowie mit jugendlichen Verhaltensstörungen in Zusammenhang gebracht (Cecil et al. 2008; Wright et al. 2008).

Die Inkorporation von Blei erfolgt oral, über die Haut oder die Atmung. Kinder sind wegen ihrer höheren Absorptionsrate stärker gefährdet. Blei gelangt rasch in rote Blutkörperchen, überwindet leicht die Blut-Hirn-Schranke und die Plazenta. Es wird in den Knochen, der Leber, den Nieren und im Gehirn gespeichert (Meißner et al. 2011), mit sehr langer Halbwertszeit freigesetzt und schließlich langsam über die Nieren ausgeschieden. Im ZNS stört Blei als Kalziumantagonist die Neurotransmission.

- **Saturnismus: Klinische Symptomatik und Verlauf**

Die **akute Bleivergiftung** führt zu schweren abdominellen Beschwerden mit Übelkeit und Erbrechen (Bleikolik) sowie zu Kopfschmerzen und Bewusstseinsstörungen, bis hin zum Koma, wobei auch eine intrakranielle Druckerhöhung eine Rolle spielen kann.

Bei **chronischen Intoxikation** ziehen die langfristige Belastung und die entsprechende Bleiakkumulation das Nervensystem und die Blutbildung (Anämie) in Mitleidenschaft. Häufige Symptome sind allgemeine Schwäche, Müdigkeit, Kopfschmerz, Appetitverlust und Zeichen der Enzephalopathie, zunächst Konzentrationsschwäche und Gereiztheit. Periphere Ausfälle (»Bleilähmung«, typisch: Streckerparese) können hinzutreten. Der diagnostisch wegweisende gräulich-blaue Zahnfleischsaum (»Bleisaum«) ist nicht immer vorhanden. Typisch ist eine anämisch gelblich-graue Blässe der Haut (»Bleikolorit«).

- **Diagnostik**

Wegweisend ist eine mikrozytäre, hypochrome Anämie mit basophiler Tüpfelung der Erythrozyten (Handausstrich). Die Hemmung der Delta-Aminolävulinsäure-Dehydratase bewirkt eine Störung der Porphyrin-Synthese mit Anstieg der im Blut und Urin messbaren Delta-Aminolävulinsäure und erhöhten Werten für Koproporphyrin III und Gesamtporphyrine. Zur Untersuchung der Bleikonzentration im Blut wird venöses EDTA-Blut oder Heparin-Blut empfohlen. Als Grenzwerte werden für Männer <90ug/l, für Frauen <70ug/l und für Kinder <60ug/l angegeben (»Human Biomonitoring« 2003). Die längerfristige Belastung lässt sich unter Vorbehalt aus dem Bleigehalt von Haaren und ggf. Zähnen einschätzen.

- **Therapie**

Therapeutisch erscheint die kombinierte Gabe von Na-Ca-EDTA oder Ca-pentetat (Komplexbildung mit Blei im Extrazellularraum) und D-Penicillamin (Bindung von Blei auch im Intrazellularraum) günstig, ebenso Dimercaptopropansulfonsäure (DMPS) zur Förderung der Elimination. Organische Bleiverbindungen lassen sich nicht mit Komplexbildnern entfernen (Freissmuth et al. 2012) (▶ www.awmf.org).

Quecksilber (Hg) (▶ ICD-10: T56.1)
- **Exposition und Pathophysiologie**

Vergiftungen durch organische Quecksilberverbindungen und metallisches Hg bzw. Hg-Salze lösen unterschiedliche neurotoxischen Symptomatiken aus, wobei organisches Hg für die Belastung der Menschen die größere Rolle spielt. Das von Mikroorganismen im Meer durch Methylierung von natürlich vorkommendem Hg^{2+} gebildete Methylquecksilber wird von Schalentieren und Fischen aufgenommen, akkumuliert in der Nahrungskette und gelangt angereichert in menschliche Nahrungsmittel. Akzidentelle Gewässerbelastungen durch industrielle Verunreinigungen können zu besonderen Belastungen führen.

> In den 1950er Jahren kam es in Japan zur sog. Minamata-Krankheit. Anwohner der Minamata-Bucht erkrankten akut infolge des Verzehrs kontaminierter Fischprodukte. Als Ursache wurde die Einleitung von Methyl-Hg über Industrieabwässer in diese Bucht festgestellt. Die Bewohner waren durch Fisch- und Schalentierverzehr ca. 20 Jahre lang einer chronischen Hg-Belastung ausgesetzt. Insgesamt 2264 Betroffene wurden als geschädigt anerkannt (Ekino et al. 2007).

Das in Amalgamfüllungen enthaltene metallische Quecksilber ist oft Gegenstand kontroverser Diskussionen. Zwar ist nach kritischen Untersuchungen von einer gewissen Freisetzung von Hg-Dämpfen aus den Füllungen auszugehen, die freigesetzten Mengen liegen aber laut Food and Drug Administration (2009) weit unter zulässigen Höchstwerten.

Aktuell wird über mögliche Hg-Expositionen aus defekten Energie-Sparlampen diskutiert. Das Umweltbundesamt empfiehlt sehr detaillierte Verhaltensmaßnahmen bei Glasbruch. Metallisches Hg verdunstet bei Raumtemperatur (hoher Dampfdruck), breitet sich in der Raumluft rasch aus und wird als Hg-Dampf gut resorbiert, über die Haut aber wenig.

Cave
Über die Haut und den Darm ist die Resorption metallischen Quecksilbers gering, die organischer Hg-Verbindungen jedoch vollständig.

Viele Handschuhe schützen nicht vor der Aufnahme z. B. von Dimethylquecksilber. Die biologische HWZ hängt von der Quecksilberverbindung ab: bei anorganischem Hg 40–60 Tage, bei organischen Quecksilberverbindungen bis zu 18 Jahre.

- **Mercurialismus: Klinische Symptomatik und Verlauf**

Bei **akuten Vergiftungen** mit anorganischem Hg stehen Magen-Darm-Symptome (Tenesmen, Erbrechen) im Vordergrund, Nierenschäden sind möglich. Oft treten Kopfschmerzen und starke Blutdruckerhöhung auf. Fälle von akuter Vergiftung mit organischem Hg zeigen eher neurologische Symptome: Sehstörungen (konzentrische Gesichtsfeldeinschränkungen), Hör-, Geruchs- und Geschmacksstörungen, Tremor, zerebelläre Ataxie und typische Parästhesien der distalen Extremitäten und der Lippen. Unter den psychiatrischen Symptome dominieren Antriebs- und Persönlichkeitsveränderungen: akinetischer Mutismus oder Hyperkinesie mit schweren Ängsten, intellektuellen und emotionalen Einschränkungen (Euphorie, Initiativ- und Interessenverlust, Verlangsamung, Rückzugstendenz, Perserveration). Nach fetaler Intoxikation traten stets schwere mentale und motorische Entwicklungsstörungen auf.

Chronische Intoxikationen äußern sich in psychiatrischen Symptomen (u. a. Angst und Schlafstörungen) und in senso-motorischen Störungen, Ataxien und Sprachstörungen.

Thallium (Th)
- **Epidemiologie und Pathophysiologie**

Früher verbreitet zur Nagerbekämpfung eingesetzt, wird Thallium heute überwiegend gewerblich verwendet (Optische Industrie und Elektronikindustrie).

- **Klinische Symptomatik und Verlauf**

Durch die multiple Organbeteiligung kann die Symptomatik komplex und unspezifisch sein. Bei **akuter Vergiftung** kommt es nach einer 2- bis 3-tägigen Latenz zu kolikartigen Bauchschmerzen, es entwickeln sich typische Hyperästhesien der Beine (»burning feet«, sensible toxische PNP). Fieber, Tachykardie, Hauteffloreszenzen und Stomatitis begleiten oft das Bild. Zeichen der Enzephalopathie mit psychotischem Verhalten und Halluzinationen sowie Schlafstörungen können in der zweiten Woche folgen und in ein Delir oder Koma übergehen. Nagelveränderungen (Mees-Streifen) und der als charakteristisch angesehene Haarausfall treten erst später hinzu und weisen auf einen schweren Verlauf hin (Saddique u. Peterson 1983). Irreversible toxische Schäden mit persistierendem vegetativen Zustand ohne MRT-Korrelat wurden beschrieben (Kruczek et al. 2012), ebenso demenzielle Syndrome. Bei Thalliumintoxikation ist ein (vorsätzliches) Fremdverschulden, begünstigt durch die Geruchsneutralität, einzukalkulieren.

Mangan (Mn)
- **Exposition und Pathophysiologie**

Gewerbliche Vergiftungen treten durch Inhalation Mn-haltiger Stäube auf (z. B. in der Metallurgie, Braunsteinmühlen, Düngemittelindustrie). Belastungen entstehen ferner durch reguläre Infusionszusätze, besonders bei prolongierter künstlicher Ernährung auf Intensivstationen oder in Pflegeheimen (Ejima et al. 1992; Chalela et al. 2011). Mangan könnte auch in der Ätiologie von Parkinson-Syndromen eine Rolle spielen (Guilarte 2010). Mangan akkumuliert insbesondere bei gestörter hepatischer

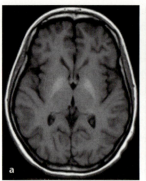 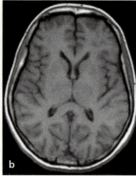

◻ Abb. 27.1 Reversible Manganablagerungen: 22-jährige Frau nach mehrmonatiger parenteraler Ernährung. **A** Hyperintense Veränderungen der Stammganglien; **B** klinische Remission nach 2 Monaten unter enteraler Nahrungsaufnahme Transversale MRT, T1-Wichtung

Exkretion (Chaleda et al. 2011). Es reichert sich im Globus pallidus, Putamen, Thalamus, Subthalamus an, in der Hypopohyse und in kortikalen Arealen. Die MRT zeigt dort hyperintense Veränderungen in der FLAIR- und T1-Wichtung (◻ Abb. 27.1), selbst ohne klinische Symptome (Reimund et al. 2000).

- **Manganismus: Klinische Symptomatik und Verlauf**

Nach längerer Exposition können extrapyramidale Ausfälle (Tremor, Dystonie, Parkinsonoid), psychiatrische und visuelle Ausfälle auftreten. Bei chronischem Abusus eines i.v. Psychostimulanz aus Ephedrin, Acetylsalicylsäure und Kaliumpermanganat wird ein L-Dopa-resistentes Syndrom mit Sprech- und Gangstörungen, Bradykinese, choreatiformen Bewegungen, Ataxie und Dystonie beschrieben (Koksal et al. 2012). Besondere, unter Verwendung von Kaliumpermanganat zubereitete, »Designerdrogen« (▶ Abschn. 28.4.7) sind in Osteuropa gebräuchlich (Sikk et al. 2011).

Wismut (Wi)
- **Exposition und Pathophysiologie**

Heute obsolet, wurde Wismut früher bei gastrointestinalen Medikamenten und in Kosmetika eingesetzt. Erstmals vor 40 Jahren wurde eine Wi-Enzephalopathie diskutiert (Morrow 1973).

- **Klinische Symptomatik und Verlauf**

Längere Exposition induziert überwiegend reversible, mit dem Serumspiegel korrelierende psychiatrische und zentral-motorische Symptome (Angst, Halluzination, Myoklonien, Ataxie). Tödliche Verläufe sind möglich.

Aluminium (Al)
- **Exposition und Pathophysiologie**

Nachdem Alfrey et al. (1976) die Dialyse-Enzephalopathie ursächlich dem aluminiumhaltigen Dialysat zuordnen konnten, wurde seiner Neurotoxizität vermehrte Auf-

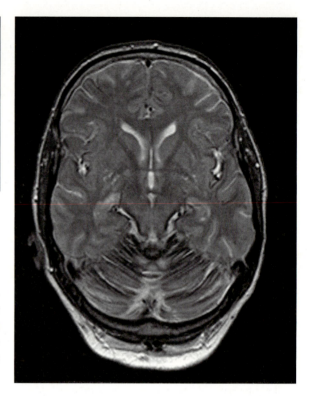

◻ Abb. 27.2 Superfizielle Hämosiderose, transversal, T2-Wichtung: oberflächliche Signalverminderung mit Schwerpunkt Kleinhirn und perimesenzephal. (Bildrechte: Dr. G. Bohner; mit freundl. Genehmigung)

merksamkeit geschenkt. Nach Elimination dieser Exposition sind heute eher Langzeitgaben aluminiumhaltiger Präparate (Antazida, »Halstabletten«) und Trinkwasser noch Quellen potenzieller Belastung. Der toxische Effekt ist nicht ausreichend geklärt; nur ein geringer Teil der Patienten erkrankt. Eine Störung der Blut-Hirn-Schranke scheint bedeutsam.

- **Klinische Symptomatik und Verlauf**

Typisch für die chronische Enzephalopathie durch Aluminium sind depressive Verstimmung, demenzielle Entwicklung, epileptische Anfälle und extrapyramidale Störungen.

Während Intoxikationen mit **Kadmium** oder **Zink** keine enzephalopathischen Symptome verursachen, kann **Arsen** zu Apathie bzw. Bewusstseinsstörungen, Dyspnoe und epileptischen Anfällen führen, sofern nicht die systemische Wirkung direkt zum Tode führt (s. ◻ Tab. 27.1).

Eisen führt nicht über Intoxikation zu zerebralen Symptomen. Im Rahmen einer superfiziellen Siderose (◻ Abb. 27.2) (idiopathisch, »chronische« SAB, Trauma oder Operationen) kann es aber durch subpiale bzw. subleptomenigeale Hämosiderinablagerungen zu Ataxie, kognitiven Störungen und epileptischen Anfällen kommen. Nicht-enzephalopathische Symptome bestehen z. B. in Hörminderung, Riechstörungen, Diplopie, Myelopathie

Tab. 27.2 Organische Lösungsmittel. (Nach Hansen u. Witt 2005 sowie Bundesministerium für Gesundheit und soziale Sicherung 2005)

Chemische Substanzgruppen	Chemische Verbindung
Aliphatische KW	n-Hexan, n-Heptan
Ketone	2-Butanon, 2-Hexanon
Alkohole	Ethanol, Methanol, Ethandiol (»Glykol«)
Aromatische KW	Benzol, Styrol, Toluol, Xylol
Chlorierte aliphatische KW	Dichlormethan, Tetrachlorethen, Trichlorethan, Trichlorethen

oder radikulären Affektionen. Der Liquor ist blutig oder xantochrom (Spengos et al. 2004).

Intoxikationen mit Metallen sind selten geworden. Dadurch und wegen ihrer unspezifischen und komplexen Symptome ist die Erkennung schwierig. Aufgrund ihres häufig akuten und chronischen Schädigungspotenzials für das periphere und zentrale Nervensystems müssen sie oft in die differenzialdiagnostischen Überlegungen einbezogen werden. Dies gilt insbesondere bei Auffälligkeiten im Blutbild, Alopezie, gastrointestinalen Syndromen (Gewebe mit hoher Mitoserate!). Die frühe Diagnosestellung verbessert die Prognose. Zur Elimination dienen Chelatbildner.

27.1.2 Organische Lösungsmittel, Pestizide und andere Industrieprodukte

Epidemiologie und Pathophysiologie

Einige aliphatische und aromatische Kohlenwasserstoffe (KW), die inhalativ und transdermal aufgenommen werden, gelten als Verursacher toxischer PNP und chronisch-toxischer Enzephalopathien. Hierzu zählen Benzolderivate und halogenierte KW, von denen einige als Suchtmittel »geschnüffelt« werden. Überwiegend handelt es sich um gewerbliche Expositionen, z. B. in der industriellen Reinigung (Tanks, Entfettung), bei Druckern oder (Spray-)Malern (van Valen et al. 2012). Als Berufskrankheit (BK 1317) seit 1997 anerkannt, gelten die in ◘ Tab. 27.2 aufgeführten Substanzen als gesichert neurotoxisch. Der begründete Diagnoseverdacht ist bereits zu melden.

Ihre Flüchtigkeit und ihre Lipidlöslichkeit sorgen für eine leichte Inkorporation, eine rasche Überwindung der Blut-Hirn-Schranke und die starke Anreicherung im Nervensystem. Diskutiert werden Schädigungen der neuronalen Zellmembranen, des axonalen Transports, außerdem rezeptorvermittelte oder enzymatische Wirkungen sowie Einflüsse auf dopaminerge fronto-striäre Verbindungen (Landau u. Pressel 2004; Visser et al. 2008). Eine leichte zerebrale Atrophie wurde beschrieben (Haut et al. 2006).

Klinische Symptomatik und Verlauf

Akute schwere Vergiftungen mit Koma und Myoklonien stehen bei Alkoholen im Vordergrund, insbesondere bei dem **Frostschutzmittel Ethylenglykol**. Akute Expositionen aromatischer KW wie Toluol und Benzol (»Schnüffeln«) führen zu unspezifischer Sedierung bis zu schwerer quantitativer Bewusstseinsstörung. Zuvor treten Ataxie, Nausea und Kopfschmerzen auf. Die chronische Belastung resultiert in eher qualitativen Bewusstseinsstörungen bzw. in Demenz und in Schlafstörungen, Gleichgewichts- und Bewegungsstörungen mit PNP, Ataxie und Nystagmus und kann zu WML im MRT führen. Leichte Formen mindern die Aufmerksamkeitsfunktionen und die zentrale Verarbeitungsgeschwindigkeit.

Bei den organischen Lösungsmitteln sind die Dauer und das Ausmaß der Exposition entscheidend für die Manifestation. Nach Triebig et al. (1999) unterscheidet man drei klinische Schweregrade bezüglich Symptomatik und Reversibilität (◘ Tab. 27.3). Ob eine diesbezügliche TE-Symptomatik auftritt, hängt vermutlich auch vom Alter und von zerebralen Vorschädigungen (Alkohol) ab. Eine Korrelation zur »kognitiven Reserve«, die eng mit dem erworbenen Bildungsniveau korreliert, beschrieben Sabbath et al. (2012). In vielen Fällen tritt nach Beseitigung des toxischen Einflusses eine Besserung ein (Dryson u. Ogden 2000).

Alkohole und Alkylphosphate

Methanol Azidose und Schäden an den Sehnerven sind bei Methanol typisch. Methanol dient als Lösungsmittel oder als Ausgangsstoff für verschiedene industrielle Produkte wie z. B. Formaldehyd. Zu Vergiftungen kommt es durch »gepanschten« Alkohol, in suizidaler Absicht oder durch Verwechslung mit Ethanol (▶ Abschn. 28.4.1).

Ethandiol Ethandiol (Äthylenglykol) ist als Frostschutzmittel in Gebrauch, schmeckt eher süßlich und schädigt massiv die Nieren und das Gehirn. Auch hier ist eine Azidose wegweisend, mit Anionenlücke. Eine Putamennekrose kann zu entsprechenden extrapyramidalen Langzeitschäden führen.

Therapie

Bei Methanolvergiftung ist neben allgemeinen Maßnahmen zur vitalen Stabilisierung sofort Ethanol (oral oder intravenös) zuzuführen (50 ml), dann per infusionem 0,1 mg/kg KG/h. Eine BAK von 0,8‰ soll über Tage aufrechterhalten werden. Die Wirkung von 4-Methypyrazol zur Hemmung der Alkoholhydrogenase wurde belegt (Brent et al. 2001). Außerdem sollen Folsäure und

◻ **Tab. 27.3** Stadieneinteilung und Verlauf der Lösungsmittel-Enzephalopathie (Verlauf nach Expositionsbeendigung). (Mod. nach Hansen u. Witt 2005 sowie Triebig 1999)

Schweregrad 1 (oft komplett reversibel)	Befindlichkeitsstörungen wie vermehrte Müdigkeit, Adynamie, erhöhte Reizbarkeit Konzentrationsschwierigkeiten bei Belastung
	Testpsychologisch: Leistungsminderungen selten nachweisbar, explorativ jedoch konsistent als Störung im psychosozialen Bereich zu erfragen
Schweregrad 2 (selten Residuen, in der Regel weitgehende Remission)	Anhaltende Änderung intellektueller Leistungen und persönlichen Eigenschaften wie Motivations- und Antriebsmangel, Reduktion der Verarbeitungsgeschwindigkeit, Aufmerksamkeit und Merkfähigkeit Einschränkungen gewohnter sozialer Aktivitäten (Rückzugstendenzen)
	Affektive Störungen explorativ konsistent, teilweise manifest
	Testpsychologisch: in der Regel nachweisbare Funktionsstörung von Gedächtnis und Aufmerksamkeit
	Motorische Defizite (Dysdiadochokinese, Ataxie, Tremor)
Schweregrad 3 (oft ohne relevante Besserung)	Schwere demenzielle Syndrome, behindernde motorische Syndrome (Gangstörungen, Tremor, Bettlägerigkeit bei starken Tonusstörungen)
	Testpsychologische Untersuchungen scheitern an zu geringer Kooperationsfähigkeit

◻ **Tab. 27.4** Charakteristika wichtiger Industriegifte

Substanz	Typische Enzephalopathie-Symptomatik	Typische nicht-enzephalopathische Symptomatik	Epidemiologie und Inkorporation	Therapie
Ethandiol (Äthylen-Glykol)	Quantitative BS bis Koma, Myoklonien	Blutdruckanstieg, Tachykardie, Azidose, Nierenschädigung	Frostschutzmittel, Verwechslung, Suizid Oral, inhalativ, transdermal	Sofort Ethanol, 4-Fomepizole
Lipophile Phosporsäureester (syn. Alkylphosphate), z. B. Trichlorethylen	Angstzustände, Verhaltensstörungen, Delir, epileptische Anfälle (zentrales cholinerges Syndrom)	Neuropathien, Miosis, Hypersalivation, Bradykardie, motorische Depolarisation, neuro-muskuläre Störungen, respirat. und metabol. Azidose	Weichmacher in der Industrie, Insektizid, Kampfmittel	Atropin, Obidoxin
Halogenierte Di-Benzodioxine	Verhaltensstörungen, Konzentrationsstörungen	Chlorakne, Kachexie, Leberschäden (kanzerogen, teratogen)	Abfallverbrennung (»Seveso-Gift«)	

Natriumhydrogenkarbonat verabreicht werden, in schweren Fällen ist die Hämodialyse indiziert.

Wenn der erwachsene Patient nach dem Verschlucken von Ethylenglykol bei Bewusstsein ist, sollte er unverzüglich alkoholische Getränke zu sich nehmen, z. B. 150 ml Weinbrand sowie Fomepizol (hemmt die Alkoholdehydrogenase; ◻ Tab. 27.4).

27.1.3 Toxische Gase

Zu den toxischen Gasen im engeren Sinne werden die Reizgase, Stickgase und systemische Atemgifte gerechnet. Verschiedene andere Substanzen, inklusive Lösungsmittel oder z. B. Quecksilber, können in gasförmigem Zustand toxisch sein. Bedeutsam für enzephalopathische Symptomen sind als typisch übel riechende Stoffe: Schwefelwasser-, Schwefelkohlenstoff, Blausäure, Phosphin und Arsin und besonders das geruchlose Kohlenmonoxid (▶ Tab. 4.11).

Kohlenmonoxid (CO)
■ Epidemiologie und Pathophysiologie

Das sehr giftige geruchs- und farblose Gas entsteht bei unvollständiger Verbrennung organischen Materials (BK 1201), z. B. im Rahmen von Rauchgasexpositionen, Schwelbränden und durch Kfz-Abgase in geschlossenen Räumen (Suizidversuche). Tückisch und nicht selten (!) ist der unbemerkte Heizgasaustritt in schlecht gelüfteten bzw. gut isolierten Räumen, meist bei fehlerhafter Nutzung von

Kohleöfen, bei defekten Schornsteinen, Gasheizungen oder -herden. Klinisch vieldeutig ist die typische Azidose.

Die Bindung von CO an Hämoglobin reduziert dessen O_2-Affinität, und dadurch sinkt die Sauerstofftransportkapazität des Blutes drastisch. Auch das Myoglobin wird besetzt, was für den Herzmuskel zusätzlich negative Folgen haben kann. Daneben werden Enzyme der Atmungskette blockiert, so dass die Energiegewinnung allgemein reduziert wird.

- **Klinische Symptomatik und Verlauf**

Gehirn und Herz werden entsprechend der physiologischen Wirkungen oft in Mitleidenschaft gezogen. Wegen der vielfältigen Symptomatik kann die Diagnose ohne nähere Hinweise schwierig sein: starke Kopfschmerzen und Abgeschlagenheit, Luftnot, aber eher rosige Hautfarbe! Kardiale Symptome können hinzutreten, zunehmende Apathie, epileptische Anfälle sowie Halluzinationen. Schließlich treten Bewusstlosigkeit, Schock und Atemlähmung ein.

Wird die Intoxikation überlebt, treten – je nach Schweregrad – Folgeschäden an Herz und Hirn auf. In schweren Fällen können apallische Syndrome folgen oder kognitive Einbußen aller Schweregrade, Persönlichkeitsveränderungen, parkinsonoide Symptome, Ataxie und epileptische Anfälle.

- **Diagnose**

Laborchemisch sind die Azidose mit vergrößerter Anionenlücke und der pathologische COHb-Wert in der Blutgasanalyse richtungsweisend. Überlebende schwerer Vergiftungen können Hyperintensitäten der Stammganglien und WML aufweisen.

- **Therapie**

Neben der Beendigung der CO-Exposition ist die sofortige Gabe reinen O_2 entscheidend, um das gebundene CO zu verdrängen. Eine hyperbare Sauerstofftherapie (HBO) kann diesen Prozess beschleunigen und wird bei schweren Vergiftungen empfohlen.

Schwefelwasserstoff (H_2S)

- **Epidemiologie und Pathophysiologie**

Im Gegensatz zu CO ist Schwefelwasserstoff ein übel riechendes Gas mit dem typischen Geruch fauler Eier, der bei der Eiweißzersetzung durch Schwefelbakterien entsteht. Es sammelt sich durch seine hohe Dichte am Boden (in Jauchegruben) und inaktiviert die Geruchsrezeptoren. H_2S inaktiviert sauerstoffbindende Enzyme und zerstört z. B. Hämoglobin.

- **Klinische Symptomatik und Verlauf**

Innerhalb weniger Atemzüge bei einer Konzentration um 0,5% kann Bewusstlosigkeit eintreten, so dass der giftige Bereich nicht mehr verlassen werden kann. Die Bergung Verunfallter erfordert erhebliche Sicherungsmaßnahmen, u. a. Atemgeräte.

Symptome der Vergiftung sind Kopfschmerz, Nausea, Atembeschwerden, Schwindel, Azidose, Herzrhythmusstörungen, epileptische Anfälle, Bewusstseinsstörungen.

Schwefelkohlenstoff (CS_2) (Synonyme: Kohlendisulfid, Kohlenstoffdisulfid)

Dieses nach Ether riechende, leicht brennbare Gas wird z. B. in der Zelluloseindustrie verwendet. Es wird über Inhalation, aber auch transdermal aufgenommen. Die akute Intoxikation führt zu Übelkeit, Erbrechen, Kopfschmerz, Verwirrtheit und zur quantitativen Bewusstseinsstörung bis zum Koma. Letale Verläufe sind möglich. Die chronische Exposition führt zu enzephalopathischen Symptomen mit Parkinsonismus und Ataxie. Chuang et al. (2007) vermuten als Ursache der beschriebenen Leukenzephalopathie mikroangiopathische Veränderungen.

Bei der Vergiftung mit **Blausäure** (HCN) können bei geringeren Dosen der CO-Vergiftung ähnelnde Symptome auftreten. Üblicherweise tritt aber nach raschem Bewusstseinsverlust der Tod durch Atemlähmung ein.

Phosphin (PH_3) wirkt v. a. über die Auslösung eines toxischen Lungenödems, Arsin (AsH_3) über eine schwere Hämolyse (Freissmuth et al. 2012).

27.1.4 Tierische Gifte

- **Epidemiologie und Pathophysiologie**

Im Tierreich haben sich im Laufe der Evolution viele hochwirksame Gifte entwickelt, die entweder dem Schutz vor Fressfeinden oder zum Beuteerwerb dienen. Für Europäer ergeben sich Gefahren v. a. aus der Haltung exotischer Tiere und durch Reisen in subtropische und tropische Gebiete. Die Gifte sind meistens komplexe Gemische, z. B. aus Alkaloiden, biogenen Aminen, Glykosiden, Peptiden und Proteinen. Neben kardialen, hämostaseologischen und gastrointestinalen Auswirkungen sind auch neurotoxische Eigenschaften anzutreffen (Tab. 27.5). Viele dieser Toxine beeinflussen Ionenkanäle: Sie werden blockiert oder dauerhaft geöffnet und stören daher die synaptische Übertragung mit der Folge auch zentralnervöser Symptome.

- **Klinische Symptomatik und Verlauf**

Zentral-nervöse Auswirkungen sind im Vergleich zu autonomen (kardialen) und peripheren Störungen (respiratorische Lähmungen, sensible Störungen und heftigsten Schmerzen) seltener. Kommt es zu enzephalopathischen Symptomen, stehen quantitative Bewusstseinsstörungen oder epileptische Anfälle im Vordergrund, aber auch organische psychische Symptome mit Erregbarkeit, Apathie

Tab. 27.5 Tierische Gifte mit ZNS-Wirkung

Gift	Vorkommen	Neurotoxisches Wirkprinzip	ZNS-Symptome	Bemerkungen
Ciguatoxin	Fische (Karibik, Pazifik)	Öffnung der Na-Kanäle	Epileptische Anfälle, Bewusstseinsstörungen	Bis zu 30 Stunden Latenz nach Aufnahme
Saxotoxin	Muscheln (weltweit)	Blockierung der Na-Kanäle	Verwirrtheit, Gedächtnisverlust	Periodisch auftretend durch Aufnahme giftiger Algen in Muscheln (Konserven)
Conotoxin	Kegelschnecken (Pazifik)	Unklar	Ataxie, Dysarthrie, Koma	
Chelonitoxin	Riesenschildkröte Caretta Caretta	Unklar	Benommenheit	Massenvergiftung 2010 in Mikronesien
Sekret der Aga-Kröte	Besonders Australien	Sympathomimetisch Halluzinogen	Psychovegetativ, Kopfschmerz, Schwindel, Verwirrtheit, optische Halluzinationen	Auch als Halluzinogen genutzt Giftproduktion auch bei anderen Krötenarten

oder Halluzinationen kommen vor. Mitunter ist nicht zu klären, ob z. B. bei Schlangentoxinen eine zentral-nervöse Wirkung besteht oder das eintretende Koma lediglich Folge allgemeiner Dysfunktionen (MOV) ist.

- **Therapie**

Im Vordergrund stehen symptomatische Maßnahmen, abhängig von der klinischen Manifestation.

27.2 Enzephalopathien durch physikalische Noxen

Akute und chronische physikalische Einwirkungen (Sauerstoffmangel, Temperatur, Druck, elektrische Felder und Radioaktivität) können das ZNS diffus schädigen und enzephalopathische Syndrome hervorrufen.

27.2.1 Höhenkrankheit und höhenbedingtes zerebrales Ödem

- **Epidemiologie und Pathophysiologie**

Die akute Höhen- oder Bergkrankheit (ABK) und das Höhenhirnödem (HHÖ) sind neben dem Höhenlungenödem (HLÖ) die gefürchteten Komplikationen des Aufstiegs oder Aufenthalts in größeren Höhen. Sie werden durch Hypoxie bzw. Hypoxämie ausgelöst, wenn untrainiert zu schnell zu große Höhen erreicht werden, denn mit dem Luftdruck fallen der Partialdruck der Atemgase und damit die arterielle O_2-Sättigung. Gegenregulatorisch kommt es zur Hyperventilation und Aktivierung des sympathischen Nervensystems mit kompensatorischer Tachykardie. Bereits ab 2500–3000 m über dem Meeresspiegel tritt bei nicht akklimatisierten Personen in 8–25% eine ABK auf, bei 4000–4500 m steigt die Inzidenz auf 40–80% (Maggiorini et al. 1990; Montgomery et al. 1989a). Hauptursachen sind fehlende oder ungenügende Akklimatisation bei genetisch bedingter Suszeptibilität (Rupert u. Koehle 2006).

- **Klinische Symptomatik und Verlauf**

Die Symptome entwickeln sich frühestens nach einem Aufenthalt von vier Stunden in entsprechender Höhe und können rasch in lebensbedrohliche Zustände münden. Als Frühzeichen gelten die in Tab. 27.6 aufgeführten ABK-Symptome. Warnsignale stellen der rapide Leistungsabfall, konstante schwere Kopfschmerzen und zunehmende Atemnot dar. Derartige Symptome müssen ernst genommen werden, denn ein weiterer Aufstieg kann fatale Folgen nach sich ziehen. Das gefährliche HHÖ geht in der Regel aus einer progredienten ABK hervor (Schommer u. Bärtsch 2011).

- **Prophylaxe und Therapie**

Die beste Vorbeugung ist ein nicht zu rascher Aufstieg. Bei bekannter Neigung zu ABK sollten oberhalb von 2500 m steigende Übernachtungshöhen von 400–500 m pro Tag, bei Anfälligkeit für HHÖ und HLÖ 300–350 m nicht überschritten werden. Eine medikamentöse Prophylaxe kann erwogen werden, wenn die o. g. Prophylaxe nicht möglich ist. Belegt ist die Wirksamkeit von 2 × 250 mg Azetazolamid. Dexamethason (2- bis 3-mal 4 mg/Tag) kann eingesetzt werden (Montgomery et al. 1989b). Placebokontrollierte Studien gibt es nicht zum HHÖ (Schommer u. Bärtsch 2011). Bei leichten ABK-Zeichen reichen u. U. ein Ruhetag und eine symptomatische Therapie (Ibuprofen, Paracetamol, Metoclopramid, Domperidon). Neben dem unmittelbaren Abstieg (möglichst um 1000 m, evtl. nach medikamentöser Stabilisierung) ist die O_2-Anwendung zur Erhöhung des Sauerstoffpartialdrucks die wichtigste Maßnahme, z. B. aus tragbaren Drucksäcken (Bartsch et al. 1993).

27.2 · Enzephalopathien durch physikalische Noxen

Tab. 27.6 Symptome und Befunde bei Akute Bergkrankheit und Höhenhirnödem

Erkrankung	Leitsymptome	Befunde
Akute Bergkrankheit (ABK)	– Kopfschmerz- Appetitlosigkeit- Übelkeit- Schwindel- Schlafstörungen- Nächtliche Atemstörungen- »Kater«-Gefühl – Lichtempfindlichkeit	– Gelegentlich periphere Ödeme – Herzschlag beschleunigt
Höhenhirnödem (HHÖ)	– Refraktäre AKB- Symptome – Erbrechen – Ataxie – Reduzierte Urinausscheidung (<½ l pro 24 h) – Bewusstseinsstörungen (quantitativ und qualitativ) bis zum Koma	– Rumpfataxie – Ausgeprägte Hypoxämie – cMRT: Mikrohämorrhagien

Eine gute Vorbereitung auf einen geplanten Höhenaufenthalt, unterstützt durch eine kompetente medizinische Beratung unter Abschätzung des individuellen Risikos für höhenbedingte Erkrankungen, kann zur Vermeidung lebensbedrohlicher Komplikationen beitragen.

> Alle Symptome, die nicht durch Rast oder Ruhelagen allein verschwinden, erzwingen den zügigen Abstieg, möglichst auf unter 2500 m.

27.2.2 Hitzekrankheit

■ **Exposition und Pathophysiologie**

Anhaltend hohe Umgebungstemperaturen und eine reduzierte Wärmeabfuhr können akut lebensbedrohlich werden, vor allem bei körperlicher Anstrengung. Je nach Risikofaktoren entstehen eine Hitzeerschöpfung oder ein Hitzschlag.

Risikofaktoren für hitzeassoziierte Erkrankungen
- Hohe Temperaturen und hohe Luftfeuchtigkeit (vor allem »Hitzewellen« im Sommer)
- Direkte Sonneneinstrahlung
- Fehlende Luftbewegungen
- Geringe Trinkmenge/Flüssigkeitszufuhr, Dehydratation
- Körperliche Anstrengung (Arbeiter, Sportler, Soldaten etc.)
- Dicke Kleidung (z. B. Schutzkleidung bei Bauarbeitern)
- Eingeschränkter Gesundheitszustand
- Medikamente (z. B. Antihistaminika)
- Schwangerschaft
- Fehlende Adaptation/Akklimatisierung
- Höheres Alter

Der Hitzschlag (Körpertemperaturen ab 40°C) ist aufgrund der lebensbedrohlichen Temperatur-Fehlregulation ein medizinischer Notfall mit Letaliätsraten über 10%. Über 41°C sind bleibende Schäden zu erwarten. Jedwede Dehydratation verstärkt dann den weiteren Temperaturanstieg.

■ **Klinische Symptomatik und Verlauf**

Erste Symptome sind Muskelkrämpfe (Hitzekrampf) und Hitzeerytheme, die sich durch ausreichende Flüssigkeitszufuhr, Aufhalten in einer kühleren Umgebung mit geringerer Luftfeuchtigkeit und Entfernen von Kleidung häufig schon ausreichend behandeln lassen. Betroffene schildern innere Unruhe und Leistungsminderung. Dabei kann die körpereigene Thermoregulation die Kerntemperatur noch auf normalen Werten stabilisieren (Bouchama u. Knochel 2002). Die **Hitzeerschöpfung** (Temperatur: 38–40°C) kündigt sich mit Kopfschmerzen und Übelkeit an. Hinzu kommen Schwindel, Schwächegefühl, Erbrechen, Reizbarkeit, starker Durst und verminderte Urinproduktion. Typische klinische Symptome des **Hitzschlags** sind delirante Syndrome, Bewusstseinsstörungen, epileptische Anfälle, hohe Körpertemperatur, warme trockene Haut, Hypotension und starkes Schwitzen (Coris et al. 2004). Es treten Gerinnungsstörungen, Anämie, Thrombopenie, Rhabdomyolyse, Laktaterhöhung und metabolische Azidose auf (al Harthi et al. 1990). Noch höhere Körpertemperaturen (43°C) bewirken rasch Neuronenverluste, auch ischämischer Art (Hypovolämie).

> **Cave**
> Bei Eintreffen in der Rettungsstelle kann die Körpertemperatur bereits abgefallen sein und das Krankheitsbild unterschätzt werden.

Differenzialdiagnostisch ist eine bakterielle Meningitis zu bedenken, wenn Exposition und zeitliche Dynamik unklar sind. Bei Kindern kann der Hitzschlag zum hämorrhagischen Schock und zum Enzephalopathie-Syndrom führen (Bacon 1983).

Therapie und Prognose

Erste Maßnahmen sind das Verbringen an einen kühlen, schattigen Platz sowie Ruhe, ausgedehntes Abkühlen der Haut mit Wasser oder durch Luftbewegungen, um schnellstmöglich die Körpertemperatur unter 40°C zu bringen. Die adäquate zeitgerechte Behandlung der Hitzeerschöpfung führt in aller Regel zu einer Restitutio ad integrum, selbst bei prolongiertem Koma und pathologischem MRT-Befund sind weitgehende Erholungen möglich (Guirvach et al. 2012). Wichtig sind symptomatische Therapien: intravenöse Flüssigkeitstherapie, weitere kontrollierte Kühlung, Blutdruck- und ggf. Hirndruck-Monitoring, Behandlung epileptischer Anfälle, ggf. Beatmung.

27.2.3 Chronische traumatische Enzephalopathie

Exposition und Pathophysiologie

Diese neurodegenerative Enzephalopathie wird durch wiederholte geschlossene, eher milde Hirntraumata ausgelöst und tritt auch auf, wenn keine sonderlich relevanten Kontusionen bemerkt worden waren. Prädestiniert sind Athleten (Boxen, American Football, Fußball, Wrestling), Kriegsteilnehmer (Exposition wiederholt naher Explosionen) und Opfer häuslicher Gewalt (McKee et al. 2009). Als Risikofaktoren gelten die Frequenz und Schwere der Traumata (Anzahl »knock outs«), die Dauer der Exposition und möglicherweise auch genetische Faktoren. Prädestinierend soll die seitliche Gewalteinwirkung mit nachfolgend rotatorischer Kopfbeschleunigung sein (Daneshvar et al. 2011).

Neben direkten mechanischen werden auch entzündliche, immunologische und exzitatorische Faktoren postuliert (Blaylock u. Maroon 2011). Eine Hirnvolumenminderung betrifft speziell den frontalen, temporalen und parietalen Lappen sowie Hippocampus, Corpora mammillaria, den enterorhinalen Kortex und die Amygdala (McKee et al. 2009; Gavett et al. 2011). Bei Boxern finden sich häufiger ein pathologischer Volumenverlust sowie subkortikale und periventrikuläre diffuse Läsionen (Zhang et al. 2003).

Klinische Verlauf und Symptomatik

Die Symptomatik wird häufig erst nach dem Rückzug aus dem Sport manifest, bei Boxern in ca. 17% (Omalu et al. 2010). Im Vordergrund stehen Gedächtnisstörungen, Apathie oder Depression (bis hin zur Suizidalität), gestörte Impulskontrolle und Verhaltensauffälligkeiten wie Aggressivität, sozialer Rückzug, Alkohol- und Substanzabusus. Bewegungsstörungen wie Parkinsonismus oder Ataxie kommen hinzu (McKee et al. 2009; Saulle u. Greenwald 2012).

Diagnostik

Selbst mit dem MRT (Ausschluss multipler Kontusionsherde, vaskulärer Demenz etc.) kann die Abgrenzung zur Alzheimer-Demenz oder zur FTD schwierig sein, denn es fehlen sowohl anerkannte klinische Kriterien als auch Biomarker.

27.2.4 Strahlen-induzierte Enzephalopathie (Ionisierende Strahlung)

Exposition und Pathophysiologie

Radioaktive Strahlung kann beim Gewebedurchtritt Atome oder Moleküle ionisieren, was Moleküle zerstört und so Zellstrukturen und -funktionen direkt schädigt. Die häufigste Ursache besteht in der Gamma-Bestrahlung (hochenergetische Photonen) von ZNS-Tumoren oder -Metastasen. In Abhängigkeit von der lokalen Gewebe-Strahlendosis und dem Zeitverlauf werden eine Akutreaktion und zwei spätere Schädigungsmuster abgegrenzt (Kim et al. 2008), die in engem Bezug zu Störungen der Blut-Hirn-Schranke stehen. Neurone sind dagegen vergleichsweise strahlenresistent.

Für die erste verzögerte Reaktion (»early-delayed«, Wochen bis drei Monate nach Exposition) wird insbesondere eine Schädigung der Oligodendrozyten mit konsekutiver Störung der Myelinsynthese angenommen. Für die zweite Form (»late-delayed«) werden ein vaskulärer Endothelschaden sowie ein relativ selektiver Untergang von Gliazellen durch die Freisetzung von Radikalen und proinflammatorischen Zytokinen angenommen. Inkorporationen von Alpha-Strahlern führen durch ihre multiorgantoxischen Sekundäreffekte eher indirekt zu Enzephalopathien. Bereits 1 μg Polonium 210 soll als tödliche Dosis nach Inkorporation ausreichen, denn es zerstört rasch alle Zellen schnell teilender Gewebe. Da die energiereiche Alpha-Strahlung (Reichweite 60 μm) nicht mal durch die Kleidung dringt, versagen Ganzkörperdosismessungen. Nachweise erfolgen dann im Urin.

Klinische Symptomatik und Verlauf

Die akute Strahlen-induzierte Enzephalopathie entwickelt sich typischerweise innerhalb der ersten Wochen nach einer medizinischen Strahlentherapie mit Kopfschmerzen, Übelkeit und Schwindel. Verzögerte Strahlenreaktionen (»early-delayed«) fallen durch Schläfrigkeit, Verschlechterung des Allgemeinzustandes und Zunahme der eigentlich durch den (bestrahlten) Tumor verursachten neurologischen Ausfälle auf (»Pseudoprogression«, Brandsma et al. 2008) – natürlich in Abhängigkeit vom Bestrahlungsfeld und der Strahlendosis. Wie bei der akuten Form ist auch die Prognose dieser ersten verzögerten Reaktion prinzipiell gut, denn die Beschwerden sind oft nur transient. Die späte Strahlen-induzierte Enzephalopathie (»late-delayed«) beginnt meist nach einem halben bis zu 3 Jahren nach der Exposition und reicht von asymptomatischen Schädigungen der weißen Substanz bis zu Hirnnekrosen mit progredienten fokalen neurologischen Defiziten inklusive Aphasie, Paresen, Sensibilitätsstörungen, Hirnstammzeichen sowie Bewusstseins- und Persönlichkeitsveränderungen. Als zusätzliche Risikofaktoren gelten höheres Alter und eine begleitende Chemotherapie (Kim et al. 2008). Kognitive Defizite variieren zwischen milden Aufmerksamkeitsstörungen und einer schweren subkortikalen Demenz. Diese Schädigungen sind zumeist irreversibel und können zu progredienten Nekrosen und mikroangiopathischen Veränderungen führen, in schweren Fällen auch zum Tode.

Das MRT weist bei ausgedehnten Bestrahlungen diffuse Signalhyperintensitäten in T2- und FLAIR-gewichteten Aufnahmen nach, besonders im Marklager (Kumar et al. 2000).

Intoxikationen mit Alpha-Strahlern imponieren anfangs wie eine akute Nahrungsmittelvergiftung (Erbrechen, Müdigkeit, Schwindel). Sie zeigen nach dem Durchfall eindeutigere Symptome wie Haarausfall, Panzytopenie und diffuse Blutungen, die in die Purpura cerebri als eine Ursache der finalen Bewusstseinsstörungen münden können.

■ Therapie
Die Strahlen-Leukenzephalopathie ist schwer behandelbar. Therapieversuche sind in der Regel nur im Rahmen kleiner Fallserien publiziert und umfassen Steroide, ACE-Hemmer, Statine, Thrombozytenfunktionshemmer, hyperbaren Sauerstoff, Marcumar, Pentoxifyllin oder den Angiogenesehemmer Bevacizumab. Evidenzbasierte Empfehlungen fehlen bisher.

27.2.5 Elektromagnetische Energie (Nicht-ionisierende Strahlung)

■ Exposition und Pathophysiologie
Als Auslöser kommen vornehmlich der Blitzschlag und elektrische Stromquellen in Frage. Zwar reicht die abgegebene Energie nicht zur Ionisierung von Atomen und Molekülen, aber Schädigungen jeder Tragweite sind möglich. Grundsätzlich wird das Ausmaß der Stromverletzung als abhängig von der Dauer und Fläche des Kontakts, der Art und Stärke des Stroms (Wechsel- und Gleichspannung), seinem Weg durch den Verunfallten und den Widerständen der beteiligten Gewebe (Untergrund trocken oder nass) angesehen. Der Stromfluss über den Kopf gilt als am gefährlichsten (direkter Bewusstseinsverlust, 72% der Blitzschläge). Lebensbedrohlich sind wegen kardialer Komplikationen auch transthorakale Stromleitungen (in Längsachse, von Arm zu Arm) sowie sekundäre traumatische Hirnschädigungen infolge Bewusstlosigkeit und Sturz. Das »No-let-go«-Phänomen (anhaltende tetanische unkontrollierbare Muskelkontraktionen) gilt wegen seiner Expositionsverstärkung als typisch für stärkere Stromschädigungen (Duff u. McCaffrey 2001). Dass elektrischer Strom den Hirnstoffwechsel beeinflussen kann, belegen die positiven und negativen Effekte der Elektrokrampftherapie (Pliskin et al. 2006).

Pathophysiologisch werden neben thermischen Schäden (lokal und nach intrakraniell übergeleitet in Meningen und Kortex mit resultierendem Hirnödem) auch nicht-thermische Membranschäden diskutiert, die im Modell zu Porenbildung führten (»electroporation«, Lee et al. 1988). Die Umwandlung in thermische Energie verursacht ggf. lokale Verbrennungen (Soar et al. 2010) und kann die Muskulatur (Rhabdomyolyse) sowie das Myelon und das PNS schädigen. Gemäß Bundesamt für den Strahlenschutz bilden sich bislang bei Erwachsenen keine neuro-psychiatrischen Langzeiteffekte niedrig-energetischer Felder (z. B. Mobiltelefone und Stromleitungen) ab. Sie werden aber wegen anderer Transmissionsbedingungen speziell bei Kindern weiter untersucht (»Elektrosmog-Diskussion«, ▶ www.bfs.de). An thermischen Effekten hochfrequenter Felder besteht kein Zweifel, z. B. eine Begünstigung okulärer Veränderungen (Katarakt).

■ Klinische Symptomatik und Verlauf
Soforteffekte (bleibender und vorübergehender Art) sind von verspätet einsetzenden neurologischen Defiziten mit oder ohne Progression zu unterscheiden. Verletzungen der Weichteile und der Haut sowie eine PNS-Irritation (Missempfindungen, Kribbeln, subjektive Tremorempfindungen) sind akut nach Stromunfällen oft für einige Zeit vorhanden und klingen über Wochen bis Monate folgenlos ab. Daher sollte stets auf Strommarken, die den Ein- und Austritt des Stroms markieren, untersucht werden.

Geltend gemacht wurden Bewusstseinsverlust, lokale Parästhesien, Paresen, Tremor und organische Psychosyndrome mit vegetativer und ängstlich-depressiver Prägung. Letztere sind typisch und können bei den Überlebenden (gewerblich bei Elektrikern, privat) zu erheblicher Morbidität führen. Als teilweise länger anhaltende Beschwerden werden genannt:
- Fatigue,
- Belastungsinsuffizienz,
- Umstellschwierigkeiten,
- Störanfälligkeit,
- Ängste,
- Stimmungsschwankungen,
- Schlafstörungen.

Die hohe Rate anhaltender derartiger Symptome und die messbaren neuro-psychologischen Langzeitdefizite werfen grundsätzliche Fragen der Kausalität auf. Neuro-psychologische Tests zeigten unerwartet uniforme kognitive Teilleistungsstörungen (bezüglich Gedächtnis, Aufmerksamkeit und Tempo; Übersicht bei Pliskin et al. 2006). Primeau et al. (1995) bezeichneten diesen (SHT-Folgen ähnlichen) Zustand als »Post-electric-Shock«-Syndrom.

Im ungünstigsten Fall induziert die primäre Bewusstlosigkeit oder eine kardiale Komplikation weitere Hirnschädigungen (kraniospinales Trauma bzw. hypoxische Hirnschädigung). Häufig geht es um die Abgrenzung einer psychiatrischen Sekundärerkrankung nach dem Unfall (Belastungsreaktion auf ein lebensbedrohliches Ereignis) von einer bis auf testpsychologische Befunde schwer fassbaren Hirnschädigung. Korrelate im Routine-MRT (initial Hirnödem, später Hirnatrophie) und EEG (Verlangsamung, Erregbarkeitssteigerung) fehlen meist (Duff u. McCaffrey 2001), werden aber aus ersten fMRT-Untersuchungen berichtet (Ramati et al. 2009).

■ Therapie

Nach der Stabilisationsphase können kognitive Defizite mittels neuro-psychologischer Therapien gebessert werden. Entsprechend der hohen Ko-Morbidität mit psychiatrischen Beschwerden werden zusätzliche psychotherapeutische Maßnahmen empfohlen. Die Prognose soll sich verschlechtern, sofern diesbezügliche Beschwerden über drei Monate persistieren (Primeau et al. 1995).

Literatur

Ackrill P, Day JP (1993) The use of desferrioximine in dialysis-associated aluminium disease. Contrib Nephrol 102: 125–13
Alfrey AC, Le Gendre GR, Kopp JB (1976) The dialysis encephalopathy syndrome. Possible aluminium intoxocation. New Engl J Med 294: 184–8
al Harthi SS, Karrar O, al Mashhadani SA, Saddique AA (1990) Metabolite and hormonal profiles in heat stroke patients at Mecca pilgrimage. J Intern Med 228: 343–6
Bacon CJ (1983) Heat stroke and haemorrhagic shock and encephalopathy. Lancet 2: 918
Bartsch P, Merki B, Hofstetter D, Maggiorini M, Kayser B, Oelz O (1993) Treatment of acute mountain sickness by simulated descent: a randomised controlled trial. BMJ 306: 1098–101
Blaylock RL, Maroon J (2011) Immunoexcitotoxicity as a central mechanism in chronic traumatic encephalopathy – a unifying hypothesis. Surgical Neurology International 2: 107–15
Bouchama A, Knochel JP (2002) Heat stroke. N Engl J Med 346: 1978–88
Brandsma D, Stalpers L, Taal W et al. (2008) Clinical features, mechanisms, and management of pseudoprogression in malignant gliomas. Lancet Oncol 9: 453–61
Brent J, McMartin K, Phillips S, Aaron C, Kulig K (2001) Fomepizole for the Treatment of Methanol Poisoning. N Engl J Med 344: 424–9
Bundesministerium für Gesundheit und soziale Sicherung (2005) Merkblatt zur Berufskrankheit Nr. 1317, Polyneuropathie oder Enzephalopathie durch organische Lösungsmittel und deren Gemische. Anlage zur Berufskrankheitenverordnung, BKV
Busse F, Omidi L, Leichtle A et al. (2008) Lead poisoning due to adulterated Marijuana. New Engl J Med 358: 1641–2
Cecil KM, Brubaker CJ et al. (2008) Decreased brain volume in adults with childhood lead exposure. PLoS Med 5(5): e112
Chalela JA, Bonillha L, Neyens R, Hays A (2011) Manganese Encephalopathy: An Under-Recognized Condition in the Intensive Care Unit. Neurocrit Care 14: 456–8
Chuang WL, Huang CC, Chen CJ et al. (2007) Carbon disulfide encephalopathy: cerebral microangioapathy. Neurotoxicology 28: 387–9
Collins JM, Despa F, Lee RC (2007) Structural and functional recovery of electropermeabilized skeletal muscle in-vivo after treatment with surfactant poloxamer 188. Biochim Biophys Acta 1768(5): 1238–46
Coris EE, Ramirez AM, Van Durme DJ (2004) Heat illness in athletes: the dangerous combination of heat, humidity and exercise. Sports Med 34: 9–16
Dandekar D, Hillmann R (1997) Schwermetall-Intoxikation durch »indische Medizin«. Münch Med Wochenschr 139: 11
Daneshvar DH, Baugh CM, Nowinski CJ, McKee AC, Stern RA, Cantu RC (2011) Helmets and mouth guards: the role of personal equipment in preventing sport-related concussions. Clinics in Sports Medicine 30; 145–63
Dryson EW, Ogden JA (2000) Organic solvent induced chronic toxic encephalopathy: extent of recovery, and associated factors, following cessation of exposure. Neurotoxicology 21: 659–65
Duff K, McCaffrey RJ (2001) Electrical injury and lightning injury: a review of their mechanisms and neuropsychological, psychiatric, and neurological sequelae. Neuropsychol Rev 11: 101–16
Ejima A, Imamura T, Nakamura S, Saito H, Matsumoto K, Momono S (1992) Manganese intoxication during total parenteral nutrition. Lancet 339: 426
Ekino S, Susa M, Ninomiya T, Imamura K, Kitamura T (2007) Minamata disease revisited: An update on the acute and chronic manifestations of methyl mercury poisoning. J Neurol Sci 262: 131–44
Food and drug Administration (2009) Federal Register 74: 38686–714
Freissmuth M, Offermanns S, Böhm S (2012) Pharmakologie und Toxikologie. Springer, Berlin Heidelberg New York
Gavett BE, Stern RA, McKee AC (2011) Chronic traumatic encephalopathy: a potential late effect of sportrelated concussive and subconcussive head trauma. Clinics in Sports Medicine 30; 179–88
Gergont A, Lankosz-Lauterbach J, Pietrzyk JJ, Kacinski M (2004) Nervous systen involvement in three children poisoned with thallium. Przegl Lek 61: 371–3
Guilarte TR (2010) Manganese and Parkinson's Disease: A Critical Review and New Findings. Environmental Health Perspectives 8; 1071–80
Guirvach E, Fichet J, Silvera S, Zuber B, Cariou A (2012) Prolonged but reversible coma: an unusual complication of severe heatstroke. Intensive Care Med 38(9): 1571–2
Hansen HC, Witt A (2005) Toxische ZNS-Erkrankungen. In: Wallesch C-W (Hrsg) Neurologie, S 989–96. Elsevier, München
Haut MW, Kuwabara H, Ducatman AM, Hatfield G, Parsons MW, Scott A et al. (2006) Corpus callosum volume in railroad workers with chronic exposure to solvents. J Occup Environ Med 48: 615–24
Kim JH, Brown SL, Jenrow KA, Ryu S (2008) Mechanisms of radiation-induced brain toxicity and implications for future clinical trials. J Neurooncol 87(3): 279–86

Kirchgatterer A, Rammer M, Knoflach P (2005) Gewichtsverlust, Bauchschmerzen und Anämie als Folgen einer Urlaubsreise. Dtsch Med Wochenschr 130: 2253–56

Koksal A, Baybas S, Sozman V et al. (2012) Chronic manganese toxicity due to substance abuse in Turkish patients. Neurol India 60: 224–7

Kommission »Human-Biomonitoring« des Umweltbundesamtes (2003) Aktualisierung der Referenzwerte für Blei, Cadmium und Quecksilber im Blut und Urin von Erwachsenen. Bundesgesundheitsbl-Gesundheitsforsch-Gesundheitsschutz 46: 1112–3

Kruczek C, Hennen G, Hein S, Wöbker G, Isenmann S (2012) »GBS« und schwerste Enzephalopathie bei Intoxikation durch Fremdeinwirkung – ein Fallbericht. ANIM, Berlin

Kumar AJ, Leeds NE, Fuller GN et al. (2000) Malignant gliomas: MR imaging spectrum of radiation therapy- and chemotherapy-induced necrosis of the brain after treatment. Radiology 217: 377–84

Landau K, Pressel G (2004) Organische Lösungsmittel. In: Medizinisches Lexikon der beruflichen Belastungen und Gefährdungen. Gentner Verlag, Stuttgart

Lee RC, Gaylor DC, Bhatt D, Israel DA (1988) Role of cell membrane rupture in the pathogenesis of electrical trauma. J Surg Res 44(6): 709–19

Lüllmann H, Mohr K, Hein L (2010) Pharmakologie und Toxikologie. Thieme, Stuttgart

Maggiorini M, Buhler B, Walter M, Oelz O (1990) Prevalence of acute mountain sickness in the Swiss Alps. BMJ 301: 853–5

McKee AC, Cantu RC, Nowinski CJ et al. (2009) Chronic traumatic encephalopathy in athletes: progressive tauopathy after repetitive head injury. J Neuropathology Exp Neurology 68: 709–35

McKinney AM, Kieffer SA, Paylor RT, SantaCruz KS, Kendi A, Lucato L (2009) Acute toxic leukoencephalopathy: potential for reversibility clinically and on MRI with diffusion-weighted and FLAIR imaging. Am J Roentgenol 193(1): 192–206

Mebs D (2010) Gifttiere, 3. Aufl. Wissenschaftliche Verlagsgesellschaft, Stuttgart

Meißner D, Klemm M, Zogbaum M (2011) Problematik, Klinik und Beispiele der Spurenelementvergiftung – Blei. Toxichem Krimtech 78: 453–64

Montgomery AB, Mills J, Luce JM (1989a) Incidence of acute mountain sickness at intermediate altitude. JAMA 261: 732–4

Montgomery AB, Luce JM, Michael P, Mills J (1989b) Effects of dexamethasone on the incidence of acute mountain sickness at two intermediate altitudes. JAMA 261: 734–6

Morrow AW (1973) Australian Drug Evaluation Committee. Request for reports: Adverse reaction with bismuth subgallate. Med J Aust 1: 912–4

Omalu BI, Bailes J, HammersJL, Fitzsimmons RP (2010) Chronic traumatic encephalopathy, suicides and parasuicidesin professional American athletes: the role of the forensic pathologist. Am J Forensic Med Pathology 31; 130–2

Pliskin NH, Ammar AN, Fink JW, Hill SK, Malina AC, Ramati A et al. (2006) Neuropsychological changes following electrical injury. J Int Neuropsychol Soc 12: 17–23

Primeau M, Engelstatter GH, Bares KK (1995) Behavioral consequences of lightning and electrical injury. Semin Neurol 15: 279–85

Ramati A, Rubin LH, Wicklund A, Pliskin NH, Ammar AN, Fink JW et al. (2009) Psychiatric morbidity following electrical injury and its effects on cognitive functioning. Gen Hosp Psychiatry 31: 360–6

Reimund JM, Dieiemann JL, Warter JM et al. (2000) Factors associated to hypermanganesemia in patients receiving home parenteral nutrition. Clin Nutr 19: 343–8

Rupert JL, Koehle MS (2006) Evidence for Genetic Basis for Altitude-Related Illness. High Altitude Medicine and Biology 7: 150–67

Sabbath EL, Glymour MM et al. (2012) Occoupational solvent exposure and cognition. Neurology 78: 1754

Saddique A, Peterson CD (1983) Thallium poisoning: a review. Vet Hum Toxicol 25: 16–22

Saulle M, Greenwald BD (2012) Chronic Traumatic Encephalopathy: A Review Hindawi Publishing Corporation Rehabilitation Research and Practice ID 816069, 1–9

Schommer K, Bärtsch P (2011) Basiswissen für die höhenmedizinische Beratung. Dtsch Ärzteblatt 49; 839–47

Sharma P, Eesa M, Scott JN (2009) Toxic and acquired metabolic encephalopathies: MRI appearance. Am J Roentgenol 193(3): 879–86

Sikk K, Haldre S, Aquilonius SM, Taba P (2011) Manganese-Induced Parkinsonism due to Ephedrone Abuse. Parkinson's Disease 17: 1–8

Soar J et al. (2010) Kreislaufstillstand unter besonderen Umständen: Elektrolytstörungen, Vergiftungen, Ertrinken, Unterkühlung, Hitzekrankheit, Asthma, Anaphylaxie, Herzchirurgie, Trauma, Schwangerschaft, Stromunfall. Sektion 8 der Leitlinien zur Reanimation 2010 des ERC. Notfall Rettungsmed 13: 679–722

Spengos K, Kontsis G, Tsivgonlis G et al. (2004) Superfizielle Siderose des ZNS. Nervenarzt 75: 493–5

Tokuomi H, Uchino M, Imamura S, Yamanaga H, Nakanishi R, IdetaT (1982) Minamata disease (organic mercury poisoning): neuroradiologic and electrophysiologic studies. Neurology 32: 1369–75

Triebig G, Grobe T, Dietz MC (1999) Polyneuropathie und Enzephalopathie durch organische Lösungsmittel und Lösungsmittelgemische. Nervenarzt 70: 306–14

van Valen E, van Thriel C, Sainio M et al. (2012) Chronic solvent-induced encephalopathy: European consensus of neuropsychological characteristics, assessment, and guidelines for diagnostics. NeuroToxicology 33: 710–26

Visser I, Lavini C, Booij J, Reneman L, Majoie C, de Boer AG et al. (2008) Cerebral impairment in solvent-induced ecephalopathy. Ann Neurol 63: 572–80

Wright JP, Dietrich KN et al. (2008) Associaton of prenatal and childhood blood lead concentrations with criminal arrests in early adulthood. PLoS Med 5(5): e101

Zhang L, Ravdin LD, Relkin N, Zimmerman RD, Jordan B, Lathan WE, Uluğ AM (2003) Increased diffusion in the brain of professional boxers: a preclinical sign of traumatic brain injury? AJNR 24: 52–7

Enzephalopathien durch Gebrauch und Entzug von Alkohol und Drogen

F. Erbguth

28.1 Drogenaufnahme und zerebrale Komplikationen – 420

28.2 Diagnose und Differenzialdiagnose drogenassoziierter Enzephalopathien – 420

28.3 Therapeutische Prinzipien – 421

28.4 Kurzprofile der Enzephalopathien ausgewählter einzelner Drogen – 421
28.4.1 Alkohole – 421
28.4.2 Cannabis und »Spice« – 425
28.4.3 Heroin – 425
28.4.4 Kokain – 425
28.4.5 Ecstasy und Amphetamine – 426
28.4.6 »Liquid Ecstasy« – Gammahydroxybuttersäure – 427
28.4.7 Methcathinon – 427
28.4.8 Weitere Drogen im Überblick – 427

Literatur – 428

Der Gebrauch legaler und illegaler Drogen führt beim Konsumenten und in der Gesellschaft zu großen Schäden; an erster Stelle steht der Alkohol, gefolgt von Heroin und Crack-Kokain (Nutt et al. 2010). Wegen der Einheitlichkeit der therapeutischen Konsequenzen (Sicherung der Vitalfunktionen, Entgiftung, ggf. Sedierung) in den Intoxikations- und Entzugssituationen geht es in diesem Kapitel im Wesentlichen um die klinischen und diagnostischen Probleme sowie die wichtigen Drogenkomplikationen. Die therapeutischen Aspekte sind im ► Abschn. 28.3 besprochen, für Alkohol speziell unter ► Abschn. 28.4.1.

In Deutschland sank zuletzt der Konsum von Tabak und Cannabis bei Jugendlichen, während exzessiver Alkoholkonsum (episodisches »Rauschtrinken«) häufiger wurde (Drogen- und Suchtbericht 2012). Illegale Drogen werden mindestens einmalig von 10–25% der 18- bis 59-Jährigen konsumiert – vorwiegend Cannabis und Ecstasy. Rund zwei Millionen Jugendliche konsumieren regelmäßig Cannabis, die Gruppe der abhängigen »starken Kiffer« ist mit ca. 600.000 unverändert hoch; etwa 200.000 konsumieren regelmäßig »harte« illegale Drogen wie Opiate, Kokain oder Amphetamine. Die Zahl der Rauschgift-Drogentoten liegt in den letzten Jahren um 1000 Fälle pro Jahr, meist verursacht durch Heroin. 80% dieser Todesfälle sind durch Überdosierungen, 10% durch drogenassoziierte Suizide und die restlichen 10% durch Unfälle und andere Komplikationen begründet. Als »**Designerdrogen**« (s.u.) werden Derivate bekannter Drogen bezeichnet, die schließlich im Juli 2012 dem BtMG (Betäubungsmittelgesetz) unterstellt wurden. In den USA zeigt sich ein Trend weg von den klassischen »illegalen« Drogen hin zu rezeptierbaren Präparaten wie Methylphenidat, Narkotika, Tranquilizern und Amphetaminen (Friedman 2006).

Designer-Drogen
Durch einfache chemische Abwandlungen gängiger Substanzen werden beispielsweise Prodine (modifiziertes Pethidin), Fentanyle (mod. Fentanyl), Phencyclidine (mod. Phencyclidin), Tryptamine (mod. Tryptamin), Ecstasy (mod. Amphetamine) hergestellt. Folgende Wirkungen treten auf: Prodine führen zu schwebeähnlichen Glückszuständen, Fentanyle (»China White«) bewirken Euphorie, Antriebssteigerung und Atemlähmung bei Überdosis. Phencyclidine (»Peacepill«, »Angeldust«, »Monkey tranquilizer«) führen dosisabhängig zu Enthemmung, Konzentrationsstörungen, Dyskinesien, Psychosen und quantitativen Bewusstseinsstörungen. Tryptamine (serotoninverwandt) führen zu Euphorie, sympathomimetischem Syndrom und Mydriasis (Bialer 2002; Ricaurte u. McCann 2005). Eventuell bestehen Verunreinigungen mit Methylphenyl-tetrahydro-pyridin (MPTP), die zu Parkinson-Syndrom führen können. Unter Umgehung von formalen Verboten werden neuerdings Substanzen wie Methylen-Dioxipyrovaleron (= Dopamin- und Serotonin-Wiederaufnahmehemmer) mit entsprechenden exzitatorischen Wirkungen als »Badesalze« im Internet vertrieben, die in den USA bereits zu spektakulären Erregungszuständen geführt haben, die auch mit klassischen Sedativa kaum zu beherrschen sind (Ross et al. 2011). Die bei uns am häufigsten konsumierte Designerdroge ist Ecstasy. Zu Manganbelastung ► Abschn. 28.4.7 und ► Abb. 27.1.

28.1 Drogenaufnahme und zerebrale Komplikationen

Die Drogenaufnahme erfolgt oral, durch Schnupfen, durch Injektion und Inhalation (Rauchen, Schnüffeln) oder unbeabsichtigt durch Fremdapplikation oder »Body Packing« (v. a. bei Heroin und Kokain) (Büttner 2011; Neiman et al. 2000; Staack u. Maurer 2005). Die Symptome zerebraler Komplikationen sind in ◻ Tab. 28.1 zusammengestellt.

Begleitend können spinale (toxische Myelopathien) und neuro-muskulär begründete Komplikationen auftreten (z. B. periphere Lagerungsschäden, Myopathien, Neuropathien, Rhabdomyolysen, Wundbotulismus bei verunreinigter i.v.-Applikation) (Ruegg 2005b; Soyka 2010).

28.2 Diagnose und Differenzialdiagnose drogenassoziierter Enzephalopathien

Mangels verlässlicher Drogenanamnese handelt es sich oft um eine Ausschlussdiagnose (Ruegg 2005a). Klinisch hinweisend sind Einstichnarben oder Zeichen typischer Neurotransmitterstörungen, z. B. bei anticholinergen (z. B. Engelstrompete), sympathomimetischen (Amphetamine) und serotonergen (z. B. Ecstasy) Syndromen (► Kap. 26). Bestimmte Schädigungsmuster im MRT (z. B. bei akuten Leukenzephalopathien Typ PRES) können Hinweise auf die Drogenätiologie geben (Tamrazi u. Almast 2012).

> **Bei Bewusstseinsstörungen und Krampfanfällen sind entzündliche und vaskuläre Erkrankungen mittels Liquoruntersuchung bzw. Bildgebung auszuschließen (Tamrazi u. Almast 2012).**

Gewisse Substanzkombinationen können Drogeneffekte »boostern« (z. B. Kokain mit potenzsteigernden Phosphodiesterasehemmern), andere »verschleiern« Symptome. So geht z. B. Heroin (Miosis) plus Kokain (Mydriasis) mit normaler Pupillenweite einher. Der Drogennachweis gelingt aus dem Urin oft besser als dem Blut (längere Nachweisdauer; ◻ Tab. 28.2). Chronischer Konsum ist länger in Haarproben nachzuweisen (► Abschn. 11.1.2).

Einerseits versuchen Drogenkonsumenten nicht selten, ihre Proben so zu manipulieren, dass der Suchtmittelnachweis nicht korrekt gelingt (Überwachung der Entnahme). Andererseits wird die Vortäuschung von Drogenkonsum oft eingesetzt, um Straffreiheit bei Strafprozessen zu erlangen (Angabe frei erhältlicher Medikamente wie Kodein, Zugabe von Medikamenten zur Probe).

Tab. 28.1 Zerebrale Komplikationen des Drogenkonsums

Direkte toxische Effekte der Drogen oder ihrer Beimischungen/Verunreinigungen	Rausch, Bewusstseinsstörungen bis zum Koma, Erregungszustände, toxische (Leuk-)Enzephalopathien (Wernicke-Enzephalopathie, Marchiafava-Bignami-Syndrom, Heroin-Leukenzephalopathie), Blei- oder Mangan-Enzephalopathie, epileptische Anfälle, akute und chronische Neurotransmitterstörungen mit affektiven, kognitiven und motorischen Symptomen, extrapyramidale Symptome, Demenzen
Direkte oder indirekte zerebrovaskuläre Schädigungen	Toxische, hypo- oder hypertensive Effekte auf die Gefäße z. B. mittels Endotheliopathien oder Schrankenstörungen (z. B. PRES, Vasospasmen), Hirninfarkte, intrazerebrale und subarachnoidale Blutungen, Hirnvenenthrombosen, Koagulopathien
Indirekte zerebrale Schädigungen/Enzephalopathien	Aufgrund anderer Organschädigungen (z. B. Leber, Lunge, Herz, Sepsis)
Indirekte zerebrale Schädigungen/Enzephalopathien	Aufgrund mit dem Drogenkonsumassoziierter Lebensumstände wie Exsikkose, Unfälle, Mangelernährung, Immundefizienz, i.v.-Applikation (z. B. Meningoenzephalitis, Hirnabszess, Infektion, Hepatitis-C, HIV) und Kopftrauma
Entzugssymptome	Der jeweiligen Droge

Tab. 28.2 Nachweisdauer von Drogen im Urin bei akutem Konsum (Allgemeine Richtwerte)

Droge	Nachweisdauer (Tage)
Amphetamine/Methamphetamine (Ecstasy)	1–3
Kokain	3–4
Opiate	3–4
Methadon	1–3
Cannabinoide	3–7

Einflussfaktoren sind Metabolismus und Eliminationshalbwertszeit der Droge, Art und Häufigkeit der Einnahme, körperliche Verfassung, Flüssigkeitsaufnahme

> Bei Drogenkonsumenten dürfen Symptome wie Bewusstseinsstörungen und/oder Anfälle nicht vorschnell dem Konsum zugeordnet werden – es müssen behandelbare zerebrale Erkrankungen und drogenassoziierte Komplikationen wie beispielsweise eine Herpes-Enzephalitis oder ein Schlaganfall ausgeschlossen werden.

28.3 Therapeutische Prinzipien

Das Akutmanagement umfasst syndrom- bzw. symptomorientierte Maßnahmen bei Neurotransmitterstörungen (serotonerg, anticholinerg, sympathomimetisch; ► Kap. 26). Selten sind spezifische Antidotgaben möglich (z. B. Methanol statt Äthanol). Ist deren Halbwertszeit kürzer ist als die von Opioiden – wie bei Naloxon –, kann es zu »Rebound-Phänomenen« kommen (Kosten u. O´Connor 2003).

28.4 Kurzprofile der Enzephalopathien ausgewählter einzelner Drogen

28.4.1 Alkohole

Akute Äthanol-Intoxikation

Die akute Äthanol-Intoxikation stört die Funktion zerebraler Membranproteine und Ionenkanäle, so dass GABA-Rezeptoren stimuliert und NMDA-Rezeptoren gehemmt werden. Nach anfänglicher Exzitation (Rauschzustand) kommt es dosisabhängig zu vestibulo-zerebellären Einschränkungen und zu Bewusstseinsstörungen – bis zum Koma. Spätestens dann besteht Lebensgefahr durch Aspiration, Atemstillstand und Herz-Kreislauf-Versagen. Häufig wird die LD 50 von 300–800 g reinem Äthanol genannt, entsprechend ca. 4,7‰ Blutalkohol-Gehalt. Todesfälle sind aber auch unter 3‰ (bei »ungeübten Trinkern«) aufgetreten. Bei Gewohnheitstrinkern und Alkoholkranken verschieben sich dagegen die bedrohlichen Dosen zu höheren Blutalkohol-Konzentrationen (BAK) als Ausdruck einer Toleranzentwicklung. Für die erreichte BAK ist neben Gewicht und Geschlecht auch die Trinkgeschwindigkeit maßgeblich (sog. »Sturztrinken«). Grob vereinfachend, teilt man die Äthanol-Intoxikation in vier Stadien ein (◘ Tab. 28.3).

Akute Methanol-Intoxikation

Durch Verwechslungen oder bewusste Falschabfüllungen kann die Zufuhr vermeintlichen Äthanols in einer Methanol-Intoxikation enden. Methanol wird zu Formaldehyd und Ameisensäure metabolisiert, die wegen langsamer renaler Ausscheidung akkumulieren. Die Ameisensäure bewirkt eine schwere metabolische Azidose; Formaldehyd wirkt dosisabhängig toxisch auf Sehnerven, Gehirn, Leber, Nieren und Herz. Die LD 50 liegt zwischen 100 und 250 ml,

Tab. 28.3 Stadien der Äthanol-Intoxikation (Promilleangaben orientierend)

Stadium	Symptome
Stadium 1 (Blutalkohol-Spiegel: 1–2‰)	Enthemmtes Verhalten, z. B. Redseligkeit (ab 0,2‰) Verlängerte Reaktionszeit (ab 0,3‰) Verminderte Schmerzwahrnehmung (ab 0,5‰) Gestörtes Gleichgewicht (ab 0,8‰) Gerötete Augen und leichte Dysarthrie
Stadium 2 (Blutalkohol-Spiegel: 2–2,5‰)	Deutliche Dysarthrie und Koordinationsstörungen Sehstörungen, Miosis Evtl. Aggressivität Verminderter Muskeltonus Amnesie Erbrechen
Stadium 3 (= Narkose) (Blutalkohol-Spiegel: 2,5–4‰)	Quantitative und qualitative Bewusstseinsstörung Mydriasis
Stadium 4 (= Asphyxie) (ab 4‰)	Koma mit weiten und reaktionslosen Pupillen Hypothermie Atemstillstand Tod (Promillewerte variabel je nach individueller Toleranz zwischen 3 und 6‰; Letalität bei 5‰ = 90%, LD 50 ca. 4,7‰)

ist aber bei niedrigem Körpergewicht und schlechtem Allgemeinzustand geringer. Im Vergleich zu Äthanol ist die enzephalopathische Wirkung ähnlich, aber oft von Hypersalivation und höherer Organtoxizität aufgrund der Azidose begleitet. Der langsame Metabolismus und die Akkumulation lassen die Azidose verzögert auftreten. Die Prognose ist bei Blut-pH-Werten unter 7 deutlich schlechter. Gut bekannt ist die metabolisch begründete therapeutische Äthanol-Gabe bei Methanol-Intoxikation (Zielwert: 1‰ BAK über 5 Tage).

Chronische Äthanolwirkung auf das Gehirn

Chronischer Alkoholkonsum schädigt auf axonalem Niveau toxisch das ZNS und PNS, so dass daraus eine überwiegend kortikal betonte Hirnvolumenminderung resultiert. Bei zusätzlicher Hypovitaminose (▶ Abschn. 19.6) können auch Demyelinisierungen entstehen. So kommt es, enzephalopathisch begründet, langfristig zu kognitiven und affektiven Störungen (Aufmerksamkeit, Konzentration, Gedächtnis, Lernfähigkeit, räumliches Vorstellungsvermögen, Zeitwahrnehmung, Problemlösungsstrategien, Depressionen) sowie zu Verhaltensstörungen (etwa alkoholischer Eifersuchtswahn und sexuelle Störung). Die drastischste Form und oft den Endzustand stellt das Korsakow-Syndrom dar (▶ Abschn. 1.3.1). In Folge einer alkoholischen Lebererkrankung kann eine hepatozerebrale Degeneration bzw. hepatische Enzephalopathie entstehen (▶ Kap. 16). Eine irreversible Atrophie (◘ Abb. 28.1) der Purkinjezellen des Kleinhirns führt, meist begleitet von äthyltoxischer PNP, zu Dysarthrie, Gang- und Extremitätenataxie und Stürzen.

Mit dem Alkoholkonsum assoziierte Enzephalopathien sind die **Zentrale (Extra-)Pontine Myelinolyse ZPM**

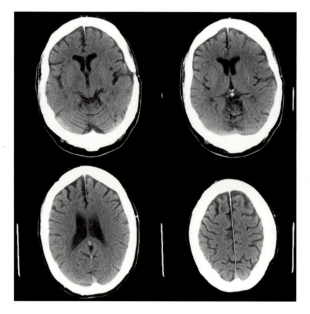

◘ Abb. 28.1 Alkoholbedingte Hirnatrophie: 54-jähriger Patient, mindestens 10 Jahre alkoholabhängig, mit schwerer Leberschädigung, Thrombopenie und Osteoporose. Klinisch: Romberg-Zeichen bei starkem Vor- und Rückwärtsschwanken positiv, deutlicher Intentionstremor aller Extremitäten, Dysmetrie. Patient verleugnet Alkoholproblem und bagatellisiert die Sturzgefahr trotz multipler Prellungen und Hämatome. In der CCT globale Hirnvolumenminderung mit deutlicher frontaler und zerebellärer Betonung. (Aus: Hansen u. Witt 2005; Bildrechte: Elsevier/Urban & Fischer)

(osmotisches Demyelinisierungssyndrom ODS; ▶ Kap. 18) und das **Marchiafava-Bignami-Syndrom MBS** mit Balkenschädigung (◘ Abb. 28.2). Diese demyelinisierende alkoholassoziierte Erkrankung ist ätiologisch multifaktoriell und heterogen. Zur Differenzialdiagnose WE, ODS, MBS, ZPM ▶ Tab. 18.6. Unter **Tabak-Alkohol-Amblyopie**

28.4 · Kurzprofile der Enzephalopathien ausgewählter einzelner Drogen

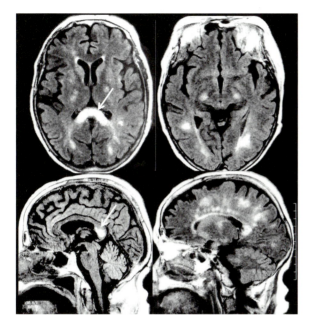

Abb. 28.2 Marchiafava-Bignami-Syndrom: 60-jährige Patientin mit Herzinfarkt und Sepsis postoperativ nach Hüftgelenksersatz. Nach längerer Beatmung und hämodynamischer Rekompensation lag ein prolongiertes organisches Psychosyndrom mit Antriebslosigkeit und Desorientiertheit vor, eine Tetraparese und Zeichen der Critical-illness-Polyneuropathie. Anamnestisch Alkoholmissbrauch, Diabetes insipidus und mellitus bei langfristiger Steroidbehandlung und Zustand nach Hypophysen-Teilentfernung im Rahmen einer Kraniopharyngeom-OP vor 30 Jahren. Der minimale Natriumwert im Serum hatte 119 mval/l betragen. (Aus: Hansen u. Witt 2005; Bildrechte: Elsevier; Urban & Fischer)

versteht man die zusätzliche oder isolierte Schädigung der Sehnerven. Nach langjähriger Alkoholkrankheit treten möglicherweise symptomatische epileptische Anfälle (»Alkoholepilepsie«) auf – als Ausdruck der toxischen Enzephalopathie oder infolge indirekter Hirnschädigungen (wie alkoholbedingte SHT). Epileptische Anfälle sind aber meist Teil eines Alkoholentzugs-Syndroms.

Alkoholentzugs-Syndrom

Das Alkoholentzugs-Syndrom einschließlich eines Entzugsdelirs (»Delirium tremens«) tritt als Komplikation eines chronischen Alkoholmissbrauchs bei ca. 5% auf und besitzt eine Letalität zwischen 2 und 15%.

- **Klinik, Verlauf und Prognose**

Es kommt je nach Ausprägung (Prädelir bis Vollbild) zu folgenden Symptomen.

> **Symptome beim Alkoholentzugs-Syndrom**
> — **Quantitative und qualitative Bewusstseinsstörungen:** Störungen von Gedächtnis, gedanklicher Kohärenz und Orientierung; psychomotorische Unruhe, Nesteln, Schreckhaftigkeit, Fahrigkeit, Schlafstörungen, illusionäre Verkennungen, optische (z. T. szenische) und taktile Halluzinationen, erhöhte Suggestibilität, Somnolenz bis zum Koma
> — **Affektive Störungen:** Reizbarkeit; ängstlich-depressive Stimmung, gelegentlich auch heiter bis manisch
> — **Epileptische Anfälle** (bei 20–40%, oft als Initialsymptom)
> — **Vegetative Störungen:** Tachykardie, arterielle Hypertonie, Hyperthermie, Schwitzen, Tremor, Erbrechen, Diarrhöe, Myoklonien

Eine Quantifizierung kann mittels der 15 Items (Maximum: 79 Punkte) umfassenden CIWA-Ar-Skala (Clinical Institute Withdrawal Assessment Alcohol, revised) erfolgen: <15 Punkte = keine Therapie notwendig; >50 Punkte = Vollbild des Delirs. In Deutschland ist die AES-Skala verbreiteter (34 Punkte, auf A2-Achsen; Tab. 28.4 und Tab. 28.5).

Das Alkoholentzugs-Syndrom tritt etwa 8–72 Stunden nach Unterbrechung bzw. Reduktion der Alkoholzufuhr auf. Es kann sich auch bei fortgesetzter Alkoholzufuhr manifestieren (»Kontinuitätsdelir«) und wird meist von exogenen Faktoren wie Infektion, Dehydratation, Hypoglykämie, Pankreatitis, Leberzirrhose, gastrointestinaler Blutung, Trauma oder Mangelernährung begünstigt (Kosten u. O'Connor 2003).

AES-Skala In den deutschen Leitlinien (AWMF 2006) wird die von Wetterling und Veltrup (1997) entwickelte Alkohol-Entzugsskala (AES-Skala) mit zwei Unterskalen für vegetative und psychische Symptome empfohlen. Ab einem Testwert von 5 der möglichen 34 Punkte soll die Medikation ausgesetzt werden, und bei weiterer Besserung kann die Dokumentation per AES-Skala eingestellt werden. Berechnet wird der Gesamtscore aus sechs vegetativen und fünf psychischen Parametern (Gesamtscore $S = P + V$).

- **Pathogenese**

Durch den Wegfall der Rezeptorwirkung des Alkohols erhöht sich die neuronale Exzitabilität, da die Neurotransmitter sich nicht schnell genug an den relativen Alkoholmangel adjustieren. Es kommt zur
— Unterfunktion des (inhibitorischen) GABA-ergen Systems (Folge: psychomotorische Unruhe, Anfälle),
— Überfunktion des (exzitatorischen) Glutamat-ergen Systems (Folge: epileptische Anfälle),

Tab. 28.4 AES-Skala, Teil 1: Vegetative Symptomatik. (Mod. nach Wetterling u. Veltrup 1997)

	0	1	2	3	4
Pulsfrequenz (bpm)	<100	101–110	111–120	120	Rhythmusstörung
Diastol Blutdruck (mmHg)	<95	95–100	100–105	<105	
Temperatur (°C)	<37,0	<37,5	<38,0	>38,0	
Atemfrequenz (bpm)	<20	20–24	>24		
Schwitzen erkennbar als	Kein	Leicht feuchte Hände	Deutlich Stirn + Gesicht	Massiv profuses Schwitzen	
Tremor erkennbar	Kein	Leicht in Armvorhalteposition	Deutlich bei Fingerspreizung	Schwer ohne Halteposition	

Tab. 28.5 AES-Skala, Teil 2: Teilscore psychische Störungen. (Mod. nach Wetterling u. Veltrup 1997)

	0	1	2	3	4
Psychomotorische Unruhe	Keine	Nestelt	Wälzt sich	Will aufstehen	Erregungszustand
Aufmerksamkeit und Denkablauf	Folgt kurzem Gespräch	Leicht ablenkbar (Geräusche)	Schweift wiederholt ab	Kein geordnetes Gespräch möglich	
Orientierung (Zeit, Ort, Person)	Voll orientiert	Eine Qualität gestört	Zwei Qualitäten gestört	Alle Qualitäten gestört	
Halluzinationen (optisch, akustisch, taktil)	Keine	Suggestibel (liest von leerem Blatt)	Eine Qualität betroffen (z. B. optisch)	Zwei Qualitäten betroffen (opt. + taktil)	Alle Qualitäten/ Szenische Halluzinationen
Angst (auf Nachfrage)	Keine	Leicht	Stark		

— Unterfunktion der (inhibitorischen) α-2-Rezeptoren (Folge: Tachykardie, Hyperhidrose, Tremor),
— Überfunktion des aktivierenden dopaminergen Systems (produktive Psychose),
— Unterfunktion des aktivierenden cholinergen Systems (kognitive Defizite),
— Überfunktion der ADH-Sekretion (Flüssigkeitsretention, Hirnödem).

■ **Therapie**

Unter Überwachung erfolgen supportive und symptomorientierte Maßnahmen, bei schweren Verläufen unter Monitorbedingungen. Parenterale Thiamingaben sind zur Prophylaxe einer oft begleitenden Wernicke-Enzephalopathie sinnvoll (▶ Abschn. 19.6.1).

Die spezielle Delirbehandlung orientiert sich an den Wirkprofilen der Medikamente für unterschiedliche Zielsymptome des Alkohol-Entzugssyndroms (◘ Tab. 28.6 und ◘ Tab. 28.7).

»Präventive Äthanolgaben« sind bestenfalls im Einzelfall wirksam, obwohl in vielen Krankenhausabteilungen außerhalb der Neuro-Psychiatrie immer noch eine »De-lirbehandlung« favorisiert wird (bis zu 16%!). Sie werden nicht empfohlen, da sie dem Behandlungsziel des Grundleidens entgegensteht, den Befund gefährlich verschleiert und zumeist nicht ausreichend wirkt (»point of no return«).

Gebräuchliche **Benzodiazepine** sind: Diazepam, Lorazepam (oral und i.v.) und Midazolam (nur i.v.). Weniger gebräuchlich sind Chlordiazepoxid und Flunitrazepam.

Carbamazepin ist eher bei leichten Fällen indiziert. **Clomethiazol** kann nur noch in Kapseln oder als Mixtur gegeben werden.

Tab. 28.6 Therapeutisch relevante Wirkprinzipien beim Alkoholentzugs-Syndrom

Antidelirantes Wirkprinzip	Medikamente
GABA-erg	Benzodiazepine, Clomethiazol, (Carbamazepin)
Anti-glutamaterg*	Mg++, Carbamazepin
Anti-dopaminerg	Neuroleptika
Anti-adrenerg	Clonidin

* NMDA-Rezeptor-Hemmung

28.4 · Kurzprofile der Enzephalopathien ausgewählter einzelner Drogen

Tab. 28.7 Wirkprofile der wichtigsten Medikamente beim Alkoholentzugs-Delir

Substanz	Anti-adrenerg	Anti-konvulsiv	Anti-psychotisch	Steuerbarkeit
Clomethiazol (p.o.)	+	++	(+)	(+)
Benzodiazepine (i.v.)	(+)	++	(+)	(+)
Neuroleptika (i.v.)	-	--	++	+
Clonidin (i.v.)	++	-	-	+
Carbamazepin (p.o.)	(+)	++	(+)	-

> **Cave**
> Bei höherer Dosierung von Clomethiazol kann es zu Atemdepression und gesteigerter Brochialsekretion kommen.

Clonidin kann in hoher Dosierung – durch seine parasympathikolytische Wirkung am Gastrointestinaltrakt – einen Pseudo-Obstruktionsileus (Ogilvie-Syndrom) auslösen. Es ist nur selten als Monotherapie geeignet (gering sedierend, nicht antipsychotisch wirkend).

Als **Neuroleptika** werden Haloperidol, auch Risperidon und Olanzapin eingesetzt. Kardiovaskuläre Risiken sind dabei abzuwägen.

Antikonvulsive Behandlung Bei Verwendung von Benzodiazepinen, Clomethiazol und Carbamazepin ist in der Regel keine zusätzliche antikonvulsive Behandlung erforderlich. Phenytoin scheint bei Anfällen im Delir eine geringe Wirkung zu haben.

28.4.2 Cannabis und »Spice«

Cannabis löst keine schweren Enzephalopathien, aber psychopathologische Symptome der Intoxikation aus (Halluzinationen, Denkstörungen und Wahn). Beim Dauerkonsum beobachtet man »amotivationale Syndrome«, die sich als Folge oder Ursache (Versuch einer stimulierenden »Selbsttherapie«) interpretieren lassen. Die Cannabinomimetika wie »Spice« (zum Räuchern vertrieben als »Blaue Lotusblume« und »Indischer Löwenschwanz«) bewirken ähnliche Symptome. Eine Beimischung von Bleipartikeln zur Förderung von Gewicht und Verkaufspreis kann eine Bleiintoxikation mit der typischen Enzephalopathie (Lethargie, Psychose; ▶ Kap. 27) bewirken.

Zusammenhänge zwischen Cannabiskonsum und zerebro-vaskulären Komplikationen wurden immerhin in ca. 30 Fällen berichtet. Die Frage der Kausalität ist nicht geklärt (Moussouttas 2004), zumal neuerdings neuroprotektive Wirkungen diskutiert werden. Immerhin wurden Flussbeschleunigungen im TCD (Herning et al. 2005) und multiple »angiopathisch-stenotische« Befunde an den Hirngefäßen berichtet (Wolff et al. 2011).

28.4.3 Heroin

Der **Konsum** durch Injektion oder Inhalation durch Folienrauchen (»chinesing«) führt zu Euphorie, Anxiolyse und Sedierung. Bei Überdosierung entwickeln sich Bradykardie, Miosis, Hypothermie und Atemdepression (Therapie: Sicherung der Vitalfunktionen vordringlich, Gabe von 0,4–2 mg Naloxon sinnvoll).

Neurologische Komplikationen sind Bewusstseinsstörungen und Grand-Mal-Anfälle bis zum Status epilepticus sowie Hirninfarkte. Die akute spongiforme Leukenzephalopathie (**◘** Abb. 28.3) mit Bewusstseinsstörungen, Mittelhirnsyndrom und zerebellärer Ataxie ist als spezifische Komplikation nach Inhalation (»chasing the dragon«) im MRT nachweisbar (Bartlett u. Mikulis 2005; Gacouin et al. 2003; Long et al. 2003).

Bei i.v.-Applikation sind infektiös-septische Komplikationen mit Meningoenzephalitis durch klassische oder ungewöhnliche Erreger zu bedenken (z. B. Bacillus anthracis). Ein Wundbotulismus kann mit seiner paralytischen Wirkung auf die Augen- und Schluckmuskulatur eine Hirnstammläsion suggerieren.

Desomorphin wird als billiger Heroinersatz aus Kodein mit Benzin, Phosphor und Schwermetallen »gekocht«, beispielsweise in Osteuropa. Wegen schwerster Nekrosen an den Injektionsstellen wird es »Krokodil« bzw. »Krok« genannt.

Beim **Heroinentzug** kommt es zu depressiv-gereizter Unruhe (»cold turkey«) mit Übelkeit, Kopfschmerz, Muskelschmerzen, Tachykardie, Mydriasis, Hyperthermie, Erbrechen und Diarrhöe. Die medikamentöse **Therapie** umfasst Methadon, Trizyklika, Doxepin, Neuroleptika, Clonidin und selten Benzodiazepine.

28.4.4 Kokain

Nach Schnupfen, Rauchen (»Crack«), i.v.-Applikation oder oraler Zufuhr führt Kokain dosisabhängig zum sympathomimetischen Syndrom mit Mydriasis, zu tachykarden Herzrhythmusstörungen, Hypertonie, Vasokonst-

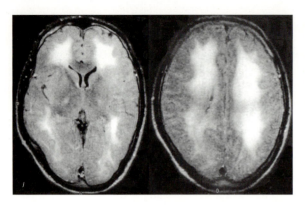

Abb. 28.3 Heroin-Leukenzephalopathie: 25-jähriger Patient mit Opiatmissbrauch, der seit mindestens drei Jahren Heroin raucht. Neurologisch-intensivmedizinische Übernahme zur Klärung einer fortbestehenden Bewusstseinsstörung bei Hirnschwellung, die sich drei Wochen nach Heroinentzug und Sepsis einstellte. Klinisch Koma, Dezerebrationshaltung. Nach drei Wochen apallisches Syndrom mit enthemmten oralen Automatismen, zentralem Fieber. Fünf Monate später gehfähig mit Hilfe, antriebsarm mit amnestischem Psychosyndrom. Axiale Kernspintomographien in FLAIR-Wichtung ergeben ausgedehnte bilaterale hemisphärielle Marklagerbefunde. Die Befunde bestehen zum gezeigten Zeitpunkt der Mobilisation in der Rehabilitationsbehandlung Phase B fort und waren bereits in der komatösen Akutphase nachweisbar. (Aus: Hansen u. Witt 2005; Bildrechte: Elsevier; Urban & Fischer)

riktion, Hyperthermie, akuter Herzinsuffizienz (toxisch), Rhabdomyolyse, Myopathien und metabolischer Azidose. Zerebrale Symptome sind Krampfanfälle, Bewusstseinsstörungen und extrapyramidale Störungen wie Choreoathetose (»Crack dance«), Akathisie, Tics und Dystonie. Platzen beim Drogenschmuggel z. B. inkorporierte Kokain-Säckchen (»Body-Packer-Syndrom«), bereiten die schweren Intoxikationen oft große diagnostische Schwierigkeiten (Klein et al. 2000). Die symptomorientierte **Therapie** umfasst: Fieber- und Blutdrucksenkung, Benzodiazepine unter Monitoring der Vitalparameter.

> **Cave**
> Neuroleptika haben eine anticholinerge Wirkung.

Für zerebro-vaskuläre Komplikationen (Hirninfarkte, intrazerebrale Blutungen, Subarachnoidalblutungen und Sinusvenenthrombosen) (Fessler et al. 1997; Robotham u. Lowenstein 1990; Scheid et al. 1999; Treadwell u. Robinson 2007; McEvoy et al. 2000; Pozzi et al. 2008) werden als Pathomechanismen eine zerebrale Vaskulitis und Vasospasmen diskutiert, neben Blutdruckerhöhungen und pro-thrombotischen Veränderungen (Aggarwal et al. 1996; Boco u. Macdonals 2004). Mittels Hoch-Feld-MRT kann eventuell zwischen Vasokonstriktion und Vaskulitis differenziert werden (Mandel et al. 2012). Das Risiko auf eine Hirnblutung erhöht sich um den Faktor 1,2, für einen Hirninfarkt um den Faktor 2. Bei Amphetaminen verfünffacht sich das Hirnblutungsrisiko, nicht jedoch das Hirninfarktrisiko (Westover et al. 2007).

28.4.5 Ecstasy und Amphetamine

Amphetamine Amphetamine wirken »entaktogen«, d. h. antriebs-/leistungssteigernd, euphorisierend, aber auch harmonisierend (»heart opener«), kommunikationsfördernd und gering halluzinogen, zumal sie oft »gestreckt« werden, z. B. mit Koffein, Lidocain und LSD. Komplikationen sind Hyperthermie, DIC, Rhabdomyolyse, Nieren- und Leberversagen, Exsikkose und Elektrolytstörungen (v. a. schwere Hyponatriämie, SIADH), Gerinnungsstörungen, tachykarde Herzrhythmusstörungen und exzessive Blutdrucksteigerungen. Neben Schwindel, Kopfschmerzen, Nystagmus und Bewusstseinsstörungen treten auf: Krampfanfälle, Status epilepticus, Infarkte, Blutungen, Hirnvenenthrombose und vegetative Komplikationen. Typisch sind Hyperhidrose, Hitze-/Kältewallungen, Übelkeit und Erbrechen, Mundtrockenheit und Mydriasis bis zur Lichtstarre (Ben-Abraham et al. 2003).

> **Cave**
> Es besteht die Gefahr eines zu frühen Abbruchs einer Reanimation wegen kokaininduzierter Mydriasis, die als negativer prognostischer Parameter fehlinterpretiert wird.

Mitunter treten »konsumassoziierte« Effekte hinzu, z. B. durch Schlafmangel und Exsikkose bei tagelangen Tanzpartys (Raves). Chronischer Konsum löst kognitive Beeinträchtigungen aus (Wagner et al. 2012).

Die **Therapie** besteht aus Hydrierung, Kühlung, Benzodiazepin- und evtl. Dantrolen-Gabe (bei maligner Hyperthermie).

Ecstasy Als Ecstasy werden folgende Amphetamin-Varianten bezeichnet:
- MDMA (**M**ethylen**d**ioxy**m**et**a**mphetamin = »ADAM«),
- MDA (**M**ethylen**d**ioxy**a**mphetamin = »HARMONY«),
- MDEA (**M**ethylen**d**ioxy**e**thyl**a**mphetamin = »EVE« oder »EVA«),
- MBDB (**M**ethyl**b**enzo**d**ioxoly**l**butanamin).

Methamphetamin – »Crystal« Diese in den USA und in den deutschen Grenzregionen zu Osteuropa zunehmend konsumierte Designerdroge (Szenenamen z. B. »Crystal Meth«, »Speed«, »Diamonds«, »Cristy«) wird oral oder i.v. aufgenommen bzw. geschnupft oder geraucht und produziert eine starke Abhängigkeit. Dort und in Australien stieg die Zahl der Notarztbehandlungen u. a. wegen akuter Psychosen und internistisch-neurologischer Komplikationen stark an. Die Herstellung aus Pseudo-Ephedrin – einem frei verkäuflichen Erkältungsmedikament – ist denkbar einfach. Den rasanten Verfall durch Konsum dieser Droge illustriert die Fotoserie »Faces of Meth« (www.methmadness.com).

28.4.6 »Liquid Ecstasy« – Gammahydroxybuttersäure

Anders als es die Bezeichnung nahe legt, handelt es sich nicht um eine amphetaminerge Substanz wie Ecstasy, sondern um Gamma-Hydroxybuttersäure (GHB, Szenename »G«, Liquid X, Liquid E, G-Juice). Ihr Konsum steigt stetig an. GHB wird auch kriminell von Dritten unbemerkt zugeführt (»Knock-out-Tropfen«). Die Wirkung setzt nach ca. 5–20 Minuten ein und hält ca. 2–3 Stunden an. Ähnlich der Alkoholwirkung entfalten sich dosisabhängig enthemmende, aphrodisierende, entaktogene, euphorisierende und wahrnehmungs- und antriebsintensivierende Effekte (Miro et al. 2002). Höhere Dosen wirken hypnotisch; Brechreiz und zerebelläre Koordinationsstörungen treten als Nebenwirkungen auf. Nach dem Koma kann der Tod durch Asphyxie, Aspiration und Multiorganversagen eintreten (Bartlett u. Mikulis 2005). Entzugserscheinungen äußern sich in Zittern, Schweißausbrüchen und Übelkeit bis hin zum Delir.

Missbraucht wird die Substanz in medikamentöser Form (Xyrem® gegen Kataplexie/Narkolepsie) und als Präkursor (1,4-Butandiol oder Gammabutyrolacton. Letztere werden zu GHB metabolisiert und sind problemlos und billig als Rostreiniger im Baumarkt zu beschaffen.

28.4.7 Methcathinon

Methcathinon (2-Methylamino-1-phenylpropanon; Ephedron), in der Szene »CAT« oder »Jeff« genannt, ist ein synthetisch hergestellter Stoff und mit dem Wirkstoff Cathinon der Khatpflanze eng verwandt. Der Unterschied zwischen CAT und der Khatpflanze ist vergleichbar mit dem Unterschied zwischen Kokain und der Cocapflanze. CAT wird als kristallines weißes Pulver geschnupft, seltener geraucht, geschluckt oder gespritzt. Durch eine Mangan-Enzephalopathie kann der Konsum zur Leukenzephalopathie und zum schweren parkinsonoiden Syndrom ohne kognitive Einschränkung führen (Filley u. Kleinschmidt-DeMasters 2001; Stepens et al. 2008, 2010). Sie ist auf den oxidativen Herstellungsprozess (Oxidation von [Pseudo-]Ephedrin zu Ephedron) mittels Kaliumpermanganat zurückzuführen (▶ Abb. 27.1).

28.4.8 Weitere Drogen im Überblick

Ketamin Ketamin (Techno-Szene: »Special K«, »Vitamin K«) gibt es in flüssiger oder Pulverform und wird oral, nasal, i.m. oder i.v. eingenommen. Es führt zu Bewusstseinsstörungen und epileptischen Anfällen.

Halluzinogene Als Halluzinogene werden Lysergsäurediethylamid (LSD), Psilocin aus »magic mushrooms«, Meskalin aus Peyote-Kaktus konsumiert. Es treten psychotische Symptome und je nach »Pilzsorte« alle Varianten von Neurotransmitterstörungen auf (anticholinerge, dopaminerge und sympathomimetische Syndrome; ▶ Kap. 26).

Volatile Substanzen – Organische Lösungsmittel Organische Lösungsmittel und Benzin werden als Suchtmittel inhaliert, vorrangig von ärmeren Bevölkerungsschichten, z. B. in Russland, USA, Australien und in Entwicklungsländern. Im Rahmen von Leukenzephalopathien resultieren bei chronischem Konsum Bewusstseinsstörungen und kognitive Defizite, die bei Abstinenz teilweise reversibel sind (Fessler et al. 1997; van Valen et al. 2009). Die Inhalation von Benzin kann zur Blei-Enzephalopathie mit Hirnödem führen (▶ Kap. 27). Bei Einatmung kalter Gase aus Kompressions-Gasflaschen kann infolge des starken Vagusreizes ein Herzstillstand auftreten. Beim Propan-Schnüffeln können versehentlich Explosionen ausgelöst werden. Zum Missbrauch dienen auch Lachgas oder »Poppers« (Amylnitrit, Butylnitrit, Isobutylnitrit), enthalten in Patronen für Haushaltsgeräte. Die zerebralen Komplikationen bestehen in Vigilanz- und Bewusstseinsstörungen, epileptischen Anfällen und toxischen kardialen Komplikationen.

Pflanzliche Anticholinergika Aufgüsse aus Engelstrompete, Stechapfel oder Tollkirsche, zugeführt als berauschender »Tee«, führen zum anticholinergen Syndrom mit epileptischen Anfällen, trockener warmer Haut, Mydriasis und Bewusstseinsstörungen. Außer symptomatischen Maßnahmen lässt sich das zentrale anticholinerge Syndroms mit Physostigmin (Anticholium®) behandeln.

Absinth Das aus der Kunstszene des 19. und 20. Jahrhunderts (z. B. Oscar Wilde, Van Gogh) berühmt-berüchtigte Getränk (»Die grüne Fee«) mit dem Inhaltsstoff Thujon ist aufgrund einer Gesetzesänderung in Deutschland erstmals seit 1923 wieder erhältlich. Der Konsum kann akut zu Psychosen und epileptischen Anfällen führen; Langzeitfolgen sind kognitiver Abbau, Psychosen und Persönlichkeitsveränderungen (Hein et al. 2001).

> **Besondere Merkmale der Enzephalopathien durch Gebrauch und Entzug von Alkohol und Drogen**
> - Abrupte Bewusstseinsstörungen, Stürze, epileptische Anfälle
> - Anamnese einer Suchterkrankung, Einstichnarben, Entzugs-Szenario (z. B. Hospitalisation)
> - Pupillenbefunde (z. B. Miosis: Opiate/Mydriasis: Anticholinergika)

- Unerwartete infektiöse/vaskuläre Komplikationen (Verunreinigung/Sepsis)
- Vollständige Reversibilität nach Abklingen von Intoxikation/Entzug

Literatur

Aggarwal SK, Williams V, Levine SR et al. (1996) Cocaine-associated intracranial hemorrhage: absence of vasculitis in 14 cases. Neurology 46: 1741–3

AWMF (Hrsg) (2006) Leitlinien der Dt. Ges. f. Suchtforschung und Suchttherapie (DG-Sucht) und der Dt. Ges. f. Psychiatrie, Psychotherapie und Nervenheilkunde (DGPPN). Aachen

Bartlett E, Mikulis DJ (2005) Chasing »chasing the dragon« with MRI: leukoencephalopathy in drug abuse. Brit J Radiol 78: 997–1004

Ben-Abraham R, Szold O, Rudick V et al. (2003) Ecstasy intoxication: life-threatening manifestations and resuscitative measures in the intensive care setting. Eur J Emerg Med 10: 309–13

Bialer PA (2002) Designer drugs in the general hospital. Psychiatr Clin North Am 25: 231–43

Boco T, Macdonals RL (2004) Absence of acute cerebral vasoconstriction after cocaine-associated subarachnoid haemorrhage. Neurocritical Care 1: 449–54

Büttner A (2011) Review: the neuropathology of drug abuse. Neuropath Appl Neurobiol 37: 118–34

Dingwall KM, Cairney S (2011) Recovery from central nervous system changes following volatile substance misuse. Subst Use Misuse 46, Suppl 1: 73–83

Drogen- und Suchtbericht (2012), hrsg. v. Drogenbeauftragte der Bundesregierung. www.drogenbeauftragte.de

Fessler RD, Esshaki CM, Stankewitz RC et al. (1997) The neurovascular complications of cocaine. Surg Neurol 47: 339–45

Filley CM, Kleinschmidt-DeMasters BK (2001) Toxicleukoencephalopathy. N Engl J Med 345: 425–32

Friedman RA (2006) The changing face of teenage drug abuse – The trend toward prescription drugs. N Engl J Med 354: 1448–50

Gacouin A, Lavoue S, Signouret T et al. (2003) Reversible spongiform leicoencephalopathy after inhalation of heated heroin. Intensive Care Med 29: 1012–5

Hansen HC, Witt A (2005) Toxische ZNS-Erkrankungen. In: Wallesch C-W (Hrsg) Neurologie: Diagnostik und Therapie in Klinik und Praxis, S 989–96. Elsevier, Urban & Fischer, München

Hein J, Lobbedey Lars, Neumärker KJ (2001) Absinth – Neue Mode, alte Probleme. Dtsch Arztebl 98: A-2716–24

Herning RI, Better WE, Tate K et al. (2005) Cerebrovascular perfusion in marijuhana users during a month of monitored abstinence. Neurology 64: 488–93

Klein C, Balash Y, Pollak L et al. (2000) Body packer: cocaine intoxication, causing death, masked by concomitant administration of major tranquilizers. Eur J Neurol 7: 555–8

Kosten TR, O'Connor PG (2003) Management of drug and alcohol withdrawal. N Engl J Med 348: 1786–95

Long H, Deore K, Hoffman RS et al. (2003) A fatal case of spongiform leukoencephalopathy linked to »chasing the dragon«. J Toxicol Clin Toxicol 41: 887–91

Mandell DM, Matouk CC, Farb RI et al. (2012) Vessel wall MRI to differentiate between reversible cerebral vasoconstriction syndrome and central nervous system vasculitis. Stroke 43: 860–2

McEvoy AW, Kitchen ND, Thomas DG (2000) Intracerebral haemorrhage and drug abuse in young adults. Br J Neurosurg 14: 449–54

Miro O, Nogue S, Espinosa G et al. (2002) Trends in illicit drug emergencies: the emerging role of gamma-hydroxybutyrate. J Toxicol Clin Toxicol 40: 129–35

Moussouttas M (2004) Cannabis use and cerebrovascular disease. Neurologist 10: 47–53

Neiman J, Haapaniemi HM, Hillbom M (2000) Neurological complications of drug abuse: pathophysiological mechanisms. Eur J Neurol 7: 595–606

Nutt DJ, King LA, Phillips LD (2010) Drug harms in the UK: a multicriteria decision analysis. Lancet 376: 1558–65

Pozzi M, Roccatagliata D, Sterzi R (2008) Drug abuse and intracranial hemorrhage. Neurol Sci 29: S269–S270

Ricaurte GA, McCann DU (2005) Recognition and management of complications of new recreational drug use. Lancet 365: 2137–45

Ross EA, Watson M, Goldberger B (2011) »Bath salts« intoxication. N Engl J Med 3 365: 967–8

Rowbotham MC, Lowenstein DH (1990) Neurologic consequences of cocaine use. Ann Rev Med 41: 417–22

Ruegg S (2005a) Drogen und Nervensystem. Differenzialdiagnose drogenassoziierter Zustände und kurzer Ausblick. Akt Neurol 32: 609–22

Ruegg S (2005b) Drogen und Nervensystem. Klinisch-neurologisches Drogenbrevier. Akt Neurol 32: 544–65

Scheid R, Schindler E, Biniek R (1999) Kokaininduzierte akute ZNS-Erkrankungen. Nervenarzt 70: 315–21

Soyka M (Hrsg) (2010) Drogennotfälle. Diagnostik, klinisches Erscheinungsbild, Therapie. Schattauer, Stuttgart.

Staack RF, Maurer HH (2005) Metabolism of designer drugs of abuse. Curr Drug Metab 6: 259–74

Stepens A, Stagg CJ, Platkajis A et al. (2010) White matter abnormalities in methcathinone abusers with an extrapyramidal syndrome. Brain 133: 3676–84

Stepens A, Logina I, Liguts V et al. (2008) A Parkinsonian syndrome in methcathinone users and the role of manganese. N Engl J Med 358: 1009–17

Tamrazi B, Almast J (2012) Your brain on drugs: imaging of drug-related changes in the central nervous system. Radio Graphics 32: 701–19

Treadwell SD, Robinson TG (2007) Cocaine and stroke. Postgrad Med J 83: 389–94

Wagner D, Becker B, Koester P et al. (2012) A prospective study of learning, memory, and executive function in new MDMA users. Addiction [Epub ahead of print]

van Valen E, Wekking E, van der Laan G et al. (2009) The course of chronic solvent induced encephalopathy: a systematic review. Neurotoxicology 30: 1172–86

Westover AN, McBride S, Haley RW (2007) Stroke in young adults who abuse amphetamines or cocaine. Arch Gen Psychiatry 64: 495–502

Wetterling T, Veltrup C (1997) Diagnose und Therapie von Alkoholproblemen. Springer, Berlin Heidelberg New York

Wolff V, Lauer V, Rouyer O et al. (2011) Cannabis use, ischemic stroke, and multifocal intracranial vasoconstriction, Stroke 42: 1778–80

Stichwortverzeichnis

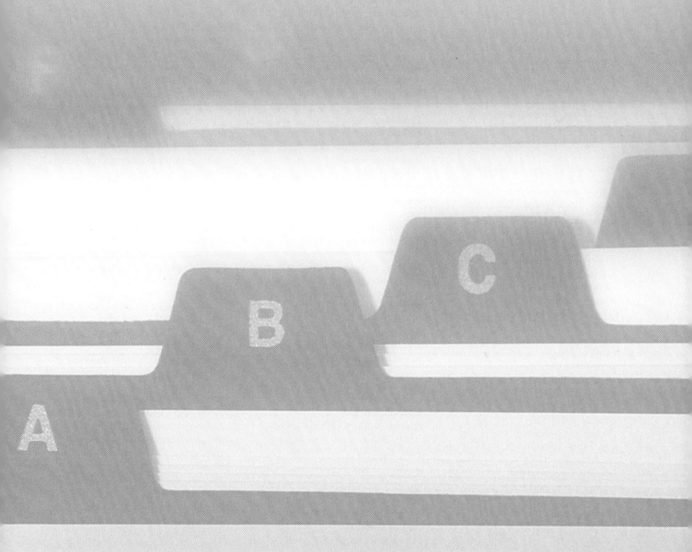

50er-Regel 210

A

ABK ▶ Akute Höhen- oder Bergkrankheit 412
ABRA ▶ Amyloid-Beta-Angiopathie 319
Abscencen-Status 75
Abszess ▶ Hirnabszess
Alzheimer-Demenz 26–28, 318
Adams-Stokes-Anfälle 78
ADEM 47, 332, 351, 353–355
Adrenoleukodystrophie 93, 121
Afebrile epileptische Anfälle 308
Affektive Störungen 322
Afrikanische Trypanosomiasis 336
Ahornsiruperkrankung 361
Aicardi-Goutières-Syndrom 323, 367
Akinese 257
Akinetischer Mutismus 6, 28, 29, 97, 220, 336, 338
Akustisch evozierte Potenziale 156, 197, 236
Akute Äthanol-Intoxikation 92, 421
Akute Höhen- oder Bergkrankheit 412
Akute Methanol-Intoxikation 421
Akute Pankreatitis 308
Akute Psychosyndrome 21
Akutes Leberversagen 272, 273, 275, 276
Albumin 177, 188–190
Alkohol 170, 172, 419
Alkoholabusus 117, 212
Alkoholentzug 57, 63, 66, 67, 70, 288, 290, 295–297
Alkoholentzugsskala 424
Alkoholentzugs-Syndrom 423
– Symptome 423
Allgemeinveränderung 149–152
Allogene Stammzelltransplantation 356
Allostase 376
Altersdepression 378
Aluminium 405, 408
Alzheimer-Demenz 172, 318, 414
Aminoazidopathien 361
Aminoazidurien 360
Ammoniak 48–49, 71, 130–132, 136, 161, 176, 177, 272–276, 360–364, 389
Amnesie 72–74, 79–81
Amphetamin-Derivate 89, 426
Amphetamin-Varianten 426
Amphetamine 420, 426
Amyloidablagerungen 318
Amyloid-Beta-Clearance 318
Anamnese 54, 70, 169–172
Anarthrie 16
Anfall
– fokal 75
– generalisiert 74
Anfallsbehandlung 108, 320
Anfallsprophylaxe 320
Angelman-Syndrom 385
Angiitis 319, 344, 349
Anhidrose 111

Anisokorie 61, 62, 64, 68
Anoxische Hirnschädigung 78, 235
Antibiose 329, 330, 332
Anti-Gliadin AK 304
Antikoagulation 210, 307, 347
Antikonvulsiva 210, 383, 389, 392
Antikörper-Diagnostik 160, 164, 177
Anti-neuronale Antikörper 163
Anti-Phospholipid-Antikörper-Syndrom 344, 347
Antipyretika 262
Anton-Syndrom 19
Apallisches Syndrom 6, 12, 13, 220
Aphasie 19, 22, 24, 27, 328
– Remissionsstufen 13
Apnoetest 16
Apnoe-Syndrom 49, 72, 73, 76, 404
Apoptose 34, 127, 266, 388
ARAS 5–7, 34–37, 39, 42, 44–47, 59, 192, 230, 231, 243, 245
Arteriolosklerose 316, 318
Arteriosklerotische Mikroangiopathie 316
Asperger-Syndrom 104
Aspiration 54
Assoziationskortex 21
Asterixis 273, 281
Astrozytenschwellung 272
Astrozytenvolumen 272
Ataktische Bewegungsstörung 311
Atemdepression 76, 395, 425
Atemgeruch 54, 67
Atemstörung 89, 255
Äthanol-Intoxikation 92, 421
Atmungsstörungen 56, 63, 76
Atraumatisches Subduralhämatom 283
Aufmerksamkeitsdefizit-/Hyperaktivitäts-Syndrom 304
Aufmerksamkeitsleistung 59
Aufmerksamkeitsstörungen 97, 98
Autismus 104, 304
Autoimmune Enzephalopathien 350
Autoimmunerkrankungen 324, 332
Autoimmunprozesse 46, 124, 126, 163, 343, 344
Autosomal Dominant Retinal Vasculopathy with Cerebral Leukodystrophy 323
Avitaminosen 309
Azidose 49, 162, 360, 361, 363, 369, 409, 411, 413

B

Babinski-Zeichen 58, 60, 64, 231
Badjatia Score 262
Bagatellverletzungen 90
Bakteriämie 329
Bakterielle Enzephalitis 145
Bakterielle Meningitis 188
Balint-Syndrom 19
Barbituratnarkose 328
Bariatrische Chirurgie 304, 313

Basalganglienerkrankung 365
Basilaris-Stenose 183
Basilaris-Thrombose 183
Basislabor 71, 177
Basismaßnahmen
– Reanimation 45, 47, 49, 171, 393, 395, 397, 399
BBB ▶ Blut-Hirn-Schranke 37, 46, 76
Befundkontrollen 170
Belohnungssystem 380
Beri-Beri 309
Betreuungsgesetze 212, 217
Beuge-Streck-Synergismen 12, 58, 60, 224, 230
Bewegungsstörungen 98, 100, 102, 104, 105, 170–173
Bewusstsein 4, 5, 10, 13, 14, 16–18, 21, 23
Bewusstseinskontrolle 5
Bewusstseinstörung
– ohne zerebrale Herdzeichen 68
– mit zerebralen Herdzeichen 68
– mit Nackensteife 68
– mit pathologischer Pupillenweite 68
Bewusstseinsstörung bei Immunschwäche 65
Bewusstseinsstörung mit Kopfschmerzen und Erbrechen 67
Bewusstseinsstörung mit »Krämpfen« 66
Bewusstseinsstörung mit psychiatrischer Grunderkrankung 66
Bewusstseinsstörungen
– epileptische 74–76
– episodische 70–72
– infratentoriell 63
– multipler supratentorielle Beginn 63
– nicht-epileptische 76–78
– Pathophysiologie 33
– Psychogen 72–74
– supratentoriell, einseitiger Beginn 63
– Ursachen 41, 42, 44–49, 51, 52
Bickerstaff-Enzephalitis 351, 353
Bilateral multiple Läsionen 66, 90, 91
Bildgebende Ultraschall-Verfahren 184
Bildgebende Verfahren 140, 234, 243, 245, 255, 258, 268, 370
Biochemische Diagnostik 160
Biochemische Marker 260
Biomarker 176–178
Biotinstoffwechsel 365
Bipolare Störung 379
Bissverletzungen 74
Blei 405, 406
Bleiintoxikation 425
Blut-/Serumparameter 71, 177, 346, 352, 360
Blutdruckkomplikationen 77, 111, 208
Blutdruckkrise 77, 111, 209
Blut-Hirn-Schranke 36, 37, 46, 50, 76, 110, 130, 132–134, 136, 176, 177, 283, 308, 316, 317, 320, 333, 404, 406, 408, 409, 414
Blut-Liquor-Schranke 189, 190
Blut-Liquor-Schrankenfunktionsstörung 189, 318

Blutungen 42–44, 46
Blutzuckerstörungen 51, 369–371
Body-packer-Syndrom 393, 426
Borreliose 27, 178, 188, 191–193, 344
Boston-Kriterien für CAA 319
Bradykardie 77, 111, 206, 220, 255, 320, 425
Brain-Computer-Interface 236
Bronchialkarzinom 355
BSM ▶ Burst-Suppression-Muster 153
Bulbärhirnsyndrom 224, 229, 231
Burst-Suppression-Muster 151, 153–155, 158, 159, 192, 195, 255, 259, 260, 384

C

CAA ▶ Zerebrale Amyloid-Angiopathie 318
CADASIL 114, 120, 141, 305, 322, 324
CADASIL-KOMA 322
Cannabinomimetika 425
Cannabis 420, 425
CARASIL 322
Carnitin ▶ Karnitin
CCT-Diagnostik 259
Cerebritis 144
Chagas' Krankheit 338
Chemokine 333
Chemotherapie 118, 122, 394, 415
Cholinerges Syndrom 396
Chorea 98, 100, 102
– Differenzialdiagnosen 103
Chorea-Syndrom 324
Chronisch entzündliche Liquorsyndrome 306
Chronisch toxisches Enzephalopathie-Syndrom 404
Chronische Enzephalopathie 371
Chronische hereditäre Enzephalopathien 92
Chronische Intoxikationen 407
Chronische traumatische Enzephalopathie 414
Chronisches Psychosyndrom 368
Churg-Strauss-Syndrom 345, 346
CJD 144, 149, 152, 179, 189, 192, 193
CLIPPERS-Syndrom 351
Cobalamin 310, 312
Cogan-Syndrom 349
COL4A1-Erkrankung 323
Colitis ulcerosa 304, 306
Coma diabeticum 369
Computertomographie 180, 182
Cornealreflex 224, 229, 230, 233, 255
CPP ▶ Zerebraler Perfusionsdruck 215
Crack-Kokain 420
Creutzfeldt-Jakob
– Erkrankung 123, 144, 149, 150, 152, 153, 192, 195, 394
– Krankheit 338, 339
CRH-System 377
Crossley Score 262
CT-Angiographie 143, 180, 183, 244
Cushing-Reflex 56, 220, 229

D

Dämmerzustand 75
d-Dimere 179
Default Mode Netzwerk 381
Degenerative zerebrale Mikroangiopathien 322
Déjà-vu-Erlebnisse 74
Delir 9, 21–26, 47, 54, 56, 59, 63, 65, 71, 73, 75, 96, 98–100, 130, 136, 137, 207, 211, 212, 290, 291, 297–299, 329, 368, 371, 394, 395, 400
Delirante Psychosyndrome 8, 24, 36
Delirante Syndrome 24, 320
Delirantes Syndrom 90, 221, 234
Delirauslösung 21, 22
Delirbehandlung 424
Delir-Prävention 25, 28
Delir-Screening 221, 222
Delir-Skalen 221
Delirtherapie 212
Demenz 26, 27, 63, 72, 80, 90, 92, 93, 96–99, 105, 136, 172, 307, 310, 318, 404, 409, 414, 415
Demenz mit Lewy-Körpern 99
Demenzielle Entwicklungen 371, 372
Demenzielle Syndrome 304, 307
Demenzinzidenz 26
Demenzrisikofaktor 226
Demenzstadien 28
Demenzsyndrom
– Diagnosekriterien 27
Demyelinisierung 90, 257
Demyelinisierungen 140, 148, 330, 351
Depression 27, 72, 81, 96, 222, 376, 377
Deprressive
– Störungen 376
– Syndrome 81, 355, 376
– Zustände 81
Delir 71
Designer-Drogen 420
Destruktionsmarker 179, 180
Detoxifikation 404, 406
Diabetische Demenz 371
Diabetische Ketoazidose 162
Diabetische Striatopathie 146, 369
Diagnostischer Prozess 170
Dialyse 280–282
Diarrhöe 111
Dialyse-Demenz 284
Diffus axonales Trauma 44
Diffusion 386
Diffusions
– bildgebung 388
– wichtung (DWi) 339, 370
Disability paradox 14
Disseminierte Parenchymläsionen 39, 43, 54, 60, 64, 65, 69, 90, 304
Dissoziative Störungen 72, 80, 81
– Zustände 72, 80, 81
Diuretika-Hyponatriämie 282
DNA-Methylierung 378
Dopamin-Wiederaufnahmehemmer 420
Dopplersonographie 183–185
Dravet-Syndrom 385
'dreamy state' 106
Drogen 42, 46, 47, 63, 65–67, 69, 70, 72, 89, 90, 380, 419–421, 427
Drogenassoziierte Enzephalopathien 420
Drogenentzug 63, 425–427
Duplexsonographie 183
Durchfluss-Zytometrie 188
Dysarthrie 61, 62
Dysäquilibrium-Syndrom 284
Dyskinesien 100, 103
Dysosmotische Enzephalopathie 206, 216
Dystonien 98–102, 105

E

Ecstasy 395, 397, 420, 426, 427
Eculizumab 329
EEG 149–155, 157–159, 220, 227, 228, 231, 232, 234, 237–241, 254, 255, 257–261, 267, 268
EEG ▶ Elektroenzephalogramm 192
EEG-Diagnostik 149, 154
EEG-Indikationen 196
EEG-Monitoring 195, 237–239
EEG-Phänomene 151
EEG-Potenziale 150, 194, 195
EEG-Untersuchung
– Nachteile 196
– Vorteile 195
EHEC 161, 328, 329
EHEC ▶ Enterohämorrhagische Escherichia coli 328
Eklamptische Syndrome 319
EKP ▶ Ereignis-korrelierte Potenziale 156
Elektrischer Status epilepticus 385
Elektrodenplatzierung 194
Elektroenzephalogramm 192
Elektrolytentgleisung 140
Elektrolyt-Enzephalopathien 162
Elektrolytstörungen 287, 288, 291
Elektromagnetische Energie 415
Emergenz 4
Endokarditis 65
Endokrine Dysregulationen 299, 300
Endokrine Enzephalopathien 299
Endokrine Psychosyndrome 290
Endotoxine 329
Enterisches Fieber 329
Enterohämorrhagische Escherichia coli 328
Enteropathien 303, 304, 309, 314
– Diagnostik 313
Enterovirusinfektionen 188
Entscheidungen am Lebensende 217
Entzündliche Darmerkrankungen 304
Entzündliche ZNS-Prozesse 45
Enzephalitis 63, 65, 67, 72, 73, 92, 100, 207
Enzephalitits-Syndrom 350
Enzephalomyelitis disseminata 124, 125
Enzephalopathie-Auslöser 89, 90
Enzephalopathien 89–93
– bei Immunsuppression 92
– Definition 87, 88

- Differenzialdiagnosen 91
- in der Intensivtherapie 92
- in der Notaufnahme 92
- mit Leitsymptom Kopfschmerz/ Hirnödem 93
- mit Leitsymptom Krampfanfall 92
- Pathophysiologie 129, 130, 133, 135, 137
- Stufendiagnostik 177
- Therapie 313
- Ursachenspektrum 87, 90

Enzephalopathie-Symptomatik
- Determinanten 134

Enzephalopathie-Syndrom 351, 413
Enzephalopathie-Syndrome durch Medikamente 391
Enzephalopathische Krise 362
Enzephalopathische Psychosyndrome 316
Enzephalopathien
- Neuropathologie 113

Enzymblockaden 396
EP ▶ Evozierte Potenziale 155, 197
Ephaptische Interaktionen 387
Epilepsie 60, 61, 70, 72, 75, 79, 80, 170, 383, 385, 386, 389
Epilepsiebedingte Übererregung 147
Epilepsie-Symptome 106
Epilepsie-Syndrome 106, 211
Epileptische Aktivität 386–389
Epileptische Anfälle 58, 61, 69, 72, 78, 105, 170, 171, 204, 255, 320, 323, 328, 329, 334, 363, 387, 395, 408, 411, 413, 414, 423, 427
- EEG-Ablauf 107

Epileptische Bewusstseinsstörungen 74
Epileptische Enzephalopathie 361, 384
Epileptische Erregbarkeitssteigerung 135
Epileptische Syndrome 204
Epileptogenese 133
Episodische Bewusstseinsstörungen 70
Episodische Enzephalopathie 366
Erbrechen 67, 111
Ereignis-korrelierte Potenziale 156, 236
Erholungswahrscheinlichkeit 231, 235
Erregerbedingte Enzephalopathien 126
Erregernachweis 160, 161, 191
Erregungssteigerung (▶ auch neuronale Erregungssteigerung) 72, 150–153, 196, 206, 241
Erstmaßnahmen 204, 205, 209
Eskalationstherapie 216
Ethylenglykol (▶ auch Glykol, Ethandiol) 50, 67, 89, 92, 409, 410
Evozierte Potenziale 155, 156, 157–159, 197, 234
Exploration der umwelt 11
Extraneurale Antigene 344
Extrapyramidal-motorische Symptome 272
Extrazelluläres Milieu 387
Extrazellulärraum 130, 132, 384, 386, 387
Extrazellulärvolumen 291
Extreme delta brush 149, 354
Exzitotoxizität 362, 376
EZR ▶ Extrazellulärraum 130, 384

F

FAEP 197, 198
FAEP ▶ Akustisch evozierte Potenziale 156
Fahrtauglichkeit 98, 274
Faziale Myokymien 61
Fettembolien 92, 326
Fieberkrämpfe 109, 385
FIRES 109
Fixierung 211–213
FLAIR-MRT 320, 339
- Wichtung 339

Flicker-Fusions-Frequenz 97
Fluktuationen 99
Fokale Krampfanfälle 63
Fokal-epileptische Reaktionen 108
Fokal-kompleAnfälle 46
Folgeschäden 204
Folsäuremangel 89, 309, 310
FOUR Score 224, 229, 231–233
Fremdanamnese 54, 60, 70, 80, 170
Frühkindliche myoklonische Enzephalopathie 384
Fugue 72, 73, 80, 81
Funikuläre Myelose 312
Funktionelle Kernspintomographie 244
Funktionelle MRT 182, 244

G

GABA-erges System 105
Galaktosämie 364
Gammahydroxybuttersäure 427
Gastroenteritis 308
Gaumensegelmyoklonus 61
GCS ▶ Glasgow Coma Scale 222
Gedächtnisdefizit 80
Gedächtnisstörungen 35, 97, 99
Gedeihstörungen 364, 365
Generalisierter tonisch-klonischer Status epilepticus 388
Gerinnungsdiagnostik 209, 325
Gerinnungskomplikationen 209
Gerinnungsstörung 69
Gerinnungsstörungen 266, 268, 274, 275, 308, 326, 426
Gerinnungszeitanalysen 179
Gerstmann-Syndrom 19
Gesamt-Natriumbestand 288, 292
Gestose 321
Gezielte Motorik 58, 60
Gezielte Zusatzdiagnostik 170
Gilles-de-la-Tourette-Syndrom 104
Glasgow Coma Scale 9, 10, 56, 59, 222, 223
Glasgow Coma Score 232, 237, 240
Glia 130, 132, 133, 135–137, 254, 255
Gliagewebe 89, 90, 132, 134
Globale Hypoxie 78, 253
- Therapie 261, 262

Glomeruläre Filtrationsrate 280, 285
Glukose 51, 369–371

Glukosestörungen 162
Glutamatrezeptordichte 114
Glutamatsystem 105
Gluten-Ataxie 304, 305
Gluten-Enzephalopathie 305
Glutensensitivität 304
Glykol ▶ Ethylenglykol
Graft-versus-Host-Erkrankung 356
Grand Mal 74, 108
Grenzzoneninfarkte 254
Grundrhythmusvariante 195
Gutachten 97
GvH-Erkrankungen ▶ Graft-versus-Host-Erkrankungen 356

H

Haaranalyse 176
Halluzinationen 20–24, 99, 331, 337, 338, 408–412, 423–425
Hämbiosynthese 366, 371
Hämodialyse 364
Hämolytisch-urämisches Syndrom 328
Hämorheologie 316
Hämorrhagie 330
Hämosiderose 141
Harnstoffzyklusdefekte 360, 362, 363
Harnverhalt 111
Hashimoto-Enzephalopathie 105, 162, 163, 348, 349
Hautveränderungen 54, 65, 66, 71
HE ▶ Hepatische Enzephalopathien 273
Heerfordt-Syndrom 348
HELLP Syndrom 319–321
HEMID ▶ Hereditäre Multiinfarktdemenz 324
Hemiplegische Migräne 368
Hemisphärielle Schädigungen 235
Hepatische Enzephalopathie 116, 130, 146, 161, 173, 220, 242, 245, 271, 282
- Diagnose 274
- Schweregrade 273, 275, 276
- Sub-Kategorien 274

Hepatitis C 160, 308, 346, 421
Hepatomegalie 329, 364
Herdsymptome ▶ Neurologische Herdsymptome 96
Herdzeichen ▶ Neurologische Herdsymptome 96, 99
Hereditäre Angiopathien 114, 322
Hereditäre degenerative Enzephalopathien 119
Hereditäre Enzephalopathien 360, 365
Hereditäre Multiinfarktdemenz 323
Hereditäre Stoffwechselstörungen (▶ inborn errors of metabolism) 46, 360
Herniation 38, 39, 44, 61–63, 69
Herniationssyndrome 38
HERNS 114, 323
Heroin 420, 425
Heroin-Leukenzephalopathie 257, 394
Herpes-Enzephalitis 421

Stichwortverzeichnis

Herpes-simplex-Enzephalitis 143, 192
HHÖ ▶ Höhenhirnödem 412
Hirnabszess 45, 46, 68, 92, 93, 104, 144, 145, 207, 267, 356, 421
Hirnblutungen 43, 208, 209, 306, 318, 328
Hirndruck 272, 273, 355
Hirndruckerhöhung 56, 67, 276
Hirndrucksenkende Therapie 214, 215
Hirndruckzeichen 56, 63
Hirndurchblutung 72, 77
Hirnfunktionsstörungen 96
Hirninfarkte 140, 141, 425, 426, 317
Hirnkontusionen 147, 148
Hirnlokale Psychosyndrome 19
Hirnnervenausfälle 61, 62, 355
Hirnödem 37–39, 93, 132, 272, 273, 275, 276, 288, 290, 291, 293, 294, 297, 298, 320, 326, 330, 392, 404, 415, 416, 424, 427
Hirnstamm-Enzephalitis 17, 47, 65, 69, 147, 297, 351, 352
Hirnstammfunktionsstörung 61, 63, 223
Hirnstammreflexe 54, 61, 63, 65, 224, 229–233
– Diagnostik 61
Hirnstammsymptome 61, 96
Hirnstammzeichen 54–56, 61, 62, 64, 68, 69, 170, 171
– Enthemmung 12
Hirntod 6, 7, 9, 15, 16, 237
Hirntrauma 90, 92, 170, 179, 223, 231, 242, 243, 245, 368
Hirntumore 92, 96
Hirnvenenthrombosen 143, 306
Hitzekrankheit 413
Hitzschlag 413
HIT 324
HIV-1-associated Mild Neurocognitive Disorder 27, 333
HIV-associated Asymptomatic Neurocognitive Impairment 332
HIV-assoziierte Demenz 333
HIV-Enzephalitis 332
HIV-Enzephalopathie 126, 127, 144, 191
HIV-Koinfektion 331
Höhenhirnödem 412
Höhenkrankheit 412
Homöostatische Interaktionen 131
Homozystin 361
Hormondefizite 288
Hormonelle Entgleisungen 288
Hormonelle Regulationsstörung 262
Hormonstörungen 287–289, 291, 300
Hormonüberschuss 288
Horner-Syndrom 58, 64
HPA-Achse 376, 377
Humorale Immunreaktionen 332, 334
Hunter-Kriterien 398, 399
HUS ▶ Hämolytisch-urämisches Syndrom 119, 324, 328, 329
Hyperaktives Delir 24
Hyperammonämie 48, 49, 361–363, 365, 389
Hyperglykämie 51, 52, 146, 147, 162, 293, 296
Hyperglykämische Enzephalopathie 369
Hyperhirdose 111

Hyperkaliämie 132, 258, 281, 288, 290
Hyperkalzämie 288, 294, 295, 299, 300
Hyperkapnie 162, 205, 206
Hyperkinese 257
Hyperkoagulabilität 306
Hypermagnesämie 294, 295
Hypernatriämie 276, 288–291, 293
Hyperosmolare Hyperglykämie 369
Hyperosmolarität 132
Hyperparathyreoidismus 290, 294–296, 299, 300
Hyperphosphatämie 290, 296
Hyperpigmentierungen 307
Hypersomnie 6, 72, 73, 98
Hypertensive Enzephalopathie 209, 316
Hyperthermie 48, 255, 290, 395, 397–400, 423, 425, 426
Hyperviskosität 325
Hypervitaminosen 304, 309, 313
Hypervolämie 289, 291–293
Hypnotikasyndrom 395
Hypoaktives Delir 24
Hypoglykämie 42, 51, 67–72, 76, 80, 147, 156, 162, 362, 364, 369–371
Hypoglykämie-Wahrnehmungsstörung 370
Hypoglykämische Enzephalopathie 369
Hypokaliämie 290, 291, 297
Hypokalzämie 290, 294, 300
Hypokinese 372
Hypokoagulabilität 209
Hypomagnesämie 294, 295
Hyponatriämie 89, 103, 109, 136, 288–293, 296, 297, 313, 331, 426
Hypophosphatämie 294–297, 331
Hypotension 44, 77, 220, 255
Hypothalamus-Hypophysen-Nebennieren-Achse (HPA-Achse) 376–379
Hypothermie 47, 48, 61, 67, 72, 159, 178, 180, 198, 227–230, 233–235, 237, 240–242, 245, 254, 256, 257, 259–261, 361, 363, 425
Hypothermiebehandlung 198, 273, 276
Hypovolämie 44, 413
Hypoxie 58, 66, 69–72, 74, 76, 96, 101, 105, 108, 114, 115, 118, 177, 179, 204, 205, 208, 228–231, 234, 237, 238, 240–243, 254–259, 261
Hypoxische Enzephalopathie 34, 88, 149, 159, 192, 228, 233–235, 240, 242, 254, 258, 259
Hypoxische Hirnschädigung 143, 152, 196, 416
Hypoxische Kardiomyopathie 255
Hypoxischer Hirnschaden 114
Hypoxydose 114, 254

I

ICP Intrakranieller Druck 38, 39
ICP-Anstieg 37, 326
ICP-Erhöhung 56, 61, 215, 216, 244
ICP-Senkung 215, 216
Iktuale Bradykardie 78
Immunglobuline 189
Immunschwäche 65

inborn errors of Metabolism 40, 46, 117
Induzierte Lid- und Blickbewegungen 59
Infektionserkrankungen 327
Infektiöse Enzephalopathien 143, 146, 160
Infektiös-entzündliche Enzephalopathien 160, 332
Infektiös-toxische Enzephalopathien 328
Inflammationsmarker 136
Inflammationsreaktion 272
Inflammatorische ZNS-Reaktionen 34
Informationsverarbeitungsstörungen 96
Infratentorieller Prozess 42–45, 55–71, 229
Inkotinenz 111
Intensivtherapie postop 92
Interleukin-6 190
Interleukinspiegel 130
Interleukinsynthese 133
Intermediärstoffwechsel 206, 297
Intoxikation 158, 204–206, 395–400, 404–408, 411
Intoxikationseffekte 62
Intrakranielle Druckerhöhung 39, 56, 61, 183–185, 187, 204, 215, 243
Intrakranielle Hämatome 43, 91, 208, 209, 318, 321
Intrakranielle Volumenentlastung 215
Intrakranieller Druck 38, 184–186, 244
Intrathekale IgG-Synthese 189–193, 334, 345
Intravaskuläre Mikrothromben 132, 325
Intrazellulärer Intermediärstoffwechsel 289
Intubationsindikationen 216
IRIS 334
Ischämie 177, 179, 181
Isoelektrizität 237
Isovalerianazidurie 361, 362

J

JCV-Enzephalopathie 334
JCV-Infektion 65, 334
JCV-Viruslast 334
Juvenile Bewegungsstörung 367

K

Kalziumstoffwechsel 289
Kardiovaskuläre Genese 114
Karnitingabe 389, 392
Karnitinmangel 49
Katheterangiographie 143
Ketoazidotische Hyperglykämie 369
Kleinhirnoberwurmdegeneration 117
Kleinzelliges Bronchialkarzinom 352
Klinische Beurteilung 53–69
– Meilensteine 70
Klinische Differenzialdiagnostik 53–69
Klüver-Bucy-Syndrom 19
Knochenmarksaspiration 330
Koagulopathie 209, 210, 276

Kohlenhydratstoffwechsel 364
Kohlenmonoxid 50, 67, 68, 89, 90, 147, 162, 254, 410
Köhlmeier-Degos-Syndrom 349
Kokain 176, 420, 425, 427
Kolik 111
Kollagenosen 344, 345, 347
Koma 4–11, 13, 15, 16, 20, 23, 34, 35, 38, 42, 47, 48, 50, 51, 54, 56–60, 63, 68, 70–72, 74, 96, 97, 108, 204, 220–234, 236–244, 290, 291, 295, 297–299, 330, 338, 361–363, 368–371, 392, 395, 400, 421, 423, 427
Koma-Grade 10, 223
Koma-Remission 11, 59, 159, 209, 224, 230, 234
Koma-Remissions-Skala 225, 226, 234
Koma-Remissions-Skalen 171
Koma-Scores 231, 232
Koma-Skalen 170, 171
Komaursache 228
Kommunikationsverhalten 72
Komplexe Dystonien 101
Kontrastmittel-Unverträglichkeiten 392
Kontusionen 44
Kontusionsblutungen 44
Kopfschmerz 67, 319, 320, 323, 328, 329, 331, 337, 344–347, 355, 363, 368, 371
Kornealreflexe 55, 56, 65, 68
Korneo-Mandibularreflex 61
Korsakow-Syndrom 13, 19, 21, 257, 309, 310, 422
Kortison-Psychose (▶ Steroidpsychose) 300, 344
Krampfanfall 92
Kreatinin 280, 283, 285

L

Labordiagnostik 66–68, 176–179, 188
Labordiagnostische Verfahren 69
Lähmungen 230
Laienreanimation 254
Laktatazidose 50, 74, 309, 323, 365
Laminäre Nekrosen 255
Lance-Adams-Syndrom 105, 257
Landau-Kleffner-Syndrom 386
Leberinsuffizienz 344, 392
Lebertransplantation 274–276, 364, 373
Leberversagen 272–276
Leberzirrhose 272–276
Legionellenpneumonie 331, 332
Legionellentoxine 331
Legionellose 331, 332
Leigh-Syndrom 365
Lennox-Gastaut-Syndrom 384, 385
Leukenzephalopathie 126, 304, 320, 323
Leukenzephalopathien 90, 92, 93
Leukoaraiosis 317, 318
Leukopenie 329
Leukozyten 160, 178, 188–190, 267, 331
Lewy-Körper-Erkrankung 99, 212
LGS ▶ Lennox-Gastaut-Syndrom 385
Lid- und Blickmotorik 56

Lid- und Blickposition 58
Limbische Enzephalitis 149, 162–164, 193, 308, 351
Limbische Enzephalopathie 147, 173
Limbisches System 19, 74
Lipohyalinose 140, 141
Liquidecstasy 176, 399
Liquor-Analyse 27, 160
Liquoraufstau 34, 37
Liquordrainage 215, 216
Liquor-PCR 308
Liquorunterdruck-Syndrom 356
Liquor-Untersuchung 160
Liquoruntersuchungen 176, 188
Liquorzirkulationsstörung 69, 93
Liquorzirkulationsstörungen 99
Lithium 394, 397, 399
Locked-In-Syndrom 6, 9, 16–18, 28, 29, 35, 196, 220, 230, 236, 243, 297, 299
Lokale Parästhesien 415
Lösungsmittel 404, 409, 410
LP ▶ Lumbalpunktion 188
Luftembolien 326
Lues 27
Lumbalpunktion 187, 188
Lupus erythematodes 141, 324, 344, 345, 347
Luzides Intervall 44
Lymphom 65

M

M. Alexander 119
M. Alzheimer 26–28, 149, 172, 193, 318, 414
M. Behçet 103, 190, 345, 347, 354
M. Binswanger 114, 316
M. Crohn 304, 306, 307, 309
M. Eales 349
M. Fabry 114, 120, 323
M. Huntington 101–104
M. Leigh 122, 365
M. Parkinson 99, 274
M. Still 350
M. Whipple 27, 304, 307, 308, 354
M. Wilson 90, 101, 103, 116, 173, 360, 366, 367, 372
Magnesium 309, 312, 321, 322
Magnesiummangel 290, 294
Magnesiumstoffwechsel 289
Magnetresonanzangiographie 182
Magnetresonanzspektroskopie 182
Magnetresonanztomographie 180, 181, 183
Malignes neuroleptisches Syndrom 398, 399
Malnutritive Enzephalopathien 45, 65, 66, 146, 309–314
Mangan 272, 275, 404, 405, 407, 421, 427
Manganismus 408
Marchiafava-Bignami-Syndrom 117, 146, 148, 297, 422
Marklagerveränderungen 316–319, 322
Marshall-Kriterien 243
Masern 336
Masernenzephalitis 336

Maskenbeatmung 283
Massenbewegungen 12, 60, 61
MCS
– minimally conscious state 6, 8–15, 18, 29
MCS ▶ minimally conscious state 233
Medianus-SEP 157–159, 234, 235
Medikamenteneinwirkung 158
Medikamentöse EEG-Effekte 291
Medikamentöse Erstmaßnahmen 205
– bei Bewusstseinsstörungen
Medikamentös-induzierte Bewegungsstörungen 172
MELAS 114, 123, 323
Meningeosis karzinomatosa 355–357
Meningitis 176, 178, 179, 186, 188–191, 206, 207, 292
Meningoenzephalitis 92, 93, 188, 332, 338, 425
Mercurialismus 407
MERRF 123
Metabolik 89
Metabolische Azidose 362, 426
Metabolische Enzephalopathien 116, 150, 155, 158, 192, 195, 196, 273, 359
Metabolisch-toxische Enzephalopathie 75, 156
Metabolisch-toxische Enzephalopathien 145
Metabolisch-toxische Störungen 90
Metabolisch-toxische Syndrome 65
Metachromatische Leukodystrophie 121
Metalle 404
Metastatische Affektionen 350
Methamphetamine 426
Methanol 409
Methanol-Intoxikation 421
Methanolvergiftung 409
Methcathinon 427
Methylmalonazidurie 362
Migräne 67, 81, 90, 93, 321–324, 368
Mikroangiopathien 114, 316–318, 322–324
Mikroangiopathische Infarkte 140
Mikroglia 110, 131, 132
Mikroglia-Aktivierung 21, 35, 46, 110, 115, 120, 125, 127, 130–135, 192, 272, 273, 297, 333, 389
Mikroskopische Polyangiitis 345, 346
Mikroskopischer Erregernachweis 191
Mikrovaskuläre Schädigung 317
Mikrozirkulationsstörungen 22, 36, 130–136, 325
milieu intérieure 46
Minamata-Krankheit 407
minimally conscious state 6, 8, 10, 196, 224, 225, 231
Mini-Mental-Screening-Test 28, 172, 221
Miosis 62, 65, 420, 425, 427
Mitochondriale Enzephalomyopathie 323
Mitochondriale neuro-gastrointestinale Enzephalopathie 308
Mitochondriopathien 122, 360, 365, 367
ML-Shift 37
Monro-Kellie-Doktrin 38, 76
Motor-score-Werte 232
MRT-Bildgebung bei TGA 81

MRT-Diagnostik 259
mt-Enzephalopathie 365
MTHFR 361
Multifokaler Reflexmyoklonus 104
Multiple embolische Mikrothromben 266, 326
Multiple Hirngefäßprozesse 183, 184
Multiple intrakranielle Stenosen 183
Multiple Sklerose 92, 334, 348, 349
Multi-System-Atrophie 274
Mydriasis 62, 63, 65, 69, 229
Myokarditis 338
Myoklonien 153, 162, 255, 261, 307, 308, 310, 328, 336, 338
Myoklonischer Status epilepticus 385
Myoklonus 98, 100, 104, 105
Myoklonus-Epilepsien 105, 123
Myoklonus-Syndrom 105, 257

N

Nackensteife 55, 56, 65, 67–69, 170, 171, 329
Näherungsformeln 280, 285
Nährstoffversorgung 266
Natriummangel 288–291, 293, 294
Natriumstörungen 292
Natriurese 288, 291, 292
Nebennierenrindeninsuffizienz 255
Neglect-Syndrom 19
Nekrose 266
Neuroborreliose ▶ Borreliose
Neurodegeneration 25
Neuro-endokrine Syndrome 292
Neuroinflammation 22, 132, 133, 135, 177
Neuro-invasive ZNS-Entzündungen 42, 191
Neurologische Ausfälle 63, 64
Neurologische Befunde-nicht fokal 65
Neurologische Basisuntersuchung 55, 56
Neurologische Herdbefunde
– Interpretation 63
– falsch fokalisierend 62
Neurologische Herdzeichen 60
– Fallstricke 63
Neurologische Syndrome 63–65, 68, 69
Neurologischer Notfall 42, 54, 209
Neurologischer Untersuchungsgang 55–65
Neuromonitoring 237, 239
Neuronale Ceroidlipofuszinose 119, 121
Neuronale Erregbarkeit 386
Neuronale Erregungssteigerung 72, 105–110
Neuronale Plastizität 376
Neuronales Dyskonnektivitätssyndrom 379
Neuropathien (▶ auch PNP) 331, 345
Neuroprotektion 205
Neuroprotektiv ausgerichtete Maßnahmen 207, 208
Neuroprotektive Zielbereiche 204
Neurosarkoidose 344, 348
Neurotransmission 34, 47, 130, 132, 135, 272
Neurotransmissionssysteme 379
Neurotransmitterfunktionen 137
Neurotransmitterstörungen 130

Neurotrophe Faktoren 376
Neurovaskuläre Einheit 130, 133
Nicht-epileptische Bewusstseinsstörungen 76
Nicht-progressive Enkephalopathie 385
Niereninsuffizienz 280–285
NNR ▶ Nebennierenrindeninsuffizienz 255
Non-konvulsiver Status epilepticus (NCSE) 55, 108, 196, 204, 206, 210, 211, 231, 256, 282, 291, 388
Normothermie 180
Notaufnahme 92
Nutritiver Mangel 303, 309, 314
Nystagmus 56–58, 65, 68, 106

O

Ödem 132, 140–148, 266, 316, 318, 320, 321, 355, 388, 412
Ödembildung 135
Ödemrückbildungen 243
Obstipation 111
Off-label-Therapie 329
Ohtahara-Syndrom 384
Okuläre Bewegungsstörung 311
Okulomotorikstörungen 284, 309, 311, 328, 346, 351
Opiatsyndrom 395
Optikus-Sonographie 184, 186, 245
Organdysfunktion 88
Organinflammation 22
Organische Lösungsmittel 404, 409
Organische Psychosyndrome 18, 170, 281, 415
Organisches Psychosyndrom 92, 322
Organoazidopathien 360–362
Osler-Knötchen 54
Osmolarität 289, 291, 296, 298
Osmolaritätsstörungen 288
Osmotherapie 204, 215, 216
Osmotische Demyelinisierungsprozesse 140
Osmotisches Demyelinisierungssyndrom 293, 296, 313, 422
OTC-Mangel 49, 362
Outcome-Skalen 227, 228
Oxigenierung 72, 261, 268

P

PACNS ▶ ZNS-Angiitis 125, 344
PADMAL ▶ Pontine Autosomal Dominante Microangiopathy and Leukoencephalopathy 114, 324
Pankreaskarzinom 308
Pankreatische Enzephalopathie 308
Paradoxe Delta-Aktivierung 237, 239
Paradoxe Medikationsreaktionen 392, 395
Paraneoplasie 27, 45, 57, 91, 102, 105, 125, 147, 164, 350–355
Paratonie (Gegenhalten) 281
Paratyphus 329

Parenchymsonographie 187
Parenchymverlagerung 39, 187
Paresen 60, 328, 337, 415
Parkinson-Erkrankung 136, 212
Parkinson-Krankheit (s. M. Parkinson) 101
Parkinson-Syndrom 98, 99, 274, 276
Paroxysmal Depolarization Shift 153
Paroxysmale Störungen 105
Pathologische Pupillenweite 68
Patientenverfügung 227
PCT ▶ Procalcitonin 268
Perfusions-MRT 181
Periodische EEG Potenziale 151, 152
Permanenter vegetativer Status 257
Persistierende klinische Anfallsaktivität 207
Persistierender vegetativer Status 257
Persönlichkeitsstörungen 70, 72, 381
Persönlichkeitsveränderungen 407, 411, 415
Phenylketonurie 101, 103, 361
Phosphatstoffwechsel 289, 290, 295, 296, 300
Phospholipid-AK-Syndrom 101–103, 173, 324, 347
Physikalisch bedingte Enzephalopathien 403
Physikalische Noxen 412
PML ▶ Progressive multifokale Leukenzephalopathie 144, 160, 332–335
Pneumonie 17, 24, 266
POCD 325
Polyarteriitis nodosa 125, 345, 346
Polyneuropathie 281, 285, 310, 313, 323, 345, 405
Pontine Autosomal Dominante Microangiopathy and Leukoencephalopathy 324
Pontine Myelinolyse 17, 96, 116, 146, 158, 296, 422
Porphyrie-Enzephalopathie 366, 371
Porphyrien 366, 371
Posteriores Reversibles Leukenzephalopathie-Syndrom (▶ PRES) 320
Postiktuale Erregungszustände 75, 98, 106
Postoperative Kognitionsstörung 325
Posttraumatische Belastungsstörung 9, 23, 378
Post-treatment reactive encephalopathy 338
Potenzialkomplexe 193, 194, 196
Präeklampsie 319, 320
Präfrontaler Cortex 376–381
PRES ▶ Posteriores Reversibles Leukenzephalopathie-Syndrom 36, 46, 76, 92, 93, 97, 140, 142, 145, 158, 164, 209, 237, 268, 280, 296, 320, 321, 325, 394, 421
Primär hämorrhagische Enzephalopathien 115
Prion-Erkrankungen 144, 354
Prion-Krankheiten 332, 338
Procalcitonin 268
Prognose 222, 225, 227–245
Prognoseerstellung 228, 235, 243
Prognostische Genauigkeit 226, 234
Progressive multifokale Leukenzephalopathie 144, 160, 333
Propionazidurie 361, 362
Prostaglandinsynthese 133
Prostaglandin-Synthetase 190

Pruning 379
PSE-Syndrom-Test 275
Psychiatrische Erkrankungen 375, 376, 380
PsychKG 212, 213
Psychogene Bewusstseinsstörungen 9, 42, 59, 72, 150
– Typische Befunde 73
Psychogenes Pseudokoma 9, 150
Psychomotorische Verlangsamung 98
Psychosen 304, 370–372
Psychosyndrom 9, 13, 18–21, 26, 97, 98
Psychosyndrome 44, 46, 96, 98, 108, 137
Psychotische Zustände 329
PTBS 378, 379
PTBS ▶ Posttraumatische Belastungsstörung 378
Pubertäre Verhaltensstörung 372
Pubertät 380
Pupillenerweiterungen 68, 69
Pupillenlichtreaktion 232
Purpura cerebri 179, 326, 345, 350, 415
PVS ▶ Apallisches Syndrom 220
Pyramidal-motorische Störungen 331

Q

Qualitative Bewusstseinslage 4, 171
Qualitative Bewusstseinsstörungen 18, 20, 36, 220, 232
Quantitative Bewusstseinslage 4, 171
Quantitative Bewusstseinsstörungen 5, 35, 220, 232, 331
Quecksilber 404, 405, 407, 410
Quick-Wert 199, 209

R

Rasmussen-Syndrom 384, 388, 389
Raumfordernde Läsionen 37–39, 43–46, 64, 68, 90, 187, 207, 215
RCVS ▶ Reversibles zerebrales Vasokonstriktionssyndrom 43, 67, 93, 192, 321
Reanimation 256–258, 260
– Basismaßnahmen 171, 393, 395, 397, 399
Rechtfertigender Notstand 212
Refeeding 49, 295–297
Refeeding Syndrom 295
Renale Enzephalopathie 279
Resilienzfaktoren 376
Restless-legs-Syndrom 281, 284
Reversibilität 88, 89
Reversibles zerebrales Vasokonstriktionssyndrom (▶ RCVS) 142, 321
Rezidivierende Hypoglykämie 371
Rezidiv-SAB 220
Rhabdomyolyse 397, 398, 400, 426
Rheumatoide Arthritis 345, 350
Rhythmisierte EEG-Aktivität 150–152, 239
Riesenzell-Arteriitis 345
Rigor 99, 257, 372

S

SAB 179, 184, 186, 192
SAB ▶ Subarachnoidalblutung 179
SAE ▶ Subkortikale arteriosklerotische Enzephalopathie 316
Sakkadische Blickstörungen 56, 173
Salmonellen-Meningitis 329
Salzdefizit 289
Salzverlust 291, 292
Sarkoidose 300, 333, 344–348
Saturnismus 406
Säure-Basen-Status 49
Schädel-Hirn-Trauma 43, 93, 101, 103, 207, 232, 234, 242, 292
Scherverletzungen 147
Schizophrene Spektrumserkrankung 379
Schizophrenie 222
– chronische 379
Schlaf-Apnoe-Syndrom 76, 172, 281, 283, 404
Schlaganfall 63, 67, 71, 80, 96, 101, 103, 158, 176, 179, 180, 185, 190, 192, 206–208, 215, 235, 242, 292, 316, 317, 322–324, 421
Schnittbildverfahren 180, 185
Schwefelkohlenstoff 410, 411
Schwefelwasserstoff 411
sCJD 338, 339
sCJD ▶ Creutzfeldt-Jakob-Krankheit 338
SCLC ▶ Kleinzelliges Bronchialkarzinom 352
Scoring-Systeme 170
Septische Enzephalopathie 266
SE ▶ Status epilepticus 108
Sedierungs-Scale RASS 222
Selektive Nervenzelluntergänge 255
SEP 156–159, 197, 198, 258–261, 282
SEP-Ausfall 235–237
SEP-Prognostik 235–237
Sepsis 22, 92, 134, 177–179, 266–269
Sepsis-Enzephalopathie 134, 265–270
Sepsiskomplikationen 292
Sepsisverdacht 176, 177
Septische Enzephalopathie 130, 136, 265
– Symptome 267
– Therapie 268
Septischer Schock 267
Septisch-inflammatorisches Response-Syndrom 22
SEP-Veränderungen 268
Serotonin-Syndrom 100, 105, 110, 111, 173, 396, 398–400
Serotonin-Wiederaufnahmehemmer 420
Serumanalytik 55, 177, 291
Serum-Biomarker 242
Serum-Diagnostik 55, 176
Shiga-Toxin 119, 328
SHT ▶ Schädel-Hirn-Trauma 43, 232
SIADH Syndrom der inadäquaten ADH-Sekretion 292
Sicca-Symptomatik 348
Sickness behaviour response 133, 134
Siderose 115, 404, 406, 408
Singultus 56, 58, 61, 64
SIRS 22, 46, 109, 133, 255, 297, 320

SIRS ▶ Systemisch inflammatorischer Prozess 178
Sjögren-Syndrom 344, 348
Sneddon-Syndrom 324
Somnolenz 6, 8, 9, 20, 23, 56, 59, 60, 66, 71, 79, 98
Sopor 8, 9, 20, 60, 221, 222, 232, 338
Spice 425
Spongiforme Enzephalopathien 123
SREAT 105, 162, 163, 348, 349
SSPE ▶ Subakute Sklerosierende Panenzephalitis 101, 105, 149, 160, 173, 193, 336
S-Syndrom ▶ Serotonin-Syndrom 397
Status epilepticus 108, 109, 148, 151, 158, 159, 204, 206, 210, 211, 239, 243, 244, 290, 291, 368, 384, 385, 388, 394, 425, 426
Status myoclonicus 255
Status-epilepticus-Behandlung 108, 109, 207, 210, 211
Stereotypien 98, 102, 104
Steroiddiabetes 344
Steroidpsychose (▶ Kortisonpsychose) 300, 392
Stimulanzienabhängigkeit 380
Störungen des Elektrolytstoffwechsels 161
Störungen des Glukosestoffwechsels 369
Strahleninduzierte Enzephalopathie 117, 414
Streck-Synergismen 12, 58, 60, 255–257, 261
Stress 376, 377
Stroke-like-Episoden 323, 365, 368
Stufenschema Labordiagnostik 177
Stufentherapie beim Status epil 211
Stupor 6, 8, 29, 336, 338
Subakute Sklerosierende Panenzephalitis 101, 105, 149, 336
Subarachnoidalblutung 69, 70, 183, 184, 292
Subclavian-Steal-Syndrom 183
Subduralhämatom 66, 283, 291
– atraumatisch 283
Subhemisphärielle Schädigungen 235
Subkortikale arteriosklerotische Enzephalopathie 316
Subkortikale Demenz 322
Subkortikale EEG-Veränderungen 150, 154, 192
Suchterkrankungen 380, 421–428
Superfizielle Siderose 115, 405, 406, 408
Supportive Therapiemaßnahmen 204
Supranukleäre Augenbewegungsstörungen 307
Supranukleäre Blickparese 307
Supratentorieller Prozess 42–45, 55–71, 229
Susac-Syndrom 322, 349
Sympatholytisches Syndrom 395
Sympathomimetisches Syndrom 395
Synaptische Plastizität 379, 380
Synchronisation 386, 387
Syndromdiagnose 27, 54
Synkope 61, 76, 77, 78
Systemisch inflammatorischer Prozess 178
Systemische inflammatorische Reaktion 267
Systemische Interleukine 133
Systemische Vaskulitis 345

Stichwortverzeichnis

Systemischer Lupus erythematodes ► Lupus erythematodes
Systemisches Inflammations-Response-Syndrom ► SIRS
SZT ► Allogene Stammzelltransplantation 356

T

Tachykardie 111, 395, 396, 398, 400
Takayasu-Arteriitis 345
Tbc-Enzephalopathie 330
TE ► Toxische Enzephalopathien 404
TEA ► Transiente epileptische Amnesie 80
Temperaturerhöhung (► Hyperthermie) 67
Temporallappenepilepsien 351
Tetraplegie 6, 16
TGA 73, 79–82
– Klinisches Bild 80
TGA ► Transiente globale Amnesie 79
Thalamo-mesenzephale Funktionsstörungen 39, 40, 311
Thallium 405, 407
Therapeutisches Drug Monitoring 394
Therapeutische Hypothermie ► Hypothermie Behandlung 230, 235, 237, 242, 258–261, 276
Therapie 203–211, 214–218
Therapiebeendigung 217
Therapiebeschränkung 217
Thiaminmangel 204, 284
Thiaminmangel-Enzephalopathie 57
Thiaminmangelschäden 116
Thiaminpyrophosphat 309
Thiaminzufuhr 284, 309
Thrombopenie 329
Thromboseprophylaxe 207, 209
Thrombozyten 179, 188
Thrombozytenfunktionshemmer 307
Tics 98, 100, 102, 104
Tierische Gifte 411
Tonisch-klonische Anfälle 388
Totalnekrose 78
Toxidrome 391, 395, 398
Toxische Enzephalopathie 116, 147, 242, 404, 423
Toxische Ödeme 245
Toxisch-medikamentöse Syndrome 393
Transiente epileptische Amnesie 80
Transiente globale Amnesie 79–82
– Diagnosekriterien 73, 79
Transkranielles Doppler-Monitoring 275
Transtentorielle Herniation 38, 39, 43–45, 61, 62, 63, 69, 156, 230
Trauma 42–44, 54, 55, 57, 63, 67–72, 78, 79, 215
Traumatische Enzephalopathie 147, 235
Traumatische Hirnschädigung 43–45, 149
Traumatisches Koma 43–45, 234
Tremor 97, 98, 102, 105, 267, 273, 372, 398, 407, 415, 424
Triphasische Potenziale 149, 153, 195, 363, 389

Trypanosomiasis 332, 336, 337
Tuberkulose 27, 178, 188, 330, 333
Tumarkin-Syndrom 78
Tumor 42, 44, 350–357
Tumornekrosefaktor 266
Tumorsuche 353
Typhusenzephalopathie 329, 330

U

UAW ► Unerwünschte Arzneimittelwirkungen 392
Unerwünschte Arzneimittelwirkungen 392
Urämie 280–285
Urämische Enzephalopathie 280, 281
– Besondere Merkmale 284
Urindiagnostik 176, 177, 291, 292
Ursachenbehebung 204

V

Vanishing white matter disease 90, 93
Vaskuläre Enzephalopathie 99, 100, 140, 141, 158, 315, 325
Vaskuläre Leukenzephalopathie 141
Vaskulitis 344–346, 356, 426
Vaskulitische Gefäßveränderungen 183, 184
Vasodilatation 76, 255
Vasokonstriktion 76, 215, 426
Vasomotorenreaktivität 76, 77, 266
Vasoparalyse 50
Vasopressin-Rezeptorantagonisten 293
Vasospasmus 230, 245, 268, 320, 321
VE ► Vaskuläre Enzephalopathien 315
Vegetative EP-Symptome 111
vegetative state 4–7, 9, 10, 12–14, 97, 224, 233
Vegetative Störungen 110, 171
Ventrikuläre Tachykardie 254
Verhaltensstörungen 207, 211, 322
Verlaufsbeurteilung 89, 228–234
Verlaufsmonitoring 219–224
Vestibulo-okuläre Reflexe 57, 65, 230, 255
Vigilanz 4, 6, 10, 23
Vigilanzstörung 20
Virale Enzephalitis 144, 160, 178, 189, 191
Virale Enzephalopathien 332
Vitamin-B12-Mangel 304, 312, 313
Vitamin-B1-Mangel 308, 309
Vorbotensymptome 70
VPA-Enzephalopathie 389, 392
Vulnerabilität 380

W

Wassermangel 289
WE ► Wernicke-Enzephalopathie
Weckbarkeit 4, 6
Wegener-Granulomatose 345, 346

Wernicke-Enzephalopathie 63, 68, 146, 173, 274, 283, 295–298, 309, 424
Wernicke-EP 96, 97, 111
Wernicke-Trias 311
West-Haven-Kriterien 273
West-Syndrom 384
Wismut 405, 408

Z

ZAS ► Zentral anticholinerges Syndrom 395
Zellschädigungen 204
Zellschrumpfung 288, 297
Zelluläre Immunreaktionen 334
Zentral anticholinerges Syndrom 92, 395
Zentrale Pontine Myelinolyse 92, 97, 116, 146, 296, 422
– Diagnostik 297
Zerebelläre Syndrome 311, 331, 392–394, 405, 422
Zerebrale Amyloid-Angiopathie (► CAA) 126, 115, 318
Zerebrale Blutung 73, 208, 209, 318, 321
Zerebrale degenerative Mikroangiopathie 317
Zerebrale Gefäßsyndrome 316
Zerebrale Herdbefunde 61
Zerebrale Herdzeichen 19, 20, 355, 356
Zerebrale Hypoxie 17, 37, 78, 254–261, 290, 296
Zerebrale Mangeldurchblutung 76, 78, 254–261
Zerebrale Metastasierung 92, 355
Zerebrale Mikroangiopathie 317
Zerebrale Osmolaritätsstörungen 89, 288–298
Zerebrale Vaskulitis 92, 125, 142, 184, 306, 319, 330, 344
Zerebrale Vasokonstriktion 76, 77
Zerebraler Blutfluss 77, 255
Zerebraler Perfusionsdruck 44, 77, 215, 245
Zerebraler Zirkulationsstillstand 244
Zerebrales Allgemeinsyndrom 97
Zerebrales Salzverlust-Syndrom CSWS 292
Zerebro-vaskuläre Ultraschalldiagnostik 183
ZNS-Angiitis 125, 319
ZNS-Funktionsausfall 228
ZNS-Funktionsstörung 58, 88
ZNS-Läsionen 132, 266, 268, 291, 292, 300
ZNS-Schädigungen 54, 254
ZNS-Trauma 44
ZNS-Vaskulitis 142, 344, 346, 354
Zöliakie 304, 305
ZPM ► Zentrale Pontine Myelinolyse 116, 296
Zwangsmaßnahmen 211–213
Zyanose 54

Printing and Binding: Stürtz GmbH, Würzburg